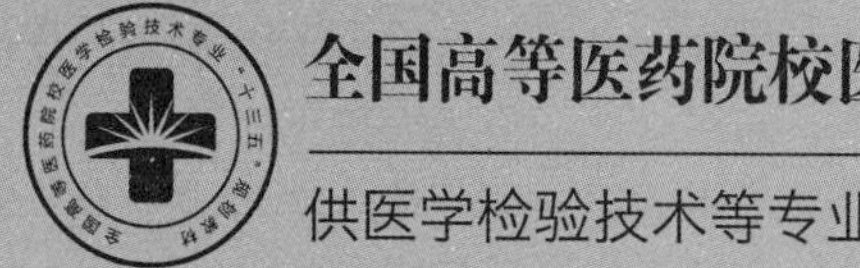

全国高等医药院校医学检验技术专业“十三五”规划教材

供医学检验技术等专业使用

临床微生物学检验技术

主　编　吕厚东　吴爱武

副主编　张玉妥　赵建宏　陶元勇　侯　珏

编　者　（以姓氏笔画为序）

弓艳娥　长治医学院附属和平医院

马淑一　包头医学院

王秀青　宁夏医科大学

韦　莉　蚌埠医学院

帅丽华　九江学院附属医院

付玉荣　潍坊医学院

吕厚东　济宁医学院

朱中元　海南医学院附属第二医院

刘延菊　河北工程大学医学院

李秀真　济宁医学院

吴爱武　广州医科大学

陈　鑫　佛山科学技术学院

杨晶艳　成都中医药大学

张玉妥　河北北方学院

张欠欠　延安大学

张美英　包头医学院

费　嫦　湖南医药学院

赵建宏　河北医科大学

侯　珏　中南大学

陶元勇　潍坊医学院

曹龙古　湘南学院

蒋红梅　贵州医科大学

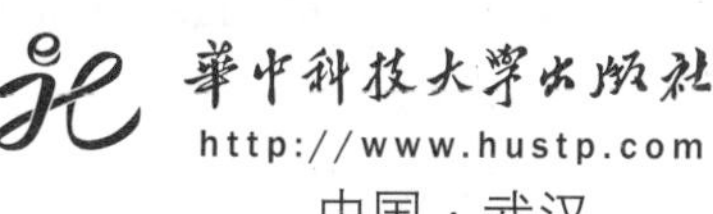

中国·武汉

内 容 提 要

本书是全国高等医药院校医学检验技术专业"十三五"规划教材。

本书包括临床细菌学及检验技术、临床真菌学及检验技术、临床病毒学及检验技术、微生物实验室质量保证与生物安全四篇。

本书适合于医学检验技术专业本科生、专科生使用，也可供从事医学检验技术工作的医师、技师和各级微生物学实验室工作人员参考。

图书在版编目(CIP)数据

临床微生物学检验技术/吕厚东，吴爱武主编. —武汉：华中科技大学出版社，2020.1（2022.1重印）
全国高等医药院校医学检验技术专业“十三五”规划教材
ISBN 978-7-5680-5732-5

Ⅰ. ①临…　Ⅱ. ①吕…　②吴…　Ⅲ. ①微生物学-医学检验-医学院校-教材　Ⅳ. ①R446.5

中国版本图书馆 CIP 数据核字(2019)第 290532 号

临床微生物学检验技术　　　　吕厚东　吴爱武　主编
Linchuang Weishengwuxue Jianyan Jishu

策划编辑：荣　静
责任编辑：孙基寿
封面设计：原色设计
责任校对：张会军
责任监印：周治超
出版发行：华中科技大学出版社(中国・武汉)　　电话：(027)81321913
　　　　　武汉市东湖新技术开发区华工科技园　　邮编：430223
录　　排：华中科技大学惠友文印中心
印　　刷：武汉开心印印刷有限公司
开　　本：889mm×1194mm　1/16
印　　张：28.5
字　　数：880 千字
版　　次：2022 年 1 月第 1 版第 3 次印刷
定　　价：79.80 元

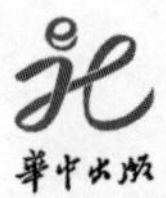

全国高等医药院校医学检验技术专业“十三五”规划教材建设指导委员会

总序

ZONGXU

近年来，随着科学技术的进步，大量先进仪器和技术的采用，医学检验得到飞速的发展。各种新的检验技术不断涌现，对临床疾病的诊疗越来越重要，作用越来越突出，为人类疾病的诊断、治疗监测、预后判断提供大量新的实验室监测指标。据统计，临床实验室提供的医学检验信息占患者全部诊疗信息的60%以上，医学检验已成为医疗的重要组成部分，被称为临床医学中的“侦察兵”。

《国家中长期教育改革和发展规划纲要(2010－2020年)》《国家中长期人才发展规划纲要(2010－2020年)》要求全面提高高等教育水平和人才培养质量，以更好地满足我国经济社会发展和创新型国家建设的需要。根据《教育部关于进一步深化本科教学改革　全面提高教学质量的若干意见》，在教材建设过程中，教育部鼓励编写、出版适应不同类型高等学校教学需要的不同风格和特色的教材；积极推进高等学校与行业合作编写教材；鼓励编写和出版不同载体和不同形式的教材，包括纸质教材和数字化教材。2012年教育部制定的新本科专业目录中，将医学检验专业更名为医学检验技术专业，学制由五年改为四年。

为了更好地适应医学检验技术专业的教学发展和需求，体现最新的教学理念和特色，在认真、广泛调研的基础上，在医学检验技术专业教学指导委员会相关领导和专家的指导和支持下，华中科技大学出版社组织了全国40多所医药院校的200多位老师编写了本套全国高等医药院校医学检验技术专业“十三五”规划教材。本套教材由国家级重点学科的教学团队引领，副教授及以上职称的老师占80%，教龄在20年以上的老师占72%。教材编写过程中，全体参编人员进行了充分的研讨，各参编单位高度重视并大力支持教材的编写工作，各主编及参编人员付出了辛勤的劳动，这确保了本套教材的编写质量。

本套教材着重突出以下特点：

(1)教材定位准确，体现最新教学理念，反映最新教学成果。紧密联系最新的教学大纲和临床实践，注重基础理论和临床实践相结合，体现高素质复合型人才培养的要求。

(2)适应新世纪医学教育模式的要求，注重学生的临床实践技能、初步科研能力和创新能力的培养。突出实用性和针对性，以临床应用为导向，同时反映相关学科的前沿知识和发展趋势。

(3) 以问题为导向，导入临床案例。通过案例与提问激发学生学习的热情，以学生为中心，以利于学生主动学习。

(4) 纸质与数字融合发展。全套教材采用全新编写模式，以扫描二维码形式帮助老师及学生在移动终端共享优质配套网络资源，通过使用华中科技大学出版社数字化教学资源平台将移动互联、网络增值、慕课等新的教学理念和学习方式融入教材建设中，开发多媒体教材、数字化教材等新媒体教材形式。

本套教材得到了教育部高等学校医学技术类教学指导委员会和中国医师协会检验医师分会相关领导和专家，以及各院校的大力支持与高度关注，我们衷心希望这套教材能为高等医药院校医学检验技术教学及人才培养做出应有的贡献。我们也相信这套教材在使用过程中，通过教学实践的检验和实际问题的解决，能不断得到改进、完善和提高。

全国高等医药院校医学检验技术专业“十三五”规划教材

建设指导委员会

前言

QIANYAN

2012 年教育部制定的新本科专业目录将医学检验专业归入新设置的“医学技术”一级学科，学制由五年改为四年，学位由医学学士改为理学学士。学制、学位授予和人才培养目标均发生了较大变化。基于这种变化，2018 年 6 月在湖北省武汉市召开了全国高等医药院校医学检验技术专业“十三五”规划教材编写研讨会，决定将《临床微生物学检验》改版为《临床微生物学检验技术》，根据四年制医学检验技术专业的培养目标，继续坚持“三基”（基本理论、基本知识和基本技能）、“五性”（思想性、科学性、先进性、启发性和适用性）、“三特定”（特定的对象、特定的要求、特定的限制）的原则，充分体现素质教育、创新能力与实践技能的培养。坚持“贴近实际、关注需求、注重实践、突出特色”的基本原则，适应现代教育思想与理念，以学生认知规律为导向，以培养目标为依据，以现行的教学计划和教学大纲为纲领，充分注重医学检验技术专业的特点，尽可能地调动学生主动学习的积极性，培养学生应用所学知识解决实际问题的能力和创新精神。我国高等医学检验（技术）教育始于 1983 年，至今已经历了 36 年的探索与发展历程，其培养目标与要求趋于统一。

为了尽量体现教材的延续性，在编排形式上保留了上一版的编写风格。全书共分为四篇，即临床细菌学及检验技术、临床真菌学及检验技术、临床病毒学及检验技术、微生物实验室质量保证与生物安全，共 42 章。书中的“学习目标”“知识链接”“案例分析”等都是本版次的特色，另外，在每章后增加了小结及思考题，有助于学生对相关知识的学习与复习。本书适合于医学检验技术专业本科生、专科生使用，也可供从事医学检验技术工作的医师、技师和各级微生物学实验室工作人员参考。

本书的修订得到了各位编委及华中科技大学出版社的大力支持，同时也得到了临床微生物学界同仁们的热心指导和帮助，在此表示衷心感谢。尽管我们已倾尽全力，但限于学术水平、编写能力，加之临床微生物学检验技术发展迅速，书中不足和错误之处在所难免。恳切期望读者不吝指正，并提出宝贵意见。

吕厚东

目录

MULU

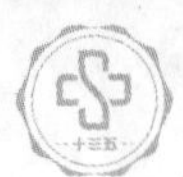

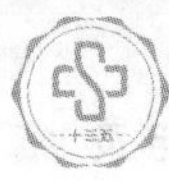

第二篇　临床真菌学及检验技术

第三篇　临床病毒学及检验技术

第四篇 微生物实验室质量保证与生物安全

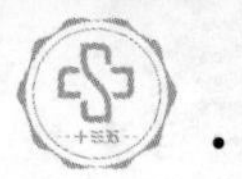

绪　论

一、微生物与微生物学

（一）什么是微生物？

微生物（microorganism）是存在于自然界中的一群形体微小、结构简单、肉眼不能直接看到，必须借助于光学显微镜或电子显微镜放大数百倍、数千倍，甚至数万倍才能看到的微小生物。

（二）微生物的分类

微生物的种类众多，根据其大小、结构、组成及分化程度等可分为三型、八大类。

1. 非细胞型微生物（acellular microorganism）　最小的一类微生物，无典型的细胞结构，缺少产生能量的酶系统，只能在易感活细胞内生长增殖。核酸类型为 DNA 或 RNA，两者不同时存在。如病毒。

2. 原核细胞型微生物（prokaryotic microorganism）　这类微生物有原始核，呈环状裸 DNA 团块结构，无核膜、核仁。细胞器不完善，只有核糖体。DNA 和 RNA 同时存在。该类微生物众多，包括细菌、支原体、衣原体、立克次体、螺旋体和放线菌。由于后五类微生物的结构和组成与细菌接近，所以将其列入了广义细菌的范畴。

3. 真核细胞型微生物（eukaryotic microorganism）　细胞核分化程度高，有核膜和核仁，细胞器完整。如真菌。

（三）微生物的分布

微生物在自然界中的分布极其广泛，如江河、湖泊、海洋、土壤、空气等都有数量不等、种类不一的微生物存在。其中以土壤中的微生物数量最多，1 g 肥沃土壤中可有几亿到几十亿个。在人类、动物和植物的体表以及与外界相通的人类和动物的腔道中，亦有大量的微生物存在。

（四）微生物与人类的关系

绝大多数微生物对人类、动物、植物是有益的，而且有些甚至是必需的。自然界中 N、C、S 等元素的循环要依靠有关微生物的代谢活动完成。如土壤中的微生物可以将死亡动物、植物中的有机含氮化合物转化为无机含氮化合物，以供植物生长之需要，而植物又可为人类及动物所食用。此外，空气中有大量游离氮，也只有依靠固氮菌等作用后才能被植物吸收。微生物在自然界物质循环中扮演着重要角色。因此，没有微生物植物就不能进行代谢，人类和动物也将难以生存。

在农业方面，可以利用微生物制造菌肥、植物生长激素等；也可利用微生物感染昆虫这一自然现象来杀死害虫。例如苏云金杆菌能在一些农作物害虫的肠腔中生长繁殖并分泌毒素，导致寄生昆虫的死亡。从而开辟了以菌造肥、以菌催长、以菌防病、以菌治病等农业增产的新途径，为人类创造更多的物质财富。

在工业方面，微生物已广泛应用于食品、皮革、纺织、石油、化工、冶金、采矿等行业。例如过去采用盐酸水解法生产 1 吨味精需要 30 吨小麦，现改用微生物发酵法只需 3 吨薯粉，既降低了生产成本，又节约了细粮。如在炼油工业中，利用多种以石油为原料的微生物进行石油脱蜡，可以提高石油的质量和产量。

在医药工业方面，许多抗生素是微生物的代谢产物。另外，也可利用微生物来制造一些维生素、辅酶、ATP 等药物。

在环境保护方面，利用微生物降解有机磷、氰化物、塑料、甲苯等，可使废水中的有毒物质降解转化为无毒物质。

近年来，随着分子生物学的飞速发展，微生物在基因工程技术中的作用日显突出。不仅提供了多种

NOTE

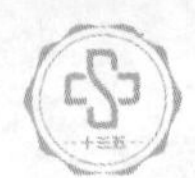

工具酶和载体系统，而且人为地定向创建了许多有益的工程菌新品种，利用这些工程菌，可制造出胰岛素、干扰素、乙肝疫苗等，以满足疾病的治疗和预防之需要。

寄生于人类和动物口、鼻、咽部及消化道中的微生物通常是无害的，而且有的还能拮抗某些病原微生物。近年来，微生态研究取得许多突破，越来越多的研究证实，人体肠道微生态的失衡与多种疾病有关，如糖尿病、肥胖等。另外，定植在肠道中的大肠埃希菌等可以为宿主提供必需的硫胺素、核黄素、烟酸、维生素 B_{12}、维生素 K 和多种氨基酸等营养物质。在牛、羊、鹿、骆驼等反刍动物的胃中，因有分解纤维素的微生物定植，故能利用草饲料作为其营养物质。

并非所有微生物对人类、动物和植物都是有益的，有少数微生物能引起人类、动物和植物疾病或病害，这些具有致病性的微生物称为病原微生物（pathogenic microorganism）。它们可以引起人类的伤寒、痢疾、结核、破伤风、麻疹、脊髓灰质炎、肝炎、艾滋病（AIDS）、严重急性呼吸综合征（SARS）等，引起动物致病，如鸡霍乱、鸡瘟、牛炭疽、猪气喘、疯牛病等，以及农作物的水稻白叶枯病、小麦赤霉病、大豆病毒病等。有些微生物，在正常情况下并不致病，只是在特定情况下才导致疾病，这类微生物称为条件致病微生物或机会致病微生物（opportunistic organism）。例如大多数大肠埃希菌在肠道一般不致病，而在泌尿道或腹腔中就会引起感染。此外，有些微生物的破坏性还表现在使工业产品、农副产品及生活用品的腐蚀和霉变等。

（五）微生物学

微生物学（microbiology）属于生命科学，是研究微生物的类型、分布、形态、结构、代谢、生长繁殖、遗传变异以及与人类、动物、植物等相互关系的一门学科。

随着微生物学研究范围的日益广泛和深入，逐渐形成了许多分支。着重研究微生物学基础的有普通微生物学、微生物分类学、微生物生理学、微生物生态学、微生物遗传学、分子微生物学等；根据研究对象的不同微生物学分为细菌学、病毒学、真菌学等；根据所涉及的应用领域的不同，分为农业微生物学、工业微生物学、医学微生物学、诊断微生物学、兽医微生物学、食品微生物学、海洋微生物学、石油微生物学、土壤微生物学等；最近又增加了一门由细胞生物学与微生物学融合的分支学科——细胞微生物学（cellular microbiology）。该学科是用病原体来研究细胞生物学问题，这一分支的发展将有利于病原微生物致病机制的研究。这些分支学科的相互配合与促进，使整个微生物学不断向纵深发展。

（六）医学微生物学

医学微生物学（medical microbiology）主要研究与医学有关的病原微生物的生物学特性、致病性、免疫性、微生物学检查和防治措施，以控制或消灭感染性疾病和与之有关的免疫损伤等疾病，达到保障和提高人类健康水平的目的。

（七）临床微生物学与临床微生物学检验

临床微生物学（clinical microbiology）与临床医学密切结合，属于医学微生物学的范畴。临床微生物学检验（inspection of clinical microbiology）是应用医学微生物学的基本理论、基本知识和基本技术，研究感染性疾病的快速、准确的诊断方法，为临床感染性疾病的诊断、治疗和预防提供科学依据，因此，也称为诊断微生物学（diagnostic microbiology）。

二、临床微生物学发展简史

微生物学的发展过程大致可分三个时期。

1. 微生物学经验时期 古代人类虽未观察到具体的微生物，但早已将微生物学知识用于工农业生产和疾病防治之中。如北魏（386—534）贾思勰在《齐民要术》一书中，已详细记载了制醋的方法。民间常用的盐腌、糖渍、烟熏、风干等方法储藏食物，实际上都是防止食物因微生物生长繁殖而腐烂变质的有效措施。11 世纪北宋末年刘真人就有肺痨由虫引起之说。奥地利 Plenciz（1705—1786）主张传染病的病因是活的物体，每种传染病由独特的活物体所引起。1793 年云南师道南在《鼠死行》中写道："东死鼠，西死鼠，人见死鼠如目虎……昼死人，莫问数，日色惨淡愁云护。三人行，未十步，忽死二人横截路。"

NOTE

生动地描述了鼠疫猖獗流行的凄惨景况，同时也推测了鼠疫的流行环节。在预防医学方面，我国自古以来就有将水煮沸后饮用的习惯。明代李时珍在《本草纲目》中指出，将病人的衣服蒸过再穿就不会感染疾病，表示已有消毒的记载。

2. 实验微生物学时期 荷兰人列文虎克（Leeuwenhoek，1632—1723）于1676年用自磨镜片制造了一架能放大266倍的原始显微镜，并用其检查污水、齿垢、粪便等，发现了许多肉眼看不见的微小生物，描述了微生物的形态有球形、杆状和螺旋状等，为证实微生物的存在提供了科学依据，也为微生物学的发展奠定了坚实的基础。法国科学家巴斯德（Louis Pasteur，1822—1895）于1857年实验证明有机物质发酵和腐败是由微生物引起的，而酒类变质是因污染了杂菌所致，从而推翻了当时盛行的"自然发生说"。为防止酒类发酵成醋，巴斯德采用了加温处理法，这就是至今仍沿用于酒类和牛奶的巴氏消毒法。巴斯德开创了微生物的生理学时代，自此微生物学成为一门独立的学科。在巴斯德的影响下，英国外科医生李斯特（Joseph Lister，1827—1912）创用石炭酸喷洒手术室和煮沸手术器具以防止术后感染，为防腐、消毒以及无菌操作奠定了基础。微生物学的另一奠基人是德国学者郭霍（Robert Koch，1843—1910），他利用琼脂制成了固体培养基，可以将细菌从环境或病人排泄物等标本中分离出来，然后对各种细菌的特性进行研究。他还创立了染色方法和实验动物感染模型，为发现多种传染病的病原菌提供了实验手段，并提出了著名的郭霍法则（Koch's postulates，1884）。1892年俄国学者伊凡诺夫斯基（ИвановскийДИ）发现了第一个病毒，即烟草花叶病病毒（tobacco mosaic virus，TMV）。随后相继分离出许多种对人类、动物和植物致病的病毒。美国保罗艾利希（Paul Ehrlich）1910年合成了治疗梅毒的砷凡纳明（编号606），从而开创了感染性疾病的化学治疗时代。1929年，英国人弗莱明（Alexander Fleming）发现了青霉素，使许多由细菌引起的感染性疾病得到了控制和治愈，为人类健康作出了巨大贡献。

3. 现代微生物学时期 进入20世纪中期，随着分子生物学的发展和许多新技术的建立与改进，微生物学也得到极为迅速的发展。自1973年以来，新发现的病原微生物已有30余种。其中重要的病原体有军团菌、幽门螺杆菌、霍乱弧菌O139血清群、大肠埃希菌O157：H7血清型、肺炎衣原体、伯氏疏螺旋体、人类免疫缺陷病毒、汉坦病毒、轮状病毒、埃博拉病毒、SARS冠状病毒、大肠埃希菌O104：H4血清型等。1967—1971年间，美国植物学家Diener等从马铃薯纺锤形块茎病中发现一种不具有蛋白质组分的RNA致病因子，称为类病毒（viroid），后来在研究类病毒时发现另一种引起苜蓿等植物病害的拟病毒（virusoid）。1983年在有关国际会议上将这些微生物统称为亚病毒（subvirus）。1982年，美国科学家Prusiner从患羊瘙痒病（scrapie）的鼠脑中分离出一种称为朊粒（prion）的传染性蛋白因子。该因子只含蛋白质，无核酸组分，属于未定类的传染因子。朊粒除引起羊瘙痒病外，还可引起疯牛病、人类的库鲁（kuru）病、克-雅病（Creutzfeldt-Jakob disease，CJD）、格斯综合征（Gerstmann's syndrome，GSS）、致死性家族失眠症（fatal familial insomnia，FFI）等。近年来，由于分子生物学技术的介入，对病原微生物致病机制的认识已深入到分子水平和基因水平。在NCBi数据库中（2018.6），已对17607株病毒进行了全基因测序。已完成原核微生物基因组测序工作的有144330株。病原微生物基因组序列测定具有重大意义，除了能更好地了解其致病机制以及与宿主的相互关系外，尚能发现更灵敏而特异的致病分子标记，作为诊断、分型等依据，为临床筛选有效药物和开发疫苗提供资料。在医学微生物学领域，国内外虽都取得不小成绩，但距离控制和消灭传染病的目标尚存在巨大差距。目前，由病原微生物引起的多种传染病仍严重威胁人类的健康。据WHO报道，近年全球平均每年有1700多万人死于传染病。新病原体仍然不断出现，引起了一些新的传染病；原流行病原体因变异、耐药等而重新流行，导致再现传染病成为病死的主要原因。近几年发生了来源于畜禽病原体感染人类事件，值得人们高度警惕。迄今为止，仍有一些感染性疾病的病原体尚未发现；某些病原体的致病和免疫机制还有待阐明；不少疾病仍缺乏有效的防治措施。因此：临床微生物学工作者今后要继续加强对病原微生物的生物学特性、致病性和免疫机制的研究，研制出安全、有效的疫苗；运用分子生物学和免疫学等新手段，创建特异、灵敏、快速、简便的诊断方法；深入研究微生物的耐药机制，探讨防止和逆转耐药性措施，并积极开发抗细菌、真菌和病毒的新型药物等，为控制、消灭传染病做出新贡献。

NOTE

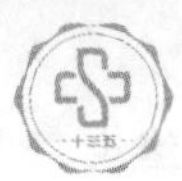

三、临床微生物学检验技术的主要任务与内容

临床微生物学检验技术(technology of clinical microbiology laboratory)是医学检验技术专业的一门重要专业课程,它利用微生物学的基础理论与技能,侧重研究感染性疾病的病原体特征,并通过系统的检查方法,及时、准确地对临床标本作出病原学诊断,对抗菌药物敏感性作出报告,为临床诊断、治疗和预防提供科学的依据。

临床微生物学检验技术的主要任务如下。①研究感染性疾病的病原学特征:抗生素的广泛使用甚至滥用,常导致正常菌群失调和耐药菌株的形成,细菌的形态、结构也可发生变异;感染性疾病的病原体谱型也在发生变化,由革兰阳性菌为主向革兰阴性菌转变,条件致病菌和耐药菌逐渐代替了原来的致病菌。今后应加强对条件致病菌、变异细菌、耐药性细菌的研究,监测临床感染优势菌的组成、变迁规律及趋向,不断提高诊疗水平。②提供快速、准确的病原学诊断:临床微生物学检验技术的发展方向应遵循“微量、快速、敏感、特异”的八字方针。根据临床医生提供的临床诊断和合适的临床检查资料,选择最佳的检测方法,及时准确地得出检测结果,为临床病原学诊断和治疗提供科学依据。③指导合理应用抗生素:安全有效地使用抗生素,即在安全的前提下确保有效,是合理使用抗生素的基本原则。正常情况下,大多数新启用的抗生素在若干年内就会因细菌产生耐药性而失去原有效力,农牧业、渔业过量使用抗生素以及临床上不正确地使用抗生素,更是加重了细菌的耐药性。目前,多重耐药菌感染的治疗越来越困难。世界卫生组织(WHO)于每年 11 月举办“世界提高抗生素认识周”,目的在于提高全球对抗生素耐药性的认识,并鼓励公众、卫生工作者和决策者采取最佳做法,避免抗生素耐药性的进一步蔓延。例如,在 2018 年人们提出了“急需作出改变,否则我们将很快就没有可用的抗生素了”的主题口号。抗生素在临床上应用量大、品种多、更新快、各类药品之间相互关系复杂,联合用药日趋增多,预防性用药日趋广泛,因此临床上抗生素的不良反应发生率及耐药性呈逐年上升之趋势。如何避免上述现象的发生?临床微生物学检验技术的任务不仅要做出病原学诊断,而且通过药物敏感试验,为临床治疗提供科学依据;同时,鉴于临床感染的复杂性,临床微生物学工作者应与临床医师、临床药师等积极参与临床会诊,帮助临床明确诊断,以避免盲目使用抗生素,充分发挥抗生素的治疗作用,防止或减少抗生素造成的危害。④监控医院感染:随着现代医疗技术的进步和人群构成的日益老龄化,免疫功能低下者逐渐增多,条件致病微生物逐步替代了毒力强的病原微生物而成为主要病原体,医院感染日趋增多,严重威胁了住院患者的身心健康和预后。临床微生物学工作者必须与临床各科室密切协作,以减少或监控医院感染的发生,及时准确诊断医院感染和治疗医院感染。

通过本门课程的学习,能正确、熟练掌握病原微生物的生物学特性、病原微生物检验的基本技术和基本技能,熟悉临床上常见病原微生物,特别是病原性细菌的特性及其鉴定方法,能对常见临床标本进行病原学检验及抗菌药物的敏感试验,并正确分析检验结果,作出正确的检验报告,以指导临床合理用药。

四、临床微生物学检验技术的进展

临床微生物学检验技术是临床医学、基础医学、预防医学、生物技术以及信息科学等的交叉学科。随着相关学科的不断发展,临床微生物学检验技术也获得了一定的进展。

1. 感染性疾病的现状决定了临床微生物学检验技术的发展　新传染病的出现是临床微生物学检验技术受到的挑战之一。自 1973 年以来出现了许多新的病原体及其引起的新传染病,这是由于对新传染病的认识和准备不足,缺乏有效的预防和临床诊断、治疗措施所致。通过对这些新病原体的深入研究,在揭示其致病机制的同时,寻找出快速检测方法和有效的预防与治疗措施是当前的任务。

2. 开发快速诊断方法以适应临床需要　首先重视对原始标本通过染色与不染色的显微镜检查,充分发挥其对微生物检验过程中的导航作用;其次是采取限时、分级报告制度,将有意义的信息尽快报告给临床,如临床实验室要优化血培养流程。先做标本的直接药物敏感试验,及早报告药物敏感试验的初筛结果,以争取治疗的最佳时机,然后再进行细菌的分离培养、鉴定和药物敏感试验,最后报告鉴定的菌

NOTE

种名称及纯种细菌药物敏感试验结果。近年来，基于高通量测序技术可同时检测数千种常见微生物的微生物宏基因组学技术，在复杂的传染性、感染性疾病诊断方面发挥越来越重要的作用。

3. 侧重于基因型方法进行微生物鉴定与分型 采用分子生物学分型技术，如核糖体分型、脉冲场凝胶电泳分型和序列分型等。核糖体分型是核酸杂交分型技术；脉冲场凝胶电泳分型是细菌分型的最敏感的方法，一度曾被认为是基因分型的“金标准”，也逐步被更加快速、灵敏、经济的分型方法取代，如MLST、MLVA 等；序列分型是通过提取细菌 DNA，克隆后对细菌的全基因序列进行分析，借助序列对比软件，实现对细菌的分型。

4. 计算机技术的发展推动了临床微生物学检验技术的进步 计算机的介入为临床微生物检验技术的自动化开辟了广阔的前景，细菌鉴定数码分类技术集数学、计算机、信息及自动化分析于一体，采用商品化和标准化的配套鉴定，可快速、准确地对数百种常见细菌进行自动分析鉴定和药物敏感试验。在DNA 自动测序技术、气相色谱等技术中，计算机技术发挥了重要作用。

5. 展望 随着科学的发展、技术的进步，现代化、自动化检验仪器甚至全自动流水线的应用，以高通量测序技术为代表的分子生物学检测技术以及以 MALDI-TOF 为代表的质谱技术逐渐应用于临床并不断得以推广，临床微生物学检验技术正向着“微量、快速、敏感、特异”的方向发展，为临床提供快速、准确、可靠的信息，对感染性疾病的预防、控制或消灭发挥着越来越重要的作用。

(吕厚东)

NOTE

第一篇

临床细菌学及检验技术

第一章　细菌的形态结构

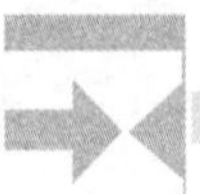

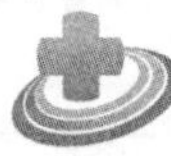

学习目标

1. 掌握　革兰阳性菌与革兰阴性菌细胞壁的区别、革兰染色的方法与意义，细菌的特殊结构与实际意义。

2. 熟悉　质粒的概念、种类与作用，青霉素的抗菌机制，细菌的基本形态及其检查方法。

3. 了解　细菌的大小、其他结构和功能。

第一节　细菌的大小与形态

细菌体积微小，以微米(μm)作为计量单位，通常需要借助于光学显微镜放大数百倍至数千倍才能看到，细菌大小可以用测微尺在显微镜下进行测量。不同种类的细菌其大小不等，同一种细菌因生长繁殖的阶段不同而有所差异，同时也可因环境因素的影响而改变。

细菌的正常形态是指在适宜的生长繁殖条件下所显示的形态。不同种类的细菌形态各异，主要有球状、杆状和螺形状三种，分别称为球菌、杆菌和螺形菌(图 1-1)。

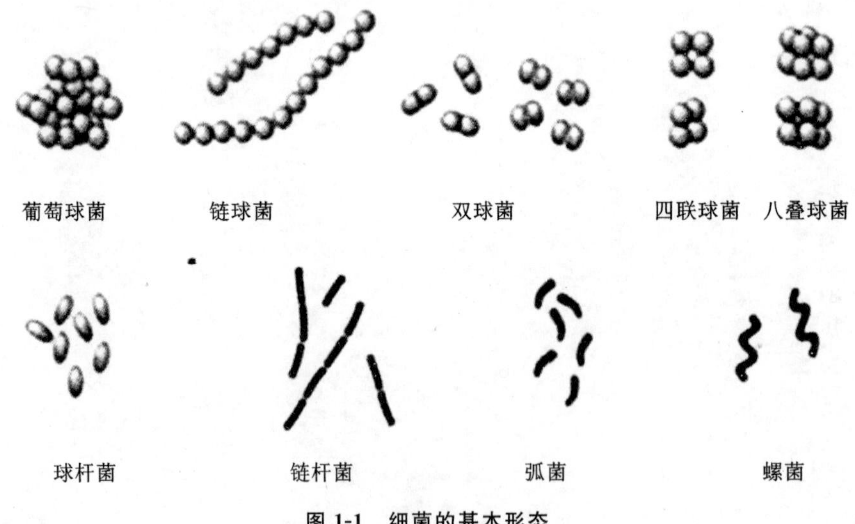

图 1-1　细菌的基本形态

一、球菌

球菌(coccus)直径在 0.8～1.2 μm，平均为 1.0 μm，外观呈圆球形或近似球形。由于繁殖时细菌分裂平面不同和分裂后菌体之间相互黏附程度不一，可形成不同的排列方式，这有助于球菌的分类与鉴别。

1. 双球菌(diplococcus)　在一个平面上分裂，分裂后两个菌体成对排列，接触面扁平或稍凹陷，如脑膜炎奈瑟菌、肺炎链球菌。

2. 链球菌(streptococcus)　在一个平面上分裂，分裂后多个菌体联成链状，如乙型溶血性链球菌。

3. 四联球菌(tetrads)　在两个互相垂直的平面上分裂，分裂后四个菌体联在一起呈田字形排列，

NOTE

如四联微球菌。

4. 八叠球菌(sarcina) 在三个互相垂直的平面上分裂,分裂后八个菌体联在一起呈成立方状,如藤黄八叠球菌。

5. 葡萄球菌(staphylococcus) 在多个不规则平面上分裂,分裂后菌体无规则地聚集在一起似葡萄状,如金黄色葡萄球菌。

二、杆菌

不同杆菌(bacillus)的大小、长短、粗细很不一致。大的杆菌如炭疽芽胞杆菌长 3～10 μm,宽 1.0～1.5 μm;中等的杆菌如大肠埃希菌长 2～3 μm,宽 0.5～0.7 μm;小的杆菌如布鲁菌长仅 0.6～1.5 μm,宽 0.5～0.7 μm。

杆菌多数呈直杆状,也有的菌体稍弯;多数分散存在,也有的呈链状排列,称为链杆菌;菌体两端大多呈钝圆形,少数两端平齐(如炭疽芽胞杆菌)或两端尖细(如梭杆菌)。有的杆菌末端膨大成棒状,称为棒状杆菌(如白喉棒状杆菌);有的菌体短小,近于椭圆形,称为球杆菌;有的常呈分枝生长趋势,称为分枝杆菌(如结核分枝杆菌);有的末端常呈分叉状,称为双歧杆菌。

三、螺形菌

螺形菌(spiral bacterium)菌体弯曲。菌体长 2～3 μm,只有一个弯曲,呈逗点状或香蕉状,称为弧菌(vibrio),如霍乱弧菌;菌体长 3～6 μm,有数个弯曲称为螺菌(spirillum),如鼠咬热螺菌;亦有菌体细长弯曲呈弧形或螺旋状,称螺杆菌(helicobacterium),如幽门螺杆菌。

知识链接

决定细菌形态的分子机制。细胞天然为球形,所以,球菌并不需要特殊的分子机制以维持其形状,而杆菌的形态则与 *MreB* 和 *Mbl* 有关,两个基因中任何一个失活,均可使细菌的形态发生改变。*MreB* 和 *CreS* 与螺形菌的形态有关。

第二节 细菌的结构

细菌虽小,但仍具有一定的细胞结构与功能。细菌的结构与其生长繁殖、致病性和感染后免疫等功能密切相关。细菌的结构分为基本结构和特殊结构(图 1-2)。

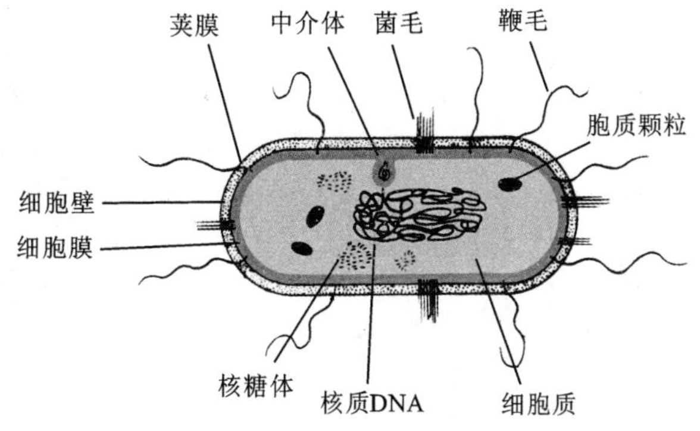

图 1-2 细菌的结构

一、细菌的基本结构

细菌的基本结构是指一般细菌都具有的结构,包括细胞壁、细胞膜、细胞质、核质及细胞质内的内含

NOTE

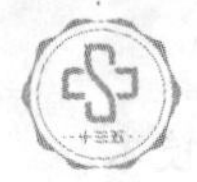

物等。

（一）细胞壁

细胞壁（cell wall）位于菌细胞的最外层，包绕在细胞膜的周围，坚韧而具有弹性。经特殊染色后在光学显微镜下可以看到，若利用电子显微镜则可直接观察细菌的细胞壁。细胞壁化学组成较为复杂，用革兰染色法可将细菌分为两大类，即革兰阳性菌和革兰阴性菌。

1. 细胞壁的功能 细胞壁的主要功能：①维持菌体固有的形态；②保护细菌抵抗低渗环境，细菌细胞质内有高浓度的无机盐和许多大分子营养物质，其渗透压高达5～25个大气压，由于细胞壁的保护作用，使细菌能承受内部巨大的渗透压而不破裂，并能在相对低渗的环境下生存；③在细胞壁上有许多小孔，可参与菌体内外的物质交换；④细胞壁上具有多种抗原决定簇，决定了菌体的抗原性，可以诱发机体的免疫应答。

2. 革兰阳性菌细胞壁 革兰阳性菌的胞壁较厚，为20～80 nm。主要成分为肽聚糖，占细胞壁干重的50%～80%。此外，尚有大量的磷壁酸（表1-1）。

表1-1 革兰阳性菌和革兰阴性菌细胞壁结构的比较

细胞壁	革兰阳性菌	革兰阴性菌
坚韧度	较坚韧	较疏松
厚度	20～80 nm	10～15 nm
肽聚糖层数	可达50层	1～2层
肽聚糖含量（占胞壁干重）	50%～80%	5%～20%
糖类含量	约45%	15%～20%
脂类含量	1%～4%	11%～22%
磷壁酸	有	无
外膜	无	有

（1）肽聚糖（peptidoglycan）：又称黏肽（mucopeptide），是细菌细胞壁中的主要组分，为原核细胞所特有，是由N-乙酰葡糖胺和N-乙酰胞壁酸通过以β-1,4糖苷键连接而成的大分子。N-乙酰胞壁酸分子上有四肽侧链，相邻的四肽侧链之间通过五肽交联桥连接，形成了坚韧的三维立体结构（图1-3）。而革兰阴性菌的肽聚糖仅由聚糖骨架和四肽侧链两部分组成（图1-4），没有五肽交联桥，只形成平面的二维结构。

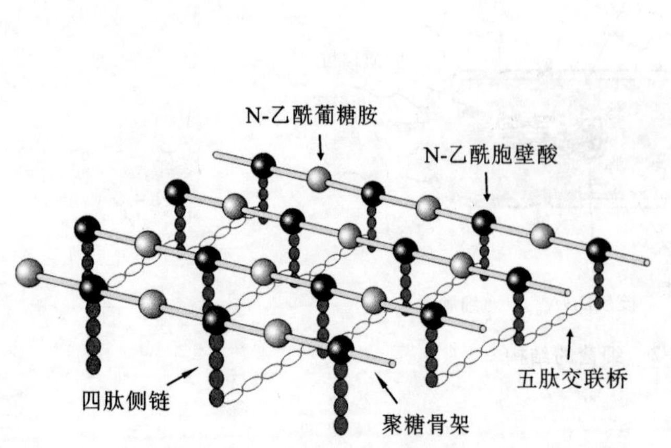

图1-3 革兰阳性菌肽聚糖结构

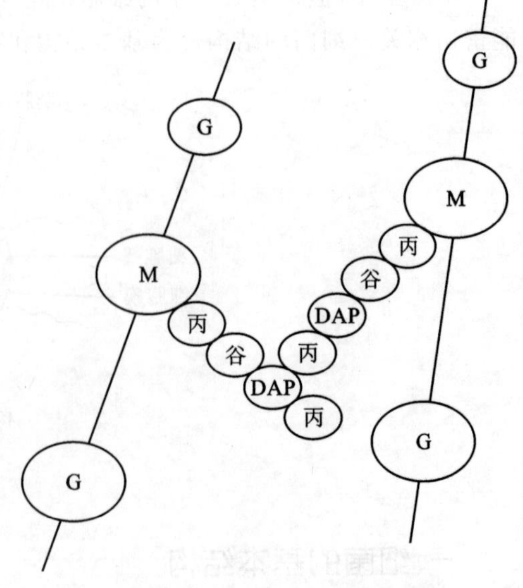

图1-4 革兰阴性菌肽聚糖结构

NOTE

细菌细胞壁结构的医学意义：肽聚糖是细胞壁的主要成分，临床上可选择相应的药物破坏肽聚糖的结构或抑制其合成，通过损伤细胞壁而杀伤细菌。如溶菌酶能切断肽聚糖中N-乙酰葡糖胺和N-乙酰胞壁酸之间的β-1,4糖苷键，破坏聚糖骨架而引起细菌裂解。青霉素则通过干扰四肽侧链上D-丙氨酸与五肽桥之间的连结，使细菌不能合成完整的肽聚糖而杀伤细菌。革兰阴性菌由于肽聚糖含量少，且有外膜的保护作用，故溶菌酶和青霉素对其作用甚微；而革兰阳性菌对溶菌酶和青霉素的作用则较为敏感。人和动物的细胞因无细胞壁，故青霉素或溶菌酶对其无影响。

(2)革兰阳性菌细胞壁特殊组分：革兰阳性菌的细胞壁较厚(20～80 nm)，除含有15～50层肽聚糖结构外，大多数尚含有大量的磷壁酸(teichoic acid)，约占细胞壁干重的50%(图1-5)。磷壁酸是由核糖醇或甘油残基经磷酸二酯键相互连接而成的多聚物，为革兰阳性菌细胞壁特有成分，穿插于肽聚糖层中。按其结合部位不同分为壁磷壁酸(wall teichoic acid)和膜磷壁酸(membrane teichoic acid)，壁磷壁酸的一端与细胞壁中肽聚糖的胞壁酸结合，另一端游离于细胞壁外；膜磷壁酸又称脂磷壁酸(lipoteichoic acid,LTA)，一端与细胞膜外层糖脂结合，另一端向外穿透肽聚糖层而游离于细胞壁外。磷壁酸抗原性强，是革兰阳性菌表面特有的抗原，且具有黏附宿主细胞的功能，故与细菌的致病性有关。

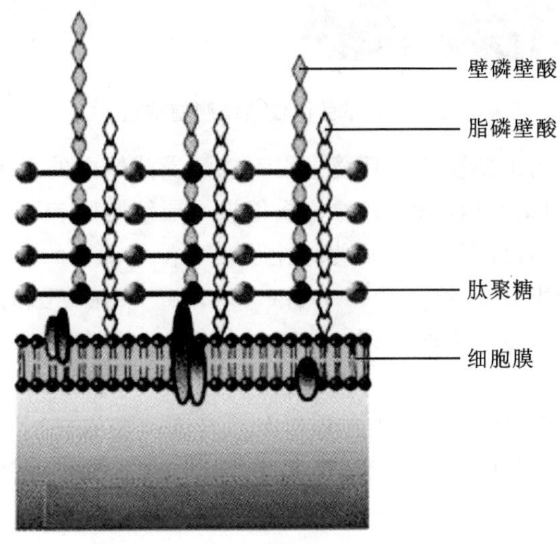

图1-5 革兰阳性菌细胞壁结构

3. 革兰阴性菌细胞壁 革兰阴性菌细胞壁较薄(10～15 nm)，只有1～2层的肽聚糖结构。肽聚糖外侧的外膜(outer membrane,OM)是革兰阴性菌的特殊组分，约占细胞壁干重的80%(图1-6)。

外膜由脂蛋白、脂质双层和脂多糖三部分组成：①脂蛋白中脂质部分与外膜的脂质双层连结，蛋白部分连结在肽聚糖的四肽侧链上；②脂质双层的结构类似细胞膜，中间镶嵌有一些特殊蛋白质，称为外膜蛋白(outer membrane protein,OMP)，OMP有其重要功能，如允许水溶性分子通过，参与特殊物质的扩散过程，有些OMP还是噬菌体、性菌毛或细菌素的受体；③由脂质双层向细胞外伸出的是脂多糖(lipopolysaccharide,LPS)。

脂多糖即革兰阴性菌的内毒素(endotoxin)，位于细胞壁的最外层，通过疏水键附着于外膜上，由脂质A(lipid A)、核心多糖(core polysaccharide)和特异性多糖(specific polysaccharide)三部分组成。①脂质A：为内毒素的毒性部分，无种属特异性，不同种属细菌的脂质A骨架基本一致，因此，不同细菌产生的内毒素所引起的毒性作用均相似。②核心多糖：位于脂质A外侧，具有属的特异性，同一属细菌的核心多糖相同。③特异性多糖：在脂多糖最外层，是由若干个寡糖重复单位构成的多糖链，为革兰阴性菌的菌体抗原(O抗原)，具有种特异性。若特异性多糖缺失，可使细菌从光滑(smooth,S)型转变为粗糙(rough,R)型。

在革兰阴性菌的细胞膜与细胞壁之间有一空隙，称为周浆间隙(periplasmic space)，其中含有多种水解酶，与营养物质的获取及交换等有关。

NOTE

4. 细菌L型 即细菌细胞壁缺陷型，细菌细胞壁的肽聚糖结构受到理化或生物因素的直接破坏或

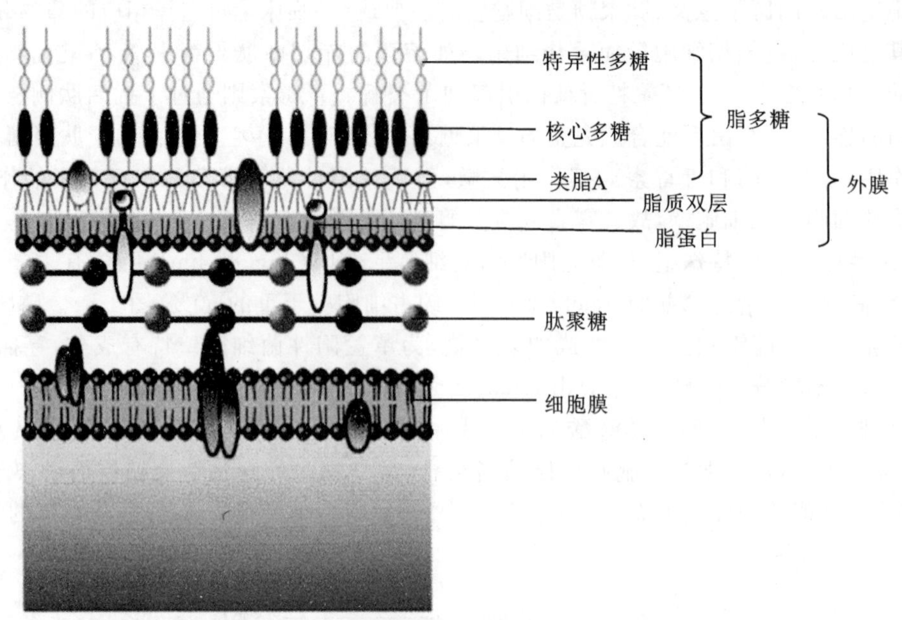

图 1-6 革兰阴性菌细胞壁结构

合成被抑制，这种细胞壁受损的细菌在普通环境中因不能耐受菌体内的高渗透压而胀裂死亡，但在高渗环境下仍可存活。革兰阳性菌细胞壁缺失后，原生质仅被一层细胞膜包裹，称为原生质体(protoplast)；革兰阴性菌肽聚糖层受损后尚有外膜保护，称为原生质球(spheroplast)。这种细胞壁受损的细菌在高渗透压、高营养的条件下仍能生长繁殖。Klieneberger 于 1935 年在英国的李斯特(Lister)研究所首先发现了这种细胞壁缺陷型，则以该研究所的第一个字母命名为 L 型细菌(L-form)，或称为细菌 L 型(L-form of bacteria)。

细菌 L 型具有多形态性，其大小不一，生长繁殖条件与原菌相似，但须在高渗、高营养、低琼脂培养基中生长，培养 2～7 天后可所形成的菌落有三种类型：颗粒型、荷包蛋样和丝状型，临床上以前者最多见。在液体培养基中生长后呈疏松颗粒而沉于管底，培养液清亮。

知识链接

细菌 L 型分布非常广泛，凡有细菌的地方皆有细菌 L 型存在，如土壤、水溪、动物器官及人体组织等。细菌转变为 L 型后虽然毒力减弱，但仍然具有一定的致病性。细菌 L 型易引起一些慢性感染，如尿路葡萄球菌感染、布鲁菌病、沙门菌感染、结核病等。从临床标本如脓、血、骨髓、脑脊液、关节滑液、肾盂肾炎患者的尿、肺结核患者的痰、肝病患者的腹水及扁桃体内等都证明有细菌 L 型存在。细菌 L 型的致病特征为间质性炎症，与病毒、支原体等无壁微生物引起的感染相似。在临床上遇到症状明显而标本常规细菌培养阴性者，应考虑细菌 L 型感染的可能性，需做专门的细菌 L 型的分离培养，并根据药敏结果及时更换其敏感抗菌药物。

(二) 细胞膜

细胞膜(cell membrane)或称胞质膜(cytoplasmic membrane)，位于细胞壁内侧，紧包着细胞质，为柔软而具有一定弹性的半渗透膜。厚 5～10 nm，主要由磷脂和蛋白质组成，柔韧致密，富有弹性，占细胞干重的 10%～30%。细菌细胞膜的结构与真核细胞基本相同，其化学组成主要有磷脂、蛋白质和少量的多糖，与真核生物细胞膜不同的是不含胆固醇类物质。

细胞膜的主要功能：①选择性控制细胞内外营养物质及代谢产物的运输，不允许大多数亲水性分子通过，能选择性通过某些脂溶性分子、CO_2 和 O_2；②细胞膜上有多种呼吸酶，参与细胞的产能代谢；③部分细胞膜内陷、折叠形成中介体(mesosome)，中介体扩大了细胞膜的表面积，除参与细胞分裂外，其作用类似真核细胞的线粒体；④是合成细菌细胞壁及胞外附属结构的场所；⑤作为鞭毛的着生点，并为鞭

NOTE

毛的运动提供能量。

（三）细胞质

细胞膜包裹的无色半透明的胶状物质为细胞质(cytoplasm)，或称原生质(protoplasm)，其化学组成中80%为水，另外，还有蛋白质、脂类、核酸及少量糖和无机盐。细胞质是细菌的内在环境，是细菌合成蛋白质、核酸的场所。细胞质中尚有许多重要结构，如质粒、核糖体、胞质颗粒等。

1. 质粒(plasmid) 细菌染色体外的遗传物质，为闭合环状的双链DNA分子，其分子量远小于染色体，所携带的基因数也很少，通常只有5～100个，可控制细菌某些特定的遗传性状，如性菌毛、细菌素、毒素和耐药因子等。质粒具有独立复制、传给子代及在细胞之间转移等特性，但是质粒不是细菌生长所必不可少的，可自行丢失或经人工处理而消失，失去质粒的细菌仍能正常存活。在自然条件下，质粒能通过接合作用将某些遗传性状传递给另一细菌，因而质粒与细菌的遗传、变异有关，常作为基因工程技术的重要工具。

2. 核糖体(ribosome) 核糖体是由蛋白质和核糖核酸(RNA)所组成的颗粒状结构(10～20 nm)，游离于细胞质中，每个菌体内可含有数万个，核糖体是细菌合成蛋白质的场所。原核细胞与真核细胞的核糖体结构不同，细菌核糖体较小且疏松，其沉降系数为70S，由50S和30S两个亚基组成。

知识链接

原核细胞与真核细胞的核糖体虽然都是由大小两个亚基组成，但是其沉降系数不同，真核细胞的核糖体其沉降系数为80S，由60S和40S两个亚基组成，而原核细胞的核糖体其沉降系数为70S，由50S和30S两个亚基组成。抗生素如链霉素、庆大霉素能与细菌核糖体上30S的小亚基结合，而氯霉素和红霉素能与50S的大亚基结合，从而干扰蛋白质的合成，导致细菌死亡。这些抗生素可以杀死细菌却不会影响人体细胞的功能。

3. 胞质颗粒(cytoplasmic granules) 又称为内含物(inclusion)，细菌细胞质中含有多种颗粒，大多为储藏的营养物质，包括糖原、淀粉等多糖及脂类、磷酸盐等。胞质颗粒不是细菌所必需或恒定的结构，不同细菌有不同的胞质颗粒，同一菌在不同环境或生长期亦可不同。当营养充足时胞质颗粒较多；当养料和能源短缺时则动用储备，颗粒减少甚至消失。胞质颗粒主要含RNA和多偏磷酸盐，故嗜碱性强，亚甲蓝染色后呈紫色，由于颗粒的颜色与菌体不同，故称为异染颗粒(metachromatic granule)。异染颗粒常见于白喉棒状杆菌，位于菌体两端，有助于细菌的鉴别(图1-7)。

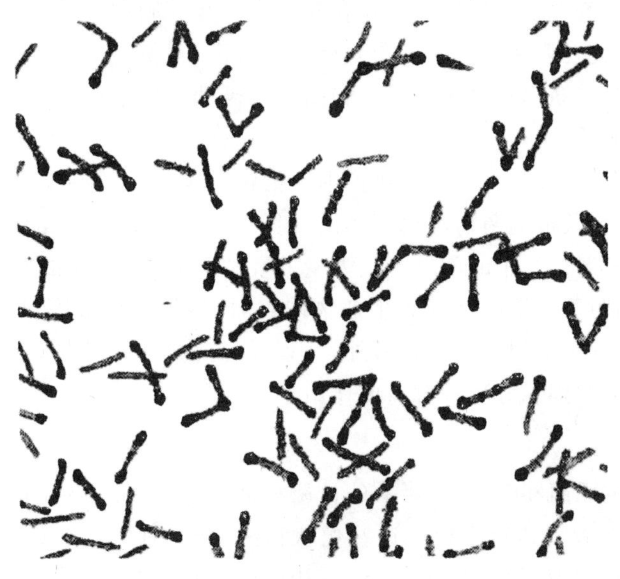

图1-7 白喉棒状杆菌(奈瑟染色)

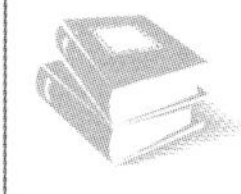

NOTE

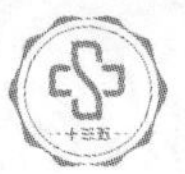

(四) 核质

细菌为原核生物，无核膜、核仁和有丝分裂器，染色体集中于细胞质的某一区域，称为核质(nuclear material)或拟核(nucleoid)。核质的功能与真核细胞的染色体相似，决定细菌的遗传性状，故习惯上也称为细菌的染色体(chromosome)。细菌的染色体与真核细胞的染色体显著不同，不仅DNA量要小得多，而且染色体为单倍体，很少有重复序列。核质的化学组成除DNA外，还有少量的RNA和蛋白质，但不含组氨酸，也不形成核小体。

二、细菌的特殊结构

特殊结构包括荚膜、鞭毛、芽胞、菌毛等，仅某些细菌具有，它并非细菌细胞生活所必需的结构。

(一) 荚膜

某些细菌在生活过程中，可向细胞壁外分泌一层疏松、透明的黏性、胶冻状物质，当厚度达到0.2 μm、边界明显，经染色后在普通光学显微镜下可见时称为荚膜(capsule)(图1-8)；若厚度不足0.2 μm，光镜下不能直接看到时，则称为微荚膜(microcapsule)，如伤寒沙门菌的Vi抗原、大肠埃希菌的K抗原等属于微荚膜。

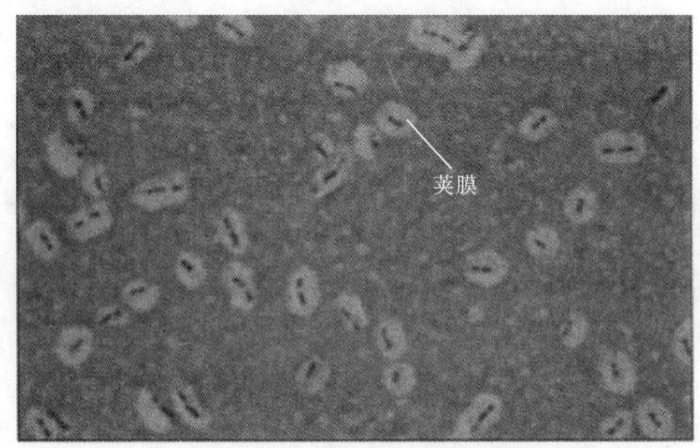

图 1-8　肺炎链球菌荚膜染色

荚膜的形成与细菌所在的环境条件有关，一般在动物体内或营养丰富的培养基(含有血清或糖)中容易形成荚膜，在普通培养基中多次传代后荚膜容易消失。有荚膜的细菌在固体培养基上常形成黏液(M)型或光滑(S)型菌落，失去荚膜后其菌落变为粗糙(R)型。荚膜的化学成分因细菌种类的不同而有所差异，多数细菌的荚膜为多糖，如肺炎链球菌、脑膜炎奈瑟菌；少数细菌的荚膜为多肽，如炭疽芽胞杆菌，个别细菌的荚膜为透明质酸。

荚膜是细菌的重要致病因素之一。它能保护细菌抵抗吞噬细胞的吞噬及消化作用，抵抗机体有害物质如溶菌酶、补体、抗体以及抗菌药物等对菌体的损伤，从而增强了细菌的侵袭力。变异链球菌靠荚膜多糖黏附于牙釉质上，分解口腔中的蔗糖产生大量的乳酸，导致牙釉质的破坏，在其附着部位引起龋齿。有荚膜的细菌也可黏附于组织细胞或无生命物体表面，参与生物被膜(biofilm，BF)的形成，BF是引起感染(包括医院感染)的重要因素之一。另外，荚膜具有抗原性，不同的细菌荚膜因其组成不同，抗原性也不相同，它对细菌的鉴别和分型具有重要作用。

(二) 鞭毛

许多细菌，包括所有的弧菌和螺菌，约半数的杆菌和个别球菌，在菌体上附着有细长、呈波状弯曲的丝状物，少则仅1～2根，多者可达数百根。这些丝状物称为鞭毛(flagellum)，鞭毛的长度可为菌体的4～6倍，一般为5～20 μm，其直径仅10～20 nm，需用电子显微镜观察(图1-9)，经特殊染色法使鞭毛增粗后在普通光学显微镜下也能看到。

NOTE

鞭毛的化学成分主要为蛋白质，是一种弹性纤维蛋白，也称鞭毛蛋白，其氨基酸的组成与骨骼肌中

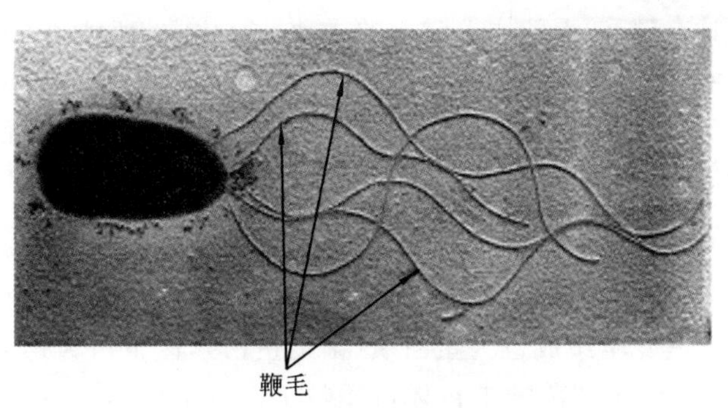

图 1-9 细菌的鞭毛(电镜下观察)

的激动蛋白相似，具有特殊的抗原性，通常称为 H 抗原。根据鞭毛的数目、排列和位置的不同，可将鞭毛菌分为如下几种类型。①单毛菌(monotrichate)：只有一根鞭毛，着生于菌体的一端，如霍乱弧菌。②双毛菌(amphitrichate)：菌体的两端各有一根鞭毛，如空肠弯曲菌。③丛毛菌(lophotrichate)：在菌体的一端或两端有多根鞭毛，如铜绿假单胞菌。④周毛菌(peritrichate)：在菌体表面均匀生长着多根鞭毛，如大肠埃希菌(图 1-10)。

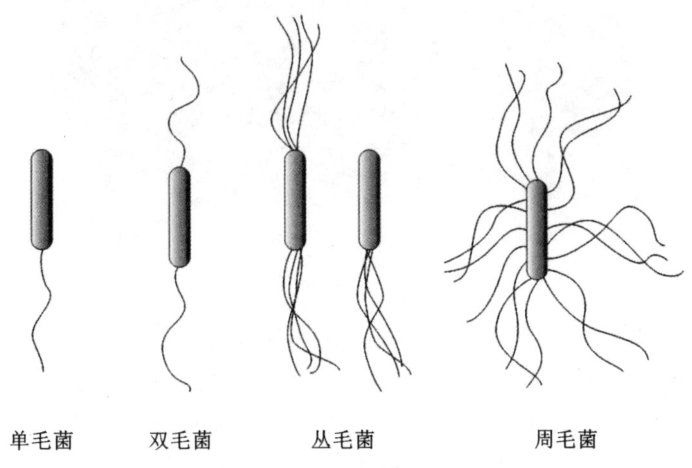

图 1-10 细菌鞭毛的类型

1. 鞭毛的结构 鞭毛自细胞膜长出，穿过细胞壁，游离于细胞外，由基础小体、钩状体和丝状体三部分组成(图 1-11)。

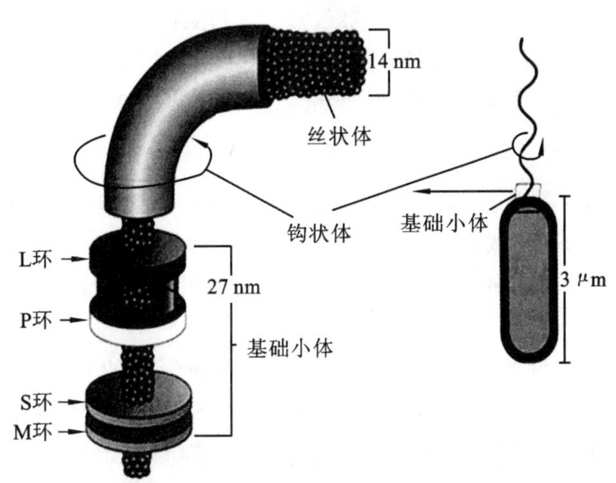

图 1-11 大肠埃希菌鞭毛结构模式图

2. 鞭毛的功能 鞭毛是细菌的运动“器官”，鞭毛菌在液体环境下可自由移动，根据细菌有无鞭毛及鞭毛的类型，可作为鉴定细菌的依据，如伤寒沙门菌与志贺菌在形态上无法区别，但伤寒沙门菌具有

NOTE

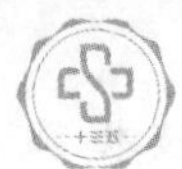

鞭毛，可以运动，志贺菌不具有鞭毛，无动力。鞭毛的运动具有化学趋向性，有助于细菌向营养物质处移动，而逃离有害物质。一些细菌的鞭毛与致病性有关，如霍乱弧菌、空肠弯曲菌等通过鞭毛运动可穿越小肠黏膜表面的黏液层，使细菌黏附于肠黏膜上皮细胞。临床上根据细菌有无鞭毛及鞭毛的数量、附着部位和抗原性（H 抗原）等有助于细菌的鉴定和分类。

（三）菌毛

在许多革兰阴性菌和少数革兰阳性菌的菌体表面存在着一种比鞭毛更细、更短、更多的丝状物，称为菌毛（pilus 或 fimbriae）。其化学组成也为蛋白质（菌毛蛋白），该蛋白为螺旋状排列成圆柱体。菌毛蛋白具有抗原性，其编码基因位于细菌的染色体或质粒上。一个菌体上可覆盖多达 1000 根以上的菌毛，由于菌毛较细，在普通光学显微镜下看不到，必须用电子显微镜观察（图 1-12）。

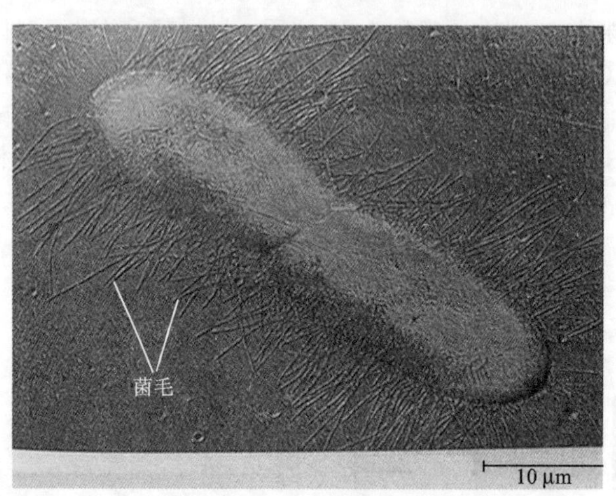

图 1-12　细菌的菌毛

根据菌毛的形态和功能不同，可将其分为普通菌毛和性菌毛两类。

1. 普通菌毛（common pili）　长 0.2～2 μm，宽 3～14 nm，数量多，每种细菌可达 100～1000 根，短而直，布满菌体表面。普通菌毛与细菌的动力无关而与细菌的黏附性有关，能与宿主细胞表面的相应受体结合，并在该处定植，导致感染的发生。如大肠埃希菌的普通菌毛可黏附于肠道和尿道黏膜上皮细胞，引发肠炎或尿道炎。有的细菌一旦丧失了菌毛，其致病力亦随之消失。

2. 性菌毛（sex pili）　由 F 质粒编码，所以，也称 F 菌毛。有性菌毛的细菌称为 F^+ 菌或雄性菌，无性菌毛的细菌称为 F^- 菌或雌性菌。性菌毛的数量少，一个细菌仅有 1～4 根，性菌毛的长度和直径均大于普通菌毛，长 6～13.5 μm，宽约 20 nm，中空呈管状，是 DNA 转移的通道，F^+ 菌可借助于性菌毛与 F^- 菌通过接合而进行遗传物质的转移，使后者获得雄性菌的某些遗传特性。由质粒控制的细菌抗药性、毒素等性状，可以通过接合方式传递。此外，性菌毛也是一些噬菌体的吸附受体。

（四）芽胞

许多革兰阳性菌在一定的环境条件下，细胞质脱水浓缩，在菌体内部形成一个具有多层膜包裹的圆形或卵圆形小体，称为芽胞（spore）或内芽胞（endospore）。芽胞杆菌属（如炭疽芽胞杆菌等）和梭菌属（如破伤风梭菌等）是主要形成芽胞的细菌。芽胞是细菌代谢处于相对静止状态下维持生存、具有特殊抗性的休眠结构。

1. 芽胞的形成　受多种因素的影响，芽胞菌内有控制芽胞形成的基因。当细菌生长环境中营养物质缺乏、有害代谢产物积累过多时，控制芽胞形成的基因被激活，转录参与芽胞形成的酶和蛋白质，菌体内开始形成芽胞。不同细菌形成芽胞所需的条件不同，一旦芽胞形成后，菌体即成为空壳，有些芽胞可从菌体上脱落而游离出来。芽胞形成后细菌即失去了繁殖能力，当遇到适宜的环境时，芽胞可以吸水而膨大，发育成新的菌体。

2. 芽胞的结构　成熟的芽胞具有多层保护结构，由内向外依次为核心、内膜、芽胞壁、皮质、外膜、芽胞壳及芽胞外衣（图 1-13）。核心为芽胞原生质体，是芽胞有生命的部分，含水量很低（10%～15%），

NOTE

是耐热机制的关键。芽胞的各层结构中的共同特点是含水量低、酶活性差、代谢处于停滞状态。

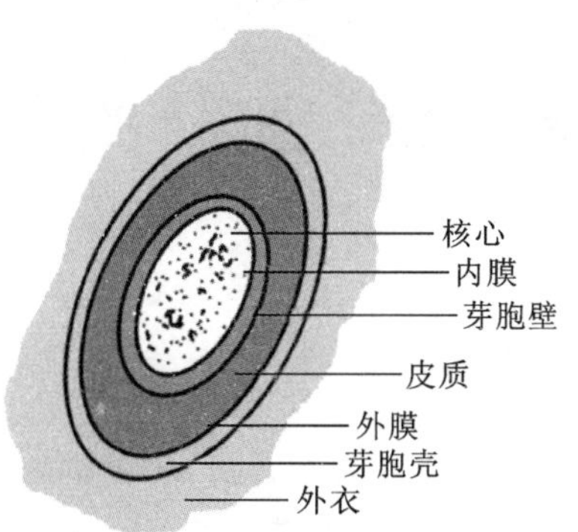

图 1-13　细菌芽胞结构模式图

芽胞折光性强、壁厚、不易着色，染色时需经媒染、加热等处理后才能着色。芽胞的大小、形状及在菌体中的位置等因细菌的种类而异，该特点有助于细菌的鉴别（图 1-13）。如破伤风梭菌的芽胞为正圆形，位于菌体的顶端且比菌体宽，如鼓锤状；炭疽芽胞杆菌的芽胞为卵圆形，比菌体小，位于菌体中央。

3. 芽胞的功能　细菌的芽胞对热、干燥、辐射及化学消毒剂等理化因素有强大的抵抗力，这与芽胞的结构及其组成有关。一般细菌的繁殖体 80 ℃水中即迅速死亡，而有些细菌的芽胞可耐煮沸数小时。炭疽芽胞杆菌的芽胞一旦污染了草原，其传染性可保持 20～30 年。但是，细菌的芽胞并不直接引起疾病，芽胞在适宜条件下发芽成为繁殖体后，大量繁殖、产生毒素才引起疾病。由于芽胞抵抗力强，在临床上对于手术器械、敷料等用具，多采用高压蒸汽灭菌，并以杀灭芽胞作为灭菌彻底与否的判断标准。

本章小结

细菌为原核细胞型微生物，个体微小，结构简单，以二分裂方式繁殖，可在人工培养基中生长，对多种抗生素敏感。

细菌的大小以微米计，多用光学显微镜观察。其主要形态有三种：球菌、杆菌和螺形菌。用革兰染色法可将细菌分为革兰阳性菌和革兰阴性菌两大类。细菌的结构可分为基本结构和特殊结构，基本结构包括细胞壁、细胞膜、细胞质和核质，特殊结构包括荚膜、鞭毛、菌毛和芽胞。细胞壁的结构和组成因细菌类型的不同而有所差别，革兰阳性菌由肽聚糖和磷壁酸组成，革兰阴性菌则由肽聚糖和外膜组成。两类细菌其肽聚糖含量、肽链性质及连接方式上也有所不同，因此，决定了革兰阳性菌和革兰阴性菌在染色性、抗原性、致病性以及对抗菌药物的敏感性等方面的差异。细胞壁具有维持细菌固有形态、保护细菌对抗外界的低渗环境、参与菌细胞内外物质交换、决定细菌的抗原性及致病性等功能。荚膜、鞭毛、菌毛和芽胞为细菌的特殊结构，各具有不同的功能。

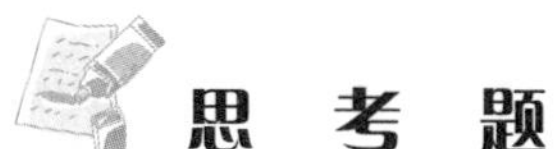

思考题

1. 研究微生物的形态与结构有何重要性？举例说明。
2. 为什么产生芽胞的细菌都是革兰阳性菌？

（吕厚东）

NOTE

第二章　细菌的生理

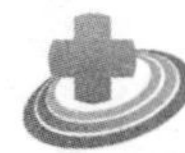

学习目标

1. 掌握　细菌的营养物质、生长繁殖条件与特点、细菌的合成代谢产物及其医学意义。
2. 熟悉　细菌的理化特点、营养类型、细菌的分解代谢特点。
3. 了解　细菌对营养物质的吸收。

细菌生理活动的中心是新陈代谢，通过对细菌的理化性质、生长繁殖规律的了解，有助于细菌的分离培养、鉴定及细菌学研究；通过对细菌分解及合成代谢产物的研究，有助于对细菌的鉴定、分型及研究细菌的致病机制、诊断与防治。

第一节　细菌的细胞化学和物理性状

一、细菌的化学组成

细菌的化学组成与其他生物细胞类似，主要由水、无机盐、蛋白质、糖类、脂质、核酸等组成。其中水是最主要的成分，占菌体重量75%～90%，其他固体成分仅占15%～20%。固体成分主要包括：无机盐，如磷、钾、镁、钙、硫、钠、铁等常量元素及钴、锌、锰、铜、钼等微量元素；蛋白质主要为核蛋白、糖蛋白和脂蛋白；糖类、脂类、核酸(DNA和RNA)等。细菌还有一些真核细胞所没有的特殊化学组分，如肽聚糖、胞壁酸、磷壁酸、D型氨基酸、二氨基庚二酸(DAP)、吡啶二羧酸(DPA)、2-酮基-3-脱氧辛酸(KDO)、脂多糖(LPS)等。

二、细菌的物理性状

1. 带电现象　细菌固体成分的50%～80%是蛋白质，蛋白质具有两性游离性，即在溶液中可电离成带正电荷的氨基(NH_4^+)和带负电荷的羧基(COO^-)。在不同pH值的溶液中同一细菌所带电荷不同。革兰阳性菌等电点(pI)为pH 2～3，革兰阴性菌pI为pH 4～5，因此，在中性或弱碱性环境中革兰阳性菌与革兰阴性菌虽均携带负电荷，但革兰阳性菌所带负电荷比革兰阴性菌多，从而导致革兰阳性菌与革兰阴性菌对同种染料的亲和力不同，另外，还与细菌的凝集反应、沉淀反应、杀菌及抑菌作用等有密切关系。

2. 表面积　细菌的体积越小，其单位体积的细胞表面积越大。表面积大则有利于菌体内、外物质的交换。如葡萄球菌直径约1 μm，则1 cm^3体积的葡萄球菌其表面积可达60000 cm^2；直径为1 cm的生物体，每1 cm^3体积的表面积仅6 cm^2，两者相差一万倍。因此，细菌生长繁殖迅速、代谢非常旺盛。

3. 光学性质　细菌细胞为无色半透明体，当光线照射细菌时，细菌可吸收一部分光，同时折射一部分光，故细菌悬液呈混浊状态。细菌数量越多，其浊度越大。通常可用比浊法或分光光度计粗略估算细菌的数量。

4. 半透性　细菌细胞壁与细胞膜均具有半透性，利于细菌内、外物质的交换，如允许水及小分子物质通过，对大分子物质则选择性通过。

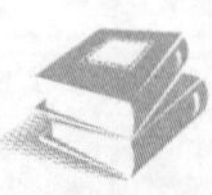

NOTE

5. 渗透压　细菌内部含有多种营养物质及无机盐等，导致革兰阳性菌的渗透压高达2026.5～

2533.1 kPa(20～25 个大气压)，革兰阴性菌的渗透压达 506.6～608.0 kPa(5～6 个大气压)。通常因有细胞壁保护，故在低渗环境中细菌不会胀裂死亡。在非常高渗的环境中，菌体内水分逸出，胞质浓缩，导致细菌不能生长繁殖。

第二节 细菌的营养和生长繁殖

一、细菌的营养类型

因不同细菌的酶系统不同，代谢活性各异，所以，对营养的要求也不同。根据细菌对营养的需求可将其分为自养菌和异养菌两种类型。

1. 自养菌(autotroph) 此类细菌能够利用环境中简单的无机物为原料，合成其菌体所需成分。例如，自养菌可利用 CO_2、CO_3^{2-}、N_2、NH_3、NO_2^-、NO_3^- 等获得碳源和氮源。所需能量来自于无机物氧化，称为化能自养菌；所需能量通过光合作用获得，称为光能自养菌。

2. 异养菌(heterotroph) 此类细菌不能在简单的无机化合物环境中生长，必须在含有多种有机物，如糖类、蛋白质等环境中才能生长繁殖。以有机物为原料合成菌体成分并获得能量。其中有些异养菌以动植物尸体或腐败食物为营养来源，称为腐生菌(saprophyte)；有些异养菌寄生于其他生物体内，从宿主获取营养，称为寄生菌(parasite)。所有致病菌均为异养菌，且大多数为寄生菌。

二、细菌的营养物质

细菌最基础的营养成分包括水、碳源、氮源、无机盐及生长因子等，是细菌生长繁殖、新陈代谢所必需的。

1. 水 水是重要的媒介及溶剂，细菌吸收营养、渗透、分泌、调节温度以及菌体内一切化学反应都必须在有水的条件下才能进行。

2. 碳源 碳源是细菌菌体的重要组成成分，同时也是细菌生长繁殖的主要能量来源。细菌主要从含碳化合物(如糖类、有机酸等)获得碳源。

3. 氮源 氮源也是细菌菌体的主要组成成分，但不能提供能量。多数细菌主要从有机氮化物如氨基酸、蛋白胨等获得氮源，少数细菌可利用无机氮源如铵盐、硝酸盐等作为氮源。

4. 无机盐 细菌在生长繁殖过程中需要各种无机盐以提供必需的生长元素，包括常量元素和微量元素。无机盐的主要功能如下：①合成菌体成分；②构成酶系统成分，维持酶活性；③参与能量的储存和转运；④调节细菌内、外渗透压；⑤与细菌的生长繁殖及致病性密切相关。

5. 生长因子 某些细菌在生长繁殖时需要一些自身不能合成且必需的营养物质，称为生长因子(growth factor)。它们通常为有机化合物，如 B 族维生素、某些氨基酸、嘌呤、嘧啶等，某些细菌还需要一些特殊的生长因子，如流感嗜血杆菌需要Ⅹ、Ⅴ因子。Ⅹ因子是高铁血红素，Ⅴ因子是辅酶Ⅰ或辅酶Ⅱ，两者为细菌呼吸所必需。

三、细菌营养物质的吸收

细菌细胞壁和细胞膜具有半透性，可以使水分子自由通过，选择性通过小分子物质，而对于大分子物质需经细胞分泌的胞外酶分解成小分子物质后再吸收。其吸收方式主要有被动扩散和主动转运两种方式。

1. 被动扩散 被动扩散主要依靠细胞内、外浓度差，营养物质从浓度高的一侧扩散至浓度低的一侧。此过程不耗能。被动扩散包括单纯扩散和易化扩散两种，前者顺浓度差扩散不需要细胞组分帮忙，后者扩散时则需要细胞中一些特殊载体蛋白帮助其进行跨膜转运。如甘油的转运就属于后者，进入细胞内的甘油需要被甘油激酶催化形成磷酸甘油才能在菌体内积累。

NOTE

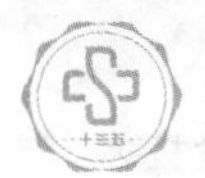

2. 主动转运 细菌通过某种耗能的过程将营养物质从浓度低的一侧转运至浓度高的一侧。通过主动转运，细菌可将外界浓度远低于细胞内浓度的物质逆浓度差摄入细胞内，以提供本身所需，是细菌摄取营养的主要方式。

四、细菌生长繁殖的条件

细菌生长繁殖除需必要的营养物质外，还需有适宜的环境，包括温度、酸碱度及气体等。

1. 充足的营养 细菌的生长繁殖、新陈代谢必须有充足的营养物质才能提供其菌体所需的原料及能量。

2. 适宜的温度 不同细菌对温度的要求不同，据此可分为嗜冷菌、嗜温菌、嗜热菌三种类型。病原菌均为嗜温菌，多数病原菌最适生长温度为 35～37 ℃，少数病原菌如小肠结肠炎耶尔森菌最适温度为 20～28 ℃，空肠弯曲菌最适温度为 36～43 ℃。

3. 适宜的酸碱度 各类细菌对于生长环境中氢离子的浓度要求不同，多数在中性至弱碱性环境中酶活性高，生长良好。多数病原菌最适 pH 值为 7.2～7.6，个别细菌如结核分枝杆菌最适 pH 值为 6.5～6.8(偏酸性)，霍乱弧菌最适 pH 值为 8.4～9.2(偏碱性)。因细菌在生长繁殖过程中可分解糖类产酸，使周围环境的 pH 值下降，故人工培养细菌时应加入缓冲剂，防止培养基酸碱度发生变化影响分离培养。

4. 适宜的气体 细菌生长繁殖时所需的气体主要是二氧化碳和氧气。多数细菌在其代谢过程中所产生的 CO_2 即可满足本身需求，只有少数细菌如奈瑟菌、流感嗜血杆菌等在初次分离培养时需提供 5%～10% CO_2 才能生长。根据细菌对氧分子的需求，将其分为以下几种。

(1) 专性需氧菌(obligate aerobe)：必须在有氧的环境中才能生长的细菌，具有完善的呼吸酶系统，以氧分子作为氢受体进行有氧呼吸。如结核分枝杆菌、炭疽芽胞杆菌等。

(2) 微需氧菌(microaerophilic bacterium)：在低氧压(5%～6%)环境中生长最好，氧浓度大于 10%时生长被抑制的细菌。如空肠弯曲菌、幽门螺杆菌等。

(3) 兼性厌氧菌(facultative anaerobe)：在有氧或无氧环境中均能生长的细菌，在无氧环境中进行发酵，在有氧环境中进行需氧呼吸，不同环境中所产生的代谢产物不同。多数病原菌属此类。

(4) 专性厌氧菌(obligate anaerobe)：只能在无氧环境中才能生长的细菌，缺乏完善的呼吸酶系统，只能进行无氧酵解，因游离氧对其有毒性作用，在有氧时生长受抑制甚至死亡。如破伤风梭菌、产气荚膜梭菌、肉毒梭菌等。

五、细菌个体的生长繁殖

细菌以二分裂(binary fission)方式进行无性繁殖。当细菌生长到一定时间后细胞体积增大，染色体复制，细胞膜内陷或新合成横隔，将细胞新染色体分隔在两侧，新合成的细胞壁沿横隔生长将细胞分裂成两个子代细胞。球菌可沿不同平面分裂形成双球菌、四联球菌、八叠球菌或葡萄球菌，杆菌沿横隔分裂，分枝杆菌可通过分枝方式分裂成子代细菌。

细菌每分裂一次所需的时间称为代时(generation time)，多数细菌在条件适宜时代时为 20～30 min，个别细菌繁殖速度较慢，如结核分枝杆菌的代时为 18～20 h。

六、细菌群体的生长繁殖

假设细菌代时为 20 min，在生长繁殖条件适宜时，一个细菌经 10 h 繁殖的数量可达 10 亿以上，24 h 后则达到惊人的数量。但实际上随着营养物质的消耗，毒性代谢产物的积累，环境酸碱度的改变，细菌并不能始终保持如此高的速度而无限制繁殖。将一定数量的活菌接种于适宜的培养基中，置于适宜环境培养，以培养时间为横坐标，以活菌数的对数为纵坐标，可得出一条反映细菌生长繁殖规律的曲线，称为生长曲线(growth curve)，见图 2-1。

NOTE

根据细菌生长曲线的特点，将细菌生长繁殖过程分为四个期，即迟缓期、对数期、稳定期和衰亡期。

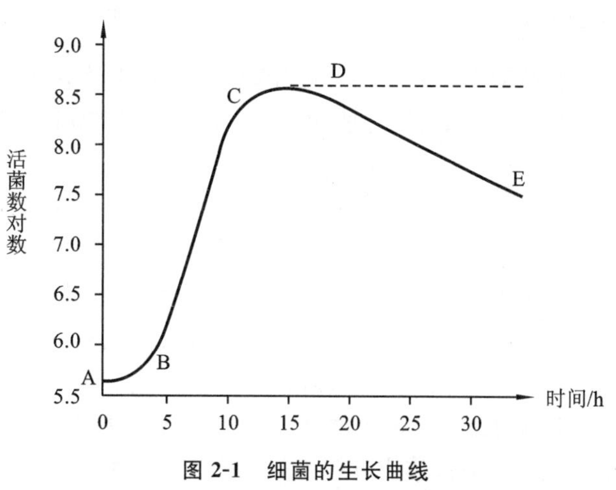

图 2-1 细菌的生长曲线

A～B:迟缓期。B～C:对数期。C～D:稳定期。D～E:衰亡期。

1. 迟缓期(lag phase) 接种于培养基 1～4 h 后,细菌并不立即分裂繁殖,而是为分裂做准备,菌体增大、代谢活跃,合成新的细胞成分。此期是细菌进入新环境后的适应期。迟缓期时间长短与细菌本身特性、培养基性质及所处环境有关。

2. 对数期(logarithmic phase) 又称指数期,出现于细菌培养后的 8～18 h。此期细菌分裂繁殖迅速,活菌数以几何级数增长至峰值。对数期细菌形态、大小、染色性、生理活性等较典型,对外界环境因素敏感,适用于研究细菌的生物学特性、耐药性等。

3. 稳定期(stationary phase) 因对数期消耗了大量营养物质,产生了多种代谢产物,从而导致毒性产物聚积、培养基 pH 值下降,使得细菌分裂繁殖速度减缓,死亡菌数增加与活菌数处于动态平衡。此期细菌形态、染色性、生理特性等均发生改变。由于代谢产物大量积聚,故提取外毒素、抗生素等细菌代谢产物多选择在稳定期。芽胞也多在此期形成。

4. 衰亡期(decline phase) 随着培养基生长环境越来越恶劣,死亡菌数逐渐多于活菌数,细菌发生变形甚至自溶,生理代谢也逐渐趋于停滞。此期细菌难以鉴定。

了解细菌的生长曲线有助于人们培养细菌、研究和利用细菌。例如,鉴定细菌及做药敏试验宜选用对数期细菌,培养益生菌时应及时补充营养,以利于其快速生长繁殖。

第三节 细菌的代谢

一、细菌的能量代谢

细菌的能量代谢主要是通过生物氧化合成 ATP 的过程,其方式主要有加氧、脱氢和脱电子反应,细菌以脱氢更为常见。以氧分子作为氢受体的称为有氧呼吸,以有机物作为氢受体的称为发酵。不同细菌在不同环境中生物氧化的方式、途径及产物各不相同。如需氧菌以有氧呼吸为主,兼性厌氧菌则根据环境中氧分子的含量可进行有氧呼吸或无氧酵解,厌氧菌主要为无氧发酵。

二、细菌的新陈代谢

细菌的生理中心是新陈代谢,其最大的特点为繁殖速度快、代谢产物种类多。细菌的新陈代谢是从周围环境中摄取营养物质开始,主要包括分解代谢和合成代谢。分解代谢指细菌通过分解糖类、脂类、蛋白质而获得细菌生长繁殖所需的能量及原料;合成代谢是将小分子物质合成为复杂的大分子物质,这一过程要消耗能量,是同化过程。分解代谢为合成代谢提供前体和能量,合成代谢又是分解代谢的基础,两者相辅相成,是细菌生命活动的最基本过程。

NOTE

(一)细菌的分解代谢及生化反应

不同的细菌其酶系统不同,故对营养物质的分解能力、分解方式及分解产物亦不同。因此,可利用生物化学反应检测细菌对不同基质的分解能力及分解产物以鉴别细菌,称为细菌的生化反应(biochemical reaction)。

1. 糖的分解 细菌通过产生的胞外酶将周围环境中的多糖分解为单糖,进而转化为丙酮酸。有氧呼吸的细菌通过三羧酸循环将丙酮酸彻底分解生成 CO_2、水及其他代谢物,无氧酵解的细菌则通过不同途径发酵丙酮酸,产生各种酸、醛、酮、醇等。所以,可通过糖酵解试验鉴别细菌,如有些细菌分解糖类产酸、产气,培养基中酸碱指示剂变色且有气泡产生;有些细菌分解糖类只产酸不产气,培养基中只有酸碱指示剂变色而无气泡产生。

2. 蛋白质的分解 不同细菌对蛋白质的分解能力不同,只有少数能够通过胞外酶分解蛋白质为短肽,将其吸收后再进一步通过胞内酶在菌体内分解为氨基酸。又因蛋白酶专一性较强,可根据细菌能否分解蛋白质进行鉴别。而大多细菌虽能够分解氨基酸,但分解能力也不相同,亦可用于细菌鉴别。

细菌的各种生化反应请详见本书第八章第三节。

(二)细菌的合成代谢及其医学意义

细菌将摄取的营养成分及分解代谢获得的原料和能量用于合成菌体本身成分,如肽聚糖、核酸、多糖、脂肪酸、蛋白质等。此外,还可合成、分泌其他具有医学意义的代谢产物。

1. 热原质 本质为革兰阴性菌外膜成分脂多糖,因其注入人或动物体内即可引起发热反应,故称热原质(pyrogen),又名致热原。热原质耐高温,高压蒸汽灭菌(121.3 ℃,20 min)不能被破坏,250 ℃高温干烤可破坏热原质。用吸附或滤过除菌(石棉滤板)可清除液体中大部分热原质。因热原质无挥发性,故以蒸馏法去除热原质效果最好。如果注射用液体被细菌污染,即使经高压蒸汽灭菌或滤过除菌也有可能存在热原质,注入人体后可引起输液反应,因此,在制备和使用注射药品时必须严格遵守无菌操作原则,防止细菌污染。

2. 毒素及侵袭性酶 细菌产生的毒素主要有两种:一种是由多数革兰阳性菌及少部分革兰阴性菌在生长繁殖过程中分泌产生的蛋白质类物质,称外毒素(exotoxin),其毒性作用强,可引起特殊的临床症状;另一种是由革兰阴性菌死亡裂解后释放的脂多糖,称内毒素(endotoxin),其毒性作用相对较弱。

某些细菌可产生促使细菌扩散、利于细菌侵袭、损伤机体细胞的酶类。因与细菌的致病有关,故称为侵袭性酶。如金黄色葡萄球菌产生的血浆凝固酶,A 群链球菌产生的链激酶、链道酶、透明质酸酶等。

3. 色素 有些细菌在分裂繁殖过程中可产生不同颜色的色素,可用于鉴别细菌。色素有两种,一种为水溶性色素,一种为脂溶性色素。前者能够使菌落及其周围培养基着色,如铜绿假单胞菌产生的绿脓素;后者不溶于水,仅使菌落本身具有颜色,如金黄色葡萄球菌产生金黄色色素、表皮葡萄球菌产生白色色素。

4. 抗生素 有些微生物在生长繁殖过程中可产生某些抑制或杀灭其他微生物及肿瘤细胞的物质,称为抗生素(antibiotic)。抗生素多由放线菌及真菌产生,如链霉素、青霉素等,少部分由细菌产生,如多黏菌素、杆菌肽等。

5. 细菌素 有些细菌可产生对于亲缘菌具有抗菌作用的蛋白质,称为细菌素(bacteriocin),如大肠埃希菌产生的大肠菌素(colicin)、霍乱弧菌产生的弧菌素(vibriocin)、铜绿假单胞菌产生的绿脓菌素(pyocin)等。细菌素虽具有抗菌作用,但由于其抗菌谱较窄,只对亲缘菌有抑制作用,故临床上一般不用于治疗,主要用于细菌的分型及流行病学调查。

6. 维生素 有些细菌能够合成分泌某些维生素(vitamine),不仅能提供自身所需,还可分泌至周围环境,营养其他生物。如大肠埃希菌为人体肠道正常菌群,能够合成分泌 B 族维生素及维生素 K 而被人体吸收利用。

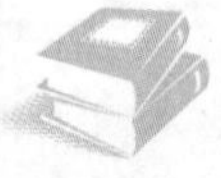

NOTE

本章小结

细菌的化学组成与其他生物细胞类似，主要由水、无机盐、蛋白质、糖类、脂质、核酸等组成。革兰阳性菌等电点(pI)为 pH 2～3，革兰阴性菌 pI 为 pH 4～5，在中性或弱碱性环境中，革兰阳性菌所带负电荷比革兰阴性菌多。

细菌以无性二分裂方式繁殖，细菌群体的生长繁殖规律可用生长曲线来反映，生长曲线分为迟缓期、对数期、稳定期和衰亡期。细菌的生长繁殖需要充足的营养物质、合适的酸碱度、适宜的温度和必要的气体环境。根据细菌对氧气的需求不同，可将其分为专性需氧菌、专性厌氧菌、微需氧菌和兼性厌氧菌四类。

细菌通过生物氧化作用获取能量，大多数病原菌以需氧呼吸和发酵方式进行生物氧化。不同细菌具备的酶系统各不相同，其分解代谢产物也有所差异，临床上常通过检测细菌分解代谢产物的生化反应来鉴别细菌。细菌的合成代谢产物包括毒素、侵袭性酶类、热原质、色素、抗生素、细菌素和维生素等。

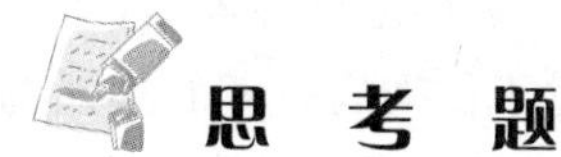

思考题

1. 简述细菌群体的生长曲线及其实际意义。

2. 简述与细菌致病性有关的代谢产物、与临床治疗有关的代谢产物以及与鉴别细菌有关的代谢产物。

(曹龙古)

NOTE

第三章　理化因素对细菌的影响

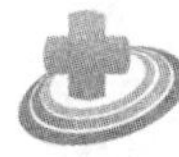

学习目标

1. 掌握　消毒灭菌的基本概念，医院感染的概念及常用消毒灭菌方法及使用范围。
2. 熟悉　消毒灭菌的应用，医院感染的流行病学。
3. 了解　影响消毒灭菌效果的因素及医院感染的预防控制与监测。

微生物广泛存在于自然界，其中有些又是病原微生物，因此，从预防感染的角度出发，医务工作者必须牢固树立无菌观念和严格执行无菌操作。例如医疗器械、注射器、手术室和无菌室等均需用适宜的方法进行消毒或灭菌。为防止疾病传播，对于传染病患者的排泄物以及实验室废弃的培养物也要进行消毒或灭菌处理。微生物由核酸、蛋白质、脂类和多糖等有机大分子组成，极易受外界条件特别是物理、化学因素的影响。如果环境适宜，可促进微生物的生长繁殖；剧烈的环境变化则可使微生物生长受到抑制，甚至死亡。人类可以采用多种物理、化学或生物学方法，通过改变外界环境条件，来抑制或杀死外环境中的病原微生物，达到没有任何微生物的工作条件或者达到切断传播途径、控制或消灭传染病的目的。采用的方法不同，达到的效果也有所差异。以下是有关消毒灭菌的常用术语。

1. 消毒(disinfection)　杀死物体上或环境中病原微生物，并不一定能杀死细菌芽胞或非病原微生物的方法。用于消毒的化学药品称为消毒剂(disinfectant)。一般消毒剂在常用浓度下只对细菌的繁殖体有效，对细菌芽胞无效。

2. 灭菌(sterilization)　杀灭物体上所有微生物的方法，包括全部病原微生物和非病原微生物以及细菌的芽胞。如注射用生理盐水及外科用敷料的灭菌。经过灭菌的物品称“无菌物品”。

3. 抑菌(bacteriostasis)　抑制人体内或外部细菌生长繁殖的方法。常用的抑菌剂(bacteriostatic)为各种抗生素，可在体内抑制细菌的繁殖，或在体外用于抑制试验以检测细菌对抗生素的敏感性。随着益生菌(probiotics)的出现，也可利用益生菌抑制有害菌，以维持宿主的微生态平衡。

4. 防腐(antisepsis)　防止或抑制体外细菌生长繁殖的方法。如在注射针剂或中草药中加入0.01%硫柳汞可防止杂菌生长。一般低浓度的消毒剂即为防腐剂，常用的有醇类、碘伏、氯己定等。

5. 无菌(asepsis)及无菌操作(aseptic technique)　无菌是指不含有活的微生物，多为灭菌的结果。防止微生物进入人体或其他物品的操作技术，称为无菌操作。例如在进行外科手术时需要防止细菌进入创口，微生物学实验操作中要注意防止微生物的污染和感染。

第一节　物理因素对细菌的影响

一、热力灭菌法

高温对微生物有明显的致死作用，它是通过使蛋白质变性、破坏细胞膜和降解核酸以达到杀菌作用，因而常用于消毒和灭菌。热力灭菌法分为干热灭菌和湿热灭菌，多数无芽胞细菌对湿热敏感，55～60 ℃作用 30～60 min 后死亡，80 ℃作用 5～10 min 可杀死所有细菌的繁殖体和真菌；细菌的芽胞对高温有很强的抵抗力，例如炭疽芽胞杆菌的芽胞可耐受 5～10 min 的煮沸，肉毒梭菌的芽胞则需煮沸 3～5 h 才死亡。

NOTE

1. 干热灭菌法 干热的杀菌作用是利用火焰、热空气及电磁波等产热方法，使微生物脱水、干燥、细胞内化学成分氧化和大分子变性而达到灭菌的目的。一般细菌繁殖体在干燥状态下，80～100 ℃下 1 h 可被杀死；芽胞则需要 160～170 ℃下 2 h 才死亡。

(1) 焚烧和灼烧：一种彻底的灭菌方法。废弃的物品或有感染性的动物尸体等可以直接点燃或在焚烧炉内焚烧。微生物实验室用的接种环、试管口、瓶口等的灭菌用灼烧的方法。

(2) 干烤：利用干烤箱灭菌，一般加热至 170 ℃维持 1 h 或 160 ℃维持 2 h 或 121 ℃维持 16 h。适用于高温下不变质、不损坏、不蒸发的物品的灭菌，例如玻璃器皿、瓷器、玻璃注射器等。

(3) 红外线(infrared)：一种 0.77～1000 μm 波长的电磁波，尤以 1～10 μm 波长的热效应最强。红外线的杀菌作用与干热相似。利用红外线烤箱灭菌所需的温度和时间与干烤相同。由于热效应只能发生在所照射物体的表面，因此，不能使物体均匀加热。此法多用于医疗器械和食具的灭菌。

2. 湿热灭菌法 在同一温度下，湿热灭菌的效力优于干热灭菌。主要原因是：① 湿热中微生物的蛋白较易凝固；② 湿热的穿透力比干热大；③ 湿热的蒸汽有潜热存在，水由气态变为液态时可释放出潜热，能迅速提高被灭菌物体的温度。

(1) 巴氏消毒法(pasteurization)：用较低温度杀灭液体中的病原菌(如结核分枝杆菌、布鲁菌等)或特定微生物，而仍保持物品中所需的成分不被破坏的消毒方法。此法由巴斯德创建，主要用于消毒牛乳、酒类。方法是加热至 61.6～62.8 ℃维持 30 min 或 71.7 ℃维持 15～30s，现广泛采用后一种方法。

(2) 煮沸法：在 101.325 kPa 下，水的沸点为 100 ℃，一般细菌繁殖体 5 min 能被杀死，而细菌的芽胞则需 1～2 h 才被杀灭。若在水中加 2%的碳酸氢钠，可使沸点达到 105 ℃，不仅可缩短煮沸时间，还可防止金属器皿生锈。煮沸法可用于餐具、金属器皿的消毒，时间至少应在 10 min 以上。煮沸法不适合在海拔较高的地方使用。

(3) 流动蒸汽法：又称常压蒸汽消毒法，在一个大气压下，利用水煮沸时产生的蒸汽进行消毒。细菌繁殖体经 100 ℃ 15～30 min 可被杀死，但不易杀死芽胞。该法常用的器具是 Arnold 消毒器，我国的蒸笼具有相同的原理。可用于一般外科器械、注射器、食具和一些不耐高热物品的消毒。

(4) 间歇蒸汽灭菌法(fractional sterilization)：利用反复多次的流动蒸汽间歇加热，以达到灭菌的目的。方法是将需要灭菌的物品放入 Arnold 灭菌器(或蒸笼)中，经 100 ℃加热 15～30 min，杀死其中的繁殖体，取出后放在 37 ℃孵箱中过夜，使芽胞发育成繁殖体，次日再蒸一次，如此连续 3 次以上，可达到灭菌的效果。此法适用于一些不耐高热的含糖、牛奶等培养基。若有些物质不耐 100 ℃，则可将温度降低至 75～80 ℃，每次加热时间延长至 30～60 min，次数增加至 3 次以上，也可达到灭菌的目的。

(5) 高压蒸汽灭菌法(steam under pressure)：一种有效、常用的灭菌方法。其原理是用密闭灭菌器使压力上升至 103.4 kPa(1.05 kg/cm^2)，温度可达到 121.3 ℃，维持 15～20 min，可杀死包括细菌芽胞在内的所有微生物。常用于细菌培养基、玻璃器皿、生理盐水、手术敷料等耐高温、耐湿物品的灭菌。但上述温度尚不足以灭活朊粒。

知识链接

预真空压力蒸汽灭菌器

由于高压蒸汽灭菌所需时间较长，近年来，在高压蒸汽灭菌法基础上又研发了一种新型的预真空压力蒸汽灭菌器。先将灭菌器内空气抽出约 98%，使灭菌柜(室)内形成负压，然后送入蒸汽，蒸汽能迅速穿透到物品内部进行灭菌。预真空压力蒸汽灭菌器具有灭菌时间短(只需 3～4 min)、物品氧化轻、灭菌效果可靠、灭菌物品迅速干燥等优点，已被各级医院供应室广泛采用。

二、辐射杀菌法

辐射杀菌法分为两种，即非电离辐射(如日光、紫外线等)和电离辐射(如 α 射线、β 射线、γ 射线和 X 射线等)。

NOTE

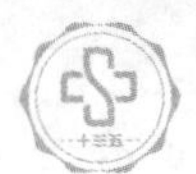

1. 紫外线(ultraviolet radiation,UV) 波长为100～400 nm,波长在240～300 nm的紫外线(包括日光中的紫外线)均具有杀菌作用,其中以265～266 nm波长的紫外线杀菌作用最强,这与DNA的吸收光谱范围一致。紫外线的杀菌机理是作用于DNA,使同一条DNA链上相邻的两个胸腺嘧啶共价结合而形成二聚体,干扰DNA的复制与转录,进而影响蛋白质合成,引起微生物的变异或死亡。紫外线穿透力较弱,普通玻璃、纸张、尘埃、水蒸气等均能阻挡紫外线。因此,紫外线仅适用于空气、物体表面的消毒灭菌,如无菌室、手术室、烧伤病房、传染病房、细胞培养室的空气消毒及不耐热物品的表面消毒。杀菌波长的紫外线对人体皮肤、眼睛有损伤作用,使用时应注意防护。

2. 电离辐射(ionizing radiation) 电离辐射包括β射线、γ射线和高速电子等。在足够剂量时,对各种细菌均有致死作用。其机制在于电离辐射可在瞬间产生大量的自由基,能破坏DNA的正常复制、损伤细胞膜,引起酶系统紊乱及水分子辐射后产生的游离基和新分子,如产生H_2O_2等都对细菌有致死作用。电离辐射常用于大量、一次性医用塑料制品的消毒,亦可用于食品、药品和生物制品的消毒灭菌,而不破坏其营养成分。

3. 微波(microwave) 一种波长为1～1000 mm的电磁波,其机理是利用高频电磁场造成的分子剧烈运动而产生热量,使微生物蛋白质变性、凝固。微波可穿透玻璃、薄塑料和陶瓷等物质,但不能穿透金属表面。微波多用于检验室用品、食品食具、药杯等用品的消毒。但微波的热效应必须在有一定含水量的条件下才能显示出来,在干燥条件下,即使延长消毒时间也不能达到有效灭菌的目的。

三、滤过除菌法

滤过除菌法(filtration)是通过物理阻留的方法除去液体或空气中的细菌、真菌,以达到无菌的目的,但不能去除病毒、衣原体、支原体和细菌L型,故滤过除菌适用于相对无菌而非绝对无菌。所用的器具为滤菌器(filter),滤菌器的滤膜(或筛板)有许多微细的小孔(0.22～0.45 μm),可允许液体或气体通过,而大于孔径的细菌等颗粒则被阻隔在筛板或滤膜的上面。该方法主要用于不耐热的血清、毒素、抗生素、细胞因子、细胞培养液的除菌。滤菌器的种类很多,目前常用的有以下三种。

1. 玻璃菌滤器(glass filter) 在玻璃漏斗中嵌入玻璃砂筛板制成。分G_1～G_6六个型号。G_1的孔径最大,G_6的孔径最小,G_1～G_4用于滤清液体,G_5和G_6用于除菌。

2. 石棉滤菌器(asbestos filter) 亦称Seitz滤菌器,在金属夹持容器底部嵌以石棉滤板,按滤板孔大小分为K型、EK型和EK-S型三种。常用EK型石棉滤菌器除菌,EK-S型石棉滤菌器尚可阻止较大病毒通过。

3. 薄膜滤菌器(membrane filter) 将不同孔径的硝化纤维素薄膜固定在相应滤器的下部。有不同容量及不同孔径的薄膜滤器,其中以针头式滤器在实验室中较常用。薄膜滤菌器主要用于小剂量液体的除菌。

空气除菌采用生物洁净技术,通过初、中、高三级空气过滤器除掉空气中直径为0.5～5 μm的尘埃微粒,并采用合理的气流方式以达到洁净空气的目的。微生物通常附着在尘埃上,从一定意义上讲,滤过了空气中的尘埃,也就清除了细菌等微生物。空气除菌多用于医院的手术室、烧伤病房、无菌制剂室及超净工作台等的除菌。

四、干燥与低温抑菌法

1. 干燥 干燥可使微生物脱水、浓缩、新陈代谢减缓,甚至引起死亡。不同病原体对干燥环境的耐受性不同,如脑膜炎奈瑟菌、淋病奈瑟菌、苍白密螺旋体和流感病毒等对干燥环境敏感,而结核分枝杆菌、溶血性链球菌、炭疽芽胞杆菌的芽胞以及真菌、乙型肝炎病毒等则对干燥环境有一定抵抗力。干燥法主要用于保存食物,防止食物变质。

2. 低温 低温可减弱微生物的新陈代谢,抑制其生长繁殖,不但不能杀死微生物,甚至还有利于微生物的长期存活,故常利用低温保存微生物。利用低温储藏食品和药品,以防止其发生变质。

NOTE

第二节 化学因素对细菌的影响

一、化学消毒灭菌法的原理

化学消毒灭菌法是使用化学消毒剂，其原理如下：①促进菌体蛋白质变性或凝固；②干扰细菌的酶系统和代谢；③损伤细菌的细胞膜而影响细菌的化学组成、物理结构和生理活动等，从而发挥防腐、消毒甚至灭菌的作用。化学消毒剂一般都对人体组织有害，只能外用或用于环境的消毒(表 3-1)。需要强调的是，化学消毒剂的应用要适度、适量和消毒时间不能过长。要注意消毒剂对人类的毒副作用、对环境的污染作用和对物体的腐蚀作用。使之既达到消毒目的，又不造成对环境污染和对人类健康的损害。

二、化学消毒剂的分类

(一) 化学消毒剂的分类

1. 根据消毒剂的杀菌机制分类

(1) 使微生物蛋白质变性或凝固：如高浓度的重金属盐类、酚类、醇类、醛类及酸碱类等。

(2) 干扰微生物的酶系统和代谢环节：如低浓度的重金属盐类及氧化剂，这类消毒剂能与微生物某些酶分子上的—SH 基结合而使其丧失酶活性。

(3) 损伤微生物膜结构：某些阳离子表面活性剂如苯扎溴铵、脂溶剂及低浓度的酚类等能降低微生物表面的张力，使细菌细胞膜或病毒包膜通透性增强，胞外液体内渗，导致细菌细胞或病毒的裂解。

2. 按消毒剂的化学结构和性质分类

(1) 醇类：杀菌机制主要是能使菌体蛋白质变性并能溶解细菌细胞膜中的脂类。异丙醇杀菌作用强，挥发性弱，但毒性较高；乙醇是临床上最常用的消毒剂，以 70%～75%的乙醇杀菌力最强，因高浓度的醇类能使菌体表面的蛋白质脱水并迅速凝固，影响了醇类继续向内部渗入而降低杀菌效力。醇类主要用于皮肤消毒和浸泡体温计等。

(2) 酚类：低浓度时可破坏细菌细胞膜，改变膜的通透性；高浓度时使菌体蛋白凝固变性。也有抑制细菌脱氢酶、氧化酶等作用。常用的有石炭酸、来苏儿、洗必泰等酚类化合物。

(3) 表面活性剂：又称去污剂，能降低液体的表面张力，使物品表面油脂乳化易于清除。表面活性剂通过疏水性基团与细菌细胞膜的疏水区结合而破坏细胞膜。表面活性剂分阳离子、阴离子和非离子三种类型。细菌多带负电荷，易与阳离子表面活性剂结合，因而杀菌效果最好，常用的阳离子表面活性剂有新洁尔灭和杜灭芬；阴离子表面活性剂有烷苯磺酸盐和十二烷基硫酸钠。肥皂主要成分为脂肪酸，解离后带负电荷，亦属于阴离子表面活性剂，有杀菌作用。阳离子和阴离子表面活性剂不能同时使用，否则易降低两者的效果。非离子表面活性剂对细菌无毒性，有些反而有利于细菌的生长，如吐温 80 对结核分枝杆菌有刺激生长作用。

(4) 氧化剂和卤素类。

①氧化剂：主要依靠其氧化能力杀菌，可与酶蛋白中的—SH 基结合，使其转变为—S—S—基而导致酶活性丧失。常用的有过氧化氢和过氧乙酸。过氧乙酸易分解，并有刺激性与腐蚀性，不适用于金属器具等的消毒。

②卤素：用于消毒的卤素有氯和碘两类，氯易与蛋白质结合，使菌体蛋白变性。氯溶于水后形成次氯酸和盐酸，而次氯酸具有很强的杀菌作用，氯多用于水的消毒。碘对细菌繁殖体和芽胞均有强大的杀伤作用，常用于外科手术部位的清毒。碘与表面活性剂混合使用称为碘伏(iodophor)。

(5) 烷化剂：主要是通过对微生物蛋白质及核酸的烷化作用而杀菌；其杀菌谱广、杀菌力强。常用的烷化剂有甲醛、环氧乙烷和戊二醛等。环氧乙烷对分枝杆菌、病毒、真菌和细菌芽胞均有较强的杀伤作用。缺点是对人体有一定毒性。有些烷化剂，如 β-丙脂等可能有致癌作用。

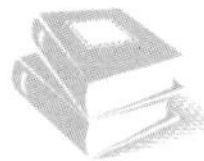

NOTE

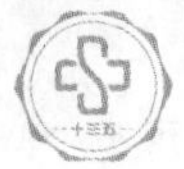

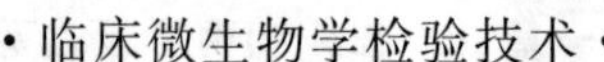

(6) 重金属盐类：大多数重金属单独或以化合物的形式通过使微生物蛋白质变性、沉淀或灭活微生物酶类而发挥杀菌作用。常用的有氯化汞、硝酸银等。

3. 按消毒剂杀菌的效力分类 根据消毒剂的杀菌效果可将其分为高效消毒剂、中效消毒剂和低效消毒剂三类。

(1) 高效消毒剂(high-level disinfection)：可以杀灭包括细菌芽胞在内的所有微生物。这类消毒剂有甲醛、戊二醛、环氧乙烷、过氧乙酸、次氯酸钠等。高效消毒剂适用于不能耐受热力的物品，但要进入人体内部的物品，如内窥镜、塑料、外科器材等的消毒。

(2) 中效消毒剂(intermediate-level disinfection)：不能杀灭细菌芽胞，但能杀灭细菌的繁殖体(包括结核分枝杆菌)、真菌和大多数病毒。这类消毒剂有乙醇、异丙醇、酚类、含氯消毒剂及碘伏等。中效消毒剂适用于纤维内窥镜、喉镜、窥阴器、麻醉器材等物体的表面消毒。

(3) 低效消毒剂(low-level disinfection)：可杀灭多数细菌繁殖体，但不能杀灭细菌芽胞、结核分枝杆菌及某些抵抗力较强的真菌和病毒。新洁尔灭、洗必泰和高锰酸钾等属于这类消毒剂。低效消毒剂适用于皮肤、黏膜、物品表面等的消毒。

(二) 常用消毒剂的种类与应用

消毒剂种类很多，其性质、杀菌能力和作用机制各异，因此，用途也有所不同。使用时要根据不同的消毒对象来选择合适的消毒剂。常用消毒剂的种类、作用机制与用途见表 3-1。

表 3-1 常用消毒剂的种类、作用机制与用途

类别	作用机制	常用消毒剂与剂量	用途
醇类	蛋白质凝固与变性，溶解细胞膜	70%～75%乙醇	皮肤、体温计消毒
酚类	损伤细胞膜，灭活酶类，高浓度导致蛋白质凝固	3%～5%石炭酸 2%来苏儿	地面、器具表面的消毒，皮肤消毒
氯己定	损伤细胞膜，使蛋白质变性	0.01%～0.05%洗必泰	术前洗手、阴道冲洗等
表面活性剂	损伤细胞膜，灭活氧化酶活性，蛋白质变性	0.05%～0.1%新洁尔灭 0.05%～0.1%杜灭芬	黏膜和皮肤消毒；术前洗手浸泡器械
氧化剂和卤素类	氧化作用，蛋白质沉淀	0.1%高锰酸钾	皮肤、尿道、蔬菜、水果消毒
		3%过氧化氧	深部创伤及外耳道消毒
		0.2%～0.3%过氧乙酸	塑料、玻璃和人造纤维
		2.0%～2.5%碘酒	皮肤消毒
		0.2×10^{-6}～0.5×10^{-6}氯	饮水及游泳池消毒
		10%～20%漂白粉	地面、厕所与接触物消毒
		0.2%～0.5%氯胺	室内空气及物体表面消毒，0.1%～1.2%氯胺浸泡衣服
		0.5%～1.5%漂粉精	饮水消毒：0.3%～0.4%
		1%碘伏	皮肤、黏膜消毒
重金属盐类	氧化作用，蛋白质变性与沉淀，灭活酶类	0.05%～0.01%升汞	非金属器皿的消毒
		2%红汞	皮肤、黏膜、小创伤消毒
		0.1%硫柳汞	皮肤消毒、手术部位消毒
		1%硝酸银 1%～5%蛋白银	新生儿滴眼、预防淋病奈瑟菌感染
烷化剂	菌体蛋白质及核酸烷基化	10%甲醛	物品表面消毒，空气消毒
		50 mg/L 环氧乙烷	手术器械、敷料等消毒
		2%戊二醛	精密仪器、内窥镜等消毒

NOTE

续表

类别	作用机制	常用消毒剂与剂量	用途
染料	抑制细菌繁殖，干扰氧化过程	2%～4%龙胆紫	浅表创伤消毒
酸碱类	破坏细胞膜和细胞壁，蛋白质凝固	5～10 mL/m^3醋酸加等量水蒸发	空气消毒
		生石灰(按 1∶4～1∶8 加水配成糊状)	地面、排泄物消毒

三、影响消毒灭菌效果的因素

有许多因素可影响消毒灭菌效果。

(一) 微生物的种类

微生物对消毒灭菌的敏感性由高到低排序大致如下：真菌、细菌繁殖体、有包膜病毒、无包膜病毒、分枝杆菌、细菌芽胞。然而，不同种或同种不同株间微生物的内在抗性相差很大，从一种微生物得到的灭活数据不能推导到另一种微生物。

(二) 微生物的物理状态

消毒灭菌前微生物的生长情况显著影响它们的抵抗力。在营养缺陷条件下生长的微生物比在营养丰富的情况下生长的微生物具有更强的抵抗力。细菌繁殖体的抵抗力从生长期开始直到对数期的后期通常较强，自稳定期才开始不规则地下降。

(三) 微生物的数量

微生物的数量越大，所需消毒的时间就越长。消毒灭菌前严格的洗涤和清洁是保证消毒灭菌成功的基本步骤，否则，就必须延长消毒剂作用时间或提高浓度以增强其杀灭微生物的能力。

(四) 消毒剂的性质、浓度与作用时间

各种消毒剂的理化性质不同，对微生物的作用大小各异。例如，表面活性剂对革兰阳性菌的杀灭效果比对革兰阴性菌好，而且一般只对细菌繁殖体有作用，不能杀灭细菌芽胞和真菌。同一种消毒剂浓度不同，其消毒效果也不同。绝大多数消毒剂在高浓度时杀菌作用强大，当降至一定浓度时只有抑菌作用。但醇类例外，70%乙醇或 50%～80%异丙醇的消毒效果最好，因过高浓度的醇类使菌体蛋白质迅速脱水凝固，影响了醇类继续向内部渗入，减弱了杀菌效果。消毒剂在一定浓度下，对细菌作用时间越长，消毒效果也越好。

(五) 温度

消毒剂的杀菌实质上是化学反应，其反应速度随温度升高而加快。因此，温度升高可增强消毒效果。例如 2%戊二醛杀灭每毫升含 10^4 个炭疽芽胞杆菌的芽胞时，20 ℃时需 15 min，40 ℃时需 2 min，56 ℃时仅 1 min 即可。又如温度增高 10 ℃，含氯消毒剂的杀菌时间减少 50%～65%。

(六) 酸碱度

消毒剂的杀菌作用受酸碱度的影响。例如戊二醛本身呈酸性，其水溶液呈弱酸性，不具有杀死芽胞的作用，只有在加入碳酸氢钠后才发挥杀菌作用。苯扎溴铵的杀菌作用是 pH 值越低，杀菌所需药物浓度越高，在 pH 3 时所需的杀菌浓度较 pH 9 时要高 10 倍左右，含氯消毒剂在酸性条件下杀菌活性最高。

(七) 有机物

环境中有机物的存在，能够显著影响消毒剂的效果。病原菌常随同排泄物、分泌物一起存在，如脓、痰、血液和尿中的有机物可阻碍消毒剂和病原菌结合，并消耗药品，因而减弱了消毒效果。此外，肥皂、去垢剂或其他消毒剂也会影响消毒剂的效果。

NOTE

知识链接

医院感染暴发及报告程序

医院感染暴发(hospital infection outbreak)是指在医院范围短时间内突然发生3例以上同种同源病原体引起感染病例的现象,也称病例集聚性发生。医院感染暴发后,应根据不同情况及时上报:①5例以上疑似医院感染暴发或3例以上医院感染暴发,应于12 h内时向所在地县级卫生行政部门报告,并同时向所在地疾病预防控制机构报告,县级卫生行政部门接到报告后,应当于24 h内逐级上报至省级卫生行政部门;②5例以上医院感染暴发或由于医院感染暴发直接导致患者死亡或导致3人以上人身损害后果,经省级行政部门组织专家确认后,应当于24 h内上报至卫健委;③10例以上的医院感染暴发或发生特殊病原体或新发病原体的医院感染或可能造成重大公共影响或者严重后果的医院感染,经省级行政部门确认后,应当于2 h内上报至卫健委。

本章小结

灭菌是指杀灭物体上所有微生物,包括细菌芽胞;消毒是指杀灭病原微生物。用于消毒的化学药物称消毒剂;防腐是抑制微生物的生长,用于防腐的化学药物称防腐剂;无菌是指不含活菌。

常用的物理因素有高温灭菌法,分湿热法(高压蒸汽灭菌等)和干热法(干烤等)。高温可使微生物的DNA断裂、核糖体解体、菌体蛋白变性凝固;紫外线易被微生物的核酸吸收,破坏其分子结构而达到消毒的目的;另外还有滤过除菌法。

化学消毒剂可促进菌体蛋白质变性或凝固、干扰细菌的酶系统和代谢、损伤细菌的细胞膜。根据其杀菌效果可分为高效、中效和低效消毒剂。化学消毒剂一般都对人体组织有害,只能外用或用于环境的消毒。

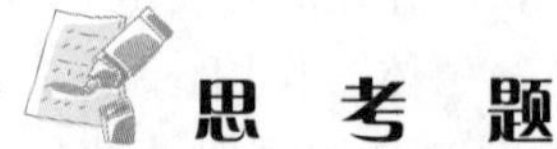

思考题

1. 消毒剂的浓度越高其杀菌效果是否越好?
2. 影响消毒灭菌效果的因素有哪些?

(曹龙古)

NOTE

第四章　细菌的遗传与变异

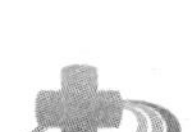

学习目标

1. 掌握　质粒、转座因子等细菌遗传物质的特征、掌握细菌基因转移与重组的方式。
2. 熟悉　细菌突变的规律及细菌遗传变异的实际意义。
3. 了解　细菌变异的现象。

细菌同其他生物一样具有遗传性和变异性。遗传(heredity)可以使细菌的种属性状保持相对稳定，变异(variation)则使细菌产生变种或新种，促进细菌的进化。细菌的变异分为基因型变异(genotypic variation)和表型变异(phenotypic variation)。前者是由于细菌基因结构发生变化而引起的遗传物质的改变，可遗传给子代，所以又称遗传型变异；后者是细菌受到外界环境的影响而引起性状的改变，细菌基因结构并未改变，故不能遗传给子代，因此又称非遗传型变异。研究细菌的遗传与变异对感染性疾病的预防、诊断、治疗和流行病学调查具有重要意义。

第一节　噬菌体及其在细菌遗传变异中的应用

噬菌体(bacteriophage，phage)是感染细菌、真菌、放线菌或螺旋体等微生物的病毒的总称。噬菌体具有病毒的基本特性：个体微小，能通过滤菌器；无细胞结构，只有一种核酸类型；只能寄生于易感的宿主菌中，以复制方式增殖。噬菌体与医学的关系密切，如对细菌进行噬菌体分型及流行病学调查，以噬菌体作为抗菌制剂也是值得探索的。

分布极广，凡是有细菌的场所，都可能有相应噬菌体存在。在人和动物的排泄物中，特别是在粪便污染的井水、河水中，常有肠道菌的噬菌体，这些噬菌体对维持生态环境的稳定有重要意义。噬菌体与医学的关系密切，如对细菌进行噬菌体分型及流行病学调查，以噬菌体作为抗菌制剂也值得探索。噬菌体只能在活的宿主菌内复制增值，噬菌体的DNA不仅可在宿主菌之间传播，也可在宿主菌与噬菌体之间传播，还能赋予宿主菌某些生物学性状。

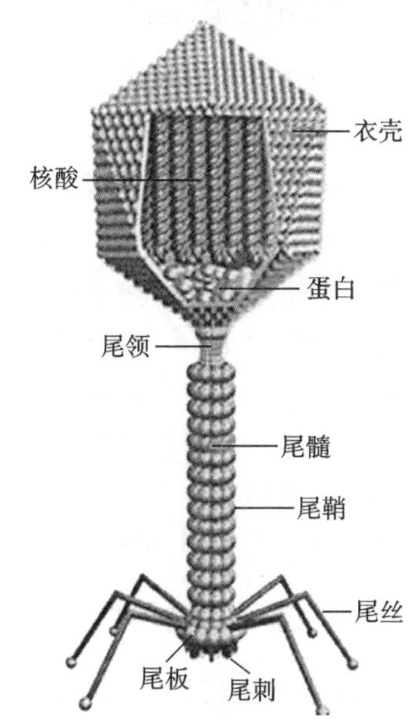

图4-1　噬菌体结构示意图

(附：噬菌体结构中头部，内含DNA或RNA；尾部，包括中空尾管、尾鞘、尾刺、尾丝等，其中尾丝是吸附宿主细胞表面的特殊受体部位)

一、噬菌体的生物学性状

噬菌体具有病毒的特性，个体微小，需电子显微镜观察；无细胞结构，主要由蛋白质构成的衣壳和包含于其中的核酸组成；专性细胞内寄生，其基本形态有蝌蚪形、微球形和细杆形，大多数呈蝌蚪形(图4-1)。

二、毒性噬菌体

噬菌体分为毒性噬菌体和温和噬菌体两种。毒性噬菌体可在宿主菌内增值，包括吸附、穿入、生物合成和装配成熟与释放等步

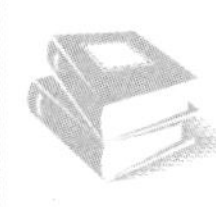

NOTE

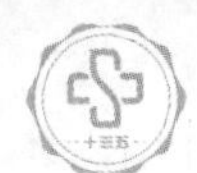

骤，形成大量的子代噬菌体，给细菌带来很大的容量压力，加上噬菌体合成的酶类溶解作用，可使宿主菌裂解，释放的噬菌体再感染其他敏感菌，建立溶菌性周期。这类能裂解细菌的噬菌体称为毒性噬菌体(virulent phage)。

毒性噬菌体在宿主菌内增殖，其过程包括吸附、穿入、生物合成、成熟与释放。噬菌体从吸附宿主菌到宿主菌裂解释放子代噬菌体的过程，称为噬菌体的复制周期或溶菌周期。

噬菌体的一个复制周期需要 15～25 min，每个复制周期可产生数百个子代噬菌体。每个子代噬菌体再感染其他细菌，又生成几百个子代噬菌体。如此重复只需 4 次，一个噬菌体便可使数十亿个细菌裂解。在固体培养基上，将适量的噬菌体与宿主菌液混合接种培养后，培养基表面可出现透亮的溶菌空斑，即噬菌斑(plaque)，不同噬菌体的噬菌斑形态与大小不尽相同。通过噬菌斑计数，可以计算出一定液体中噬菌体的数量，即空斑形成单位(plaque forming units，PFU)。噬菌体在液体培养基中裂解细菌，会使菌液由混浊变透明。

1. 吸附　噬菌体的表面结构与宿主菌表面的噬菌体受体发生特异性结合的过程。大多数噬菌体以其尾部结构吸附于细菌的噬菌体受体，细菌的噬菌体受体多位于细胞壁上，也可位于性菌毛、鞭毛或荚膜上。

2. 穿入　噬菌体尾部吸附宿主菌后，分泌溶菌酶类物质溶解细胞壁，使细胞壁出现空隙，然后尾鞘收缩将头部的核酸通过尾髓注入细胞内，其蛋白质外壳留在菌体外，不参与增殖过程。

3. 生物合成　噬菌体核酸进入细菌细胞后，首先以其自身核酸为模板转录形成 mRNA，然后再翻译产生噬菌体所需要的与其生物合成有关的蛋白酶、调节因子和结构蛋白；另一方面以噬菌体核酸为模板复制出大量的子代噬菌体核酸。

4. 成熟与释放　子代噬菌体的结构蛋白通过排列和结晶过程，形成完整的二十面体头部结构，并将噬菌体核酸包围，使头部和尾部连接，组装成完整的子代噬菌体。当子代噬菌体增殖到一定数量时，噬菌体合成的溶菌酶促使细菌裂解，大量子代噬菌体释放，从而完成一个复制周期。释放的子代噬菌体，又去侵染邻近的细菌，产生子二代噬菌体。

三、温和噬菌体

温和噬菌体感染细菌后，其核酸整合到细菌染色体 DNA 上，成为细菌 DNA 的一部分，能与细菌染色体一起复制，并能传至子代细菌，噬菌体不增殖，也不裂解细菌，此为溶原周期。这种状态称为溶原状态(lysogeny)；整合在细菌染色体上的噬菌体核酸称为前噬菌体(prophage)；染色体上带有前噬菌体的细菌称为溶原性细菌(lysogenic bacteria)。溶原性细菌具有抵抗同种或近缘噬菌体重复感染的能力。有些溶原性细菌在基因型和性状上会发生改变，称为溶原性转变(lysogenic conversion)。如白喉棒状杆菌产生白喉毒素、乙型链球菌产生红疹毒素、某些金黄色葡萄球菌产生溶血素等，都是变为溶原性细菌后具有的性状。溶原性转变是导致细菌致病性转变的重要机制之一。

溶原状态一般情况下十分稳定，能经历许多代，前噬菌体可偶尔自发地或在紫外线、X 线、致癌剂、突变剂等因素的诱导下，中断溶原状态进入溶菌性状态，导致细菌裂解，并产生新的成熟的噬菌体去感染其他细菌。可见温和噬菌体可有溶原性周期和溶菌性周期，而毒性噬菌体则只有一个溶菌性周期。

四、噬菌体的应用

1. 细菌的鉴定和分型　由于噬菌体感染、裂解细菌具有种特异性，可用已知的噬菌体鉴定未知细菌。噬菌体溶解细菌还具有型特异性，所以，可用噬菌体对某一种细菌进行分型，称为噬菌体型。如利用噬菌体可将金黄色葡萄球菌分为 23 个噬菌体型、伤寒沙门菌分为 96 个噬菌体型。细菌的噬菌体分型在追踪传染源和进行流行病学调查上具有重要意义。

2. 鉴定标本中的未知菌　噬菌体具有严格的寄生性，所以，若从标本中检出某种噬菌体，则提示该标本中曾有相应细菌的存在。根据噬菌体必须在活菌中才能增殖的特性，如将已知噬菌体与待检标本混合培养，若噬菌体数量有明显增加，即使细菌培养为阴性，也可表明标本中有相应细菌存在。

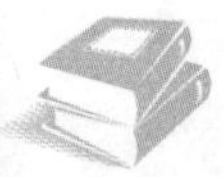

NOTE

3. 检测致癌物 细菌突变的诱因往往是化学物质，这种致突变的物质一般均具有致癌的可能性，因此，采用细菌作为模型进行可疑致癌物的筛选。Ames 试验就是常用方法之一。其原理是突变菌在诱变剂的作用下可能会发生回复突变而恢复原有性状。

4. 细菌性感染的治疗 在噬菌体发现之初，人们就考虑将噬菌体用于抗菌治疗，但由于噬菌体感染细菌具有高度特异性，限制了噬菌体在临床上的应用。近些年来由于细菌耐药日趋严重，临床上抗菌治疗面临着巨大挑战，因此，对噬菌体的抗菌研究受到关注。动物实验及临床研究表明，在噬菌体与宿主菌严格配型的基础上，噬菌体能有效治疗细菌感染。如用噬菌体治疗耐药的铜绿假单胞菌和金黄色葡萄球菌感染的动物，取得了优于传统药物的治疗效果，因此，噬菌体是值得期待的治疗耐药菌感染的方法之一。

5. 基因工程的工具 由于噬菌体结构简单，基因数少，噬菌体经人工诱导的变异和遗传容易控制和辨认，并且可用于基因的转导和变换等研究。近年来，噬菌体已成为分子生物学、基因工程和遗传学研究中的重要实验工具。

第二节 细菌遗传的物质基础

细菌为原核细胞型微生物，没有真正的细胞核，其遗传物质是延续其种属特性的关键所在。细菌的遗传物质包括染色体和染色体外的 DNA，这些是构成细菌基因组的物质基础。

一、细菌的染色体

细菌染色体(bacterial chromosome)是细菌的主要遗传物质，为一条环状闭合的双链 DNA 分子，按一定构型缠绕成超螺旋网状结构，附着在横隔中介体(G^+ 菌)或细胞膜(G^- 菌)上形成较为致密的区域，称为核质，又称拟核(nucleoid)。细菌染色体携带了细菌绝大部分遗传信息，与真核细胞的染色体比较，细菌染色体是裸露的核酸分子或仅与少量特殊的碱性蛋白质结合，缺乏组蛋白，无核膜包裹。细菌染色体有 4.6×10^6 bp，约 4000 个基因，绝大部分可编码蛋白质，且细菌的基因结构呈连续性，排列紧密，几乎无内含子，仅有的少数内含子序列也不编码蛋白质。因此，转录后的 RNA 不需加工剪切即可产生成熟的 mRNA。细菌染色体的一个特征是高度表达的必需基因，通常位于细菌染色体复制起点附近(OriC)。细菌具有重叠的复制循环，位于原点附近的基因通常以多个拷贝存在，这被认为具有选择性益处，其中高水平的表达以支持高生长速率。

二、质粒

质粒(plasmid)是细菌染色体外的遗传物质，也是环状、双股、闭合的超螺旋 DNA，但在疏螺旋体属、链霉菌属和酵母菌中发现有少数质粒呈线状。质粒比染色体小，只有很少的基因，一般不会超过 30 个，分子质量在 1～1000 kb。质粒存在于细胞质中，具有自主复制能力，它所携带的遗传信息能赋予宿主菌某些特定的生物学性状，质粒能介导某些耐药基因的产生，如引起喹诺酮类耐药的 *qnrA*、*qnrB*、*qnrC*、*qnrD* 基因和 *qnrS* 基因等，质粒可介导细菌产 Ampc 酶、Kpc 酶等耐药酶，使细菌表现出对多种抗生素耐药的特点，对临床抗感染治疗产生重大影响，应用 PCR 或多重 PCR 技术可检测该类耐药基因并进行分型。质粒也是构建和转移新的遗传重组体的克隆基因的重要工具，在科学研究方面有重要作用。

1. 质粒的基本特性

(1) 自主复制：质粒 DNA 的复制往往不依赖细菌染色体而自主复制，称为松弛型质粒(relaxed plasmid)。仅有少数质粒可与染色体同步复制，称为紧密型质粒(stringent plasmid)。

(2) 具有某些特定性能：有些质粒具有一些特定功能，有些质粒 DNA 可编码某些特殊功能的蛋白质，从而赋予宿主菌某些特定的生物学特性。

(3) 可转移性：质粒可在细菌间转移。通过接合作用能在细菌间转移的质粒，称为接合性质粒，如

NOTE

F 质粒。

(4) 相容性与不相容性:两种结构相似的质粒不能稳定地存在于同一个细菌细胞内,即二者不相容。反之,两种结构不同的质粒能稳定地存在于同一个细菌细胞内,即二者相容。

(5) 可自行丢失或消除:质粒不是细菌所必需的,一些消除剂可使质粒从宿主细胞中消除,常用的消除剂有紫外线、电离辐射、吖啶诱变剂、胸腺嘧啶缺乏以及置于超过最适生长温度的环境中。质粒的消除也可以自发产生。

2. 常见质粒

(1) 致育因子(fertility plasmid,F 质粒):F 质粒能编码性菌毛,性菌毛可介导细菌间接合作用的发生,F 质粒既能存在于宿主菌染色体之外,也可以使质粒整合进宿主菌染色体。

(2) 耐药性质粒(resistance plasmid):耐药性质粒有接合性耐药质粒和非接合性耐药质粒两种。前者可通过细菌间的接合作用进行转移;后者不能通过接合作用进行转移。接合性耐药质粒又称 R 质粒,R 质粒由耐药传递因子(resistance transfer factor,RTF)和耐药决定因子(r 因子)两部分组成。前者编码宿主菌产生接合及自主复制的蛋白质,具有传递基因功能,后者决定对药物的耐受性。通过耐药质粒的转移,耐药菌可将耐药基因转移到敏感菌中,使后者也成为耐药菌。R 质粒可仅含有单一耐药基因,也可含有多个耐药基因。R 质粒上的这些耐药基因也可通过噬菌体传递。

(3) 细菌素质粒:编码各类细菌素,如 Col 质粒(colicinogenic plasmid)编码大肠埃希菌的大肠菌素。Col 质粒也可携带耐药基因。

(4) 毒力质粒(virulent plasmid,Vi 质粒):Vi 质粒编码与细菌致病性有关的蛋白质。如致病性大肠埃希菌产生的耐热性肠毒素是由 ST 质粒决定的,不耐热肠毒素是由 LT 质粒决定的。

(5) 代谢质粒:能编码产生与代谢相关的许多酶类,如脲酶、枸橼酸盐利用酶等。

三、转座因子

转座因子(transposable element)是细菌基因组中能改变自身位置的一段特殊的核苷酸序列,可影响插入点附近基因的表达,使其失活,亦可直接插入一段新序列,造成基因的转移和重组。其位置的改变可发生在染色体的不同位点,也可发生在染色体和质粒或噬菌体之间。美国遗传学家 Mc Clintock 早在 1951 年就在玉米中发现了第一个转座因子,直到 1968 年 Shapiro 才在大肠埃希菌中发现了转座因子,从而引起人们的重视。转座因子 DNA 片段的两端有反向或同向的重复顺序,中间部分有结构基因,如与转座有关的转座酶基因,该基因编码的转座酶使它们整合到受体 DNA 上的某一位点,此位点为一段寡核苷酸的同向重复顺序。转座因子的转座行为可导致 DNA 序列的重排、基因突变,在细菌变异及进化上具有重要意义。伴随着转座子的转位过程,内源性的转座子会出现插入突变,而外源性的转座子则出现基因转移与重组。转座因子按结构和功能的不同分为两类。

1. 插入顺序(insertion sequence,IS) 一段短的 DNA 序列,插入顺序的两末端为反向重复顺序,中间为转座酶基因,仅携带自身转座所需酶,不携带任何与插入功能无关的基因区域,长度为 750～1600 kb,是最小的转座因子。IS 插入后与插入点附近的序列共同起作用,反向重组序列一般为 15～25 bp,每一种类的 IS 都有它自己的特征性的反向重复序列,中间的转座酶能准确识别 IS 的两端。IS 存在于多种细菌的染色体或质粒中,可能是原细胞正常代谢的调节开关之一,也能介导高频重组株的形成。移动遗传元件(MGEs)影响其宿主基因组的进化和稳定性。插入序列(IS)元件是细菌基因组中最常见的 MGE,并且在介导细菌基因组的大规模变异中起关键作用。

2. 转座子(transposon,Tn) 转座子除具有 IS 序列外,在其中间还携带有很多结构基因,如耐药基因、毒力基因及重金属抗性基因等,序列长度一般超过 2 kb。当两个 IS 因子与含有一个或多个基因的中心片段相连接时也可形成复合 Tn。这些基因可随 Tn 的转座而在染色体及质粒之间或质粒与质粒之间移动,从而产生多种重要的遗传效应:有些 Tn 携带终止密码或终止子序列,可以阻断翻译或转录;有些 Tn 携带启动子,可激活插入点附近的基因;有些 Tn 能够插入到基因中,引起突变或促进 DNA 重排,导致遗传物质的缺失;有些 Tn 携带的耐药性基因或毒力基因的移动,对于细菌的耐药性及毒力的播散发挥着重要作用。

NOTE

第三节 细菌的变异

细菌的变异受基因结构变化和环境因素的影响，由外界环境因素导致的细菌的变异是不能遗传的，只有细菌基因结构变化才能引起遗传性变异。这些变异在细菌适应环境和物种进化方面起着很重要的作用。

一、细菌变异现象

细菌变异可表现在形态、结构、酶活性、毒力、免疫原性、耐药性和宿主范围等多种性状的变化上。

1. 菌体形态与结构变异 细菌菌体的形态和大小在不同的生长时期可有所不同。细菌在生长过程中受外界环境条件的影响时也可发生形态与结构的变异，如细菌细胞壁缺损形成细菌 L 型，在形态上呈现高度多样化，对渗透压敏感，在普通培养基中不能生长。细菌的荚膜、芽胞、鞭毛等特殊结构也可发生变异。

2. 菌落形态变异 细菌的菌落特征会因环境因素的影响而发生变化。有菌落从光滑型（smooth colony，S 型菌落）变为粗糙型菌落（rough colony，R 型菌落）的 S-R 变异，也有变为黏液型菌落（mucoid colony，M 型菌落）的变异，黏液型菌落为细菌获得岩藻糖苷酶，产生生物被膜所致。这些变异常伴有细菌抗原性、毒力、逃避药物作用及某些生化特性的改变。

3. 毒力变异 细菌的毒力变异可分为毒力减弱和增强两种情况。如卡介苗（BCG）是一株牛型结核分枝杆菌，其毒力减弱的同时保留了原菌抗原特异性的变异株，目前用于预防接种的很多疫苗都是通过采用人工方法将致病菌强毒株减毒而制备的。如细菌获得 vi 质粒、感染噬菌体等可使其毒力增强。

4. 耐药性变异 耐药性变异是细菌对某种抗菌药物由敏感到耐药的变异。细菌耐药性变异可通过基因突变或获得外源耐药基因而发生，也可通过细胞膜通透性的改变（如葡萄球菌对青霉素的耐药），或产生一些对某种药物诱导耐药的酶如钝化酶（如肠杆菌科对阿米卡星的耐药），或由质粒介导获得一些耐药基因等，而致细菌对药物耐药。细菌耐药性变异可造成临床上细菌性感染治疗的失败，尤其是于肠杆菌科细菌可快速产生耐药性变异，因此，肠杆菌科细菌每隔 3～5 天须再复查药敏试验结果，以免耐药性变异的发生。由于抗菌药物的广泛使用，细菌耐药性问题已成为严重的社会公共卫生问题，WHO 已将其列为严重的紧急威胁，2017 年初，WHO 发布了第一份抗生素耐药“重点病原体”清单，CRE（碳青霉烯耐药肠杆菌科）被列为最高等级的“紧急威胁”，引起业内高度关注。

二、细菌变异的机制

非遗传型变异是指细菌在一定的环境条件下发生的，改变的性状不能稳定地传给子代，当去除了引起变异的环境条件后，细菌可恢复原来性状。在自然界中非遗传型变异在细菌中颇为常见。细菌可遗传性变异使细菌的性状能稳定地传给子代，并且是不可逆转的。引起遗传型变异的机制包括突变及基因的转移和重组。

（一）突变

突变（mutation）是指细菌遗传物质的结构突然发生的稳定性的改变，突变率是由复制的准确度、DNA 损伤发生的机会及对损伤 DNA 修复程度等三方面因素综合决定的。

1. 突变的类型

（1）自发突变和诱导：每个细菌都可以自发突变，但发生频率很低，一般在 10^6～10^9 分裂中发生一次。当加入诱导剂（紫外线、X 线、亚硝酸盐等）时可提高其突变率。

（2）随机突变和选择：突变是随机的和不定向的，细菌染色体上数千个基因中任何一个基因都可以发生突变，从而导致其相应性状的改变，即性状的改变是随机的，不受外界因素的影响。要从大量细菌

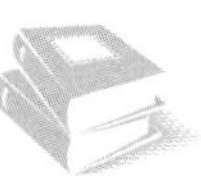
NOTE

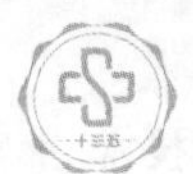

中找出某个基因的突变株，必须将此菌放在一个有利于突变株而不利于其他菌株生长的环境中，才能将突变菌筛选出来。大量使用抗菌药物，会有细菌耐药菌株频繁出现，就是这个道理。

(3) 突变和回复突变：发生突变的菌株称为突变株(mutant)。突变株经过再次突变又成为与原菌株相同表型的过程称为回复突变(backward mutation)。

细菌野生型(wild type)指自然环境下的表型株，发生突变的菌株称为突变株(mutant)。突变株经过再次突变又成为与原菌株相同表型的过程称为回复突变(backward mutation)。

2. 突变的机制

(1) 碱基置换：碱基置换包括两种类型。①转换：由嘌呤置换嘌呤或嘧啶置换嘧啶。②颠换：以嘌呤置换嘧啶，或以嘧啶置换嘌呤。碱基的突变影响到密码的组成，改变基因所编码的氨基酸进而影响相关蛋白质的功能。

(2) 碱基插入和缺失：当DNA序列上插入或缺失一个碱基时，会使插入或缺失部位以后的序列中的碱基发生移码突变。

(3) 转位因子插入或基因盒的转移：转位因子或基因盒从一个基因组移到另一个基因组，则会引起其插入位点附近的基因突变。

(二) 基因的转移和重组

遗传型变异还可通过两个不同性质的细菌之间发生遗传物质的转移(gene transfer)或重组(recombination)而实现。在基因转移中，提供DNA的细菌为供体，而接受DNA的细菌为受体。外源性的遗传物质由供体菌转入某受体菌细胞内的过程称为基因转移(gene transfer)。转移的基因与受体菌DNA整合在一起称为重组(recombination)，使受体菌获得供体菌的某些特性。外源性遗传物质包括供体菌染色体DNA片段、质粒DNA及噬菌体基因等。细菌的基因转移和重组可通过转化、接合、转导、溶原性转换和细胞融合等方式进行。

1. 转化 受体菌直接摄取供体菌提供的游离DNA片段，并与自身的基因重组，使受体菌的性状发生变异的过程称为转化(transformation)。细菌在摄取外源性DNA时需处于感受态(competence)。能否摄入外源性的DNA还与细菌的种类有关，如除链球菌属、嗜血杆菌属及芽胞梭菌属外，大多数细菌不能自然摄入外源性DNA。在实验室中可人工诱导细菌感受态的出现，使目的基因转化进入受体菌，其中最经典的实验是在小鼠体内肺炎链球菌转化试验。

2. 转导 以噬菌体为媒介，将供体菌的基因转移到受体菌内，导致受体菌基因改变的过程称为转导(transduction)。转导分为普遍性转导(general transduction)和局限性转导(restricted transduction)。在噬菌体复制过程中，细菌的DNA片段有可能被噬菌体错误包装，成为一个转导性噬菌体。这种错误的包装是随机的，可将细菌的任何基因包装入噬菌体，因而该转导称为普遍性转导。若溶原性噬菌体DNA脱离宿主染色体时可发生偏差，把自身一段DNA留在染色体上，而将细菌染色体上原整合部位两侧的基因带走。此错位脱离的噬菌体是缺陷型噬菌体，这种只转导与噬菌体整合位置相邻的个别基因的转导称为局限性转导。

3. 接合 受体菌和供体菌通过性菌毛直接接触，供体菌通过性菌毛将遗传物质(质粒或部分染色体基因)转移至受体菌的过程称为接合(conjugation)。通过接合传递的质粒有F质粒、R质粒、Col质粒、毒力质粒。

接合主要见于革兰阴性菌。既有F质粒的接合：带有F质粒的细菌可形成性菌毛，称F^+(雄)菌，无F质粒的细菌无性菌毛，称F^-(雌)菌。F质粒的接合分三种类型。①F^+与F^-接合：使F^-转变为F^+，原来的F^+仍为F^+，这一过程仅涉及F质粒的传递，不涉及细菌染色体的转移。②高频重组株与F^-接合：F质粒经接合传递后，与染色体重组形成高频重组株(high frequency recombinant，Hfr)。Hfr的细菌其染色体上带有F质粒基因，因此，也可产生性菌毛，Hfr再与F^-接合使F^-转变为F^+。③F'质粒与F^-接合：Hfr中的F质粒有时也可从Hfr中脱离下来，终止其Hfr状态，这些从染色体上脱离下来的带有与染色体上邻近基因的质粒称为F'，F'质粒与F^-接合使F^-转变为F^+，同时获得供菌染色体部分DNA片段。也有R质粒的接合：R质粒由耐药传递因子(RTF)和耐药决定因子(r因子)两部分组

NOTE

成，RTF类似F因子，可编码产生性菌毛并以接合方式转移；r决定因子两端的IS可与RTF相连，且可有多个Tn连接排列（如Tn4耐氨苄青霉素、链霉素等；Tn5耐卡那霉素等）是造成多重耐药的原因，而且R质粒还带有毒力基因，使受体菌的致病性也增强。

4. 溶原性转换 溶原性转换（lysogenic conversion）是温和噬菌体以前噬菌体形式存在于细菌染色体中，并导致细菌基因型发生改变，使溶原性细菌获得了新的性状。如白喉棒状杆菌噬菌体（β-棒状噬菌体）带有毒素蛋白结构基因（*tox*基因），当β-棒状噬菌体与白喉棒状杆菌基因整合后便产生白喉毒素；A群溶血性链球菌产生的致热外毒素、肉毒梭菌的C毒素和D毒素、金黄色葡萄球菌α溶血素和肠毒素，以及沙门菌、志贺菌等的抗原结构和血清型别都与溶原性转换有关。

5. 原生质体融合 将两种经处理后失去细胞壁的细菌（称为原生质体）进行融合，融合后的双倍体细胞发生染色体间的重组，出现新的基因型及新的性状的细菌个体，称为原生质体融合（protoplast fusion）。原生质体融合是一种有价值的实验手段。

三、遗传变异的实际意义

1. 细菌学诊断 在临床细菌学检查时，经常会遇到一些不典型的或变异的菌株，要做出正确的鉴别，不但要熟悉细菌的典型特性，而且要了解其在形态、菌落、生化、毒力、免疫原性等性状上发生的变异现象和规律，才能避免误诊和漏诊，做出正确的细菌学诊断。如细菌细胞壁肽聚糖合成缺陷形成的细菌L型，在形态上呈现高度多形性，革兰染色阴性，对渗透压敏感，在普通培养基中不能生长，用常规方法分离培养呈阴性，必须用含有血清的高渗、低琼脂培养基培养。

2. 感染性疾病的治疗 随着抗菌药物的广泛使用，临床上分离的耐药菌株日益增多，细菌耐药性变异使细菌性感染的治疗面临很大困难。因此，对临床上分离的细菌进行耐药性监测，及时掌握细菌耐药谱的变化，了解细菌的耐药机制，对指导临床正确选择抗菌药物具有重要意义。

3. 制备菌苗 以毒力减弱而保留免疫原性的菌株制备减毒活菌苗，已成功用于某些传染病的预防，如流脑疫苗、卡介苗等。

4. 遗传工程研究 根据细菌遗传变异机制，应用分子生物学技术，将编码细菌结构性抗原表位的目的基因插入到质粒或噬菌体载体上，通过载体将目的基因转移至受体菌，并在受体菌中表达，将表达的蛋白纯化即制成基因工程疫苗，为制备高效、无毒副作用的免疫制剂提供了理想的途径。目前通过DNA重组技术生产的胰岛素、干扰素、第二代乙型肝炎疫苗、凝血因子等生物制剂，为疾病的防治做出了巨大的贡献。

本章小结

与细菌遗传变异有关的物质主要有细菌基因组和噬菌体。细菌基因组包括染色体、质粒和转位因子。质粒是染色体以外的遗传物质，为环状双螺旋状DNA，它具有多种生物学特性，可以通过接合方式在细菌间转移。转位因子是细菌基因组中能改变自身位置的一段DNA序列，根据结构及功能的不同可分为插入序列和转座子。

噬菌体分为毒性噬菌体和温和噬菌体，毒性噬菌体的溶菌周期包括吸附、穿入、生物合成、成熟与释放四个阶段。温和噬菌体的生活周期为溶原周期，在某些外界因素作用下，温和噬菌体可以终止其溶原周期而进入溶菌周期。噬菌体通过转导等方式参与细菌的遗传与变异。

细菌的基因变异方式主要有基因突变和基因的转移与重组。细菌与其他生物均可发生基因突变，而基因的转移与重组则为细菌遗传物质的传递方式，包括转化、转导、接合、溶原性转换和原生质体融合等。细菌遗传物质的改变可引起细菌多种生物学特性的变化，对细菌性疾病的临床诊断、治疗和预防等造成一定影响。同时也可利用细菌的变异检测致癌物和通过基因工程研制生物制剂，用于疾病的预防和治疗。

NOTE

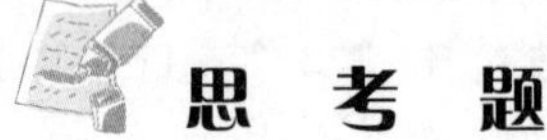

思 考 题

1. 细菌的遗传物质有哪些?
2. 细菌基因的转移与重组的方式包括哪几种?
3. 简述细菌遗传变异的实际意义。

(帅丽华)

NOTE

第五章　细菌的感染与免疫

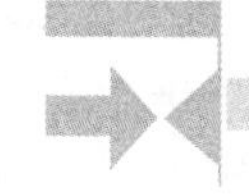

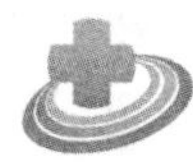

学习目标

1. 掌握　正常菌群的概念、分布，条件致病菌与致病条件、菌群失调与菌群失调症，细菌的致病机制。
2. 熟悉　正常菌群生理作用，细菌感染的来源、传播途径与感染的类型。
3. 了解　微生态平衡与失调的主要原因，机体的抗感染免疫机制。

细菌的感染(bacterial infection)是指细菌侵入宿主后，在生长繁殖的过程中不仅释放出毒性产物，同时还与宿主细胞之间发生相互作用，引起宿主出现病理变化及引起机体免疫应答等一系列的连续过程。能够引起宿主感染的细菌称为致病菌或病原菌(pathogen)，不能造成宿主感染的为非致病菌或非病原菌(nonpathogen)。但有些细菌在正常情况下并不致病，当某些条件发生改变时可以致病，称为机会致病菌(opportunistic pathogen)或条件致病菌(conditional pathogen)。

第一节　宿主与菌群的相互关系

一、正常菌群

自然界中广泛存在着多种多样的微生物，由于人与自然环境密切接触，因此，在人的体表和与外界相通的腔道中，通常存在着不同种类和数量的微生物，当机体免疫功能正常时，这些微生物对人体无害，为人体的正常微生物群，通称正常菌群。分布于人体各部位的正常菌群见表 5-1。

表 5-1　正常菌群在人体的分布

部位	常见微生物
皮肤	葡萄球菌、丙酸杆菌、棒状杆菌、绿脓杆菌、白色念珠菌
眼结膜	棒状杆菌、表皮葡萄球菌、结膜干燥杆菌
鼻咽部	葡萄球菌、链球菌、肺炎链球菌、奈瑟菌、类杆菌
口腔	链球菌、表皮葡萄球菌、棒状杆菌、奈瑟菌、类杆菌、白色念珠菌、放线菌
肠道	链球菌、葡萄球菌、白色念珠菌、绿脓杆菌、类杆菌、大肠埃希菌、双歧杆菌、破伤风梭菌、艰难杆菌、乳杆菌
胃	相对无菌
尿道	表皮葡萄球菌、类白喉棒状杆菌
阴道	大肠埃希菌、乳杆菌、类白喉棒状杆菌、白色念珠菌

正常菌群的生理作用如下。

1. 生物拮抗(antagonism)　病原体侵入机体内并产生致病作用，须先通过三道屏障：①健康皮肤黏膜的机械性屏障；②唾液、胃液、汗液及其腺体分泌液的杀菌性化学屏障；③生物性屏障，即正常菌群在

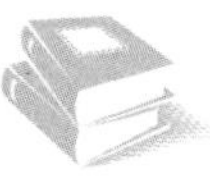

NOTE

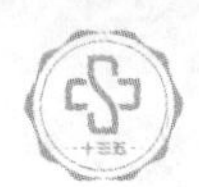

上皮细胞表面生长繁殖，形成屏障和占位性保护作用，使外来致病菌不能定植。

2. 营养作用　正常菌群参与了宿主的物质代谢、营养物质转化与合成，如肠道内脆弱类杆菌和大肠埃希菌可产生维生素 K 和维生素 B 族，乳杆菌和双歧杆菌等可合成烟酸、叶酸及维生素 B 族供人体利用。

3. 免疫作用　正常菌群作为抗原既能促进宿主免疫器官的发育，又能刺激其免疫系统发生免疫应答，产生的免疫物质对具有交叉抗原组分的致病菌有一定程度的抑制或杀灭作用。如双歧杆菌诱导产生的 sIgA 能与肠道寄生菌含有共同抗原的大肠埃希菌等发生反应，阻断这些肠道菌对肠道黏膜上皮细胞的黏附和穿透作用。

4. 抗衰老作用　肠道正常菌群中的双歧杆菌、乳杆菌等具有抗衰老作用。主要与其产生的超氧化物歧化酶(superoxide dismutase，SOD)有关。SOD 是一种抗氧化损伤的生物酶，能催化自由基歧化，清除其毒性，保护组织细胞免受其损伤。

5. 抑制肿瘤作用　正常菌群中的某些细菌可将肠道内的某些前致癌物或致癌物质转化为非致癌物，并可激活巨噬细胞等免疫功能。

二、机会致病菌

正常菌群与宿主间的生态平衡在某些情况下可被打破，形成生态失调而导致疾病的发生。因此，正常时不致病的正常菌群就成了条件致病菌或机会致病菌。机会致病菌的致病条件如下。

1. 寄居部位发生改变　如大肠埃希菌在肠道内通常不致病，当它们进入泌尿道则会引起泌尿道感染；进入腹腔可引起腹膜炎；进入血液后可引起菌血症、败血症等。

2. 机体免疫力低下　如化疗、放疗后及长期大剂量使用类固醇类等免疫抑制剂、AIDS 患者晚期等，可导致机体免疫功能下降，正常菌群在寄居部位也可引起感染灶，进而穿透黏膜屏障进入组织或血液而扩散。

3. 菌群失调与菌群失调症　长期大剂量使用广谱抗生素后，敏感菌被抑制而耐药菌株过度增殖，使人体某个部位的正常菌群中细菌间比例关系发生较大幅度的改变，称为菌群失调(dysbacteriosis)，由此产生的病症称为菌群失调症或菌群交替症(microbial selection and substitution)。

三、微生态平衡与失调

知识链接

微生态学(microecology)：由德国学者 Volke Rusch 于 1977 年提出的，它是从细胞水平或分子水平上研究微生物、宿主及环境三者之间相互关系的综合性学科。医学微生态学则是微生态学中重要的分支学科，主要研究寄居在人体体表及与外界相通腔道黏膜表面的微生物与微生物、微生物与人体，以及与外界环境之间相互依存、相互制约的关系，研究微观生态平衡、生态失调及生态调整的新兴学科。

当微生物群、宿主与外部环境处于动态平衡时，称为微生态平衡。在不同年龄、不同发育阶段、不同生态环境，机体内都存在着相对稳定的微生态平衡。当宿主(免疫、营养及代谢等)、正常微生物群(种类、数量、位置等)或外界环境(理化和生物)因素变化时，又可形成新的平衡，以调节和维持机体正常的生理功能。微生态失调是指正常微生物群之间及正常微生物群与其宿主之间的微生态平衡，在外界环境影响下，由生理性组合转变为病理性组合的状态。微生态失调包括正常微生物的种群发生了定量或定性的异常变化所引起的菌群失调症，以及正常微生物群因寄居部位改变而发生的病变。在临床治疗工作中，诱发微生态失调的因素多见于不规范使用抗生素、免疫抑制剂、肿瘤放疗、化疗及部分外科手术和腔镜、插管等侵入性诊疗操作等。

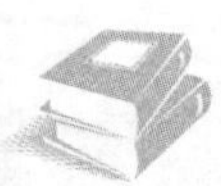

NOTE

第二节 细菌的致病作用

细菌在宿主体内寄生、繁殖并引起疾病的性能称细菌的致病性(pathogenicity)。能使宿主致病的细菌称为致病菌(pathogen),细菌致病力的强弱程度称为细菌的毒力(virulence)。病原菌侵入机体能否致病取决于三个因素,即细菌的毒力、细菌侵入的数量及侵入途径。

一、细菌的毒力

细菌的毒力是由侵袭力和毒素决定的。

(一) 侵袭力

侵袭力(invasiveness)是指细菌突破机体的防御机能,在体内定居、繁殖、扩散及蔓延的能力。构成侵袭力的主要物质有细菌的酶、荚膜及其他表面结构物质。

1. 细菌的胞外酶 本身无毒性,但在细菌感染的过程中有助于细菌定植、扩散或抵抗宿主免疫力,如血浆凝固酶可增强细菌抗吞噬能力,透明质酸酶、链激酶和 DNA 酶可增强细菌的扩散能力,其他如淋病奈瑟菌 IgA1 蛋白酶、幽门螺杆菌脲酶、产气荚膜梭菌胶原酶等,均使之易于感染。

2. 荚膜与其他表面结构物质 细菌的荚膜具有抵抗吞噬及体液中杀菌物质的作用。肺炎链球菌、A 族和 C 族乙型链球菌、炭疽芽胞杆菌、鼠疫耶尔森菌、肺炎杆菌及流行性感冒杆菌的荚膜是重要的毒力因素。如将无荚膜细菌注射到易感动物体内,细菌易被吞噬而消除,有荚膜细菌则可引起病变,甚至死亡。

有些细菌表面有其他表面物质或类似荚膜物质。如链球菌的微荚膜(透明质酸荚膜)、M 蛋白;某些革兰阴性杆菌细胞壁外的酸性糖包膜,如沙门菌属的 Vi 抗原和大肠埃希菌的 K 抗原等,不仅能阻止吞噬,且有抵抗抗体和补体的作用。此外,黏附因子如革兰阴性菌的菌毛、革兰阳性菌的膜磷壁酸在细菌感染中也具有重要作用。

(二) 毒素

细菌毒素(toxin)按其来源、性质和作用的不同,可分为外毒素和内毒素两大类。

1. 外毒素(exotoxin) 有些细菌在生长过程中能产生外毒素,并可从菌体扩散到环境中。外毒素毒性强,小剂量即能使易感机体致死。其中以肉毒毒素的毒性最强,如 1 mg 纯化的肉毒毒素可杀死 2 000万只小白鼠。

产生外毒素的细菌主要是革兰阳性菌,也有少数是革兰阴性菌,如志贺痢疾杆菌的志贺毒素、霍乱弧菌的肠毒素等。外毒素具有亲组织性,可选择性地作用于某些组织或器官,引起特殊病变。例如破伤风梭菌、肉毒梭菌及白喉棒状杆菌所产生的外毒素,虽都作用于对神经系统,但作用部位、作用机理不同,其临床症状亦不相同。肉毒毒素能阻断胆碱能神经末梢神经介质(乙酰胆碱)的释放,麻痹运动神经末梢,出现眼及咽肌等的麻痹。白喉毒素与周围神经末梢及特殊组织(如心肌)有亲和力,通过抑制蛋白质合成而引起心肌炎、肾上腺出血及神经麻痹等。

外毒素是蛋白质,不耐热,可被蛋白酶分解,遇酸易发生变性。在甲醛作用下外毒素可以脱毒成为类毒素,但保持其抗原性,能刺激机体产生特异性抗体(抗毒素)。

2. 内毒素(endotoxin) 存在于菌体内,是菌体的结构成分,只有当菌体自溶或用人工方法使细菌裂解后才释放,故称内毒素。大多数革兰阴性菌都有内毒素,如沙门菌、志贺菌、大肠埃希菌、奈瑟球菌等。

内毒素的化学成分是磷脂、多糖、蛋白质复合物,主要成分为脂多糖(Lipopolysaccharide,LPS),位于细胞壁的最外层,覆盖于细胞壁的黏肽上。各种细菌内毒素的成分基本相同,由脂质 A(Lipid A)、核心多糖和菌体特异性多糖(O 特异性多糖)三部分组成。脂质 A 是一种特殊的糖磷脂,是内毒素的主要毒性成分。菌体特异性多糖位于最外层,由若干重复的寡糖单位组成。多糖的种类与含量决定了细菌

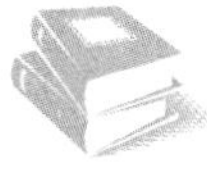
NOTE

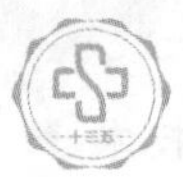

种、型的特异性，以及不同细菌间具有的共同抗原性。

内毒素耐热，加热到 100 ℃作用 1 h 不被破坏，必须加热到 160 ℃作用 2～4 h 或用强碱、强酸或强氧化剂煮沸 30 min 才能灭活。内毒素不能用甲醛脱毒制成类毒素，刺激机体产生抗体的能力弱。

内毒素对组织细胞的选择性不强，不同细菌的内毒素，引起的病理变化和临床症状大致相同。各种内毒素均能刺激机体的巨噬细胞、血管内皮细胞等产生细胞因子，少量的内毒素就能诱发机体发热、微血管扩张和炎症反应等对宿主有一定免疫保护的应急性反应。感染严重时，大量的内毒素释放能引发内毒素血症、中毒性休克以及弥散性血管内凝血(DIC)等疾病，死亡率较高。

细菌外毒素与内毒素的区别见表 5-2。

表 5-2　细菌外毒素与内毒素的主要区别

区别要点	外　毒　素	内　毒　素
来源	革兰阳性菌和部分革兰阴性菌	革兰阴性菌
释放方式	生活状态下释放	死亡裂解释放
化学成分	蛋白质	脂多糖
毒性作用	强，具有选择性特异毒性作用	较弱，引起发热等全身反应
稳定性	不稳定，60～80 ℃，30 min 破坏	耐热，160 ℃作用 2～4 h 才被破坏
抗原性	强，经甲醛处理可脱毒成类毒素	弱，甲醛处理不形成类毒素

知识拓展

在细菌感染过程和致病机制中，毒力因子是细菌致病性必需的物质基础。已知在有毒力的细菌染色体基因组中，存在着决定细菌毒力的 DNA 序列，称为致病岛(pathogenicity island，PAI)。致病岛可编码黏附素、毒素、铁摄取系统、侵袭素、Ⅲ型和Ⅳ型分泌装置等，还可编码信号传导系统和调节系统；其两端具有插入序列，同时可携带其他转移因子的基因，如整合酶、转座酶等，故可水平转移至其他细菌中。致病岛可完整地通过转化、转导、接合和溶原性转换而转移至无毒的菌株中，使其成为毒力菌株。不同的菌株、菌型、菌种之间可存在相同的致病岛，革兰阴性菌和革兰阳性菌均可有致病岛存在。

二、细菌侵入的数量

细菌引起感染除需有一定毒力外，还必须有足够的数量。有些病原菌毒力极强，极少量的侵入即可引起机体发病，如鼠疫耶尔森菌，有数个细菌侵入就可发生感染。而对大多数病原菌而言，则需要一定的数量才能引起感染，少量细菌的侵入易被机体防御机能所清除。

三、细菌侵入的途径

具有一定的毒力及足够数量的致病菌，若侵入易感机体的途径或部位不适宜，仍然不能引起感染。如志贺菌必须经口侵入，定居于结肠内才能引起细菌性痢疾。而破伤风梭菌只有经伤口侵入，于厌氧条件下在局部组织生长繁殖，才能产生外毒素而引发破伤风。但也有些病原菌的感染途径是多渠道的，如结核分枝杆菌、炭疽芽胞杆菌既可由呼吸道传染，也可经消化道或皮肤创伤等途径侵入机体导致感染。

第三节　宿主的免疫防御机制

NOTE

病原微生物在侵入人体的过程中，机体可产生抗感染免疫，以抵抗病原微生物及其有害产物，维持生理功能的稳定。在抗感染免疫过程中，病原微生物首先遇到的是非特异性免疫功能的抵御。一般经

7～10天后，体内又产生了特异性免疫；特异性免疫在发挥效应的同时，又可显著增强非特异性免疫功能，因此，机体的抗感染免疫包括非特异性免疫和特异性免疫两大类，两者协同以杀灭致病菌。

一、非特异性免疫

非特异性免疫(nonspecific immunity)是人类在长期的种系发育和进化过程中逐渐建立起来的一系列防御病原微生物等的功能，且个体间差异很小，可代代遗传，是后天特异性免疫的基础。宿主的非特异性免疫力由屏障结构、吞噬细胞及非特异性体液因素构成。

(一) 屏障结构

屏障结构主要是指组织屏障，是阻止病原微生物等抗原性异物侵入机体和防止其在体内扩散的重要防线。

1. 皮肤与黏膜屏障 完整的皮肤与黏膜构成了机体抵御微生物侵袭的第一道防线，可通过多种机制阻挡和杀伤病原微生物。

(1) 物理屏障作用：皮肤表面覆盖的多层鳞状上皮细胞，构成了阻挡微生物的有效屏障；消化道黏膜上皮细胞可通过肠蠕动、呼吸道上皮纤毛的定向摆动、某些分泌液和尿液的冲洗作用等可排除侵入黏膜表面的病原体。

(2) 化学屏障作用：皮肤和黏膜可产生多种杀菌和抑菌物质，构成皮肤黏膜表面抵御病原体的化学屏障。如汗腺分泌的乳酸、皮脂腺分泌的不饱和脂肪酸、胃液中的胃酸、呼吸道及消化道和泌尿生殖道黏膜分泌的溶菌酶、抗菌肽等均具有抗菌作用。

(3) 生物屏障作用：寄居在皮肤和黏膜表面的正常菌群，可通过与病原体竞争结合上皮细胞和争夺营养物质的方式，以及通过分泌某些杀伤、抑制外来病原微生物生长的物质而发挥屏障作用。如口腔中某些细菌产生的过氧化氢对白喉棒状杆菌、脑膜炎奈瑟菌有杀灭作用，唾液链球菌形成的抗菌物质能对抗多种革兰阴性菌，肠道中的大肠埃希菌分泌的细菌素可抑制某些厌氧菌和革兰阳性菌的定居和繁殖。

2. 血脑屏障 由软脑膜、脉络丛的毛细血管壁和包裹在壁外的星状胶质细胞形成的胶质膜所组成。其结构致密，能阻挡血液中病原微生物及其产物进入脑组织或脑脊液，以保护中枢神经系统。婴幼儿由于血脑屏障尚未发育完善，故易发生中枢神经系统感染。

3. 胎盘屏障 由母体子宫内膜的基蜕膜和胎儿的绒毛膜滋养层细胞共同构成，可防止母体内病原微生物进入胎儿体内，保护胎儿免受感染。妊娠早期(3个月内)胎盘屏障尚不完善，此时孕妇若感染某些病毒(风疹病毒、巨细胞病毒等)可致胎儿先天性感染，导致畸形、流产或死胎等。

(二) 吞噬细胞

病原体突破皮肤或黏膜屏障侵入体内后，首先遭遇吞噬细胞(phagocytes)的吞噬作用。吞噬细胞分为两大类：一类是小吞噬细胞，主要指血液中的中性粒细胞；另一类是大吞噬细胞，即单核吞噬细胞系统(mononuclear phagocyte system，MPS)，包括血液中的单核细胞和各种组织器官中的巨噬细胞。它们能够非特异性吞噬、杀伤和消化侵入机体的病原体，还有清理衰老细胞、识别肿瘤细胞的作用。溶酶体内的消化酶是这些细胞具有清理功能的主要物质。

(三) 体液因素

正常体液中的杀菌、抑菌物质有补体、溶菌酶、乙型溶素等杀菌物质。

1. 补体(complement) 存在于正常体液中的一组球蛋白，由巨噬细胞、肠上皮细胞、肝和脾细胞等产生。补体系统活化后可产生多种生物学活性分子，通过不同的机制发挥抗感染免疫作用。详见免疫学部分。

2. 溶菌酶(lysozyme) 一种碱性蛋白质，主要来源于吞噬细胞，广泛分布于血清、唾液、泪液、乳汁和黏膜分泌液中。主要作用于革兰阳性菌的胞壁肽聚糖，使之裂解而溶菌。

3. 防御素(defensins) 一类富含精氨酸的小分子短肽，由肠道的帕内特细胞(Paneth cell)、上皮细胞及吞噬细胞等分泌。防御素的杀菌机制主要是插入细菌细胞膜而使其裂解。

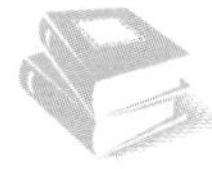
NOTE

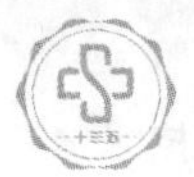

正常体液中尚有乙型溶素、吞噬细胞杀菌素、组蛋白、乳素、正常调理素等杀菌或抑菌物质。

二、特异性免疫

特异性免疫(specific immunity)又称为获得性免疫(acquired immunity),是个体出生后在生活过程中与病原体及其产物等抗原分子接触后产生的一系列免疫防御功能。其特点是针对性强,只对引发免疫的相同抗原有作用,对其他种类抗原无效;不能经遗传获得,需个体自身接触抗原后形成;具有免疫记忆性,当再次接受相同的抗原刺激时可使免疫效应明显增强。特异性免疫包括体液免疫和细胞免疫两大类,分别由B细胞和T细胞介导。

(一) 体液免疫

体液免疫应答主要由B细胞介导,$CD4^+$ Th细胞起辅助作用。活化的Th细胞主要是Th2细胞,在促进B细胞介导的免疫应答中起重要作用。Th2细胞能分泌细胞因子IL-4、IL-5、IL-6、IL-10,在IL-2的参与下诱导B细胞产生特异性抗体,形成体液免疫。抗体的效应作用主要表现在以下方面。

1. 抑制病原体黏附 黏附于上皮细胞是许多病原体感染发生的第一步。血液中IgG,尤其是黏膜表面的分泌型IgA(sIgA),可发挥阻断细菌黏附以及中和细胞外病毒的重要作用。其作用机制可能与特异性抗体对病原体表面黏附分子的封闭作用有关。

2. 调理吞噬作用 抗体和补体可增强吞噬细胞吞噬、杀灭病原体的作用称为调理作用。主要通过抗体IgG的Fc受体与吞噬细胞结合,使抗体在病原体与吞噬细胞之间形成桥梁,促使吞噬细胞对病原体的摄取和杀灭。补体活化产物C3b等能非特异性地覆盖于病原体表面,与吞噬细胞结合起到调理作用。抗体与补体两者联合作用则效应更强。

3. 中和细菌外毒素 抗毒素能中和细菌外毒素,阻断外毒素与靶细胞上的特异性受体结合,或者是封闭了外毒素的活性部位,因而能使外毒素失去毒性作用。

4. 抗体和补体的联合溶菌作用 抗体(IgG、IgM)与相应病原体或受病原体感染的细胞结合后,通过经典途径激活补体,最终由补体的攻膜复合体将某些细菌或细菌感染的靶细胞溶解。

5. 抗体依赖性细胞介导的细胞毒作用(antibody dependent cell mediated cytotoxicity,ADCC) IgG的Fc段与NK细胞上Fc受体结合,促进NK细胞的细胞毒作用,裂解微生物寄生的靶细胞。

(二) 细胞免疫

细胞免疫的效应细胞包括细胞毒性T细胞(Cytotoxic T lymphocyte,CTL)和$CD4^+$ Thl细胞。在抗感染免疫中,尤其是抗细胞内寄生菌、病毒和真菌感染,特异性细胞免疫反应起重要作用。

1. CTL $CD8^+$ CTL是细胞免疫反应的重要效应细胞,可特异性直接杀伤受微生物感染的靶细胞。此过程受MHC限制,即$CD8^+$ CTL只识别和杀伤有相同MHC I类分子的靶细胞。杀伤机制主要是通过释放穿孔素(perforin)、颗粒酶(granzyme)等毒性分子而导致靶细胞溶解或裂解,或者通过大量表达FasL与靶细胞表面的Fas分子结合,导致靶细胞内在的自杀基因程序活化,引起靶细胞凋亡。

2. Thl细胞 效应Thl细胞主要通过分泌IL-2、IFN-γ、TNF-α等细胞因子,诱导产生细胞免疫和迟发型超敏反应,参与抗胞内寄生的微生物(细菌、真菌或病毒)的感染。细胞因子还可增强NK细胞的杀伤作用、促进单核细胞向炎症局部浸润及促进CTL的分化成熟等,以加强非特异性和特异性免疫效应。

三、抗细菌感染免疫的特点

不同病原菌侵入机体后,根据病原菌与宿主细胞的关系,可分为胞外菌(extracellular bacteria)和胞内菌(intracellular bacteria)。多数细菌在感染机体后,仅存在于吞噬细胞外的体液或组织中,称为胞外菌感染,例如化脓性球菌的感染等,胞外菌主要由中性粒细胞吞噬、消灭;而少数细菌如结核分枝杆菌、麻风分枝杆菌、布鲁菌、军团菌等感染,在临床相当长的阶段内,吞噬细胞处于不完全吞噬状态,是为胞内菌感染,其清除主要依靠细胞免疫的作用。产外毒素的致病菌感染,如霍乱弧菌、白喉棒状杆菌和破伤风梭菌等感染,多在黏膜面或局部寄生,因毒素入血而致病,一般不引起菌血症;而鼠疫耶尔森菌感染

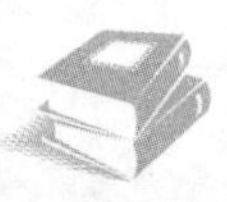

NOTE

则可引起菌血症，甚至脓毒血症。因此，在临床微生物学检查的方法上应有所区别。胞外菌感染性疾病的恢复，主要依靠体液免疫，毒血症的康复，主要依靠抗毒素免疫治疗。

第四节　感染的发生与发展

一、感染的来源与传播

（一）外源性感染

外源性感染(exogenous infection)是指来自宿主体外的细菌感染，包括急性或慢性患者、带菌者、病畜及带菌动物等，他(它)们均可向外环境排出病原菌。

1. 传染源

(1) 患者：显性感染的机体，有明显的临床症状与体征。根据病程分为急性患者与慢性患者，一般不低于6个月病程者称为慢性患者。

(2) 带菌者：隐性感染者或潜伏期带菌者以及病后慢性带菌者，可持续或间断性向体外排菌，称为带菌状态(carrier state)，处于带菌状态的个体称为带菌者(carrier)。

(3) 病畜和带菌动物：人畜共患病的病原菌，如鼠疫耶尔森菌、炭疽芽胞杆菌、布鲁菌、牛型结核分枝杆菌以及引起食物中毒的沙门菌等，均可由动物传染给人。

2. 传播途径

(1) 呼吸道：来自于患者或带菌者的痰液、唾液等分泌物的病原菌，通过接触或气溶胶、空气飞沫及沾有病原菌的尘埃等方式进入易感者呼吸道而引起感染。如结核分枝杆菌、链球菌、嗜肺军团菌等，并经呼吸道途径再传播他人。

(2) 消化道：某些病原菌从消化道进入，又从消化道排出，污染食品、餐具、饮水等，再通过食品、餐具、饮水等又传入其他宿主，称为粪-口途径传播。如肠道杆菌等。

(3) 皮肤创伤：皮肤的损伤、烧伤、动物咬伤等可导致病原菌侵入，如致病性葡萄球菌、链球菌等引起的化脓性感染。泥土、人和动物粪便中可有破伤风梭菌、产气荚膜梭菌的芽胞，芽胞进入深部伤口后发芽成为繁殖体，生长繁殖、产生毒素而致病。

(4) 经节肢动物媒介：如鼠蚤传播的鼠疫耶尔森菌，虱传播的普氏立克次体等。

(5) 性传播：以性行为为主要传播途径的疾病称为性传播疾病(sexually transmitted diseases, STD)。引起STD的微生物除细菌外还包括病毒、支原体、衣原体、螺旋体等。

(6) 多途径感染：某些细菌可经多途径感染，如结核分枝杆菌、炭疽芽胞杆菌等可经呼吸道、消化道、皮肤创伤等多途径感染。

（二）内源性感染

当机体免疫力低下或滥用广谱抗生素时，由机体体内或体表的条件致病菌或潜伏于体内的病原菌引起的感染，称为内源性感染(endogenous infection)。

二、感染的类型

感染的发生、发展与结局是宿主同病原菌在一定条件下相互作用和较量的过程。根据两者力量的对比，可以出现隐性感染(inapparent infection)、显性感染(apparent infection)和带菌状态(carrier state)等不同的临床表现。这几种类型可因双方力量的增减而出现动态变化。

（一）隐性感染

由于宿主的抗感染免疫力较强，或侵入的病原菌数量不多、毒力较弱，感染后对机体损害较轻，可不出现或出现不明显的临床症状，称为隐性感染，或称亚临床感染。隐性感染后，机体也可获得一定的特

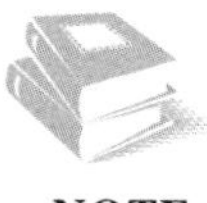
NOTE

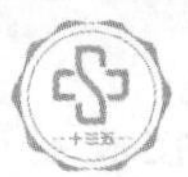

异性免疫力，能抵御相同致病菌的再次感染。在每次传染病流行中，90%或更多的感染者为隐性感染。

（二）显性感染

当宿主抗感染免疫力较弱，或侵入的致病菌数量较多、毒力较强，以致机体的组织细胞受到不同程度的损害，生理功能也发生了某些改变，并出现一系列临床症状和体征时，则称为显性感染。宿主的抗病能力及病原菌毒力等存在差异，因此显性感染又有多种临床类型。

根据病情的缓急分为如下几种。①急性感染：发作突然，病程较短，一般是数日至数周。愈后致病菌从宿主体内消失。急性感染的致病菌如脑膜炎奈瑟菌、霍乱弧菌、肠产毒素型大肠埃希菌等。②慢性感染：病程缓慢，常持续数月至数年。胞内菌往往引起慢性感染，例如结核分枝杆菌、麻风分枝杆菌等。

根据感染的部位不同分为如下几种。①局部感染：致病菌侵入宿主体后，局限在一定部位生长繁殖引起病变。例如化脓性球菌所致的疖、痈等。②全身感染：感染发生后致病菌或其毒性代谢产物向全身播散引起全身性症状。全身感染有下列几种情况。

1. 菌血症（bacteremia） 病原菌经局部入血，尚未大量繁殖和引起严重的临床症状，称为菌血症，如肠热症的第一次菌血症。

2. 毒血症（toxemia） 病原菌只在局部繁殖，细菌不入血，但其产生的外毒素可进入血流，使机体致病，例如白喉、破伤风等。

3. 败血症（septicemia） 病原菌入血后大量繁殖并产生毒性代谢产物，引起严重的全身中毒症状，如高热、出血斑、肝脾肿大等。

4. 脓毒血症（pyemia） 化脓性细菌入血、大量繁殖，通过血流扩散至其他组织和器官，引起严重的中毒症状和形成新的化脓性病灶。

（三）带菌状态

致病菌在显性或隐性感染后并未立即消失，在体内继续存留一定时间，并与机体免疫力处于相对平衡状态，称为带菌状态，该宿主称为带菌者（carrier）。带菌者无临床症状，但经常间歇性排出病菌，是感染性疾病中重要的传染源。如伤寒、白喉等病后常可出现带菌状态。

三、环境因素对感染的影响

感染的轻重除取决于致病菌和宿主两方外，环境因素对感染的发生、发展亦有明显影响。环境因素包括气候、季节、温度、湿度和地理条件等诸方面。例如季节不同，流行的传染病种类也不同。冬季寒冷能降低呼吸道黏膜的抵抗力，同时室内活动较多，门窗经常关闭，空气流动少，也增加与致病菌接触的机会，故易发生呼吸系统传染病。夏季气温高，利于苍蝇等昆虫滋生，增加了传播机会。有些传染病有地区性，如原始森林地区或未开垦地带存在着野生动物或吸血昆虫间流行的人畜（兽）共患传染病，一旦人类进入这些自然疫源地，就有可能传播给人，甚至在人群中造成流行。保护人类生存的环境，也就是保护人类自己。

本章小结

人类的体表及与外界相通的腔道均有正常菌群定植，其生理作用对机体十分有益。主要表现为生物拮抗、营养和免疫作用。正常菌群在特定条件下也可成为机会致病菌。病原菌依靠黏附作用、抗吞噬因子、分泌胞外酶和细胞内寄生等方式侵入机体而引起感染。外毒素是由革兰阳性菌和部分革兰阴性菌分泌的蛋白质，其A亚单位是毒性部位，B亚单位是结合部位。根据外毒素的选择性与作用方式可分为细胞毒、神经毒和肠毒素三类。内毒素是革兰阴性菌裂解释放的LPS，具有多种生物学功能，引起相同的临床表现。

屏障结构是人体抗感染免疫的第一道防线，吞噬细胞和炎症反应构成抗感染的第二道防线，正常体液因素是天然免疫的第三道防线。

获得性免疫包括体液免疫和细胞免疫，中和抗体可以阻断细菌对细胞的黏附，终止感染的发生，抗

NOTE

毒素可以与外毒素结合，中和毒素的作用。抗体对细胞内寄生菌几乎不起作用，主要依靠细胞免疫发挥抗感染作用。

思考题

1. 正常菌群的生理作用有哪些？
2. 正常菌群转变机会致病菌的条件有哪些？
3. 非特异性免疫与特异性免疫是如何协同发挥作用的？

（朱中元）

NOTE

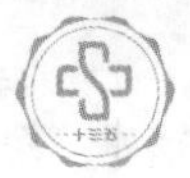

第六章　医院内感染

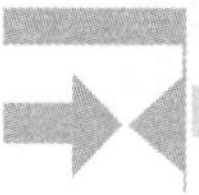

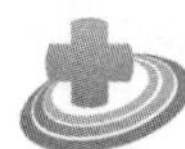
学习目标

1. 掌握　医院内感染的预防与控制方法。
2. 熟悉　医院内感染的概念与分类。
3. 了解　医院内感染的常见病原体。

第一节　医院内感染的概念与分类

医院内感染也称医院感染，是医疗过程中发生的最常见的不良事件。据世界卫生组织（WHO）估计，全球每年有数以亿计的患者发生医院感染，导致住院时间延长，并发症、后遗症发生率提高，抗菌药物耐药性上升，医疗费用增加，甚至造成不必要的死亡。目前，尚无医疗机构或国家能够解决此问题，由于大多数国家尚缺乏有效的医院感染监控系统，加之医院感染的诊断复杂、缺乏统一的诊断标准，医院感染造成的全球负担也无准确资料，但可以肯定的是，中、低收入国家的医院感染负担比高收入国家高数倍。

一、医院内感染的概念

我国 2001 年发布的医院感染诊断标准明确了医院感染的定义。医院感染（hospital infection）或医疗机构相关感染（healthcare-associated infection），指住院患者在医院内获得的感染，包括在住院期间发生的感染和在医院内获得而在出院后发生的感染，但不包括入院前已开始或入院时已存在的感染。医院工作人员在医院内获得的感染也属于医院感染。

医院感染的定义明确了以下几点。

（1）感染必须在医院内获得。

（2）感染与发病是在不同阶段产生的，其顺序是感染—潜伏期—发病。因此，潜伏期是判断感染发生时间与地点的重要依据。

（3）包括一切在医院内活动的人群，即患者（住院、门诊）、医院工作人员、陪护和探视者等均可发生医院感染。

（4）医院感染多数在患者住院期间发病，但潜伏期较长的疾病也有在医院受感染，于出院以后发病的情况，如病毒性乙型肝炎，虽在医院内感染，发病往往在出院后。

（5）在入院前受感染处于潜伏期的患者，在入院后发病的，不属于医院感染。

（6）医院感染的定义适用于各级医疗机构、保健机构和基层诊所。

二、医院内感染的分类

根据患者在医院中获得病原体的来源不同，医院感染分为外源性感染和内源性感染。

1. 外源性感染　又称为交叉感染（cross infection），病原体来自患者体外，即来自其他住院患者、医务人员、陪护家属和医院环境。外源性感染可以通过加强消毒、灭菌、隔离措施和宣传教育工作得到预防和控制。

NOTE

2. 内源性感染 又称为自身感染(self-infection),病原体来自于患者自身菌库(如皮肤、口腔、泌尿生殖道、肠道等)的正常菌丛或外来的已定植菌。内源性感染发生机制较复杂,涉及患者基础疾病、诊疗措施等多种因素,因此,预防较为困难。

三、医院感染常见病原体

几乎所有病原体都可以导致医院感染,医院感染病原谱随着医疗技术的发展及抗菌药物的使用而发生改变。

抗菌药物问世以前,医院感染的病原体主要是革兰阳性菌,尤其是化脓性链球菌、金黄色葡萄球菌。青霉素类等具有抗葡萄球菌活性的抗菌药物使用后,大肠埃希菌、铜绿假单胞菌等革兰阴性菌成为重要的病原菌。近年来,广谱抗菌药物的使用、侵入性诊疗措施的日益增多,导致多重耐药菌分离率不断升高,如表皮葡萄球菌、肠球菌等耐药革兰阳性菌、耐甲氧西林的金黄色葡萄球菌(MRSA)。多重耐药细菌在城市内、国家间传播屡有报道,如多重耐药的铜绿假单胞菌、鲍曼不动杆菌在城市内传播,多重耐药的产气肠杆菌、碳青霉烯类耐药的肠杆菌科细菌(CRE)在国家间传播。此外,在美国等发达国家,实施预防新生儿B群链球菌感染方案后,极低体重新生儿早发性细菌性脓毒症病原谱发生了变化,B群链球菌脓毒症减少,大肠埃希菌脓毒症增加。

病毒是医院感染的重要病原体。病毒感染季节,儿科及老年病区易发生相应病毒的医院传播。重要的医院感染病毒包括呼吸道病毒,尤其是流感病毒、呼吸道合胞病毒、麻疹病毒、风疹病毒等经呼吸道传播的病毒;肝炎病毒;人类免疫缺陷病毒等。其中,乙型肝炎病毒、丙型肝炎病毒和人类免疫缺陷病毒的传播依赖于血液、其他体液,或经器官移植手术将感染者组织移植给未感染者。轮状病毒亦是医院感染的重要病原体,尤其是5岁以下儿童及老年人易感,引起免疫缺陷患者发生胃肠炎。在儿科病房获得性胃肠炎中,约50%病例是由轮状病毒引起的。

许多情况下,真菌是条件致病菌,可导致免疫功能低下患者感染,或者接受侵入性操作患者感染。国内外研究显示,真菌已成为重要的医院感染病原菌。常见的医院感染真菌包括白假丝酵母菌、曲霉菌、新型隐球菌、隐孢子菌属、球孢子菌、组织胞浆菌等。近年来,念珠菌引起的血流感染增多,导致氟康唑处方量增加,继而出现热带念珠菌等非白念珠菌感染比例增加。曲霉存在于灰尘和土壤中,在诊治过程中也可经空气传播导致医院感染。

在输血或免疫功能低下时,寄生虫也可引起医院感染,如输血疟疾。人肺孢子菌病与弓形虫病常发生于器官移植后大剂量免疫抑制剂治疗者,蓝氏贾第鞭毛虫等寄生虫容易在成人和儿童中传播,疥螨可在医疗机构中反复引起暴发,而原虫感染少见。

第二节 医院内感染的预防与控制

一、消毒灭菌

消毒灭菌是预防和控制医院感染的重要措施之一,消毒灭菌的相关概念详见第三章。这里仅介绍危险性物品及其消毒灭菌。

1. 危险性物品 根据物品的危险程度分为高度、中度和低度危险性物品。

(1) 高度危险性物品:进入人体无菌组织、器官、脉管系统,或有无菌体液从中流过的物品或接触破损皮肤、破损黏膜的物品,一旦被微生物污染,具有极高感染风险,如手术器械、穿刺针、腹腔镜、活检钳、心脏导管、植入物等。

(2) 中度危险性物品:与完整黏膜相接触而不进入人体无菌组织、器官和血流,也不接触破损皮肤、破损黏膜的物品,胃肠道内镜、气管镜、喉镜、肛表、口表、呼吸机管道、麻醉机管道、压舌板、肛门直肠压力测量导管等。

NOTE

(3) 低度危险性物品:与完整皮肤接触而不与黏膜接触的器材,如听诊器、血压计袖带等;病床围栏、床面以及床头柜、被褥;墙面、地面;痰盂(杯)和便器等。

2. 危险性物品的消毒灭菌

(1) 高水平消毒:杀灭一切细菌繁殖体,包括分枝杆菌、病毒、真菌及其孢子和绝大多数细菌芽胞。达到高水平消毒常用的方法包括采用含氯制剂,如二氧化氯、邻苯二甲醛、过氧乙酸、过氧化氢、臭氧、碘酊等以及能达到灭菌效果的化学消毒剂在规定的条件下,以合适的浓度和有效的作用时间进行消毒的方法。

(2) 中水平消毒:杀灭除细菌芽胞以外的各种病原微生物,包括分枝杆菌。达到中水平消毒常用的方法包括采用碘类消毒剂(碘伏、氯己定碘等)、醇类和氯己定的复方、醇类和季铵盐类化合物的复方、酚类等消毒剂,在规定条件下,以合适的浓度和有效的作用时间进行消毒的方法。

(3) 低水平消毒:能杀灭细菌繁殖体(分枝杆菌除外)和亲脂病毒的化学消毒方法以及通风换气、冲洗等机械除菌法。如采用季铵盐类消毒剂(苯扎溴铵等)、双胍类消毒剂(氯己定)等,在规定的条件下,以合适的浓度和有效的作用时间进行消毒的方法。

3. 危险性物品的消毒灭菌基本原则

1) 基本要求

(1) 重复使用的诊疗器械、器具和物品,使用后应先清洁,然后再进行消毒或灭菌。

(2) 感染朊粒患者或疑似感染朊粒患者宜选用一次性使用诊疗器械、器具和物品,使用后应进行双层密闭封装焚烧处理。

(3) 突发不明原因的传染病病原体污染的诊疗器械、器具与物品的处理应符合国家届时发布的规定要求。没有要求时其消毒的原则为:在传播途径不明时应按照多种传播途径,确定消毒的范围和物品应按病原体所属微生物类别中抵抗力最强的微生物,以确定消毒的剂量(可按杀芽胞的剂量确定),医务人员应做好职业防护。

(4) 耐热、耐湿的手术器械,应首选压力蒸汽灭菌,不应采用化学消毒剂浸泡灭菌。

(5) 环境与物体表面,一般情况下先清洁再消毒;当受到患者的血液、体液等污染时,先去除污染物,然后再清洁与消毒。

(6) 医疗机构消毒工作中使用的消毒产品应经卫生行政部门批准或符合相应标准规范,并应遵循批准使用的范围、方法和注意事项。

2) 消毒、灭菌方法的选择原则

(1) 根据物品污染后导致感染的风险高低选择相应的消毒或灭菌方法:

①高度危险性物品,应采用灭菌方法处理;

②中度危险性物品,应采用达到中水平消毒以上效果的消毒方法;

③低度危险性物品,宜采用低水平消毒方法,或做清洁处理;遇有病原微生物污染时,针对所污染病原微生物的种类选择有效的消毒方法。

(2) 根据物品上污染微生物的种类、数量选择消毒或灭菌方法:

①对受到致病菌芽胞、真菌孢子、分枝杆菌和经血传播病原体(乙型肝炎病毒、丙型肝炎病毒、人免疫缺陷病毒等)污染的物品,应采用高水平消毒或灭菌;

②对受到真菌、亲水病毒、螺旋体、支原体、衣原体等病原微生物污染的物品,应采用中水平以上的消毒方法;

③对受到一般细菌和亲脂病毒等污染的物品,应采用达到中水平或低水平的消毒方法;

④杀灭被有机物保护的微生物时,应加大消毒剂的使用剂量和(或)延长消毒时间;

⑤消毒物品上微生物污染特别严重时,应加大消毒剂的使用剂量和(或)延长消毒时间。

(3) 根据消毒物品的性质选择消毒或灭菌方法:

①耐热、耐湿的诊疗器械、器具和物品,应首选高压蒸汽灭菌;耐热的油剂类和干粉类等应采用干热灭菌;

NOTE

②不耐热、不耐湿的物品，宜采用低温灭菌方法，如环氧乙烷灭菌、过氧化氢低温等离子体灭菌或低温甲醛蒸汽灭菌等；

③物体表面消毒，表面性质光滑的宜选择合适的消毒剂擦拭或紫外线消毒器近距离照射；多孔材料表面宜采用浸泡或喷雾消毒法。

3）职业防护

（1）应根据不同的消毒与灭菌方法，采取适宜的职业防护措施。

（2）在污染诊疗器械、器具和物品的回收、清洗等过程中应预防发生医务人员职业暴露。

（3）处理锐利器械和用具，应采取有效防护措施，避免或减少利器伤的发生。

（4）不同消毒、灭菌方法的防护如下。

①热力消毒、灭菌：操作人员接触高温物品和设备时应使用防烫的棉手套、着长袖工装；排除高压蒸汽灭菌器蒸汽泄露故障时应进行防护，防止皮肤的灼伤。

②紫外线消毒：应避免对人体的直接照射，必要时戴防护镜和穿防护服进行保护。

③气体化学消毒、灭菌：应预防有毒、有害消毒气体对人体的危害，环境应通风良好。对环氧乙烷灭菌应严防发生燃烧和爆炸。环氧乙烷、甲醛气体灭菌和臭氧消毒的工作场所，应定期检测空气中的浓度，并达到国家规定的要求。

④液体化学消毒、灭菌：应防止过敏及对皮肤、黏膜的损伤。

二、隔离预防

医院感染的预防和控制措施取决于传播途径。医务人员必须遵守标准预防或常规预防措施，某些情况下还需执行特殊预防措施。

（一）标准预防措施

标准预防是将所有血液、体液、分泌物、排泄物（除汗液）、破损皮肤、黏膜视为具有感染性、可传播病原体加以防护。标准预防适用于所有医疗卫生机构以及所有患者的处理。

标准预防措施包括：洗手和手消毒（手卫生）；根据可能的暴露使用个人防护设备；正确处理污染的设备及棉制品；预防锐器伤；环境清洁和溢出管理；正确的废弃物处理等。

所有医务人员应遵循标准预防措施，即限制医务人员接触所有破损的皮肤、黏膜以及血液、体液，当进行可能导致污染的接触时必须戴手套，可能污染衣服或面部时应保护性着装；处理所有尖锐物品时应小心，避免锐器伤；立即清洁溢出的感染物质；保证每个患者使用经消毒灭菌的合格物品（包括器械）；正确处理废弃物。

保护性着装包括穿隔离衣及戴手套、口罩等。隔离衣应为易清洗的材料，背后有纽扣或拉链，必要时使用塑料围裙防护，口罩采用布或纸质的外科口罩以防飞溅。

（二）针对性预防措施

除上述标准预防措施外，还应针对病原体的传播途径采取相应的预防措施。

1. 经空气传播的预防措施（飞沫核小于 5 μm） 病房应具有合适的通风设备，包括尽可能使用负压、关门、换气（至少每小时 6 次），医务人员在病房内应实施呼吸道防护（如戴 N95 口罩），限制患者离开病房。

2. 经飞沫传播的预防措施（飞沫核大于 5 μm） 患者尽可能住单人病房，医务人员在病房内戴口罩。限制患者离开病房，如若离开病房应戴外科口罩。

3. 经接触传播的预防措施 患者尽可能住单人病房，或相同感染患者住同一间病房；医务人员进入病房时应戴手套，接触患者或接触污染的物体或物品时穿隔离衣，接触患者前后及离开病房时洗手；正确的环境和器械清洁、消毒和灭菌。限制患者离开病房，适用于肠道感染，不能控制的腹泻、多重耐药菌传播等。

4. 多种传播途径的预防措施 对于 SARS 病毒、耐万古霉素金黄色葡萄球菌等毒性大或特殊的病原体，可能存在多种传播途径，应采取严密的隔离措施，包括患者住隔离病房或单人病房；进入病房的所

NOTE

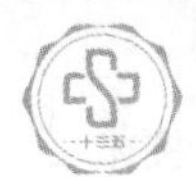

有人员必须戴口罩、手套、帽子及眼罩等，穿隔离衣，进出病房要洗手，使用一次性器械，消毒医疗器械、被服；每天消毒、出院时终末消毒，正确运送和管理患者的检验标本；焚烧针头、注射器、排泄物、体液、鼻咽分泌物；限制探视者和工作人员进入病房。

（三）多重耐药菌感染

近年来，多重耐药菌感染已经逐渐成为医院感染的重要病原菌。预防和控制其感染和传播的有效措施如下。

1. 手卫生 在直接接触患者前后、对患者实施诊疗护理操作前后、接触患者体液或者分泌物后、摘掉手套后、接触患者使用过的物品后以及从患者的污染部位转到清洁部位实施操作时，都应当严格实施手卫生。手被明显污染时应当洗手，无明显污染时，可以使用速干手消毒剂进行手消毒。

2. 对多重耐药菌感染或定植患者实施隔离措施 首选单间隔离，也可以将同类感染或定植患者安置在同一房间。医务人员接触多重耐药菌感染或定植患者的伤口、溃烂面、黏膜、血液和体液、引流液、分泌物、痰液、粪便时，应当戴手套、穿隔离衣，完成操作后及时脱去手套和隔离衣。

3. 无菌技术 遵循无菌操作规程，尤其在实施中心静脉置管、气管切开、气管插管、留置尿管、放置引流管等操作过程中。

4. 环境卫生管理 对多重耐药感染、定植患者的病房进行清洁和消毒。每天清洁和擦拭消毒患者经常接触的物体及设备设施。

5. 抗菌药物合理应用 严格执行抗菌药物临床应用的基本原则，正确、合理地实施给药方案，以减少或者延缓多重耐药的产生。

多重耐药菌通常经医务人员的手传播。此类病原体传播的预防措施如下：①及早发现感染或携带者；②感染或携带者住单人病房或携带相同病原体者集中于同一病房，病房门口做特殊标示以提醒医护人员；③戴手套、穿隔离衣或围裙，严格处理多重耐药菌污染物品；④接触感染者后洗手，或使用速干手消毒剂；⑤感染或携带者可使用抗菌清洁剂清洗或洗澡，如氯己定擦浴；⑥小心处理医疗器械、被服、废弃物等；⑦鼻腔携带者可用莫匹罗星局部涂抹治疗；⑧减少工作人员和携带者转换病房；⑨明确规定解除隔离的时间。

（四）医务人员医院感染的预防和控制

医务人员存在职业暴露而获得感染的风险，并且可能将其传播给患者和其他医务人员。因此，必须制定计划以预防和控制医务人员感染。

医务人员医院感染的预防和控制计划：①上岗前健康检查，记录免疫接种史、传染病（如结核病）暴露史；②了解免疫状况，通过血清学检查评估既往感染，如结核菌素试验以反映既往结核分枝杆菌感染；③免疫接种，必要时接种甲型肝炎、乙型肝炎、麻疹、腮腺炎、风疹、破伤风、白喉相应疫苗，每年接种流感疫苗，特殊情况下接种水痘疫苗；④制定并实施特殊病原体暴露后处理方案，如人类免疫缺陷病毒（HIV）、甲型肝炎病毒、乙型肝炎病毒、丙型肝炎病毒、戊型肝炎病毒、脑膜炎奈瑟菌、结核分枝杆菌、水痘-带状疱疹病毒、白喉棒杆菌、百日咳杆菌和狂犬病病毒等病原体的预案。

乙肝病毒、丙肝病毒和 HIV 是最常见的经血液传播的病原体，医务人员因锐器伤等暴露于这些病原体后处理程序如下。①暴露报告：报告暴露时间和日期、暴露方式、部位、持续时间及暴露者详情（如乙肝疫苗接种及免疫应答）。②暴露处理：皮肤破损和黏膜表面的污染用肥皂、清水清洗。③风险评估：根据感染源病原体种类、浓度、暴露的类型和程度评估感染的风险。尽早采集暴露者血液标本进行相应病原体检查，并定期检查血清转化。深部损伤、器械进入血管、器械上有肉眼可见的血液、感染源的病毒含量高等因素增加了感染风险。④针对暴露的病原体开展必要的预防性治疗。

三、合理使用抗菌药物

抗菌药物的使用涉及临床各科室，合理应用抗菌药物是提高疗效、降低不良反应发生率以及减少或延缓细菌耐药发生的关键。抗菌药物的临床应用是否合理基于以下两方面：有无抗菌药物应用指征、选用的品种及给药方案是否适宜。

NOTE

抗菌药物品种的选用，原则上应根据病原菌种类及病原菌对抗菌药物敏感性，即细菌药物敏感试验（又称药敏试验）的结果而定。因此，有条件的医疗机构对临床诊断为细菌性感染的患者应在开始抗菌治疗前及时留取相应合格标本（尤其血液等无菌部位标本）送病原学检测，以尽早明确病原菌和药敏试验结果，并据此调整抗菌药物治疗方案。

抗菌药物敏感试验对辅助临床医生使用抗菌药物意义重大。其主要意义在于：①可预测抗菌治疗的效果；②指导抗菌药物的临床应用；③发现或提示细菌耐药机制的存在，能帮助临床医生选择合适的药物，避免产生或加重细菌的耐药；④监测细菌耐药性，分析耐药菌的变迁，掌握耐药菌感染的流行病学，以控制和预防耐药菌感染的发生和流行；⑤对新药体外抗菌活性评估及生态影响等。

真菌药物敏感试验的目的与检测方法与细菌类似。但由于真菌生长缓慢，有些菌种为双相真菌，生物学特性与细菌不同，因此，其药敏试验操作的具体细节和结果判读、解释与细菌有所不同，标准化程度也不如细菌高，大多数药敏折点有待完善。

由于病毒培养困难，病毒耐药性检测除了表型试验之外，基因型试验也是非常有价值的工具，病毒药敏试验的标准化正处于不断完善的过程中。

基于培养的药敏试验最大的问题是试验周期太长。

本章小结

医院内感染又称医院感染或医疗机构相关感染，是指住院患者在医院内获得的感染，包括在住院期间发生的感染和在医院内获得而在出院后发生的感染。医院感染分为内源性感染和外源性感染，后者包括交叉感染和环境感染。医院感染的病原体主要为机会致病菌，多具有耐药性或多重耐药性，随着抗生素使用品种的不同，医院感染微生物的种类也在不断发生变迁。控制医院感染的有效措施是消毒灭菌、隔离预防和合理使用抗菌药物。

思考题

1. 医院感染的病原学及流行病学有哪些特点？
2. 如何预防和控制医院感染？

（陶元勇）

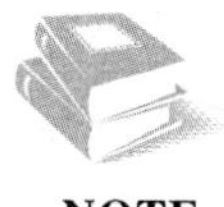

NOTE

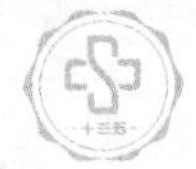

第七章　细菌的分类与命名

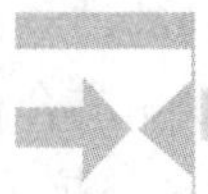

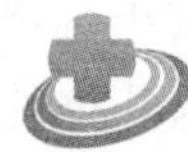

学习目标

1. 掌握　临床细菌检验常用的分类单位。
2. 熟悉　国际上细菌拉丁文双命名法的命名原则及书写方法。
3. 了解　细菌的分类系统及分类方法。

第一节　细菌分类单位、分类系统和命名

细菌分类学(bacterial taxonomy)是指对细菌进行分类、命名与鉴定的一门学科。其任务是在全面了解细菌生物学特征的基础上，研究细菌的种类，探索其起源、演化以及与其他类群之间的亲缘关系，进而提出能反映自然发展的分类系统，并将细菌加以分门别类。

细菌分类学包括分类(classification)、命名(nomenclature)和鉴定(identification)三个方面。

1. 细菌分类　根据每种细菌各自的特征，按照它们的亲缘关系分门别类，以不同等级编排成系统。分类有两种：①以细菌的形态和生理、生化特性为依据的表型特征分类法，包括传统分类法(classical classification)和数值分类法(numerical classification)；②用化学分析和核酸分析技术，以细菌大分子物质(核酸、蛋白质)结构的同源程度进行分类，称种系分类(phylogenetic classification)或自然分类(natural classfication)。

2. 细菌命名　在分类基础上，给予每种细菌一个科学名称，使人们在生产实践、临床实践和科学研究工作中能以此相互交流。按照细菌的命名原则，能保证人们以同样方式对细菌进行命名。

3. 细菌鉴定　将未知细菌按分类原则放入系统中某一适当位置和已知细菌比较其相似性，用对比分析方法确定细菌的分类地位。若与已知细菌相同即采用已知菌的名称，不同者则按命名原则确定一个新名称。

一、细菌的分类单位

细菌的分类单位(分类等级)和其他生物相同，依次为界(kingdom)、门(division)、纲(class)、目(order)、科(family)、属(genus)、种(species)。细菌属于原核生物界(prokaryotes)。分类单位拉丁字尾比较固定，表示方法如下：目-ales、亚目-ineae、科-aceae、亚科-oideaae、族-eae、亚族-inae。

临床细菌学检验常用的分类单位是科、属、种。种是细菌分类的基本单位，将生物学性状基本相同的细菌群体归成一个菌种；性状相近、关系密切的若干菌种组成一个菌属；相近的属归为一科；依此类推。在两个等级之间，可添加次要的分类单位，如亚门、亚纲、亚属和亚种等。群和组不是正式分类等级，是泛指具有某种共同特性的某个集体，任何等级都可借用。

同一菌种的各个细菌，在某些方面仍有一定的差异，可再分成亚种(subspecies)，亚种以下的分类等级为型(type)，以区别某些特殊的特征。例如抗原结构不同而分的血清型(serotype)；对噬菌体敏感性不同的噬菌体型(phagetype)；对细菌素敏感性不同的细菌素型(bacteriocin-type)；生化反应和某些生物学性状不同的生物型(biotype)。

NOTE

由不同来源分离的同一种、同一亚种或同一型的细菌称为株(strain)。株的建立是从一次单独分离

物的单个原始菌落传代的纯培养物，例如从 10 个肺结核患者的痰液中分离出的 10 株结核分枝杆菌。同一菌种的不同菌株性状可以完全相同，也可以有某些差异。具有某种细菌典型特征的菌株称为模式菌(typical strain)或标准菌株(standard strain)，它是该种菌株的参比菌株。在细菌的分类、鉴定和命名时以标准菌株为依据，也可作为质量控制的标准。

二、细菌的分类系统

细菌分类系统有多种，为了便于文献资料的相互比较、分析和交流，目前国际上普遍采用伯杰(Bergey)分类系统。自 1923 年《伯杰鉴定细菌学手册》(Bergey's manual of determinative bacteriology)第一版问世以来，经过多次修订，至 1974 年已出版至第八版。1984 年将其改版为《伯杰系统细菌学手册》(Bergey's manual of systemic bacteriology)，共分 4 卷。在此新版中，对细菌的高级分类作了重新安排，以细菌细胞壁的结构特点作最高一级分类依据，将原核生物界分为 4 个菌门：薄壁菌门(Gracilicutes)、厚壁菌门(Firmicutes)、软壁菌门(Tenericutes)和疵壁菌门(Mendosicutes)。伯杰系统细菌学手册第 1 卷(1984 年)登载医学、工业和普通微生物中重要革兰阴性菌；第 2 卷(1986 年)为放线菌外的革兰阳性菌；第 3 卷为古细菌、蓝藻菌和其他革兰阴性菌；第 4 卷为放线菌。

1994 年出版《伯杰鉴定细菌学手册》第 9 版，该版摘录《伯杰系统细菌学手册》第 1 卷至第 4 卷所有菌属的表型描述，把所有细菌根据类型排列成 1～35 群，除群 11 蓝藻菌保留“目”分类单位，其余细菌不设目，除了群 5 保留肠杆菌科、弧菌科和巴斯德菌科科名和群 11 蓝藻菌科外，其他均无科名，但以细菌表型为基础的 4 个主要类型和《伯杰系统细菌学手册》提出的 4 个菌门正好相对应。

临床上也有采用美国疾病预防与控制中心(Center for Disease Control and Prevention，CDC)分类系统，使用核酸杂交和核酸序列分析结果进行编排，如肠杆菌科的 CDC 分类法。

三、细菌命名法

《国际细菌命名法典》(the international code of nomenclature of bacteria)1990 年修订本(1992 年 ASM 出版)是目前公认的命名法典，是在 1975 年版本的基础上，经历了 3 届国际微生物学会议的努力而通过的一部法典。命名法典规定，新的细菌名称必须在国际系统细菌学杂志(IJSB)发表后，经过世界公认的国际细菌命名裁定委员会公布，菌名批准目录刊登后正式应用。1990 年修订的命名法典确认了 1980 年 1 月 1 日后，由 IJSB 合法发表的细菌命名。

国际上细菌的科学名称(学名)采用拉丁文双命名法，具备拉丁化文字的形式和明确分类等级的两个特点。即由两个拉丁字组成，属名在前，用名词，首字母大写；种名在后，用形容词，不论是否为人名或地名均须小写。属名和种名均用斜体表示。中文译名则是以种名放在前面，属名放在后面，如：*Mycobacterium tuberculosis*(结核分枝杆菌)，*Salmonella typhi*(伤寒沙门菌)等。属名也可用第一个字母代表，如 *M. tuberculosis*、*S. typhi* 等。有时某些常见的细菌也可用习惯通用的俗名，如 Tubercle bacillus(结核杆菌)、Typhoid bacillus(伤寒杆菌)等。有时泛指某一属细菌而不特指其中某个细菌则可在属名之后加上 sp，如 *Mycobacterium sp*，*Salmonella sp*，即表示分枝杆菌属和沙门菌属细菌(*sp* 代表菌种 species，复数用 *spp*)；如果使用 1 个亚种的名称，则在种名后再加亚种名，如 *Klesbsiella penumoniae subspecies pneumoniae*。

凡有关细菌研究的学术论文必须使用上述正式命名的细菌学名。

第二节 细菌的分类方法

细菌分类是在对细菌的大量分类标记进行鉴定和综合分析的基础上进行的。用于细菌分类的标记有形态学、生理生化学、免疫化学和遗传学等方面的性状。近年来应用各种现代化技术研究细菌细胞的化学结构和组成，分析细菌的来源关系，为细菌分类学开拓了新的前景。

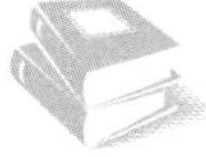
NOTE

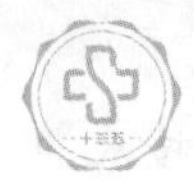

一、表型特征分类法

最早和最基本的分类依据主要依靠细菌的形态、染色以及细菌的特殊结构。众多的理化特征如细菌生长条件、营养要求、需氧或厌氧、抵抗力、菌体成分、能否利用某些糖类和有机酸、蛋白质、氨基酸、代谢途径、代谢产物、毒性酶、毒素、致病力等也一直作为分类依据。细菌可根据形状分为三类:球菌、杆菌和螺形菌(包括弧菌、螺菌、螺杆菌)。按细菌的生活方式分为两大类:自养菌和异养菌,其中异养菌包括腐生菌和寄生菌。按细菌对氧气的需求可分为需氧(完全需氧和微需氧)细菌、厌氧细菌(不完全厌氧、有氧耐受和完全厌氧)。按细菌生存温度可分为喜冷、常温和喜高温三类。

以细菌的生理、生化特征作为主要分类依据的生理学与生物化学分类法至今仍被广泛采用,具体有两种,即传统分类法和数值分类法。

(一) 传统分类法

19 世纪以来,以细菌的形态、生理特征为依据的分类奠定了传统的分类基础,选择一些较为稳定的生物学性状,如细菌的形态结构、染色性、培养特性、生化反应、抗原性作为分类依据,按主次原则将这些基本性质按顺序逐级区分。科、属、种水平的分类主要依靠生化特性和抗原结构。这种方法使用方便,分类亦较为明确,但往往带有一定程度的盲目性。

(二) 数值分类法

20 世纪 60 年代,随着计算机技术的应用,形成了集数字、电子、信息及自动化分析技术于一体的数值分类法。它对细菌的各种生物学性状按"等重要原则"进行分类,将细菌的一些基本性质视为同等重要,采用标准化、成品化和配套生化反应试剂条,同时检测细菌的数十个生理、生化特性。每个细菌都能产生一套阴性、阳性结果,然后转换成数字,通过电子计算机进行复杂计算,比较每一株与其他类同株的相似度。根据其相似度区分细菌的种群,并确定细菌间的亲缘关系。

二、遗传学分类法

遗传学分类是以细菌的核酸、蛋白质等组成的同源程度进行分类的方法。该分类法具有以下优点:对细菌的"种"有一个较为一致的概念;使分类不会出现经常性或根本性的变化;可制定可靠的细菌鉴定方案;有利于了解细菌的进化和原始亲缘关系。目前较为稳定的基因型细菌分类方法有 DNA G+C 摩尔分数(mol%)测定、核酸同源值测定、核糖体 RNA 碱基序列测定。

(一) DNA G+C 摩尔分数测定

DNA 分子两条链上 4 种碱基的总分子量为 100,测定其中 G+G 或 A+T 摩尔分数,能反映细菌间 DNA 分子同源程度,习惯上以 G+C 作为细菌分类标记。不同菌属间的 G+C 摩尔分数范围很大,在 25%～75%之间,但同一种细菌 G+C 摩尔分数相当稳定,不受菌龄、培养条件和其他外界因素影响,亲缘关系越近的细菌,它们 G+C 摩尔分数越相近。

目前多用加热变性法测定细菌的 G+C 摩尔分数。DNA 加热后变性,双链 DNA 解开,260 nm 处紫外吸光度增加,而紫外吸光度的增加与解链程度成正比。用 T_m 表示 50%的 DNA 分子解链时的温度,在通常条件下,G+C 摩尔分数为 40 的 DNA,其 T_m 约为 87 ℃,每增加 1%的 G+C 摩尔分数,T_m 约增加 0.4 ℃,因而通过 T_m 可测出 G+C 摩尔分数。

(二) 核酸同源值测定

因 G+C 摩尔分数不能反映其碱基的序列,同一种细菌的 G+C 摩尔分数相同,但 G+C 摩尔分数相同的却并不一定是同一细菌。用 DNA 分子杂交技术测定 DNA 分子的相似度则是更精确的办法。提取菌株 DNA,加热变性解链,然后将两种变性的 DNA(其中一种为标记 DNA 或 rRNA)混合液在一定的温度下保温复性,重新得到杂交的双螺旋 DNA 分子,鉴定其双螺旋结合率。结合率的大小反映了 DNA 碱基序列的相似程度和菌种之间亲缘关系的亲疏。DNA-DNA 杂交时,同一菌的结合率为 100%,80%～90%的同源为同一种内、同一亚种的细菌,60%～70%的同源性为同一种内不同亚种的细

NOTE

菌，20%～60%则认为是同一属中的不同菌种。

（三）核蛋白体 RNA 碱基序列测定

细菌核蛋白体 RNA 序列比较保守，其变化也十分缓慢。分离提取细菌 16S rRNA，用 T1 核酸酶消化，分析寡核苷酸的碱基序列可测出 rRNA 的相关性，绘制各类群关系和树状谱，从而确定种系的发生关系。用 rRNA-DNA 杂交法也可研究核蛋白体 RNA 碱基序列，常用于两个有差距的微生物间测定，例如用 rRNA-DNA 杂交将假单胞菌属至少可分成 5 个 rRNA 同源群。

本章小结

细菌分类学包括分类、命名和鉴定三个方面。临床上细菌检验常用的分类单位是科、属、种。种是细菌分类的基本单位，将生物学性状基本相同的细菌群体归成一个菌种；性状相近、关系密切的若干菌种组成一个菌属；相近的属归为一科。由不同来源分离的同一种、同一亚种或同一型的细菌，称为株。具有某种细菌典型特征的菌株称为模式菌或标准菌株，可作为质量控制的标准。国际上细菌的科学名称（学名）采用拉丁文双命名法，属名在前，种名在后。目前国际上普遍采用伯杰（Bergey）分类系统进行细菌分类。目前用于细菌分类方法主要有表型特征分类法（如传统分类法和数值分类法）和遗传学分类法（如 DNA G+C 摩尔分数测定、核酸同源值测定、核糖体 RNA 碱基序列测定）。

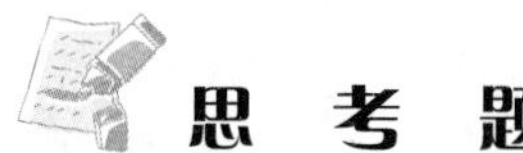

思考题

1. 如何正确认读细菌的名称？举例说明。
2. 认识细菌分类的方法及其特点。

（蒋红梅）

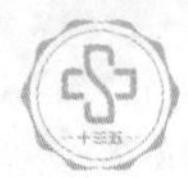

第八章　细菌学检验的基本方法与技术

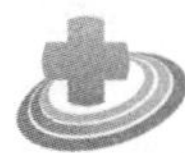

学习目标

1. 掌握　细菌的分离培养技术和细菌的生化鉴定技术。
2. 熟悉　细菌形态学检查和细菌的非培养检测技术。
3. 了解　细菌自动化检测系统与菌株保存。

第一节　细菌形态学检查

一、显微镜

显微镜是由一个或几个透镜组合构成的一种光学仪器，主要用于放大微小物体成为人肉眼所能看到的仪器。由于细菌个体微小，观察其形态结构需要借助于显微镜。显微镜分光学显微镜和电子显微镜。

光学显微镜通常由光学部分、照明部分和机械部分组成。目前光学显微镜的种类很多，主要有普通光学显微镜、暗视野显微镜、荧光显微镜、相差显微镜、激光扫描共聚焦显微镜、偏光显微镜、微分干涉差显微镜、倒置显微镜等。

1. 普通光学显微镜(light microscope)　主要用于细菌菌体染色性、形态、大小、细胞形态学以及寄生虫等的观察。其基本结构主要分为机械和光学两部分。

(1) 取镜和放置：一般右手紧握镜臂，左手托住镜座，将显微镜放在实验台上，距离实验台边缘 5～10 cm，并以自己感觉舒适为宜。

(2) 光线调整：低倍镜对准通光孔，打开并调节光栅，根据需要调整至适宜的光线强度。

(3) 放置标本：将制备好的玻片放在载物台上，并用弹簧卡住玻片，然后调整至最佳位置。

(4) 调节焦距：先用粗螺旋调整至能看见物像，再用细螺旋调焦使物像清晰。

(5) 物镜的使用：先从低倍镜开始，将位置固定好，放置标本玻片，调节亮度、焦距至成像清晰。显微镜设计一般是共焦点，使用高倍镜时，需要调节光线强度和焦距即可呈现清晰图像。观察细菌一般使用油镜，从低倍镜、高倍镜到油镜依次转动物镜，点少许香柏油至载玻片上，先将油镜浸入香柏油中并轻轻接触载玻片(不要压破载玻片)，然后慢慢调节粗细螺旋升起油镜，直到观察到清晰物像为止。

2. 暗视野显微镜(dark-field microscope)　主要用于未染色的活体标本的观察，如未染色活螺旋体的形态和动力等。与普通光学显微镜结构相似，不同之处在于它以暗视野聚光器取代明视野聚光器。该聚光器的中央为不透明的黑色遮光板，使照明光线不能直接上升进入物镜内，只有被标本反射或散射的光线进入物镜，因此，视野背景暗而物体的边缘亮。

3. 荧光显微镜(fluorescence microscope)　用于组织细胞学、微生物学、免疫学、寄生虫学、病理学以及自身免疫病的观察诊断。

4. 相差显微镜(phase contrast microscope)　可以观察到透明标本的细节，适用于活体细胞生活状态下的生长、运动、增殖情况，以及细微结构的观察。因此，相差显微镜常用于微生物学、细胞和组织培养、细胞工程、杂交瘤技术和细胞生物学等现代生物学方面的研究。

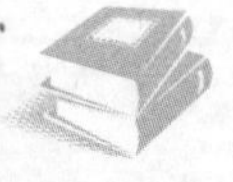

NOTE

5. 倒置显微镜(inverted microscope) 用于微生物、细胞、组织培养、悬浮体、沉淀物等的观察,可以连续观察细胞、细菌等在培养液中繁殖分裂的过程,在微生物学、细胞学、寄生虫学、免疫学、遗传工程学等领域应用广泛。倒置显微镜与普通光学显微镜结构相似,均具有机械和光学两大部分,只是某些部件安装位置有所不同,如目镜与照明系统颠倒,前者在载物台之下,后者在载物台之上。

6. 电子显微镜(electron microscope) 简称电镜,是使用电子来展示物体内部或表面的显微镜。可用于细胞、微生物(细菌、病毒、真菌)等表面及内部结构的观察。在医学、微生物学、细胞学、肿瘤学等领域有广泛应用。电子显微镜按照结构和用途不同分为透射式电子显微镜(transmission electron microscope,TEM)、扫描式电子显微镜(scanning electron microscope,SEM)、反射式电子显微镜和发射式电子显微镜等。透射式电子显微镜常用于观察分辨细微物质结构,扫描式电子显微镜主要用于观察物体表面的形态、外貌,可以与 X 射线衍射仪或电子能谱仪结合,构成电子微探针,用于物质成分分析。

二、不染色检查

形态学检查是认识细菌、鉴定细菌的重要手段。细菌体积微小,需要借助于显微镜放大 1000 倍左右才可识别。细菌无色透明,直接镜检只能观察到细菌动力,对形态、大小、排列、染色特性以及特殊结构的观察,需要经过一定染色后镜检。研究超微结构则需要用电子显微镜观察。

1. 悬滴法 取洁净的凹形载玻片以及盖玻片各一张,在凹孔四周的平面上涂布一层薄薄的凡士林,用接种环挑取细菌培养液或细菌生理盐水悬液 1～2 环放置于盖玻片中央,将凹窝载玻片的凹面向下对准盖玻片上的液滴轻轻按压,然后迅速翻转载玻片,将四周轻轻压实,使凡士林密封紧密,不至于菌液挥发,于镜下观察。先用低倍镜调成暗光,对准焦距后以高倍镜观察,不可压破盖玻片。有动力的细菌可见其从一处移到另一处,无动力的细菌呈布朗运动而无位置的改变。螺旋体由于菌体纤细、透明,需用暗视野显微镜或相差显微镜观察其形态与动力。

2. 湿片法 又称压片法。用接种环挑取菌悬液或培养物 2 环,置于洁净载玻片中央,轻轻压上盖玻片,于油镜下观察。制片时注意菌液适量以防外溢,并避免产生气泡。

3. 毛细管法 主要用于检查厌氧菌的动力。先将待检菌接种在适宜的液体培养基中,经厌氧培养过夜后,以毛细管(长 60～70 mm,直径 0.5～1.0 mm)吸取培养物,菌液进入毛细管后用火焰密封毛细管两端。将毛细管固定在载玻片上,然后镜检。

三、染色检查

通过对标本染色,能观察到细菌的形态、大小、排列、染色特性,以及荚膜、鞭毛、芽胞、异染颗粒等结构,有助于细菌的初步识别或诊断。染色标本除能看到细菌形态外,还可将细菌按照染色反应加以分类。如革兰染色分为革兰阳性菌和革兰阴性菌。细菌的等电点较低,为 pH 2～5,一般情况下细菌带负电荷,容易被带正电荷的碱性染料(如亚甲蓝、碱性复红、沙黄、结晶紫等)着色。

(一) 染色的基本步骤

1. 涂片 从肉汤增菌液、半固体斜面、平板上挑取菌液、菌苔或菌落,滴加一小滴菌液与洁净载玻片上,轻轻涂布散开。标本可直接涂于载玻片上,有的标本或培养液在载玻片上不易附着,可用少量无菌血清或蛋白溶液一起涂片。涂片时动作应轻柔,动作过大的剧烈操作会改变细菌的排列形式或导致细菌鞭毛脱落。

2. 干燥 制备好的玻片应在室温下自然干燥。

3. 固定 在酒精灯火焰上快速通过 3 次加热固定(温度不可过高)。固定的目的:①杀死细菌;②使染料易于着色;③使细菌附着于玻片上不易被水冲掉。固定温度过高可使细菌蛋白变性、焦糊,影响细菌蛋白结合染料能力,甚至改变细菌染色特性。

4. 染色 染色液多为水溶性,一般用低浓度染色液(小于 10 g/L)为佳。染色分为单染色和复染色两种。为了促使染料与细菌结合,染液中可加入酚、明矾、碘液等,起到媒染作用,也可加热促进着色。

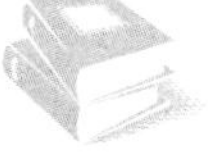
NOTE

5. 脱色 常用的脱色剂有醇类、丙酮、氯仿等。酸类可作为碱性染料的脱色剂,而碱类可作为酸性

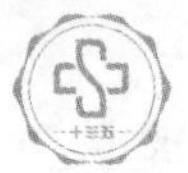

染料的脱色剂。乙醇是常用脱色剂,70%乙醇加无机酸脱色能力强,常用作抗酸染色的脱色剂,95%乙醇常用于革兰染色。

6. 复染 又称对比染色,起到反衬作用。复染液应与初染液的颜色不同,并形成鲜明对比。复染可使脱色后的细菌重新着色。

7. 冲洗 将残余的染料用水冲洗干净。

(二) 革兰染色法

1. 初染 第一液初染剂(结晶紫)染色 1 min,水洗。

2. 媒染 第二液媒染剂(碘液)染色 1 min,水洗。

3. 脱色 第三液脱色剂(95%乙醇)10~30 s,水洗。

4. 复染 第四液复染剂(稀释石炭酸复红或沙黄)染色 30 s,水洗,自然干燥后镜检。

5. 结果 油镜下观察,革兰阳性菌呈紫色,革兰阴性菌呈红色。

6. 注意事项 染色结果常受到操作者技术影响,尤其容易过度脱色,使阳性菌染成阴性,应经常用已知标准菌株如金黄色葡萄球菌和大肠埃希菌作为阳性和阴性对照。染色关键在于涂片和脱色,涂片不宜太厚,固定不宜过热,脱色不宜过度。

知识链接

自动革兰染色法:全自动革兰染色仪(PREVI Color Gram),采用环保设计,通过了欧盟CEIVD认证。与传统手工相比,该仪器是将染液雾化后喷洒在玻片上,可根据涂片厚薄调整染液量,整个过程快速、洁净、经济、安全。过程全封闭避免污染,高效率(每小时可染片 300 张),实现自动化控制,染色过程标准化。

(三) 抗酸染色法

抗酸染色法主要用于检查临床标本中的结核分枝杆菌等均有抗酸性的细菌。常用的方法有以下两种。

1. 萋-尼(Ziehl-Neelsen)染色法

(1) 涂片、干燥、加热固定后滴加 2~3 滴石炭酸复红液,用火焰微微加热至出现蒸汽,维持至少 5 min(可补充染液,勿使蒸发变干),水洗。

(2) 用第二液盐酸乙醇脱色约 1 min,至涂片无色或淡红色为止,水洗。

(3) 滴加第三液亚甲蓝复染液复染 1 min,水洗,自然干燥后镜检。

(4) 结果:抗酸菌呈红色,背景及其他细菌呈蓝色。

2. 金永(Kinyoun)染色法

(1) 用接种环挑取待检标本涂片,自然干燥。

(2) 滴加石炭酸复红染 5~10 min,不用加热,水洗。

(3) 滴加盐酸乙醇脱色至无色为止,水洗。

(4) 滴加亚甲蓝复染液复染 30 s,水洗待干燥后镜检。

(5) 结果:抗酸菌染成红色,其他细菌、细胞等为蓝色。

(四) 鞭毛染色法

(1) 将细菌在肉汤培养基中传代 6~7 次。在斜面培养基中加入肉汤培养基 2 mL,将传代的肉汤培养物接种于斜面琼脂与液体交界处,置 35 ℃孵育 7~16 h(变形杆菌则放置于 22~25 ℃)。

(2) 用接种环自交界处挑取一环菌液,轻轻放在盛有 3~4 mL 无菌蒸馏水的小碟表面,使细菌自由分散,浮在表面,静置于孵箱 4~5 min。

(3) 从该菌液内取出 1 环菌液,置于洁净的玻片上,于 37 ℃孵育箱内自行干燥,不能用火焰固定。

(4) 滴加鞭毛染色液染色 10~15 min,轻轻冲洗,自然干燥后镜检。

(5) 镜检从边缘开始,逐渐移至中心,细菌分布少的地方鞭毛容易观察,细菌密集的地方鞭毛被菌

NOTE

体挡住，不易观察。

(6) 结果：菌体和鞭毛均染成红色。

(五) 墨汁荚膜染色法

(1) 标本(脑脊液)离心沉淀物涂片，标本与墨汁的比例为1：1或2：1，滴加一滴国产(质优)或印度墨汁混匀。

(2) 小心放上盖玻片，勿产生气泡，轻轻按压后镜检。

(3) 先在低倍镜下寻找有荚膜的细菌，然后用高倍镜或油镜确认。新型隐球菌可以见到宽厚透亮的荚膜，背景为黑色。

(六) 异染颗粒染色法

1. 初染 在已固定的涂片上滴加染液(甲苯胺蓝和孔雀绿的乙醇溶液)，染3～5 min，水洗。

2. 复染 用碘化钾溶液染1 min，水洗。自然干燥后镜检。

3. 结果 菌体呈绿色，异染颗粒为蓝黑色。

4. 注意事项 玻片应高度洁净，染液新鲜配制、无沉淀物。

(七) 芽胞染色(石炭酸复红法)

(1) 细菌涂片、自然干燥后火焰固定。

(2) 滴加石炭酸复红染液于玻片上，并用微火加热，使染液冒蒸汽约5 min，冷却后水洗。

(3) 用95%乙醇脱色2 min，水洗。

(4) 碱性亚甲蓝复染0.5 min，水洗，干燥后镜检。

(5) 结果：芽胞呈红色，芽胞囊和菌体呈蓝色。

第二节 细菌的分离培养技术

一、培养基制备

(一) 培养基配制的基本过程

1. 配制溶液 向容器内加入所需水量的一部分，按照培养基的配方，称取各种原料，依次加入使其溶解。对蛋白胨、肉膏等物质，需加热溶解，加热过程所蒸发的水分，应在全部原料溶解后加水补足。配制固体培养基时，先将上述已配好的液体培养基煮沸，再将称好的琼脂加入，继续加热至完全融化。并不断搅拌，以免琼脂糊底烧焦。

2. 调节pH值 用pH试纸(或pH电位计、氢离子浓度比色计)测试培养基的pH值，如不符合需要，可用10%HCl或10%NaOH进行调节，直到调节到配方要求的pH值为止。

3. 过滤 用滤纸、纱布或棉花趁热将已配好的培养基过滤。用纱布过滤时，最好折叠成六层，用滤纸过滤时，可将滤纸折叠成瓦棱形，铺在漏斗上过滤。

4. 分装 已过滤的培养基应进行分装。如果要制作斜面培养基，须将培养基分装于试管中。如果要制作平板培养基或液体、半固体培养基，则须将培养基分装于锥形瓶内。

5. 加棉塞 分装完毕后，需要用棉塞堵住管口或瓶口。堵棉塞的主要目的是过滤空气，避免污染。塞好棉塞的试管和三角烧瓶应盖上厚纸用绳捆扎，进行高压蒸汽灭菌处理。

二、细菌的接种方法

(一) 平板划线分离法

平板划线接种是细菌分离培养的基本技术，微生物检验人员必须熟练掌握，划线分离的目的是将标本中混合或多种细菌在平板上得到分散的单个菌落，为下一步细菌的鉴定等打下基础。平板划线分离

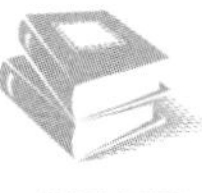

方法有以下几种。

1. 连续划线分离法 主要用于细菌含量较少的标本如尿液等，划线时的起始点在平板的 1/5 处，边缘留有 5 mm 的空白，以防污染进入的细菌被划线进入分离区，接种环灭菌后连续不断地呈密集的"Z"形划线直至划满平板。

2. 分区划线分离法 主要用于细菌含量较多的标本如粪便、脓液、痰液的分离培养。将标本接种于第一区并划线，在第二、三、四区依次用接种环划线，每区划线完毕均烧灼接种环灭菌，待凉后再划下一区，划线时只接触上一区 2～3 次，使细菌逐渐减少以便分离出单个细菌。

3. 棋盘划线分离法 该方法适用于具有重要意义细菌的标本分离培养，标本划线时的起始点在平板的 1/5 处，然后垂直方向做平行划线 6～8 条，然后在垂直方向划线 6～8 条呈方格状，形似棋盘。

（二）倾注接种法

本法主要用于牛乳、饮用水、尿液等液体标本的细菌计数。用无菌生理盐水将标本适度稀释后，取 1 mL 注入与已熔化并冷却至 50 ℃左右的培养基 15 mL，混匀，待冷却后放 35～37 ℃孵箱。培养 24 h 后计数平板上菌落数，再乘以稀释倍数，即可计算出每毫升标本中的细菌数量。

（三）穿刺接种法

此法用于保存菌种、观察动力及某些生化反应。用接种针挑取细菌培养物，在半固体培养基中央穿刺至培养基 3/4 处，然后沿原路小心拔出接种针。

（四）液体接种法

用无菌接种环挑取菌落或标本，在试管内壁与液面交界处轻轻研磨，使细菌混匀于液体培养基内。

（五）斜面接种法

此法主要用于细菌鉴定、保存、观察动力及某些生化反应。用左手握住菌种管和斜面培养基，右手持接种针，右手小指与手掌、小指与无名指分别拔出两管的棉塞，将管口通过火焰灭菌，用接种针挑取菌落，插入斜面培养基至管 3/4 处，拔出接种针后在斜面上蜿蜒划线。火焰灭菌，塞上棉塞，将斜面培养基放入 35～37 ℃培养箱孵育。

（六）涂布法

目前该法主要用于纸片扩散法细菌药敏试验时的细菌接种。用无菌棉拭子蘸取一定浓度的菌液，在平板上反复涂抹均匀，尽可能使细菌均匀分布于琼脂表面，稍晾干后放置药敏纸片。

知识链接

细菌自动接种法：全自动接种仪是近几年开发推向市场的先进仪器，适合于标本量比较大的实验室，整个过程为程序控制自动化操作，有利于标本接种的标准化，细菌分离效果良好，是临床微生物实验室未来实现自动化流水线的重要环节。

三、细菌的培养方法

（一）需氧培养法

需氧培养法是指需氧或兼性厌氧菌等在普通大气环境下的培养方法，又称普通培养法，是目前微生物实验室最常用的常规培养方法。将标本接种于相应的培养基，如血琼脂平板、巧克力色琼脂、斜面琼脂等，放置于 35～37 ℃培养箱内，孵育 18～24 h，满足需氧菌和兼性厌氧菌的生长需要。

（二）CO_2 培养法

大部分细菌在一定浓度的 CO_2 下比在空气（含 O_2）中生长良好，所以，临床标本培养除特殊要求外，放 CO_2 环境培养比较适宜。有一些细菌如肺炎链球菌、脑膜炎奈瑟菌、淋病奈瑟菌、嗜血杆菌、布鲁菌、军团菌等细菌的初代培养时，必须在 5%～10% CO_2 环境中才能生长。常用的方法如下。

NOTE

1. CO_2培养箱法 通过二氧化碳培养箱自动调节CO_2的进入量，以控制培养箱内CO_2的浓度。设定湿度、温度后实现自动控制。可根据需要选择气套或水套等加热方式及箱体体积大小等。

2. 烛缸法 接种好的培养基放入烛缸内，缸口磨砂面涂以适量凡士林，缸内靠近中心位置放入点燃的蜡烛，加密封盖，并轻轻转动上盖，使之受热均匀不爆裂，蜡烛燃烧消耗氧气产生CO_2，1 min 左右蜡烛自行熄灭，此时CO_2浓度为5%～10%。将烛缸放入35～37 ℃培养箱中即可。

3. 化学法 常用碳酸氢钠-盐酸法。按照每升体积加入碳酸氢钠0.4 g与浓盐酸0.35 mL的比例，分别置于容器内，将接种好的培养基放入其中，盖紧缸盖后慢慢倾斜，使浓盐酸与碳酸氢钠接触，化学反应开始，产生CO_2。将干燥器放入35～37 ℃培养箱中即可。

4. 气袋法 选择无毒、无害的带封口的洁净塑料袋，将接种好的培养基和CO_2产生管放入其中，尽量去除袋内空气后密封袋口。小心折断CO_2产生管开始产生CO_2，将气袋放入35～37 ℃培养箱中即可。

（三）微需氧培养法

微需氧菌如弯曲菌在大气中和无氧环境中均不能生长，需要在5% O_2+10% CO_2+85% N_2的环境才能生长。可用“三气”培养箱进行培养。

（四）厌氧培养法

1. 庖肉培养基法 培养基中的肉渣含有不饱和脂肪酸以及巯基等还原性物质，能吸收培养基中的氧，并使氧化还原电势降低，液面覆盖一层无菌凡士林或石蜡以隔绝空气，可形成良好的厌氧条件以满足厌氧菌生长。先将庖肉培养基在水浴中煮沸10 min，冷却后将标本接种于庖肉培养基内，然后在培养基表面加无菌石蜡或凡士林，37 ℃孵育24～48 h，观察厌氧菌生长情况。

2. 焦性没食子酸法 焦性没食子酸加入碱性溶液后能迅速而大量吸收氧，生成深棕色的焦性没食子橙，它能在任何封闭容器内有效地吸收氧而形成厌氧菌生长的适宜条件。

3. 厌氧缸法 密封缸内放置冷触媒钯粒10～20颗，煮沸去氧的亚甲蓝指示剂1管，将标本接种于厌氧琼脂平板上放置于密封缸内。用真空泵抽出缸内空气，充入N_2，反复2～3次后，再冲入85% N_2+10% CO_2+5% H_2的混合气体。37 ℃孵育24～48 h，观察厌氧菌生长情况。

4. 厌氧培养箱法 将标本接种于培养基后放厌氧培养箱内，通过抽气换气去除氧，形成厌氧环境。厌氧培养箱首先必须外接含厌氧气体的气瓶，装有真空表、真空泵、温控器、指示灯、气阀等。

四、细菌的生长现象

（一）细菌在固体培养基上的生长现象

1. 观察菌落特征 通过观察菌落的特征，以确定对该菌如何进一步鉴别。菌落的各种特征包括大小、形状、凸起、边缘、颜色、色素、光泽、硬度、表面、透明度和黏度等。

2. 血琼脂平板上的溶血现象

（1）α溶血：菌落周围血培养基变为绿色环状；红细胞外形完整无缺。

（2）β溶血：红细胞溶解在菌落周围形成一个完全清晰透明的环。

（3）γ溶血：菌落周围的培养基没有变化；红细胞没有溶解或无缺损。

（4）双环：菌落周围完全溶解的晕圈外有一个部分溶血的第二圆圈。

3. 气味 通过某些细菌在平皿培养基上代谢活动产生的气味，结合液体培养基上的性状，有助于细菌的鉴定。从微生物生物安全角度出发，不提倡直接用鼻子去闻培养基上的菌落。

（二）细菌在液体培养基中的生长现象

1. 肉汤培养基 混浊度（混、中等微混、透明）、有无沉淀（粉状、颗粒状、絮状）、有无菌膜（膜状、环状、皱状），以及气味和色素等。细菌数量达10^6～10^7 CFU/mL时培养肉汤才见混浊。

2. 血液培养的检查和传代培养 血液培养用的培养瓶最好先在35 ℃中预温，再将血液接种于培养瓶（培养基容量：血液量=10：1），培养瓶置35 ℃保持6～18 h后，用肉眼观察其生长现象，如溶血、

NOTE

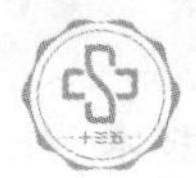

产生气体或混浊度等。应每天肉眼检查细菌生长情况：若生长阳性应做进一步的分离鉴定和药敏试验；若生长阴性应孵至第7天弃去。有些细菌如奈瑟菌属和嗜血杆菌属的菌株、放线菌属的细菌都需要较长时间培养。血培养孵育24 h后，肉眼观察阴性的血培养瓶一般不需做常规显微镜检查，因培养物中有10^5 CFU/mL，才能通过革兰染色检出细菌。

（三）细菌在半固体培养基中的生长现象

半固体培养基用于观察细菌的动力，有动力的细菌除了在穿刺接种的穿刺线上生长外，在穿刺线的周围可见有混浊或细菌生长的小菌落。

五、人工培养细菌的用途

（一）在医学中的应用

细菌培养对疾病的诊断、预防、治疗和科学研究等多方面都具有重要的作用。

1. 感染性疾病的病原学诊断与治疗 取患者标本进行细菌分离培养、鉴定和药物敏感试验，是感染性疾病诊断最可靠的科学依据，并可指导临床治疗选择抗菌药物。

2. 细菌学研究 研究细菌的生理、遗传、变异、免疫性和耐药性等均需人工进行细菌培养。人工进行细菌培养还是人类发现新病原菌的先决条件之一。

3. 生物制品的制备 将分离培养出来的纯种细菌制成诊断菌液，供传染病诊断使用。制备疫苗、类毒素以供预防传染病使用。将制备的疫苗或类毒素注入动物体内，获取免疫血清或抗毒素，可用于传染病治疗。上述制备的制剂统称生物制品，在医学上有广泛用途。

（二）在工农业生产中的应用

细菌在培养过程中可产生多种代谢产物，经过加工处理可制成抗生素、维生素、氨基酸、有机溶剂、酒、酱油、味精等产品。细菌培养物还可用于处理废水和垃圾、制造菌肥和农药，以及生产酶制剂等。

（三）在基因工程中的应用

因为细菌具有繁殖快、易培养的特点，所以，大多数基因工程的实验和生产先在细菌中进行。如将带有外源性基因的重组DNA转化给受体菌，使其在菌体内获得表达，已成功制备出胰岛素、干扰素、乙型肝炎基因工程疫苗等生物制剂。

第三节 细菌的生化鉴定技术

一、糖类代谢试验

1. 糖（醇、苷）类发酵试验

(1) 原理：不同细菌含有发酵不同糖类的酶，分解糖的能力各有不同，产生的代谢产物也随细菌种类而异。观察细菌能否分解各类单糖（葡萄糖等）、双糖（乳糖等）、多糖（淀粉等）和醇类（甘露醇）、糖苷（水杨苷等），是否产酸或产气。

(2) 方法：将纯培养的细菌接种到各种糖培养管中，放置一定条件下孵育后取出，观察结果。

(3) 结果判断：若细菌能分解此种糖类产酸，则指示剂呈酸性变化；不分解此种糖类，则培养基无变化。产气可使液体培养基中倒置的小管内出现气泡，或在半固体培养基内出现气泡或裂隙。

(4) 注意事项：糖发酵的基础培养基内必须不含有任何其他糖类和硝酸盐，以免出现假阳性反应。因为有些细菌可使硝酸盐还原产生气体，而影响发酵糖类产生气体结果观察。

2. 葡萄糖代谢类型鉴别试验

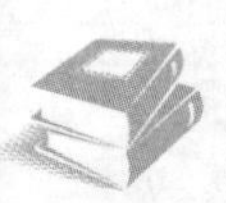
NOTE

(1) 原理：又称氧化-发酵（O-F）试验，观察细菌对葡萄糖分解过程中是利用分子氧（氧化型），还是无氧降解（发酵型），或不分解葡萄糖（产碱型）。

(2) 方法：从平板上或斜面上挑取少量细菌，同时穿刺接种于 2 支 O-F 管，其中 1 支滴加无菌液体石蜡覆盖液面 0.3～0.5 cm 高度，经 37 ℃培养 48 h 后，观察结果。

(3) 结果判断：仅开放管产酸为氧化型，两管都产酸为发酵型，两管均不变为产碱型。

(4) 注意事项：有些细菌不能在 O-F 培养基上生长，若出现此类情况，应在培养基中加入 2%血清或 0.1%酵母浸膏，重做 O-F 试验。

3. β 半乳糖苷酶试验(ONPG 试验)

(1) 原理：某些细菌具有 β-半乳糖苷酶，可分解邻硝基酚-β-D-半乳糖，生产黄色的邻硝基酚。

(2) 方法：取纯菌落用无菌盐水制成浓的菌悬液，加入 ONPG 溶液 0.25 mL，35 ℃水浴，于 20 min 和 3 h 观察结果。

(3) 结果判断：通常在 20～30 min 内显色。出现黄色为阳性反应。

(4) 注意事项：①ONPG 溶液不稳定，若培养基变为黄色即不可再用。②ONPG 试验结果不一定与分解乳糖相一致。

4. 三糖铁试验(TSI 试验)

(1) 原理：能发酵葡萄糖和乳糖的细菌产酸产气，使三糖铁的底层与斜面均呈黄色，并有气泡产生；只能发酵葡萄糖而不发酵乳糖的细菌，斜面呈红色而底层为橙黄色；有些细菌能分解培养基中的含硫氨基酸生产硫化氢，硫化氢遇到铅或铁离子形成黑色的硫化铅或硫化铁沉淀物。

(2) 方法：挑取纯菌落接种于三糖铁琼脂上，置 35 ℃培养 18～24 h。

(3) 结果判断：出现黑色沉淀物为硫化氢试验阳性。

(4) 注意事项：三糖铁琼脂高压灭菌时要掌握好温度和时间，以免培养基中的糖被分解。

5. 甲基红试验

(1) 原理：某些细菌能分解葡萄糖产生丙酮酸，丙酮酸进一步分解为乳酸、甲酸、乙酸，使培养基的 pH 值下降到 4.5 以下，加入甲基红指示剂即显红色(甲基红变红范围为 pH 4.4～6.0)；某些细菌虽能分解葡萄糖，若产酸量少，培养基的 pH 在 6.0 以上，加入甲基红指示剂则呈黄色。

(2) 方法：将待检菌接种于上葡萄糖蛋白胨水培养基中，35 ℃培养 1～2 日，加入甲基红试剂 2 滴，立即观察结果。

(3) 结果判断：红色者为阳性，黄色者为阴性。

(4) 注意事项：①培养基中的蛋白胨可影响甲基红试验结果，在使用每批蛋白胨之前要用已知甲基红阳性细菌和阴性细菌做质量控制；②甲基红反应并不因增加葡萄糖的浓度而加快。

6. V-P(Voges-Proskaurer)试验 亦称伏普试验。

(1) 原理：某些细菌能分解葡萄糖产生丙酮酸，并进一步将丙酮酸脱羧成为乙酰甲基甲醇，后者在碱性环境中被空气中的氧氧化成为二乙酰，后者与培养基中的精氨酸等所含的胍基结合，形成红色的化合物，即为 V-P 试验阳性。

(2) 操作步骤如下。

①将待检细菌接种于葡萄糖蛋白胨水培养基中，35 ℃孵育 1～2 日。

②贝氏(Barritt)法观察：观察时按每 2 mL 培养物加入甲液 1 mL、乙液 0.4 mL 混合，置 35 ℃，15～30 min 出现红色为阳性。若无红色，应置 37 ℃，4 h 后再判断。

(3) 结果判断：红色者为阳性。

(4) 注意事项：①有些微生物检验人员有一个误解，认为 V-P 试验阳性菌甲基红试验自然为阴性，或反之亦然。实际上，肠杆菌科的大多数细菌产生相反的反应(由于乙酰甲基甲醇形成碱性，导致甲基红试验阴性和 V-P 试验阳性)。某些细菌如蜂房哈弗尼菌和奇异变形杆菌，35 ℃培养甲基红试验和 V-P 试验同时阳性反应，后者常延迟出现。②α-萘酚酒精容易失效，试剂放室温暗处可保存 1 个月。KOH 溶液可长期保存。国产的多采用贝氏法。

7. 淀粉水解试验

(1) 原理：产生淀粉酶的细菌能将淀粉水解为糖类，在培养基上滴加碘液时，在菌落周围出现透

NOTE

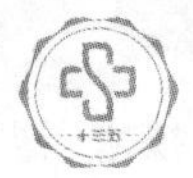

明区。

(2) 方法:将被检菌划线接种于淀粉琼脂平板或试管中,35 ℃培养 18～24 h,加入碘液数滴,立即观察结果。

(3) 结果判断:阳性反应时菌落周围有无色透明区,其他地方为蓝色;阴性反应时培养基全部为蓝色。

(4) 应用:用于某些细菌的分型与鉴定,如白喉棒状杆菌重型淀粉酶水解试验阳性,轻、中型为阴性;用于芽胞杆菌属菌种和厌氧菌某些种的鉴定。

8. 胆汁七叶苷试验

(1) 原理:在 10%～40%胆汁存在条件下,某些细菌具有分解七叶苷的能力。七叶苷被细菌分解生产七叶素,七叶素与培养基中的枸橼酸铁的二价铁离子发生反应形成黑色化合物。

(2) 方法:被检菌接种于胆汁七叶苷培养基中,35 ℃培养 18～24 h,观察结果。

(3) 结果判断:培养基变黑为阳性,不变为阴性。

(4) 应用:主要用于 D 群链球菌与其他链球菌的鉴别,以及肠杆菌科细菌某些种的鉴别。

9. 明胶液化试验

(1) 原理:细菌分泌的胞外蛋白水解酶(明胶酶)能分解明胶,使明胶失去凝固能力而液化。

(2) 方法:将待检菌接种于明胶培养基中,35 ℃培养 24 h 至 7 日或更长时间,每培养 24 h 取出放入 4 ℃冰箱约 2 h 后观察有无凝固。

(3) 结果判断:如无凝固,则表示明胶已被水解,液化试验阳性,如凝固则需继续培养。

(4) 注意事项:培养时间要足够长,时间不够容易形成假阴性;应该同时做阳性对照和阴性对照。

10. 吡咯烷酮芳基酰胺酶(PYR)试验 多数肠球菌含有吡咯烷酮芳基酰胺酶(pyrrolidonyl arylamidase),能水解吡咯烷酮-β-萘基酰胺(L-pyrrolidonyl-β-naphthylamide,PYR),释放出 β-萘基酰胺,后者可与 PYR 试剂(N,N-dimethylamino-cinnamaldehyde)作用,形成红色的复合物。

直接取细菌培养物涂在 PYR 纸片上,放 35 ℃孵育 5 min,滴加显色剂,若显红色为阳性,无色或不改变为阴性。

11. 葡萄糖酸盐氧化试验

(1) 原理:某些细菌可氧化葡萄糖酸钾,产生 α-酮基葡萄糖酸。α-酮基葡萄糖酸是一种还原性物质,可与班氏试剂反应,生成棕色或砖红色的氧化亚铜沉淀。

(2) 方法:将待检菌接种于葡萄糖酸盐培养基中(1 mL),置 35 ℃孵育 48 h,加入班氏试剂 1 mL,于水浴中煮沸 10 min,迅速冷却观察结果。

(3) 结果判断:出现由黄色到砖红色沉淀为阳性;不变色或仍为蓝色为阴性。

(4) 注意事项:隔水煮沸应注意试管受热均匀,以防管内液体喷出烫伤和生物危害。

二、氨基酸和蛋白质代谢试验

1. 吲哚试验

(1) 原理:某些细菌具有色氨酸酶,能分解培养基中的色氨酸生产吲哚,吲哚与试剂(对二甲氨基苯甲醛)作用,形成玫瑰吲哚而呈红色。

(2) 方法:将待检细菌接种于蛋白胨水培养基中,35 ℃孵育 1～2 日,沿管壁慢慢加入吲哚试剂 0.5 mL,即可观察结果。

(3) 结果判断:两液面交界处呈红色反者为阳性,无色为阴性。

(4) 注意事项:蛋白胨中应含有丰富的色氨酸,否则不能应用。

2. 尿素试验

(1) 原理:某些细菌能产生脲酶,分解尿素形成氨,使培养基变碱性,酚红指示剂随之变红色。

(2) 方法:将待检细菌接种于尿素培养基中,35 ℃孵育 1～4 日。

(3) 结果判断:呈红色者为尿素试验阳性。

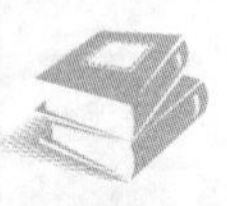

NOTE

(4) 注意事项:所有尿素培养基均依靠出现碱性来证实,故对尿素不是特异的。某些细菌如铜绿假单胞菌可分解培养基中的蛋白胨,使 pH 值升高而呈碱性,造成假阳性。因此,必须用无尿素的相同培养基作为对照。

3. 氨基酸脱羧酶试验

(1) 原理:有些细菌能产生某种氨基酸脱羧酶,使该种氨基酸脱去羧基生产胺(如赖氨酸-尸胺,鸟氨酸-腐胺,精氨酸-精胺),从而使培养基变为碱性,指示剂变色。

(2) 方法:挑取单个菌落接种于含有氨基酸及不含氨基酸的对照培养基中,加无菌液体石蜡覆盖,35 ℃孵育 4 日,每日观察结果。

(3) 结果判断:若仅发酵葡萄糖显黄色,为阴性;由黄色变为紫色,为阳性。对照管(不含氨基酸)为黄色。

(4) 注意事项:①由于脱羧酶培养基含有蛋白胨,培养基表面的蛋白胨氧化和脱氨基作用可产生碱性反应,所以,培养基应封闭,隔绝空气以消除假阳性反应。②不含氨基酸的空白对照管,孵育 18～24 h 后仍应保持黄色(发酵葡萄糖)。

4. 苯丙氨酸脱氨酶试验

(1) 原理:有些细菌产生苯丙氨酸脱氨酶,使苯丙氨酸脱去氨基生产苯丙酮酸,与三氯化铁作用形成绿色化合物。

(2) 方法:将待检细菌接种于苯丙氨酸琼脂斜面,35 ℃孵育 18～24 h,在生长的菌苔上滴加三氯化铁试剂,立即观察结果。

(3) 结果判断:斜面呈绿色为阳性。

(4) 注意事项:①注意接种菌量要多,否则可出现假阴性反应。②苯丙氨酸脱氨酶试验需在加入三氯化铁试剂后立即观察结果,因为绿色很快褪去,不管阳性或阴性结果,都必须在 5 min 内作出判断。

5. 硫化氢试验

(1) 原理:细菌分解培养基中的含硫氨基酸(如胱氨酸、半胱氨酸)生产硫化氢,硫化氢遇到铅或铁离子生产黑色硫化物。

(2) 方法:将培养物接种于醋酸铅培养基或克氏铁琼脂等培养基,35 ℃孵育 1～2 日,观察结果。

(3) 结果判断:呈黑色者为阳性。

(4) 注意事项:如用克氏铁琼脂等培养基,则可有硫代硫酸钠、硫酸钠或亚硫酸钠还原产生硫化氢,阳性时可与二价铁生产黑色的硫化铁,阴性不产生黑色沉淀。

6. 精氨酸双水解酶试验

(1) 原理:精氨酸经两次水解后生产鸟氨酸、氨及二氧化碳,鸟氨酸又在脱羧酶的作用下生成腐胺,氨与腐胺均为碱性物质,可使培养基指示剂变色。

(2) 方法:将待检菌接种于精氨酸双水解酶试验用培养基上,35 ℃孵育 1～4 日,观察结果。

(3) 结果判断:溴甲酚紫指示剂呈紫色为阳性,酚红指示剂呈红色为阳性,黄色为阴性。

(4) 应用:主要用于肠杆菌科细菌及假单胞菌属某些细菌的鉴定。

三、有机酸盐和铵盐代谢试验

1. 枸橼酸盐利用试验

(1) 原理:在枸橼酸盐培养基中,细菌能利用的碳源只有枸橼酸盐。当某种细菌能利用枸橼酸盐时可将其分解为碳酸钠,使培养基变为碱性,pH 指示剂为溴麝香草酚蓝,由淡绿色变为深蓝色。

(2) 方法:将待检细菌接种于枸橼酸盐培养基斜面,35 ℃孵育 1～7 日。

(3) 结果判断:培养基由淡绿色变为深蓝色者为阳性。

(4) 注意事项:接种时菌量应适宜,过少可发生假阴性,接种物过量可导致假阳性。

2. 乙酰胺利用试验

(1) 原理:非发酵菌产生脱酰胺酶,可使乙酰胺经脱酰胺酶作用释放氨,使培养基变碱。

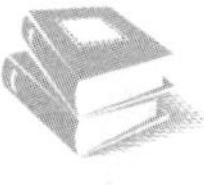
NOTE

（2）方法：将待检菌接种于乙酰胺培养基中，放 35 ℃孵育 24～48 h，观察结果。

（3）结果判断：培养基由黄色变为红色为阳性。如果不生长，或轻微生长，培养基颜色不变为阴性。

（4）应用：主要用于非发酵菌的鉴定。铜绿假单胞菌、脱硝无色杆菌、食酸代尔伏特菌为阳性。其他非发酵菌大多数为阴性。

四、酶类试验

1. 触酶试验

（1）原理：具有触酶（过氧化氢酶）的细菌，能催化过氧化氢释放出新生态氧，继而形成分子氧，出现气泡。

（2）方法：取 3%过氧化氢溶液 0.5 mL，滴加于不含血液的细菌培养基上，或取 1～3 mL 滴加于盐水菌悬液中。

（3）结果判断：培养物出现气泡者为阳性。

（4）注意事项：①细菌要求新鲜；②不宜用血琼脂平板上的菌落做触酶实验，因红细胞内含有触酶，可能出现假阳性；③需用已知阳性菌和阴性菌做对照。

2. 氧化酶试验

（1）原理：氧化酶（细胞色素氧化酶）是细胞色素呼吸酶系统的酶。具有氧化酶的细菌首先使细胞色素 C 氧化，再由氧化型细胞色素 C 使对苯二胺氧化，生成具有颜色的醌类化合物。

（2）方法：取洁净的滤纸一小块，蘸取菌苔少许，加一滴 10 g/L 盐酸对苯二胺溶液于菌落上，观察颜色变化。

（3）结果判断：立即呈粉色并迅速转为紫红色者为阳性。

（4）注意事项：①试剂在空气中容易氧化，故应经常更换试剂，或配制时试剂内加入 0.1%维生素 C 以减少自身氧化；②不宜采用含有葡萄糖的培养基上的菌落（葡萄糖发酵可抑制氧化酶活性）；③实验时应避免含铁的培养基等含铁物质，因本实验过程中，遇铁时会出现假阳性。

3. 靛酚氧化酶试验

（1）原理：具有氧化酶的细菌，首先使细胞色素 C 氧化，再由氧化型细胞色素 C 使盐酸对二甲胺甲苯胺氧化，并与 α-萘酚结合，生产靛酚蓝而呈蓝色。

（2）方法：取靛酚氧化酶纸片，用无菌盐水浸湿后，直接蘸取细菌培养物，立即观察结果。

（3）结果判断：纸片在 10 s 内变成蓝色为阳性。

4. 血浆凝固酶试验

1）原理　金黄色葡萄球菌可产生两种凝固酶。一种是结合凝固酶，结合在细胞壁上，使血浆中的纤维蛋白原变成纤维蛋白而附着于细菌表面而发生凝集，可用玻片法测出。另一种是菌体生成后释放于培养基中的游离凝固酶，能使凝血酶原变成凝血酶类物质，从而使血浆发生凝固。

2）方法

（1）玻片法：取兔或人血浆和盐水各一滴分别置于清洁玻片上，挑取待检菌落分别与血浆及盐水混合。如果血浆中有明显的颗粒出现而盐水中无自凝现象为阳性。

（2）试管法：取试管 2 支，分别加入 0.5 mL 的血浆（经生理盐水 1∶4 稀释），挑取菌落数个加入测定管充分研磨混匀，用已知阳性菌株加入对照管，37 ℃水浴 3～4 h。血浆凝固为阳性。

3）结果判断

（1）玻片法：如血浆中有明显的颗粒出现而盐水中无自凝现象为阳性。

（2）试管法：血浆凝固为阳性。

4）注意事项　若被检菌为陈旧的肉汤培养物（18～24 h）或生长不良、凝固酶活性低的菌株往往出现假阴性。

5. DNA 酶试验

NOTE

（1）原理：某些细菌可产生细胞外 DNA 酶。DNA 酶可水解 DNA 长链，形成数个单核苷酸组成的寡核苷酸链。水解后形成的寡核苷酸可溶于酸，在菌落平板上加入酸后若菌落周围出现透明环，表示该菌具有 DNA 酶。

(2) 方法：将待检细菌点种于 DNA 琼脂平板上，35 ℃培养 18～24 h，在细菌生长物上加一层 1 mol/L 盐酸（使菌落浸没）。

(3) 结果判断：菌落周围出现透明环为阳性，无透明环为阴性。

(4) 注意事项：培养基表面凝固水需烘干，以免细菌蔓延生长。也可在营养琼脂的基础上增加 0.2% DNA。

6. 硝酸盐还原试验

(1) 原理：硝酸盐培养基中可被某些细菌还原为亚硝酸盐，后者与乙酸作用生产亚硝酸。亚硝酸与对苯氨基苯磺酸作用形成偶氮苯磺酸，再与 α 萘胺结合成红色的 N-α 萘胺偶氮苯磺酸。

(2) 方法：将待检细菌接种于硝酸盐培养基中，35 ℃孵育 1～2 日，加入甲液和乙液各 2 滴，即可观察结果。若加入硝酸盐试剂不出现红色，需检查硝酸盐是否被还原。可于原试管内加入少量锌粉，如出现红色，证明产生芳基肼，表示硝酸盐仍然存在；若仍不产生红色，表示硝酸盐已被还原为氨和氮。也可在培养基内加 1 支倒置的小试管，若有气泡产生，表示有氮气产生，用以排除假阴性。

(3) 结果判断：呈红色者为阳性。若不呈红色，在加入少量锌粉，如仍不变为红色者为阳性，表示培养基中的硝酸盐已被还原为亚硝酸盐，进而分解成氨和氮。加锌粉后变为红色者为阴性。表示硝酸盐未被细菌还原，红色反应是由于锌粉的还原所致。

(4) 注意事项：本实验在判定结果时，必须在加试剂之后立即判定结果，否则因颜色迅速褪色而造成判定困难。

五、其他试验

1. 氢氧化钾拉丝试验

(1) 原理：革兰阴性菌的细胞壁在稀碱溶液中容易破裂，释放出 DNA，使氢氧化钾菌悬液呈现黏性，可用接种环搅拌后拉出黏液丝，而革兰阳性菌在稀碱溶液中没有上述变化。

(2) 方法：取 1 滴 40 g/L 氢氧化钾水溶液于洁净玻片上，取新鲜菌落少量混合均匀，并不断提拉接种环，观察是否出现拉丝。

(3) 结果判断：出现拉丝者为阳性，否则为阴性。

2. 黏丝试验

(1) 霍乱弧菌与 0.5%去氧胆酸盐溶液混匀，1 min 内菌体溶解，悬液由浑浊变为清晰，并变为黏稠，用接种环挑取时有黏丝形成。

(2) 方法：在洁净载玻片上加 0.5%去氧胆酸盐溶液，与可疑细菌混匀，用接种环挑取，观察结果。

(3) 结果判断：在 1 min 内菌悬液由浑变清并且黏稠，有黏丝形成为阳性，否则为阴性。

3. CAMP 试验

(1) 原理：B 群链球菌具有“CAMP”因子，能促进葡萄球菌 β 溶血素的活性，使两种细菌在划线处呈现箭头形透明溶血区。

(2) 方法：先用产溶血素的金黄色葡萄球菌在血琼脂平板上划一横线，再取待检的链球菌与前一划线做垂直接种，两者相距 0.5～1.0 cm，置 35 ℃孵育 18～24 h，观察结果。

(3) 结果判断：在两种细菌划线交界处，出现箭头透明溶血区为阳性。

(4) 注意事项：被检菌与金黄色葡萄球菌划线之间留出 0.5～1.0 cm 的距离不得相接。

4. Optochin 敏感试验

(1) 原理：Optochin(ethylhydrocupreine，乙基氢化去甲奎宁的商品名)可干扰肺炎链球菌叶酸的生物合成，抑制该菌生长，故肺炎链球菌对其敏感，而其他链球菌对其耐药。

(2) 方法：将待检的 α 溶血的链球菌均匀涂布在血琼脂平板上，贴放 Optochin 纸片，35 ℃孵育 18～24 h，观察抑菌环的大小。

NOTE

（3）结果判断：肺炎链球菌其抑菌环大于 10 mm。

（4）注意事项：①做 Optochin 敏感试验的平板不能在二氧化碳环境下培养，因其可使抑菌环缩小；②同一血琼脂平板可同时测定几株菌株，但不要超过 4 株；③Optochin 纸片可保存于冰箱中，一般可维持 9 个月。但如用已知敏感的肺炎链球菌检测，其结果为耐药时，纸片应废弃。

5. 新生霉素敏感试验

（1）原理：金黄色葡萄球菌和表皮葡萄球菌可被低浓度新生霉素所抑制，表现为敏感。而腐生葡萄球菌表现为耐药。

（2）方法：将待检菌接种于 MH 琼脂平板或血琼脂平板上，贴上 5 μg/片的新生霉素纸片一张，35 ℃孵育 18～24 h，观察抑菌环的大小。

（3）结果判断：抑菌环直径大于 16 mm 为敏感，小于或等于 16 mm 为耐药。

6. 杆菌肽敏感试验

（1）原理：A 群链球菌对杆菌肽几乎全部敏感，而其他群链球菌对杆菌肽一般为耐药。此试验可用于鉴别 A 群链球菌和非 A 群链球菌。

（2）方法：用棉拭子将待检菌均匀接种于血琼脂平板上，贴上 0.04 U/片的杆菌肽纸片一张，放 35 ℃孵育 18～24 h，观察结果。

（3）结果判断：抑菌环直径大于 10 mm 为敏感，小于或等于 10 mm 为耐药。

7. O/129 抑菌试验

（1）原理：O/129(2,4 二氨基-6,7-二异丙基蝶啶)能抑制弧菌属、发光杆菌属和邻单胞菌属细菌生长，而气单胞菌属和假单胞菌属细菌耐药。

（2）方法：用棉拭子将待检菌均匀涂布于碱性琼脂平板上，10 μg/片、150 μg/片两种含量的 O/129 纸片贴于其上，35 ℃孵育 18～24 h，观察结果。

（3）结果判断：出现抑菌环者表示敏感，无抑菌环者为耐药。

（4）注意事项：弧菌属、邻单胞菌属敏感，气单胞菌属细菌耐药。上述细菌传染性强，危害大，实验过程中务必做好生物安全工作，或在相应生物安全级别实验室进行。

第四节　细菌的非培养检测技术

随着现代医学科技如免疫学、生物化学、分子生物学的快速发展，新的细菌检测技术和方法已广泛用于临床微生物学鉴定。传统的细菌分离、培养及生化反应已不能满足对各种病原微生物的诊断以及流行病学研究的需要。近年来国内外学者已创建了不少快速、简便、特异、敏感、低耗且实用的细菌学检测方法。

一、免疫学检测

在细菌诊断中免疫学的多种方法日益受到关注，用已知抗原或抗体检测抗体或抗原，从而丰富和简化了病原微生物的鉴定手段。

（一）凝集试验

颗粒性抗原如细菌、细胞、乳胶等与相应抗体发生特异性结合，在一定条件下出现肉眼可见的凝块，称为凝集试验(agglutination test)。

1. 直接凝集试验(direct agglutination test)

（1）玻片凝集试验：一种定性试验，用已知抗体检测未知抗原，常用于细菌的鉴定和分型，如沙门菌属、志贺菌属、致病性大肠埃希菌、弧菌属、嗜血杆菌、布鲁菌等细菌的鉴定，以及链球菌初步分型。本法操作简便、实用性强。

NOTE

（2）试管凝集试验：一种半定量试验。用等量的抗原(细菌)与一系列倍比稀释的抗体(抗血清)混合，在 37 ℃孵育 4 h 后放室温或 4 ℃冰箱过夜，观察结果。以最高血清稀释倍数出现凝集的稀释度表示抗体的效价。

2. 间接凝集试验(indirect agglutination test) 将可溶性抗原或抗体吸附于一种与免疫反应无关、大小均匀一致的颗粒性载体上，形成致敏载体，再与相应的未知抗体或抗原作用，在电解质存在的适宜条件下，被动地使致敏载体颗粒出现肉眼可见的凝集现象，称为间接凝集试验。常用做检测血清中细菌、螺旋体、病毒等抗原。间接凝集试验分为正向间接凝集试验、反向间接凝集试验、间接凝集抑制试验和协同凝集试验。

(1) 乳胶凝集试验：将特异性的抗体包被在乳胶颗粒上，通过抗体与相应的细菌抗原结合，产生肉眼可见的凝集反应。常用于大肠埃希菌 O157：H7 鉴定。

(2) 协同凝集试验：金黄色葡萄球菌 A 蛋白(SPA)具有与人及各种哺乳动物 IgG 的 Fc 段结合的能力，而不影响抗体 Fab 段的活性，采用抗体致敏的 SPA 检测细菌即为协同凝集试验。

(二) 沉淀试验

可溶性抗原与相应的抗体结合，在比例适中和电解质存在的条件下，出现肉眼可见的沉淀物为沉淀试验(precipitation test)，包括环状沉淀、絮状沉淀和琼脂扩散三种基本类型。

1. 环状沉淀试验 是将已知的抗血清加于内径 1～3 mm，长 75 mm 的玻璃试管中约 1/3 高度，然后沿管壁慢慢加入稀释的待测抗原溶液，成为交界清晰的两层，置于 35 ℃孵育 5～30 min。液面交界处形成肉眼可见的白色环状沉淀物为阳性。本试验主要用于链球菌、肺炎链球菌、鼠疫耶尔森菌的微量鉴定。

2. 絮状沉淀试验 可溶性抗原与抗体在试管中以适当比例混合后，在电解质存在的条件下，出现絮状沉淀物。本试验用已知抗原检测未知抗体，如肥达反应、外-斐反应等，还可用于毒素、类毒素、抗毒素的定量测定。

3. 琼脂扩散试验 用琼脂制成凝胶，使抗原和抗体在凝胶中扩散，在两者比例适当处形成肉眼可见的沉淀线，为阳性反应。常用于标本中的抗原或抗体测定以及纯度鉴定。

(三) 荧光抗体检测技术

用于快速检测细菌的荧光抗体技术主要有直接法和间接法。直接法：加已知特异性荧光标记的抗血清，经洗涤后在荧光显微镜下观察结果。间接法：用已知的细菌特异性抗体，待作用后经洗涤，再加入荧光标记的第二抗体，经洗涤后在荧光显微镜下观察结果。

(四) 酶联免疫吸附试验

酶联免疫吸附试验(ELISA)技术的应用，大大提高了检测的敏感性和特异性，现已广泛应用于病原微生物的检验。常用的方法有间接法、竞争法、双抗体或双抗原夹心法、捕获法、生物素-亲和素系统。

二、分子生物学技术检测

随着分子生物学技术的飞速发展，对病原微生物的鉴定已不再局限于对它的外部形态结构及生理特性等一般检验上，而是从分子生物学水平上研究生物大分子，特别是核酸结构及其组成。在此基础上建立了众多检测技方法，如核酸探针(Nuclear acid probe)和聚合酶链反应(Polymerase chain reaction)以其敏感、特异、简便、快速的特点成为世人瞩目的生物技术革命的产物，已广泛应用于临床病原菌的检测。

(一) 核酸探针杂交技术

1. 核酸探针杂交技术原理 根据完成杂交反应所处介质的不同，分成固相杂交反应和液相杂交反应。固相杂交技术是在固相支持物上完成的杂交反应，如常见的印迹法和菌落杂交法。预先破碎细菌使之释放 DNA，然后把裂解获得的 DNA 固定在硝基纤维素薄膜上，再加标记探针杂交，依颜色变化确定结果，该法是最原始的探针杂交法，容易产生非特异性背景干扰。固相杂交技术有斑点杂交、Southern 印迹、原位杂交、Nouthern 印迹等。液相杂交法是指杂交反应在液相中完成，不需固相支持，

NOTE

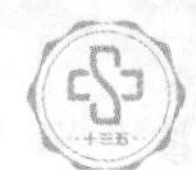

其优点是杂交速度比固相杂交反应速度快，缺点是为消除背景干扰必须进行分离以除去加入反应体系中的干扰剂。

2. 核酸探针的类型 根据核酸探针中核苷酸成分的不同，可将其分成 DNA 探针或 RNA 探针，一般大多选用 DNA 探针。根据选用基因的不同分成两种：一种探针能同微生物中全部 DNA 分子中的一部分发生反应，它对某些菌属、菌种、菌株有特异性；另一种探针只能限制性同微生物中某一基因组 DNA 发生杂交反应，如编码致病性的基因组，它对某种微生物中的一种菌株或仅对微生物中某一菌属有特异性。

3. 核酸探针的应用

(1) 用于检测无法培养、不能用作生化鉴定、不可观察的微生物产物以及缺乏诊断抗原等方面的检测，如肠毒素基因。

(2) 检测细菌耐药基因。

(3) 细菌分型，如 rRNA 分型。

4. 核酸探针的特点

(1) 探针的特异性：探针检测技术的最大优点是特异性，一个适当的 DNA 探针能绝对特异性地与所检微生物而不与其他微生物发生反应。

(2) 探针的敏感性：DNA 探针敏感性取决于探针本身和标记系统。^{32}P 标记物通常可检出相当于 0.5 pg，1000 个碱基对的靶系列，相当于 1000～10000 个细菌。用亲和素标记探针检测 1 h 培养物 DNA 含量在 110 pg，两者敏感性大致相同，而血清学方法只能达到 1 ng 的水平。

（二）聚合酶技术（PCR）的原理

1983 年 Millus 和 Cetus 发明了最基本的扩增 DNA 或增加样品中特殊核苷酸片段数量的聚合酶链反应即 PCR 法。PCR 法建立在三步重复发生反应的基础上。①通过热处理将双股 DNA 变性裂解成单股 DNA；②退火延伸引物至特异性寡核苷酸上；③酶促延伸引物与 DNA 配对合成模板，引物退火，变性 DNA 片段，引物杂交形成的模板可再次参与反应。溶液中核苷酸通过酶聚合成相互补对的 DNA 片段，并能重新裂解成单股 DNA，成为下次 PCR 复制的模板。因此，每次循环特异性 DNA 将以双倍量增加。典型扩增经过 35 次循环能引起 100 万倍的扩增。在 PCR 反应中引入 Taq 聚合酶使反应得以半自动化和简便反应程序。用扩增 DNA 进行的 PCR 反应具有无与伦比的优越性。PCR 缺点主要是系统容易受外源 DNA 的污染，并随样品中待检 DNA 一起扩增（1990 年 Bottger 发现某些 Taq 聚合酶被外源性 DNA 物质污染）。

三、细菌毒素检测

（一）内毒素鲎定量测定

细菌内毒素（endotoxin）是革兰阴性菌细胞壁的特有结构，内毒素为外源性致热原，它可激活中性粒细胞等，使之释放出一种内源性致热原，后者作用于体温调节中枢引起发热，细菌内毒素的主要化学成分为脂多糖（LPS），当细菌死亡或自溶后便释放出内毒素。内毒素血症是由于血中细菌或病灶内细菌释放出大量内毒素至血液，或输入大量内毒素污染的液体而引起。近年来，国内外研究证实临床革兰阴性菌感染有逐年增加的趋势并已经成为临床感染的主要病原菌，感染所引起的内毒素血症及脓毒血症是目前临床上的主要死亡原因之一。在抗菌药物杀灭革兰阴性菌的同时，会使后者释放一定数量的内毒素，从而加速内毒素血症。正确、快速、定量检测早期体液中的内毒素及其进行相应的对症治疗尤为重要。

1. 内毒素的基本特性 内毒素有“O”特异性抗原多糖、核心多糖、类脂 A 组成。类脂 A 是 LPS 的毒性中心，它具有疏水性，容易聚集成团，对取样有影响，位于最外层，是 LPS 分子中最稳定部分。

2. 内毒素血症发生的原因 因感染、应激状态、肝功能障碍、免疫力下降等都可能引发内毒素血症。在严重创伤、感染等应激状态下可出现全身网状内皮系统功能障碍、免疫机能下降、肠道吸收的内毒素过多而超过机体清除能力；胃肠道黏膜缺血、坏死、屏障破坏，大量内毒素释放入血；肠道吸收的内

NOTE

毒素因肝功能障碍、由侧支循环直接入体循环；某些组织、器官的感染引起外源性内毒素入血。

3. 内毒素血症的临床症状 其临床症状主要决定于宿主对内毒素的抵抗力。症状和体征有发热、白细胞数变化、出血倾向、心力衰竭、肾功能减退、肝脏损伤、神经系统症状以及休克等。内毒素可引起组胺、5-羟色胺、前列腺素、激肽等的释放，导致微循环扩张、静脉回流血量减少、血压下降、组织灌流不足、缺氧及酸中毒等。内毒素血症可以出现在多系统的多种疾病中，通常导致致死性感染性休克、多器官功能衰竭、弥散性血管内凝血等，病死率极高。

4. 内毒素血症的病理生理改变

①发热反应：内毒素直接作用于下丘脑体温调节中枢，或作用于白细胞使之释放内源性致热原；②内毒素促使血管活性物质如缓激肽、组胺、5-羟色胺、血管紧张素等释放，使血压下降，导致微循环障碍；③内毒素引起白细胞和血小板减少，激活凝血、纤溶系统，产生出血倾向，如弥散性血管内凝血；④内毒素经C3旁路或经典途径激活补体；⑤内毒素直接或间接损害肝脏，引起糖代谢紊乱及酶学、蛋白代谢的改变；⑥内毒素激活白三烯、前列腺素、巨噬细胞、单核细胞及内皮细胞活性。

5. 各类疾病内毒素血症的发生率 急性肝炎37%～64%；暴发性肝炎58%～100%；丙肝61.54%；胆石症伴急性梗阻性化脓性感染85%；烧伤85%；败血症70%；多器官功能衰竭100%；急性胰腺炎90%；皮肤软组织感染70%～81.1%；腹腔感染72%～84%；尿路感染70%～80%；肾炎、癌症70%；肺炎100%；上感100%。

6. 内毒素检测的临床应用

(1) 早期诊断：临床检测内毒素有助于早期判断革兰阴性菌感染情况，预防内毒素血症的发生，帮助临床医生合理使用抗生素等。

(2) 在全身性细菌感染中的作用：全身性细菌感染主要见于败血症。

(3) 局部性细菌感染：局部性细菌感染造成内毒素血症的有肺炎、胆囊炎、烧伤合并感染、穿孔性腹膜炎、化脓性胆管炎、肝脓肿、肾盂炎、卵巢囊肿扭转伴尿路感染、肠结核及肺结核伴铜绿假单胞菌感染、非特异性出血性小肠炎及肾周围炎等。

(4) 对“原因不明发热”患者的临床价值：内毒素是一个强力的热源物质，每毫升血液中达皮克级的内毒素就能使人发热。

(二) 真菌D-葡聚糖检测

近年来，随着广谱抗菌药物和免疫抑制剂的大量应用，深部真菌感染的发病率呈逐年上升态势，其中主要是侵袭性真菌感染(IFI)。尸检研究发现，75%的IFI病例在生前漏诊，而漏诊率高的主要原因是诊断困难，IFI的临床表现不典型，易被基础疾病所掩盖，确诊通常需要侵入性的组织标本，而侵入性的操作过程常因患者的病情所限而难以实施。为了提高IFI治疗的成功率、降低病死率，目前国内外都制定了相应的关于IFI的诊治指南，将IFI诊断分为确诊、临床诊断和拟诊三个级别。但确诊依据只有两条：组织病理学证据和活组织标本或正常情况下无菌腔液标本培养阳性，这给临床实践带来了很大困难。为了提高诊断的阳性率，近年来几种非侵袭性实验室技术尤其是真菌抗原检测受到极大的关注，主要是(1,3)-β-D-葡聚糖已成为真菌感染的诊断标准之一。

(三) 外毒素

外毒素(exotoxin)是某些革兰阳性菌如白喉棒状杆菌、破伤风梭菌等生长繁殖过程中分泌到菌体外的一种代谢产物，其主要成分为可溶性蛋白质。许多革兰阳性菌及部分革兰阴性菌等均能产生外毒素。外毒素对人体组织器官的侵害有选择性。外毒素不耐热、不稳定、抗原性强，可刺激机体产生抗毒素，后者可中和外毒素，用作治疗。经甲醛处理可脱毒做成类毒素，用作免疫预防剂。外毒素的测定主要用于某些待检菌的鉴定以及产毒株和非产毒株的鉴别。

四、蛋白组学技术鉴定细菌

NOTE

蛋白组学作为一种日益重要的技术应用于病原微生物的鉴定和分型。目前主要通过蛋白组学指纹图应用基质辅助激光解析电离飞行时间质谱(MALDI-TOF-MS)已经成功用于鉴定细菌和真菌。细菌

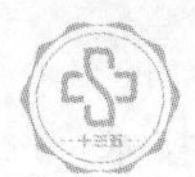

鉴定的过程是先通过 MALDI-TOF 获得图谱，然后与数据库中不同微生物家族的种、属特定图谱相比对，从而得出鉴定结果，数据库中含大量临床相关细菌菌种的数据资料。MALDI-TOF-MS 技术能很好地鉴别葡萄球菌属的各种亚型，还可以检测多种临床上有意义的细菌的毒力因子和毒素，区分和鉴定多重耐药菌如 MRSA，同时可以发现一些硫醚类抗菌药物产物等。目前已经有自动化专用设备应用于临床，如梅里埃公司全自动快速微生物质谱检测系统，样品处理只需两步：①直接将细菌涂布在标本板上，然后加上基质；②将标本板放入仪器，几分钟内显示鉴定结果，该设备可在半小时内完成近百份标本的检测。该技术还可以直接对临床标本进行鉴定，以及药敏试验，细菌鉴定可以在 1 天内拿到报告结果。目前在欧洲和日本已用于临床细菌鉴定，该设备已有国产，国内已有不少医院开始使用，并取得了很好的临床应用评价。虽然质谱技术具有很好的细菌鉴定能力，但是由于该仪器设备昂贵、操作复杂，对技术人员具有较高的专业要求，限制了在临床中常规应用。

五、基因芯片技术

基因芯片又称 DNA 芯片(DNA microarray)，是专门用于核酸检测的生物芯片技术，也是目前运用最广泛的微阵列芯片，是指固相载体(玻片、硅片或硝酸纤维素膜等)上按照特定的排列方式固定了大量已知序列的 DNA 片段或寡核苷酸片段，形成微阵列。将样品基因组 DNA/RNA 通过体外逆转录，PCR/RT-PCR 扩增等技术掺入标记分子后，与位于微阵列上的已知序列杂交，通过激光共聚焦显微扫描技术或高性能冷冻光源 CCD 显微摄像技术，检测杂交信号强度，经过计算机软件进行数据的比较和综合分析后，即可获得样品中大量基因序列特征或基因表达特征信息。采用基因芯片技术检测血液中的病原菌时，DNA 芯片探针的设计与其 PCR 引物设计原理基本一致。基因芯片技术的优点：①检测结果客观、快速、准确，6～7 h 可报告结果；②可在一张芯片上同时检测多种细菌；③能特异性检测细菌的种和亚型；④能够排除非特异检测方法的混杂因素如体外培养等；⑤对一些需要特殊培养以及不能培养的细菌也可检测；⑥自动化程度较高，有利于大样本自动化检测。

六、动物实验

动物实验的用途很广，在临床微生物学检验中，主要用于分离和鉴定病原菌、检测细菌毒力、制备免疫血清以及自身菌苗等生物制品的安全、毒性试验等。常用的实验动物有小白鼠、大白鼠、豚鼠、家兔和绵羊等。

第五节　细菌自动化检测系统

一、自动血培养仪的基本结构和检测原理

1. 以检测培养基导电性和电压为基础的血培养系统　培养基含有不同电解质，具有一定导电性，微生物在生长过程中可产生质子和电子，通过瓶盖上的电极检测培养基的导电性或电压变化，判断有无微生物生长。

2. 以检测压力为基础的血培养系统　细菌在生长过程中产生二氧化碳，可以改变培养瓶内压力，判断细菌生长与否。

3. 利用光电原理检测的血培养系统　微生物在生长过程中产生二氧化碳，引起培养基 pH 值或氧化还原电势改变，利用分光计、二氧化碳感受器、荧光检测等光电技术检测培养瓶中有无微生物生长。

二、自动血培养的性能特点

(1) 培养基营养丰富，有利于细菌生长。

(2) 培养瓶种类多，适用于细菌、厌氧菌、真菌等。

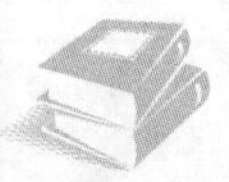

NOTE

(3) 培养基含有树脂、活性炭等吸附抗菌药物，提高阳性率。
(4) 培养瓶坚固不易破碎，有利于生物安全和环保。
(5) 阳性自动报警。
(6) 早发现：在转种处理时即可进行一级报告。
(7) 条形码技术，标本不会出错。
(8) 适合各类体液标本，如胸水、腹水、脑脊液等。

三、自动鉴定系统

（一）自动鉴定及药敏分析系统的基本结构

(1) 测试卡：革兰阴性菌鉴定卡/药敏卡；革兰阳性菌鉴定卡/药敏卡；真菌鉴定卡；厌氧菌鉴定卡；棒状杆菌鉴定卡等。
(2) 菌液接种器。
(3) 培养和鉴定系统：定时自动读卡，保存数据。
(4) 数据管理系统：专家系统，分析结果，预测细菌耐药性等。

（二）自动鉴定及药敏系统的检测原理

1. 鉴定原理 微生物自动鉴定方法是采取数码鉴定法。早期的生物信息编码鉴定细菌的技术为微生物检验工作提供了一个简便、科学的鉴定程序，也提高了细菌鉴定的准确性。基于微生物编码技术的日益成熟，逐步形成了独特的多种细菌鉴定系统，如 API、VITEK 等。

数码鉴定技术是指通过编码技术将细菌的生化反应模式转换成数学模式，给每种细菌的反应模式赋予一组数码，建立数据库。通过对未知细菌进行有关生化试验并转换为数据模式，检索数据库，并得到细菌名称。

2. 抗菌药物敏感试验原理 以肉汤稀释法测定 MIC，将药物稀释为一定浓度，接种细菌后以细菌生长的最低药物浓度值表示，每个孔浑浊为生长，清晰为不生长。

3. 自动微生物质谱检测系统 如基质辅助激光解析电离飞行时间质谱 MALDI-TOF MS。

（三）微生物自动鉴定和药敏系统的性能特点

(1) 实现自动化测定，结果准确，操作标准化，提高效率，适合大样本运行。
(2) 鉴定细菌范围广，可以鉴定 500 余种细菌。
(3) 检测速度快。一般细菌 3～8 h。
(4) 抗菌药物组合种类多，符合临床要求。
(5) 数据处理软件功能强大。
(6) 具有仪器自检功能。

第六节 菌株保存和管理技术

一、菌种类型

（一）参考菌株

主要用于临床微生物实验室室内质量控制，也可作为实验室培训的示教材料。实验室必须长期保存一定种类和数量的参考菌株，以满足工作需要。参考菌株的基本特性如下。

(1) 形态、生理、生化及血清学特征典型，并相当稳定。
(2) 测定抗菌药物的抑菌环直径或 MIC 值稳定一致。
(3) 测试项目反应敏感，如测试巧克力色琼脂平板的分离能力，则应选择流感嗜血杆菌或脑膜炎奈

NOTE

瑟菌。

（二）临床菌株

根据临床检验、教学、科研的需要，从临床各类标本中分离的典型菌株或比较少见菌株，也可做短期或长期保存。

二、各类菌种的保藏方法

保存菌株所采用的培养基必须能使微生物长期维持生存与稳定，而不出现生长或新陈代谢过于旺盛的情况，使菌株较长时间存活而保持性状稳定。

（一）培养基直接保存法

(1) 将菌种接种在适宜的固体斜面培养基上，待菌充分生长后，棉塞部分用油纸包扎好，移至 2～8 ℃的冰箱中保藏。

(2) 保藏时间依微生物的种类而有所不同，霉菌、放线菌及有芽胞的细菌保存 2～4 个月移种一次。酵母菌两个月、细菌每月移种一次。

（二）液体石蜡保藏法

(1) 将液体石蜡分装于三角烧瓶内，塞上棉塞，并用牛皮纸包扎，1.05 kg/cm^2，121.3 ℃灭菌 20 min，然后放在 40 ℃温箱中，使水汽蒸发，备用。

(2) 将需要保藏的菌种，在最适宜的斜面培养基中培养，以便得到健壮的菌体或孢子。

(3) 用灭菌吸管吸取灭菌的液体石蜡，注入已长好菌的斜面上，其用量以高出斜面顶端 1 cm 为准，使菌种与空气隔绝。

(4) 将试管直立，置低温或室温下保存(有的微生物在室温下比冰箱中保存的时间还要长)。

（三）滤纸保藏法

(1) 将滤纸剪成 0.5 cm×1.2 cm 的小条，装入 0.6 cm×8 cm 的安瓿管中，每管 1～2 张，塞以棉塞，1.05 kg/cm^2，121.3 ℃灭菌 20 min。

(2) 将需要保存的菌种，在适宜的斜面培养基上培养，使其充分生长。

(3) 取灭菌脱脂牛乳 1～2 mL 滴加在灭菌培养皿或试管内，取数环菌苔在牛乳内混匀，制成浓悬液。

(4) 用灭菌镊子自安瓿管取滤纸条浸入菌悬液内，使其吸饱，再放回至安瓿管中，塞上棉塞。

(5) 将安瓿管放入内有五氧化二磷作吸水剂的干燥器中，用真空泵抽气干燥。

(6) 将棉花塞入管内，用火焰熔封，保存于低温下。

（四）液氮冷冻保藏法

1. 准备安瓿管 用于液氮保藏的安瓿管，要求能耐受温度突然变化而不致破裂，因此，需要采用硼硅酸盐玻璃制造的安瓿管，安瓿管的大小通常使用 75 mm×10 mm，或能容纳 1.2 mL 液体。

2. 加保护剂 灭菌保存细菌、酵母菌或霉菌孢子等容易分散的细胞时，将空安瓿管塞上棉塞，1.05 kg/cm^2、121.3 ℃灭菌 15 min。若保存霉菌菌丝体用则需在安瓿管内预先加入保护剂如 10%的甘油蒸馏水溶液或 10%二甲亚砜蒸馏水溶液，加入量以能浸没以后加入的菌落圆块为限，然后再用 1.05 kg/cm^2、121.3 ℃灭菌 15 min。

3. 接入菌种 将菌种用 10%的甘油蒸馏水溶液制成菌悬液，装入已灭菌的安瓿管；霉菌菌丝体可用灭菌打孔器，从平板内切取菌落圆块，放入含有保护剂的安瓿管内，然后用火焰熔封。浸入水中检查有无漏洞。

4. 冻结 再将已封口的安瓿管以每分钟下降 1 ℃的速度冻结至－30 ℃。细胞急剧冷冻时，可在细胞内会形成冰晶而降低存活率。

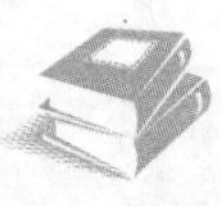

5. 保藏 经冻结至－30 ℃的安瓿管立即放入液氮冷冻保藏器的小圆筒内，然后再将小圆筒放入液氮保藏器内。液氮保藏器内的气相为－150 ℃，液态氮内为－196 ℃。

NOTE

6. 恢复培养保藏的菌种 需要用时将安瓿管取出，立即放入 38～40 ℃的水浴中进行急剧解冻，直到全部融化为止。再打开安瓿管，将内容物移入适宜的培养基上培养。

此法除适宜于一般微生物的保藏外，对一些用冷冻干燥法都难以保存的微生物如支原体、衣原体、氢细菌、难以形成孢子的霉菌、噬菌体及动物细胞均可长期保藏，而且性状不变异。缺点是需要特殊设备。

(五) 冷冻干燥保藏法

1. 准备安瓿管 用于冷冻干燥菌种保藏的安瓿管宜采用中性玻璃制造，形状可用长颈球形底，亦称泪滴型安瓿管，大小要求外径 6～7.5 mm，长 105 mm，球部直径 9～11 mm，壁厚 0.6～1.2 mm。也可用没有球部的管状安瓿管。塞好棉塞，1.05 kg/cm^2，121.3 ℃灭菌 20 min，备用。

2. 准备菌种 用冷冻干燥法保藏的菌种，其保藏期可达数年至十数年，为了在许多年后不出差错，故所用菌种要特别注意其纯度，即不能有杂菌污染，然后在最适养基中用最适温度培养，以培养出良好的培养物。细菌和酵母的菌龄要求超过对数生长期，若用对数生长期的菌种进行保藏，其存活率反而降低。一般细菌要求 24～48 h 的培养物；酵母需培养 3 天；形成孢子的微生物宜保存孢子；放线菌与丝状真菌需培养 7～10 天。

3. 制备菌悬液 以细菌斜面为例，用脱脂牛乳 2 mL 左右加入斜面试管中，制成浓菌液，每支安瓿管分装 0.2 mL。

4. 冷冻干燥器 冷冻干燥器有成套的装置出售，价值昂贵，此处介绍的是简易方法与装置，也可达到同样的目的。将分装好的安瓿管放低温冰箱中冷冻，无低温冰箱者可用冷冻剂如干冰(固体 CO_2)酒精液或干冰丙酮液，温度可达－70 ℃。将安瓿管插入冷冻剂，只需冷冻 4～5 min 即可使悬液结冰。

5. 真空干燥 为在真空干燥时使样品保持冻结状态，需准备冷冻槽，槽内放碎冰块与食盐，混合均匀，可冷至－15 ℃。抽气一般若在 30 min 内能达到 93.3 Pa(0.7 mmHg)真空度时，则干燥物不致熔化，以后再继续抽气，数小时内肉眼即可观察到被干燥物已趋干燥，一般抽到真空度 26.7 Pa(0.2 mmHg)，保持压力 6～8 h。

6. 封口 真空干燥后取出安瓿管，接在封口用的玻璃管上，可用 L 形五通管继续抽气，约 10 min 即可达到 26.7 Pa(0.2 mmHg)。于真空状态下以煤气喷灯的细火焰在安瓿管颈中央进行封口。封口后保存于冰箱或室温暗处。

三、菌种保藏机构

目前，国内外一些专门机构进行菌种保藏和供应工作。如美国典型菌种保藏中心(ATCC)、英国国家典型菌种保藏中心(NCTC)、德国微生物菌种保藏中心(DSMZ)、法国巴斯德研究所菌种保藏中心、荷兰微生物菌种保藏中心(CBS)、新西兰环境科学研究所医学部微生物保藏中心(ESR)、中国普通微生物菌种保藏管理中心(CGMCC)、中国医学细菌保藏管理中心(NMCC(B))、中国抗生素菌种保藏管理中心(CACC)、中国典型培养物保藏中心(CCTCC)等。

四、菌种保存的注意事项

1. 入库菌种应建立档案 菌种档案应包括菌种名称、编号、来源、保存日期、传代日期、定期重复鉴定的生化反应结果等。并详细记录菌种档案年限、菌种种类分别归档管理，每一菌种一页，记录传代和复查结果。

2. 菌种实行双人双管 保存菌种的冰箱应上锁，实验室保存的菌株不得擅自处理或带出实验室，如确因工作或科研需要带离实验室，须经上级有关领导批准，并做好详细记录。

3. 实验室保存菌种应按规定时间转种 每转种三代做一次鉴定，检查该菌株是否发生变异，并在菌种档案卡做详细记录，包括菌名、来源、标号、保存转种日期、菌株是否发生变异等。

菌种应由专人保管，如遇工作调动，应及时做好交接工作。

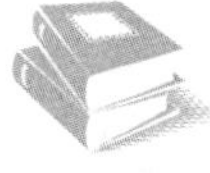

NOTE

本章小结

细菌的形态学检查、分离培养及鉴定是临床细菌学检查常用的重要手段。细菌的形态学检查包括不染色标本检查法和染色标本检查法，通过形态学检查不仅可以了解标本中有无细菌及大致的数量和种类，而且根据其形态、结构及染色特性有等助于对病原菌的初步识别和分类，为进一步作生化反应及血清学鉴定提供依据，也可为临床提供初步诊断信息。

细菌的分离培养与鉴定可以对细菌感染作出明确的病原学诊断，掌握培养基的种类、选择适宜的培养基与正确的接种方法是细菌分离培养的最基本要求，合理选择运用生化反应和血清学方法鉴定细菌，是学好临床细菌学检验技术各论的前提和基础。

细菌的非培养检测技术如免疫学检测、分子生物学检测、细菌毒素检测和动物实验等，多用于培养时间较长、不易培养或不能培养细菌的检查及细菌的毒力检测等。近年来分子生物学技术发展迅速，使细菌感染的病原学诊断更加准确而快捷，具有广阔的应用与开拓前景。

微生物菌种具有一定的科学意义和实用价值，必须重视微生物菌种的保存，为科学研究与实验鉴定提供良好的菌种。

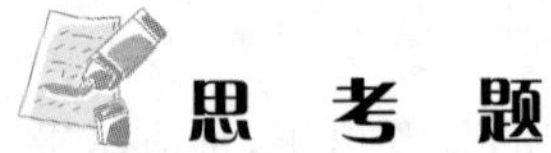

思考题

1. 直接涂片检查可为临床提供哪些信息？
2. 分子生物学检测细菌有哪些优点与缺点？
3. 培养基的种类及其配制的基本过程？

（陶元勇）

NOTE

第九章　抗菌药物敏感试验及细菌耐药性检测

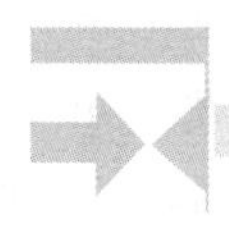

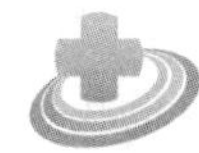

学习目标

1. 掌握　常见细菌的体外抗菌药物敏感试验的原理、检测方法及细菌耐药性产生的机制。
2. 熟悉　体外抗菌药物敏感试验所用药物的选择、细菌耐药表型检测的常见方法。
3. 了解　分枝杆菌、厌氧菌和酵母样真菌的体外抗菌药物敏感试验方法。

抗菌药物(antibacterial agent)是指具有抑菌和(或)杀菌活性的抗生素(antibiotics)和化学合成药物,对于预防和治疗细菌感染性疾病具有特效。抗生素是放线菌、真菌或细菌等的代谢产物,其分子量较低,在低浓度时就能对特定的细菌具有杀灭和抑制作用;化学合成药物是指经化学改造的半合成抗生素。随着抗菌药物的广泛使用、滥用,细菌耐药性日趋严重,而且细菌的多重耐药性、泛耐药性增加。掌握临床上常用抗菌药物的种类和作用机制、抗菌药物敏感试验、细菌耐药性的产生机制和检测方法、抗菌药物治疗效果观察等内容显得尤为重要。

第一节　临床常用抗菌药物

抗菌药物的分类方法很多,常见的是按化学结构和性质分类,按抗菌谱分类或按作用机制分类。

一、按抗菌药物化学结构和性质分类

(一) β-内酰胺类(β-lactam)

β-内酰胺类抗生素种类较多,它们的化学结构中都含有 β-内酰胺环,但是分子侧链的改变形式多样,形成了抗菌谱不同且临床药理学特性各异的不同抗生素。

1. 青霉素类(penicillin)　主要包括天然青霉素、耐青霉素酶青霉素、广谱青霉素。天然青霉素有青霉素 G、青霉素 V,作用于不产青霉素酶的革兰阳性菌、革兰阴性菌、厌氧菌。耐青霉素酶青霉素有甲氧西林、萘夫西林、氯唑西林、双氯西林、氟氯西林,作用于产青霉素酶的葡萄球菌。广谱青霉素又可分为氨基组青霉素(氨苄西林、阿莫西林,作用于大部分大肠埃希菌、奇异变形杆菌、流感嗜血杆菌等革兰阴性菌)、羧基组青霉素(羧苄西林、替卡西林,作用于产 β-内酰胺酶肠杆菌科细菌和假单胞菌,对克雷伯菌和肠球菌无效)、脲基组青霉素(美洛西林、阿洛西林,作用于产 β-内酰胺酶肠杆菌科细菌和假单胞菌)。

2. 头孢菌素类(cephalosporin)　根据抗菌谱和对革兰阴性菌的抗菌活性不同,头孢菌素可分为四代:第一代有头孢噻啶、头孢噻吩、头孢氨苄、头孢唑林、头孢拉定、头孢匹林、头孢羟氨苄,主要用于产青霉素酶的金黄色葡萄球菌和某些革兰阴性菌的感染;第二代有头孢孟多、头孢呋辛、头孢尼西、头孢雷特、头孢克洛、头孢丙烯,对革兰阴性菌的作用较第一代增强,对革兰阳性球菌的作用弱于第一代;第三代有头孢噻肟、头孢曲松、头孢他啶、头孢唑肟、头孢哌酮、头孢克肟、头孢布烯、头孢地尼等,对多种 β-内酰胺酶稳定,对革兰阴性菌和铜绿假单胞菌有良好的抗菌作用,抗菌效果强于二代头孢菌素;第四代头孢菌素有头孢匹罗、头孢噻利、头孢吡肟,对于革兰阳性球菌和革兰阴性杆菌其作用几乎相同,并具有抗假单胞菌作用。此外,还出现了第五代头孢菌素头孢洛林,对包括耐甲氧西林金黄色葡萄球菌

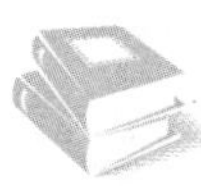
NOTE

(MRSA)在内的革兰阳性菌具有强大的抗菌作用,同时保持了与最近几代头孢菌素相当的抗革兰阴性菌的活性。

3. 单环类 单环β-内酰胺类抗生素主要有氨曲南和卡芦莫南。对革兰阴性菌有较强作用,如脑膜炎奈瑟菌、淋病奈瑟菌、流感嗜血杆菌、铜绿假单胞菌,对革兰阳性菌和厌氧菌无作用。

4. 头霉素类 头霉素类(cephamicins)有头孢西丁、头孢替坦、头孢美唑。对革兰阳性菌有较好的抗菌活性,对厌氧菌也有很高的抗菌活性,但对非发酵菌如铜绿假单胞菌、不动杆菌等无效。

5. 碳青霉烯类 碳青霉烯类(carbapenems)包括亚胺培南、美罗培南、厄他培南、比阿培南、帕尼培南、多利培南,是抗菌谱最广、抗菌活性最强的非典型β-内酰胺类抗生素,具有对几乎所有的由质粒或染色体介导的β-内酰胺酶稳定以及毒性低等特点,已经成为治疗严重细菌感染重要的抗菌药物之一,对大多数革兰阳性及革兰阴性需氧菌、厌氧菌及多重耐药菌均有较强的抗菌活性,但耐甲氧西林葡萄球菌、屎肠球菌、嗜麦芽窄食单胞菌等对其耐药。碳青霉烯类抗生素的作用机制是与青霉素结合蛋白PBP1、PBP2结合,导致细菌细胞溶解而杀灭细菌。

6. β-内酰胺酶抑制剂及其复合制剂 包括舒巴坦(sulbactam)、他唑巴坦(tazobactam)和克拉维酸(clavulanic acid)等,它们本身具有弱的抗菌活性,与β-内酰胺类抗生素联用能增强其抗菌活性,其机制是可以和β-内酰胺酶发生不可逆的反应而使酶失活。

(1) 舒巴坦:通常与氨苄西林或头孢哌酮联合应用于肠道感染,可抑制由质粒或染色体介导表达β-内酰胺酶的细菌,对不动杆菌属的作用显著。

(2) 他唑巴坦:他唑巴坦可以抑制几乎所有的β-内酰胺酶,酶抑制作用优于克拉维酸和舒巴坦。

(3) 克拉维酸:与青霉素类的复合制剂对产β-内酰胺酶(2a、2b、2c、2d、2e)的细菌有抑菌活性。

(4) β-内酰胺酶抑制剂的复合制剂:复合制剂用于治疗表达β-内酰胺酶的革兰阴性菌和阳性细菌。包括:氨苄西林-舒巴坦;替卡西林-克拉维酸;阿莫西林-克拉维酸;哌拉西林-他唑巴坦;头孢哌酮-舒巴坦。

(二) 氨基糖苷类

氨基糖苷类(aminoglycoside)主要包括链霉素、卡那霉素、妥布霉素、新霉素、庆大霉素以及人工半合成的阿米卡星、奈替米星等。氨基糖苷类抗生素对需氧革兰阴性菌有较强的抗菌活性,对阳性球菌有一定的抗菌活性。该类抗菌药物的作用机制:①依靠离子的吸附作用,吸附在菌体表面,造成膜的损伤;②与细菌核糖体30S小亚基发生不可逆结合,抑制mRNA的转录和蛋白质的合成,造成遗传密码的错读,产生无意义的蛋白质。

(三) 大环内酯类

大环内酯类(macrolide)包括红霉素、螺旋霉素、吉他霉素、麦迪霉素以及新一代大环内酯类如克拉霉素、罗红霉素、氟红霉素、阿奇霉素、罗地霉素等,对流感嗜血杆菌、军团菌、支原体、衣原体等具有强大的抗菌作用。该类药物的作用机制和特点:①可逆结合细菌核糖体50S大亚基的23S单位,抑制细菌蛋白合成和肽链延伸;②新一代大环内酯类具有免疫调节功能,可增强单核巨噬细胞的吞噬功能。

(四) 喹诺酮类

喹诺酮类(quinolone)为合成类抗菌药物,按发明先后及抗菌性能不同分为一、二、三代。第一代为窄谱抗菌药物,主要有萘啶酸,只对大肠埃希菌等少数革兰阴性菌有抗菌作用,因疗效不佳现已少用。第二代对革兰阴性和阳性细菌均有作用,代表药物有环丙沙星、氧氟沙星、诺氟沙星等。第三代对革兰阳性菌作用强于第二代,对厌氧菌也有作用,代表药物有司帕沙星、妥舒沙星、左氧氟沙星、加替沙星和莫西沙星等。该类药物的抗菌机制是作用于细菌的DNA旋转酶,干扰细菌DNA的复制、修复及重组。

(五) 四环素类及其衍生物

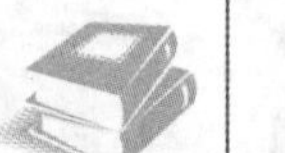

四环素类(tetracycline)是由放线菌产生的一类广谱抗生素,按药代动力学特点可分为短效类(土霉素、四环素)、中效类(地美环素、美他环素)、长效类(多西环素、米诺环素),对包括革兰阳性菌和阴性菌,

如部分葡萄球菌、链球菌、肺炎链球菌、大肠埃希菌等具有一定的抗菌作用，对立克次体、螺旋体、支原体、衣原体和某些原虫等也有抗菌作用。该类药物的作用机制主要是其与细菌的30S核糖体亚单位结合，阻止肽链延伸，抑制蛋白质合成。临床上四环素类药物常作为治疗衣原体、立克次体感染的首选药物。四环素类的衍生物主要有替加环素(tigecycline)，是第一个应用于临床的新型甘氨酰四环素类抗生素，其抗菌谱广泛，对革兰阳性菌(包括 MRSA)、革兰阴性菌、厌氧菌和快生长的分枝杆菌都有抗菌活性。

(六) 氯霉素类

氯霉素类(chloramphenicol)主要包括氯霉素和甲砜霉素，作用于细菌核糖体的50S亚基，使肽链延伸受阻而抑制蛋白质合成。该类药物对革兰阳性菌和阴性菌、支原体、衣原体和立克次体都有抗菌活性。

(七) 磺胺类

该类药物为化学合成的抗菌药物，包括磺胺嘧啶(SD)、磺胺甲噁唑(SMZ)、甲氧苄啶(TMP)、复方磺胺甲噁唑(SMZco)等。磺胺类与对氨基苯甲酸(PABA)化学结构相似，后者是细菌叶酸合成所需的重要因子，磺胺类药物能与 PABA 竞争二氢叶酸合成酶从而抑制二氢叶酸的合成。

(八) 林可霉素类

林可霉素类(lincomycin)包括林可霉素和克林霉素。对需氧革兰阳性菌、各类厌氧菌(特别是对红霉素耐药的脆弱类杆菌)有显著活性，对部分需氧革兰阴性球菌、人型支原体和沙眼衣原体也有抑制作用。该类药物的作用机制与大环内酯类相似，能不可逆性地结合到细菌核糖体50S亚基上而抑制蛋白质的合成。

(九) 多肽类

多肽类(polypeptide)是具有多肽结构特征的一类抗生素，包括多黏菌素类(多黏菌素 B、多黏菌素 E)、杆菌肽类(杆菌肽、短杆菌肽)和万古霉素。多黏菌素类对革兰阴性菌抗菌效果显著，其作用机制是破坏外膜的完整性。杆菌肽对大部分革兰阳性菌有高度抗菌活性，作用机制主要是抑制细菌细胞壁的合成。万古霉素对革兰阳性菌有强大的抗菌作用，作用机制是不可逆地与细菌细胞壁黏肽的侧链终端形成复合物，阻断细胞壁蛋白质的合成，进而使细菌死亡。

第二节　一般细菌的抗菌药物敏感试验

抗菌药物敏感试验(antimicrobial susceptibility test，AST)是测定细菌在体外对各种抗菌药物的敏感(或耐受)程度，其意义在于可预测抗菌治疗的效果，指导临床合理选择抗菌药物以及控制和预防耐药菌感染的发生和流行。

基于细菌在体外常规剂量下对在血液或组织可达到的药物水平的反应，AST 的结果分为敏感、中介、耐药和不敏感。敏感是指对感染部位使用推荐剂量时，该菌株通常被抑制。中介是指抗菌药物的最低抑菌浓度(minimal inhibitory concentration，MIC)接近血液和组织中通常可达到的浓度，疗效低于敏感株。注意：中介表示药物在生理浓集的部位具有临床效力(如尿液中的喹诺酮类和β-内酰胺类)或者可使用高于正常剂量的药物进行治疗(如β-内酰胺类)。另外，中介还作为缓冲区，以防止微小、未受控制的技术因素导致较大的错误结果，特别是对那些毒性范围狭窄的药物。耐药指菌株不能被常规剂量抗菌药物达到的浓度所抑制，和(或)抑菌圈直径落在某些特定细菌可能的耐药机制范围内(如β-内酰胺酶)，或在治疗研究中表现为抗菌药物对菌株的临床疗效不可靠。不敏感用在仅有敏感解释，无中介或耐药解释的细菌(即仅有敏感解释折点)。受试菌株 MIC 值高于或抑菌圈直径低于敏感解释折点时称为不敏感。注意：①"不敏感"并不意味着分离菌存在一种耐药机制。不敏感分离菌的 MIC(或抑菌圈直径)可能位于以前公认的野生型敏感结果范围内；②对于结果为"不敏感"的菌株，应该确认细菌鉴定

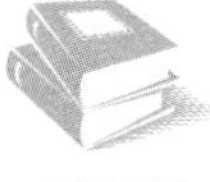
NOTE

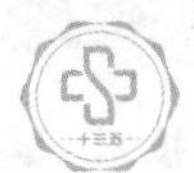

是否正确以及 AST 的试验结果。

一、抗菌药物的选择

“一般细菌”指的是非苛养和常规需氧菌、兼性厌氧菌。AST 的抗菌药物选择应遵循相关指南，并结合该医院、该地区的常用抗菌药物和耐药情况进行选择。在我国主要参照美国临床和实验室标准协会(Clinical and Laboratory Standards Institute，CLSI)制定的抗菌药物选择原则。①受试菌的特性：受试菌固有耐药的抗菌药物应当排除在 AST 的药物选择之外。例如，万古霉素不用于革兰阴性杆菌。此外，针对特定的细菌研制的药物应当只在此特定细菌 AST 抗菌药物选择之列。例如，头孢他啶可用于铜绿假单胞菌 AST，而不用于金黄色葡萄球菌 AST。②根据当地常见病原菌的实际获得性耐药情况选择：例如，当地医院某种细菌对于某一抗菌药物的耐药十分普遍，那么这种药物的使用就应当受到限制，不应纳入 AST 的药物选择之列。反之，如果对某一抗菌药物的敏感十分常见，那么这一药物也不一定需要被纳入 AST 的药物选择之列。③所使用的 AST 方法：若某些抗菌药物采用特定的 AST 方法时耐药性检测结果不可靠，则这些药物不应被纳入 AST 检测。④感染的部位：若某些抗菌药物，例如呋喃妥因，只能在尿道发挥药效，那么从体内其他部位分离的细菌 AST 就不应选择呋喃妥因。⑤当地医院使用的药物：选择做 AST 的药物应在当地医院使用的药物范围之内。上述原则应当和临床医生密切合作，共同制定，以确保 AST 报告所蕴含的信息对于指导患者的治疗切实有效。

AST 的抗菌药物应首选可预测同类药物敏感性的代表药物。例如，对于葡萄球菌的 AST 只需选择青霉素和苯唑西林，其结果即可预测对其他所有 β-内酰胺类药物的敏感性。与其类似，对于肠球菌的 AST 只需选择氨苄西林即可预测对不同青霉素类药物的敏感性；由于对头孢菌素类固有耐药，肠球菌的 AST 则不应选择头孢菌素类。而对于肠杆菌科 AST 的药物选择，则缺乏可预测 β-内酰胺类药物敏感性的代表药物：对头孢唑啉耐药的细菌不一定对头孢替坦耐药，对头孢替坦耐药的细菌不一定对头孢他啶耐药。当缺乏代表药物时，AST 就需要进行更多种类的抗菌药物试验。而当两种药物的活性有重叠时，不需重复试验，如头孢曲松和头孢噻肟的活性极其类似，选择其中一种进行 AST 即可预测另外一种药物的敏感性。合理选择 AST 抗菌药物可减少临床微生物实验室时间与资源浪费。

知识链接

1928 年英国细菌学家弗莱明发现青霉菌能分泌一种杀死细菌的物质，命名为“青霉素”，但未提纯。10 年后德国化学家钱恩开始提纯，虽然提炼出了一点青霉素但离应用还差得很远。1941 年，澳大利亚病理学家弗洛里从美国飞行员于各国机场带回来的泥土中分离出的菌种，使青霉素产量从每立方厘米 2 单位提高到了 40 单位。一天弗洛里在路边水果店里发现了一只长着绿色霉斑的烂西瓜，带回实验室培养，结果青霉素产量竟从每立方厘米 40 单位猛增到 200 单位，使得应用成为可能。1943 年弗洛里和美军签订了首批青霉素生产合同。青霉素在二战末期横空出世，扭转了盟国战局，战后更是得到了广泛应用，拯救了数以千万人的生命。因这项伟大发明，弗洛里和弗莱明、钱恩分享了 1945 年的诺贝尔生理学或医学奖。

表 9-1、表 9-2 和表 9-3 是 CLSI 2017 版根据非苛养菌和苛养菌 AST 抗菌药物的建议进行的分组，所列出的药物均为美国食品药品监督管理局(FDA)批准用于临床的药物。每个方格中列出的为类似药物，结果解释和临床疗效(敏感、中介或耐药)相似。在同一方格中药物之间的“或”表明这些药物交叉耐药性和敏感性几乎完全相同，由“或”连接的一种抗菌药物试验结果能够预测其他抗菌药物试验结果。A 组所列为常规测试板上应包含并常规报告其结果的药物。B 组包含的药物可用于首选试验，但只是选择性地报告。其选用指征包括以下五点：①特定的标本来源(如脑脊液中的肠道杆菌应选用三代头孢菌素，泌尿道的菌株应选用甲氧苄啶/磺胺异噁唑，即复方新诺明)；②多种微生物感染；③多部位感染；④对 A 组同类药物耐药、过敏、不耐受或无效；⑤对感染进行控制。C 组包含替代性或补充性抗菌药

NOTE

物，其选用指征为：某些医院潜在对数种基本药物（特别是对同类药物，如β-内酰胺类）耐药的局域或广泛流行菌株；治疗对基本药物敏感的患者；治疗少见感染（如氯霉素用于治疗肠道外分离的沙门菌）或流行病学调查。U组仅用于泌尿道分离的菌株，所列药物仅用于治疗泌尿道感染（如呋喃妥因和某些喹诺酮类），其他感染部位分离的病原菌不需常规报告此组药物。对于特殊的尿道病原菌（如铜绿假单胞菌），具有广泛适应证的其他药物可被纳入U组。

（一）非苛养菌 AST 抗菌药物的选择

表9-1　美国临床微生物学实验室在非苛养菌常规试验和报告中的抗菌药物推荐分组

分组	肠杆菌科	铜绿假单胞菌	葡萄球菌属	肠球菌属
A组 初步试验并常规报告	氨苄西林	头孢他啶	阿奇霉素或克拉霉素或红霉素 克林霉素 头孢西丁	青霉素 氨苄西林
	头孢唑啉	庆大霉素 妥布霉素	青霉素 甲氧苄啶/磺胺甲噁唑	
	庆大霉素 妥布霉素	哌拉西林/他唑巴坦	复方新诺明	
B组 首选试验并选择性报告	阿米卡星	阿米卡星 氨曲南	头孢洛林 * 达托霉素	* 达托霉素 利奈唑胺 特地唑胺
	阿莫西林/克拉维酸 氨苄西林/舒巴坦 Ceftolozane/他唑巴坦 哌拉西林/他唑巴坦	头孢吡肟 Ceftolozane/他唑巴坦	利奈唑胺 特地唑胺	万古霉素
	头孢呋辛	环丙沙星 左氧氟沙星	多西环素 米诺环素 四环素 * 万古霉素	
	头孢吡肟	多利培南 亚胺培南 美罗培南	利福平	
	头孢替坦 头孢西丁			
	头孢噻肟或头孢曲松			
	环丙沙星 左氧氟沙星			
	多利培南 厄他培南 亚胺培南 美罗培南			
	甲氧苄啶/磺胺甲噁唑			

NOTE

续表

分组	肠杆菌科	铜绿假单胞菌	葡萄球菌属	肠球菌属
C组 补充试验并选择性报告	氨曲南 头孢他啶		氯霉素	庆大霉素（仅用于筛选高水平耐药株）
			环丙沙星 或左氧氟沙星 或氧氟沙星 莫西沙星	链霉素（仅用于筛选高水平耐药株）
	氯霉素		庆大霉素	＊奥利万星
	四环素		＊奥利万星	＊特拉万星
			＊特拉万星	
U组 补充试验 仅用于泌尿道	头孢唑林（无并发症尿道感染的替代试验）		呋喃妥因	环丙沙星 左氧氟沙星
	磷霉素			磷霉素
				呋喃妥因
	呋喃妥因		磺胺异噁唑	
	磺胺异噁唑			
	甲氧苄啶		甲氧苄啶	四环素

注：＊仅适用于 MIC 法，纸片扩散法不可靠。

表 9-2　美国临床微生物学实验室在其他非苛养菌常规试验和报告中的抗菌药物推荐分组

分组	不动杆菌属	洋葱伯克霍尔菌	嗜麦芽窄食单胞菌	其他非肠杆菌科细菌
A组 初步试验并常规报告	氨苄西林/舒巴坦	＊左氧氟沙星	甲氧苄啶/磺胺甲噁唑	头孢他啶
	头孢他啶			庆大霉素 妥布霉素
	环丙沙星 左氧氟沙星			
	多利培南 亚胺培南 美罗培南	美罗培南		
	庆大霉素 妥布霉素	甲氧苄啶/磺胺甲噁唑		
B组 首选试验并选择性报告	阿米卡星	头孢他啶	＊头孢他啶	阿米卡星
			左氧氟沙星	氨曲南
	哌拉西林/他唑巴坦	米诺环素	米诺环素	头孢吡肟
	头孢吡肟			环丙沙星 左氧氟沙星
	头孢噻肟 头孢曲松			亚胺培南 美罗培南
	多西环素			哌拉西林/他唑巴坦
	米诺环素			甲氧苄啶/磺胺甲噁唑
	甲氧苄啶/磺胺甲噁唑			

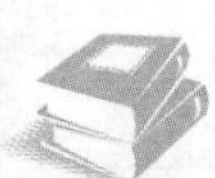
NOTE

续表

分组	不动杆菌属	洋葱伯克霍尔德菌	嗜麦芽窄食单胞菌	其他非肠杆菌科细菌
C 组 补充试验并选择性报告		*氯霉素	*氯霉素	头孢噻肟 头孢曲松
				氯霉素
U 组 补充试验 仅用于泌尿道				磺胺异噁唑
				*四环素

（二）苛养菌 AST 抗菌药物的选择

苛养菌的 AST 抗菌药物的选择见表 9-3。

表 9-3　美国临床微生物学实验室在苛养菌常规试验和报告中的抗菌药物推荐分组

分组	嗜血杆菌属	淋病奈瑟菌	肺炎链球菌	β-溶血链球菌 β-溶血群	草绿色链球菌 草绿色群
A 组 首选试验并常规报告	氨苄西林	头孢曲松 头孢克肟	红霉素	克林霉素 红霉素	氨苄西林 青霉素
		环丙沙星	青霉素 （苯唑西林纸片）	青霉素或 氨苄西林	
		四环素	甲氧苄啶/磺胺甲噁唑		
B 组 首选试验并选择性报告	氨苄西林/舒巴坦		*头孢吡肟 *头孢噻肟 *头孢曲松	头孢吡肟 或头孢噻肟 或头孢曲松	头孢吡肟 头孢噻肟 头孢曲松
	*头孢吡肟或 *头孢噻肟或 *头孢曲松 环丙沙星或 左氧氟沙星或 莫西沙星				
	美罗培南		克林霉素		
			左氧氟沙星 莫西沙星	万古霉素	万古霉素
			*美罗培南		
			泰利霉素		
			四环素		
			万古霉素		

NOTE

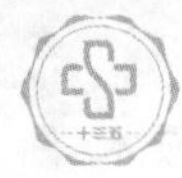

续表

<table>
<tr><th>分组</th><th>嗜血杆菌属</th><th>淋病奈瑟菌</th><th>肺炎链球菌</th><th>β-溶血链球菌
β-溶血群</th><th>草绿色链球菌
草绿色群</th></tr>
<tr><td rowspan="13">C组
补充试验并
选择性报告</td><td rowspan="2">阿奇霉素
克拉霉素</td><td rowspan="13"></td><td rowspan="4">*阿莫西林
*阿莫西林/克拉维酸</td><td rowspan="2">头孢洛林</td><td>氯霉素</td></tr>
<tr><td>克林霉素</td></tr>
<tr><td>氨曲南</td><td rowspan="2">氯霉素</td><td rowspan="4">红霉素</td></tr>
<tr><td>阿莫西林/克拉维酸</td></tr>
<tr><td>头孢克洛
头孢丙烯</td><td rowspan="2">*头孢呋辛</td><td>*达托霉素</td></tr>
<tr><td>头孢地尼
或头孢克肟
或头孢泊肟</td><td>左氧氟沙星</td></tr>
<tr><td>头孢洛林</td><td rowspan="2">氯霉素</td><td>利奈唑胺</td><td rowspan="4">利奈唑胺
特地唑胺</td></tr>
<tr><td>头孢呋辛</td><td>*奥利万星</td></tr>
<tr><td rowspan="2">氯霉素</td><td>*厄他培南
*亚胺培南</td><td rowspan="5">*特拉万星</td></tr>
<tr><td>利奈唑胺</td></tr>
<tr><td>厄他培南
或亚胺培南</td><td rowspan="3">利福平</td><td rowspan="2">*奥利万星</td></tr>
<tr><td>利福平</td></tr>
<tr><td>四环素</td><td>*特拉万星</td></tr>
</table>

注：*仅适用于 MIC 法，纸片扩散法不可靠。

二、纸片扩散法

纸片扩散法（disk diffusion test）又称 Kirby-Bauer（K-B）法，是由 Kirby、Bauer、Sherris 和 Turck 在 1966 年建立的一种实用、方便的检测细菌菌株对多种抗菌药物的敏感性的方法，因其在抗菌药物的选择上具有灵活性，且花费低廉，被 WHO 推荐为定性药敏试验的基本方法。目前在许多临床微生物实验室琼脂纸片扩散法被常规用于快速生长和某些苛养性病原菌 AST 检测。其标准化方法和解释标准由 CLSI 的 AST 分委会在 Bauer 等研究的基础上制定，并且随着实验室和临床的数据的不断更新而改进。

1. 实验原理　首先将受试菌均匀地涂布于琼脂平板上，然后将含有定量抗菌药物的纸片贴在平板的表面，纸片一经接触琼脂，其含有的药物立刻向周围扩散并形成递减的浓度梯度。经过培养后，在纸片周围药物抑菌浓度范围内受试菌的生长受到抑制，从而形成无菌生长的透明圈，称为抑菌圈（inhibition zone）。以毫米为单位测量每个药敏纸片周围的抑菌圈直径。抑菌圈的大小反映了受试菌对该药物的敏感性，与该药对受试菌的 MIC 呈负相关。

在界定某一种菌对一种药物敏感、中介或耐药的参考抑菌圈直径折点时，需要对几百株细菌进行试验。以抑菌圈的直径为横轴，以所对应菌株通过肉汤稀释法或琼脂稀释法得到的 MIC 值为纵轴，绘制回归曲线。随着受试菌的 MIC 值增加（耐药程度增加），所对应的抑菌圈直径则减少。如图 9-1 所示，取药物所能达到的最高血清浓度 8 μg/mL 为 MIC 耐药折点，2 μg/mL 为敏感折点，其水平虚线与回归线相交点作垂直线，交于横轴的 18 mm 和 26 mm 即为相对应抑菌圈直径的折点。抑菌圈直径小于或等于 18 mm 为耐药，大于或等于 26 mm 为敏感，在 19～25 mm 范围内为中介。CLSI M02 系列发布的大多数抗菌药物纸片法的折点标准即是根据该方法建立起来的。

NOTE

2. 培养基　对于常规非苛养菌的 AST，水解酪蛋白（Mueller-Hinton，MH）琼脂为 CLSI 采用的标准培养基，要求室温下 pH 7.2～7.4，厚度为 4 mm±0.5 mm；若添加一些补充基质则可满足营养要求

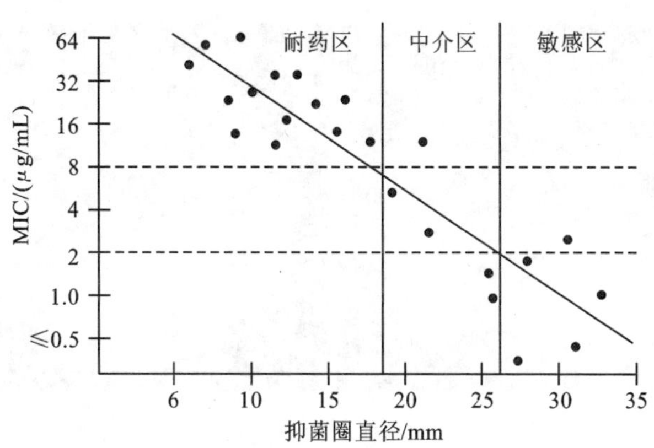

图 9-1 K-B 法折点建立的举例

更高的细菌(如流感嗜血杆菌、脑膜炎奈瑟菌、链球菌)的 AST。由于抗菌药物从琼脂的表面向琼脂的各个方向扩散,所以,琼脂的厚度对于药物浓度梯度直接造成影响。如果琼脂太厚,抑菌圈会偏小;如果琼脂太薄,抑菌圈会偏大。对于许多进行纸片法操作的实验室,商品化、统一质量标准的 MH 琼脂平板较为可靠。配制好的 MH 平板应置于密封袋 4 ℃保存,使用前应置于 35 ℃孵育 20 min 左右,以确保平板表面干燥。接种时器皿的表面应是潮湿的,但培养基的表面和平板盖上不能出现液滴。MH 琼脂如含有过量的胸苷或胸腺嘧啶会使得抑菌圈偏小、模糊,导致错误的耐药报告,可用粪肠球菌 ATCC 29212 或 ATCC33186 和复方新诺明药敏纸片检测 MH 琼脂的胸苷或胸腺嘧啶含量是否合格。合格的 MH 琼脂上可见清晰的抑菌圈直径≥20 mm,如不能产生抑菌圈,或在抑菌圈内有菌落生长,或抑菌圈直径<20 mm 者均为不合格。此外,培养基中的二价阳离子,主要是镁离子和钙离子,能够影响氨基糖苷类和四环素对铜绿假单胞菌菌株的测试结果。钙离子的含量也会影响达托霉素的测试结果,因此,采用纸片扩散法检测细菌对达托霉素的耐药性不可靠。

3. 药敏纸片 药敏纸片上的药物浓度标准由 FDA 制定。一般选择直径 6.35 mm,厚度 1 mm,吸水量为 20 μL 的专用药敏纸片,用逐片加样或浸泡方法使纸片含有规定含量的药物,制备好的药敏纸片冷冻干燥后密封在干燥的容器内,保存在 8 ℃或者更低温度如−20 ℃,解冻后未使用的药敏纸片可放在 4~8 ℃,不应超过一周。除了因工作需要而放置少量在 4 ℃外(最多放置一周),β-内酰胺类药物密封保存的纸片都应当在−20 ℃储藏。不稳定的药敏纸片,如亚胺培南、克拉维酸复合剂,使用前置于−20 ℃可以保持稳定性。不当的保存条件可导致药物分解,最终影响抑菌圈大小。使用前 1~2 h 应从冰箱中取出药敏纸片,使纸片在开封前平衡至室温,这样可以最大限度地减少热空气接触冷纸片时产生冷凝水。

4. 细菌接种和培养 受试菌液的准备可用直接菌落悬浮法或肉汤培养生长法。用浊度仪或麦氏比浊管调整受试菌的菌液浊度为 0.5 麦氏单位(McFarland),即 1.5×10^8 CFU/mL。用无菌拭子充分蘸取菌液,离开液面在试管内壁旋转挤去多余的菌液,在平板表面均匀地涂布 3 次,每次按照间隔 60°的方向涂布,最后沿平板内缘涂抹一圈以确保平板表面受试菌均匀分布。然后于室温条件干燥平板 3~5 min 后,用无菌镊子或者纸片分配器将纸片紧贴在平板表面,纸片中心距离平板内缘应大于 15 mm,各纸片中心距离应大于 24 mm。一般来说,一个直径 150 mm 的平板放置纸片不应超过 12 个,100 mm 的平板不应超过 5 个。整个操作过程应在 15 min 内完成。

大多数细菌的培养条件是 35 ℃空气环境培养 16~18 h,但对于某些苛养菌,如链球菌、流感嗜血杆菌和淋病奈瑟菌则需要含有 CO_2 的环境;为了提高某些耐药菌(如耐 AST 和耐万古霉素的肠球菌)的检出率和确保某些苛养菌(如淋病奈瑟菌)的检测准确性,培养时间可延长至 24 h。

5. 结果判读和解释 在判断结果前,先检查平板上菌苔是否均匀生长,是否为纯培养。如果操作正确,平板上细菌呈连续均匀地生长,抑菌圈为透明均匀的圆形(图 9-2)。在黑色不反光的背景下测量抑菌圈的直径。抑菌圈大小的判断标准可参考 2017 版 CLSI 的 M100 文件表格 2,并报告受试菌对药物敏感、中介或耐药。某些药物没有或极少出现耐药菌株,因此,只能报告敏感或不敏感两种结果。

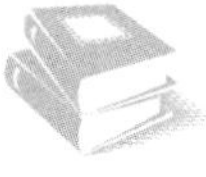
NOTE

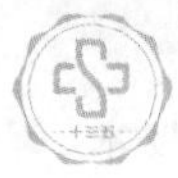

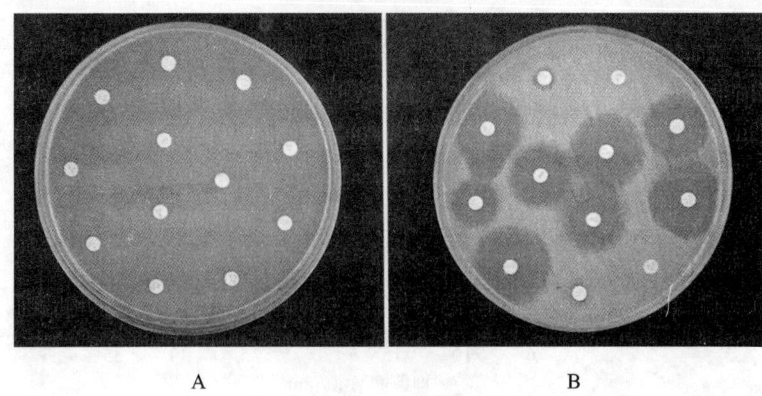

图 9-2　纸片扩散法的平板示例

A. 平板表面涂布受试菌后，放置抗菌药物纸片；B. 培养 16～18 h 后不同纸片周围出现直径不同的抑菌圈。

变形杆菌有迁徙生长现象，这种情况下迁徙生长的模糊区域应被忽略，在细菌生长明显受到抑制的区域进行测量。磺胺类药物和使用甲氧苄啶的纸片法进行药敏试验时，细菌生长也会出现模糊区域，此时模糊区域应当被忽略。不存在细菌的迁徙生长和没有使用磺胺类药物和甲氧苄啶的纸片进行药敏试验时，如出现细菌生长的模糊区域则是由于某些肠杆菌科细菌对头孢菌素耐药、葡萄球菌对甲氧西林耐药或者肠球菌对万古霉素耐药。有时在明显的抑菌圈中出现单个菌落，提示细菌未分纯。如果确定是纯培养，则该单个的菌落为变异株或者耐药株，AST 结果应报告为耐药。头孢西丁和苯唑西林均可用于 *mec*A 介导的葡萄球菌进行耐药性检测，以头孢西丁效果更好。MRSA 检测的纸片扩散试验只能用头孢西丁纸片。厌氧菌不能用纸片扩散法检测。

6. 质量控制　为确保 AST 结果的可靠性，质量控制监测目标包括以下几点：①AST 程序的精密度（重复性）和准确度；②试验所用试剂的性能；③进行试验和结果判读的实验人员的能力。参照 CLSI 采用标准质控菌株是 AST 质量控制的主要措施，对每批 MH 琼脂平板和每次 AST 试验都应用质控菌株进行检测，以确保试验准确有效，如结果超出 CLSI 允许范围内，则应及时纠正。常用的质控菌株有金黄色葡萄球菌 ATCC25923、大肠埃希菌 ATCC25922 和铜绿假单胞菌 ATCC27853 等。质控菌株应每周传代一次，不能连续超过 3 周。至少每个月要用冷藏、冻干或购买的质控菌株来替代原有质控菌株。临床微生物实验室除了应常规进行室内质控外，还应参加不同地区范围内的室间质控。

7. 优缺点　纸片扩散法的优点是实用、方便以及操作简单。对同一株细菌每次可测试多种抗菌药物。由于结果的准确性和适用于大多数常见细菌，纸片扩散法是 AST 中最为普及的方法。缺点是对于不常见的细菌缺乏结果判读标准，其结果的精确性也不及稀释法。

三、稀释法

稀释法分为肉汤稀释法和琼脂稀释法，是用培养基将抗菌药物作不同浓度稀释，再接种待检细菌，定量测定抗菌药物抑制或杀死细菌的最低药物浓度的体外方法。稀释法所测得的抗菌药物能抑制待测菌肉眼可见生长的最低药物浓度即为最低抑菌浓度（minimal inhibitory concentration，MIC）。稀释法的操作遵循 CLSI-M07 文件给出的详细标准。

（一）肉汤稀释法

肉汤稀释法包括常量稀释法（macrodilution）和微量稀释法（microdilution）。两者原理相同，只是培养液的体积不同。常量稀释法采用试管，每管中菌药混合物体积为 2 mL；微量稀释法采用 96 微孔板，每孔菌药混合物的体积为 0.1 mL，微量稀释法由于可用排枪进行批量操作，其成本更低而更为常用。

1. 原理　用 MH 肉汤将抗菌药物进行倍比稀释，接种一定量的待测菌，以肉眼看不见细菌生长的最低药物浓度为 MIC；此方法定量测定抗菌药物杀灭受试菌的最低浓度为最低杀菌浓度（minimal bactericidal concentration，MBC）。

2. 培养基　MH 肉汤为 CLSI 采用的标准基础培养基，用于常规需氧菌和兼性厌氧菌检测。而相

NOTE

对苛养的细菌，如肺炎链球菌和流感嗜血杆菌检测则需要添加营养成分。虽然葡萄球菌不是苛养菌，但也需要添加 2%(W/V)的 NaCl 以提高耐甲氧西林葡萄球菌(MRSA/MRSE)的检出率。

3. 药物稀释

(1) 抗菌药物储存液的配制：抗菌药物干粉不能直接用于 AST，一般保存在 −20 ℃以下的干燥容器中。使用前先配制抗菌药物储存液，其浓度至少为 1000 μg/mL（如 1280 μg/mL）或最高试验浓度的 10 倍。取少量体积的抗菌药物储存液于无菌玻璃、聚丙烯、聚苯乙烯或聚乙烯小瓶中，密封置于 −60 ℃或更低温度，需要时解冻并且当天使用，用过的储存液应在 24 h 后丢弃。大多数的抗菌药物储存液可在 −60 ℃或更低温度保存 6 个月或以上，其活性无显著变化。

(2) 抗菌药物稀释液的配制：药物稀释液的浓度应当包括 CLSI M100 表 2 的解释折点，实验室可根据实际调整。建议选择的浓度范围至少包括一种质控菌的折点。对药物储存液进行倍比稀释，其终浓度可为 256、128、64、32、16、8、4、2、1、0.5、0.25、0.125 μg/mL（图 9-3）。商业化的微孔板则已经在每孔中放置了不同抗菌药物浓度的肉汤，密封包装并置于 −20 ℃(最好 −60 ℃)以下温度保存。一经解冻后不能再重新冷冻，反复冻融会加速某些抗菌药物，特别是 β-内酰胺类药物的降解。

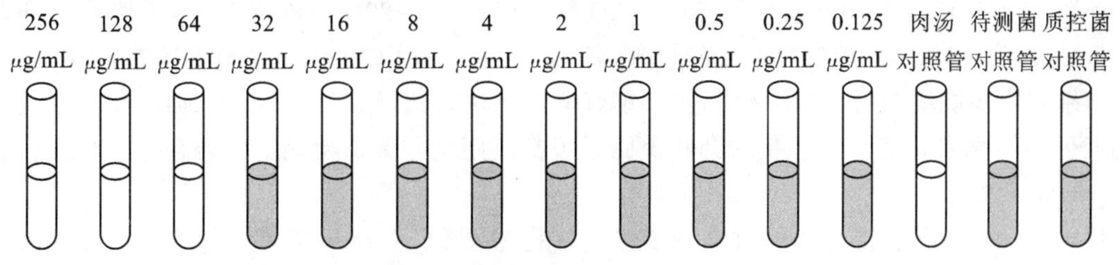

图 9-3 肉汤稀释法的实验结果(待测菌的 MIC 为 64 μg/mL)

4. 细菌接种和培养 采用直接菌落悬浮法或者肉汤培养生长法进行受试菌菌液的制备，然后用无菌生理盐水或肉汤调整受试菌的菌液浊度为 0.5 麦氏单位（1.5×10^{8} CFU/mL）。在 15 min 内将校正好的菌悬液加入肉汤中，使每管或每孔的最终菌含量约为 5×10^{5} CFU/mL。在操作的过程中，可先将 0.5 麦氏单位的菌悬液按 1∶150 稀释，使细菌含量约为 1×10^{6} CFU/mL，然后向每孔(或试管)含有1/2总体积抗菌药物系列的稀释管(阳性对照管仅加入肉汤)中加入 1/2 总体积并混匀，此时抗菌药液和菌液均为对倍稀释。每一批次实验均需要设立对照。对于大多数细菌的培养条件为 35 ℃孵育 16～20 h，某些细菌需要培养更长时间，如 MRS 和脑膜炎奈瑟菌需要培 24 h，而某些苛养菌则需要 5%的 CO_2 气体环境。

5. 结果判断和解释 肉眼所见试管内或微孔内能完全抑制细菌生长的最低药物浓度即为该抗菌药物对受试菌的 MIC。按照 2017 版 CLSI 的 M07 和 M100 补充文件，可根据细菌的 MIC 值判读 AST 的结果是敏感、中介或耐药，其依据来自于 MIC 与对应药物在血清中所能达到的浓度、特定的耐药机制以及药理疗效的研究。微量稀释法可采用比浊仪或酶标仪(对比生长前后的数值)判断微孔板的孔内是否有细菌生长。多种商业化的微孔板可与自动化仪器配套使用，自动判断结果。测定 MBC 时，把无菌生长的试管(微孔)吸取 0.1 mL 加到冷却至 50 ℃ 的 MH 肉汤琼脂混合倾注平板，同时以前述的稀释 1∶1000(或 1∶200)的原接种液作倾注平板，培养 48～72 h 后计数菌落数，即可得到抗菌药物的最低杀菌浓度(定义为接种菌减少 99.9%)。

6. 质量控制 质量控制的要求类似于纸片扩散法，每次试验应使用规定的质控菌株。具体的标准参见 CLSI 的 M07 文件。

7. 优缺点 肉汤稀释法既可定性又可定量，不仅可判断细菌对药物敏感、中介还是耐药，还可以给出具体 MIC 数值。但操作较纸片扩散法烦琐。大多数情况下，检测细菌对药物敏感、中介还是耐药已经能够满足临床需要，因此，临床微生物实验室大多采用纸片扩散法进行 AST。

(二) 琼脂稀释法

琼脂稀释法是将抗菌药物均匀稀释于 MH 琼脂培养基中，稀释的方法同肉汤稀释法，配制出倍比稀释的平板，每一平板为一个药物稀释度，可采用多点接种仪接种细菌，孵育后观察细菌的生长情况，以

NOTE

点种处肉眼所见无细菌生长的最低平板药物浓度为 MIC。

1. 抗菌药物琼脂的制备 稀释药液加入 45～50 ℃水浴平衡的 MH 琼脂中(药液和琼脂的体积比为 1∶9),混合均匀后在水平台面倾注平板,使琼脂厚度为 4 mm,避免产生气泡,室温下凝固。一种药物需要制备六个稀释度的平板,以及一个无药物的生长对照平板。倾注的平板可立即使用,或用密封袋储存于 2～8 ℃。用于参考试验时保存时间不应超过 5 天,用于常规试验可保存更长时间。冰箱取出平板后应先平衡至室温,使用前需确保平板表面无水分。较为苛养的细菌需要在 MH 琼脂内添加补充物质。

2. 细菌接种和培养 将受试菌调整为 0.5 麦氏单位的菌悬液,现有的大多数多点接种仪可一次性在平板上接种 32～36 个标本,要求 5～8 mm 直径的接种点,接种量为 1×10^4 CFU/点。如接种针的直径为 3 mm,每针接种的菌液体积则为 2 μL(1～3 μL),需将 0.5 麦氏单位的菌悬液稀释 10 倍,若直径为 1 mm,接种体积只有 0.1～0.2 μL,则不需要稀释菌悬液。菌悬液制备完成后应该在 15 min 内接种完毕。接种时注意接种点的方向,首先接种不含抗菌药物的生长对照平板,然后按照从低到高的药物浓度接种平板,最后接种第二个生长对照平板以验证在接种过程中无污染、针头未携带抗菌药物。待接种点完全干燥后(不要超过 30 min),置于 35 ℃空气环境培养 16～20 h。检测 MRS 需培养 24 h,较为苛养的细菌(淋病奈瑟菌、链球菌属、脑膜炎奈瑟菌等)需要在 5%的 CO_2 气体环境下培养 24 h。

3. 结果判断和质量控制 MIC 的折点和解释同肉汤稀释法,结果可只报告 MIC,也可只报告敏感、中介或耐药,或者两者皆有。每一批的药物琼脂平板都应用质控菌株检测其是否合格,质量控制方面详见 CLSI 的 M07 文件。

4. 优缺点 琼脂稀释法可以同时进行多株细菌的 MIC 测定,结果重复性优于肉汤稀释法,且易于发现耐药突变株以及污染,是检验新药体外抗菌活性应参照的标准方法。由于操作烦琐,大多数实验室不采用此方法。然而,对于在肉汤中生长不良的淋病奈瑟球菌,AST 采用琼脂稀释法则优于肉汤稀释法。

四、E-试验法

E-试验法是一种结合了稀释法和扩散法的原理与特点,测定细菌对抗菌药物敏感度的定量技术。培养基、受试菌菌液的制备、接种、培养及质量控制同纸片扩散法,如图 9-4。

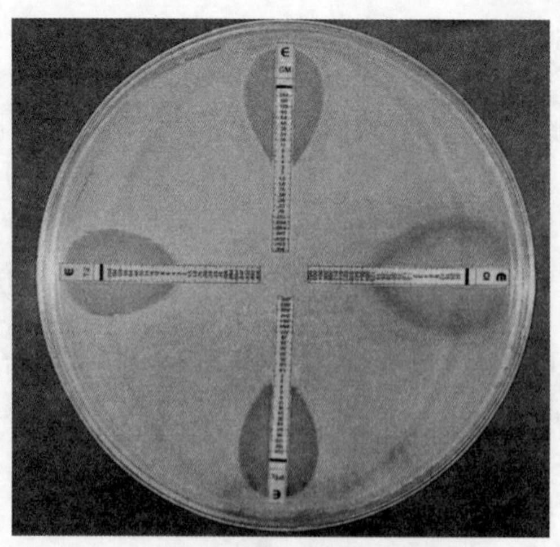

图 9-4 E-试验

1. 原理 E-试验法的试纸条是一条 5 mm×50 mm 的商品化塑料条,一面是干化学成分、呈连续浓度梯度分布的抗菌药物,另一面刻有对应的药物浓度(μg/mL)。抗菌药物的梯度可覆盖 20 个 MIC 对比稀释浓度的范围,其斜率和浓度范围对判别有临床意义的 MIC 范围和折点具有较好的关联。将 E-试验法的试纸条放在接种过细菌的琼脂平板上,35 ℃培养 16～20 h 后,围绕试纸条可形成椭圆形的抑菌圈,抑菌圈与试纸条边缘相交处所对应的浓度刻度即为 MIC 值。

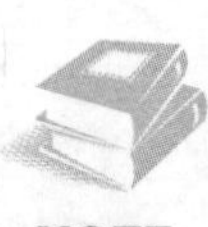

NOTE

2. 培养基 需氧菌和兼性厌氧菌用 MH 琼脂，对于生长要求高的苛养菌，应根据其需要添加有关营养补充物。MRSA/MRSE 的检测需要添加 2%的 NaCl。

3. 细菌接种 受试菌接种方法和接种量同药敏纸片法，待琼脂平板完全干燥，用 E-试验法加样器或镊子将试纸条放在已接种细菌的平板表面，试纸条全长应与琼脂平板紧密接触，MIC 刻度面朝上，浓度最大处靠平板边缘。

4. 结果判断 E-试验法测出的 MIC 值与稀释法 MIC 参考值高度相关，并直接对应，CLSI 关于 MIC 折点值同样适用于 E-试验法，但在判断结果时应参照 E-试验法试纸条说明书对某些特殊情况予以修正。

5. 优缺点 E-试验法不仅可用于一般细菌的 MIC 测定，也适用于一些生长缓慢的细菌、厌氧菌和真菌。该方法使用方便，操作简单，缺点是成本较高。

五、联合药敏试验

在以下情况临床上需联合使用抗菌药物：① 用于病原菌尚未确定的急、重症感染的经验治疗，以扩大治疗的覆盖面；② 治疗多种细菌所引起的混合感染；③ 针对某些耐药菌可起到协同抗菌作用；④ 减少或推迟治疗过程中细菌耐药性的产生；⑤ 减少治疗指数低的抗菌药物的用量从而减轻其毒副作用。

联合药敏试验(synergy testing)是测定两种抗菌药物联合应用时的抗菌效果，可以出现四种结果：无关(indifference，活性等于两药中较高者)、协同(synergy，“1+1”>2)、累加(addition，1+1=2)和拮抗(antagonism，“1+1”<2)。联合药敏试验时能够有协同效应最为理想。协同效应常发生于：①两种药物在细菌的不同部位抑制细胞壁合成或阻断细菌的新陈代谢；②β-内酰胺类药物增加了氨基糖苷类药物进入细菌细胞的数量；③β-内酰胺类药物与 β-内酰胺酶抑制剂联用。联合药敏试验常用两种方法：纸片法(定性)和棋盘稀释法(定量)。

(一) 纸片法联合药敏试验

纸片法联合药敏试验所用的培养基、药敏纸片、菌液和培养条件等均和 AST 纸片法相同。将两种药敏纸片邻近贴在涂菌的琼脂平板上，使两纸片的中心距离恰好等于两药敏纸片单独试验时抑菌圈的半径之和，按规定条件孵育之后观察抑菌圈的形状改变，并据此判断两药联合药敏试验的结果，如图 9-5 所示。

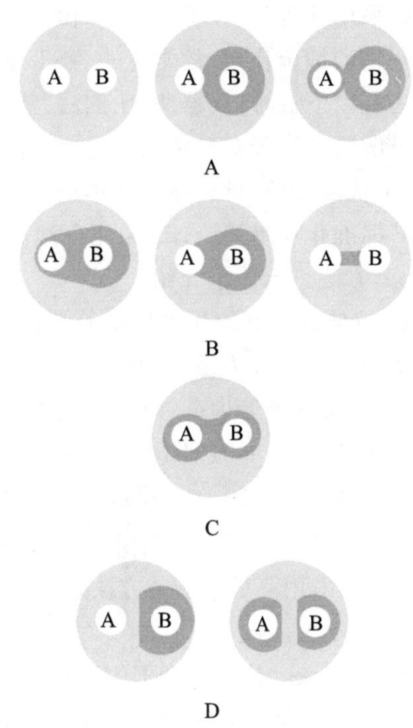

图 9-5 纸片法联合药敏试验的结果

A. 无关作用；B. 协同作用；C. 累加作用；D. 拮抗作用。

(二) 棋盘稀释法联合药敏试验

棋盘稀释法是目前常用的定量联合药敏方法，其步骤是首先采用肉汤稀释法分别测定两药对受试菌的 MIC，然后根据所得 MIC 确定含有药物肉汤的稀释浓度(一般为 6～8 个浓度，药物最高浓度为 MIC 的 2 倍，依次对倍稀释)，将各个浓度的两种药物肉汤分别在方阵的纵列和横列等量混合，组成棋盘模式、不同浓度组合的两种药物肉汤混合液。混合液中加入受试菌液使其终浓度为 5×10^5 CFU/mL，35 ℃培养 16～20 h 后观察结果，以肉眼所见无细菌生长的最低药物浓度为两种药物联用时的 MIC 值。部分抑菌浓度(fractional inhibitory concentration，FIC)指数可据此计算。

FIC 指数=联用时 A 药 MIC/单测时 A 药 MIC+联用时 B 药 MIC/单测时 B 药 MIC。

FIC 指数≤0.5 为协同作用，0.5<FIC 指数≤1 为累加作用，1<FIC 指数≤2 为无关作用，FIC 指数>2 为拮抗作用。

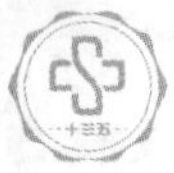

第三节　分枝杆菌药敏试验

一、抗分枝杆菌药物

分枝杆菌属包括结核分枝杆菌复合群、非结核分枝杆菌以及麻风分枝杆菌。抗结核分枝杆菌药物对后两者均具有不同程度的抗菌作用，故在此介绍抗结核分枝杆菌药物。常用于抗结核分枝杆菌的5种一线药物为链霉素、异烟肼、利福平、乙胺丁醇和吡嗪酰胺，7种二线药物为乙硫异烟肼、卷曲霉素、环丙沙星、氧氟沙星、卡那霉素、环丝氨酸、利福布汀。

二、结核分枝杆菌体外药敏试验

近年来，结核分枝杆菌对临床常用的抗结核一线药物均有耐药现象出现，甚至出现了多重耐药以及泛耐药的结核分枝杆菌。因此，对所有临床初次分离的结核分枝杆菌都应当做AST。如果经过3个月正规的临床治疗后患者仍然结核分枝杆菌培养阳性或者疗效不佳，则应该重复做AST。患者痰标本中的抗酸杆菌计数一度减少又大量增加的，要做AST。此外，对于结核分枝杆菌感染的严重疾病（如结核性脑膜炎）患者以及来自高耐药结核分枝杆菌流行区的患者（播散性结核病患者），都应进行AST。

初次分离的结核分枝杆菌常规检测5种一线药物的AST，一旦细菌对其中任何一种药物耐药，则应当检测7种二线药物的AST。L型变异是结核分枝杆菌慢性感染持续存在的重要原因之一，对高浓度的链霉素、异烟肼和乙胺丁醇常不敏感，因此，对检出的结核分枝杆菌L型应做AST，以帮助临床制定合理的治疗方案。

如采用常规的AST纸片法，由于分枝杆菌生长缓慢，在其生长之前药物已经扩散至培养基中，不能体现药物的抑菌作用，故常规的AST纸片法不适用于结核分枝杆菌。结核分枝杆菌体外药敏试验的常见方法有以下五种：仪器法、比例法、绝对浓度法、耐药率法和E-试验法。此外，近年来还出现了噬菌体生物扩增法和刃天青显色法。这些方法都可分为直接法和间接法：①若标本涂片每100个油镜视野超过50个抗酸杆菌，可直接用标本进行药敏试验，称为直接法，优点是能较为快速地获得药敏结果，缺点是不够标准化和易污染；②采用分纯后的次代培养菌进行药敏试验为间接法。以下对结核分枝杆菌五种AST方法进行简单介绍。

1. 仪器法　在应用液体培养基的基础上结合特殊的检测系统，仪器快速培养系统培养基底部包埋对CO_2分子浓度极为敏感的指示剂，通过灵敏的检测技术直接测定分枝杆菌生长所引起的CO_2浓度变化，从而间接判断管内分枝杆菌生长情况的检测方法。目前常用的仪器检测系统有BACTEC 460TB、BACTEC MGIT 960、MB/BacT Alert 3D、ESP结核分枝杆菌检测系统，能检测结核分枝杆菌对所有一线和二线药物的敏感性。将细菌同时接种于含药管和无药管，然后比较两管中CO_2的比例和数量。BACTEC 460TB采用放射性同位素法检测CO_2，BACTEC MGIT 960采用检测荧光、MB/BacT Alert 3D和ESP采用测量气压的方法来检测CO_2。该方法操作简单，出结果较为快速，但是存在设备昂贵、放射性污染等缺点。

2. 比例法　比例法和BACTEC放射性同位素法是美国最常用的结核分枝杆菌AST方法，比例法也受到WHO全球结核耐药检测方案推荐。对于每一种受试药物，将不同稀释度的菌液加入含药米氏7H10琼脂格和一个无药对照7H10琼脂格，比较在含药和无药琼脂上细菌的生长比例。每周观察一次，3周后报告结果。当含药琼脂格内无受试菌生长时，或菌落数≤对照格菌落数的1%时为敏感；当含药琼脂格菌落数＞对照格菌落数的1%时为耐药。同批次应采用质控菌株进行质量控制。

3. 绝对浓度法　选用中性改良罗-琴培养基，将定量的细菌接种于一个无药对照培养基和几个梯度药物浓度的培养基中，能够抑制所有或几乎所有细菌生长的最低药物浓度即为此药物的MIC。

NOTE

4. 耐药率法　将受试菌和标准实验室菌株进行耐药率的比较。2株细菌平行试验，在含有连续对倍稀释药物浓度的培养基上接种定量的细菌，耐药率以受试菌的 MIC 与标准菌的 MIC 比率表示。

5. E-试验法 这是一种定量检测的方法，操作简便，结果准确、快速，且可用于联合药敏试验，易于标准化操作和质量控制，缺点是成本较昂贵。

CLSI 推荐 10 种耐药表型不同的结核分枝杆菌作为质控菌株进行 AST 的质量控制：H37Rv ATCC27294 为一线、二线药物的敏感质控菌株；H37Rv ATCC35820 为链霉素耐药质控菌株；H37Rv ATCC35821 为氨基水杨酸耐药质控菌株；H37Rv ATCC35822 为异烟肼耐药质控菌株；H37Rv ATCC35826 为环丝氨酸耐药质控菌株；H37Rv ATCC35827 为卡那霉素耐药质控菌株；H37Rv ATCC35828 为吡嗪酰胺耐药质控菌株；H37Rv ATCC35830 为乙硫异烟胺耐药质控菌株；H37Rv ATCC35837 为乙胺丁醇耐药质控菌株；H37Rv ATCC35838 为利福平耐药质控菌株。

三、快速生长的分枝杆菌体外药敏试验

非结核分枝杆菌相对于结核分枝杆菌来说更需要个性化治疗，治疗方案基于分枝杆菌的种类、感染的部位和严重程度、AST 结果、基础疾病以及患者的一般情况。对于所有临床上重要的快速生长的分枝杆菌，如偶发分枝杆菌、龟分枝杆菌和脓肿分枝杆菌都应该做体外药敏试验，方法有肉汤稀释法和琼脂纸片洗脱法。肉汤稀释法与需氧和兼性厌氧菌的肉汤稀释法类似，为 CLSI 推荐的方法。如果经过 6 个月正规的临床治疗后患者仍然分枝杆菌培养阳性或者疗效不佳，则应该重复 AST。

四、临床评价

绝对浓度法药敏试验是结核分枝杆菌药敏试验的常用方法；比例法药敏试验是 1996 年 WHO 在我国开展耐药监测以来广泛在结核病实验室用于耐药性检测的方法，为《中国结核病防治规划实施工作指南》(2008)推荐方法；仪器法是目前在结核病诊断领域广泛使用的快速培养系统的方法。

第四节　厌氧菌药敏试验

厌氧菌分布广泛，引起的感染遍及临床各科，多为混合感染。厌氧菌采用常规细菌培养方法不能检出，且采用经验性治疗往往有较好的疗效，使得临床实验室一般不进行厌氧菌 AST。CLSI M11-A7 文件指出进行厌氧菌 AST 的目的在于：①协助重症厌氧菌感染患者的治疗；②定期监测特定区域的厌氧菌耐药谱变化，以指导经验性选择抗菌药物；③确定新药的厌氧菌敏感谱。针对临床厌氧菌株进行 AST 的主要指征是帮助选择有效药物，在以下情况时尤为重要：①已知感染的厌氧菌种属对于常用药物耐药；②已确诊的厌氧菌感染，经验用药后疗效不佳；③分离出的厌氧菌毒力较强，或对于感染的厌氧菌缺乏经验性治疗方案；④严重的厌氧菌感染，如脑脓肿、心内膜炎、假肢感染、败血症等，或为需要长期治疗的患者制定合理治疗方案；⑤在正常无菌部位分离到厌氧菌，并且能够排除正常厌氧菌群污染。此外，当同时分离出几种病原厌氧菌，至少要对脆弱拟杆菌群(通常耐药率最高)进行 AST。

一、厌氧培养基

琼脂稀释法采用强化的布氏琼脂培养基，在布氏琼脂的基础上添加了 5 μg/mL 的氯化血红素、1 μg/mL 的维生素 K_1 及 5%(V/V)溶解脱纤维绵羊血。若用于常规试验，密封于 2～8 ℃保存，不超过 7 天；若用于科研和评估，则不能超过 72 h；若含有亚胺培南、克拉维酸的 β-内酰胺/β-内酰胺酶抑制剂复合药物，或其他已知的任何不稳定药物的平板，均应试验当日配制。详细方法见 CLSI M11-A7 文件。微量肉汤稀释法采用强化布氏肉汤培养基，即布氏肉汤中添加 5 μg/mL 的氯化血红素、1 μg/mL 的维生素 K_1 以及 5%溶解马血。

二、常用抗厌氧菌药物

抗厌氧菌药物的选择不多，根据微生物学和药理学因素以及临床适应证和疗效，CLSI 制定了推荐

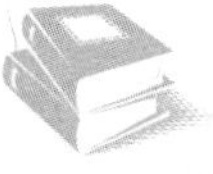
NOTE

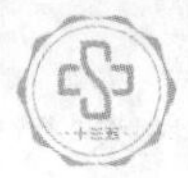

常规报告的抗厌氧菌药物表(表 9-4)。

表 9-4　CLSI 厌氧菌药敏试验的抗菌药物推荐分组

<table>
<tr><th></th><th>脆弱拟杆菌群和其他革兰阴性厌氧菌</th><th>革兰阳性厌氧菌</th></tr>
<tr><td rowspan="5">A 组
首选试验并报告的抗微生物药</td><td rowspan="2">阿莫西林/克拉维酸
氨苄西林/舒巴坦
哌拉西林/他唑巴坦</td><td>氨苄西林
青霉素</td></tr>
<tr><td>克林霉素</td></tr>
<tr><td>克林霉素</td><td>阿莫西林/克拉维酸
氨苄西林/舒巴坦
哌拉西林/他唑巴坦</td></tr>
<tr><td>多尼培南
厄他培南
亚胺培南
美罗培南</td><td rowspan="2">甲硝唑</td></tr>
<tr><td>甲硝唑</td></tr>
<tr><td rowspan="8">C 组
补充试验有选择报告的抗微生物药</td><td>青霉素
氨苄西林</td><td rowspan="3">头孢替坦
头孢西丁</td></tr>
<tr><td>头孢替坦
头孢西丁</td></tr>
<tr><td rowspan="3">头孢替坦
头孢西丁</td></tr>
<tr><td>头孢唑肟
头孢曲松</td></tr>
<tr><td rowspan="3">莫西沙星</td></tr>
<tr><td>头孢唑肟
头孢曲松</td></tr>
<tr><td>氯霉素</td></tr>
<tr><td>莫西沙星</td><td>四环素</td></tr>
</table>

三、厌氧菌药敏试验常用方法

厌氧菌 AST 的常用方法有琼脂稀释法、肉汤稀释法、E-试验和 β-内酰胺酶检测试验,其基本原理和方法与需氧菌相同,但是在培养基、操作环境和培养条件方面有所区别。2017 版 CLSI 推荐的方法有琼脂稀释法和微量肉汤稀释法。琼脂稀释法是适用于所有厌氧菌的参考方法,接种菌量为 1×10^5 CFU/点;目前微量稀释法仅适用于脆弱拟杆菌群的某些药物 AST,接种菌量为 1×10^6 CFU/mL。厌氧菌的培养设备为厌氧箱或厌氧罐,提供厌氧的气体环境为 80% N_2、10% H_2 和 10% CO_2,在 35～37 ℃培养 48 h。结果判定应依据 CLSI 2017 版所提供的解释标准给出药敏结果。

利用产色头孢菌素法进行 β-内酰胺酶检测可以预测细菌对青霉素的敏感性,但是不能预测对头孢菌素的敏感性。如果临床医生考虑用青霉素或氨苄西林治疗,则应进行 β-内酰胺酶检测。绝大多数脆弱拟杆菌群产 β-内酰胺酶,故认为它们对青霉素、氨苄西林、阿莫西林耐药,不必做 AST。而某些不产 β-内酰胺酶的厌氧菌可因为其他机制对 β-内酰胺类药物耐药,因此,即使 β-内酰胺酶检测阴性也不能推断该菌对此类药物敏感。

许多厌氧菌感染为混合感染,对耐药率最高的细菌应首先做 AST 并报告(通常是脆弱拟杆菌群)。

四、质控菌株

NOTE

CLSI 推荐的质控菌株有脆弱拟杆菌 ATCC25285、多形类杆菌 ATCC29741、迟缓优杆菌

ATCC43055 和艰难梭菌 ATCC700057。

第五节 酵母样真菌的药敏试验

近年来，系统性真菌感染在免疫力低下患者中的发病率增加明显，耐药真菌的分离率也逐年增多，因此，无论是抗真菌药物的研发还是临床上开展各种真菌药物体外药敏试验的需求都日益增加。目前临床上常用的抗真菌药物分为三类：①多烯类，如两性霉素 B、制霉菌素、曲古霉素等，主要通过作用于真菌细胞膜上的麦角甾醇产生抗菌作用；②吡咯类，如酮康唑、伊曲康唑、氟康唑、克霉唑、益康唑等，通过抑制麦角甾醇的生物合成而产生抗菌作用；③氟化嘧啶类，如 5-氟胞嘧啶。近年来耐药的真菌菌株逐渐增多，对氟化嘧啶的耐药较常见，而对两性霉素 B 的耐药少见，因此，通常不单独使用氟化嘧啶治疗真菌感染，而是常与两性霉素 B 联用。

真菌包括酵母样真菌和丝状菌，前者感染率高于后者。进行酵母样真菌的药敏试验的指征：①菌株分离自严重的全身性感染患者、白细胞减少的艾滋病患者、肿瘤患者和器官移植患者；②调整毒性较大的药物剂量，如两性霉素 B；③需要长期用药以监测耐药性变化的患者。其方法有纸片扩散法、肉汤稀释法和 E-试验法。纸片扩散法可用于检测真菌对氟化嘧啶和氟康唑的敏感性，结果需用 MIC 法证实，只能用于耐药性的筛选。E-试验法操作简便，结果准确，可直接从平板上区分污染菌落，但成本较高。

一、常量肉汤稀释法

1. 培养基和药液 培养基采用含谷氨酰胺和 pH 指示剂、不含碳酸氢钠的 RPMI 1640 培养基。药物原液浓度为 16000 μg/mL，用 1640 培养基将待测抗真菌药物进行连续稀释，稀释后的浓度为待测浓度的 10 倍，分别加入试管，每管 0.1 mL。

2. 接种菌液 受试菌接种于沙保弱培养基 35 ℃培养 24 h(如假丝酵母菌)或 48 h(如隐球菌)至少传代 2 次，以确保纯培养。挑取 5 个直径≥1 mm 的菌落混悬于 5 mL 的生理盐水，调整至 0.5 麦氏比浊单位，为(1～5)×10^6 CFU/mL；先用生理盐水稀释 100 倍，再用 1640 培养基稀释 10 倍，稀释使其终浓度为(1～5)×10^3 CFU/mL。取 0.9 mL 菌液加入含有 0.1 mL 稀释药液的试管中，同时设置生长对照管(有菌无药)和阴性对照管(无菌无药)，混匀后 35 ℃培养 48 h。

3. 结果判读 观察各管生长情况，两性霉素 B 的 MIC 为肉眼可见抑制受试菌生长的最低浓度，5-氟胞嘧啶和吡咯类通常采用 80%MIC 判断标准，即抑制 80%受试菌生长的最低浓度作为 MIC。取无药生长对照管中的菌液 0.2 mL 加入含有 0.8 mL 培养基的试管中，混匀后作为 80%受试菌抑制的比浊标准。

4. 质量控制 质量控制包括培养基质量、抗菌药物效价和称量的准确性、配制与保存方法试验操作的质量及对照等，最主要的是每批次采用质控菌株，其 MIC 应在预期值范围内。常用质控菌株有近平滑假丝酵母菌 ATCC22019 和 ATCC90018、克柔假丝酵母菌 ATCC6258、白假丝酵母菌 ATCC9028 和 ATCC90029、光滑球拟酵母菌 ATCC90030、新生隐球菌 ATCC90112 和 ATCC90113。

二、微量肉汤稀释法

培养基和药液、接种菌液、结果判断和质量控制基本与常量肉汤稀释法相同。用无菌塑料微孔板进行培养，每排 1～10 孔中加入 100 μL 系列稀释的药液，同时设置 1 孔无菌空白对照和 1 孔有菌无药的生长阳性对照，每次需做双份测定。将 10 μL 受试菌液接种于各孔内，使其终浓度为 1×10^3 CFU/mL，然后置于塑料湿盒置 35 ℃孵育 24 h 和 48 h。同常量肉汤稀释法，吡咯类药物也采用 80%MIC 判断标准。

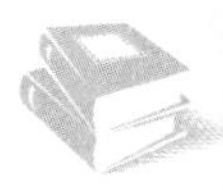

NOTE

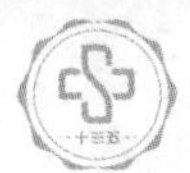

第六节　细菌耐药性检测

细菌耐药性(drug resistance)又称抗药性，是指细菌对于抗菌药物的耐受性。自 1928 年英国细菌学家弗莱明发现了世界上第一种抗生素(青霉素)以来，抗生素在感染性疾病的治疗中发挥了重要作用。继青霉素之后，人们不断地发现和合成了多种抗菌药物，如青霉素之外的β-内酰胺类、氨基糖苷类、喹诺酮类、大环内酯类、糖肽类、磺胺类、四环素类和硝基呋喃类、硝基咪唑类等。与此相对应，细菌在抗菌药物的选择压力下发生突变而产生耐药性，耐药菌相继产生，且耐药性逐渐增强。任何一种新的抗菌药物问世后几年或十几年之内，必然出现与之对应的耐药菌，药物对细菌的抗菌作用以及细菌对抗菌药物的耐药性都处于不断变化中。由于抗菌药物的广泛应用，我国已成为世界上抗生素滥用严重的国家之一。我们只有加强研究细菌耐药性的产生机制、合理使用抗生素，持续监测细菌耐药性的变化，才能控制细菌的耐药性，有效治疗细菌引起的感染性疾病。

一、细菌耐药的产生机制

细菌可通过不同机制产生耐药性，其最终结果是使抗菌药物完全或部分失效。细菌耐药性机制可分为以下几类:生物性和临床性机制、环境介导的机制、遗传机制以及生化机制。

(一) 生物性和临床性耐药机制

生物性耐药是指细菌对于原先表现为敏感的药物，其敏感性降低。当敏感性降低至临床用药达不到有效程度时则称为临床性耐药。生物性耐药和临床性耐药并不一定保持一致。大多数实验室检测着重于临床性耐药，而实际上细菌在不断发生生物性耐药的变化。例如，过去肺炎链球菌可被 0.03 μg/mL 或更低浓度的青霉素抑制，而临床实验室关注的标准是能否被 2 μg/mL 或更高浓度的青霉素抑制，这个浓度被认为是青霉素能够发挥药效的阈值。然而，尽管实验室在 2 μg/mL 或更高浓度的青霉素抑制下没有检测到肺炎链球菌能生长，此菌在生物性耐药方面已经发展成为需要 10 到 50 倍于 0.03 μg/mL 的青霉素浓度才能被抑制。生物性耐药在不断地变化，虽然当今的实验室方法还不能准确地检测出所有过程，但是我们应当意识到细菌产生生物性耐药的情况一直在发生。

(二) 环境介导的细菌耐药机制

细菌耐药性的产生是药物、细菌及其所处环境相互作用的结果。环境中的物理或化学特性可以直接改变抗菌药物或改变细菌对于药物的正常生理反应，称之为环境介导的耐药。这些环境因素有 pH 值、阳离子(如 Mg^{2+} 和 Ca^{2+})浓度、胸腺嘧啶含量和厌氧气体环境等。有些抗生素的药效会受到环境 pH 值的影响，如红霉素、氨基糖苷类的药效随着 pH 值的降低而减小，而四环素的药效却随着 pH 值的降低而升高。氨基糖苷类药物需要穿过细胞膜进入细胞内才能抑制细菌蛋白的合成。抗菌药物在敏感菌体内的积蓄是通过一系列复杂的步骤来完成的，包括需氧条件下的主动转运系统，因此，在缺氧环境下药物进入细胞受到抑制，药物活性降低。氨基糖苷类药物的活性受环境中离子的影响，如 Mg^{2+} 和 Ca^{2+}，特别是作用于铜绿假单胞菌时，氨基糖苷类药物带有净正电荷，铜绿假单胞菌的外膜带有净负电荷，这有助于药物吸附于细菌细胞表面。如果环境中也有大量正电荷的 Mg^{2+} 和 Ca^{2+} 竞争吸附于细菌细胞表面，那么能够吸附于细菌表面的药物就减少，从而使得药物的活性降低。环境中的某些代谢物和营养物质也会影响抗菌药物的活性。例如，肠球菌可利用胸腺嘧啶和外源性叶酸代谢物来逃避磺胺甲氧苄啶对叶酸途径的抑制作用。也就是说，如果环境能供给细菌可利用的代谢物，那么通过抑制产生这些代谢物的途径来发挥作用的药物的活性则会大大降低，甚至完全失活。当环境缺乏这些代谢物时，细菌对药物的敏感性则恢复。

NOTE

在建立标准 AST 方法时应考虑到这些环境介导的耐药因素，以最大限度地减少环境因素的影响，使试验结果能够更准确地反映细菌介导的耐药性。值得注意的是 AST 的反应条件无法再现感染患者体内的生理环境，只能最大限度地检测出细菌表达的耐药性。因此，可以解释为什么 AST 的结果与临床上治疗效果并非完全吻合。

（三）细菌耐药的遗传机制

体外药物敏感试验所检测的耐药性为细菌介导的耐药，取决于细菌遗传学特性，可分为固有耐药性(intrinsic resistance)和获得性耐药(acquired resistance)。

1. 固有耐药 固有耐药也称天然耐药，由细菌的种属特性所决定，该耐药性可以根据细菌归类的种属推测出来。表 9-5 列出了常见的抗菌药物固有耐药以及耐药的机制。根据细菌的固有耐药性，可以将某些药物从 AST 的药物选择中排除，也可用来帮助鉴定细菌。例如，革兰阳性球菌的常规 AST 药物选择应当排除氨曲南，革兰阴性杆菌的常规 AST 药物选择应当排除万古霉素。

表 9-5 抗菌药物固有耐药举例

固有耐药	机制
厌氧菌 VS 氨基糖苷类药物	缺乏驱动氨基糖苷类药物进入细胞内的氧化代谢途径
革兰阳性菌 VS 氨曲南(β-内酰胺类)	缺乏青霉素结合蛋白 PBPs—β-内酰胺类药物作用靶点
革兰阴性菌 VS 万古霉素	万古霉素不能渗透外膜进入细胞
铜绿假单胞菌 VS 磺胺甲氧苄啶、四环素、氯霉素	抗生素不能达到可发挥药效的细胞内浓度
克雷伯菌属 VS 氨苄西林(β-内酰胺类)	产生 β-内酰胺酶分解氨苄西林，使之不能与 PBPs 结合
需氧菌 VS 甲硝唑	在无氧环境中甲硝唑才能还原到可发挥药物活性的状态
肠球菌 VS 氨基糖苷类药物	缺乏足够驱动氨基糖苷类药物进入细胞内的氧化代谢途径
肠球菌 VS 所有头孢菌素类药物	缺乏青霉素结合蛋白 PBPs—β-内酰胺类药物作用靶点
乳酸杆菌和明串珠菌属 VS 万古霉素	缺乏能与万古霉素结合的细胞壁前体，从而细菌细胞壁的合成不受抑制
嗜麦芽窄食单胞菌 VS 亚胺培南(β-内酰胺类)	产生 β-内酰胺酶分解亚胺培南，在亚胺培南与 PBPs 结合之前就已经被分解

2. 获得性耐药 细菌因 DNA 的改变引起细胞生理和结构的改变，从而导致的耐药称之为获得性耐药。在获得性耐药产生的过程中，细菌通过自身基因突变或新基因的获得而出现耐药基因，其作用方式为接合、转导或转化。可发生于染色体 DNA、质粒、转座子等结构基因，也可发生于某些调节基因。与固有耐药不同，获得性耐药往往只发生于细菌种属中的个别细菌，导致原先对药物敏感的群体中出现耐药性。因此，获得性耐药不能根据细菌的种属归类来推测，必须做 AST 以检测其耐药性。

获得性耐药的产生方式有以下三种。

(1) 染色体突变：细菌都会产生自发的随机突变，但频率很低，其中少数基因突变能够产生耐药性。突变的频率与抗菌药物的使用无关，但药物选择性压力则有利于耐药突变株的存活，并最终成为优势菌群。

(2) 耐药基因的转移：质粒、转座子和整合子都是可以传递耐药性的基因元件。质粒(plasmid)是细菌染色体之外的遗传物质，可同时携带多种耐药基因通过接合、转化等形式传递耐药性。质粒传播耐药性是最为常见的方式；转座因子(transposable element)是能在质粒之间或质粒与染色体之间自主转移的核苷酸序列；转座因子分为三种：插入序列(insertion sequence，IS)、转座子(transposons，Tn)和转座噬菌体(Mu phage)。转座因子通常携带耐药基因或者耐药基因盒进行转移，而且几乎在所有的生物中都能检测到转座因子的存在，它们可能在遗传进化中起重要作用；整合子(integron)是具有独特结构，可捕获和整合外源性基因使之转变为功能性基因的表达单位。它的结构由保守片段、整合酶基因、启动子和基因盒组成。基因盒是在两个保守片段间的区域插入的编码某些功能的基因，可以编码耐药性状，也可以编码细菌的其他多种适应功能。整合子对基因盒的捕获或剪切造成基因盒的移动，整合子本身也可位于质粒或转座因子上并在细菌间进行传播。

(3) 以上两种方式的综合。

NOTE

（四）细菌耐药产生的生化机制

无论是固有耐药还是获得性耐药，细菌对于抗菌药物产生耐药的生化机制非常类似，如产生药物灭活酶、改变药物作用靶点、药物摄取或积聚的减少、形成生物被膜等。

1. 药物灭活酶 细菌可产生多种酶以灭活药物，包括水解酶和修饰酶。如β-内酰胺酶、氨基糖苷类修饰酶。

（1）β-内酰胺酶（β-lactamase）：可特异性地水解β-内酰胺环，使得β-内酰胺类药物失活，其水解速率是细菌耐药性的主要决定因素。β-内酰胺酶基因可位于细菌染色体或质粒中。迄今为止所报道的β-内酰胺酶已经超过400种。按照Ambler氨基酸序列可将β-内酰胺酶分为A～D四类：其中A、C、D类酶以丝氨酸为作用位点；B类酶以金属锌离子为活性作用位点，故称为金属酶，如乙二胺四乙酸等金属离子螯合剂与作用位点结合可抑制其活性。按照Bush功能分类法则将β-内酰胺酶分为四型：不被克拉维酸抑制的头孢菌素酶为第1型；被克拉维酸抑制的β-内酰胺酶为第2型；不被所有β-内酰胺酶抑制剂抑制的β-内酰胺酶（锌离子为活性作用位点）为第3型；不被克拉维酸抑制的青霉素酶为第4型。革兰阳性菌中的葡萄球菌产生的β-内酰胺酶较为稳定，很少发生突变；随着第三代头孢菌素的广泛应用，革兰阴性杆菌产生的TEM-1和SHV-1很快突变成超广谱的β-内酰胺酶（extended-spectrum β-lactamase，ESBLs），临床上非常受重视，一旦ESBLs阳性，则认为对青霉素类和所有头孢菌素类以及单环类药物均耐药，但对头霉素、碳青霉烯类以及酶抑制剂敏感。另一类是由染色体介导的头孢菌素酶，也称为AmpC酶（Bush分类法的第1型），几乎所有肠杆菌科细菌和铜绿假单胞菌均产生AmpC酶，但产量很少，不足以导致耐药；此外，某些细菌如阴沟肠杆菌，在β-内酰胺类药物诱导下可引起*AmpC*基因去阻遏，造成AmpC过量表达，导致细菌对除第四代头孢菌素、头霉素、碳青霉烯类之外的所有β-内酰胺类药物耐药。

（2）氨基糖苷类修饰酶（aminoglycoside-modified enzymes）：该酶能够修饰氨基糖苷类药物的结构，使药物和细菌核糖体的结合减少，是细菌对氨基糖苷类药物产生获得性耐药的重要原因。根据反应类型可分为如下几种：乙酰转移酶（N-acetyltransferases，AAC）使氨基糖苷类药物游离的羟基乙酰化；磷酸转移酶（O-phosphotransferases，APH）使游离羟基磷酸化；核苷转移酶（O-nucleotidyltranferases，ANT）使游离羟基核苷化。这些酶均由质粒介导并将耐药性传播给敏感菌，即使没有明显遗传关系的细菌种属间也能传播。

（3）氯霉素乙酰转移酶（chloramphenicol acetyl transferase enzymes，CAT）：该酶由质粒编码产生，通过将氯霉素乙酰化使其失去抗菌活性。

2. 改变药物作用靶点 β-内酰胺类药物必须与细菌细胞内膜上的青霉素结合蛋白（PBP）结合才能抑制细菌细胞壁合成，而起到杀菌作用。如果细菌获得外源性DNA，编码产生与药物低亲和力的PBP或者PBP本身发生结构修饰或点突变，降低与药物结合的能力，则导致对β-内酰胺类药物耐药。喹诺酮类药物的作用靶点是DNA解旋酶和拓扑异构酶，如果细菌的DNA解旋酶和拓扑异构酶的结构发生改变（相关基因*gyrA*和*gyrB*），与喹诺酮药物不能有效结合，也会导致细菌耐药。再如万古霉素等糖肽类抗生素的作用靶点是细菌细胞壁五肽聚糖前体的D-丙氨酰-D-丙氨酸，肠球菌如使之突变为D-丙氨酰-D-乳酸或D-丙氨酸，则不能与万古霉素结合（相关基因为*vanA*、*vanB*、*vanC*、*vanD*、*vanE*和*vanG*），通过阻止万古霉素对细胞壁合成的抑制而导致耐药。

3. 减少药物的摄取或积聚 抗菌药物只有进入细菌细胞内才能发挥药效。细菌可通过下述三种途径减少对药物摄取或减少药物在细菌体内的积聚而导致药物失活。

（1）外膜通透性的改变：细菌细胞壁障碍或细胞膜通透性改变可形成一道具有高度选择性的屏障，使抗菌药物无法进入细菌体内。这类非特异性的耐药机制主要见于革兰阴性菌，它具有脂质双层结构的外膜和外层脂多糖，排列紧密，带有负电荷，允许亲脂性药物通过。抗菌药物的分子越大、所带负电荷越多，则越不容易通过细菌外膜。

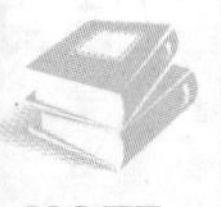

NOTE

（2）外膜孔蛋白的突变：革兰阴性菌外膜的脂质双层中镶嵌有多种通道蛋白，称之为外膜孔蛋白，可通过营养物质和亲水性抗菌药物。当外膜孔蛋白结构变异、表达减少或缺失时，药物进入细菌受阻而导致耐药。如铜绿假单胞菌的外膜孔蛋白 OprD 突变后对碳青霉烯类抗生素产生耐药；大肠埃希菌的外膜孔蛋白 OmpF 和 OmpC 发生突变后对β-内酰胺类药物产生耐药。

(3) 主动外排泵：某些细菌外膜上存在能量依赖的主动外排泵(efflux pumps)，可将已经进入菌体内的药物泵出，使得菌体内药物浓度不足以发挥药效而导致耐药。例如大肠埃希菌的 AcrAB-TolC 外排系统可以导致细菌对β-内酰胺类药物、红霉素、四环素、氯霉素、氟喹诺酮类药物、利福平、氧化剂、碱性染料、有机溶剂等多种物质的耐药或抗性；铜绿假单胞菌的 MexAB-OprM 外排系统可使细菌产生多重耐药。研究显示，主动外排泵对引起细菌对大环内酯类、四环素类、氟喹诺酮类药物耐药起着重要作用。

4. 形成生物被膜 细菌生物被膜(bacterial biofilm，BF)是细菌黏附于接触表面，分泌胞外多糖基质、纤维蛋白等，将其自身包绕其中而形成的、大量细菌聚集的膜样结构，是细菌在不利环境下可通过群体感应系统形成的，可保护细菌逃逸抗菌药物的杀伤作用。被膜菌无论其形态结构、生理生化特性、致病性还是对环境因子的敏感性等都与浮游细菌有显著不同，尤其表现为对抗生素及宿主免疫系统具有很强的抵抗力，从而引起许多慢性且难以治愈的感染性疾病。另外，细菌生物被膜黏附于各种医疗器械及导管上极难清除，也可引发医源性感染。关于生物被膜的耐药机制尚未定论，目前形成的有以下几点：①抗菌药物难以清除 BF 中众多微菌落膜状物；②BF 具有多糖分子屏障和电荷屏障，阻止或延缓药物的渗透；③BF 内细菌多处于低代谢水平状态，对抗菌药物不敏感；④BF 内部常存在一些高浓度的水解酶，使进入的抗生素失活。

二、细菌耐药性检测

(一) 耐药性补充试验

一般情况下，传统方法以及仪器 AST 检测方法能够得到准确的耐药结果，但是临床相关的耐药机制却难以检出。因此，有必要进行一些耐药补充试验来保证其结果的准确性。表 9-6 列出了抗菌药物耐药性检测最常见的补充试验。

1. 耐甲氧西林葡萄球菌 对于某些葡萄球菌，传统方法以及仪器 AST 方法很难检出对于苯唑西林及同类药物甲氧西林、萘夫西林的耐药性，而苯唑西林琼脂筛选试验则可在其他方法不能鉴定其耐药性时作为备选试验。只要有一个菌落生长，则认为该菌对苯唑西林或甲氧西林耐药，如无菌落生长，则认为该菌对药物敏感。结果显示耐药的葡萄球菌对所有β-内酰胺类药物以及β-内酰胺/β-内酰胺酶抑制剂也耐药，治疗该菌感染时必须加入万古霉素。琼脂筛选试验已有商业化仪器供应，4 h 内即可报告试验结果。除琼脂筛选试验外，也可用纸片法，1 μg 苯唑西林，抑菌圈直径≤10 mm 或 30 μg 头孢西丁，抑菌圈直径≤21 mm 或苯唑西林 MIC≥4 μg/mL 或头孢西丁 MIC≥8 μg/mL 的 MIC 法来检测 MRSA。对于除路邓葡萄球菌外的凝固酶阴性葡萄球菌，则采用 30 μg 头孢西丁抑菌圈直径≤24 mm 的纸片法，或苯唑西林 MIC≥0.5 μg/mL 的 MIC 法来检测耐甲氧西林葡萄球菌(MRS)。头孢西丁纸片法对于检测 *mecA* 基因介导的耐苯唑西林的凝固酶阴性葡萄球菌尤其有效。注意检测苯唑西林耐药时培养的温度应在 33～35 ℃，高于 35 ℃则不能确保检出 MRS。

万古霉素中度耐药金黄色葡萄球菌(vancomycin intermediate *Staphylococcus. aureus*，VISA)难以用纸片扩散法和仪器法检出，检测耐万古霉素肠球菌的琼脂筛选试验(表 9-6)也可用来检测 VISA，但是琼脂上长出菌落后需进一步采用肉汤稀释法测定 MIC 值。

表 9-6 抗菌药物耐药性检测常见补充试验

试验	目的	条件	结果判断
苯唑西林琼脂筛选试验	检测耐甲氧西林葡萄球菌	培养基：MH 琼脂 + 6 μg/mL 苯唑西林 + 4% NaCl 接种：1 μL 接种环取 0.5 麦氏浊度的菌悬液涂成直径 10～15 mm 斑点，或棉拭子点种、划线 培养：33～35 ℃，24 h，如非金黄色葡萄球菌培养至 48 h	透射光判读： 有菌落生长=耐药 无菌落生长=敏感

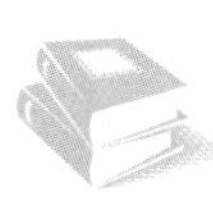
NOTE

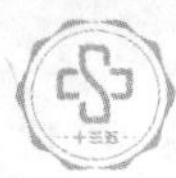

续表

试验	目的	条件	结果判断
万古霉素琼脂筛选试验	检测耐万古霉素的肠球菌	培养基:脑心浸液琼脂 + 6 μg/mL 万古霉素 接种:1～10 μL 0.5 麦氏浊度的菌悬液点种,或棉拭子点种、划线 培养:33～37 ℃,24 h	有菌落生长＝耐药 无菌落生长＝敏感
氨基糖苷类药物筛选试验	检测获得性高水平耐氨基糖苷类药物的肠球菌	培养基:脑心浸液肉汤:500 μg/mL 庆大霉素或1000 μg/mL 链霉素 琼脂:500 μg/mL 庆大霉素或 2000 μg/mL 链霉素 接种:肉汤:5×10^5 CFU/mL 琼脂:10 μL 0.5 麦氏浊度的菌悬液点种 培养:33～37 ℃,24 h;对于链霉素,如 24 h 未生长则培养至 48 h	有菌落生长＝耐药 无菌落生长＝敏感
苯唑西林纸片筛选试验	检测耐青霉素肺炎链球菌	培养基:MH 琼脂 + 5%绵羊血 接种:0.5 麦氏浊度的菌悬液,1 μg 苯唑西林纸片 培养:5% CO_2,33～37 ℃,20～24 h	抑菌圈直径≥20 mm＝对青霉素敏感 抑菌圈直径＜20 mm,对青霉素耐药、中介、敏感,需进一步测定 MIC
克林霉素诱导耐药试验	区别金黄色葡萄球菌对克林霉素耐药的机制是外排泵还是 MLS_B	培养基:MH 琼脂(纸片法,即“D”试验)或已调整过阳离子的 MH 肉汤(稀释法) 接种:15 μg 红霉素纸片和 2 μg 克林霉素纸片,相距 15～26 mm(纸片法);或同一孔中加入 4 μg/mL 红霉素和 0.5 μg/m 克林霉素(稀释法) 培养:33～37 ℃,16～18 h(纸片法),18～24 h(稀释法)	纸片法:近红霉素的克林霉素抑菌圈出现“截平”(称为 D-抑菌圈)＝克林霉素诱导耐药试验阳性;或无明显的 D-抑菌圈,但在克林霉素抑菌圈内有雾状生长＝克林霉素诱导耐药试验阳性 稀释法:任何生长＝克林霉素诱导耐药试验阳性,无生长＝阴性

知识链接

传统上将对青霉素酶稳定的青霉素类耐药称为耐甲氧西林(如青霉素、苯唑西林、萘夫西林),因此,即使甲氧西林不再用于 AST 和治疗,MRSA 和 MRS 仍被广泛使用。多数葡萄球菌耐苯唑西林(由 *mecA* 基因介导,编码产生变异的 PBPs),呈均质或异质性表达。均质性的耐药可采用 AST 检测,但是异质性的耐药却难以检测,因为只有其中一小部分细菌表达耐药性(如 1/10 万个细菌)。过去曾出现多重耐药的金黄色葡萄球菌,提示为 MRSA,而现在一些社区出现的获得性 MRSA 并不表现为多重耐药。以头孢西丁为基础的方法比苯唑西林能更有效地检出 *mecA* 基因介导的耐药性。由于 *mecA* 基因以外的苯唑西林耐药机制较罕见,少数对苯唑西林耐药的金黄色葡萄球菌的 *mecA* 基因可能阴性,这时通常以头孢西丁检测其结果更为敏感。

2. 耐万古霉素肠球菌 耐万古霉素肠球菌(vancomycin resistant *Enterococcus*,VRE)难以用传统方法和仪器 AST 方法检出,可采用琼脂筛选法检测(表 9-6)。应用透射光检查抑菌圈,在抑菌圈内如出现雾状或任何菌落生长时被认为耐药。然而,作为筛选试验分离出的肠球菌未必能达到临床耐药水平,仍需要采用肉汤稀释法确定菌株的 MIC。对 30 μg 万古霉素纸片抑菌圈直径≤14 mm 或者 MIC≥32 μg/mL 的肠球菌被认为是 VRE。目前尚无针对 VRE 的有效治疗方法,但对青霉素敏感的 VRE 可用

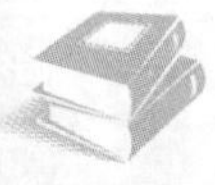

青霉素联合庆大霉素治疗;如果 VRE 对青霉素耐药但不是高水平耐氨基糖苷类药物,可用替考拉宁联合庆大霉素治疗。

氨基糖苷类药物常用于治疗严重的肠球菌感染,若细菌高水平氨基糖苷类耐药(high-level aminoglycoside resistance,HLAR),则不能采用氨基糖苷类与氨苄西林或万古霉素联合治疗,因此,筛选高水平耐氨基糖苷类药物肠球菌很有必要(表 9-6),市场上已有相应的商品化试剂盒。

3. 耐青霉素肺炎链球菌 对于检测耐青霉素肺炎链球菌(penicillin resistant *Streptococcus*, PRSP)青霉素纸片扩散法不够敏感,可用表 9-6 中的苯唑西林纸片法检测,但也有不足之处:对 1 μg 苯唑西林纸片抑菌圈直径≥20 mm 可判为对青霉素敏感,直径<20 mm,表示对青霉素耐药、中介均有可能,因此,在这种情况下应测定青霉素和头孢噻肟或头孢曲松或美罗培南的 MIC。对于苯唑西林抑菌圈<20 mm 的肺炎链球菌,如未测定青霉素 MIC,则不能报告对青霉素耐药。

4. D 试验 葡萄球菌表现为耐大环内酯类药物(如红霉素、阿奇霉素、克拉霉素),但对林可酰胺类药物敏感(如克林霉素、林可霉素)时,有两种耐药机制:①外排泵(相关基因 *msrA*),菌株通常对克林霉素敏感;②耐药机制为 MLS_B 诱导型耐药,即药物与细菌核糖体结合以抑制细菌蛋白合成,当用克林霉素治疗时则极易形成克林霉素耐药的突变株,临床上应将这类葡萄球菌报告为对克林霉素耐药。利用 D 试验可检测这两种不同的耐药机制:采用纸片琼脂扩散法,在 MH 平板上放置 15 μg 红霉素纸片和 2 μg 克林霉素纸片,相距 15~26 mm,(35±2) ℃培养 16~18 h,若靠近红霉素一端的克林霉素抑菌圈出现"截平"现象(称为 D-抑菌圈),为诱导克林霉素耐药阳性(表 9-6)。即使不出现 D-抑菌圈,只要在克林霉素抑菌圈内存在细菌雾状生长,也可认为该菌株对克林霉素耐药。报告上可加注释:"根据克林霉素诱导耐药试验,推测此菌株对克林霉素耐药。但在某些患者克林霉素可能仍有效"。

5. 产 ESBLs 的肠杆菌科细菌 ESBLs 由普通质粒编码的 β-内酰胺酶(如 TEM-1、SHV-1、OXA-10)突变而来,或与天然的 β-内酰胺酶(CTX-M)有较远的关系。它能水解青霉素、广谱头孢菌素和单环类抗生素,主要由大肠埃希菌、肺炎克雷伯菌、产酸克雷伯菌和奇异变形杆菌等肠杆菌科细菌产生。临床上分离到上述细菌后在常规进行 AST 的同时,还应该进行 ESBLs 的初筛试验,一旦结果阳性则需要进一步做确证试验。这些细菌进行 AST 时,可能抑菌圈比敏感菌略小,或 MIC 比敏感菌略大,此时按照药敏判断标准可判断为敏感,但如一经确证 ESBLs 阳性,则必须报告对所有青霉素、广谱头孢菌素和单环类抗生素耐药。

初筛试验和确证试验都可用纸片扩散法或微量肉汤稀释法。大肠埃希菌、肺炎克雷伯菌和产酸克雷伯菌的初筛试验所选用药物有头孢泊肟、头孢他啶、氨曲南、头孢噻肟和头孢曲松,其中至少选两种,选用的药物越多则试验敏感性越高;奇异变形杆菌选用头孢泊肟、头孢他啶和头孢噻肟。结果如为阳性则需要进行两组表型确证试验:头孢他啶、头孢他啶/克拉维酸;头孢噻肟、头孢噻肟/克拉维酸。采用纸片法时,两组药物中任何一组,联合克拉维酸后抑菌圈直径增大量≥5 mm 时,判为产 ESBLs;稀释法时,联合克拉维酸后 MIC 降低 3 个或 3 个以上倍比稀释度时判为产 ESBLs。也可使用 E 纸条进行确证试验,读取两端的 MIC 值,如头孢他啶与头孢他啶/克拉维酸的 MIC 比值≥8,则判为产 ESBLs。

6. 改良 Hodge 试验 改良 Hodge 试验(modified Hodge Test,MHT),是针对疑产碳青霉烯酶的肠杆菌科细菌的表型确证试验,常规工作中不包括此内容,开展流行病学研究或感染控制时才进行该试验。当肠杆菌科细菌的产碳青霉烯酶初筛试验(纸片法和微量肉汤稀释法)阳性,或对第三代头孢菌素中的一种或多种耐药时需进行 MHT。操作步骤详见 2017 年版 CLSI M100-S22 表 2A 补充表 2。对于 MHT 阳性菌株,在报告碳青霉烯类药物结果前,应进行 MIC 试验。无论 MHT 结果如何,不需更改 MIC 试验结果。

三、直接检测耐药机制的方法

AST 及上述方法都是通过培养细菌,然后观测抗菌药物对细菌的作用来检测其耐药性的。另外,也可通过表型或基因型方法,直接检测特定的耐药机制,以此来判断临床耐药性的存在。

(一) 表型检测方法

最常见的表型检测方法就是对于有临床意义的菌株进行 β-内酰胺酶检测,其次是氯霉素乙酰转移

NOTE

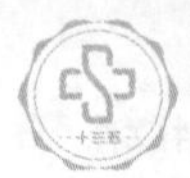

酶检测。

1. β-内酰胺酶检测 在细菌对β-内酰胺类药物耐药机制中，β-内酰胺酶起到关键性的作用。检测β-内酰胺酶有几种不同的方法，临床实验室最常用的是头孢硝噻吩纸片显色法，采用可显色的头孢噻吩为底物，如存在β-内酰胺酶，则作用于头孢噻吩的β-内酰胺环将其打开，显示为红色。现已有商品化的cefinase β-内酰胺酶检测纸片（黄色）提供，使用时用1滴无菌水湿润纸片，将受试菌直接涂抹在湿润的纸片上，观察颜色变化，产生红色为阳性，不变色为阴性。该方法适合于检测产β-内酰胺酶的淋病奈瑟菌、嗜血杆菌属细菌、卡他莫拉菌和葡萄球菌属。然而，随着β-内酰胺酶介导的耐药在这些细菌中的广泛传播，酶检测做得越来越少。虽然某些肠杆菌科细菌和铜绿假单胞菌也产生β-内酰胺酶，但是最好采用传统方法或仪器法来检测细菌对抗菌药物的敏感性。

2. 氯霉素乙酰转移酶检测 当细菌获得编码产生氯霉素乙酰转移酶（chloramphenicol acetyltransferase，CAT）的质粒时，可表达氯霉素乙酰转移酶以修饰氯霉素，使其转化为无活性的衍生物。由于临床上使用氯霉素越来越少，故该项检测的开展也减少。已有商品化试剂盒可便捷地检测CAT，阳性结果可报告细菌对氯霉素耐药，但是阴性结果也不能排除通过其他机制产生的耐药，如减少细菌对药物的摄取等。

（二）基因检测方法

基因检测耐药性的方法主要用于科研，如流行病学研究、基因点突变与耐药的关系、新耐药基因的分类等，只有少数耐药基因检测在临床上有时应用：①建立与评价CLSI推荐的传统标准方法；②在MIC结果不确定时仲裁药敏结果，如检测MRSA时耐药表型不确定；③培养和药敏结果出来之前指导临床治疗；④特定耐药菌的流行病学研究。可检测的耐药基因主要如下：MRS相关的*meAc*基因，VRE相关的*vanA*、*vanB*、*vanC*基因，PRSP相关的*pbp*基因，大肠埃希菌、肺炎克雷伯菌、产酸克雷伯菌和奇异变形杆菌产ESBLs相关的bla_{TEM}、bla_{SHV}、bla_{OXA}、$bla_{CTX\text{-}M}$、bla_{PER}、bla_{VER}基因，革兰阴性杆菌β-内酰胺类耐药相关的*AmpC*酶基因和碳青霉烯酶基因，介导喹诺酮类耐药的*qnr*、*gyr*、*par*基因，介导红霉素耐药的*erm*基因，结核分枝杆菌耐利福平相关的*rpoB*基因等。

检测耐药基因的分子生物学方法主要有DNA测序、PCR及PCR衍生出的限制性片段长度多态性分析（PCR-RFLP）、单链构象多态性分析（PCR-SSCP）、PCR-线性探针分析以及生物芯片技术等。

虽然分子生物学方法在耐药性检测中非常重要，可作为表型的AST的补充，但仍有许多因素造成了它应用的局限性：①针对特定耐药基因局部DNA设计的探针只能检测出这一部分的基因，而由差异基因介导的耐药或者由完全不同机制介导的耐药则不能检出；②临床上的耐药表型可能是由多种因素综合作用造成的，如酶对抗菌药物的修饰、细菌减少对药物的摄取、药物与靶点结合力的下降等，只存在某一个耐药基因不能确保临床的表现为耐药；③即使存在编码耐药的基因，由于调控基因的作用，耐药基因也可能沉默或者无效表达，从而使细菌不能表达出耐药性。虽然目前临床实验室的AST广泛采用分子生物学方法仍存在许多困难，但是这些方法对于耐药性检测将越来越重要。

四、细菌的耐药性监测

为了控制感染，了解细菌的耐药趋势，合理使用抗菌药物以延缓耐药性的产生，对本地区的细菌进行耐药性监测十分必要。世界卫生组织（WHO）对耐药性监测的材料和方法有严格的要求。目前国际上的耐药监测网络主要有Alexander、MYSTIC、SENTRY、ICARE、PROTEKT、EARSS、ISGAR、NARSP、NNIS、TSN、GISP、SEARCH和SCOPE。我国的细菌耐药性监测网始建于1988年，以华山医院抗生素研究所和中国药品生物制品检定所为组织单位建成了两个细菌耐药性监测中心。2004年，卫生部委托北京大学临床药理研究所建立了卫生部全国细菌耐药监测网（MOH National Antimicrobial Resistant Investigation Net，MOHNARIN），近年来又相继成立了中国"CHINET"细菌耐药监测网以及各地区的细菌耐药监测网等。以上工作促进了AST的标准化，为了解我国细菌耐药性的变迁和发展趋势，制定合理用药方案以及开发新药等作出了重要贡献。

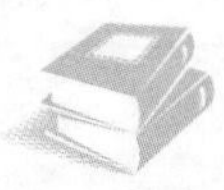

NOTE

本章小结

目前临床上使用的抗菌药物主要有青霉素类、头孢菌素类、单环类、头霉素类、碳青霉烯类、包括β-内酰胺酶抑制剂在内的β-内酰胺类、氨基糖苷类、大环内酯类、喹诺酮类、四环素类、氯霉素类、磺胺类、林可霉素类、多肽类等。它们的抗菌机制各有不同，β-内酰胺类抗生素和细菌青霉素结合蛋白结合发挥作用；氨基糖苷类造成菌体膜的损伤，抑制mRNA的转录和无意义的蛋白质产生；喹诺酮类作用于细菌DNA旋转酶，干扰细菌DNA复制；大环内酯类、四环素类、林可霉素类抑制细菌蛋白的合成；磺胺类抗生素竞争性与二氢叶酸合成酶结合，干扰细菌核酸的代谢；多肽类抗生素破坏细胞壁或者细胞膜的完整性。

AST是测定细菌在体外对各种抗菌药物的敏感(或耐受)程度。AST的抗菌药物选择应遵循CLSI制定的原则。常用的体外AST方法主要有纸片扩散法、稀释法、E-试验法、联合药敏试验等。纸片扩散法被WHO推荐为定性药敏试验的基本方法，可以向临床报告对某受试菌株的敏感、耐药；稀释法包括常量肉汤稀释法、微量肉汤稀释法、琼脂稀释法，稀释法可以向临床报告对受试菌株的敏感、耐药，同时还可以准确报告MIC和MBC。

细菌耐药性检测包括细菌耐药表型的检测和耐药基因型的检测，细菌耐药表型可通过体外AST的结果进行推测，也可以通过检测细菌耐药基因的产物，如耐药酶的活性进行判断。细菌最常见的耐药机制表现为耐药基因的表达，产生灭活酶，因此可以通过PCR等分子生物学手段检测细菌的耐药基因，从而判断待测菌株是否为耐药株。

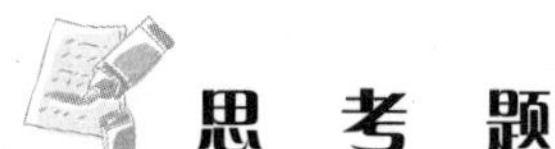

思考题

1. 抗菌药物的主要种类有哪几种？
2. 一般非苛养菌和兼性厌氧菌体外AST方法有哪些？原理是什么？
3. 细菌耐药产生的常见机制有哪些？

（陈　鑫）

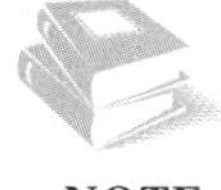

NOTE

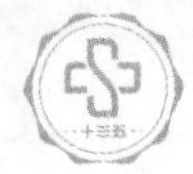

第十章　病原性球菌检验

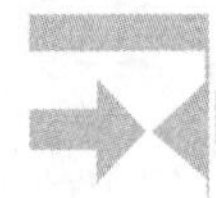

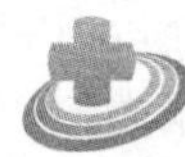

学习目标

1. 掌握　葡萄球菌属、链球菌属、肠球菌属的生物学特性、微生物学检验程序与主要鉴定试验。
2. 掌握　脑膜炎奈瑟菌、淋病奈瑟菌的生物学特性、微生物学检验程序。
3. 熟悉　上述各细菌的临床意义。
4. 了解　上述各细菌的分类。

病原性球菌为一类主要引起化脓性感染的球菌，包括革兰阳性的葡萄球菌属、链球菌属和肠球菌属以及革兰阴性的奈瑟菌属。

第一节　葡萄球菌属

案例分析

初中生，女，第一次使用经期用的卫生棉条，大约 8 h 后出现高热、呕吐、腹泻、头晕和皮肤猩红热样皮疹等临床症状和体征，就医后查体：体温 40.1 ℃，血压 90/60 mmHg，因为有呕吐、腹泻症状，医生开始以为感染了诺如病毒，但对症治疗无效，患者持续高热不退，血培养发现革兰阳性球菌，但不幸的是患者在发病五天后死亡，经鉴定为金黄色葡萄球菌，该患者主要死于金黄色葡萄球菌感染导致的中毒休克综合征。

思考题：

1. 金黄色葡萄球菌引起的临床感染常见有哪些？
2. 该菌的主要生物学特性和实验室鉴定依据是什么？

葡萄球菌属（*Staphylococcus*）细菌是一群革兰阳性球菌，常成堆或不规则成簇排列，类似葡萄串状，故名。广泛分布于自然界、人的体表及与外界相通的腔道中，多不致病。主要致病菌为金黄色葡萄球菌，可定植于正常人体皮肤和鼻咽部，其中以医务人员带菌率高，是医院内交叉感染的重要来源。

一、分类

葡萄球菌属隶属于葡萄球菌科，至少有 51 个种及亚种。引起人类疾病的菌种主要有金黄色葡萄球菌（*S. aureus*）、表皮葡萄球菌（*S. epidermidis*）、头状葡萄球菌（*S. capitis*）、人葡萄球菌（*S. hominis*）、溶血葡萄球菌（*S. haemolyticus*）等。

临床上多根据能否产生凝固酶（coagulase），将葡萄球菌分为凝固酶阳性葡萄球菌（主要为金黄色葡萄球菌）和凝固酶阴性葡萄球菌（coagulase negative staphylococcus，CNS）两类。

此外，还可以利用噬菌体、质粒谱、血清学、抗生素和细菌 DNA 的 RFLP 或 PFGE 等方式对葡萄球菌进行分型，在进行流行病学调查、追查传染源等方面有重要意义。

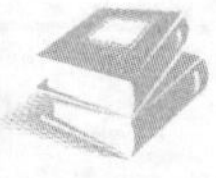

NOTE

二、生物学特性

（一）形态结构

葡萄球菌属细菌均革兰染色阳性，呈球形或椭圆形，直径 0.5～1.5 μm。固体培养基上菌落涂片，镜下可见细菌常成堆或成簇排列，类似葡萄串状；液体培养基或脓液直接涂片，镜下细菌常单个、成双、成簇或短链状排列。无鞭毛、无芽胞，除少数菌株外一般不形成荚膜。

（二）培养要求

本属细菌营养要求不高，在普通培养基上生长良好。需氧或兼性厌氧，最适生长温度为 35～37 ℃，最适 pH 为 7.4～7.6，在血琼脂平板上培养 18～24 h，形成直径 2 mm 左右、凸起、表面光滑、湿润、边缘整齐的有色菌落。葡萄球菌所产生的色素为脂溶性，仅使菌落着色，菌落周围培养基不会被染上颜色；根据菌种不同，细菌所产生的色素可为金黄色、白色或柠檬色等。

金黄色葡萄球菌耐盐性强，能在含有 10%～15%NaCl 培养基中生长，在高盐甘露醇平板上因分解甘露醇而形成黄色菌落；在血琼脂平板上菌落呈金黄色或黄色，菌落周围有明显的透明(β)溶血环。表皮葡萄球菌在血琼脂平板上呈白色或无色菌落，菌落周围无溶血环。腐生葡萄球菌在血琼脂平板上呈柠檬黄色或无色菌落，菌落周围亦无溶血环。葡萄球菌在肉汤培养基中呈均匀混浊生长。

（三）生化反应

本属细菌触酶试验均阳性，据此可将葡萄球菌与同样革兰染色阳性的球菌链球菌和肠球菌区分开来。多数菌株能够分解葡萄糖、麦芽糖和蔗糖，产酸不产气；金黄色葡萄球菌可以分解甘露醇。在引起临床感染的常见葡萄球菌中，金黄色葡萄球菌和中间葡萄球菌血浆凝固酶阳性，其他葡萄球菌血浆凝固酶多阴性。临床上常见葡萄球菌的生化反应特征见表 10-1。临床上使用的全自动、半自动或手工的革兰阳性球菌鉴定系统均可依据各种生化反应将葡萄球菌鉴定到种。

（四）抗原结构

葡萄球菌属的表面抗原主要有葡萄球菌 A 蛋白(staphylococcal protein A，SPA)和多糖抗原两种。90%以上的金黄色葡萄球菌 SPA 阳性。SPA 有抗吞噬、促细胞分裂、引起超敏反应、损伤血小板等多种生物学活性，可与人和多种哺乳动物(豚鼠、小鼠等)的 IgG 分子的 Fc 段非特异性结合而不影响 Fab 段与相应抗原的特异性结合。常用含 SPA 的葡萄球菌作为载体，结合特异性 IgG 抗体后，可检测相应抗原，即为简易、快速的协同凝集试验(coagglutination assay)。

多糖抗原位于细胞壁，具有群特异性。大部分金黄色葡萄球菌表面存在荚膜多糖抗原，有利于细菌黏附于细胞或瓣膜、导管、人工关节等生物合成材料表面，导致感染。

（五）抵抗力

葡萄球菌抵抗力较强，是无芽胞细菌中抵抗力较强的细菌之一。耐干燥、耐盐，在含 10%～15% NaCl 培养基中能生长。对碱性染料如龙胆紫敏感。近年来由于抗生素的广泛应用，耐药菌株日益增多，临床上该菌对青霉素的耐药率已达 90%以上，尤其是耐甲氧西林金黄色葡萄球菌(methicillin-resistant *S. aureus*，MRSA)已成为医院内感染最常见的致病菌，治疗困难，病死率高。

三、临床意义

金黄色葡萄球菌因能产生多种侵袭性酶类和毒素而在葡萄球菌属中致病力最强，如该菌可产生血浆凝固酶、耐热核酸酶、透明质酸酶、脂酶等，还能产生多种毒素，如葡萄球菌溶素、杀白细胞素、肠毒素(enterotoxin)、表皮剥脱毒素、毒性休克综合征毒素-1(toxic shock syndrome toxin 1，TSST-1)等。

（一）致病物质

1. 酶类

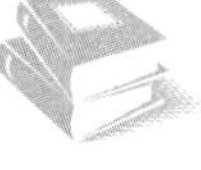
NOTE

(1) 血浆凝固酶：主要由金黄色葡萄球菌产生，与细菌的致病力关系密切，凝固酶有两种：①游离型

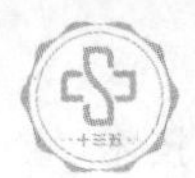

凝固酶，可分泌到菌体外，能被血浆中的协同因子激活为凝血酶样物质，将液态的纤维蛋白原转变为固态的纤维蛋白而使血浆凝固；②结合型凝固酶(凝集因子)，为纤维蛋白原受体，结合在菌体表面不释放，可直接与血浆中的纤维蛋白原结合交联，使之变成纤维蛋白，间接使葡萄球菌凝集成块。另外，纤维蛋白沉积于细菌表面，能阻止吞噬细胞的吞噬、消化，还能保护细菌免受血清中杀菌物质的破坏，故葡萄球菌的感染易于局限和形成血栓。

(2) 耐热核酸酶：由致病性葡萄球菌产生的耐热且能降解 DNA 和 RNA 的酶。

(3) 脂酶：能分解脂肪和油类，利于葡萄球菌侵入皮肤、皮下组织。

2. 毒素

(1) 葡萄球菌溶素：对人致病的主要是 α 溶素，能溶解红细胞，损伤白细胞、血小板等。

(2) 杀白细胞素：可破坏中性粒细胞、巨噬细胞，形成的脓栓可加重组织损伤。

(3) 肠毒素：30%～50%临床分离的金黄色葡萄球菌可产生肠毒素，100 ℃ 30 min 不被破坏，肠毒素与肠道神经细胞受体结合而刺激呕吐中枢，引起以呕吐为主要症状的急性胃肠炎(食物中毒)。

(4) 表皮剥脱毒素：又称表皮溶解毒素，可使新生儿、婴幼儿及免疫低下的成人表皮大片脱落。

(5) 毒性休克综合征毒素-1：能增强机体对内毒素的敏感性，机体可出现多器官、多系统的功能紊乱或毒性休克综合征。

(二) 所致疾病

1. 化脓性感染 葡萄球菌通过致病因子作用可引起局部化脓性感染，如疖、痈、毛囊炎、甲沟炎、伤口化脓及脓肿等；也可引起脏器感染，如肺炎、中耳炎、骨髓炎、心包炎、心内膜炎、脑膜炎等；还可以引起全身感染，如败血症、脓毒血症等。

2. 毒素性疾病 由细菌所产生的外毒素引起，主要有以下几种。

(1) 食物中毒：主要由金黄色葡萄球菌产生的肠毒素引起，人食入被上述肠毒素污染的食物 1～6 h 后即可出现临床症状，表现为恶心、呕吐、上腹痛，继而腹泻；以呕吐症状最为突出，主要因肠毒素与肠道神经细胞表面受体结合，刺激呕吐中枢所致。

(2) 烫伤样皮肤综合征(staphylococcal scalded skin syndrome，SSSS)：又称剥脱性皮炎，由金黄色葡萄球菌产生的表皮剥脱性毒素引起，多见于免疫系统发育不完善的新生儿、小儿。临床表现为患者皮肤出现弥漫性红斑，1～2 天后表皮起皱，继而出现大水疱，最后水疱中的液体慢慢被吸收，表皮脱落。在此过程中，需要注意不要弄破水疱以防继发细菌感染。

(3) 毒性休克综合征：由金黄色葡萄球菌产生的 TSST-1 引起，临床主要表现为急性高热、低血压、猩红热样皮疹，严重时出现休克。有些患者有呕吐、腹泻等消化道症状，容易误诊为消化道感染性疾病。

CNS 为人体皮肤、黏膜的正常菌群，当机体免疫力低下，或细菌异位到达非正常寄居部位时可引起感染。近年来，CNS 已成为医院内感染的主要病原菌。以表皮葡萄球菌为代表，可引起人工瓣膜性心内膜炎、泌尿道感染、中枢神经系统感染、术后或植入医疗器械感染及菌血症等。

四、微生物学检验

(一) 检验程序

葡萄球菌属检验程序见图 10-1。

(二) 标本采集

根据感染部位不同，可采集脓液、创伤分泌物、穿刺液、血液、尿液、痰液、脑脊液及粪便等，采集标本时应避免病灶周围正常菌群的污染。食物中毒患者除采集粪便外，尚需采集呕吐物、可疑食物等标本。

(三) 标本直接检查

1. 显微镜检查 取无菌体液，如脑脊液直接涂片(也可离心取沉渣涂片)，革兰染色镜检，若发现革兰阳性球菌，葡萄状排列，则有重要临床价值；其他体液标本在查见细菌的同时，还伴有炎性细胞，尤其有吞噬现象时，也有临床参考价值。应及时向临床初步报告“查见革兰阳性葡萄状排列球菌，疑为葡萄

NOTE

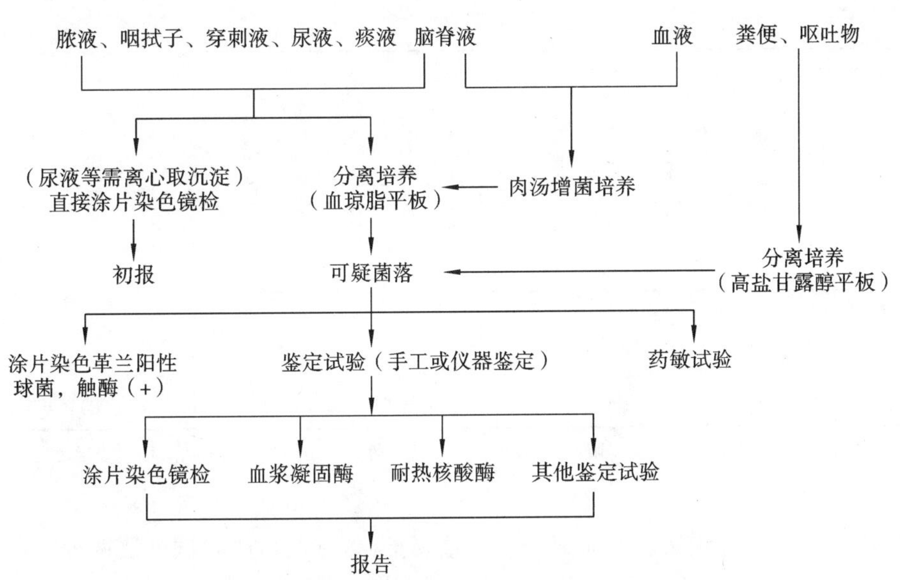

图 10-1　葡萄球菌属检验程序

球菌”，并进一步分离培养和鉴定。

2. 抗原检测　乳胶凝集试验测定 SPA 及荚膜抗原，临床上少用。

3. 核酸检测　采用分子生物学方法检测新鲜标本中葡萄球菌种特异性基因，作为辅助诊断手段。也可检测 *mecA* 基因，用于 MRSA 的鉴定。

（四）分离培养和鉴定

1. 分离培养　血标本应先增菌培养，脓液、尿道分泌物及脑脊液沉淀物可直接接种血琼脂平板和麦康凯平板，尿标本需要做细菌菌落计数；粪便、呕吐物等含杂菌的标本应接种选择性培养基，如高盐甘露醇琼脂平板。

葡萄球菌在血琼脂平板、35 ℃、大气环境中培养过夜，可形成直径 2 mm 左右、圆形凸起、光滑，呈金黄色、白色或柠檬色的菌落。有的产生 β 溶血环。金黄色葡萄球菌的色素通常为金黄色或橙色；表皮葡萄球菌无色或白色；腐生葡萄球菌为白色或柠檬色。金黄色葡萄球菌耐高盐、分解甘露醇，故在高盐甘露醇平板上生长形成淡黄色菌落。

2. 鉴定　葡萄球菌为革兰阳性球菌，呈葡萄串状排列。营养要求不高，在血琼脂平板上形成直径 2 mm 左右，金黄色、白色或柠檬色，不透明的菌落。多数菌株在含 10%～15% NaCl 培养基中能生长，触酶试验阳性，氧化酶试验阴性。临床常见葡萄球菌的主要生化鉴别特征见表 10-1。

表 10-1　临床常见葡萄球菌的生化反应特征

菌种	凝固酶	凝集因子	耐热核酸酶	碱性磷酸酶	吡咯烷酮芳基酰胺酶	鸟氨酸脱羧酶	脲酶	β半乳糖苷酶	3羟基丁酮	新生霉素耐药	多黏菌素耐药	蕈糖	甘露醇	甘露糖	松二糖	木糖	纤维二糖	麦芽糖	蔗糖
金黄色葡萄球菌	+	+	+	+	−	−	d	−	+	−	+	+	+	+	+	−	−	+	+
表皮葡萄球菌	−	−	−	+	−	(d)	+	−	+	−	+	−	−	(+)	(d)	−	−	+	+
溶血葡萄球菌	−	−	−	−	+	−	−	−	+	−	−	+	d	−	(d)	−	−	+	+
路邓葡萄球菌	−	(+)	−	−	+	+	d	−	+	−	d	+	−	+	(d)	−	−	+	+
施氏葡萄球菌	−	+	+	+	+	+	−	−	(+)	−	−	d	−	+	−	−	−	−	−
腐生葡萄球菌	−	−	−	−	−	−	+	+	+	+	−	+	d	−	+	−	−	+	+

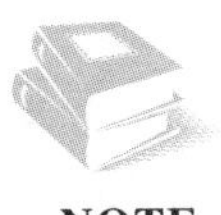
NOTE

续表

菌种	凝固酶	凝集因子	耐热核酸酶	碱性磷酸酶	吡咯烷酮芳基酰胺酶	鸟氨酸脱羧酶	脲酶	β半乳糖苷酶	3羟基丁酮	新生霉素耐药	多黏菌素耐药	蕈糖	甘露醇	甘露糖	松二糖	木糖	纤维二糖	麦芽糖	蔗糖
中间葡萄球菌	+	d	+	+	+	−	+	+	−	−	−	+	(d)	+	d	−	−	(±)	+
猪葡萄球菌	d	−	+	+	−	−	d	−	−	−	+	+	−	+	−	−	−	−	+
沃氏葡萄球菌	−	−	−	−	−	−	+	−	+	−	−	+	d	−	(d)	−	−	(+)	+

注:+表示90%以上阳性;±表示90%以上弱阳性;−表示90%以上阴性;d表示11%～79%阳性;()表示延迟反应。

1) 常用鉴定试验

(1) 血浆凝固酶试验:鉴定致病性葡萄球菌的重要指标,有玻片法和试管法两种,该试验以EDTA抗凝兔血浆最佳。前者检测结合型凝固酶,后者检测游离型凝固酶。金黄色葡萄球菌、中间葡萄球菌为阳性。路邓葡萄球菌产生结合型凝固酶,不分泌游离型凝固酶,故玻片法凝固酶试验阳性(但不显示颗粒状凝集,而呈现块状凝集),试管法凝固酶试验阴性。

(2) 耐热核酸酶试验:测定葡萄球菌有无致病性的重要指标之一。将待检菌过夜肉汤培养物置沸水浴中15 min,用接种环取上述菌悬液刺入含甲苯胺蓝DNA的琼脂平板中,(36±1) ℃培养24 h,观察刺入菌液部位周围有无粉红色出现,有粉红色出现为阳性,不变色为阴性。金黄色葡萄球菌、施氏葡萄球菌、中间葡萄球菌及猪葡萄球菌阳性。

(3) 甘露醇发酵试验:将待检葡萄球菌接种于甘露醇发酵管,35 ℃大气环境孵育18～24 h后观察结果。培养基浑浊、由紫色变为黄色为甘露醇发酵试验阳性,仍为紫色者为阴性。金黄色葡萄球菌甘露醇发酵试验为阳性,表皮葡萄球菌和腐生葡萄球菌为阴性。

(4) 吡咯烷酮芳基酰胺酶试验:将被检菌24 h斜面培养物接种于含吡咯烷酮β-萘基酰胺(PYR)肉汤中,35 ℃、大气环境中培养2 h,加入N,N-二甲氧基肉桂醛试剂,2 min内产生桃红色为阳性。溶血葡萄球菌、路邓葡萄球菌、施氏葡萄球菌及中间葡萄球菌阳性。

(5) 新生霉素敏感试验:取相当于0.5麦氏管单位的待检菌均匀涂布于MH琼脂平板上,再贴上新生霉素(5 μg/片)纸片,35 ℃、大气环境孵育16～20 h,观察抑菌圈大小,抑菌圈直径≥16 mm为敏感。多数葡萄球菌对新生霉素敏感,但腐生葡萄球菌对新生霉素耐药。试验时应以金黄色葡萄球菌ATCC25923(对新生霉素敏感)作为阳性对照,以确认纸片是否失效。

2) 肠毒素测定:可用ELISA方法测定标本中金黄色葡萄球菌产生的肠毒素,方便、快捷。经典方法是动物实验,向幼猫腹腔注射待测菌的肉汤培养物,4 h内如动物发生呕吐、腹泻、体温升高或死亡,提示有肠毒素存在的可能。

3) 鉴别试验:临床标本中分离到的触酶试验阳性的革兰阳性球菌中,除葡萄球菌最常见外,尚有微球菌属(*Micrococcus*)、巨球菌属(*Macrococcus*)、动球菌属、考氏考克菌以及触酶试验弱阳性的差异球菌属和黏性罗氏菌,这些菌属细菌在人体和动物体表广泛存在,一般认为是非致病菌,偶尔在免疫抑制或缺陷者中引起机会感染。其中微球菌属由于形态与葡萄球菌相似,且触酶试验阳性而容易混淆。

葡萄球菌属与微球菌属的鉴别,两者触酶试验均阳性,可用呋喃唑酮和氧化酶试验鉴别。葡萄球菌属对呋喃唑酮(100 μg)敏感、氧化酶试验阴性;微球菌属对呋喃唑酮(100 μg)耐药、氧化酶试验阳性。

五、药敏试验的药物选择

根据CLSI 2017年抗生素敏感试验执行标准(CLSI M100-S27)的推荐,葡萄球菌属药敏试验的药物选择主要见表10-2。

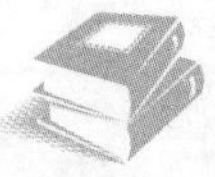

NOTE

表 10-2 葡萄球菌属药敏试验的药物选择

药物分组	药物名称
A 组	青霉素、苯唑西林*、阿奇霉素或克拉霉素或红霉素、克林霉素、甲氧苄啶/磺胺甲噁唑等
B 组	头孢洛林、万古霉素*、达托霉素*、四环素、多西环素、米诺环素、利奈唑胺、利福平
C 组	庆大霉素、氯霉素、环丙沙星或左氧氟沙星、莫西沙星
U 组	磺胺类药物、甲氧苄啶、诺氟沙星、呋喃妥因

注:A 组. 首选药物及常规试验报告的药物;B 组. 与 A 组平行做药敏试验,但应选择性报告的药物;C 组. 替代性或补充性药物;U 组("泌尿道"). 为某些仅用于或首选治疗泌尿道感染的抗生素;*. 仅用于 MIC 试验,纸片扩散法不可靠。

耐甲氧西林金黄色葡萄球菌(MRSA),也对现有的β-内酰胺类抗菌药物(包括青霉素类、β-内酰胺/β-内酰胺酶抑制剂复合物、碳青霉烯类等)耐药,因此,不建议常规检测其他β-内酰胺类抗菌药物的药敏,但对较新的抗 MRSA 的药物例外。

第二节 链球菌属

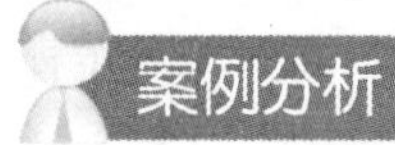

8 岁男性患儿,一天前开始发热伴咽喉吞咽痛,就诊体检发现体温 39 ℃,咽喉局部充血并有脓性渗出液,颌下扪及肿大的淋巴结,耳后及上胸部出现均匀分布的弥漫充血性针尖大小的丘疹,舌头呈现"草莓舌"外观。医生怀疑其可能为猩红热,随即用棉拭子取患儿咽喉部分泌物进行细菌培养,培养结果为 A 群化脓性链球菌。

思考题:

1. 链球菌感染主要引起哪些疾病?
2. A 群化脓性链球菌的主要实验室鉴定特征有哪些?
3. 这类细菌如果做药敏试验时如何选择药物?

链球菌属(*Streptococcus*)细菌多为单个、成双、成链状排列的革兰阳性球菌,广泛分布于自然界、人及动物体内,多为正常菌群。

一、分类

链球菌属细菌目前临床常见的分类方法主要有以下两种。

(一) 根据细菌在血琼脂平板上的溶血现象进行分类

1. 甲型溶血性链球菌(α-hemolytic streptococcus) 菌落周围有 1～2 mm 宽的草绿色溶血环,为甲型溶血或α溶血。该类菌又称为草绿色链球菌,多为机会致病菌。

2. 乙型溶血性链球菌(β-hemolytic streptococcus) 菌落周围有 2～4 mm 宽的透明、无色溶血环,其中的红细胞完全溶解,为乙型溶血或β溶血。该类菌又称为溶血性链球菌,致病性强。

3. 丙型链球菌(γ-streptococcus) 菌落周围无溶血环,该类菌又称为不溶血性或γ链球菌,一般不致病。

(二) 根据抗原结构分类

Lancefield 根据链球菌细胞壁中抗原物质(C 多糖抗原)的不同,将链球菌分为 A、B、C、D 等共 20 个群,对人类有致病性的 90%左右属于 A 群,B、C、D 和 G 群偶可致病,其他群致病罕见。

对于一些不具有群特异性抗原的链球菌如草绿色链球菌,需要根据其生化反应、药敏试验和对氧的

NOTE

需求等进行分类。

对临床分离的菌株可根据溶血、抗原分为如下几种。

1. β溶血性链球菌(A、C、G群) 这群细菌根据菌落直径大小分成两类：①菌落直径大于0.5 mm组：主要包括A群的化脓性链球菌(*S. pyogenes*)、C群、G群的马链球菌(*S. equi*)和似马链球菌(*S. equisimilis*)。②菌落直径小于0.5 mm组：具A、C、G群抗原，统称米勒链球菌(*S. milleri*)，主要分为三种，即咽喉炎链球菌、中间型链球菌和星座链球菌。除此之外，米勒链球菌还有α溶血和不溶血的细菌。

2. β溶血性链球菌B群 又称无乳链球菌(*S. agalactiae*)。

3. α溶血性链球菌 包括肺炎链球菌(*S. pneumoniae*)和草绿色链球菌群(*viridans streptococci*)。

4. 不溶血链球菌D群 又称牛链球菌(*S. bovis*)。

二、临床意义

链球菌可以引起临床各种化脓性感染，感染后还可能导致某些超敏反应性疾病(如风湿热和急性肾小球肾炎等)和中毒性疾病(如猩红热等)。引起感染的常见链球菌主要包括A群链球菌、肺炎链球菌和B群链球菌等。

(一) A群链球菌

A群链球菌引起的疾病占人类链球菌感染的90%，可引起化脓性感染，如急性呼吸道感染、产褥热、丹毒、软组织感染等；也可引起中毒性疾病，如猩红热等；还与急性肾小球肾炎、风湿热等超敏反应性疾病有关。

A群链球菌致病力强，能产生多种侵袭性胞外酶和外毒素，其细胞壁成分，如M蛋白也与致病有关。A群链球菌的主要致病物质如下。

1. 侵袭性胞外酶 ①透明质酸酶：能分解细胞间质的透明质酸，使细菌易于在组织中扩散。②链激酶：又称链球菌溶纤维蛋白酶，能使血液中的纤维蛋白酶原转变为纤维蛋白酶，溶解血凝块并阻止血浆凝固，利于细菌在组织中扩散。③链道酶：又称链球菌DNA酶，能降解脓液中黏稠的DNA，使脓液变稀薄，促进细菌扩散。④血清浑浊因子：一种α脂蛋白酶，可使马血清浑浊，对机体产生的特异性和非特异性免疫反应有抑制作用，有利于细菌扩散。

2. 毒素 ①致热外毒素：又称红疹毒素或猩红热毒素，A群链球菌可产生A、B、C、D 4种抗原性不同的致热外毒素，其抗体无交叉保护作用，均能致发热和猩红热皮疹，是人类猩红热的主要致病物质。②链球菌溶素：可破坏红细胞、白细胞和血小板。A群链球菌产生两种溶素：链球菌溶素O(streptolysin O，SLO)为含有—SH基的蛋白质，对氧敏感，遇氧时—SH基被氧化为—S—S—基，失去溶血活性。SLO抗原性强，可刺激机体产生相应抗体。85%～90%的链球菌感染者，在感染后2～3周至病愈后数月至1年内可检出SLO抗体。活动性风湿病患者SLO抗体显著增高，效价常在1∶400以上，可作为链球菌新近感染的指标或风湿热及其活动性的辅助诊断；链球菌溶素S(streptolysin S，SLS)对氧稳定，链球菌在血琼脂平板上的β溶血环即由其所致，SLS无抗原性。

3. M蛋白 链球菌细胞壁成分之一，具有抗吞噬作用；M蛋白与心肌、肾小球基底膜有共同抗原，可刺激机体产生特异性抗体，与链球菌感染后的超敏反应性疾病发生有关。

(二) 肺炎链球菌

荚膜是肺炎链球菌(*S. pneumoniae*)的重要致病物质，有荚膜肺炎链球菌有毒力，无荚膜肺炎链球菌无毒力。此外，肺炎链球菌溶素、神经氨酸酶等也与致病有关。当感染、营养不良及抵抗力下降等因素导致呼吸道异常或受损时易引起大叶性肺炎、支气管炎、胸膜炎、中耳炎和菌血症等。

(三) 其他链球菌

NOTE

B群链球菌(group B streptococcus，GBS)又称无乳链球菌，常寄居于下呼吸道、泌尿生殖道和肠道，带菌率大约为30%，可经产道或呼吸道感染，引起新生儿肺炎、脑膜炎和败血症；因此，孕期的女性常规需要进行生殖道B群链球菌监测。草绿色链球菌(viridans streptococcus)是人体口腔、消化道和女性生殖道的正常菌群,通常不致病,偶尔引起亚急性细菌性心内膜炎、龋齿;猪链球菌病是由C、D、E、L群链球菌引起的,是一种人畜共患病,人通过接触病死猪而感染。

三、生物学特性

1. 形态结构 链球菌为革兰染色阳性细菌,球形或椭圆形,常呈单个、成双和链状排列。链的长短与细菌的种类和生长环境有关,在液体培养基中形成的链较固体培养基上的链长。无芽胞,无鞭毛。多数菌株有荚膜,其主要成分为透明质酸。

肺炎链球菌镜下排列有一定特征,菌体多呈矛头状,宽端相对、尖端向外、成双排列。在脓液、痰液及肺组织病变中亦可呈单个或短链状。在机体内或含血清的培养基中可形成荚膜。

2. 培养要求 链球菌营养要求较高,培养基中需加入血液或血清等营养物质。多数菌株兼性厌氧,少数为专性厌氧,CO_2可促进肺炎链球菌生长。最适生长温度为35 ℃,最适pH为7.4～7.6。在液体培养基培养后易形成长链,表现为絮状或颗粒状沉淀生长。在血琼脂平板上培养18～24 h后可形成灰白色、圆形凸起、表面光滑的细小菌落。不同菌种菌落周围呈现不同类型的溶血环。如β溶血的A、C、G群菌落较大,直径大于0.5 mm,而米勒链球菌菌落则小于0.5 mm;B群链球菌菌落较大,溶血环较A、C、G群模糊,也有些B群链球菌无溶血环。D群链球菌可呈α溶血或不溶血。

肺炎链球菌在血琼脂平板上形成灰白色、光滑、扁平的小菌落,菌落周围有草绿色溶血环。肺炎链球菌的荚膜多糖可使菌落呈黏液型。因产生自溶酶,48 h后菌落中心凹陷,形成"脐窝状"。

3. 生化反应 链球菌属细菌触酶试验均阴性,可分解葡萄糖产酸不产气;一般不分解菊糖,不被胆汁溶解,但肺炎链球菌多可分解菊糖,能被胆汁溶解。实验室常根据此特性来鉴别在血琼脂平板上同样表现为草绿色溶血的甲型溶血性链球菌和肺炎链球菌。

4. 抗原结构

(1) 链球菌主要有三种抗原,即多糖抗原、蛋白质抗原和核蛋白抗原。多糖抗原又称C抗原,位于细胞壁上,有群特异性,是链球菌血清分群的依据。

蛋白质抗原又称表面抗原,为链球菌细胞壁外的菌毛样结构中的M蛋白,与致病性有关,具有型特异性,根据M抗原的不同可将A群链球菌分成150个血清型,B群分为4个型,C群分为13个型。核蛋白抗原又称P抗原,无特异性,为各种链球菌所共有,并与葡萄球菌有交叉。

(2) 肺炎链球菌的抗原主要有荚膜多糖抗原和菌体抗原。根据荚膜多糖抗原的不同,可将肺炎链球菌分为90多个血清型,其中有20多个可引起疾病。菌体抗原即肺炎链球菌的C多糖抗原和M蛋白,C多糖抗原位于细胞壁,有种特异性,为各型菌株所共有,可被宿主血清中的C反应蛋白(C reactive protein,CRP)沉淀。C反应蛋白不是抗体,正常人血清中只含微量,但急性炎症时含量增高,故测定CRP对活动性风湿热等疾病的诊断有一定意义。肺炎链球菌的M蛋白具有型特异性,可刺激机体产生相应抗体,但该抗体对机体无保护作用;M蛋白与细菌毒力无关。

四、微生物学检验

(一) 检验程序

链球菌属检验程序见图10-2。

(二) 标本采集

根据感染部位不同采集脓液、咽拭子、痰液、脑脊液及血液等标本。孕妇检查B群溶血性链球菌时,用无菌棉签采集阴道分泌物;风湿热患者采集血清作抗链球菌溶素O抗体的测定。

(三) 标本直接检查

1. 显微镜检查 痰液、脓液、脑脊液(离心取沉淀)等直接涂片,革兰染色镜检,见革兰阳性球菌、链

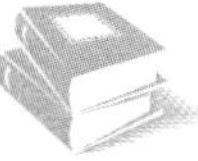
NOTE

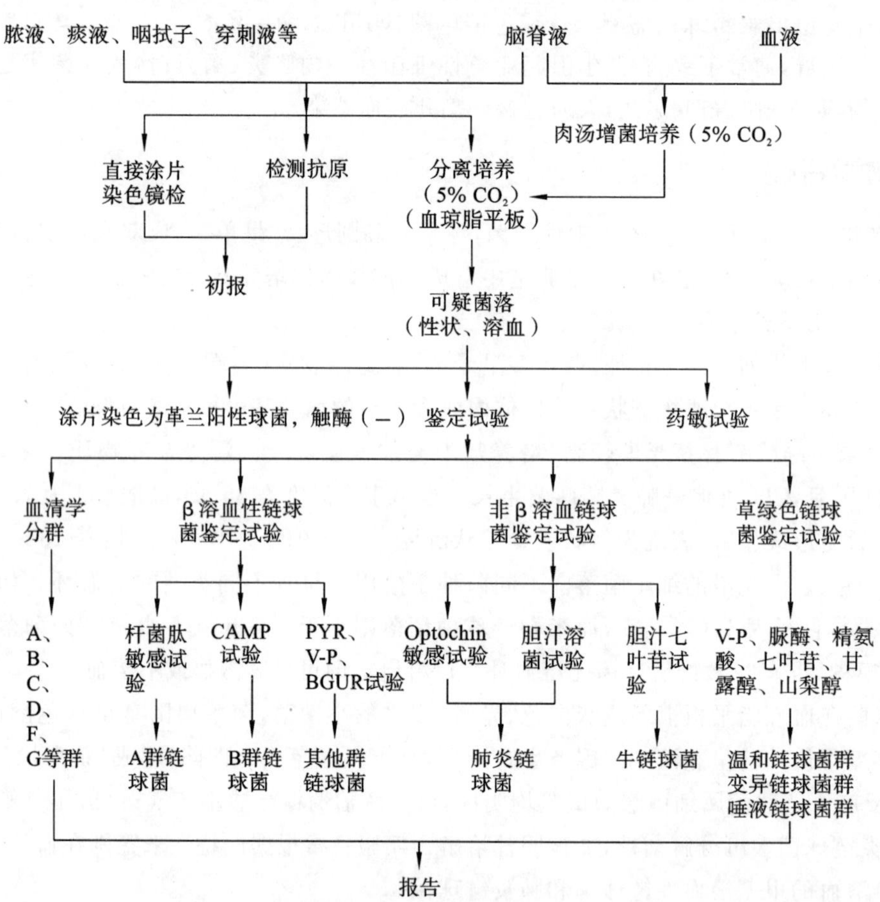

图 10-2　链球菌属检验程序

状排列的形态特征可初步报告。如发现革兰阳性、矛头状双球菌，周围有较宽的透明区（荚膜），经荚膜染色确认后可初报“疑似肺炎链球菌”。

2. 抗原检测　咽拭子标本的A群链球菌、阴道分泌物的B群链球菌可进行抗原检测。荚膜肿胀试验可用于肺炎链球菌的快速诊断，将待检菌的纯培养液与肺炎链球菌诊断血清置于玻片上混匀，滴加碱性亚甲蓝染液，加盖玻片，油镜检查。如荚膜明显肿大，表现为菌体周围有一无色、较宽的环状物（荚膜与抗体形成的复合物）时即为阳性。

（四）分离培养和鉴定

1. 分离培养　血液、脑脊液标本先接种肉汤培养基做增菌培养；阴道分泌物标本如需增菌，可接种于含多黏菌素（10 μg/mL）和萘啶酸（15 μg/mL）的选择性培养肉汤，培养 18～24 h 再转种羊血琼脂平板作分离培养；痰液、脓液及咽拭子标本直接接种于羊血琼脂平板。初代分离需置于 5%CO_2 环境，35 ℃、培养 24 h，观察菌落性状和溶血特性。

2. 鉴定　链球菌为革兰阳性球菌，多呈链状排列，触酶试验阴性，6.5%NaCl 不生长。营养要求较高，在血琼脂平板上形成灰白色、圆形凸起的小菌落，菌株不同可呈现 α、β、γ 不同的溶血现象。其中肺炎链球菌有自己特点，镜下多为矛头状、成双排列，有荚膜，在血琼脂平板上形成灰白色、光滑、扁平的细小菌落，有草绿色溶血环；48 h 后菌落呈脐窝状凹陷。

1）β溶血性链球菌鉴定

（1）Lancefield 群特异性抗原鉴定：待检细菌用相应的分群血清做凝集试验。与B群抗血清凝集的菌株，可直接确定为无乳链球菌；与F群抗血清凝集且菌落直径小于 0.5 mm，可确定为米勒链球菌；与A、C、G 群抗血清凝集的菌株不能确定种类，还需根据菌落大小和生化反应进一步鉴定（表 10-3）。

NOTE

表 10-3　β溶血性链球菌鉴定

Lancefield 抗原群	菌落直径/mm	菌种	PYR 试验	V-P 试验	CAMP 试验	BGUR 试验
A	>0.5	化脓性链球菌	+	−	−	NA
A	<0.5	米勒链球菌	−	+	−	NA
B		无乳链球菌	−	NA	+	NA
C	>0.5	马链球菌	−	−	−	+
C	<0.5	米勒链球菌	−	+	−	−
F	<0.5	米勒链球菌	−	+	−	NA
G	>0.5	似马链球菌	−	−	−	+
G	<0.5	米勒链球菌	−	+	−	−
不能分群	<0.5	米勒链球菌	−	+	−	NA

注:NA 表示无研究资料。

(2) PYR 试验:A 群化脓性链球菌 PYR 试验阳性,该菌可产生吡咯烷酮芳基酰胺酶,能水解吡咯烷酮 β-萘基酰胺,加入 N,N-二甲氧基肉桂醛试剂后出现桃红色。其他 β 溶血性链球菌(除了罕见的引起动物感染的猪链球菌和海豚链球菌 PYR 试验阳性外)PYR 试验多呈阴性。

(3) 杆菌肽(bacitracin)敏感试验:为 A 群链球菌的筛选试验。A 群链球菌对杆菌肽(0.04 U)药敏纸片几乎全部敏感(培养后杆菌肽纸片周围出现任何大小的抑菌环均为敏感),临床分离的菌株中有 5%～15% 非 A 群链球菌(B、C、G 群链球菌等)也敏感,而其他群链球菌大多为耐药。利用本试验可将 A 群化脓性链球菌与其他性状相近的链球菌如 PYR 阳性 β 溶血的猪链球菌、海豚链球菌等以及 A 群小菌落 β 溶血性链球菌(米勒链球菌)进行鉴别。

(4) V-P 试验:可鉴别 A、C、G 群 β 溶血的大、小两种不同菌落链球菌(表 10-3)。

(5) CAMP 试验:为无乳(B 群)链球菌的初步鉴定试验。无乳链球菌能产生胞外蛋白 CAMP 因子,可促进金黄色葡萄球菌的溶血能力,两菌交界处出现箭头状协同溶血作用为阳性。

(6) BGUR 试验:可检测 B-D 葡萄糖醛酸酶(BGUR)的活性,C、G 群 β 溶血性链球菌大菌落为阳性,C、G 群 β 溶血性链球菌小菌落(米勒链球菌)为阴性(表 10-3)。

(7) 马尿酸水解试验:可作为 B 群链球菌的鉴定试验之一,B 群链球菌行该试验时结果呈阳性,因其具有马尿酸水解酶,可水解马尿酸为苯甲酸和甘氨酸。

2) 非 β 溶血链球菌鉴定　α 溶血和不溶血的肺炎链球菌、草绿色链球菌及牛链球菌可通过生化特征进行鉴别,见表 10-4。

表 10-4　非 β 溶血链球菌鉴别

链球菌	Optochin 敏感试验	胆汁溶菌试验	胆汁七叶苷试验
肺炎链球菌	S	+	−
草绿色链球菌	R	−	−
牛链球菌	R	−	+

注:S 敏感;R 耐药。

3) 其他草绿色链球菌鉴定　草绿色链球菌属于人体正常菌群,一般不致病。目前借助常规方法鉴定到种有一定困难,通常将其鉴定到群。根据 16S rRNA 可将常见的草绿色链球菌分为温和链球菌群(*S. mitis group*)、米勒链球菌群(*S. miller group*)、变异链球菌群(*S. mutans group*)和唾液链球菌群(*S. sahvdus group*),各群鉴别特征见表 10-5。

表 10-5　其他草绿色链球菌群鉴别

菌群	V-P 试验	精氨酸	脲酶	山梨醇	七叶苷	甘露醇
温和链球菌群	−	−	−	−	−	−

NOTE

续表

菌群	V-P试验	精氨酸	脲酶	山梨醇	七叶苷	甘露醇
变异链球菌群	+	−	−	+	+	+
唾液链球菌群	+/−	−	+/−	−	+	−
米勒链球菌群	+	+	−	−	+/−	+/−

4）鉴别试验

(1) 葡萄球菌属与链球菌属的鉴别：两者可用触酶试验鉴别，葡萄球菌属触酶试验阳性，链球菌属触酶试验阴性。

(2) 肺炎链球菌与草绿色链球菌的鉴别：肺炎链球菌和草绿色链球菌皆为 α 溶血，但肺炎链球菌 Optochin 敏感试验阳性、胆汁溶菌试验阳性、多数菌株分解菊糖；草绿色链球菌 Optochin 敏感试验阴性、胆汁溶菌试验阴性、多数菌株不分解菊糖。

(五) 抗链球菌溶素O抗体检测

抗链球菌溶素O试验常用于风湿热、急性肾小球肾炎的辅助诊断，活动性风湿热患者的抗O抗体效价一般超过400单位。

五、药敏试验的药物选择

β溶血链球菌中对青霉素耐药的菌株非常罕见，因此，实验室做这类细菌药敏时常规不进行青霉素药敏试验。根据 CLSI M100-S27 推荐，β溶血链球菌、肺炎链球菌及草绿色链球菌药敏试验的药物选择见表10-6、表10-7及表10-8。

表10-6 β溶血链球菌药敏试验的药物选择*

药物分组	药物名称
A组	红霉素、青霉素(或氨苄西林)、克林霉素
B组	头孢吡肟或头孢噻肟或头孢曲松、万古霉素
C组	头孢洛林、奥利万星、特拉万星、氯霉素、达托霉素r、左氧氟沙星、利奈唑胺、特地唑胺

注：* β溶血链球菌包括形成大菌落的具有A群、C群或G群抗原的菌株及具有B群(无乳链球菌)抗原的菌株；形成小菌落具有A、C、F或G抗原的β溶血菌株被划到草绿色链球菌群，且使用草绿色链球菌群的折点；r分离于呼吸道菌株不报告达托霉素结果。

表10-7 肺炎链球菌药敏试验的药物选择

药物分组	药物名称
A组	青霉素、红霉素、甲氧苄啶/磺胺甲噁唑
B组	头孢吡肟、头孢噻肟、头孢曲松、万古霉素、美罗培南、四环素、多西环素、吉米沙星、左氧氟沙星、莫西沙星、克林霉素
C组	阿莫西林、阿莫西林/克拉维酸、头孢呋辛、头孢洛林、氯霉素、厄他培南、亚胺培南、利奈唑胺、利福平*

注：*利福平不能单独用于抗菌治疗。

表10-8 草绿色链球菌药敏试验的药物选择

药物分组	药物名称
A组	青霉素、氨苄西林
B组	头孢吡肟、头孢噻肟、头孢曲松、万古霉素
C组	Ceftolozane/他唑巴坦、奥利万星、特拉万星、红霉素、氯霉素、克林霉素、特地唑胺、利奈唑胺

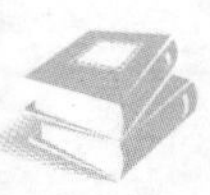

NOTE

第三节 肠球菌属

肠球菌(*Enterococcus*)细菌是人、动物肠道的正常菌群,也可栖居于女性生殖道,为医院感染的重要病原菌。

一、分类

肠球菌原属于链球菌属的D群链球菌,1984年独立成肠球菌属。根据生化反应不同,肠球菌可分为至少5群38个种,临床分离的肠球菌多属于第2群,如粪肠球菌和屎肠球菌等。

二、临床意义

肠球菌是肠道正常菌群,为条件致病菌,是引起医院感染的常见病原菌,引起的感染中以尿路感染最常见,其他还有腹腔感染、盆腔感染、败血症、伤口感染及心内膜炎等,很少引起呼吸道和中枢神经系统感染。该菌具有黏附素、溶细胞素等致病因子,可增强其在肠道外的侵袭力,引起肠道外感染。

三、生物学特性

1. 形态结构 肠球菌为革兰阳性球菌,单个、成对或短链状排列,无芽胞,无荚膜,少数菌种有稀疏鞭毛。

2. 培养要求 兼性厌氧,二氧化碳可促进某些菌株生长,但并非必需的生长条件。最适生长温度为35 ℃,大多数菌株在10 ℃和45 ℃均能生长。肠球菌在血琼脂平板上形成灰白色、圆形、表面光滑的菌落,α溶血或不溶血。粪肠球菌的某些菌株在马血、兔血琼脂平板上出现β溶血。多数肠球菌在麦康凯平板上可生长,分解乳糖形成红色菌落。

3. 生化特性 该菌触酶试验均阴性,但有时某些菌株会产生假触酶,导致触酶试验偶尔阳性,如粪肠球菌在血琼脂平板上可产生触酶试验假阳性结果。发酵糖类产酸不产气,耐高盐,在含6.5% NaCl肉汤中和含40%胆汁的胆汁七叶苷培养基能生长;所有肠球菌均可水解LAP,大部分肠球菌PYR试验阳性。

四、微生物学检验

(一) 检验程序

肠球菌属检验程序见图10-3。

(二) 标本采集

根据感染部位采集尿液、血液及脓性分泌物等标本,采集时注意无菌操作。

(三) 直接显微镜检查

血液标本增菌培养后涂片,尿液(离心取沉淀)及脓液等可直接涂片,革兰染色镜检。根据镜下特征做出初步判断。

(四) 分离培养和鉴定

1. 分离培养 血液标本先增菌培养,脓液、尿标本直接接种于血琼脂平板和麦康凯平板,大气环境,35 ℃、培养18~24 h,观察菌落。

2. 鉴定要点 肠球菌镜下特点为革兰阳性球菌,成对或短链状排列。菌落光滑、灰白色、圆形凸起,α溶血或不溶血。触酶试验阴性、水解LAP、PYR阳性,胆汁七叶苷试验阳性,6.5% NaCl中能生长,含D群链球菌抗原。

目前临床上手工的革兰阳性球菌鉴定卡以及半自动或全自动细菌鉴定系统均很容易将标本中分离

NOTE

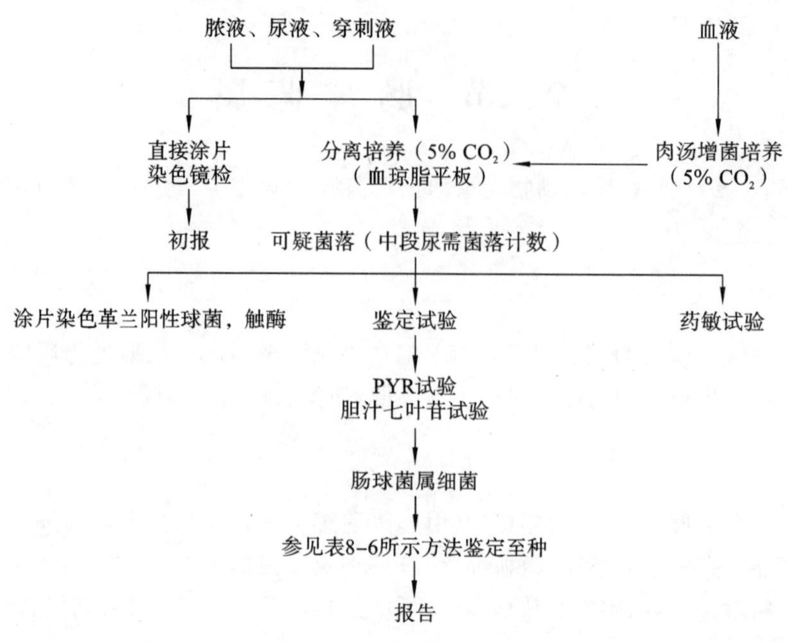

图 10-3　肠球菌属检验程序

出来的常见肠球菌鉴定到种。

根据肠球菌对甘露醇、山梨糖和精氨酸的代谢不同分为 5 群，第一群肠球菌均分解 D-甘露醇和山梨糖产酸，但不能水解精氨酸，主要包括鸟肠球菌、恶臭肠球菌、棉子糖肠球菌、假鸟肠球菌、解糖肠球菌。

第二群肠球菌能水解精氨酸，分解 D-甘露醇产酸，但不能分解山梨糖产酸，主要包括粪肠球菌、屎肠球菌、铅黄肠球菌、孟氏肠球菌、鸡肠球菌。

第三群肠球菌均水解精氨酸，但不能分解 D-甘露醇和山梨糖产酸，主要包括坚韧肠球菌、希氏肠球菌、殊异肠球菌。

第四群肠球菌不能水解精氨酸，不能分解 D-甘露醇或山梨糖，主要包括硫磺肠球菌、盲肠肠球菌。

第五群肠球菌不能水解精氨酸，不分解山梨糖，但可分解 D-甘露醇产酸，主要包括鸽肠球菌、黄色肠球菌。

3. 鉴别诊断　肠球菌与其他兼性厌氧、触酶试验阴性革兰阳性球菌的鉴别见表 10-9。

表 10-9　肠球菌与其他触酶试验阴性、兼性厌氧革兰阳性球菌的鉴别

菌属	分解葡萄糖产气	65 g/L NaCl	胆汁七叶苷试验	PYR 试验	万古霉素[a]	生长温度	
						10 ℃	45 ℃
肠球菌属	－	＋	＋	＋	S	＋	＋
链球菌属	－	－	－[b]	－[c]	S	－	v
乳球菌属	－	v	＋	＋	S	＋	v
明串珠菌属	＋	v	v	－	R	＋	v

注：v 表示反应可变。a 表示万古霉素纸片含量为 30 μg。b 表示变异链球菌中，5%～10%菌株胆汁七叶苷试验阳性。c 表示化脓性链球菌、海豚链球菌、猪链球菌 PYR 试验阳性，其余菌种为阴性。

五、药敏试验的药物选择

根据 CLSI M100-S27 的推荐，肠球菌属药敏试验的药物选择见表 10-10。

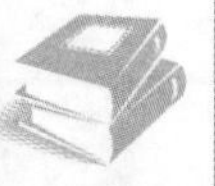
NOTE

表 10-10 肠球菌属药敏试验的药物选择

药物分组	药物名称
A组	青霉素、氨苄西林
B组	利奈唑胺、特地唑胺、万古霉素、达托霉素*、奎奴普汀/达福普汀
C组	奥利万星、特拉万星
U组	四环素、环丙沙星、左氧氟沙星、呋喃妥因

注：* 对呼吸道分离株不应报告达托霉素。

肠球菌罕见产生β-内酰胺酶，对于非产β-内酰胺酶的肠球菌，若对青霉素敏感，可预测其对氨苄西林、阿莫西林、氨苄西林/舒巴坦、阿莫西林/克拉维酸、哌拉西林、哌拉西林/他唑巴坦敏感；若对氨苄西林敏感，可预测其对阿莫西林/克拉维酸、氨苄西林/舒巴坦、哌拉西林、哌拉西林/他唑巴坦敏感。氨苄西林的药敏结果可用于预测阿莫西林和亚胺培南的敏感性。

需要注意的是，肠球菌对氨基糖苷类(高水平耐药测试除外)、头孢菌素、克林霉素和甲氧苄啶/磺胺甲噁唑可呈现体外抗菌活性，但临床应用无效，因此，对于肠球菌，上述药物体外检测显示为敏感时不应该报告为敏感。肠球菌易产生耐药性，耐万古霉素肠球菌(vancomycin resistant enterococcus，VRE)常导致难治性感染。

对于严重肠球菌感染，临床上常采用青霉素或氨苄西林或万古霉素和氨基糖苷类药物联合应用的方式进行抗感染治疗，这种联合用药对肠球菌有协同杀菌作用，但联合用药的前提是引起感染的肠球菌对氨基糖苷类抗菌药物(庆大霉素和链霉素)不是高水平耐药。

第四节 奈瑟菌属

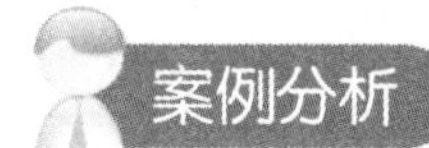

一孕妇行产前检查，取其阴道分泌物直接涂片并革兰染色，结果发现涂片中有很多扁平的上皮细胞，白细胞很少，但有少量革兰染色阴性、成双排列的类似淋病奈瑟菌的双球菌存在，未见吞噬细胞吞噬双球菌现象。询问病史，该孕妇生活规律，无不洁性生活史。

思考题：

1. 根据上述实验室检查结果，该孕妇是淋病患者吗？为何非淋病患者生殖道中可以发现革兰阴性双球菌？

2. 如何从尿道脓性分泌物中分离鉴定出淋病奈瑟菌？

奈瑟菌属中淋病奈瑟菌和脑膜炎奈瑟菌可对人致病，其余均为腐生菌，是鼻、咽喉和口腔黏膜的正常菌群。

一、分类

奈瑟菌属(*Neisseria*)属于奈瑟菌目的奈瑟菌科，包括淋病奈瑟菌(*N. gonorrhoeae*)、脑膜炎奈瑟菌(*N. meningitidis*)、解乳糖奈瑟菌(*N. lactamica*)、干燥奈瑟菌(*N. sicca*)、浅黄奈瑟菌(*N. subflava*)、金黄奈瑟菌(*N. flavescens*)、黏膜奈瑟菌(*N. mucosa*)、灰色奈瑟菌(*N. cinerea*)、延长奈瑟菌(*N. elongata*)及多糖奈瑟菌(*N. polysaccharea*)等 24 个种或亚种，仅淋病奈瑟菌和脑膜炎奈瑟菌对人类致病。

二、临床意义

NOTE

脑膜炎奈瑟菌的主要致病物质是荚膜、菌毛和脂多糖(内毒素)。荚膜可抗吞噬，菌毛有黏附作用，

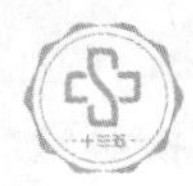

主要致病物质脂多糖作用于小血管和毛细血管，引起坏死、出血、微循环障碍，严重时可造成DIC及中毒性休克。脑膜炎奈瑟菌寄居于鼻咽部，流行期间正常人群带菌率高达70%以上。感染者以5岁以下儿童为主，6个月至2岁儿童发病率最高。经飞沫传播，引起流行性脑脊髓膜炎。

人类是淋病奈瑟菌的唯一宿主，其致病物质主要包括外膜蛋白、菌毛、IgA1蛋白酶及脂多糖。成人淋病主要通过性接触感染，也可经污染的毛巾、衣裤、被褥等感染。初期为尿道炎、宫颈炎，男性可进展为前列腺炎、附睾炎等，女性引起前庭大腺炎、盆腔炎等，最终可引起不育、不孕。新生儿经产道感染致淋菌性结膜炎。

三、生物学特性

1. 形态结构 奈瑟菌为革兰阴性双球菌，呈肾形或咖啡豆形，多凹面相对、成双排列。人工培养后可呈卵圆形或球形，排列不规则，单个、成双或四个相连等。在急性感染患者脑脊液、脓液标本中常位于中性粒细胞内，而慢性感染患者细菌多分布于细胞外。无芽胞，无鞭毛，新分离株多有荚膜和菌毛。

2. 培养要求 脑膜炎奈瑟菌和淋病奈瑟菌营养要求高，培养基中需添加血液或血清等才能生长，尤其是淋病奈瑟菌营养要求更复杂。最适生长温度为35～37 ℃，低于30 ℃生长不良，最适pH为7.4～7.6；专性需氧，初次分离须提供5%～10% CO_2，高湿度环境可促进其生长。

脑膜炎奈瑟菌在血琼脂平板可生长，在巧克力色琼脂平板上35 ℃、二氧化碳环境中培养24～48 h，可形成直径1～2 mm、圆形凸起、光滑湿润、边缘整齐、半透明的露珠状菌落；血琼脂平板上菌落多呈灰褐色，不溶血。淋病奈瑟菌在血琼脂平板上多不生长，在巧克力色琼脂平板上，35 ℃、二氧化碳环境中培养24～48 h，可形成圆形凸起、灰褐色、直径0.5～1.0 mm的光滑型菌落。也可将淋病奈瑟菌接种于选择培养基，如添加万古霉素、多黏菌素等抑菌剂的改良的Thayer-Martin(MTM)培养基。

3. 生化反应 氧化酶试验阳性、触酶试验阳性，根据菌种不同可氧化分解少数糖类产酸。

4. 血清分群 根据脑膜炎奈瑟菌的荚膜多糖群特异性抗原不同将其分为A、B、C、D、H、I、K、X、Y、Z、29E、W135及L等血清群，对人致病的主要是A、B、C群，我国95%以上为A群，其中C群的致病力最强。

5. 抵抗力 奈瑟菌对冷、热、干燥及消毒剂敏感，故标本应保温、保湿、快速送检。

四、微生物学检验

（一）检验程序

脑膜炎奈瑟菌的检验程序见图10-4，淋病奈瑟菌的检验程序见图10-5。

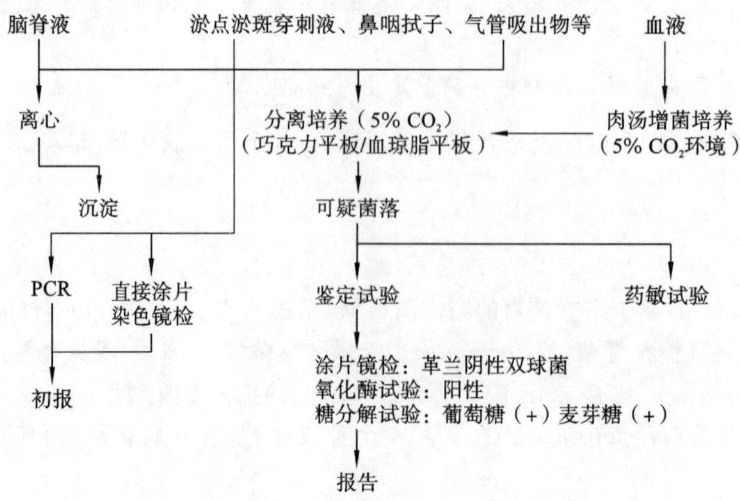

图10-4　脑膜炎奈瑟菌检验程序

NOTE

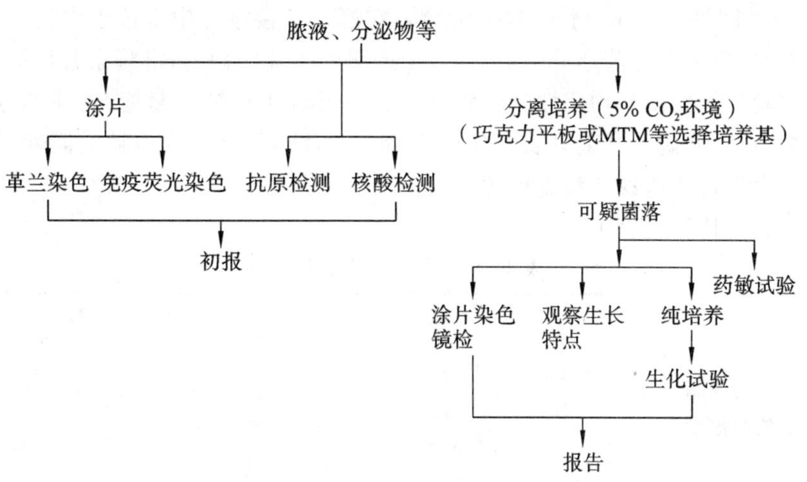

图 10-5　淋病奈瑟菌检验程序

（二）标本采集与处理

1. 脑膜炎奈瑟菌　根据疾病发展时期不同可以采集鼻咽拭子、痰液（或气管吸出物）、血液、淤点淤斑吸出液、脑脊液等标本。标本采集后立即送检，运送过程中注意保温。或用预温培养基进行床边接种后立即置 35 ℃、二氧化碳环境中培养。脑脊液、血液等无菌性标本最好肉汤增菌后再转种巧克力色琼脂平板或血琼脂平板；咽拭子、鼻咽拭子接种选择培养基，如改良的 Thayer-Martin（MTM）。

2. 淋病奈瑟菌　用无菌拭子（不要使用棉拭子）伸入阴道后穹隆或宫颈内 1 cm 处，停留 10～15 s，蘸取阴道、宫颈分泌物。采集尿道分泌物时，应弃去前段脓性分泌物，留取后段作为标本。肛拭子标本如被粪便污染，应弃去重新采集。中段尿标本一般采集 10 mL 左右，离心取沉淀物涂片和接种。结膜炎的新生患儿应取眼结膜分泌物。标本采集后立即送检，接种于巧克力色选择培养基，如改良的 Thayer-Martin（MTM）等。

（三）标本直接检查

1. 显微镜检查

（1）脑膜炎奈瑟菌：脑脊液离心后取沉淀物涂片，皮肤淤点取渗出液涂片，革兰染色镜检。如在白细胞内、外见革兰阴性双球菌，可报告"检出革兰阴性双球菌，疑似脑膜炎奈瑟菌"，有助于流行性脑脊髓膜炎的早期诊断与治疗。

（2）淋病奈瑟菌：脓性分泌物涂片、革兰染色镜检。在男性尿道分泌物、新生儿眼结膜分泌物标本中见中性粒细胞内、外有较多的革兰阴性双球菌时，可报告"检出革兰阴性双球菌，疑似淋病奈瑟菌"。女性阴道、直肠有许多正常菌群寄居，当女性宫颈或直肠拭子标本涂片，见胞内、胞外大量革兰阴性双球菌时，必须用培养结果加以证实。

2. 抗原检测　疑为流行性脑脊髓膜炎患者的标本常做乳胶凝集试验，检测标本中的脑膜炎奈瑟菌抗原，若抗原检测阳性，可做出快速、推测性诊断。一般测定结果应结合涂片及培养结果进行综合分析判断。

3. 核酸检测　淋病奈瑟菌靶片段的基因常用基因探针杂交、核酸扩增等方法进行检测。

（四）分离培养和鉴定

1. 分离培养

（1）脑膜炎奈瑟菌：血液或脑脊液标本先经血清肉汤培养基增菌后，再接种于巧克力色琼脂平板或血琼脂平板上，35 ℃、5% CO_2环境中培养 24～48 h。

（2）淋病奈瑟菌：培养法仍是目前世界卫生组织推荐的筛选淋病患者的唯一可靠方法。标本应接种于预温的巧克力色琼脂平板上，35 ℃、5%～10% CO_2、高湿度环境培养 24～48 h。为提高阳性率，常采用含有万古霉素、多黏菌素及制霉菌素等多种抗菌药物的选择性培养基（MTM 等）。

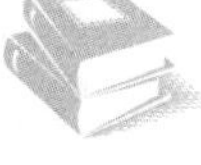
NOTE

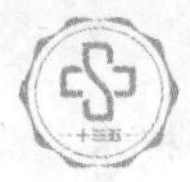

2. 鉴定 为革兰阴性双球菌，肾形或咖啡豆状，在标本直接涂片中常位于中性粒细胞内、外。在巧克力色琼脂平板上，脑膜炎奈瑟菌形成圆形凸起、半透明的露珠状菌落；淋病奈瑟菌形成圆形凸起、灰白色菌落。氧化酶试验和触酶试验均阳性。脑膜炎奈瑟菌可氧化分解葡萄糖、麦芽糖，产酸不产气，分型血清可确定其血清型别；淋病奈瑟菌只氧化分解葡萄糖，产酸不产气，其他糖类阴性。可采用核酸杂交技术或核酸扩增技术进行快速诊断和流行病学调查。

奈瑟菌的主要鉴别特征见表 10-11。

表 10-11 奈瑟菌的鉴别特征

菌种	巧克力色琼脂平板上的菌落形态	生长试验			氧化分解产酸					硝酸盐还原	多糖合成	DNA酶
		MTM、ML、NYC培养基	巧克力色琼脂或血琼脂（22 ℃）	营养琼脂（35 ℃）	葡萄糖	麦芽糖	乳糖	蔗糖	果糖			
脑膜炎奈瑟菌	灰褐色，半透明，光滑，1～2 mm	+	−	V	+	+	−	−	−	−	−	−
淋病奈瑟菌	灰褐色，半透明，光滑，0.5～1 mm	+	−	−	+	−	−	−	−	−	−	−
解乳糖奈瑟菌	灰褐色，半透明，光滑，1～2 mm	+	V	+	+	+	+	−	−	−	−	−
灰色奈瑟菌	灰褐色，半透明，光滑，1～2 mm	V	−	+	−	−	−	−	−	−	−	−
多糖奈瑟菌	灰褐色，半透明，光滑，1～2 mm	V	−	+	+	+	−	−	−	−	+	−
浅黄奈瑟菌	绿黄色，不透明，光滑或粗糙，1～3 mm	V	+	+	+	+	−	V	V	−	V	−
干燥奈瑟菌	白色，不透明，干燥，皱褶，1～3 mm	−	+	+	+	+	−	+	+	−	+	−
黏膜奈瑟菌	绿黄色，光滑，1～3 mm	−	+	+	+	+	−	+	+	+	+	−
金黄奈瑟菌	黄色，不透明，光滑，1～2 mm	−	+	+	−	−	−	−	−	−	+	−
延长奈瑟菌	灰褐色，半透明，光滑，反光，1～2 mm	−	+	+	−	−	−	−	−	−	−	−
卡他莫拉菌	浅红棕色，不透明，干燥，1～3 mm	V	+	+	−	−	−	−	−	+	−	+

注：MTM 表示改良的 Thayer-Martin 培养基；ML 表示 Martin-Lewis 培养基；NYC 表示 New York City 培养基，均为淋病奈瑟菌的选择性培养基；+表示阳性；−表示阴性；V 表示不确定。

五、药敏试验的药物选择

根据 CLSI M100-S27 的推荐，脑膜炎奈瑟菌药敏试验的药物选择见表 10-12，淋病奈瑟菌的药物选择见表 10-13。

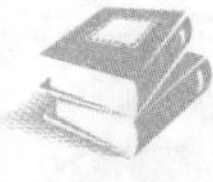

NOTE

表 10-12　脑膜炎奈瑟菌药敏试验的药物选择

药物分组	药物名称
A 组	无
B 组	无
C 组	青霉素、氨苄西林、头孢噻肟或头孢曲松、美罗培南、阿奇霉素、米诺环素、环丙沙星、左氧氟沙星、磺胺异噁唑、甲氧苄啶/磺胺甲噁唑、氯霉素、利福平

表 10-13　淋病奈瑟菌药敏试验的药物选择

药物分组	药物名称
A 组	头孢曲松、头孢克肟、四环素、环丙沙星
B 组	无
C 组	无

若淋病奈瑟菌的β内酰胺酶阳性则意味着该菌对青霉素、氨苄西林和阿莫西里耐药。

本章小结

病原性球菌为一类主要引起化脓性感染的球菌。其中临床常见的革兰阳性球菌主要包括葡萄球菌属、链球菌属和肠球菌属，革兰阴性球菌主要为奈瑟菌属。

葡萄球菌属细菌因镜下多成堆排列类似葡萄串状而得名，触酶试验阳性，其中引起人类疾病的主要有金黄色葡萄球菌、凝固酶阴性葡萄球菌等。葡萄球菌属细菌为兼性厌氧菌、营养要求不高，可产生脂溶性色素使菌落着色。实验室一般根据其形态学特点、菌落特点、生化反应及相关毒素和酶的检测进行鉴定。其中耐甲氧西林葡萄球菌是医院内感染的重要病原菌，常表现为多重耐药。链球菌属中引起疾病的主要是致病力强的 A 群化脓性链球菌，本属细菌触酶试验阴性，多为兼性厌氧菌，但在二氧化碳环境中生长更好，营养要求高，在普通平板一般生长不良。实验室主要依据细菌的镜下形态学特征、在血琼脂平板上的溶血现象、生化反应及 Lancefield 抗原血清分型等进行鉴定。肠球菌属原属 D 群链球菌，其形态学、培养和部分生化特性等与链球菌相似，但肠球菌属细菌一般可在含 6.5%NaCl 的培养基中生长，胆汁七叶苷试验阳性，是医院内感染的重要病原菌，临床标本中以粪肠球菌和屎肠球菌最常见，如果引起感染的肠球菌对氨基糖苷类抗菌药物（庆大霉素和链霉素）高水平耐药，则在临床应用青霉素或氨苄西林或联合应用万古霉素与氨基糖苷类抗菌药物进行抗感染治疗的方式无效。奈瑟菌属中仅脑膜炎奈瑟菌和淋病奈瑟菌对人致病，镜下多表现为成双排列，营养要求高，多用巧克力色平板进行培养，初次分离需要 5%～10%的二氧化碳。抵抗力弱，培养基需要保温保湿，床边接种。脑膜炎奈瑟菌和淋病奈瑟菌均可根据形态和培养特点、生化反应和血清学凝集进行鉴定。

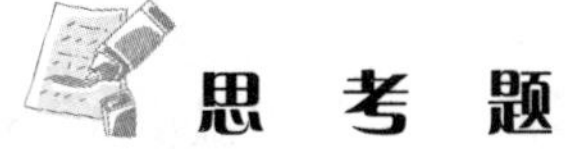

思考题

1. 葡萄球菌、化脓性链球菌的主要鉴定要点有哪些？
2. 金黄色葡萄球菌和乙型溶血性链球菌引起化脓性炎症的特点有何不同，为什么？
3. 金黄色葡萄球菌引起的食物中毒的原因、特点和主要检测方法有哪些？
4. 肠球菌属与链球菌属的主要异同点有哪些？
5. 脑膜炎奈瑟菌和淋病奈瑟菌的主要鉴定依据分别是什么？
6. 根据涂片染色镜检可作出微生物学初步诊断的病原性球菌有哪些？

NOTE

（吴爱武）

第十一章　肠杆菌科细菌检验

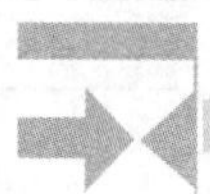

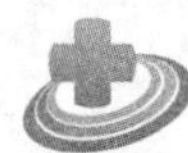

学习目标

1. 掌握　肠杆菌科细菌的共同生物学特性及大肠埃希菌、志贺菌和沙门菌的生物学特性与鉴定程序。
2. 熟悉　肠杆菌科各种细菌所致疾病、变形杆菌属和克雷伯菌属的生物学特性。
3. 了解　普罗威登菌属和摩根菌属、枸橼酸杆菌属、肠杆菌属、沙雷菌属的生物学特性。

肠杆菌科(Enterobacteriaceae)细菌是由许多菌属组成的生物学性状相似的革兰阴性杆菌，广泛分布于自然界，多数是人或动物肠道中的正常菌群，部分细菌致病性较强，如引起烈性传染病的鼠疫耶尔森菌；引起腹泻和肠道感染的一些埃希菌属血清型、志贺菌属、沙门菌属和耶尔森菌属；肠杆菌科细菌可引起人类多种感染。与医院感染相关的枸橼酸菌属、克雷伯菌属、肠杆菌属、沙雷菌属、变形杆菌属、普罗威登菌属和摩根菌属。与医学相关的有 24 个菌属，其中临床上常见的有 14 个菌属。

第一节　概　　述

一、分类

过去肠杆菌科的分类与命名比较混乱，近年来多采用生化反应、抗原分析、核酸杂交和序列分析等进行分类。《伯杰系统细菌学手册》第二卷描述该科至少有 44 个属、176 个菌种，临床标本中可以检出的肠杆菌科细菌约有 40 个种，但经常引起人类感染的菌种不足 20 个。肠杆菌科细菌的 DNA G+C 摩尔分数为 39%～59%。

二、生物学特性

(一) 形态与染色

肠杆菌科细菌为革兰阴性、中等大小的杆菌，有菌毛，无芽胞。部分菌株有荚膜或包膜等。志贺菌属、克雷伯菌属、鼠疫耶尔森菌无鞭毛，其余均为周毛菌。

(二) 营养要求与培养

营养要求不高，在普通琼脂中生长良好，最适培养温度为 35～37 ℃，需氧或兼性厌氧，最适 pH 为 6.8～7.8。

(三) 生化反应

肠杆菌科细菌具有丰富的酶，生化反应活跃，但不同肠杆菌科细菌对糖、蛋白质分解能力差异较大，代谢产物也各不相同，其中乳糖发酵试验可初步鉴别肠杆菌科细菌是否为致病菌，一般非致病菌能分解乳糖，而致病菌多数不分解乳糖。肠杆菌科细菌多发酵葡萄糖产酸产气，氧化酶试验阴性、触酶试验阳性、硝酸盐还原试验阳性。

(四) 抗原构造

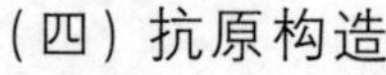

包括菌体(O)抗原、鞭毛(H)抗原和表面抗原(图 11-1)。

NOTE

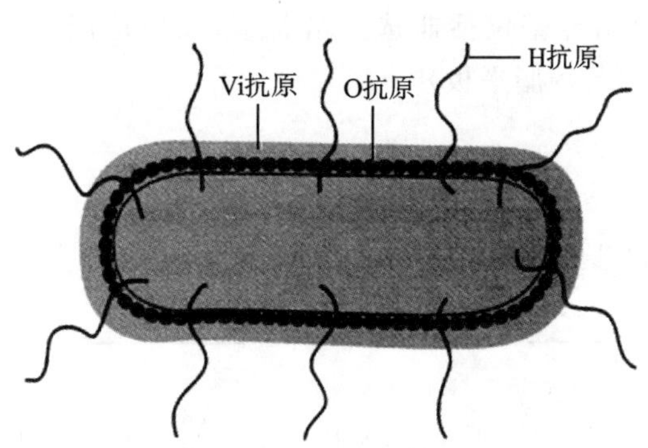

图 11-1 肠道杆菌抗原结构模式图

1. O 抗原 存在于细胞壁脂多糖(LPS)的最外层,血清凝集为颗粒状。O 抗原耐热,100 ℃不被破坏,O 抗原有类属抗原和特异性抗原之分,类属抗原可引起交叉反应。O 抗原主要诱导产生 IgM 型抗体。

2. H 抗原 为鞭毛蛋白,血清凝集为絮状。不耐热,60 ℃ 30 min 即被破坏,多数肠道细菌鞭毛抗原特异性强。H 抗原主要诱导产生 IgG 型抗体。

3. 表面抗原 是包绕在 O 抗原外表的不耐热多糖抗原的统称,能阻止 O 抗原凝集,但 60 ℃ 30 min 可将其去除。表面抗原在不同菌属有不同名称,如大肠埃希菌和志贺菌称 K 抗原,伤寒沙门菌称 Vi 抗原等。

(五) 遗传变异现象

肠杆菌科细菌易出现变异菌株。除自发突变外,还可以通过转导、接合或溶原性转换等转移遗传物质,受体菌获得新的性状而导致变异。常见的变异类型如下。①S-R 变异:由标本初次分离的细菌,菌体有特异性多糖,其菌落多为光滑(S)型。若反复人工传代后,其胞壁特异性多糖链消失,菌落则由 S 型转变为粗糙(R)型,称为 S-R 变异。②H-O 变异:有鞭毛细菌失去鞭毛,其动力亦随之消失,称为 H-O 变异。另外还可出现细菌 L 型变异、耐药性变异、生化反应特性改变等,这些变异对细菌的鉴定、临床诊断及治疗都有一定影响。

(六) 抵抗力

肠杆菌科细菌抵抗力不强,60 ℃ 30 min 即死亡,易被一般化学消毒剂杀灭,常用氯进行饮水消毒。胆盐、煌绿等染料对非致病性肠杆菌科细菌有抑制作用,故用于肠道选择培养基以助于分离致病性肠杆菌科细菌。

三、临床意义

肠杆菌科细菌可引起多种感染,其中有些细菌是医院感染的重要病原菌。临床分离菌中约 50%是肠杆菌科细菌,临床分离的革兰阴性杆菌中约 80%是肠杆菌科细菌,临床上 50%的菌血症、70%的泌尿系统感染和大量肠道感染、腹腔和盆腔感染是由肠杆菌科细菌引起的。

四、微生物学检验

(一) 标本采集

1. 肠道外感染 采自不同的感染部位如血液、脑脊液、体液、痰液、脓液、尿液以及呕吐物等。

2. 肠道感染 在疾病的早期采集新鲜的粪便标本,对于儿童或健康体检时也可用肛拭采集标本。

(二) 分离培养

1. 肠道外感染 无菌部位标本可直接接种于血琼脂平板,有正常菌群污染的标本需接种血琼脂平板和肠道选择鉴别培养基,如麦康凯(MAC)琼脂平板或伊红亚甲蓝(EMB)琼脂平板。血液、脑脊液标本应先肉汤增菌以提高检出率。

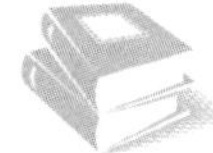
NOTE

2. 肠道感染 常用的分离培养基包括非选择培养基(如血琼脂)、弱选择鉴别培养基(如 MAC、EMB)和强选择鉴别培养基(如 SS 琼脂平板)。

(三) 鉴定

1. 鉴定方法

(1) 常规生化鉴定:见表 11-1。

表 11-1 常见肠杆菌科细菌生化鉴定

分类	KIA	产气	H_2S	MR	V-P试验	吲哚	枸橼酸盐	苯丙氨酸脱氨酶	脲酶	动力	赖氨酸脱羧酶	精氨酸双水解酶	鸟氨酸脱羧酶	β半乳糖苷酶
埃希菌属														
大肠	A(K)/A	+	−	+	−	+	−	−	−	+	+	−/+	+/−	+
志贺菌属														
A、B、C 群	K/A	−	−	+	−	−/+	−	−	−	−	−	−	−	−
D 群	K/A	−	−	+	−	−	−	−	−	−	−	−	+	+
爱德华菌属														
迟缓	K/A	+	+	+	−		−	−	−	+	+	−	+	−
沙门菌属														
沙门菌种	K/A	+	+	+	−	−	+	−	−	+	+	+/−	+	−
枸橼酸菌属														
弗劳地	A(K)/A	+	+	+	−	−	+	−	+/−	+	−	+/−	−/+	+
异型	K/A	+	−	+	−	+	+	−	+/−	+	−	+/−	+	+
克雷伯菌属														
肺炎	A/A	++	−	−	+	−	+	−	+	−	+	−	−	+
产酸	A/A	++	−	−	+	+	+	−	+	−	+	−	−	+
肠杆菌属														
产气	A/A	++	−	−	+	−	+	−	−	+	+	−	+	+
阴沟	A/A	++	−	−	+	−	+	−	+/−	+	−	+	+	+
哈夫尼亚菌属														
蜂房	K/A	+	−	−/+	+	−	−	−	−	+	+	−	+	+
泛菌属														
成团	A/A	−/+	−	−/+	+/−	−/+	+/−	−/+	−/+	+	−	−	−	+
沙雷菌属														
黏质	A(K)/A	+	−	−/+	+	−	+	−	−	+	+	−	+	+
变形杆菌属														
普通	A(K)/A	+/−	+	+	−	+	−/+	+	++	+	−	−	−	−
奇异	K/A	+	+	+	+/−	−	+/−	+	++	+	−	−	+	−
摩根菌属														
摩根	K/A	+	−	+	−	+	−	+	++	+	−	−	+	−
普罗威登菌属														
雷氏	K/A	−	−	+	−	+	+	+	++	+	−	−	−	−
斯氏	K/A	−	−	+	−	+	+	+	−/+	+/−	−	−	−	
产碱	K/A	+/−	−	+	−	+	+	+	−	+	−	−	−	−
耶尔森菌属														
小肠	A/A	−	−	+	−	+/−	−	−	+/−	−[a]	−	−	+	+

注:A 表示产酸;K 表示产碱;++表示强阳性;+表示 90%以上菌株阳性;−表示 90%以上菌株阴性;+/−表示 50%~90%菌株阳性;−/+表示 50%~90%菌株阴性;a 表示 22~25 ℃阳性、35 ℃阴性。

(2) 鉴定试剂盒:目前一些标准化和商品化的微生物鉴定试剂盒可供临床实验室选用。其优点是质量可靠、稳定、鉴定能力强。

(3) 血清学鉴定:部分埃希菌属、志贺菌属、沙门菌属及耶尔森菌属等鉴定时,除生化反应符合外,还需用特异性抗血清进行血清学鉴定。

(4) 分子生物学鉴定:利用分子生物学鉴定技术可鉴定到科、属、种和血清型,甚至可区分致病菌株与非致病菌株。

(5) 质谱鉴定:应用 MOLDI-TOF,快速、准确,可节省大量的成本和时间。

2. 鉴定步骤 应遵循科、属、种的鉴定秩序。

(1) 确定为肠杆菌科:与其他革兰阴性杆菌区别(表 11-2)。

表 11-2 肠杆菌科细菌与其他革兰阴性杆菌区别

试验	肠杆菌科	弧菌科	非发酵菌	巴斯德菌科
形态	杆状	弧状或杆状	杆状	球杆状
鞭毛	周鞭毛或无	单鞭毛	单、丛、周鞭毛或无	无鞭毛
氧化酶	−	+	+	+
葡萄糖	发酵	发酵	氧化或不分解	发酵

(2) 科内鉴别:证实为肠杆菌科后,可直接用自动仪器或商品鉴定试剂盒鉴定到属和种。也可用手工方法鉴定,根据苯丙氨酸脱氨酶试验和 V-P 试验,将肠杆菌科 14 个菌属的细菌分为三组(表 11-3)。

表 11-3 根据苯丙氨酸脱氨酶试验和 V-P 试验将肠杆菌科细菌分组

分组	苯丙氨酸脱氨酶试验	V P 试验
埃希菌属、志贺菌属、沙门菌属、枸橼酸菌属、爱德华菌属	−	−
克雷伯菌属、肠杆菌属、哈夫尼亚菌属、泛菌属、沙雷菌属、耶尔森菌属	−	+
变形杆菌属、摩根菌属、普罗威登菌属	+	−

(3) 属间和属内鉴别:详见各本章各节。

3. 检测抗体 用已知抗原检测患者血清中相应抗体,以协助诊断疾病,如肥达反应。

第二节 埃希菌属

案例分析

王某,女,55 岁,近两天来出现小便次数增多且伴有尿急、尿痛。自觉有轻度发热,来院就诊。体格查体:体温 38 ℃,心、肺无异常,血压 120/80 mmHg。实验室检查:外周血白细胞 11 $\times 10^9$/L,中性粒细胞 76%。尿沉淀镜检:有大量白细胞、少量红细胞及较多的革兰阴性杆菌。尿培养:大肠埃希菌(+),菌落计数 10^5 CFU/mL。药敏试验:对庆大霉素耐药,对诺氟沙星敏感。

思考题:

1. 根据临床症状和实验室检查,应诊断为何种疾病?
2. 卫生细菌学检查有哪些指标?各有何意义?

一、分类

埃希菌属(*Escherichia*)有 6 个种,包括大肠埃希菌(*E. coli*)、蟑螂埃希菌(*E. blattae*)、弗格森埃希菌(*E. fergusonii*)、赫尔曼埃希菌(*E. hermannii*)、伤口埃希菌(*E. vulneris*)和近年新报告与儿童腹泻有

NOTE

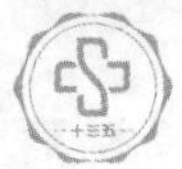

关的 *E. albertii* 等。本菌属细菌 DNA 的 G+C 摩尔分数为 48%～59%。

大肠埃希菌是最常见的临床分离菌，也是肠杆科的主要成员，俗称大肠杆菌。婴儿出生后数小时大肠埃希菌就定居于肠道并伴随终生。该菌是人类重要的条件致病菌，某些特殊菌株可引起腹泻和泌尿道感染。在环境和食品卫生学中，检测到该菌可作为被粪便污染的指标，我国《生活饮水卫生标准》(GB 5749—2006)规定，在 100 mL 饮用水中不得检出总大肠菌群、耐热大肠菌群、大肠埃希菌；饮用水每 1 mL 中细菌总数不得超过 100 个。在分子生物学和基因工程研究中，大肠埃希菌也是重要的实验材料。

二、生物学特性

1. 形态与染色 为革兰阴性短杆菌，大小为(0.4～0.7) μm×(1～3) μm，多数有周鞭毛，有普通菌毛和性菌毛，引起肠外感染的菌株具有微荚膜。

2. 培养特性 兼性厌氧，营养要求不高，在普通营养琼脂上生长良好，37 ℃培养 24 h 后形成中等大小、圆形、凸起、灰白色、光滑、湿润的菌落；某些菌株在血琼脂平板上呈 β 溶血；因分解乳糖产酸，在 EMB 平板上菌落呈紫红或紫黑色，有金属光泽，在 MAC 和 SS 平板上菌落呈粉红色。在液体培养基中呈混浊生长。

3. 生化反应 发酵葡萄糖、乳糖、麦芽糖、甘露醇，产酸产气。吲哚、甲基红、V-P、枸橼酸盐(IMViC)试验结果为++−−，此为大肠埃希菌的生化反应特征。KIA 培养基斜面和底层均产酸、产气，H_2S 阴性(AA+−)。动力、吲哚、脲酶(MIU)培养基结果为++−。其他生化反应见表 11-1。

4. 抗原构造 大肠埃希菌有 O、H 和 K 三种抗原。①O 抗原：血清学分型的基础，目前已超过 171 种。②H 抗原：大于 56 种。③K 抗原：根据耐热性不同，可分为 L、A、B 三型，一个菌株通常只含一个型别的 K 抗原。大肠埃希菌的血清型按 O∶K∶H 的顺序，以数字表示，如 O_{111}∶K_{58}∶H_2、O_{157}∶H_7 等。

三、临床意义

(一) 致病物质

1. 侵袭力 ①K 抗原：具有抗吞噬及抵抗抗体和补体的作用；②菌毛：细菌借助菌毛黏附于黏膜表面，以利于细菌的定植。

2. 内毒素 所有革兰阴性杆菌的内毒素均具有相似的病理生理作用，如引起发热、休克、DIC 等。

3. 肠毒素 大肠埃希菌产生两种肠毒素：一种是不耐热肠毒素(LT)，65 ℃作用 30 min 被破坏；另一种是耐热肠毒素(ST)，100 ℃作用 20 min 仍不失活性。两者均能引起肠液大量分泌，导致腹泻。

(二) 所致疾病

1. 肠道外感染 *E. coli* 是临床上分离的革兰阴性杆菌中最常见的细菌，能引起多部位感染。如泌尿系感染(UTI)、菌血症、败血症、胆囊炎、肺炎、新生儿脑膜炎、腹腔脓肿、肠道手术后继发腹膜炎、大面积烧伤创面感染等。

2. 肠道内感染 大肠埃希菌某些血清型可引起人类腹泻，能引起腹泻的大肠埃希菌称肠道致病性大肠埃希菌或致腹泻大肠埃希菌。根据其致病机制不同分 5 种类型(表 11-4)。

表 11-4 引起腹泻的大肠埃希菌

菌株	致病机制	感染类型	主要临床表现	发病年龄	危险因素
肠毒素性大肠埃希菌(ETEC)	LT 和 ST，大量分泌体液和电解质	腹泻，旅游者腹泻	大量水样便，腹痛、恶心、脱水	成人、儿童	海外旅游
肠致病性大肠埃希菌(EPEC)	黏附因子，破坏上皮细胞绒毛，导致吸收受损和腹泻	急性腹泻	水样便、发热、呕吐、黏液便	2 岁以下、成人	
肠侵袭性大肠埃希菌(EIEC)	侵入结肠黏膜上皮，破坏上皮细胞	志贺样脓血便	脓血便、发热、腹痛	成人	海外旅行

NOTE

续表

菌株	致病机制	感染类型	主要临床表现	发病年龄	危险因素
肠出血性大肠埃希菌(EHEC)	溶原性噬菌体编码Stx-Ⅰ或Stx-Ⅱ,中断蛋白质合成	腹泻、出血性肠炎	水样便,继以大量出血,剧烈腹痛,低热或无,可并发HUS、血小板减少性紫癜	儿童、成人	未熟牛肉、牛奶
肠凝聚性大肠埃希菌(EAEC)	未明	急、慢性腹泻	水泻、呕吐	所有年龄	

由于引起肠道感染的肠道致病性大肠埃希菌与肠道正常菌群中的大肠埃希菌的形态及生化反应相似,所以,必须通过血清分型或特殊的毒力检测试验才能作出最终鉴定。

四、微生物学检验

(一)肠道外感染

1. 标本采集 可采取血液、尿液、痰液、脓液和分泌物等标本。

2. 直接检查 取脓液直接涂片或正常无菌性标本增菌培养后直接涂片,如发现较纯的革兰阴性杆菌,可初步报告其形态、染色性,以供临床用药参考。

3. 分离培养 无菌部位标本可用血琼脂平板分离培养,血液、脑脊液标本肉汤增菌后再接种于血琼脂平板。有正常菌群污染的标本,可接种于肠道选择鉴别培养基。尿路感染标本尚需做尿中细菌总数测定,若菌落数≥10^5 CFU/mL时有诊断价值。

4. 鉴定 在肠道选择鉴别培养基上选择疑似大肠埃希菌的菌落(在EMB平板上其菌落为扁平、紫红或紫黑色、有金属光泽;在MAC或SS平板上其菌落为粉红色或红色)进行鉴定。

(1) 初步鉴定:凡符合表11-5所示结果的革兰阴性杆菌,可初步鉴定为大肠埃希菌。

表11-5 大肠埃希菌初步鉴定

KIA				MIU			甲基红	V-P	C	氧化酶	硝酸盐还原
斜面	底层	产气	H_2S	动力	吲哚	脲酶					
A	A	+/−	−	+/−	+	−	+	−	−	−	+
K	A	+	−/+	+	−	−	+	−	−	−	+
K	A	+	+	+	−	−	+	−	−	−	+

注:A—酸;K—碱;C—枸橼酸盐利用试验。

(2) 最后鉴定:必要时可作系列生化反应(表11-6),亦可用肠杆菌科鉴定试剂盒,根据生化反应结果编码作出最后鉴定。

表11-6 埃希菌属内各菌种的鉴别

生化反应	大肠	蟑螂	弗格森	赫尔曼	伤口
吲哚	+	−	+	+	−
甲基红	+	+	+	+	+
V-P试验	−	−	−	−	−
枸橼酸盐	−	d	(−)	−	−
赖氨酸脱酸	+	+	+	−	+
精氨酸双水解酶	(−)	−	−	−	d
鸟氨酸脱羧	d	+	+	+	−
β半乳糖苷酶	+	−	+	+	+

NOTE

续表

生化反应	大肠	蟑螂	弗格森	赫尔曼	伤口
乳糖	+	−	−	d	(−)
山梨醇	+	−	−	−	−
甘露醇	+	−	+	+	+
侧金盏花醇	−	−	+	−	−
纤维二糖	−	−	+	+	+

注：+表示90%以上菌株阳性；−表示90%以上菌株阴性；d表示26%～75%以上菌株阳性；(−)表示76%～89%菌珠阴性。

(二) 肠道内感染

1. 标本 腹泻及食物中毒患者取粪便、肛拭或剩余食物。

2. 鉴定 将粪便标本接种于肠道选择鉴别培养基。菌落鉴定为大肠埃希菌后，再分别检测不同类型肠道致病性大肠埃希菌的肠毒素、毒力因子和血清型(表11-7)等特征。

表11-7 肠致病性大肠埃希菌O血清群及血清型

儿童腹泻		成人和儿童腹泻				
EPEC		ETEC		EIEC	EHEC	EAEC
O26∶NM	O114∶NM	O6∶NM	O85∶H7	O28∶NM	O157∶H7	O9∶K99
O26∶H11	O114∶H2	O6∶H16	O114∶H21	O29∶NM	O26∶K62∶H11	O161∶K95
O55∶NM	O119∶H6	O8∶NM	O115∶H21	O112∶NM		
O55∶H6	O125ab∶H21	O8∶H9	O126∶H9	O115∶NM		
O55∶H7	O126∶H27	O11∶H27	O128ac∶H12	O124∶NM		
O86∶NM	O127∶NM	O15∶H11	O128ac∶H21	O124∶H7		
O86∶H2	O127∶H6	O20∶NM	O128ac∶H27	O124∶H30		
O86∶H34	O127∶H9	O25∶NM	O148∶H28	O135∶NM		
O111ab∶NM	O128ab∶H2	O25∶H42	O149∶H4	O136∶NM		
O111ab∶H2	O142∶H6	O27∶NM	O153∶H45	O143∶NM		
O111ab∶H12	O158∶H23	O27∶H7	O159∶NM	O144∶NM		
O111ab∶H21		O27∶H20	O159∶H4	O152∶NM		
		O49∶NM	O159∶H20	O164∶NM		
		O63∶H12	O166∶H27	O167∶NM		
		O78∶H11	O167∶H5			
		O78∶H12	O169∶H41			

注：NM表示无动力。

(1) ETEC：检测不耐热肠毒素(LT)和耐热肠毒素(ST)，可用生物学方法、细胞培养法、免疫学方法及分子生物学方法。

(2) EPEC：取5～10个发酵乳糖的大肠埃希菌菌落，与特异性O、H抗血清进行凝集试验(O∶H分型)。亦可用ELISA法、细胞培养法和DNA技术检测EPEC。

(3) EIEC：与志贺菌相似，多数无动力，乳糖不发酵或迟缓发酵。主要鉴别试验是葡萄糖胺利用试验、醋酸钠和黏质酸盐产酸试验，大肠埃希菌三者均为阳性，而志贺菌三者均为阴性。Sereny试验为毒力试验，用于测定细菌的侵袭力，将菌悬液(9×10^8/mL)接种于豚鼠眼结膜囊内，若出现典型的角膜结膜炎症状，角膜上皮细胞内有大量细菌生长，为Sereny试验阳性。Sereny试验是鉴定志贺菌和EIEC

NOTE

侵袭力表型简便而可靠的经典试验。

(4) EHEC：所有血便标本均应常规作 O_{157}：H_7 的培养，肠道正常菌群中约 80% 的大肠埃希菌经 37 ℃孵育 24 h 内即可发酵山梨醇，但 O_{157}：H_7 不发酵（或缓慢发酵）山梨醇。故可用山梨醇麦康凯琼脂(SMAC)经 35～37 ℃ 孵育 24～48 h，筛选不发酵山梨醇的菌落，次代培养后可用胶乳凝集试验检测 O_{157} 抗原。凡山梨醇发酵阴性的大肠埃希菌 O_{157}：H_7 菌株（几乎均产生 Vero 毒素）无须再做毒素测定。

(5) EAEC：一群不产生 LT 或 ST、没有侵袭力、不能用 O：H 血清分型、可黏附于 Hep-2 和 HeLa 细胞的大肠埃希菌菌株，该菌与世界各地的慢性腹泻有关。可致儿童肠道感染，引起水样腹泻、呕吐和脱水，偶有腹痛、发热和血便。

以上 5 种类型大肠埃希菌的致病特征见表 11-4。

第三节　克雷伯菌属

克雷伯菌属(*klebsiella*)是条件致病菌，临床上常见的为肺炎克雷伯菌，是医院感染的重要病原菌。

一、分类

克雷伯菌属(*klebsiella*)主要包括肺炎克雷伯菌(*K. pneumoniae*)、产酸（催娩）克雷伯菌(*K. axytoca*)等 7 个种。其中肺炎克雷伯菌又分 3 个亚种：肺炎亚种(*subsp. pneumoniae*)、臭鼻亚种(*subsp. ozaenae*)和鼻硬结亚种(*subsp. rhinoscleromatis*)。

二、生物学特性

1. 形态与染色　为革兰阴性短杆菌，无鞭毛，无芽胞，患者标本或营养丰富培养基上的培养物直接涂片、染色可见明显的荚膜。

2. 培养特性　兼性厌氧，营养要求不高。初次分离在普通琼脂平板上可形成较大、凸起、灰白色、M 型菌落。菌落大而厚实，相邻菌落易发生融合，用接种环挑起时呈长丝状，此特征有助于鉴别。在血琼脂平板上形成不溶血的 M 型大菌落，在肠道选择鉴别培养基上形成乳糖发酵型菌落。在液体培养基中呈混浊生长，可见菌膜和黏性沉淀物。

3. 生化反应　本菌重要的生化反应为脲酶、ONPG、丙二酸盐、黏质酸盐阳性，IMViC 试验－－＋＋。

三、临床意义

肺炎克雷伯菌肺炎亚种俗称肺炎杆菌，存在于人类呼吸道、肠道以及水和谷物中。当机体免疫力降低或长期大量使用抗生素导致菌群失调时可引起感染。常见的感染有肺炎、支气管炎、泌尿道和创伤感染，严重者也可引起败血症、脑膜炎、腹膜炎等。值得关注的是，肺炎克雷伯菌（主要是荚膜 K1 型）已经成为全球社区获得化脓性肝脏脓肿的重要病原菌；同时，高毒力（高黏性）肺炎克雷伯菌临床变异株已在泛太平洋地区流行。

肺炎克雷伯菌臭鼻亚种，俗称臭鼻杆菌。多侵犯鼻咽部，引起慢性萎缩性鼻炎，重者可使局部组织坏死。

肺炎克雷伯菌鼻硬结亚种可引起口咽部、鼻和鼻旁窦的感染，导致肉芽肿性病变和硬结形成。

四、微生物学检验

1. 标本采集　不同疾病采集不同标本，如痰液、脓液、脑脊液及血液等。

2. 直接检查　取痰液、脓液、尿液、脑脊液及胸腹水等标本直接涂片或离心取沉淀物涂片、革兰染色镜检，可见革兰阴性球杆菌，有明显的荚膜。

NOTE

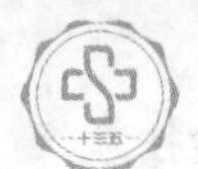

3. 分离培养 将标本接种于血琼脂和 MAC 等肠道选择鉴别培养基,血液标本先肉汤增菌后再进行分离培养。经 37 ℃ 18～24 h 孵育,取发酵乳糖的 M 型菌落或血琼脂平板上灰白色大而黏稠的菌落涂片、染色镜检,然后移种于 KIA、MIU、IMViC 试验培养基及其他生化反应培养基。

4. 鉴定 本菌属氧化酶、DNA 酶、鸟氨酸脱羧酶、吲哚及动力均阴性,分解葡萄糖产酸产气,脲酶、枸橼酸盐、丙二酸盐阳性。克雷伯菌属与肠杆菌科中引起医院感染的常见条件致病菌的鉴别见表 11-8。本菌属各菌种间鉴别见表 11-9。

表 11-8 克雷伯菌属与肠杆菌科其他条件致病菌鉴别

生化反应	克雷伯菌属		肠杆菌属		泛菌属	哈夫尼菌属	沙雷菌属	
	肺炎克雷伯菌	产酸克雷伯菌	产气肠杆菌	阴沟肠杆菌	成团泛菌	蜂房哈夫尼菌	黏质沙雷菌	液化沙雷菌
动力	－	－	＋	＋	(＋)	(＋)	＋	＋
乳糖	＋	＋	＋	＋	d	－	－	－
蔗糖	＋	＋	＋	＋	d	－	＋	＋
山梨醇	＋	＋	＋	＋	d	－	＋	＋
侧金盏花醇	＋	＋	＋	(－)	－	－	d	－
阿拉伯糖	＋	＋	＋	＋	＋	＋	－	＋
吲哚	－	＋	－	－	(－)	－	－	－
赖氨酸	＋	＋	＋	－	－	＋	＋	＋
精氨酸	－	－	－	＋	－	－	－	－
鸟氨酸	－	－	＋	＋	－	＋	＋	＋
DNA 酶(25 ℃)	－	－	－	－	－	－	＋	(＋)
明胶酶(22 ℃)	－	－	－	－	－	－	＋	＋

注:＋表示阳性;－表示阴性;(＋)表示 76%～89%菌株阳性;d 表示 26%～75%以上菌株阳性;(－)表示 76%～89%菌株阴性。

表 11-9 克雷伯菌属各菌种间鉴别

菌种	吲哚	鸟氨酸	V-P	ONPG	丙二酸盐
肺炎克雷伯菌臭鼻亚种	－	－	－	V	－
肺炎克雷伯菌肺炎亚种	－	－	＋	＋	＋
肺炎克雷伯菌鼻硬结亚种	－	－	－	－	＋
解鸟氨酸劳特菌	＋	＋	V	＋	＋
产酸克雷伯菌	＋	－	＋	＋	＋

注:＋表示 90%及以上的菌株;V 表示 10%～90%的菌株;－表示 10%及以下的菌株。

本菌属与类似菌属的鉴别可用特异性诊断血清做荚膜肿胀试验,方法是将该菌接种于促进荚膜生长的华-佛(Worfel-Ferguson)液体培养基,经 37 ℃18～24 h 孵育后,取 1 滴培养物于载玻片上,向其上加墨汁或美蓝染液 1 滴,再加 1 接种环特异性抗血清,混合后加盖玻片,于油镜下观察。同时用不加抗血清作为空白对照。若加抗血清者菌体周围空白圈明显大于空白对照者为阳性。

第四节 志贺菌属

NOTE

志贺菌属(*Shigella*)是人类细菌性痢疾的病原菌,俗称痢疾杆菌。细菌性痢疾是发展中国家常见病之一。

一、分类

志贺菌属分 4 个血清群：A 群为痢疾志贺菌（*S. dysenteriae*）；B 群为福氏志贺菌（*S. flexneri*）；C 群为鲍氏志贺菌（*S. boydii*）；D 群为宋内志贺菌（*S. sonnei*）。志贺菌属的细菌其 DNA G+C 的摩尔分数为 49%～53%。

二、生物学特性

1. 形态与染色 革兰阴性短小杆菌，有菌毛，无鞭毛、芽胞及荚膜。

2. 培养特性 兼性厌氧，营养要求不高，接种于肠道选择鉴别培养基，经 37 ℃ 18～24 h 孵育，形成乳糖不发酵、中等大小、无色或淡黄色、半透明的 S 型菌落，宋内志贺菌常形成 R 型菌落。

3. 生化反应 氧化酶阴性，动力阴性，分解葡萄糖产酸不产气。宋内志贺菌能产生 β-半乳糖苷酶而迟缓发酵乳糖，其余志贺菌不发酵乳糖。除 A 群外均能发酵甘露醇，更多生化反应见表 11-1。

4. 抗原构造 志贺菌属无 H 抗原，有 O 抗原和 K 抗原。K 抗原存在于某些新分离菌株，在分类上无意义，但能阻止 O 抗原凝集。O 抗原具有群和型特异性，根据 O 抗原的不同可将志贺菌属分为四群（A、B、C、D）、32 个型和若干亚型（表 11-10）。

表 11-10　志贺菌属各菌群（型）的抗原构造

群/种	型	O 抗原	K 抗原	群/种	型	O 抗原	K 抗原
A 群	1	Ⅰ	A1	C 群	1	Ⅰ	C1
痢疾志贺菌	2	Ⅱ	A2	鲍氏志贺菌	2	Ⅱ	C2
	3	Ⅲ	A3		3	Ⅲ	C3
	4	Ⅳ	A4		4	Ⅳ	C4
	5	Ⅴ	A5		5	Ⅴ	C5
	6	Ⅵ	A6		6	Ⅵ	C6
	7	Ⅶ	A7		7	Ⅶ	C7
	8	Ⅷ	A8		8	Ⅷ	C8
	9	Ⅸ	A9		9	Ⅸ	C9
	10	Ⅹ	A10		10	Ⅹ	C10
B 群	1a	Ⅰ:4			11	Ⅺ	C11
福氏志贺菌	1b	Ⅰ:4,6			12	Ⅻ	C12
	2a	Ⅱ:3,4	B2a		13	ⅩⅢ	C13
	2b	Ⅱ:7			14	ⅩⅣ	C14
	3a	Ⅲ:6,7			15	ⅩⅤ	C15
	3b	Ⅲ:4,6,7		D 群	Ⅰ相		
	3c	Ⅲ:6		宋内志贺菌	Ⅱ相		
	4a	Ⅳ:3,4					
	4b	Ⅳ3,4,6					
	5	Ⅴ:7					
	6	Ⅵ:(2),4	B6				
	X	—:7					
	Y	—:3,4					

从细菌性痢疾恢复期患者或慢性细菌性痢疾患者标本中可分离到不典型菌株，其菌落可由光滑型转为粗糙型，生化反应及抗原构造也可发生改变。

NOTE

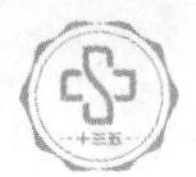

5. 抵抗力 志贺菌对理化因素抵抗力较其他肠杆菌低，加热 60 ℃ 10 min 死亡，在 1%苯酚中 15～30 min 死亡。尤其对酸敏感，粪便中产酸菌可使其在数小内死亡，故运送粪便标本时最好用含缓冲液的培养基。在各群志贺菌中，宋内志贺菌抵抗力最强，在污染物品及瓜果、蔬菜上可存活 10～20 天。

三、临床意义

（一）致病物质

1. 侵袭力 志贺菌经口进入机体，通过菌毛黏附于回肠末端和结肠黏膜上皮细胞，继而进入细胞内生长繁殖，在黏膜固有层形成感染灶，引起炎症反应，志贺菌感染几乎只局限于肠道，一般不侵入血流。

2. 内毒素 本菌属各菌株均具有强烈的内毒素。①内毒素可使肠黏膜通透性增高，从而促进了内毒素的吸收，形成内毒素血症，引起高热、意识障碍、中毒性休克等症状；②内毒素可直接破坏肠黏膜上皮细胞，形成炎症、溃疡、出血，导致脓血黏液便；③内毒素还可作用于肠壁自主神经，引起肠蠕动失调及痉挛，尤其直肠括约肌痉挛明显，出现腹痛、里急后重等症状。

3. 外毒素 A 群志贺菌Ⅰ、Ⅱ型能产生志贺毒素（shiga toxin，ST）。ST 有三种生物学活性。①细胞毒：对 Vero 细胞、血管内皮细胞、肾小管内皮细胞、人肝细胞等均有细胞毒性作用。②肠毒素：具有类似 ETEC 的肠毒素及霍乱肠毒素的作用，细菌性痢疾早期出现的水样腹泻即为此毒素引起。③神经毒：作用于中枢神经系统，可引起假性脑膜炎（meningismus）、昏迷等严重毒性反应。

（二）所致疾病

志贺菌属引起的细菌性痢疾，简称菌痢。其中痢疾志贺菌感染者病情较重，易引起小儿急性中毒性菌痢。宋内志贺菌多引起轻型感染，福氏志贺菌感染易转变为慢性，病程迁延。我国常见的流行型别为福氏志贺菌和宋内志贺菌。传染源是患者和带菌者。传播途径为粪-口途径。常见的临床感染类型如下。

1. 急性细菌性痢疾 分为三种类型。①典型急性细菌性痢疾：表现为发热、腹痛、腹泻、里急后重等症状，并有脓血黏液便，若治疗及时，预后良好。②非典型急性细菌性痢疾：症状不典型，易误诊和漏诊。③中毒性细菌性痢疾：多见于小儿，起病急，尚未形成肠道病变，故多无消化道症状，但大量内毒素入血形成内毒素血症，致使微血管痉挛，缺血缺氧，可导致 弥散性血管内凝血、多器官功能衰竭，甚至引起脑水肿或脑疝，其病情凶险，死亡率高。

2. 慢性菌痢 若急性菌痢治疗不及时、不彻底，则病情迁延，常反复发作，病程在二个月以上者称为慢性菌痢。

3. 带菌者 分为恢复期带菌者、慢性带菌者和健康带菌者三种类型。健康带菌者是重要传染源，若从事餐饮和幼教等职业，则具有更大的危险性。

四、微生物学检验

1. 鉴定程序 志贺菌鉴定程序见图 11-2。

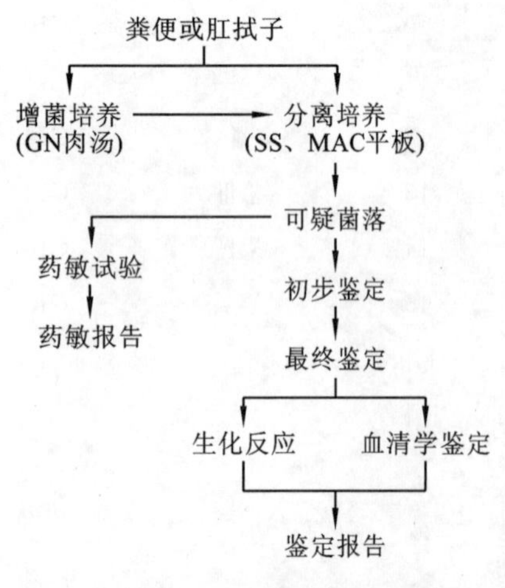

图 11-2 志贺菌检验程序

2. 标本采集 最好治疗前采集脓血黏液便，如不能及时接种，需置甘油保存液或卡-布运送培养基中运送，必要时采用肛拭子。

3. 直接检查 可用胶乳凝集试验或免疫荧光技术检测抗原，也可以直接检测核酸。

4. 分离培养 将脓血黏液便或肛拭子接种于肠道选择鉴别培养基（MAC、MEB 或 SS），志贺菌在上述培养基上可形成无色或淡黄色菌落。也可用木糖-赖氨酸-去氧胆酸盐培养基（XLD），志贺菌在 XLD 上形成红色菌落。

NOTE

5. 鉴定

1）初步鉴定 取 MAC、EMB、SS 培养基上的无色菌落或 XLD 培养基上的红色菌落，如革兰染色镜检为革兰阴性杆菌，氧化酶试验阴性，参见表 11-2 可确定为肠杆菌科细菌。苯丙氨酸脱氨酶试验、V-P 试验阴性与其他菌属的鉴别见表 11-11。志贺菌属的细菌应符合表 11-12 所列的生化反应。

表 11-11 埃希菌属、志贺菌属、沙门菌属、枸橼酸菌属、爱德华菌属的鉴别

	埃希菌属	志贺菌属	沙门菌属	枸橼酸菌属	爱德华菌属
葡萄糖	⊕	+/迟缓	⊕/+	⊕	⊕
乳糖	+/−	−	−	+/−	−
H_2S	−	−	+/−	+/−	+
动力	+	−	+	+	+
尿素	−	−	−	+/−	−
吲哚	+	−/+	−	−/+	+
赖氨酸	+/−	−	+	−	+
枸橼酸盐	−	−	+/−	+	−

表 11-12 志贺菌属生化反应

试验项目	A 群	B 群	C 群	D 群	试验项目	A 群	B 群	C 群	D 群
动力	−	−	−	−	吲哚	d	d	(−)	−
D-葡萄糖产酸	+	+	+	+	甲基红	+	+	+	+
D-葡萄糖产气	−	−	−	−	V-P	−	−	−	+
乳糖	−	−	−	(d)	西蒙枸橼酸盐	−	−	−	−
蔗糖	−	−	−	−	丙二酸盐	−	−	−	−
D-甘露醇	−	+	+	+	H_2S	−	−	−	−
卫矛醇	−	−	−	−	尿素	−	−	−	−
七叶苷	−	−	−	−	苯丙氨酸	−	−	−	−
D-甘露糖	+	+	+	+	赖氨酸	−	−	−	−
肌醇	−	−	−	−	精氨酸	−	−	(−)	−
D-山梨醇	d	d	d	−	鸟氨酸	−	−	−	+
棉子糖	−	d	−	−	明胶	−	−	−	−

注：d 表示 26%～75%阳性；(−)表示 11%～25 阳性；(d)表示迟缓阳性，72 h 以上。

(1) 志贺菌属与大肠埃希菌鉴别：志贺菌属动力阴性，赖氨酸脱羧酶阴性，见表 11-13。

(2) 志贺菌属与伤寒沙门菌鉴别：志贺菌属和伤寒沙门菌都发酵葡萄糖，产酸不产气，但伤寒沙门菌动力阳性，硫化氢多阳性，能与沙门菌诊断血清凝集。

(3) 志贺菌属与类志贺邻单胞菌鉴别：志贺菌属动力和氧化酶均阴性，而类志贺邻单胞菌均为阳性。

表 11-13 志贺菌与大肠埃希菌鉴别

试验	大肠埃希菌		宋内志贺菌	其他志贺菌
	正常	不活泼		
动力	+	−	−	−
吲哚	+	(+)	−	d
尿素	−	−	−	−
赖氨酸	+	d	−	−
鸟氨酸	d	(−)	+	−

NOTE

续表

试验	大肠埃希菌		宋内志贺菌	其他志贺菌
	正常	不活泼		
葡萄糖产气	+	−	−	−
乳糖	+	(−)	−	−
密二糖	(+)	d	(−)	d
鼠李糖	(+)	d	(+)	−
山梨醇	+	(+)	−	d
木糖醇	+	d	−	−
醋酸盐	+	d	−	−
黏液酸盐	+	d	−	−

注:(+)表示76%～89%阳性。

2) 最终鉴定　通过全面生化反应及血清学试验做出最终鉴定。生化反应确定为志贺菌属后,继续做血清学试验鉴定到群、型或亚型(表11-10)。先与志贺菌属多价诊断血清(A群1,2型、B群1～6型、C群1～6型及D群)做玻片凝集试验,凝集者再进一步做型或亚型鉴定。我国各地报告的志贺菌属感染以B群为多,占总数的70%以上,其次为D群及A群2型。在B群中又以1b、2a及3型居多。

应注意的是,偶可出现生化反应符合志贺菌,但与志贺菌血清并不凝集,此时应制成浓厚菌悬液隔水加热100 ℃15～30 min,然后再重新与志贺菌血清做凝集试验。

3) 非典型菌株　若生化反应符合志贺菌属,而诊断血清凝集试验阴性;或生化反应不典型,而诊断血清凝集试验阳性,则可将非典型菌株在普通琼脂和肉汤中交替传代5～10次,以恢复其典型性状。若传代后生化反应典型但仍不与诊断血清凝集者,则可报告"生化反应似志贺菌属,但血清凝集阴性"。由临床医师结合患者情况及流行病学特点,确定其临床意义。

第五节　沙门菌属

案例分析

刘某,女,52岁,发热、头痛、疲乏无力、腹胀10天,来院就诊。查体:体温39.5 ℃,表情淡漠,前胸有数个玫瑰疹,余未见异常。实验室检查:外周血白细胞3.5×10^9/L,中性粒细胞63%。临床疑为伤寒。

思考题:

1. 哪些临床表现符合伤寒诊断?
2. 病原学检查应采集哪些标本?应如何进行检验?

沙门菌属(*Salmonella*)是一群寄生于人与动物肠道中的生化反应和抗原结构相似的革兰阴性杆菌。该菌广泛分布于自然界,少数血清型有严格的宿主寄生性,如人是伤寒和副伤寒A、B、C沙门菌的天然宿主,而有些沙门菌仅对动物致病。另外,也有些沙门菌可引起人畜共患病。沙门菌也可引起食物中毒。

一、分类

根据生化反应、DNA的同源性等,沙门菌属分为肠沙门菌(*S. enterica*)和邦戈沙门菌(*S. bongori*)2个种,后者很少见。肠沙门菌是沙门菌属的模式菌,又分为6个亚种,亚种Ⅰ常在人和温血动物标本中分离到,临床分离菌株99%以上为亚种Ⅰ。沙门菌属细菌的血清型有2500种以上,文中所列的沙门菌

NOTE

名称均是依据其血清型不同而列出的简称，如伤寒沙门菌即肠沙门菌肠亚种伤寒血清型的简称。沙门菌属 DNA 的 G+C 摩尔分数为 50%～53%。

二、生物学特性

1. 形态与染色 革兰阴性细长、直杆菌，大小为(0.6～1.0) μm×(2.0～4.0) μm，有菌毛，无芽胞。除鸡雏沙门菌外，均有周鞭毛。

2. 培养特性 兼性厌氧，营养要求不高，在营养琼脂平板上可形成半透明、光滑、边缘整齐的 S 型菌落；大多数菌株可产生硫化氢，在 SS 平板上形成中心黑褐色的菌落。

3. 生化反应 发酵葡萄糖、麦芽糖和甘露醇，除伤寒沙门菌不产气外，其余沙门菌均产酸、产气，不发酵乳糖和蔗糖。IMViC 试验－＋－＋，赖氨酸脱羧酶阳性(除甲型副伤寒沙门菌外)，鸟氨酸脱羧酶阳性，产硫化氢，氧化酶阴性，不分解尿素。

4. 抗原构造 沙门菌属有 O、H 抗原，少数菌种尚有 Vi 抗原，每个沙门菌血清型含 1 种或多种 O 抗原。具有相同 O 抗原组分的归为一个组，可将沙门菌属分为 42 个组，其中能引起人类疾病的多为 A～F 组。

沙门菌 H 抗原分为第Ⅰ相和第Ⅱ相，第Ⅰ相为特异相，以 a、b、c 等表示，是相内沙门菌分型的依据，第Ⅱ相为非特异相，以 1、2、3 等表示，可为多种沙门菌共有。同时具备 H 抗原两相的细菌为双相菌，仅有一相者为单相菌。

新分离的伤寒沙门菌和丙型副伤寒沙门菌常有 Vi 抗原，Vi 抗原存在于菌体表面，能阻止 O 抗原与其相应抗体的凝集反应；Vi 抗原性质不稳定，经 60 ℃加热、石炭酸处理或多次人工传代培养等易消失。

常见沙门菌的抗原组成见表 11-14。

表 11-14 常见的沙门菌的抗原组

组	菌名	O 抗原	H 抗原	
			第 1 相	第 2 相
A	甲型副伤寒沙门菌	1,2,12	a	—
B	乙型副伤寒沙门菌	1,4,5,12	b	1,2
	德尔卑沙门菌	1,4,12	f,g	—
	海登堡沙门菌	4,5,12	r	1,2
	鼠伤寒沙门菌	1,4,5,12	i	1,2
	斯坦利沙门菌	4,5,12	d	1,2
C1	丙型副伤寒沙门菌	6,7,Vi	c	1,5
	猪霍乱沙门菌	6,7	c	1,5
	孔成道夫沙门菌	6,7	—	1,5
	汤卜逊沙门菌	6,7	k	1,5
	波斯坦沙门菌	6,7	l,v	e,n,z15
C2	纽波特沙门菌	6,8	e,h	1,5
	病牛沙门菌	6,8	r	1,5
D	伤寒沙门菌	9,12,Vi	d	—
	肠炎沙门菌	1,9,12	g,m	—
	仙台沙门菌	1,9,12	a	1,5
	都伯林沙门菌	1,9,12	g,p	—
	鸡沙门菌	1,9,12	—	—
E1	鸭沙门菌	3,10	e,h	1,6

NOTE

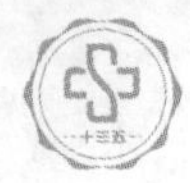

续表

组	菌名	O抗原	H抗原	
			第1相	第2相
	火鸡沙门菌	3,10	e,h	1
E2	纽因顿沙门菌	3,15	e,h	1,6
E3	山夫顿堡沙门菌	1,3,19	g,s,t	—
F	阿伯丁沙门菌	11	i	1,2

5. 抵抗力 加热60 ℃ 1 h或65 ℃ 15～20 min即被杀死。在水中可存活2～3周，在粪便中可存活1～2个月，在冻土中可以越冬。沙门菌对胆盐、煌绿及其他染料有抵抗力，故用于肠道选择鉴别培养基，以利于分离沙门菌。

三、临床意义

沙门菌属中仅对人致病的为伤寒和副伤寒沙门菌，其余多为人与动物共患病的病原菌。其动物宿主广泛，如哺乳动物、禽类、冷血动物、软体动物，甚至节肢动物等均可带菌而成为传染源。人类因食用患病或带菌动物的肉、乳、蛋或被病畜排泄物污染的食物而感染。根据志愿者研究结果，沙门菌大多数血清型的半数感染量(median infective dose，ID_{50})在10^5～10^8个，伤寒沙门菌可少至10^3个。当机体免疫力下降或暴发流行时，自然感染量一般都低于10^3个细菌，有时甚至少于10^2个细菌。

(一) 致病物质

1. 侵袭力 有Vi抗原的细菌侵袭力强，细菌穿过小肠上皮细胞到达固有层，在此部位细菌易被吞噬，在吞噬细胞内不被破坏，并能在细胞内生长繁殖，随游走的吞噬细胞至机体其他部位。

2. 内毒素 沙门菌有较强的内毒素，可引起发热，白细胞变化，中毒性休克等。也可激活补体系统，产生多种生物学效应，导致一系列的病理生理变化。

(二) 所致疾病

1. 肠热症(伤寒和副伤寒) 由伤寒沙门菌和副伤寒沙门菌(包括甲、乙、丙)引起，其临床症状基本相似，只是副伤寒病情较轻、病程较短。细菌经污染的食品、水经口进入肠道，细菌在黏膜下被吞噬，沙门菌为胞内寄生菌，能在吞噬体内酸性环境中生存并繁殖。部分菌在肠淋巴组织中繁殖后经胸导管进入血流，引起第一次菌血症，患者可出现发热等前驱症状。然后，细菌随血流进入肝、胆囊、肾、骨髓中继续繁殖，再次进入血流，形成第二次菌血症。此时，患者症状明显，可出现持续高热、相对缓脉、肝脾肿大、皮肤玫瑰疹及全身中毒症状等。肾脏中的细菌可随尿液排出，胆囊中细菌随胆汁进入肠道，随粪便排出体外，另一部分细菌可再次侵入肠壁淋巴组织，在已致敏的淋巴组织内引起Ⅳ型超敏反应，导致肠壁出现溃疡、出血甚至穿孔等并发症，一般常发生在病程的第2～3周。若无并发症，则3～4周病情好转。

2. 胃肠炎(食物中毒) 最常见的沙门菌感染，约占70%。以鼠伤寒沙门菌、猪霍乱沙门菌、肠炎沙门菌为多见。经口感染，潜伏期6～24 h，起病急，主要引起发热、恶心呕吐、水样泻，偶有黏液或脓性腹泻，多数病例2～3天可自愈。

3. 菌血症或败血症 多见于儿童和免疫力低下者。主要为猪霍乱沙门菌感染。一般无明显的胃肠道症状，常表现为高热、寒战、贫血等症状。

4. 无症状带菌者 1%～5%肠热症患者在症状消失后数月甚至1年后仍可检出致病菌。其原因是细菌储留于胆囊中，间歇性排菌，无症状带菌者为重要传染源。

四、微生物学检验

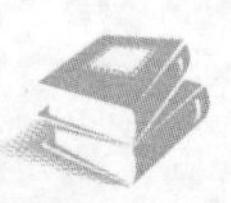

NOTE

1. 检验程序 沙门菌检验程序见图11-3。

2. 标本采集 根据病种及病程不同采集不同的标本。①肠热症：第1、2周取血液，第2、3周取粪

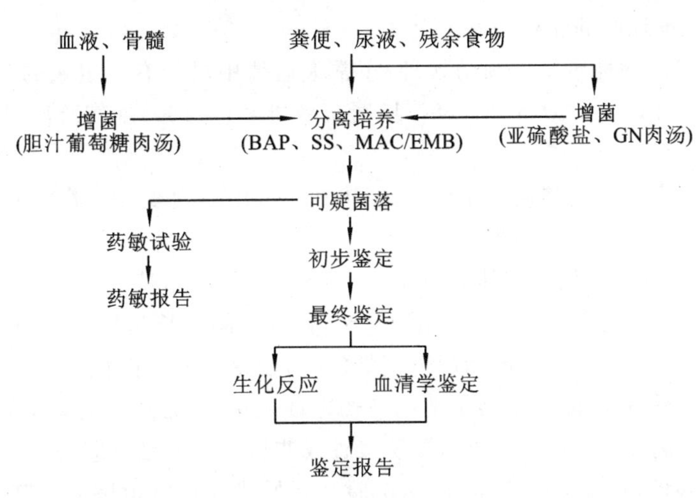

图 11-3　沙门菌检验程序

便、尿液，全程均可取骨髓。②胃肠炎：可取粪便、呕吐物、可疑食物。③败血症：取血液。血清学诊断可在病程不同时期分别采集 2～3 份血标本，以检测抗体。

3. 直接检查　将患者标本或肉汤培养物直接用商品胶乳凝集试剂进行试验，可快速检测沙门菌。

4. 分离培养　常用培养基有肠道选择鉴别培养基 MAC 或 EMB、SS 等以及强选择培养基孔雀绿和亚硫酸铋琼脂等。分离培养伤寒沙门菌，用亚硫酸铋琼脂(BS)效果较好，而其他沙门菌用孔雀绿琼脂效果较好。对菌量较少的标本，可先用亚硒酸盐或 GN(Gram negative)增菌肉汤进行培养。

(1) 粪便及肛拭子标本：接种于 SS 或 MAC，以提高标本检出率。

(2) 血液和骨髓标本：先用肉汤增菌培养，有菌生长后再移种于血琼脂或 SS、MAC 平板，孵育 18～24 h 后，取可疑菌落涂片、革兰染色后镜检，并做系统鉴定。对增菌培养 7 天仍无细菌生长者可报告阴性。

(3) 尿液和体液标本：无菌采取中段尿、胆汁、脑脊液、胸腹水等，经 3000 r/min 离心 30 min，取沉淀物接种于增菌培养基、血琼脂平板及 SS 平板。

(4) 可疑食物标本：研磨后加 10 倍量的无菌生理盐水混匀，接种于增菌培养基和 SS 平板。

5. 鉴定

(1) 初步鉴定：取可疑菌落鉴定到肠杆菌科(表 11-2)。选用肠杆菌科分析系统继续鉴定或用手工法继续鉴定(表 11-11)。

(2) 最后鉴定：经生化反应鉴定到沙门菌属后，再做血清学鉴定。按 O 抗原、Vi 抗原、H 第 1 相和 H 第 2 相的顺序进行凝集试验。临床上常见的沙门菌 95%以上为 A～F 组(群)，临床上最常用的诊断血清为 10 种血清组合，包括 A～F 多价 O 血清、Vi 血清、4 种 O 血清(O2、O4、O7、O9)和 4 种 H(1 相)血清(a、b、c、d)组成。先与沙门菌 A～F 组多价 O 诊断血清做玻片凝集，根据凝集结果再分别与代表每个 O 血清群的单价因子血清做玻片凝集，根据凝集结果再选择性与第 1 相 H、第 2 相 H 单价因子血清做玻片凝集，综合凝集结果按表 11-14 判断沙门菌的血清型。

玻片凝集注意事项：与多价诊断血清不凝集时，可将待检菌制成浓厚菌悬液，隔水加热 100 ℃ 15～30 min，冷却后再做凝集试验，煮沸处理可破坏 Vi 抗原；如多价诊断血清不凝集且 Vi 抗原阴性则不考虑沙门菌；仅单相 H(第 1 相或第 2 相)凝集时，需用位相分离的方法诱导出另一相抗原，再进行凝集试验；血清学难以区分的如 C 组，需进一步做全面生化反应。

6. 血清学诊断　由于肠热症病程长，且使用抗生素比较普遍，临床症状多不典型，临床标本细菌分离阳性率较低，故检测抗体(血清学试验)协助诊断意义较大。血清学试验有肥达试验(Widal test)、间接血凝法、ELISA 法等。

肥达试验是用已知伤寒沙门菌的 O 抗原、H 抗原及甲型、副伤寒沙门菌 H 抗原(诊断菌液)与受检血清进行定量凝集试验，以测定受检血清中有无相应抗体及其效价。肥达试验结果的解释必须结合临

NOTE

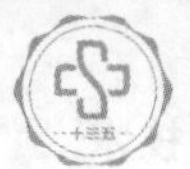

床表现、病程、病史以及本地区的流行病学情况。

(1) 正常值：因沙门菌隐性感染或预防接种，正常人血清中可含有一定量的沙门菌抗体，其效价有地区差异。若伤寒沙门菌 O 凝集效价≥1∶80，H 凝集效价≥1∶160，副伤寒沙门菌 H 凝集效价≥1∶80 才有诊断价值。

(2) 动态观察：有时单次效价增高尚不能定论，可在病程中逐周复查。若效价逐次递增或恢复期效价比发病初期升高 4 倍或 4 倍以上有意义。

(3) O 与 H 抗体的诊断意义：O 抗体为 IgM 类抗体，出现较早，持续约半年，消失后不易受非特异性抗原刺激而重现。H 抗体为 IgG 类抗体，出现较晚，持续时间可长达数年，消失后易受非特异性抗原刺激而短暂升高。因此，O、H 凝集效价均超过正常值时，肠热症的可能性较大；若两者均低，肠热症的可能性较小；如 O 高 H 不高，可能是感染早期或与伤寒沙门菌 O 抗原有交叉反应的其他沙门菌(如肠炎沙门菌)感染；若 O 不高 H 高，则有可能是预防接种或非特异性回忆反应。

(4) 其他：有少数病例，在整个病程中，肥达试验结果始终在正常范围内。其原因可能是早期使用了抗生素治疗或免疫功能低下。

由于沙门菌食物中毒的病程短，临床上一般不进行血清学检查。

7. 伤寒带菌者的检出 诊断伤寒带菌者最可靠的方法是分离出病原菌。来自可疑带菌者的粪便、胆汁或尿液标本，通常病原菌检出率不高。一般先用血清学方法检测可疑者 Vi 抗体，当 Vi 抗体效价≥1∶10 时，需反复取粪便标本进行分离培养，以确定是否为伤寒带菌者。

第六节 耶尔森菌属

耶尔森菌属(*Yersinia*)通常先引起啮齿类、小动物和鸟类感染，然后通过接触动物、被吸血节肢动物叮咬或食用污染食物等途径而感染人类。

一、分类

耶尔森菌属包括 11 个种，至少有 3 种是人类的致病菌，即鼠疫耶尔森菌(*Y. pestis*)、小肠结肠炎耶尔森菌(*Y. enterocolitica*)和假结核耶尔森菌(*Y. pseudotuberculosis*)。其他 8 个种分别是弗氏耶尔森菌、中间耶尔森菌、克氏耶尔森菌、奥氏耶尔森菌、伯氏耶尔森菌、莫氏耶尔森菌、罗氏耶尔森菌和鲁氏耶尔森菌。

二、鼠疫耶尔森菌

鼠疫耶尔森菌(*Y. pestis*)俗称鼠疫杆菌，是鼠疫(plaque)的病原菌。鼠疫是一种自然疫源性的烈性传染病，我国将其列为甲类传染病之首，俗称一号病，人类历史上曾发生过三次世界性大流行，引起大批患者死亡。目前一些局部地区尚有鼠疫的散在发生。

(一) 生物学特性

1. 形态与染色 革兰阴性球杆菌，大小为(0.5～0.8) μm×(1～2) μm。常单个散在，偶尔成双或呈短链，两端浓染。有荚膜，无鞭毛，无芽胞。在由尸体或动物新鲜内脏制备的印片或涂片中，其形态典型，吞噬细胞内、外均可见该菌。在化脓性或溃疡性病灶及腐败材料标本中，菌体膨大成球形，且着色不佳。在陈旧培养物或高盐(30 g/L NaCl)培养基上菌体呈多形性，如球形、杆状、棒状或哑铃状等，亦可见到着色极浅的细菌轮廓，称“菌影”。

2. 培养特性 兼性厌氧，营养要求不高，最适生长温度为 27～30 ℃，最适 pH 为 6.9～7.2。在普通培养基上能生长，但生长缓慢。在含血液或组织液的培养基上，24～48 h 可形成柔软、黏稠的 R 型菌落，容易刮取。37 ℃培养的菌落，表面湿润黏稠，难以刮取，在生理盐水中也不易混匀。在液体培养基中开始为混浊生长，24 h 后转为沉淀生长，48 h 后可形成菌膜，稍加震动菌膜则呈“钟乳石状”下沉，该

NOTE

特征有一定鉴别意义，但此现象并非鼠疫耶尔森菌所特有。

3. 生化反应 分解葡萄糖和甘露醇、产酸不产气，对多数糖不分解。不分解蛋白质，大部分菌株能还原硝酸盐。IMViC 试验结果为－＋－－，赖氨酸及鸟氨酸脱羧酶、苯丙氨酸脱氨酶、脲酶、硫化氢均阴性。半固体培养基穿刺接种培养后，表面可形成菌膜，穿刺线周围有纵树根状生长现象。

4. 抗原构造 本菌抗原构造复杂，至少有 18 种抗原，其中比较重要的抗原有 F1、V/W、MT 三种。

(1) F1 抗原：即荚膜抗原，具有抗吞噬作用，故与毒力有关。F1 抗原为糖蛋白，不耐热，100 ℃ 15 min 可失去抗原性；其抗原性强，特异性高，刺激机体产生的抗体具有免疫保护作用，因其易引起超敏反应，故不用于人工主动免疫，只作为血清学试验的诊断抗原。

(2) V/W 抗原：V 抗原存在于细胞质中，为可溶性蛋白。W 抗原位于菌体表面，是一种脂蛋白，因两种抗原多同时存在，故称 V/W 抗原。V/W 抗原具有抗吞噬作用，与本菌毒力有关。

(3) MT 抗原：为蛋白质抗原，即外毒素，对鼠类有剧烈毒性，对其他动物毒性低，故称鼠毒素(murine toxin，MT)。MT 具有良好的免疫原性，可用 0.2％甲醛脱毒成类毒素，免疫马可制备抗毒素。

5. 抵抗力 对理化因素抵抗力较弱。湿热 70～80 ℃10 min 或 100 ℃ 1 min 即可死亡，5％来苏儿或 5％石炭酸 20 min 可杀死痰液中的病原菌。但该菌在痰液中能存活 36 天，在蚤粪和土壤中能活 1 年左右。

6. 变异性 鼠疫耶尔森菌的生化特性、毒力、耐药性和抗原构造等均可出现变异。野生菌株的菌落为 R 型，经人工培养后菌落逐渐变为 S 型，其毒力也随之减弱。

(二) 临床意义

1. 致病物质 鼠毒素为外毒素，主要对鼠类致病，但只有当细菌自溶裂解后才能释放。鼠疫耶尔森菌的毒力很强，少数几个细菌即可对人致病，其致病性主要与 F1 抗原、V-W 抗原、外膜抗原及内毒素等相关。

2. 所致疾病 鼠疫是自然疫源性传染病，一般先在鼠类间流行，然后通过鼠蚤叮咬传给人类。人患鼠疫后可通过人蚤或呼吸道等途径在人群间传播。临床类型有腺鼠疫、肺鼠疫和败血型鼠疫。

(1) 腺鼠疫：鼠疫耶尔森菌侵入人体，被吞噬细胞吞噬后可在细胞内繁殖，并沿淋巴循环到达局部淋巴结，引起严重的淋巴结炎。表现为淋巴结肿胀、坏死和脓肿。常累及的淋巴结多位于腹股沟或腋窝。

(2) 肺鼠疫：吸入染菌的空气引起原发性肺鼠疫，也可由腺鼠疫或败血型鼠疫继发引起，患者出现寒战、高热、咳嗽、胸痛、咯血，多因呼吸困难或多器官功能衰竭而死亡，死亡多发生于感染后 2～4 天内。死者皮肤呈黑紫色，故称“黑死病”。

(3) 败血型鼠疫：腺鼠疫或肺鼠疫患者的病原菌侵入血流，导致败血型鼠疫，此型最严重，患者体温可达 39～40 ℃，可发生休克和 DIC，皮肤黏膜出现淤点或淤斑，全身中毒症状及中枢神经系统症状明显，死亡率高。

(三) 微生物学检验

鼠疫耶尔森菌传染性极强，是甲类传染病的病原体，临床上应严格遵守操作规程和生物安全规范，并采取必要的防护措施。

1. 标本采集 临床标本包括血液、痰液、淋巴结穿刺液。非临床标本包括如下两种。①尸体标本：淋巴结、肝、脾、肺组织、心血，腐败尸体取骨髓。②鼠标本：严格消毒鼠体表，无菌取尸体标本。

2. 直接检查 标本涂片、革兰染色镜检，可见革兰阴性、卵圆形粗短杆菌，两端浓染，在慢性病灶或陈旧培养物中可呈多形态性，动物标本可见荚膜。

3. 分离培养 无污染标本接种于血琼脂平板，污染标本可用选择性培养基(龙胆紫溶血亚硫酸钠琼脂等)，接种两块平板分别置 28 ℃和 37 ℃孵育 24～48 h，取可疑菌落鉴定。在液体培养基中培养 48 h 后如出现“钟乳石”状下沉现象，则具有一定的鉴别意义。

4. 鉴定 根据菌体形态、菌落特点、在液体培养基中的生长现象及生化反应特征等，结合临床表现和流行病学资料进行综合分析。

NOTE

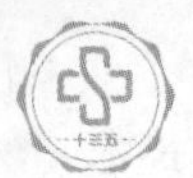

5. 动物实验 有助于确定鼠疫耶尔森菌的毒力并能筛除杂菌，多采用皮下注射方法。动物一般在3～7天死亡，如7天后仍不死则应将其处死，然后取肝、脾等标本进行检查。

需注意的是，一旦疑为本菌，应立即向当地疾病控制中心(CDC)报告，并将菌种送专业实验室进一步鉴定。

三、小肠结肠炎耶尔森菌

小肠结肠炎耶尔森菌(*Y. enterocolitica*)普遍存在于啮齿类和猪等动物肠道内，为人畜共患病病原菌，可引起人类小肠结肠炎、急性阑尾炎、关节炎及结节性红斑等。

(一) 生物学性状

革兰阴性球杆菌，偶见两端浓染。25 ℃培养时有周鞭毛，37 ℃培养时则很少或无鞭毛。无荚膜及芽胞。

兼性厌氧，营养要求不高，最适 pH 7.6。耐低温，4 ℃能生长，最适温度 20～28 ℃。在血琼脂平板上某些菌株可出现溶血环，在肠道选择鉴别培养基上形成不发酵乳糖的半透明、扁平小菌落。分解葡萄糖和蔗糖产酸，脲酶试验阳性，V-P 试验 25 ℃阳性，37 ℃阴性，鸟氨酸脱羧酶试验阳性。

有 O、H、K 三种抗原，根据 O 抗原不同可将该菌分为 50 多个血清型，其中仅有几种血清型与疾病有关，致病型别在各地区有所不同，我国主要为 O∶9、O∶8、O∶5 和 O∶3 等。H 抗原有 20 种，K 抗原仅有一个血清型。

(二) 临床意义

1. 致病物质 小肠结肠炎耶尔森菌首先黏附于回肠下端、盲肠及结肠黏膜，继而侵袭到固有层，通过肠毒素、细胞毒素及侵袭力而致病。V/W 抗原具有抗吞噬作用。O∶3、O∶8、O∶9 等菌株可产生与大肠埃希菌 ST 相似的肠毒素。另外，某些菌株的 O 抗原与人体组织有共同抗原，可引起自身免疫性疾病。

2. 所致疾病 本菌天然寄生在鼠、兔、猪等动物体内，为人畜共患病病原菌，人通过污染食物(牛奶、肉类等)、水经口感染或因接触染疫动物而感染。潜伏期 3～7 天，临床表现以小肠结肠炎多见，也可引起败血症。常见症状为发热、腹泻(黏液、水样便或血样便)，临床表现与菌痢相似。根据病变位置与发病机制不同，将小肠结肠炎分为四型：①胃肠炎(或小肠结肠炎)型；②回肠末端炎、阑尾炎和肠系膜淋巴结炎型；③结节性红斑与关节炎型(自身免疫病)；④败血症型。

(三) 微生物学检验

1. 标本 采集粪便及可疑食物，也可取血液、尿液。

2. 分离培养 粪便标本可直接接种于 MAC、新耶尔森菌选择性琼脂(NYE)或 SS 琼脂，亦可接种于 5 mL pH 7.4 的改良磷酸盐缓冲液中，置 4 ℃冷增菌，于 7、14、21 天取冷增菌培养物接种于上述培养基中，25 ℃孵育 24～48 h，取乳糖不发酵型菌落继续鉴定。

3. 鉴定 根据菌落特征，菌体形态，染色性，动力、V-P、ONPG 试验 22～25 ℃阳性 35～37 ℃阴性，嗜冷性，脲酶试验阳性，硫化氢试验阴性，鸟氨酸脱羧酶试验阳性，分解葡萄糖、蔗糖产酸不产气等生化特征，再结合血清学试验进行鉴定。

四、假结核耶尔森菌

假结核耶尔森菌(*Y. pseudotuberculosis*)存在于多种动物肠道中，为人畜共患病病原菌，主要通过食用该菌污染的食物而引起人类感染。由于该菌在动物感染的脏器中常形成粟粒状结核结节，人感染部位常形成结核样肉芽肿，故称为假结核耶尔森菌。

本菌为革兰阴性，呈球状或短杆状等多形态性，在病变组织中菌体两端浓染。无荚膜、无芽胞。

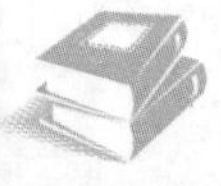

NOTE

需氧或兼性厌氧，最适生长温度为 25 ℃(动力阳性)，35 ℃培养动力消失。在血琼脂平板上孵育 24 h 可形成小菌落，在 EMB 或 MAC 平板上为无色小菌落。在 SS 平板上不生长。

生化反应与鼠疫耶尔森菌相似，引起的疾病与小肠结肠炎耶尔森菌相似，但发病率很低。引起人类感染的主要是 O1 血清型。假结核耶尔森菌基本生化反应特征为：氧化酶阴性，动力 22～25 ℃阳性、35 ℃阴性，分解葡萄糖产酸不产气，乳糖阴性，枸橼酸盐阴性，苯丙氨酸脱氨酶阴性，V-P 阴性，吲哚阴性，脲酶阳性。

五、其他耶尔森菌

其他耶尔森菌包括弗氏耶尔森菌（*Y. frederiksenii*）、中间耶尔森菌（*Y. intermedia*）、克氏耶尔森菌（*Y. kristensenii*）、奥氏耶尔森菌（*Y. aldouae*）、伯氏耶尔森菌（*Y. bercovieri*）、莫氏耶尔森菌（*Y. mollaretti*）、罗氏耶尔森菌（*Y. rohdei*）和鲁氏耶尔森菌（*Y. ruckeri*）。可从肠道内外标本中分离到，均能在 4 ℃环境中生长，可存在于冷藏食品中，具有潜在的致病性。

第七节　变形杆菌属、普罗威登菌属及摩根菌属

变形杆菌、普罗威登菌及摩根菌是肠道的正常菌群，广泛分布于自然环境，是引起医院感染常见的机会致病菌。该群细菌共同的生化反应特征是不发酵乳糖、苯丙氨酸脱氨酶阳性。过去同属于变形杆菌族（Proteeae），1984 年将其分为三个独立的菌属。

一、变形杆菌属

变形杆菌属（*Proteus*）的细菌动力活泼、硫化氢阳性、苯丙氨酸脱氨酶阳性、脲酶阳性。

（一）分类

变形杆菌属包括 4 个种：普通变形杆菌（*P. vulgaris*）、奇异变形杆菌（*P. mirabilis*）、产黏变形杆菌（*P. myxofaciens*）和潘氏变形杆菌（*P. penneri*）。

（二）生物学特性

1. 形态与染色　为革兰阴性杆菌，两端钝圆，大小为(0.4～0.6) μm×(1～3) μm，具有多形态性，有周鞭毛，运动活泼。有菌毛，无芽胞，无荚膜。

2. 培养特性　营养要求不高，兼性厌氧，生长温度为 10～43 ℃。在普通琼脂平板上普通变形杆菌和奇异变形杆菌中的大多数菌株可呈蔓延状生长，形成波纹状薄膜布满整个培养基表面，称为迁徙生长现象，是本属细菌的特征。此生长现象易受 0.1%石炭酸、5%～6%琼脂、同型抗血清或胆盐所抑制。产黏变形杆菌能产生很黏的薄膜层，并有溶血能力。在肠道选择鉴别培养基上形成不分解乳糖菌落，产 H_2S 菌株在 SS 平板上形成中心黑色的菌落。

3. 生化反应　变形杆菌属的生化反应特征是脲酶阳性、硫化氢阳性、苯丙氨酸脱氨酶阳性。

4. 抗原构造　主要有 O、H、K 三类抗原，O 抗原在微生物学检验中有重要意义，变形杆菌某些菌株如 X_{19}、X_2、X_K 的菌体抗原(O)与某些立克次体有共同抗原，能出现交叉反应。在临床上常用这些变形杆菌代替立克次体抗原与患者血清进行凝集试验，检测相应抗体的效价，以辅助诊断立克次体病，称外-斐反应（Weil-Felix reaction）。

（三）临床意义

变形杆菌属的细菌是肠道的正常菌群，广泛分布于自然界，为条件致病菌。临床分离率最高的是奇异变形杆菌，多引起泌尿系感染，也可引起软组织、血液及呼吸道等部位感染。非奇异变形杆菌主要引起软组织及伤口等部位感染。普通变形杆菌偶可引起食物中毒。

（四）微生物学检验

1. 标本采集　根据感染类型不同采集不同标本。

2. 直接检查　革兰染色为革兰阴性杆菌，鞭毛染色可见周鞭毛。

NOTE

3. 分离培养 血液标本先肉汤增菌后再进行分离培养，尿液、痰液、脓液、体液及分泌物标本可直接接种于血琼脂平板及 MAC 平板，粪便及可疑食物标本接种于 SS 及 MAC 平板。经 35～37 ℃孵育 18～24 h，取可疑菌落进行鉴定。

4. 鉴定

(1) 确定菌属：革兰阴性杆菌、氧化酶阴性、脲酶阳性、苯丙氨酸脱氨酶阳性，KIA：葡萄糖⊕、乳糖－、H_2S＋，可初步判定为变形杆菌属。与普罗威登菌属及摩根菌属的鉴别见表 11-15。

表 11-15 变形杆菌属、普罗威登菌属、摩根菌属鉴别要点

	变形杆菌属	普罗威登菌属	摩根菌属
迁徙生长	＋	－	－
硫化氢	＋	－	－
鸟氨酸脱羧酶	V	－	＋
西蒙枸橼酸盐	V	＋	－
液化明胶	＋	－	－
脂酶(玉米油)	＋	－	－
甘露醇	－	＋/－	－
肌醇	－	＋/－	－
麦芽糖	V	－	－
侧金盏花醇	－	＋/－	－

注：＋表示 90%以上菌株阳性；－表示 90%以上菌株阴性；V 表示 10%～90%的菌株阳性(以下相同)。

(2) 确定菌种：见表 11-16。

表 11-16 变形杆菌属细菌种间鉴别要点

	奇异变形杆菌	产黏变形杆菌	潘氏变形杆菌	普通变形杆菌
吲哚	－	－	－	＋
鸟氨酸	＋	－	－	－
七叶苷	－	－	－	＋
木糖	＋	－	＋	＋
麦芽糖	－	＋	＋	＋
水杨苷	－	－	－	＋
对氯霉素敏感性	S	S	R	V

注：S 表示敏感；R 表示耐药；V 表示不确定。

二、普罗威登菌属

(一) 分类

普罗威登菌属(*Providencia*)包括产碱普罗威登菌(*P. alcalifaciens*)、鲁氏普罗威登菌(*P. rustigianii*)、斯氏普罗威登菌(*P. stuartii*)、雷氏普罗威登菌(*P. rettgeri*)和亨氏普罗威登菌(*P. heimbochae*)5 个种。

(二) 生物学特性

形态染色、培养特性及生化反应与变形杆菌属相似。除雷氏普罗威登菌外，其他的脲酶试验阴性，在固体琼脂平板上不出现迁徙生长现象。

(三) 临床意义

临床分离率高的是斯氏普罗威登菌，可引起泌尿系感染及其他肠道外感染。

NOTE

（四）微生物学检验

1. 标本采集 根据病种不同采集不同标本。

2. 直接检查 涂片、染色、镜检，可见革兰阴性杆菌。

3. 分离培养 粪便标本接种于 SS 和 MAC 平板，其他标本接种于血琼脂平板和 MAC 平板，37 ℃孵育 18～24 h，在肠道选择鉴别培养基上形成不分解乳糖的菌落。

4. 确定菌属 与变形杆菌属及摩根菌属的鉴别见表 11-15。

5. 确定菌种 见表 11-17。

表 11-17 普罗威登菌属各菌种鉴别

	产碱普罗威登菌	鲁氏普罗威登菌	斯氏普罗威登菌	雷氏普罗威登菌	亨氏普罗威登菌
脲酶	－	－	V	＋	－
动力(36 ℃)	＋	V	V	＋	V
葡萄糖产气	V	V	－	－	－
侧金盏花醇	＋	－	－	＋	＋
D-阿拉伯醇	－	－	－	＋	＋
半乳糖	－	＋	＋	＋	＋
甘露醇	－	－	－	＋	－
鼠李糖		－	V	－	－
覃糖		－	－	－	＋
肌醇	－	－	＋	＋	V
吲哚	＋	＋	＋	＋	－
西蒙枸橼酸盐	＋	V	＋	＋	－
KCN 生长	＋	＋	＋	＋	－

注：V 表示不确定。

三、摩根菌属

（一）分类

摩根菌属(*Morganella*)只有一个种，称为摩根摩根菌(*M. morganii*)。

（二）生物学特性

摩根摩根菌的形态、染色特性及生化反应与变形杆菌相似，但无迁徙生长现象。

（三）临床意义

摩根摩根菌可引起呼吸道、泌尿系和伤口感染，也可引起腹泻或败血症。

（四）微生物学检验

标本涂片、染色镜检为革兰阴性杆菌，粪便标本接种于 SS 和 MAC 平板，其他标本接种于血琼脂平板和 MAC 平板上，经 37 ℃，孵育 18～24 h，取可疑菌落继续鉴定，确定菌属(种)参见表 11-15。

第八节 肠杆菌科的其他菌属

一、枸橼酸杆菌属

（一）分类

枸橼酸杆菌属(*Citrobacter*)细菌有 12 个种，这些菌种均可从临床标本中分离到，其中弗劳地枸橼

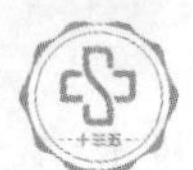

酸杆菌(*C. freundii*)、异型枸橼酸杆菌(*C. diversus*)和无丙二酸盐枸橼酸杆菌(*C. amalonaticus*)是较常见的种。

(二) 生物学特性

革兰阴性杆菌,有周鞭毛,无荚膜,无芽胞。兼性厌氧,营养要求不高。在肠道选择鉴别培养基上形成乳糖发酵菌落。在血琼脂平板上形成灰白色、湿润、凸起、边缘整齐、直径 2～4 mm 的菌落,不溶血。弗劳地枸橼酸杆菌可产生硫化氢,在 SS 平板上菌落中心呈黑色。氧化酶阴性,触酶阳性,发酵葡萄糖产酸产气,还原硝酸盐,KIA(AA++或 KA++)。

(三) 临床意义

枸橼酸杆菌广泛存在于自然界,是人和动物肠道中的正常菌群,为条件致病菌,主要引起医院感染。包括腹泻和肠道外感染,如菌血症、脑膜炎和脑脓肿等。

(四) 微生物学检验

1. 标本采集 根据不同疾病采集不同标本。

2. 直接检查 涂片、染色,镜检为革兰阴性杆菌。

3. 分离培养与鉴定 在 EMB 平板上菌落为半透明,乳糖发酵菌株呈绿色、具有金属光泽;在 MAC 平板上为淡黄色或红色菌落;在 SS 平板上菌落中央为黑色,周围透明;在 XLD 平板上为不透明红色菌落。首先确定待检菌是否为肠杆菌科(表 11-2),然后再取可疑菌落通过生化反应及血清学试验鉴定到属和种。与埃希菌属、志贺菌属、沙门菌属、爱德华菌属的鉴别见表 11-11;弗劳地枸橼酸杆菌多数菌株吲哚阴性、硫化氢阳性。

枸橼酸杆菌的 O 抗原与沙门菌和大肠埃希菌常有交叉,应注意鉴别。

二、肠杆菌属

肠杆菌属(*Enterobacter*)包括产气肠杆菌(*E. aerogenes*)、阴沟肠杆菌(*E. cloacae*)、杰高维肠杆菌(*E. gergoviae*)、阪崎肠杆菌(*E. sakazakii*)、泰洛肠杆菌(*E. taylorae*)、河生肠杆菌(*E. aminigenus*)、中间肠杆菌(*E. intermedius*)、阿氏肠杆菌(*E. asburiae*)、致癌肠杆菌(*E. cancerogenus*)、溶解肠杆菌(*E. dissolvens*)和超压肠杆菌(*E. nimipressualis*)11 个种。本菌属细菌广泛分布于污水、土壤和蔬菜中,是肠道正常菌群成员,为条件致病菌,能引起医院感染。在临床标本中最常见的是阴沟肠杆菌和产气肠杆菌,多引起肠道外感染,如泌尿道、呼吸道、伤口等感染,亦可引起菌血症和脑膜炎。一般不引起腹泻。阪崎肠杆菌可引起新生儿脑膜炎和菌血症,其死亡率高达 75%,应引起临床密切关注。

1. 形态与染色 为革兰阴性粗短杆菌,有周鞭毛,部分菌株有荚膜,无芽胞。

2. 培养特性 兼性厌氧,营养要求不高。在普通琼脂上形成灰白或黄色 M 型大菌落,在血琼脂上不溶血,在肠道选择鉴别培养基上为乳糖发酵型菌落。

3. 生化反应 IMViC 试验结果为－－++(大肠埃希菌为++－－),鸟氨酸脱羧酶及精氨酸双水解酶阳性,赖氨酸脱羧酶阴性。

4. 微生物学检验 标本采集与检验方法参考肠杆菌科其他菌属,其鉴定主要依靠生化反应,但应注意与类似菌鉴别。

三、沙雷菌属

沙雷菌属(*Serratia*)是肠杆菌科中引起医院感染的一个重要菌属。

(一) 分类

沙雷菌属有 7 个种和 1 个群:黏质沙雷菌(*S. marcescens*)、深红沙雷菌(*S. rubidace*)、臭味沙雷菌(*S. oderifera*)、普城沙雷菌(*S. plymuthica*)、无花果沙雷菌(*S. ficaria*)、嗜虫沙雷菌(*S. entomophila*)、居泉沙雷菌(*S. fonticola*)及液化沙雷菌复合群(*S. liquefaciens complex*)。临床分离率高的是黏质沙雷菌。

NOTE

（二）生物学特性

1. 形态与染色 革兰阴性小杆菌。有周鞭毛，无荚膜（仅臭味沙雷菌有微荚膜）、无芽胞。黏质沙雷菌是细菌中最小的，常用于检查滤菌器的除菌效果。

2. 培养特性 兼性厌氧，营养要求不高，最适温度为 25～30 ℃。在营养琼脂上形成白色、红色、粉红色、不透明大菌落。其色素有非水溶性灵菌红素和水溶性吡羧酸，在室温条件下色素产生更明显。将标本接种于血琼脂平板和 MAC 等肠道选择鉴别培养基，在 EMB 及 MAC 培养基上经 37 ℃孵育形成稍大而黏稠的菌落，在 EMB 培养基上菌落有金属光泽，在 MAC 培养基上菌落呈粉红色或红色，在 SS 培养基上形成白色或乳白色、不透明的黏稠状菌落。

3. 生化反应 发酵葡萄糖、蔗糖、甘露醇、水杨苷、肌醇，不发酵乳糖，IMViC 为－－＋＋，ONPG、DNA 酶、酯酶、明胶酶、鸟氨酸及赖氨酸脱羧酶均阳性，丙二酸盐利用试验阴性，动力阳性。对多黏菌素和头孢菌素具有固有的耐药性可作为辅助鉴别特征。

（三）临床意义

沙雷菌可自土壤、水、人和动物的粪便中分离到。一般认为对人体无害，但近年来发现黏质沙雷菌可引起肺炎、泌尿道感染、败血症以及外科术后感染等；臭味沙雷菌与医院感染败血症有关；普城沙雷菌亦可引起败血症。

（四）微生物学检验

属及种的鉴定主要依据生化反应，与其他肠杆菌的根本区别在于沙雷菌属细菌具有 DNA 酶、酯酶。

四、邻单胞菌属

（一）分类

邻单胞菌属只有一个菌种，即类志贺邻单胞菌（*P. shigelloides*）。

（二）临床意义

类志贺邻单胞菌主要引起腹泻性疾病，好发于热带国家或曾去热带国家的旅行者，通常为散发，以夏秋季多见。临床症状为水样泻或痢疾样腹泻，常有腹痛，1/3～1/2 的患者有脱水和发热，患者有饮生水或进食海产品史。感染多为自限性，预后较好。肠道外感染主要发生在机体抵抗力下降的人群，可引起菌血症、脑膜炎；偶尔也可以在伤口分泌液、胆汁、关节液等标本中分离到。

（三）微生物学检验

类志贺邻单胞菌为革兰阴性直杆菌，可成双或短链状排列，有动力，生长温度为 8～45 ℃。检验程序、标本采集方法同气单胞菌属。

标本采集后可直接接种于血琼脂平板和 MAC 平板，空气环境培养。类志贺邻单胞菌在血琼脂平板上生长良好，可形成圆形凸起、不透明、光滑、有光泽、大小为 2～3 mm 的菌落，无溶血现象。氨苄西林可抑制其生长。在 MAC 平板上呈乳糖不发酵或迟缓发酵菌落，在 TCBS 平板上不生长，在 6% NaCl 蛋白胨水中不生长，可在不含盐蛋白胨水中生长。

氧化酶和触酶试验均为阳性，吲哚试验阳性，硝酸盐还原阳性，发酵葡萄糖和其他糖类、产酸不产气，大多数菌株对 O/129 敏感，赖氨酸脱羧酶、鸟氨酸脱羧酶和精氨酸双水解酶试验均为阳性为其主要的鉴别要点。

本菌与肠杆菌科的宋内志贺菌和痢疾志贺菌有交叉血清学凝集反应。但志贺菌属氧化酶阴性、动力阴性有助于鉴别。

本章小结

肠杆菌科细菌是一群在医学上十分重要的革兰阴性杆菌。包括引起传染病的鼠疫耶尔森菌和伤寒

NOTE

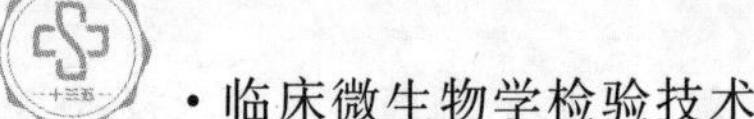

沙门菌;包括引起人类腹泻和肠道感染的埃希菌属、志贺菌属、耶尔森菌属、邻单胞菌属;还包括与医院感染及社区感染有关的枸橼酸杆菌属、克雷伯菌属、肠杆菌属、沙雷菌属、变形杆菌属、普罗威登菌属和摩根菌属等。

肠杆菌科细菌的共同特性:革兰阴性杆状或球杆状、无芽胞、多数有鞭毛,致病性菌株多数有菌毛;兼性厌氧,营养要求不高,在普通培养基、MAC培养基上生长良好;主要生化反应:发酵葡萄糖(产酸或产酸产气)、触酶试验阳性、氧化酶试验阴性、硝酸盐还原试验阳性。

检验要点:直接涂片检查可见其形态、染色均为革兰阴性杆菌或球杆菌;分离培养需要借助于肠道选择鉴别培养基,不发酵乳糖是区别致病菌的重要标志;鉴定需要依靠生化反应,必要时需进行血清学试验或毒素检测。

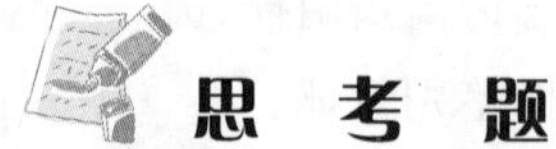

思考题

1. 肠杆菌科细菌有哪些共同的生物学特性?
2. 如何区分肠杆菌科细菌与其他革兰阴性杆菌?
3. 大肠埃希菌引起哪些肠道感染和肠道外感染?
4. 志贺菌的鉴别要点有哪些?

(吕厚东)

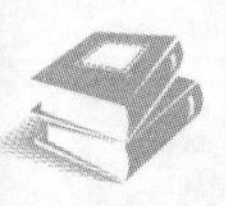

NOTE

第十二章 非发酵菌检验

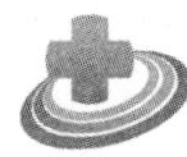

学习目标

1. 掌握 临床常见非发酵菌的主要生物学特性和鉴定依据。
2. 熟悉 非发酵菌的药物敏感试验。
3. 了解 临床常见非发酵菌的临床意义。

案例分析

王某，男，33岁，农民。右眼患上了白内障，他和另外9名患者于2005年12月11日在某医院进行了手术，术后3 h，王某感觉眼睛刺痛，从右眼一直弥漫到整个头部。次日早晨医生打开王某右眼的纱布，发现眼睛已经开始流脓(绿色)，与其他9名患者的症状完全相同，医生疑为铜绿假单胞菌感染。因为病情未能得到有效控制，13日下午2时30分，包括王某在内的8名患者进行了眼球摘除手术。

思考题：

1. 10名患者是否属于医院感染?
2. 确定铜绿假单胞菌感染应做哪些微生物学检查?

第一节 概 述

非发酵菌(Non-fermentation bacillus)是一群不发酵葡萄糖或仅以氧化形式利用葡萄糖的需氧或兼性厌氧、无芽胞的革兰阴性杆菌。具有相似的形态特征，但在分类学上分别属于不同的科、属和种。非发酵菌广泛分布于自然界中，可通过环境污染、交叉感染、内源性感染、医源性感染等途径引起各种感染性疾病，大多为机会致病菌。近年来，这类细菌从住院患者的痰液、尿液、血液、体液等标本中的分离率日渐增高，成为引起院内感染的重要致病菌，对抗生素的耐药率也日渐增高，已引起临床医学及检验医学的高度重视。

非发酵菌包括的种类较多，与人类疾病相关的主要非发酵菌有下列菌属：假单胞菌属(*Pseudomonas*)、窄食单胞菌属(*Stenotrophomonas*)、不动杆菌属(*Acinetobacter*)、伯克霍尔德菌属(*Burkholderia*)、产碱杆菌属(*Alcaligenes*)、无色杆菌属(*Achromobacter*)、莫拉菌属(*Moraxella*)、伊丽莎白菌属(*Elizabethkingia*)和金黄杆菌属(*Chryseobacterium*)等，其中铜绿假单胞菌、嗜麦芽窄食单胞菌、鲍曼不动杆菌和洋葱伯克霍尔德菌在临床上较为常见。

非发酵菌的鉴定除了观察细菌在血琼脂平板和麦康凯平板上生长情况、菌落特征和色素外，主要依据生化反应，首先通过O-F试验与肠杆菌科细菌鉴别，然后根据氧化酶、O-F试验、吲哚试验及动力观察鉴定到菌属，再利用系列生化试验鉴定到种。非发酵菌各属间的主要鉴别特征见表12-1。

表12-1 非发酵菌属间主要鉴别特征

菌属	菌落色素	氧化酶	葡萄糖O-F试验	吲哚试验	动力
假单胞菌属	灰绿、黄绿	+	O/−	−	+

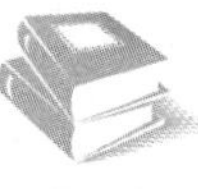

NOTE

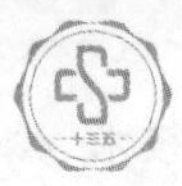

续表

菌属	菌落色素	氧化酶	葡萄糖 O-F 试验	吲哚试验	动力
窄食单胞菌属	黄色	－	O	－	＋
不动杆菌属	无	－	O/－	－	－
伯克霍尔德菌属	黄色、紫色	＋/－	O	－	＋/－
产碱杆菌属	无	＋	－	－	＋
无色杆菌属	无	＋	O	－	＋
莫拉菌属	无	＋	－	－	－
伊丽莎白菌属	黄色	＋	－/O	＋	－
金黄杆菌属	黄色	＋	－/O	＋	－

注：＋表示 90％以上阳性；－表示 90％以上阴性；O/－表示多数为氧化型，少数为产碱型。

目前，在临床微生物实验室，非发酵菌的鉴定常采用商品化的试剂盒，以及全自动或半自动细菌鉴定系统。进行非发酵菌鉴定时，O-F 试验要用专用的 O-F 培养基，不能用肠杆菌科葡萄糖发酵培养基代替。O-F 培养基中蛋白质与糖类之比为 0.2∶1，而葡萄糖发酵培养基中蛋白质与糖类之比为 2∶1。因为多数非发酵菌生长缓慢，如果使用葡萄糖发酵培养基进行 O-F 试验，细菌分解葡萄糖产生的少量酸，易被细菌分解蛋白胨形成的碱性产物所中和，从而影响结果的判断。观察细菌动力常用的半固体培养基，也不适于检查非发酵菌的动力，因为非发酵菌多为专性需氧菌，只在琼脂表面生长。因此，检查非发酵菌的动力，最好采用悬滴法，也可通过鞭毛染色来鉴别。

非发酵菌不仅在临床标本中广泛存在，也是医院环境和医疗用品监测的重点对象，常见非发酵菌检验程序见图 12-1。

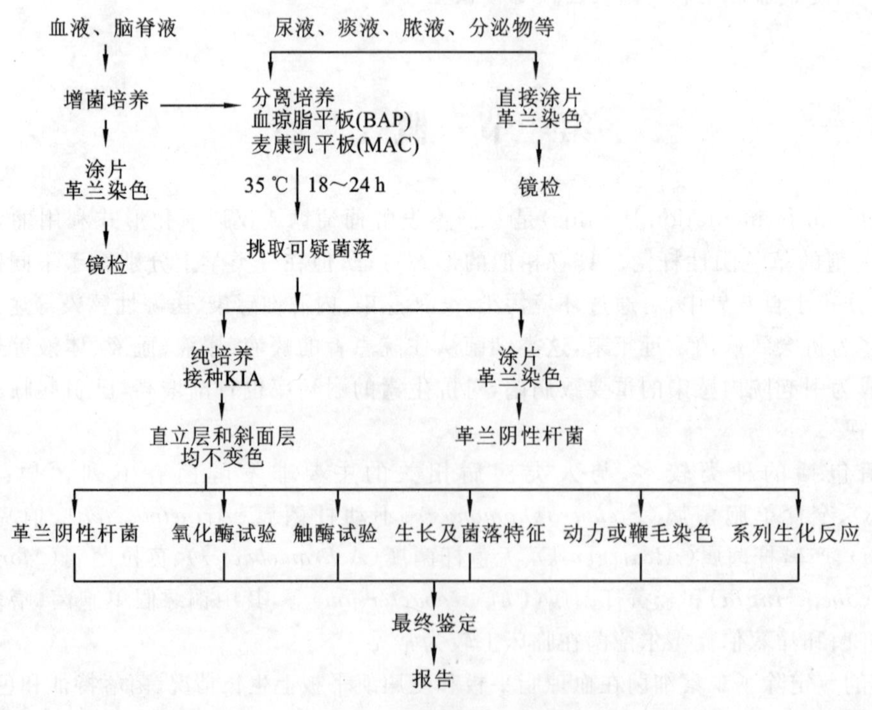

图 12-1　非发酵菌检验程序

近年来，由于非发酵菌对抗生素的耐药性呈上升趋势且不断变迁，临床用药最好参考药敏试验的结果。另外，一些非发酵菌对某些抗生素表现为固有耐药，即使体外药敏试验结果显示敏感，也应将相应抗生素结果修改为耐药。具体见表 12-2。

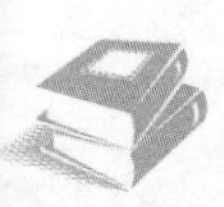

NOTE

表 12-2 临床常见非发酵菌的固有耐药

非发酵菌抗生素	氨苄西林	阿莫西林	哌拉西林	替卡西林	阿莫西林+克拉维酸	氨苄西林+舒巴坦	哌拉西林+他唑巴坦	头孢噻肟	头孢曲松	头孢吡肟	氨曲南	亚胺培南	美罗培南	厄他培南	多黏菌素B	黏菌素	氨基糖苷类	四环素或替加西林	甲氧苄啶	复方磺胺甲噁唑	氯霉素	磷霉素
铜绿假单胞菌	R	R			R	R		R						R				R	R	R	R	R
鲍曼不动杆菌	R	R			R						R			R					R		R	R
嗜麦芽窄食单胞菌	R	R	R	R	R	R	R	R	R		R	R	R	R			R		R			
洋葱伯克霍尔德菌	R	R	R	R	R	R	R	R	R	R	R	R		R	R	R	R		R			R

第二节 假单胞菌属

一、分类

假单胞菌属(*Pseudomonas*)归于假单胞菌科，目前已有 150 余种细菌，主要包括铜绿假单胞菌(*P. aeruginosa*)、荧光假单胞菌(*P. fluorescens*)、恶臭假单胞菌(*P. putica*)、斯氏假单胞菌(*P. stutizeri*)、产碱假单胞菌(*P. alcaligenes*)等。

二、生物学特性

假单胞菌属为革兰阴性杆菌，菌体直或微弯，无芽胞、无荚膜，有单鞭毛(铜绿假单胞菌、斯氏假单胞菌、产碱假单胞菌)或丛鞭毛(荧光假单胞菌、恶臭假单胞菌)，运动活泼。

本属细菌专性需氧，生长温度范围广，最适生长温度 35 ℃(荧光假单胞菌 25 ℃)，少数细菌可在 4 ℃(荧光假单胞菌)或 42 ℃(铜绿假单胞菌、斯氏假单胞菌)生长，可以此来鉴别细菌。细菌生长的 pH 值范围是 5.0～9.0，最适 pH 值为 7.0。营养要求不高，在普通培养基上均可生长，生长中可产生各种色素，主要有绿脓素和青脓素。绿脓素溶于水和氯仿，为蓝绿色色素，青脓素在 360 nm 紫外光下可发出黄绿色荧光，故又称为荧光素，只溶于氯仿。细菌在液体培养基中呈混浊生长，常在其表面形成菌膜。在麦康凯平板上生长良好，在血琼脂平板上形成不同的菌落特征，根据生长特性可进行初步鉴定。

铜绿假单胞菌在营养琼脂平板上形成扁平湿润、大小不一、边缘不整齐的菌落，常呈融合状生长，所产生的绿脓素和荧光素将培养基染成蓝绿色或黄绿色，临床标本中分离的菌株有 80%～90%产生绿脓素或荧光素。在血琼脂平板上生长后有生姜气味，形成扁平、湿润、有金属光泽的菌落，常呈 β 溶血。在麦康凯琼脂培养基上培养 24 h 后可形成半透明菌落，48 h 后菌落中心呈棕绿色。来自肺囊性纤维化患者的菌株常形成 M 型菌落。

荧光假单胞菌在血琼脂平板上 30 ℃孵育 24 h 后形成灰白色、扁平或稍隆起、湿润、光滑的菌落。麦康凯平板上呈无色半透明菌落。因产生荧光素，在营养琼脂平板上形成黄绿色菌落。

恶臭假单胞菌在血琼脂平板上形成大而湿润、灰色的菌落。麦康凯平板上菌落无色、湿润。营养琼脂平板上菌落呈黄绿色。

斯氏假单胞菌在血琼脂平板上培养 24 h，可长出 1 mm 大小、灰白色、圆形、湿润的菌落；部分形成干燥、有皱褶、扁平的淡黄色菌落；还有部分可形成灰白、扁平、呈扩散及迁徙生长。在麦康凯平板上呈圆形或不规则无色菌落。

在血琼脂平板上产碱假单胞菌和恶臭假单胞菌形成菌落相似，呈光滑、湿润、边缘整齐的灰色菌落。

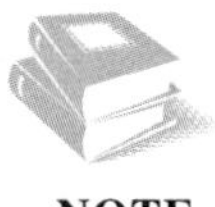
NOTE

三、临床意义

假单胞菌属分布广泛，土壤、水和空气中均存在，人感染主要来源于环境、污染的医疗器械、输液或注射等，是医院感染的主要病原菌，也是人类感染的常见条件致病菌。人类非发酵菌感染中，假单胞菌属占70%～80%，主要为铜绿假单胞菌，其次为恶臭假单胞菌、荧光假单胞菌等。

铜绿假单胞菌不仅广泛存在于环境中，也可在正常人体肠道、皮肤及外耳道中存在，当宿主正常的防御机制被改变或损伤时，如烧伤、留置导尿管、气管切开插管等，以及免疫机制缺损时，如肿瘤患者、器官移植患者等，可导致皮肤、呼吸道、泌尿道、眼部感染及中耳炎等。当细菌毒力强、数量多，而人抵抗力降低时，可在血中繁殖引起败血症、脑膜炎。

荧光假单胞菌常与食物（鸡蛋、血、牛乳等）腐败有关，可从伤口、痰液、胸腔积液、尿液和血液中分离出。由于该菌具有嗜冷性，可在血库储存的血中繁殖，若输入含有此种细菌的库存血液或血制品时，可导致败血症、感染性休克和血管内凝血等。

恶臭假单胞菌常从腐败的鱼中检出，是一种常见的环境污染菌，也是少见的人类条件致病菌。有报道该菌感染可导致败血症、胸壁脓肿、伤口不愈、集体食物中毒等。恶臭假单胞菌感染者通常病情较重，常表现为多系统感染、败血症甚至感染性休克。近年来该菌感染呈增高趋势，应引起广大医务人员高度重视。

斯氏假单胞菌在人类的呼吸道、泌尿道均可发现，为条件致病菌，可引起原发性和继发性感染，如呼吸道感染、尿路感染、中耳炎、关节炎及败血症等。

产碱假单胞菌广泛存在于多种水源中，临床使用未经灭菌处理的医疗用水，或使用中未定时更换盛装容器而污染，是医疗用水污染的主要原因。产碱假单胞菌如污染新生儿温箱湿化用水和氧气湿化用水，极易导致新生儿呼吸道感染甚至全身感染如败血症等。产碱假单胞菌还可引起化脓性脑膜炎、尿道炎、肺炎等，若合并多脏器并发症，则可导致严重后果。

四、微生物学检验

1. 检验程序 假单胞菌检验程序见图12-1。

2. 标本采集 假单胞菌属感染常见标本有血液、脑脊液、胸（腹）水、脓液、分泌液、痰液、尿液等。进行医院感染监测时，标本主要为病区或手术室的空气、水、地面、把手、医疗诊断器械及生活用品。

3. 直接显微镜检查 标本直接涂片做革兰染色，可见革兰阴性杆菌，散在排列，无芽胞。

4. 分离培养 临床感染标本一般直接接种于血琼脂平板及麦康凯平板，血液、脑脊液等标本可经增菌后转种于上述平板。

5. 鉴定 假单胞菌属的主要特征：革兰阴性杆菌，专性需氧，血琼脂平板和麦康凯平板上生长良好，通常产生明显的色素；氧化酶阳性，O-F试验为氧化型，端生单鞭毛或丛鞭毛，据此可与非发酵菌其他属相区别；进一步做系列生化试验进行菌种鉴定。具体见表12-3。

表12-3 临床常见假单胞菌的鉴定特征

菌种	铜绿假单胞菌	荧光假单胞菌	恶臭假单胞菌	斯氏假单胞菌	产碱假单胞菌
生长					
麦康凯平板	+	+	+	+	+
4 ℃生长	−	+	−	−	−
42 ℃生长	+	−	−	+	V
氧化酶	+	+	+	+	+
产酸					
葡萄糖	+	+	+	+	−

NOTE

续表

菌种	铜绿假单胞菌	荧光假单胞菌	恶臭假单胞菌	斯氏假单胞菌	产碱假单胞菌
乳糖	－	V	V	－	－
木糖	＋	＋	＋	＋	－
果糖	＋	＋	＋	＋	－
麦芽糖	－	－	V	＋	－
甘露醇	V	V	V	V	－
硝酸盐还原	＋	V	－	＋	V
还原硝酸盐产气	＋	－	－	＋	－
精氨酸双水解酶	＋	＋	＋	－	V
赖氨酸脱羧酶	－	－	－	－	－
水解					
尿素	V	V	V	－	－
乙酰胺	＋	－	－	－	－
明胶	V	＋	－	－	－
DNA	－	－	－	－	－
H_2S	－	－	－	－	－
动力	＋	＋	＋	＋	＋
鞭毛数量	1	＞1	＞1	1	1

注：＋表示90％以上阳性；－表示90％以上阴性；V表示11％～89％阳性。

从临床标本中分离出铜绿假单胞菌需要排除污染；从患者血液及无菌体液、尿液中分离到本菌，特别是反复检出者，结合临床表现即可确定是感染了病原菌，铜绿假单胞菌下呼吸道感染需连续三次痰培养阳性才能确立，如无临床表现，虽然分离到铜绿假单胞菌亦应作为正常菌群。

6. 药物敏感试验 假单胞菌属的细菌对有些抗生素天然耐药，临床上治疗假单胞菌感染的抗菌药物主要有三类：β-内酰胺类、氨基糖苷类和喹诺酮类。按CLSI推荐，进行体外药敏试验时铜绿假单胞菌可选用K-B法，而其他假单胞菌应该选择肉汤稀释法。铜绿假单胞菌药敏试验时的药物选择见表12-4，其他假单胞菌药物选择见表12-5。铜绿假单胞菌感染者经抗菌药物治疗后细菌易产生耐药性变异，因此，严重感染患者治疗3～4天后应重复做药敏试验。

表12-4 铜绿假单胞菌药敏试验的药物种类选择

药物分组	药物名称
A组	头孢他啶、庆大霉素、妥布霉素、哌拉西林/他唑巴坦
B组	头孢吡肟、氨曲南、多利培南、亚胺培南、美罗培南、阿米卡星、头孢他啶/阿维巴坦、头孢洛扎/他唑巴坦、环丙沙星、左氧氟沙星

表12-5 其他假单胞菌(非肠杆菌科)药敏试验的药物种类选择

药物分组	药物名称
A组	头孢他啶、庆大霉素、妥布霉素
B组	哌拉西林/他唑巴坦、头孢吡肟、氨曲南、亚胺培南、美罗培南、阿米卡星、环丙沙星、左氧氟沙星、复方磺胺甲噁唑
U组	四环素、磺胺药

NOTE

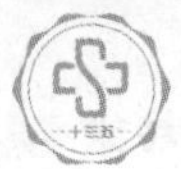

第三节　窄食单胞菌属

一、分类

窄食单胞菌属(*Stenotrophomonas*)归于黄单胞菌科,包括嗜麦芽窄食单胞菌(*S. maltophilia*)、韩国窄食单胞菌(*S. koreensis*)、微嗜酸窄食单胞菌(*S. acidaminphila*)、亚硝酸盐还原窄食单胞菌(*S. nitritireducens*)、嗜根窄食单胞菌(*S. rhizophila*)等,目前已知与临床感染有关的主要为嗜麦芽窄食单胞菌。

二、生物学特性

为革兰阴性杆菌,菌体直或微弯,单个或成对排列,端生丛毛菌,无芽胞、无荚膜。专性需氧菌,最适生长温度为 35 ℃,4 ℃不生长,近半数菌株 42 ℃可生长,营养要求不高,在普通琼脂平板上生长良好,在血琼脂平板上 24 h 形成圆形、光滑、湿润、浅黄色菌落,少数形成 M 型菌落,培养 2～7 天后菌落呈"猫眼样"。麦康凯平板上生长迅速,形成淡黄色不透明菌落。

该菌氧化酶试验阴性,葡萄糖 O-F 试验为氧化型,能氧化分解葡萄糖和麦芽糖,而且分解麦芽糖比分解葡萄糖迅速而明显,故名为嗜麦芽窄食单胞菌。

三、临床意义

嗜麦芽窄食单胞菌广泛分布于自然界,也可定植于人体呼吸道、消化道、泌尿道等部位,当机体有基础性疾病(糖尿病、脑梗死、慢性阻塞性肺疾病、肺炎、慢性肾炎、慢性肾功能不全等)、免疫功能低下时,容易引起医院感染,为条件致病菌。以嗜麦芽窄食单胞菌性肺炎最为常见,还可引起尿道感染、伤口感染以及脑膜炎、菌血症、医源性败血症、心内膜炎等。在非发酵菌引起的感染中,所占比率仅次于铜绿假单胞菌和鲍曼不动杆菌,且此菌感染发病率呈逐年上升趋势。

四、微生物学检验

1. 检验程序　窄食单胞菌检验程序见图 12-1。

2. 标本采集　临床常见标本为痰液,其次为脓液、分泌物、尿液、血液等。

3. 直接镜检　标本直接显微镜检查意义不大。标本涂片、革兰染色镜下为中等大小的革兰阴性短杆菌。

4. 分离培养　将标本接种于血琼脂平板和麦康凯平板上,置培养箱 35 ℃孵育 24 h,观察菌落特征,挑取菌落革兰染色,必要时行鞭毛染色、镜检。

5. 鉴定　根据菌落特征、革兰阴性杆菌、葡萄糖 O-F 试验为氧化型,可确定为非发酵菌;本属和不动杆菌属细菌都是氧化酶阴性,但前者有动力、硝酸盐还原试验阳性,可与不动杆菌属鉴别;进一步可通过分解麦芽糖、水解明胶、水解七叶苷、赖氨酸脱羧酶阳性、DNA 酶阳性,以及不分解甘露醇和乳糖、不产 H_2S、乙酰胺阴性、脲酶阴性、精氨酸双水解酶阴性、赖氨酸脱羧酶阴性等确定菌种。临床上嗜麦芽窄食单胞菌在商业化的细菌鉴定系统中,均可得到准确鉴定。

6. 药物敏感试验　纸片扩散法、肉汤或琼脂稀释法及 E-试验法都可用于检测嗜麦芽窄食单胞菌对抗生素的敏感性。药敏试验的药物种类选择见表 12-6。该菌存在一定的多药耐药性,对碳青霉烯类、β-内酰胺类、喹诺酮类、氨基糖苷类及部分消毒剂均呈不同程度耐药,且该菌在接触某些敏感药物后很快也会产生耐药性,使得临床可选择的药物十分有限。研究资料显示复方磺胺甲噁唑对嗜麦芽窄食单胞菌有较高的抗菌活性,可作为临床医师治疗此菌感染的首选药物。依据药敏试验结果优化选择抗菌药物,才是提高嗜麦芽窄食单胞菌感染治愈率的关键。

NOTE

表 12-6 嗜麦芽窄食单胞菌药敏试验的药物选择

药物分组	药物名称
A组	复方磺胺甲噁唑
B组	头孢他啶、米诺环素、左氧氟沙星

第四节 不动杆菌属

一、分类

不动杆菌属(*Acinetobacter*)归于莫拉菌科,包括鲍曼不动杆菌(*A. baumanii*)、溶血不动杆菌(*A. haemolytius*)、醋酸钙不动杆菌(*A. calcoaceticus*)、洛菲不动杆菌(*A. lwoffi*)、琼氏不动杆菌(*A. junii*)、约氏不动杆菌(*A. johnsonii*)等 17 个种,其中鲍曼不动杆菌临床最常见。

二、生物学特性

不动杆菌属细菌为革兰染色阴性杆菌,菌体多为球杆状,单个或成双排列,似双球菌,革兰染色有时不易脱色,无芽胞、无鞭毛,黏液型菌株有荚膜。

本菌属为专性需氧菌,最适生长温度为 35 ℃,营养要求不高,普通培养基上生长良好,在血琼脂平板上形成圆形、光滑、湿润、边缘整齐、灰白色菌落。溶血不动杆菌在血琼脂平板上可产生β溶血。在麦康凯平板上生长良好,形成无色或粉红色(氧化乳糖)菌落,部分菌株呈黏液型菌落。

三、临床意义

不动杆菌广泛分布于自然界、医院环境和健康人的皮肤。该菌黏附力极强,易在各类医用材料上黏附,医院里被污染的医疗器械及工作人员的手是重要的传播媒介。易感者为老年患者、早产儿和新生儿,手术创伤、严重烧伤、气管切开或插管、使用人工呼吸机、行静脉导管和腹膜透析者、广谱抗菌药物或免疫抑制剂应用者等。所致疾病包括肺炎、尿路感染、皮肤和伤口感染、心内膜炎、脑膜炎和腹膜炎等。在临床标本中最常见的是鲍曼不动杆菌,它是仅次于铜绿假单胞菌而居临床分离阳性率第二位的非发酵菌。

四、微生物学检验

1. 检验程序 不动杆菌属细菌检验程序见图 12-1。

2. 标本采集 根据临床疾病类型采集不同的标本,常见标本为痰液、尿液、分泌物、血液、脑脊液等。

3. 直接镜检 标本涂片、革兰染色,镜检为革兰阴性球杆菌,本菌不易脱色,常成双排列,在吞噬细胞内也有存在,形态上需注意与奈瑟菌属细菌相区别。

4. 分离培养 将标本接种于血琼脂平板和麦康凯平板上,经 35 ℃培养 24 h,观察菌落特征及溶血情况。

5. 鉴定 不动杆菌属主要特征为:在血琼脂平板和麦康凯平板上均能生长,革兰阴性成双排列的球杆菌,形态似奈瑟菌;氧化酶阴性,葡萄糖 O-F 试验为氧化型或产碱型,无动力,据此可初步确定为不动杆菌属;然后依据生化反应进行属内种的鉴定,见表 12-7。

NOTE

表 12-7 不动杆菌属菌种的鉴别

	醋酸钙不动杆菌	鲍曼不动杆菌	溶血不动杆菌	琼氏不动杆菌	约氏不动杆菌	洛菲不动杆菌
生长						
37 ℃	+	+	+	+	−	+
41 ℃	−	+	−	+	−	−
44 ℃	−	+	−	−	−	−
血琼脂平板溶血	−	−	+	−	−	−
水解明胶	−	−	+	−	−	−
苯丙氨酸脱氨酶	+	+	−	−	−	−
精氨酸双水解酶	+	+	+	+	−/+	+
产酸						
葡萄糖	+	+	+/−	−	−	−
木糖	−	+	+/−	−	−	−
乳糖	+	+	−	+	+	+
利用试验						
丙二酸盐	+	+	−	−	−/+	−
柠檬酸盐	+	+	+	+/−	+	−
戊二酸盐	+	+	−	−	−	−

注：+表示 90%以上阳性；−表示 90%以上阴性；+/−表示多数为阳性；−/+表示多数为阴性。

6. 药物敏感试验 本菌属细菌可采用 Kirby-Bauer 法做药敏试验，药敏试验的药物种类选择见表 12-8。不动杆菌耐药性强，对氨苄西林、一代和二代头孢菌素、氯霉素和一代喹诺酮类药物大多耐药；虽然不动杆菌对碳青霉烯类抗生素敏感性较好，但耐药性也呈上升趋势。且同种细菌不同菌株对同样的抗生素耐药性不同，所以，每个分离菌株均应进行药敏试验。非发酵菌中多重耐药多见于醋酸钙不动杆菌、鲍曼不动杆菌和溶血不动杆菌，耐碳青霉烯类鲍曼不动杆菌已成为各医院重点监测对象。

表 12-8 不动杆菌属药敏试验的药物选择

药物分组	药物名称
A 组	氨苄西林/舒巴坦、头孢他啶、亚胺培南、美罗培南、多利培南、庆大霉素、妥布霉素、环丙沙星、左氧氟沙星
B 组	哌拉西林/他唑巴坦、头孢噻肟、头孢吡肟、头孢曲松、阿米卡星、多西环素、米诺环素、复方磺胺甲噁唑

第五节 伯克霍尔德菌属

一、分类

伯克霍尔德菌属（*Burkholderia*）属于伯克霍尔德菌科（*Burkholderiaceae*）。包括 70 余种细菌，但大多数菌与人类疾病无关，临床上以洋葱伯克霍尔德菌（*B. cenocepacia*）最为常见，唐菖蒲伯克霍尔德菌（*B. gladioli*）、鼻疽伯克霍尔德菌（*B. mallei*）和类鼻疽伯克霍尔德菌（*B. pseudomallei*）、泰国伯克霍尔德菌（*B. thailandensis*）偶有报道。

NOTE

二、生物学特性

伯克霍尔德菌为革兰阴性杆菌，无芽胞、无荚膜。洋葱伯克霍尔德菌有端生丛鞭毛，鼻疽伯克霍尔德菌和类鼻疽伯克霍尔德菌无鞭毛。为专性需氧菌，最适生长温度为35 ℃。洋葱伯克霍尔德菌营养要求不高，普通培养基上生长良好，在血琼脂平板上形成不透明、湿润、凸起的菌落。麦康凯平板上生长良好，形成湿润、半透明菌落。大部分菌株产生黄色色素，某些菌株产生紫色、棕色色素。

鼻疽伯克霍尔德菌对营养要求较高，普通培养基上生长不良，在血琼脂平板上形成不透明、湿润、凸起的灰白色菌落。在麦康凯平板上形成无色或粉红色菌落。

类鼻疽伯克霍尔德菌对营养要求不高，能在普通培养基上生长，在血琼脂平板上形成不透明、湿润、凸起的灰白色菌落，在麦康凯平板上形成粉红色菌落。随着培养时间延长，其菌落变干燥、皱缩。

三、临床意义

洋葱伯克霍尔德菌存在于土壤及水中，在医院环境中常污染自来水、体温计、喷雾器、导尿管等，因而可引起多种医院感染，包括菌血症、心内膜炎、脑膜炎、肺炎、伤口感染、脓肿等，也是引起囊性纤维化、慢性肉芽肿患者呼吸道感染的重要条件致病菌。唐菖蒲伯克霍尔德菌易引起慢性肉芽肿患者和免疫缺陷患者的感染，导致肺泡纤维化患者肺病的加重。

鼻疽伯克霍尔德菌和类鼻疽伯克霍尔德菌被认为是潜在的生物恐怖性细菌，是人畜共患病病原菌。可引起马、驴、骡、猫等动物的鼻疽病和类鼻疽病，人通过伤口、损伤的皮肤、黏膜和呼吸道而感染。鼻疽伯克霍尔德菌感染后会在鼻腔、喉头、气管黏膜或皮肤形成特异的鼻疽结节、溃疡或瘢痕，在肺、淋巴结或其他实质性器官产生鼻疽结节。类鼻疽伯克霍尔德菌感染后表现为急性或慢性、局部或全身症状，多数伴有多处化脓性病灶。细菌入血形成菌血症及内脏脓肿，急性患者会导致多器官衰竭。鼻疽伯克霍尔德菌引起的鼻疽病已很少见，类鼻疽伯克霍尔德菌引起的类鼻疽病主要见于热带地区、东南亚。

四、微生物学检验

1. 检验程序 伯克霍尔德属细菌检验程序见图12-1。若怀疑是鼻疽伯克霍尔德菌或类鼻疽伯克霍尔德菌感染，应在BSL-2实验室中进行操作，做好安全防护。

2. 标本采集 根据临床疾病表现采集不同标本，常见标本为痰液、尿液、分泌物、血液、脑脊液等。疑似鼻疽病或类鼻疽病患者，可取皮肤溃疡部位的脓液、鼻液和肺泡灌洗液。

3. 直接镜检 标本涂片、革兰染色，镜检为革兰阴性杆菌，急性感染时细菌在吞噬细胞内也有存在。

4. 分离培养 将标本接种于血琼脂平板和麦康凯平板上，经35 ℃培养24 h，观察菌落特征。

5. 鉴定 伯克霍尔德菌属主要特征为：在血琼脂平板和麦康凯平板上均能生长，革兰阴性杆菌，葡萄糖O-F试验为氧化型，属内各菌进一步鉴定见表12-9。

表12-9 伯克霍尔德菌属菌种的鉴别

	洋葱伯克霍尔德菌	鼻疽伯克霍尔德菌	类鼻疽伯克霍尔德菌	唐菖蒲伯克霍尔德菌
生长				
42 ℃	+	+	−	+
麦康凯平板	+	+	+	+
氧化酶试验	+	−	+	−
氧化产酸				
葡萄糖	+	+	+	+
乳糖	+	−	+	−
木糖	+	−	+	−

续表

	洋葱伯克霍尔德菌	鼻疽伯克霍尔德菌	类鼻疽伯克霍尔德菌	唐菖蒲伯克霍尔德菌
蔗糖	+	−	+	−
麦芽糖	+	−	+	−
甘露醇	+	+	+	+
硝酸盐还原	+/−	+	+	−/+
还原硝酸盐产气	−	−	+	−
精氨酸双水解酶	−	+	+	−
赖氨酸脱羧酶	+	−	−	−
水解				
乙酰胺	−	−/+	+	−
明胶	+	−	+/−	−/+
动力				
鞭毛数量	>1	0	>1	>1

注：+表示 90%以上阳性；−表示 90%以上阴性；+/−表示多数为阳性；−/+表示多数为阴性。

6. 药物敏感试验 洋葱伯克霍尔德菌进行 K-B 法药敏试验时，药物种类选择见表 12-10。如果是鼻疽伯克霍尔德菌和类鼻疽伯克霍尔德菌，需选择肉汤稀释法进行药物敏感试验。

表 12-10 洋葱伯克霍尔德菌 K-B 法药敏试验的药物选择

药物分组	抗菌药物名称
A 组	复方磺胺甲噁唑
B 组	头孢他啶、米诺环素

第六节 产碱杆菌属和无色杆菌属

一、分类

产碱杆菌属(*Alcaligenes*)和无色杆菌属(*Achromobacter*)均属于产碱杆菌科，二者生物学特性相似。产碱杆菌属包括 2 个种和 3 个亚种，只有粪产碱杆菌(*A. faecalis*)与医学有关。无色杆菌属有 16 个种，其中与医学相关的有 3 个种：木糖氧化无色杆菌(*A. xylosoxidans*)、皮氏无色杆菌(*A. piechaudii*)、脱硝无色杆菌(*A. xylosoxidans subsp. denitrificans*)。粪产碱杆菌在临床上较常见。

二、生物学特性

产碱杆菌属和无色杆菌属细菌均为革兰阴性杆菌，有周鞭毛，无芽胞、无荚膜。为专性需氧菌，最适生长温度为 35 ℃，营养要求不高，普通培养基上生长良好。产碱杆菌在血琼脂平板上形成较大、扁平、边缘菲薄、不规则的灰白色菌落。在麦康凯平板上呈无色、透明或半透明菌落。无色杆菌在血琼脂平板上形成较小、圆形、扁平或凸起、灰白色菌落。在麦康凯平板上呈无色菌落。

三、临床意义

粪产碱杆菌在自然界分布很广，水和土壤中均有本菌存在，也存在于人和动物的肠道中。呼吸机、血液透析系统等器械内均可发现粪产碱杆菌，可引起医源性感染，常见感染类型有败血症、脑膜炎、尿路感染、溃疡、创伤感染、脓肿等，是医院感染的常见病原菌之一。

NOTE

无色杆菌是临床上较少见的机会致病菌，对免疫力低下者可引起感染。近年来随着广谱抗菌药物、免疫抑制剂、糖皮质激素的应用以及介入性医疗操作的开展，所致感染率有增加趋势。虽然是条件致病菌，但在机体抵抗力差的情况下可导致较严重的并发症，死亡率较高。

四、微生物学检验

1. 检验程序 产碱杆菌检验程序见图 12-1。

2. 标本采集 根据临床表现采集不同标本，如血液、尿液、脓液、脑脊液、分泌物等。

3. 直接镜检 尿液离心取沉淀涂片，脓液和分泌物可直接涂片，革兰染色镜检，本菌为革兰阴性杆菌。

4. 分离培养 血液、脑脊液标本需肉汤增菌后再转种固体培养基，脓液、分泌物、尿液标本可直接接种于血琼脂平板和麦康凯平板，经 35 ℃、18～24 h 培养后，观察菌落特征，并涂片镜检。

5. 鉴定 根据菌落特征，结合形态染色，葡萄糖 O-F 产碱型，氧化酶阳性，动力阳性，可做出初步判断。然后根据系列生化反应进一步确定菌种，具体见表 12-11。

表 12-11 粪产碱杆菌和部分无色杆菌的主要鉴别特征

	粪产碱杆菌	皮氏无色杆菌	木糖氧化无色杆菌
周鞭毛	+	+	+
O-F	−	O	O
氧化酶	+	+	+
葡萄糖氧化	−	−	+
木糖氧化	−	−	+
枸橼酸盐	+	−	+
乙酰胺生长	−	V	+
硝酸盐还原	−	−	+
亚硝酸盐还原	+	−	+

注：+表示 90%以上阳性；−表示 90%以上阴性；V 表示不确定。

6. 药物敏感试验 粪产碱杆菌和无色杆菌属细菌不推荐使用纸片扩散法进行药敏试验，建议选择肉汤稀释法进行。药敏试验的药物选择见表 12-5。

第七节 莫拉菌属

一、分类

莫拉菌属(*Moraxella*)归于莫拉菌科，至少有 18 种细菌，其中 7 个菌种与临床相关：卡他莫拉菌(*M. cartarrhalis*)、非液化莫拉菌(*M. nonliquefaciens*)、林肯莫拉菌(*M. lincolnii*)、奥斯陆莫拉菌(*M. osloensis*)、腔隙莫拉菌(*M. lacunate*)、亚特兰大莫拉菌(*M. atlantae*)和犬莫拉菌(*M. canis*)，其中前 4 种是人类呼吸道的正常菌群，代表菌种为腔隙莫拉菌。

二、生物学特性

莫拉菌属细菌为革兰阴性球杆菌，菌体小(1.2 μm×2.0 μm)，革兰染色不易脱色，常成双或短链状排列，幼龄培养物为细杆状，老龄培养物多呈球形，类似奈瑟菌。无鞭毛、无芽胞。

本属细菌专性需氧，最适生长温度为 35 ℃。多数菌种营养要求较高，在血琼脂平板上生长良好，部分菌种可在麦康凯平板上生长，但生长缓慢，一般需要培养 48 h 才可看到不同的菌落特征，见表 12-12。

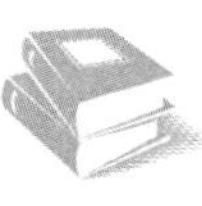

表 12-12 常见莫拉菌的菌落特征

	血琼脂平板	麦康凯平板
卡他莫拉菌	灰白色、湿润、不透明菌落；48 h 后表面干燥	不生长
腔隙莫拉菌	无色、湿润、半透明菌落，可凹陷在琼脂内	不生长
非液化莫拉菌	湿润、黏液样菌落，偶见菌落凹陷在琼脂内	偶有生长，无色菌落
奥斯陆莫拉菌	灰白色、湿润、半透明菌落	偶有生长，无色菌落
亚特兰大莫拉菌	灰白色、湿润菌落，可凹陷在琼脂内	生长，无色菌落
犬莫拉菌	光滑、湿润大菌落	生长，无色菌落
林肯莫拉菌	光滑、湿润、半透明菌落	不生长

三、临床意义

莫拉菌是人体皮肤和黏膜表面的寄生菌，非液化莫拉菌、林肯莫拉菌和奥斯陆莫拉菌也是呼吸道正常菌群的一部分，一般为条件致病菌，感染多发生于肿瘤及化疗、放疗等免疫功能低下的患者。在国内报道中，腔隙莫拉菌可引起脑膜炎、败血症；非液化莫拉菌可引起脑膜炎、败血症、肺部感染；奥斯陆莫拉菌曾从尿液、血液、脓液中分离出；亚特兰大莫拉菌有引起菌血症的报道。犬莫拉菌是一个新种，主要定植于狗和猫的上呼吸道，在人类血液和狗咬伤口处曾分离出本菌。

四、微生物学检验

1. 检验程序 莫拉菌检验程序见图 12-1。

2. 标本采集 根据不同的临床疾病采集不同标本，以血液、脑脊液标本较常见。

3. 直接镜检 标本涂片、革兰染色、镜检，可见革兰阴性球杆菌，多成双排列。

4. 分离培养 将标本种于血琼脂平板和麦康凯平板，35 ℃、24～48 h 后在血琼脂平板上形成光滑、湿润、无色或灰白色、不溶血菌落。挑取可疑菌落涂片、革兰染色、镜检。

5. 鉴定 根据血琼脂平板上菌落特征及麦康凯平板上是否生长、革兰阴性球杆菌、氧化酶试验阳性、触酶试验阳性、葡萄糖 O-F 试验为产碱型，无动力，首先确定其属；然后进一步鉴定到种，确定本属各种之间的生化反应见表 12-13。本属细菌无动力，但氧化酶阳性，可与不动杆菌鉴别；不分解任何糖类，可同大多数奈瑟菌相区别；形成无色菌落，可与金黄杆菌鉴别；触酶试验阳性，可与艾肯菌属鉴别。

表 12-13 莫拉菌属细菌主要鉴别特征

试验或特征	卡他莫拉菌	腔隙莫拉菌	非液化莫拉菌	奥斯陆莫拉菌	亚特兰大莫拉菌	林肯莫拉菌	犬莫拉菌
麦康凯平板生长	－	－	v	v	＋	－	＋
血琼脂平板(溶血)	－	－	－	－	－	－	－
O-F 葡萄糖	－	－	－	－	－	－	－
氧化酶	＋	＋	＋	＋	＋	＋	＋
触酶	＋	＋	＋	＋	＋	＋	＋
动力	－	－	－	－	－	－	－
明胶水解	－	＋	－	－	－	－	－
尿素酶	－	－	－	－	－	－	－
苯丙氨酸脱氨酶	－	－	－	－	－	－	－
DNA 酶	＋	－	－	－	－	－	＋
硝酸盐还原	＋	＋	＋	v	－	－	v
亚硝酸盐还原	＋	－	－	－	－	－	v

NOTE

注：＋表示 90％以上菌株阳性；－表示 90％以上菌株阴性；v 表示 11％～89％菌株阳性。

6. 药物敏感试验 莫拉菌属对头孢类、四环素类、喹诺酮类及氨基糖苷类药物均敏感，且大多数菌对低浓度的青霉素很敏感，所以，临床上分离出的本属菌株一般不做药敏试验，但目前产β-内酰胺酶的菌株开始出现，实验室要注意临床分离株β-内酰胺酶的检测。如果进行药敏试验应选择肉汤稀释法，不推荐使用K-B法。

第八节 金黄杆菌属和伊丽莎白菌属

一、分类

金黄杆菌属(*Chryseobacterium*)包括黏金黄杆菌(*C. gleum*)、产吲哚金黄杆菌(*C. indologenes*)、人金黄杆菌(*C. anthropi*)、人型金黄杆菌(*C. hominis*)等，临床上常见的是产吲哚金黄杆菌。伊丽莎白菌属(*Elizabethkingia*)包括脑膜败血伊丽莎白菌(*E. meningosepticum*)和米尔伊丽莎白菌(*C. miricola*)，代表菌种为脑膜败血伊丽莎白菌。

二、生物学特性

金黄杆菌属为革兰阴性、短小杆菌，无鞭毛、无芽胞。本属细菌专性需氧，最适生长温度为35 ℃，营养要求不高。在血琼脂平板上形成表面光滑、边缘整齐、湿润、黄色或橙色菌落，黏金黄杆菌不溶血，产吲哚金黄杆菌呈β溶血。在营养琼脂平板上形成亮黄色菌落，在麦康凯平板上生长较弱或完全不生长。经24 h培养后，在产吲哚金黄杆菌形成的菌落上加一滴3% KOH，菌落会由黄橙色变为红色。

脑膜败血伊丽莎白菌为革兰阴性小杆菌，无鞭毛，无芽胞。专性需氧，最适生长温度为35 ℃，营养要求不高，在血琼脂平板上形成表面光滑、边缘整齐、湿润、白色、黄色或灰白色菌落，72 h后可形成M型菌落。大部分菌株在麦康凯平板上呈粉红色菌落。

三、临床意义

金黄杆菌和伊丽莎白菌在医院环境及自然界中广泛存在，特别在含水的医疗器械中，如水龙头、纤支镜、呼吸机管道等，可以引起机体各种感染。金黄杆菌作为条件致病菌，既可引起外源性感染，也可因宿主免疫力低下、不合理应用抗生素等引起内源性感染。患者有基础性疾病是金黄杆菌属细菌感染的首要危险因素，绝大多数感染者都患有一种或多种基础性疾病，而临床侵袭性操作、机械通气等医疗行为的实施成为感染的主要诱因。近几年来，产吲哚金黄杆菌和脑膜败血伊丽莎白菌是重要的医院感染菌，可引起肺炎、脑膜炎及败血症等，脑膜败血伊丽莎白菌对早产儿具有高度致病性，可致新生儿脑炎，在婴儿室引起流行，且死亡率较高，也可引起免疫力低下成人肺炎。

四、微生物学检查

1. 检验程序 金黄杆菌和伊丽莎白菌检验程序见图12-1。

2. 标本采集 临床常见标本类型为痰液、血液、静脉置管、脑脊液等。

3. 直接镜检 标本涂片、革兰染色，可在镜下看到革兰阴性杆菌。

4. 分离培养 将标本接种于血琼脂平板和麦康凯平板上，经35 ℃、18～24 h培养后，观察菌落特征，并挑取可疑菌落涂片、革兰染色、镜检。

5. 鉴定 菌落呈黄色，镜检为革兰阴性杆菌，麦康凯平板上不生长或生长不良，葡萄糖O-F为氧化型、氧化酶阳性、无动力可初步确定为金黄杆菌属。如果血琼脂平板呈黄色菌落，麦康凯平板上呈粉色菌落，葡萄糖O-F为氧化型、氧化酶阳性、无动力可初步确定为伊丽莎白菌属。再根据生化反应进一步鉴定到种，见表12-14。目前本属细菌在一些商品化鉴定系统中可以得到准确鉴定。

NOTE

表 12-14　临床常见金黄杆菌和伊丽莎白细菌的主要鉴别特征

	脑膜败血伊丽莎白菌	产吲哚金黄杆菌	黏金黄杆菌
麦康凯平板生长	v	v	+
黄色素	+	+	+
β溶血	−	+	−
氧化酶	+	+	+
动力	−	−	−
产酸			
葡萄糖	+	+	+
甘露醇	+	−	−
麦芽糖	+	+	+
乳糖	+	−	−
蔗糖	−	v	−
木糖	−	−	v
ONPG	+	−	−
吲哚	+	+	+
水解七叶苷	+	+	−
硝酸盐还原	−	−	+
脲酶	−	−	v

注：+表示 90%以上菌株阳性；−表示 90%以上菌株阴性；v 表示 11%～89%的菌株阳性。

6. 药物敏感试验　对于金黄杆菌属和伊丽莎白菌属细菌目前还没有相应的标准药敏测定方法和解释，药物的选择可参照表 12-5，药敏试验可参考 CLSI 非肠杆菌科细菌的药敏方法和标准。

本章小结

非发酵菌是一类不能以发酵形式利用糖类的需氧革兰阴性杆菌。广泛存在于自然界的土壤、水和空气中，有的构成人体皮肤黏膜表面的正常菌群，常作为条件致病菌引起机会性感染。近年来，由于广谱抗生素的滥用、侵入性诊疗的增加、免疫抑制剂的应用等，非发酵菌已成为医院感染的最主要病原菌之一，在临床标本中的检出率逐年增多，以铜绿假单胞菌、鲍曼不动杆菌、嗜麦芽窄食单胞菌最为多见。

非发酵菌共同的生物学特性：革兰阴性杆状、无芽胞、多数有鞭毛（但半固体观察动力不明显，应用悬滴法或鞭毛染色法检测）；专性需氧，营养要求不高，在普通培养基和麦康凯平板上生长良好。主要生化特性：葡萄糖 O-F 试验为氧化型或产碱型，多数菌氧化酶试验阳性（不动杆菌和窄食单胞菌除外）。

非发酵菌检验要点：直接涂片染色检查，均为革兰阴性杆菌；分离培养同时接种于血琼脂平板和麦康凯平板上；鉴定主要依靠生化反应。

非发酵菌耐药现象严重，其耐药性是天然固有或获得性产生，耐药机制复杂，而且临床分离不同菌株的耐药性存在较大差异，多药耐药现状已使临床治疗面临极大的挑战，临床医师应根据药敏结果合理选用抗菌药物。

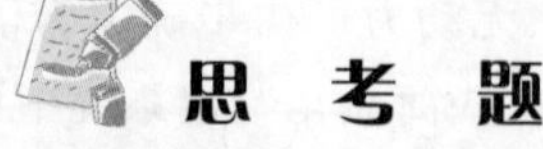

思考题

NOTE

1. 非发酵革兰阴性杆菌与肠杆菌科细菌的主要鉴别特征是什么？

2. 一重度烧伤患者，住院3天后反复出现寒战、高热、大汗，并伴有呼吸窘迫综合征甚至休克等症状，医师马上采集血液标本送微生物科培养鉴定，检验结果为“铜绿假单胞菌”。

如果是你接收的标本，如何进行鉴定？

（张玉妥）

NOTE

第十三章　弧菌属、气单胞菌属和邻单胞菌属检验

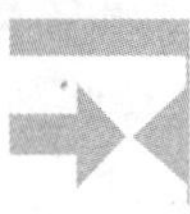

学习目标

1. 掌握　弧菌属细菌的分类、分型和鉴定特征及其临床意义。
2. 熟悉　弧菌科细菌的分类地位变化。
3. 了解　气单胞菌属和邻单胞菌属的基本特性及其临床意义。

本章描述的是一群临床上重要的革兰阴性杆菌，可引起人类腹泻等疾病。在分类上分属于不同的科，包括弧菌科的弧菌属、气单胞菌科的气单胞菌属和肠杆菌科的邻单胞菌属。但其共同点是在形态上均为直的或微弯曲的革兰阴性杆菌，氧化酶大多阳性。

第一节　弧　菌　属

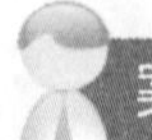

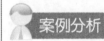

案例分析

李某某，男，35岁，2010年8月12日因呕吐、频繁腹泻到医院就诊。发病前2天去过某地，接触过腹泻患者。无腹痛及里急后重，粪便由黄色稀便逐渐转变为“米泔水”样便。体格检查：体温36.8 ℃，呈脱水面容，血压85/58 mmHg。常规实验室检查：外周血白细胞数 $12.3\times10^{9}/L$，中性粒细胞0.81，单核细胞0.19，红细胞 $5.1\times10^{12}/L$。粪便为水样便，镜检有少许白细胞及红细胞。粪便悬液直接镜检可见快速运动的细菌，涂片、革兰染色镜检可见革兰阴性弧菌，医生初步诊断为霍乱。

思考题：

1. 临床医生的诊断是否正确？其诊断依据是什么？
2. 霍乱的临床表现有何特点？实验室检查应注意的事项有哪些？

案例分析

2008年9月26日晚，柳州市某宾馆餐厅三对新人婚宴，共计552人就餐，餐后8～12 h陆续有人发病，共有268人出现症状，发病率49.0%。其临床表现为腹痛、呕吐、腹泻，开始为水样便。伴有头痛、畏寒、倦怠、乏力等症状。实验室检查：样本来源宾馆和主家收留剩余食品12份，患者大便10份，肛拭子2份，呕吐物1份。结果25份样本中17份检出某种弧菌，其中粪便10份，剩余食品7份，检出率68%。以上样本均未检出沙门菌、志贺菌、变形杆菌及霍乱弧菌。

思考题：

1. 根据流行病学调查，可以确认这次食物中毒可能是什么菌污染引起的？
2. 该菌的细菌学特征是什么？
3. 当怀疑细菌性食物中毒时，一般需要接种哪些平板？

NOTE

一、概述

弧菌属(*Vibrio*)属于弧菌科(Vibrionaceae),是一群直或弯曲的革兰阴性菌,具有一端单一鞭毛,运动迅速。兼性厌氧,营养要求不高,一般发酵葡萄糖,氧化酶大多阳性。弧菌科细菌通常见于淡水或海水中,偶见于鱼或人体标本。

近年弧菌科分类位置变动较大,1984 年第一版的《伯杰系统细菌学手册》弧菌科属于兼性厌氧革兰阴性杆菌亚群,包括弧菌属(*Vibrio*)、气单胞菌属(*Aeromonas*)和邻单胞菌属(*Plesiomonas*);2005 年第二版的《伯杰系统细菌学手册》则包括弧菌属(*Vibrio*)、发光杆菌属(*Photobacterium*)和盐水弧菌属(*Salinivibrio*)三个菌属,而气单胞菌属和邻单胞菌属分别划归为气单胞菌科和肠杆菌科。

弧菌属至少有 66 个种,模式菌种为霍乱弧菌。弧菌属有 12 个种与人类感染有关,其中以霍乱弧菌和副溶血性弧菌最为常见,分别引起霍乱和食物中毒,副溶血性弧菌还可引起浅部伤口感染。与人类感染有关的弧菌属细菌有 O1 群霍乱弧菌(*V. cholerae* O1 *group*)、O139 群霍乱弧菌(*V. cholerae* O139 *group*)、非 O1 群霍乱弧菌(*V. cholerae non*-O1 *group*)、副溶血性弧菌(*V. parahaemolyticus*)、拟态弧菌(*V. minicus*)、河弧菌(*V. fluvalis*)、创伤弧菌(*V. vulnificus*)、溶藻弧菌(*V. alginolyticus*)、少女弧菌(*V. damsela*)、麦氏弧菌(*V. metschnikovii*)、辛辛那提弧菌(*V. cincinnatiensis*)、弗尼斯弧菌(*V. furnissii*)等。主要引起人肠炎和肠道外感染,包括伤口感染和菌血症等。

本菌属除麦氏弧菌外氧化酶均阳性,能发酵葡萄糖,对弧菌抑制剂 O/129 敏感。钠离子能刺激其生长,有些菌种在无盐条件下不能生长,称为嗜盐菌(halophilic bacteria)。营养要求不高,多数能在血琼脂平板或普通琼脂平板上生长,在血琼脂平板上可呈现 α、β 或不溶血菌落。在肠道选择性培养基上,如含乳糖或肌醇的麦康凯平板,许多致病性弧菌可以生长,形成乳糖不发酵的菌落。

弧菌氧化酶阳性并发酵葡萄糖,根据前者表型特征可将各种弧菌与肠杆菌科细菌区分,依据后者可与假单胞菌属和其他非发酵革兰阴性杆菌相区别,一旦发现某菌具有发酵葡萄糖且氧化酶阳性的特性,则必须鉴别其是属于弧菌、气单胞菌还是邻单胞菌,这些致病菌的鉴别特征见表 13-1。

知识链接

决定细菌形态的分子机制

细胞天然是球形的,球菌可能并不需要特殊的分子机制维持其形状。杆菌的形态与 *MreB* 和 *Mbl* 有关,两个基因中任何一个失活,都会使细菌的形态发生改变。*MreB* 和 *CreS* 与螺形菌的形态有关。

表 13-1 对人致病的弧菌、气单胞菌和邻单胞菌的各种特征

特征	霍乱弧菌、拟态弧菌	其他弧菌种	气单胞菌	邻单胞菌
在营养肉汤或营养琼脂上生长:				
0%NaCl	+	−	+	+
6%NaCl	+	+	−	−
对 O/129 敏感性:				
10 μg	+[a]	+/−	+	+/−
150 μg	+[a]	+	−	+/−
氨苄西林(10 μg)敏感性	+/−	+[b]	−	−
葡萄糖产气	−	−[c]	+/−	−
黏丝试验	+	+[b]	−	−
糖代谢:				

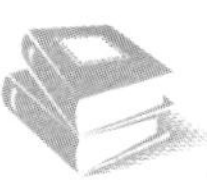

NOTE

续表

特征	霍乱弧菌、拟态弧菌	其他弧菌种	气单胞菌	邻单胞菌
m-纤维糖	−	−[d]	−	+
L-阿拉伯糖	−	−/+	+/−	−

注：+表示90%以上菌株阳性。+/−表示可变，50%以上菌株阳性。−/+表示可变，50%以下菌株阳性。−表示10%以下菌株阳性。a. 目前分离自印度的大部分霍乱弧菌菌株为抗性株；b. 有些副溶血性弧菌除外；c. 弗尼斯弧菌除外；d. 辛辛那提弧菌和一些麦氏弧菌除外。

二、霍乱弧菌

（一）临床意义

霍乱弧菌（*V. cholera*）血清群超过200种，其中只有血清群O1和O139可以引起霍乱。该菌是烈性肠道传染病（甲类传染病）霍乱的病原体。霍乱在较差的卫生环境中容易暴发流行，霍乱弧菌可通过粪-口途径在人群中传播。多数O1群霍乱弧菌感染是无症状的，而这些未被发现的感染可能在霍乱流行疫区成为传染源。正常情况下，胃液中的胃酸可消灭食物中的霍乱弧菌。但在胃酸浓度降低时，或摄入大量的霍乱弧菌时，霍乱弧菌可以从胃部进入肠道，通过鞭毛运动穿过肠黏膜表面的黏液层，在菌毛的作用下定植于肠黏膜上皮细胞表面并繁殖，产生由染色体介导的对热不稳定的霍乱毒素（cholera toxin，CT），CT与肠黏膜上皮细胞结合，导致细胞快速向细胞外分泌水和电解质，使肠腔内水钠潴留，从而导致呕吐和剧烈腹泻，出现霍乱特征性的"米泔水"样便。剧烈的腹泻可导致患者出现体液丢失，进而缺水和水、电解质紊乱，如果不及时进行治疗甚至可导致患者死亡。因为这种毒素依赖性的疾病不需要细菌穿过黏膜屏障，因此，霍乱患者粪便中的炎症细胞显著缺乏。O1群与O139群霍乱弧菌的致病机制（产生毒素致病）和过程是一样的，而非O1群/非O139群弧菌菌株很少产生CT，虽然有报道称它会导致水样腹泻和严重的疾病，但其感染通常比典型霍乱要温和。主要引起非流行性的腹泻和肠道外感染，如败血症和硬膜外脓肿等。

O1群霍乱弧菌按血清型分为稻叶型和小川型两种（第3种血清型彦岛型很少分离）；按生物型分为古典（classical）和埃尔托（El-Tor）两种生物型。在自然情况下，人类是霍乱弧菌的易感者。自1817年以来，已发生七次世界性的霍乱大流行，古典生物型引起前6次霍乱大流行，而El-Tor生物型（1905年首次分离）导致第7次霍乱大流行。El-Tor生物型能产生不耐热溶血素和血凝素，不耐热溶血素具有溶血活性、细胞毒性、心脏毒性和致死毒性，El-Tor生物型的溶血特性可发生变异；血凝素能凝集鸡红细胞，凝集现象能被D-甘露糖抑制。O1群霍乱弧菌的O抗原由A、B、C三种抗原因子组成，通过不同组合可形成三个型别，由AB组成小川型（Ogawa），AC组成稻叶型（Inaba），ABC组成彦岛型（Hikojima）。其中小川型和稻叶型为常见流行型别。彦岛型的抗原性不稳定，各型之间可以相互转换。最近霍乱弧菌O1新变种已在非洲和亚洲出现。

O139血清群与O1群抗血清无交叉反应，但可与O22血清群和O155血清群产生交叉反应，遗传学特征和毒力基因与O1群相似。其余非O1/非O139血清群可引起人类的胃肠炎，不引起霍乱流行，以往也称不凝集弧菌或非霍乱弧菌。

（二）微生物学检验

1. 霍乱弧菌的检验程序 见图13-1。

2. 标本采集和运送 霍乱是烈性传染病，凡在流行季节和地区有腹泻症状的患者均应快速、准确地做出病原学诊断。在发病早期，尽量在使用抗菌药物之前采集标本。对可疑患者可取"米泔水"样便，亦可采集呕吐物或尸体肠内容物，在腹泻的急性期也可采集肛拭子，标本应避免接触消毒液。采取的标本最好就地接种碱性蛋白胨水增菌，不能及时接种者（转运时间超过1 h）可用棉签挑取标本或将肛拭子插入卡-布（Cary-Blair）运送培养基中，而甘油盐水缓冲液不适合用于弧菌的运送（因甘油对弧菌有毒性）。送检标本装在密封、不易破碎的容器中，置室温由专人运送。

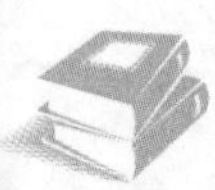
NOTE

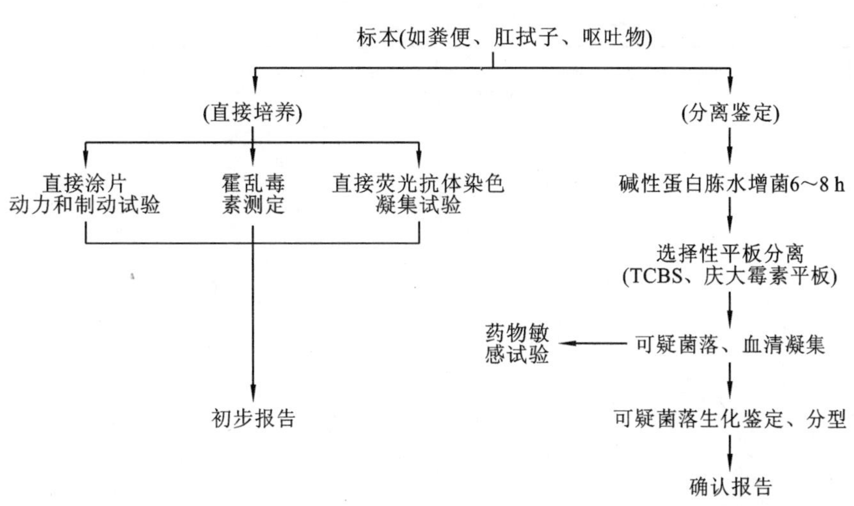

图 13-1 霍乱弧菌的检验程序

3. 标本直接检查

(1) 涂片染色镜检：常规不推荐用显微镜直接检测粪便中的弧菌，因为它无法将致病性弧菌与其他肠道微生物群进行区分。

(2) 动力和制动试验：直接取"米泔水"样便，制成悬滴(或压滴)标本后，在暗视野或相差显微镜下直接观察有无呈特征性快速飞镖样或流星样运动的细菌。同法重新制备另一标本涂片，在悬液中加入1滴不含防腐剂的霍乱多价诊断血清(效价≥1∶64)。可见最初呈快速飞镖样或流星样运动的细菌停止运动并发生凝集，则为制动试验阳性。可初步推定为霍乱弧菌存在。

(3) 快速诊断：通过直接荧光抗体染色和抗 O1 群或 O139 群抗原的 McAb 凝集试验，能够快速诊断霍乱弧菌感染。

(4) 霍乱毒素的测定：粪便标本中霍乱毒素(CT)可采用 ELISA 法检测，或采用商品化的乳胶凝集试验测定，有较高的灵敏度和特异性。目前这些试验在我国应用尚少。

4. 分离培养 分离与人类疾病相关的弧菌科细菌可以采用常规的肠道培养基，但使用专门的培养基可以提高分离率。在麦康凯平板或 SS 琼脂平板上，弧菌(创伤弧菌快速乳糖发酵菌株除外)呈无色菌落，部分霍乱弧菌菌株在麦康凯平板或 SS 琼脂上生长受抑制。在国内，临床采集的标本直接接种于碱性蛋白胨水(pH 8.5)和庆大霉素琼脂平板，在碱性蛋白胨水增菌 6～8 h 可在液体表面形成菌膜，庆大霉素琼脂平板上呈以灰黑色为中心的菌落(还原培养基中的碲离子为灰黑色的金属碲)。国外常用硫代硫酸盐-枸橼酸盐-胆盐-蔗糖(TCBS)琼脂培养基对霍乱弧菌进行分离培养和初步鉴定，在 TCBS 琼脂上孵育 18～24 h 后形成黄色菌落(分解蔗糖产酸)。值得注意的是，弧菌纯培养物在任何培养基上都有多种(多达 5 种)不同的菌落形态，这种现象很常见，但在非选择性培养基如血琼脂和脑心浸出液琼脂中最容易观察到。菌落形态包括光滑、粗糙、凸起、扁平、散在或密集生长，形态多样。在不含糖类的培养基上，霍乱弧菌菌落偶尔会呈皱褶状，和光滑型菌落一样对人类有致病性。应使用 O1 群和 O139 群霍乱弧菌多价和单价抗血清进行凝集。结合菌落特征和菌体形态，作出初步报告。

5. 鉴定 将血清凝集确定的菌落进一步纯培养，依据生化反应(表 13-2)、血清学分群及分型进行最后鉴定。符合霍乱弧菌的菌株尚需区分古典生物型和 El-Tor 生物型(表 13-3)。对病原性弧菌的主要鉴定试验为赖氨酸脱羧酶、鸟氨酸脱羧酶和精氨酸双水解酶。霍乱弧菌和拟态弧菌可在无盐普通肉汤和普通琼脂平板上生长，而其他弧菌不能。

表 13-2 霍乱弧菌主要生化和生理特征

生化反应	结果	生化反应	结果
氧化酶	+	乳糖	V
吲哚	+	麦芽糖	+

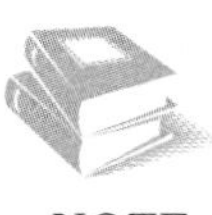
NOTE

续表

生化反应	结果	生化反应	结果
枸橼酸盐	+	甘露醇	+
ONPG	+	蔗糖	+
脲酶	−	水杨酸	−
明胶液化	+	纤维二糖	−
动力	+	NaCl 生长试验	
精氨酸双水解酶[a]	−	0%NaCl[b]	+
鸟氨酸双水解酶	+	3%NaCl[b]	+
赖氨酸脱羧酶	+	6%NaCl[b]	V
葡萄糖	+	8%NaCl[b]	−
分解葡萄糖产气	−	10%NaCl[b]	−
阿拉伯糖	−	TCBS[c]上菌落	黄色

注：V 表示可变的；+表示 90%以上菌株阳性；−表示 10%以下菌株阳性；a 表示加入 10%NaCl 有助于生长；b 表示营养肉汤中分别加入 0%、3%、6%、8%或 10%NaCl。

表 13-3　霍乱弧菌古典生物型和生物型的区别

特征	古典生物型	El-Tor
羊红细胞溶血	−	V
鸡红细胞溶血	−	+
V-P 试验	−	+
50 μg/mL 多黏菌素 B 敏感	+	−
CAMP 试验	−	+
Ⅳ组噬菌体裂解	+	−
Ⅴ组噬菌体裂解	−	+

注：V 表示可变的。

用于霍乱弧菌的鉴定试验如下。

(1) 霍乱红试验：霍乱弧菌有色氨酸酶，且有还原硝酸盐的能力。将霍乱弧菌培养于含硝酸的蛋白胨水中，分解培养基中的色氨酸产生吲哚。同时，还原硝酸盐成为亚硝酸盐，两种产物结合成亚硝酸吲哚。滴加浓硫酸后呈现蔷薇色，为霍乱红试验阳性。霍乱弧菌和其他弧菌均有此种反应。

(2) 黏丝试验(string test)：将 0.5%去氧胆酸钠水溶液与霍乱弧菌混匀成浓悬液。1 min 内悬液由混变清，并变得黏稠。以接种环挑取时有黏丝形成。弧菌属细菌除副溶血性弧菌部分菌株外，均有此反应。

(3) O/129 敏感试验：O1 群和非 O1 群霍乱弧菌对 O /129 (2,4-diamino-6,7-diisopropylpteridine，2,4-二氨基-6,7-二异丙基蝶啶)10 μg 及 150 μg 的纸片敏感。但已有对 O/129 耐药的菌株出现。用此试验做鉴定时应特别谨慎。需结合其他试验结果如耐盐生长试验等综合考虑。

(4) 耐盐培养试验：霍乱弧菌能在不含氯化钠和含 3% NaCl 培养基中生长。NaCl 浓度高于 6%则不生长。

鸡红细胞凝集试验、多黏菌素 B 敏感试验和第Ⅳ、Ⅴ组噬菌体裂解试验等可用于区别古典和 El-Tor 生物型。

NOTE

6. 抗体检测　抗体测定可用于霍乱的回顾性诊断和培养不能确定的霍乱病例的辅助诊断。在机体感染发生后的 10 天内，特异性的杀菌抗体和抗毒素抗体含量升高。

三、副溶血性弧菌

（一）临床意义

副溶血性弧菌（*Vibrio parahaemolyticus*）为弧菌属的细菌，具有嗜盐性（halophilic），存在于近海的海水、海底的沉淀物、鱼虾类和贝壳及盐渍加工的海产品中。主要引起食物中毒和急性腹泻，也可引起伤口感染和菌血症。该菌于1950年首次在日本大阪发生了食物中毒的暴发流行，是我国沿海地区及海岛食物中毒的最常见病原菌。

副溶血性弧菌引起的胃肠炎，其临床表现有恶心、呕吐、腹痛、低热、寒战等。腹泻一般呈水样便，偶尔呈血性，恢复较快，通常为自限性，病程2～3天。

副溶血性弧菌通过菌毛的黏附，产生耐热直接溶血素（thermostable direct hemolysin，TDH）而致病，该毒素能耐受100 ℃ 10 min不被破坏。动物实验表明该毒素具有如下特性：①溶血毒性，TDH对人和兔红细胞的溶血性较高，对马红细胞不溶血；②细胞毒性，对多种培养细胞如Hela细胞、FL细胞、L细胞及鼠心肌细胞有细胞毒性；③心脏毒性，可导致心电图ST-T段改变、房室传导阻滞、室颤或心搏骤停及心肌损伤；④肠毒性，使肠的毛细血管通透性增高，向肠腔分泌亢进。另一致病因子为耐热直接相关溶血素（TRH），生物学特性与TDH相似。

（二）微生物学检验

1. 副溶血性弧菌检验程序 见图13-2。

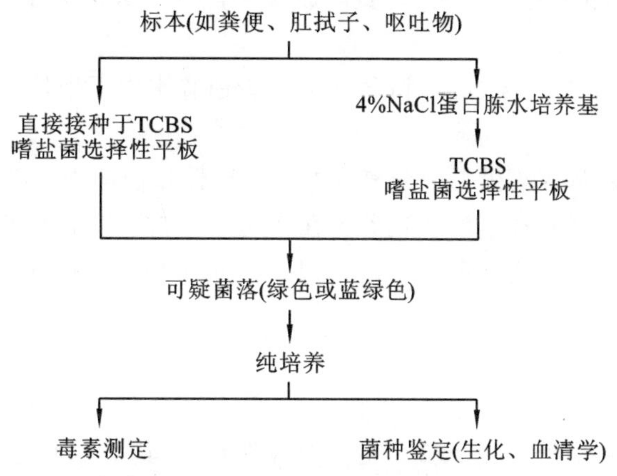

图13-2 副溶血性弧菌检验程序

2. 标本采集与运送 可采集患者的粪便、肛拭子和可疑食物。应及时接种于碱性蛋白胨水或卡-布运送培养基中送检。

3. 分离培养 将标本接种于含1%或3% NaCl的碱性蛋白胨水，然后再转种TCBS平板或嗜盐菌选择平板。也可直接将标本接种于TCBS平板或嗜盐菌选择平板，在空气环境中培养。该菌在碱性蛋白胨水中经6～9 h增菌可形成菌膜，在TCBS琼脂平板上可形成0.5～2.0 mm、蔗糖不发酵而呈蓝绿色的菌落。

在嗜盐性选择平板上，菌落较大，呈圆形、隆起、稍浑浊、半透明或不透明、无黏性。在SS平板上形成扁平、无色半透明、蜡滴状的菌落，有辛辣味，不易刮下，48 h后牢固黏着在培养基上，部分菌株不能生长。麦康凯、伊红美蓝和中国蓝琼脂平板不能用于本菌的初次分离。

4. 鉴定副溶血性弧菌 常见的生化生理特征见表13-4。

表13-4 副溶血性弧菌的生化生理特征

生化反应	结果	生化反应	结果
氯化酶	+	葡萄糖	+
吲哚	+	阿拉伯糖	+/−

续表

生化反应	结果	生化反应	结果
V-P	−	乳糖	−
枸橼酸盐	−	麦芽糖	+
ONPG	−	D-甘露醇	+
脲酶	−	蔗糖	−
明胶液化	+	水杨苷	−
动力	+	纤维二糖	−
多黏菌素B敏感性	+/−	NaCl生长试验	
精氨酸双水解酶	−	0% NaCl	−
鸟氨酸	+	3% NaCl	−
赖氨酸	+	7% NaCl	+
O/129 10 μg	−	10% NaCl	−
O/129 150 μg	+		

注：+表示90%以上菌株阳性；+/−表示可变，或50%以上菌株阳性；−表示10%以下菌株阳性。

（1）主要生化特征：氧化酶阳性，对O/129(150 μg)敏感，发酵葡萄糖、麦芽糖、甘露醇产酸，不发酵蔗糖、乳糖。吲哚试验阳性，赖氨酸脱羧酶、鸟氨酸脱羧酶阳性。大部分菌株脲酶阴性，V-P试验阴性。精氨酸双水解酶阴性。

（2）NaCl生长试验：该菌在不含NaCl和含10%的蛋白胨水中不生长，在含3%和6% NaCl蛋白胨水中生长。

（3）神奈川现象阳性：即从腹泻患者中分离到的副溶血性弧菌菌株95%以上在含人O型血或兔血的Wagatsuma琼脂培养基上可产生β溶血现象。在普通血琼脂平板上不溶血或只产生α溶血。

（4）毒素测定：可用免疫学方法测定TDH和TRH。也可用基因探针和PCR方法直接测定毒素基因*tdh*或*trh*。

四、其他弧菌

除霍乱弧菌和副溶血性弧菌外，以下弧菌也能对人类致病，其主要生化、生理特征见表13-5。

表13-5　其他弧菌的生化生理特征

项目	拟态弧菌	创伤弧菌	溶藻弧菌	河弧菌	弗尼斯弧菌	少女弧菌	麦氏弧菌
氧化酶	+	+	+	+	+	+	−
V-P	−	−	+	−	−	+	+
精氨酸双水解酶	−	−	−	+	+	+	+/−
鸟氨酸脱羧酶	+	+/−	+/−	−	−	−	−
赖氨酸脱羧酶	+	+	+	−	−	+/−	−/+
阿拉伯糖	−	−	−	+	+	−	−
乳糖	−/+	+/−	−	−	−	−	+/−
甘露醇	+	−/+	+	+	+	−	+
蔗糖	−	−/+	+	+	+	−	+
O/129敏感性							
10 μg	+	+	−	−	+	−	+
150 μg	+	+	+	+	+	+	+

NOTE

续表

项目	拟态弧菌	创伤弧菌	溶藻弧菌	河弧菌	弗尼斯弧菌	少女弧菌	麦氏弧菌
NaCl 生长试验							
0% NaCl	+	−	−	−	−	−	−
3% NaCl	+	+	+	+	+	+	+
6% NaCl	+/−	+/−	+	+/−	+/−	+	+
8% NaCl	−	−	+	−	−	−	+/−
10% NaCl	−	−	+/−	−	−	−	−

注：+表示 90%以上阳性；−表示 10%以下阳性；+/−表示可变，50%以上阳性；−/+表示可变，50%以下阳性。

1. 拟态弧菌(*V. minicus*) 过去认为是蔗糖不发酵的霍乱弧菌，后来经核酸同源性测定发现是个新种，其特征和引起的疾病与非 O1 群霍乱弧菌相似，包括与几种非 O1 群霍乱弧菌的 O 抗原有交叉反应。通常引起胃肠炎，偶尔可见伤口感染或菌血症。少数菌株可产生 CT、TDH 等毒素，但不引起暴发流行。

2. 创伤弧菌(*V. vulnificus*) 在致病性弧菌中，该菌引起的疾病最为严重，引起的脓毒症病程进展非常快，往往是致死性的。感染通常发生在气温较高的季节，生食牡蛎是该菌引起全身性感染的主要原因。好发于青年人，特别是有潜在肝损害的患者。

3. 溶藻弧菌(*V. alginolyticus*) 最常见于海水中，因游泳而导致外耳、中耳感染，也可感染接触海水的伤口。本菌是弧菌属细菌中耐盐性最强的致病菌，大约 70%的菌株可在 NaCl 浓度高达 10%的条件下生长。

4. 河弧菌(*V. fluvialis*) 在环境中的分布与其他弧菌相同，1981 年被命名，最早从腹泻患者中分离到，随后在世界各地均有引起腹泻的报道。

5. 弗尼斯弧菌(*V. furnissii*) 存在于海水中，以往很少从粪便中分离到。最近有报告从腹泻患者中分离到，有一定的临床意义。

6. 麦氏弧菌(*V. metschnikovii*) 氧化酶阴性的弧菌，可引起个别患者的菌血症和霍乱样肠炎。可以从海产品、鸟类、河水以及污水中分离到。麦氏弧菌只需微量的钠盐即可生长。

7. 辛辛那提弧菌(*V. cincinnatinesis*) 有引起菌血症和脑膜炎的报告。

8. 卡佳丽弧菌(*V. carchariae*) 有引起伤口感染的报告。

从临床标本中分离到的病原性弧菌都应认为具有临床意义，特别是从粪便标本中分离到霍乱弧菌 O1 群、O139 群和副溶血性弧菌，或从任何临床标本分离到创伤弧菌均应电话通知临床医师，并需根据我国《传染病防治法》的有关规定及时作出传染病报告，并将报告和菌种一起报送到各级法定部门。

第二节　气单胞菌属和邻单胞菌属

气单胞菌属(*Aeromonas*)和邻单胞菌属(*Plesiomonas*)为兼性厌氧，呈杆状或球杆状，革兰阴性、氧化酶阳性。大部分菌种动力阳性，有一根 1.7 μm 长的极端鞭毛，但在固体培养基上幼龄培养物可以形成周鞭毛，部分菌种也可以形成侧鞭毛。气单胞菌属属于气单胞菌目、气单胞菌科；邻单胞菌属属于肠杆菌目、肠杆菌科，可依据氧化酶阳性、是否对 O/129 敏感等将其与其他肠杆菌科细菌进行鉴别。

一、气单胞菌属

(一) 分类

气单胞菌属至少含有 19 个种，模式菌种为嗜水气单胞菌(*A. hydrophila*)。其中嗜水气单胞菌有 5 个亚种，包括嗜水气单胞菌嗜水亚种(*A. hydrophila subsp. Hydrophila*)、嗜水气单胞菌无气亚种(*A.*

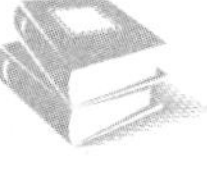
NOTE

hydrophila subsp. Anaerogenes)、*A. hydrophila subsp. Dhakensis*、*A. hydrophila subsp. Proteolytico*、*A hydrophila subsp. Ranaed* 等；杀鲑气单胞菌（A. salmonicida）也有 5 个亚种，而斑点气单胞菌（*A. punctata*）有 2 个亚种。与人类疾病有关的主要是嗜水气单胞菌、豚鼠气单胞菌（*A. caviae*）、简达气单胞菌（*A. jandaei*）、舒伯特气单胞菌（*A. schubertii*）、脆弱气单胞菌（*A. trota*）和威隆气单胞菌（*A. veronii*）等，后者包括威隆气单胞菌威隆生物变种（*A. veronii subsp. Veronii*）和威隆气单胞菌温和生物变种（*A. veronill subsp. Sobria*）。

（二）临床意义

气单胞菌为水中的常居菌。气单胞菌性胃肠炎患者可表现为急性水样腹泻、痢疾样疾病或慢性疾病。急性水样腹泻患者的粪便不成形、没有红细胞和白细胞，并发症包括腹痛、发热、呕吐和恶心等。感染通常是自限性的，但儿童由于脱水可能需要住院治疗。豚鼠气单胞菌是引起这些感染最常见的菌种。

肠道外感染患者主要表现为伤口感染和菌血症，90%以上的菌血症由嗜水气单胞菌和威隆气单胞菌所引起，通常发生于免疫功能低下的人群。

（三）微生物学检验

1. 气单胞菌属检验程序 见图 13-3。

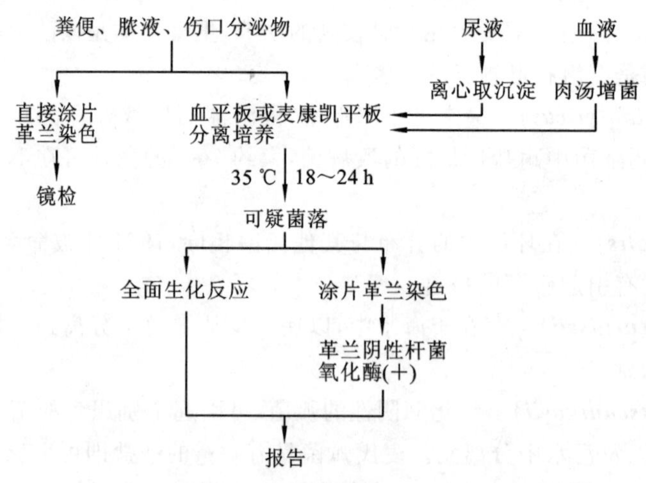

图 13-3 气单胞菌属检验程序

2. 标本采集 腹泻患者采集粪便或肛拭子，肠道外感染采集血液、脓液等。

3. 分离培养与鉴定

(1) 分离培养：急性腹泻患者的粪便及脓液标本等可直接接种。气单胞菌营养要求不高，在普通培养基上可以生长，但在 TCBS 上不生长。初次分离常用血琼脂平板、麦康凯平板，35 ℃培养。除豚鼠气单胞菌外，大多数致病性菌株在血琼脂平板中有 β 溶血现象，菌落较大（直径 2 mm 左右）、圆形、凸起、不透明。也可使用 CIN (cefsulodin-irgasan-novobiocin，CIN）琼脂平板分离，含菌量较少的标本可用碱性蛋白胨水进行增菌培养。

(2) 生化鉴定：本属细菌氧化酶试验和触酶试验阳性，发酵葡萄糖和其他糖类，产酸或产酸产气，还原硝酸盐，对 O/129 耐药。在无盐培养基上生长可与弧菌属相鉴别（表 13-1），种的鉴别见表 13-6。

表 13-6 常见气单胞菌属内种及类志贺邻单胞菌的生化生理特征

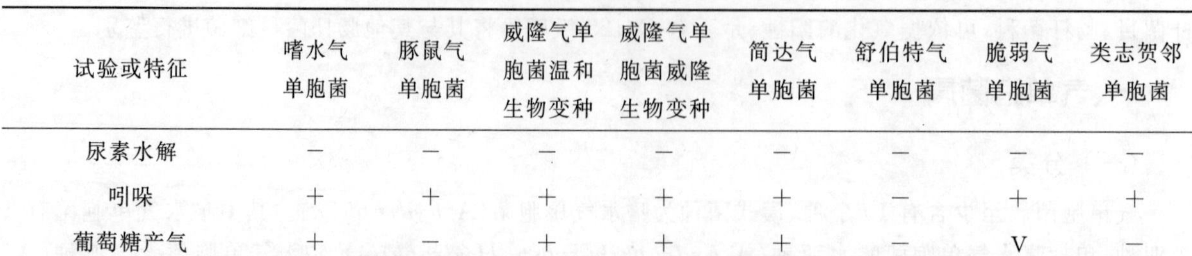

试验或特征	嗜水气单胞菌	豚鼠气单胞菌	威隆气单胞菌温和生物变种	威隆气单胞菌威隆生物变种	简达气单胞菌	舒伯特气单胞菌	脆弱气单胞菌	类志贺邻单胞菌
尿素水解	−	−	−	−	−	−	−	−
吲哚	+	+	+	+	+	−	+	+
葡萄糖产气	+	−	+	+	+	−	V	−

NOTE

续表

试验或特征	嗜水气单胞菌	豚鼠气单胞菌	威隆气单胞菌温和生物变种	威隆气单胞菌威隆生物变种	简达气单胞菌	舒伯特气单胞菌	脆弱气单胞菌	类志贺邻单胞菌
精氨酸双水解酶	+	+	+	−	+	+	+	+
赖氨酸脱羧酶	+	−	+	+	+	V	+	+
鸟氨酸脱羧酶	−	−	−	+	−	−	−	+
V-P	+	−	+	+	+	V	−	−
产酸								
阿拉伯糖	V	+	−	−	−	−	−	−
乳糖	−	+	−	−		−		−
蔗糖	+	+	+	+	−	−	V	−
肌糖	−	−	−	−	−	−	−	+
甘露醇	+	+	+	+	+	−	+	−
七叶苷水解	+	+	−	+	−	−	−	−
羊血平板β溶血	+	−	+	+	+	V	V	−
头孢噻吩敏感	R	R	S	S	R	S	R	S
氨苄西林敏感	R	R	R	R	R	R	S	S
O/129,10 μg/150 μg	R/R	R/R	R/R	R/R	R/R	R/R	R/R	S/S

注:+表示90%以上菌株阳性;−表示10%以下的菌株阳性;V表示11%~89%菌株阳性;S表示敏感;R表示耐药。

临床常见的嗜水气单胞菌和豚鼠气单胞菌均能发酵阿拉伯糖,而其他气单胞菌均为阴性,前者V-P和赖氨酸脱羧酶试验阳性,而后者均为阴性。威隆气单胞菌威隆生物变种的特点是鸟氨酸脱羧酶和赖氨酸脱羧酶均阳性。

二、邻单胞菌属

(一)分类

邻单胞菌属只有一个菌种,即类志贺邻单胞菌(*P. shigelloides*)。

(二)临床意义

主要引起腹泻性疾病,好发于居住在热带国家或曾去热带国家旅行的人,通过水和食物传播而引起人类感染。通常为散发流行,感染多为自限性。临床症状可以是短时间的水样泻或痢疾样腹泻,常有腹痛,1/3~1/2的患者有脱水和发热,患者有进食生水或海产品史。其引起的肠胃炎有三种类型:水泻型;痢疾样型;亚急性或慢性型。肠道外感染很少见,可在机体抵抗力下降的人群发生,也可引起菌血症、脑膜炎;偶尔在伤口分泌液、胆汁、关节液等标本中分离到该菌。

(三)微生物学检验

类志贺邻单胞菌为革兰阴性直杆菌,可成双或短链状排列,有动力,生长温度为8~45 ℃。

检验程序、标本采集方法同气单胞菌属。

标本采集后可直接接种于血琼脂平板和麦康凯平板,在空气环境中培养。类志贺邻单胞菌在血琼脂平板上生长良好,可形成圆形凸起、不透明、光滑、有光泽、大小为2~3 mm的菌落,无溶血现象。氨苄西林可抑制其生长。在麦康凯平板上呈乳糖不发酵或迟缓发酵乳糖菌落,在TCBS平板上不生长,在6%NaCl蛋白胨水中不生长,可在不含盐蛋白胨水中生长。

氧化酶和触酶试验均为阳性,吲哚试验阳性,硝酸盐还原试验阳性,发酵葡萄糖和其他糖类产酸不产气,大多数菌株对O/129敏感,赖氨酸脱羧酶、鸟氨酸脱羧酶和精氨酸双水解酶试验均为阳性及肌糖

NOTE

阳性为其主要的鉴别要点(表 13-6)。

本菌与肠杆菌科的宋内志贺菌和痢疾志贺菌有交叉血清学反应。但志贺菌属氧化酶通常阴性,动力阴性。

本章小结

弧菌科细菌通常见于淡水或海水中。本科细菌是一群直的或弯曲的革兰阴性菌,具有一端单一鞭毛、运动迅速,兼性厌氧,营养要求不高,一般发酵葡萄糖,氧化酶阳性。弧菌属至少有 66 个种。其中以霍乱弧菌和副溶血性弧菌最为重要,分别引起霍乱和食物中毒;霍乱弧菌 O1 群和 O139 群是霍乱的病原体,通过产生霍乱毒素(CT)致病,O1 群有古典和 El-Tor 两种生物型。

霍乱是烈性传染病,凡在流行季节和地区有腹泻症状的患者均应快速、准确作出病原学诊断。标本直接检查有助于快速诊断。将标本直接接种于碱性蛋白胨水,然后转种 TCBS 等平板观察菌落形态。

可疑菌落应使用 O1 群和 O139 群霍乱弧菌多价和单价抗血清进行凝集。结合菌落特征和菌体形态作出初步报告。进一步纯培养,依据全面生化反应、血清学分群及分型进行最后鉴定。符合霍乱弧菌的菌株尚需区分古典生物型和 El-Tor 生物型。

副溶血性弧菌具有嗜盐性,在不含 NaCl 的培养基上不生长。主要引起食物中毒和急性腹泻,从腹泻患者中分离到的菌株 95%以上在 Wagatsuma 琼脂培养基上产生 β 溶血现象,称为神奈川现象。

气单胞菌属和邻单胞菌属是氧化酶阳性、具有端鞭毛的革兰阴性直杆菌。可引起腹泻和菌血症等。邻单胞菌属只有一个菌种,即类志贺邻单胞菌,可依据氧化酶阳性、对 O/129 敏感等将其与其他肠杆菌科细菌相鉴别。

思考题

1. 弧菌科细菌有什么特征?包括哪些细菌?弧菌属中与人类疾病有关的主要有哪些细菌?有什么临床意义?

2. 霍乱弧菌的主要致病因素是什么?霍乱弧菌哪些血清型与疾病有关?如何进行霍乱弧菌的微生物学检验?霍乱弧菌的鉴定试验有哪些?

3. 溶血性弧菌在自然界的分布有何特点,主要引起哪些疾病?该菌有哪些鉴定特征?如何从粪便标本中分离鉴定?

(赵建宏)

NOTE

第十四章　弯曲菌属与螺杆菌属检验

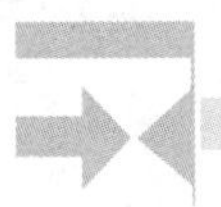

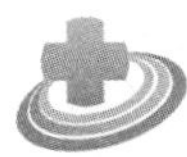

学习目标

1. 掌握　弯曲菌属和螺杆菌属细菌培养的特殊要求。
2. 熟悉　弯曲菌属细菌的鉴别要点。
3. 了解　螺杆菌的主要生物学特征及幽门螺杆菌感染主要诊断方法。

第一节　弯曲菌属

弯曲菌属(*Campylobacter*)是一类弯曲呈逗点状、S形或海鸥展翅形的革兰阴性菌，有一个或多个螺旋，大小为(0.2～0.9) μm×(0.5～5) μm，陈旧培养或长期暴露于空气培养可形成球形。弯曲菌可通过菌体一端或两端的鞭毛运动，但有些无鞭毛。营养要求高，生长较缓慢，培养时通常需要微需氧气体环境。通常不分解糖类，氧化酶阳性。广泛分布于温血动物，常定居于家禽及野鸟的肠道内。模式菌种为胎儿弯曲菌。

一、分类

弯曲菌属属于弯曲菌目、弯曲菌科，至少有30个种和亚种。对人致病的有空肠弯曲菌空肠亚种(*C. jejuni subsp. jejuni*)、空肠弯曲菌多伊尔亚种(*C. jejuni subsp doylei*)、大肠弯曲菌(*C. coli*)、胎儿弯曲菌胎儿亚种(*C. fetus subsp. fetus*)、胎儿弯曲菌性病亚种(*C. rectus subsp. venerealis*)、简明弯曲菌(*C. concisus*)、曲形弯曲菌(*C. curvus*)、直肠弯曲菌(*C. rectus*)、昭和弯曲菌(*C. showae*)、纤细弯曲菌(*C. gracilis*)、红嘴鸥弯曲菌(*C. lari*)、豚肠弯曲菌豚肠亚种(*C. hyointestinalis subsp. hyointestinalis*)、乌普萨拉弯曲菌(*C. upsaliensis*)、痰液弯曲菌痰液生物变种(*C. sputorum biovar sputorum*)等，其中以空肠弯曲菌和大肠弯曲菌常见，并与人类感染有关。

二、临床意义

弯曲菌属细菌对人和动物均有致病性。存在于人类和动物的生殖道、肠道、口腔中。人类是简明弯曲菌、曲形弯曲菌、直肠弯曲菌及昭和弯曲菌唯一公认的宿主。弯曲菌多引起人类肠道感染，但这种感染通常是自限性的，一般不需进行抗菌药物治疗，但未经治疗的患者中5%～10%可能复发。另外，也可引起肠道外感染，包括菌血症、肝炎、胆囊炎、胰腺炎、流产、新生儿败血症、肾炎、前列腺炎、尿路感染、腹膜炎等。空肠弯曲菌和大肠弯曲菌是腹泻常见的病原菌之一。细菌一般通过污染食物、牛奶和水经口传播，被感染的人和动物粪便中的活菌可污染环境。

目前对弯曲菌引起肠道感染的致病机制还知之甚少。多种重要的致病因素可能参与空肠弯曲菌感染，包括细菌对肠道黏膜的黏附力、对细胞的影响和机体的炎症反应。此外，空肠弯曲菌感染后可引发吉兰-巴雷综合征(Guillain-Barre syndrome，GBS)和反应性关节炎。GBS是一种急性外周神经脱髓鞘炎症性疾病。

简明弯曲菌、曲形弯曲菌、直肠弯曲菌、昭和弯曲菌、纤细弯曲菌和胎儿弯曲菌性病亚种主要引起肠外感染，可致牙周疾病，头、颈和内脏的深部感染和败血症等。

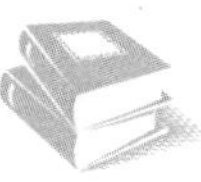

NOTE

三、微生物学检验

(一) 检验程序

弯曲菌属检验程序见图 14-1。

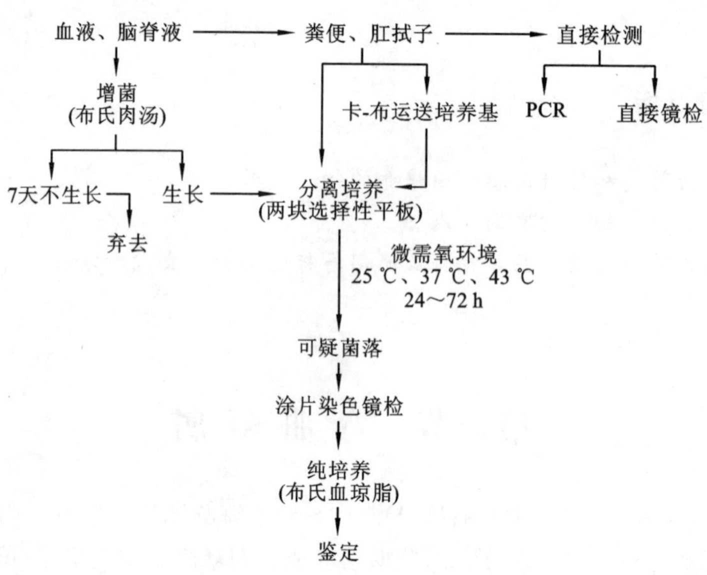

图 14-1 弯曲菌属检验程序

(二) 标本采集

最常见的标本是粪便(包括肛拭子)和血液，标本采集后要立即送检。弯曲菌抵抗力不强，对热敏感，如 2 h 内不能送检，粪便标本应接种入含低浓度琼脂(1.6 g/L)的卡-布运送培养基，置 4 ℃保存。添加羊血的卡-布运送培养基可延长粪便标本的存放时间，提高空肠弯曲菌的分离率。

(三) 标本直接检查

1. 直接显微镜检查 粪便与肛拭子可直接镜检，查找革兰阴性呈弧形、S 形、海鸥展翅形或螺旋形的小杆菌；用暗视野或相差显微镜观察，检查有无投镖样或螺旋样运动的细菌。

2. 核酸检测 可用 PCR 方法检测粪便中弯曲菌的核酸。

3. 抗原检查 用于检测粪便标本中弯曲菌的商品化抗原检测系统在美国已获 FDA 批准，如 ProSpecT 弯曲菌分析盒、Premier Campy 弯曲菌分析盒等。但每种试剂盒检测的灵敏度及特异性不同，故不推荐将这些方法作为诊断弯曲菌感染的唯一方法。

(四) 分离培养与鉴定

1. 分离培养 应侧重于空肠弯曲菌和大肠弯曲菌的检查，能否检出弯曲菌的关键在于选择培养基和最佳孵育条件。粪便或肛拭子等标本可直接接种于弯曲菌选择培养基平板，分为含血培养基及无血培养基。含血培养基如改良的 Skirrow's 培养基、Campy-CVA(含头孢哌酮、万古霉素和两性霉素)；无血培养基如活性炭-头孢哌酮-去氧胆酸钠-琼脂培养基(CCDA)和碳基质选择培养基(CSM)。血液应先接种于布氏肉汤，37 ℃增菌后转种于分离培养基。接种后的平板应置微氧环境培养，弯曲菌为微需氧菌，生长时需氧的浓度为 5%～10%(V/V)，培养的最佳环境为含 5% O_2、10% CO_2 及 85% N_2 的气体。空肠和大肠弯曲菌最适生长温度为 42 ℃，一般培养 72 h 后观察菌落；胎儿弯曲菌最适生长温度为 37 ℃，一般培养至少 72 h 到 7 天后观察菌落；故临床标本需要分别置于 37 ℃和 42 ℃中培养，方不致漏检。

弯曲菌有特别的菌落特征，如菌落细小，可表现为粉红、灰色、灰白或黄灰色、轻微黏液样外观，有些菌落沿接种线有拖尾样外观。依据使用的培养基不同，其他类型的菌落也经常可以观察到。

NOTE

2. 鉴定 弯曲菌属的细菌均不分解糖类，不能在 3.5% NaCl 条件下生长，不能在空气环境中培养，具体生理、生化特征见表 14-1。鉴定要点：①革兰阴性，菌体弯曲或呈 S 形、海鸥展翅形，氧化酶和触酶阳性，生长温度（37 ℃、42 ℃）试验；②通常空肠弯曲菌对萘啶酸敏感，对头孢噻吩耐药，而胎儿弯曲菌对萘啶酸耐药，对头孢噻吩敏感，但近年出现了对萘啶酸耐药的空肠弯曲菌；③在形态、培养等条件符合的基础上，凡马尿酸盐水解试验阳性，在 42 ℃条件下生长，氧化酶阳性且与镜检形态相符者，即可报告为空肠弯曲菌空肠亚种；④醋酸吲哚水解试验，空肠弯曲菌和大肠弯曲菌为阳性，胎儿弯曲菌为阴性。

表 14-1　弯曲菌属主要致病种的生理生化特征

种类	触酶	还原硝酸盐	脲酶	产生硫化氢	马尿酸水解	醋酸吲哚酚水解	生长温度		在含下列成分中生长（敏感性（30 μg））				
							25 ℃	42 ℃	3.5%氯化钠	1%甘氨酸	麦康凯琼脂	萘啶酸	头孢菌素
胎儿弯曲菌胎儿亚种	+	+	−	−	−	−	+	V	−	+	V	V	S
性病亚种	V	+	−	−	−	−	+	−	−	−	V	V	S
空肠弯曲菌空肠亚种	+	+	−	−	+	+	−	+	−	+	−	V	R
多伊尔亚种	V	−	−	−	+	+	−	V	+	V	−	S	S
大肠弯曲菌	+	+	−	V	−	+	−	+	−	+	V	V	R

注：+表示大部分菌株阳性；−表示大部分菌株阴性；V 表示不确定；S 表示敏感；R 表示耐药。

（五）其他检测方法

1. 免疫学方法　用特异性抗体包被的乳胶颗粒，可用于鉴定空肠和大肠弯曲菌。也可采用酶免疫方法测定粪便中弯曲菌抗原进行诊断，血清中抗体测定用于流行病学调查。

2. DNA 探针杂交和 PCR　DNA-DNA 杂交在弯曲菌菌种的分类研究中是一种成功的参考方法，PCR 扩增技术也正在发展中。

第二节　螺杆菌属

案例分析

患者，男，35 岁。主诉近 3 个月反酸、“烧心”以及胃痛伴有口臭。面部皮疹 2 个月左右。患者无诱因出现面部皮疹，皮疹逐渐增多，无痒感及其他不适。辅助检查：血尿常规、心电图、胸透、肝功能均正常。呼气试验阳性。

通过胃镜取活检标本进行检查，行细菌的分离培养和直接涂片、快速尿素酶试验，药敏试验。根据药敏结果采用联合治疗方案治疗：阿奇霉素 0.25 g，1 日 1 次口服；甲硝唑 0.2 g，1 日 3 次口服；甲氰咪胍 0.2 g，1 日 3 次口服。服药 1 周皮疹开始消退，2 周皮疹完全消退，巩固治疗 1 个月。1 年后复发，重新治疗 2 个月，未再复发。治疗终止半年后，通过细菌学、病理组织学或同位素示踪方法证实无细菌生长。

思考题：

1. 该患者可能感染的细菌是什么？其生物学特征是什么？

2. 如何预防该菌的感染？

螺杆菌属（*Helicobacter*）形态与弯曲菌属类似，是一类弯曲呈逗点状、S 形、螺旋形或海鸥展翅形的革兰阴性菌，两端尖，梭形杆状，大小为（0.3～0.6）μm×（1～10）μm，在陈旧培养物的涂片中有时可呈球杆状。无芽胞，有动力。营养要求高，分离时常规培养基不能培养，生长较缓慢，培养时需要微需氧气体环境，最适生长温度为 37 ℃，25 ℃不生长，3.5% NaCl 条件不能生长。触酶、氧化酶阳性，大多数种有很强的脲酶活性。本属绝大多数细菌定植于哺乳动物的胃或肠道。可从人与动物的胃黏膜、男性同

NOTE

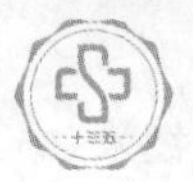

性恋者血液和粪便中、田鼠的肠道中分离出来。模式菌种为幽门螺杆菌。

1983 年 Marshall 和 Warren 首先用微需氧技术从慢性胃炎、消化性溃疡患者的胃黏膜分离出弯曲状的细菌，并证明该细菌感染胃部会导致胃炎、胃溃疡和十二指肠溃疡，由此获得了 2005 年诺贝尔生理学或医学奖。

一、分类

螺杆菌属属于弯曲菌目的螺杆菌科，幽门螺杆菌最初因形态、分离培养方法与弯曲菌属细菌相似，又仅从胃标本中分离到，被称作幽门弯曲菌(*Campylobacter pylori*)。随着对该菌的研究增多，人们发现该菌在很多方面与弯曲菌不同，遂在 1989 年建立了一个新属，即螺杆菌属，幽门弯曲菌也改称为幽门螺杆菌(*Helicobacter pylori*，Hp)。

本属至少有 23 种细菌，大部分定居于哺乳动物的胃或肠道，有 9 个种可从人体分离到，其中能引起人类疾病的主要有 3 种，即幽门螺杆菌(*H. pylori*，Hp)、菲氏螺杆菌(*H. fennelliae*)和同性恋螺杆菌(*H. cinaedi*)。本章主要叙述模式菌幽门螺杆菌。

二、临床意义

目前已经明确幽门螺杆菌感染是消化性溃疡的主要病因，也是胃癌的重要风险因素，同时也是萎缩性胃炎、胃溃疡、胃腺癌、胃黏膜相关淋巴组织淋巴瘤等的独立危险因素。该菌为一种只能生活于胃黏膜黏液内层的细菌，菌体周围微环境的 pH 值为 7.0，定植于胃贲门、胃体与胃窦等部位，也可见于胃化生的十二指肠近端。

Hp 确切致病机制尚不清楚，可能与下列因素有关：Hp 特殊的螺旋状和端鞭毛有助于 Hp 穿过胃黏膜表面的黏液层与胃黏膜上皮细胞接触；Hp 具有高活性的胞外脲酶分解尿素，产生氨而中和菌体周围胃酸，在菌体周围形成一个碱性的微环境，有助于细菌定植；空泡毒素(VacA)在体外能诱导多种哺乳动物细胞质发生空泡变性，在体内导致小鼠胃黏膜上皮细胞损伤和溃疡形成；Hp 可将其产生的细胞毒素相关蛋白(CagA)注入胃黏膜上皮细胞中，影响胃黏膜上皮细胞基因表达，进而诱导上皮细胞产生多种细胞因子，吸引炎症细胞释放多种酶类致胃组织损伤。研究表明 CagA 的存在与消化道溃疡以及胃癌的发生密切相关。

三、微生物学检验

(一) 标本采集与处理

经胃镜用活检钳子近幽门部、胃窦部或病变邻近处多位点取样。立即送实验室处理或放入转运培养基如 Stuart's 转运培养基内，4 ℃保存不超过 24 h，组织标本也可放入含 20%甘油的半胱氨酸 Brucella 肉汤中−70 ℃冷冻保存。受检者术前停服铋剂或抗菌药物一周。活检组织标本应切碎并研磨均匀。

(二) 标本直接检查

1. 直接显微镜检查 ①将活检组织切碎并研磨均匀，涂片或悬滴，置相差或暗视野显微镜下观察，Hp 形态典型、呈投镖样运动。②直接涂片染色镜检：将活检黏膜组织在玻片上涂抹后，经革兰染色或单染色后镜检，如发现典型形态的 Hp 即可诊断。革兰染色时，Hp 不易被染上颜色，为了更好地观察，推荐用苯酚复红(carbolfuchsin)作为复染剂，如果用沙黄(safranin)作为复染剂，复染的时间应延长至 2～3 min。③组织切片染色镜检：组织块固定、切片经 Warthin-Starry (W-S)银染色、姬姆萨染色后镜检 Hp，以 W-S 银染效果最好。④免疫组化：可检出胃黏膜组织切片中的完整 Hp 及破碎的菌体或抗原成分。⑤间接免疫荧光法(IIF)。

2. 快速脲酶试验 将部分研碎的活检组织放入装有尿素培养基的瓶内，37 ℃孵育 2 h，Hp 产生的高活性脲酶可将尿素分解，使培养基由黄色变为红色。Hp 的脲酶活性也可以通过尿素呼吸试验进行检测，患者口服了 ^{13}C 或 ^{14}C 标记的尿素后，Hp 的脲酶降解这些标记的尿素，产生的 $^{13}CO_2$ 或 $^{14}CO_2$ 被吸收进血流后，在呼气时通过闪烁计速器可被检测到。这是一个敏感、特异的用于监测 Hp 感染的试验

NOTE

方法。

3. 核酸检测 现有的方法是从克隆的 Hp 染色体 DNA 的特异性片段中构建引物或从 Hp 脲酶 *A* 基因序列中构建引物，用 PCR 扩增并结合限制性酶切多态性分析技术鉴别 Hp，可检测出不能分离培养的 Hp。

4. 粪便标本抗原检测 可采用酶联免疫方法直接测定粪便标本中的抗原。适用于不能进行^{13}C 或^{14}C 标记尿素呼吸试验或胃镜检查的患者。

（三）分离培养与鉴定

1. 分离培养 培养基宜新鲜配制，非选择性培养基可选择巧克力色琼脂和含 5%羊血的 Brucella 琼脂，选择性培养基可用 Skirrow 琼脂和改良的 Thayer-Martin 琼脂。将研磨均匀的标本用研磨棒蘸取适量匀浆接种，接种后的平板放入 35～37 ℃、微需氧（5% O_2、10% CO_2、85% N_2）、湿润的环境中培养 72～96 h 方可见 Hp 菌落生长。菌落较小、圆形半透明。

2. 鉴定 主要根据生长培养特点、菌落特征、典型的菌体形态和染色性、氧化酶和触酶均阳性、脲酶强阳性、对萘啶酸耐药、对头孢噻吩敏感等进行鉴定。另外，飞行时间质谱 MALDI-TOF 鉴定可能会成为最简单的鉴定方法。Hp 的主要鉴定特征见表 14-2。

表 14-2 幽门螺杆菌的生物学特征

鉴定试验	结果	鉴定试验	结果
脲酶（快速）	+	马尿酸水解	−
氧化酶	+	头孢噻吩敏感	+
触酶	+	萘啶酸敏感	−
硫化氢产生	−	42 ℃生长	V
G+C 摩尔分数	37%	37 ℃生长	+
形态	弧形或螺形	25 ℃生长	−
硝酸盐还原	V	醋酸吲哚酚水解	−

注：+表示阳性结果；−表示阴性结果；V 表示可变的结果。

（四）抗体检测

可采用 ELISA、间接免疫荧光法等免疫学方法检测患者血清中 Hp 抗体可帮助临床诊断或流行病学调查。

本章小结

弯曲菌和螺杆菌的形态和培养条件相似，两者均为弯曲呈逗点状、S 形、螺旋形或海鸥展翅形的革兰阴性菌，大小为（0.2～0.5）μm×（0.5～5 0）μm，无芽胞，有动力。均需在微氧、高湿度环境中分离培养，营养要求较高，常规培养基不能生长。弯曲菌能引起动物与人类的腹泻、胃肠炎和肠道外感染等疾病。对人致病的有空肠弯曲菌、大肠弯曲菌、胎儿弯曲菌等。可根据生长温度、生化反应结果进行鉴定。螺杆菌属有 20 余种，其中幽门螺杆菌是引起胃炎和胃溃疡的病原体。由于该菌可以产生大量高活性的脲酶，临床上通过快速测定脲酶的活性或代谢产物可以帮助诊断幽门螺杆菌感染。

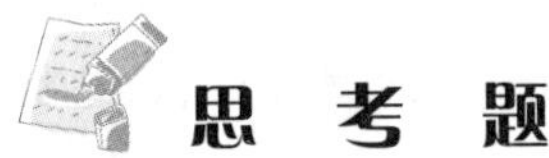

思考题

1. 弯曲菌属和螺杆菌属细菌的培养有什么特殊要求？弯曲菌属细菌的鉴别要点是什么？
2. 幽门螺杆菌的主要生物学特征是什么？如何诊断幽门螺杆菌感染？

（赵建宏）

NOTE

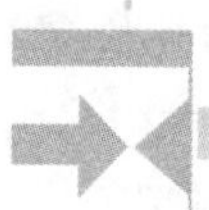

第十五章　其他革兰阴性杆菌检验

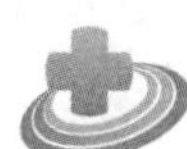

学习目标

1. 掌握　嗜血杆菌、布鲁菌的主要生物特征及属内种之间鉴别要点。
2. 熟悉　巴斯德菌、百日咳鲍特菌、土拉热弗朗西斯菌的鉴定要点。
3. 了解　嗜血杆菌、布鲁菌、巴斯德菌、百日咳鲍特菌、土拉热弗朗西斯菌的临床意义。

案例分析

2011 年 3 月至 5 月期间，某大学的 27 名学生和 1 名教师相继被确诊感染了布鲁菌病。经查 2010 年 12 月间，该学校动物医学院从一养殖场分 3 批购入 4 只山羊作为实验用品，共有 4 名教师、2 名实验员、110 名学生用这些山羊做了 5 次实验。造成此次事故的原因：一是购买实验山羊时，未要求养殖场出具相关检疫合格证明；二是实验前未对实验山羊进行现场检疫；三是在指导学生实验过程中，未能严格要求学生遵守操作规程、进行有效防护。

思考题：

1. 布鲁菌感染的途径是什么？
2. 确定布鲁菌感染应做哪些微生物学检查？

临床分离的革兰阴性杆菌中，以肠杆菌科细菌最多，其次为非发酵菌。随着分离鉴定技术的不断提高，以往难以培养和检出的革兰阴性杆菌如嗜血杆菌属、鲍特菌属、布鲁菌属、巴斯德菌属、弗朗西斯菌属也越来越受到临床关注。

第一节　嗜血杆菌属

一、分类

嗜血杆菌属（*Haemophilus*）归于巴斯德菌科，因在生长过程中需含有 X（氯化高铁血红素）和（或）V（辅酶 I）生长因子的血液而得名。本菌属包括 15 个菌种，其中有 8 个种与临床有关：流感嗜血杆菌（*H. influenzae*）、副流感嗜血杆菌（*H. parainfluenzae*）、溶血嗜血杆菌（*H. haemolyticus*）、副溶血嗜血杆菌（*H. parahaemolyticus*）、杜克雷嗜血杆菌（*H. ducreyi*）、埃及嗜血杆菌（*H. aegyptius*）、皮特曼嗜血杆菌（*H. pittmaniae*）和副溶血嗜沫嗜血杆菌（*H. paraphrohaemoliticus*），临床上以流感嗜血杆菌最为常见。

二、生物学特性

嗜血杆菌属细菌为革兰阴性短小杆菌，有时呈球杆状、丝状等多形态。无鞭毛，无芽胞，多数菌株有菌毛，有毒菌株有荚膜。

本属细菌需氧或兼性厌氧，最适生长温度为 35 ℃，最适 pH 值为 7.6～7.8，某些菌株初次培养需要 5%～10% CO_2 环境，营养要求比较高，培养基中必须含有 V 因子和（或）X 因子才能生长，X 因子为存在于血红蛋白中的一种血红素，为含铁的卟啉，耐高温，是细菌合成过氧化物酶和细胞色素氧化酶的辅基，这些酶类是细菌氧化还原反应传递电子的重要物质。V 因子为一种维生素 B 类物质，在细菌呼吸中

NOTE

起递氢作用。血液中既含有 V 因子,也含有 X 因子,但所含的 V 因子通常处于被抑制状态,80～90 ℃加热 10 min 后可使 V 因子释放,所以,该属细菌培养的最佳培养基为巧克力色培养基。嗜血杆菌对 V 因子和 X 因子的需求不尽相同,借此可进行种间鉴别。

嗜血杆菌在巧克力色培养基上培养 24～48 h 后形成圆形、湿润、光滑(大部分)或粗糙(大部分副流感嗜血杆菌)的菌落,有荚膜的菌株呈 M 型菌落,菌落直径为 1～2 mm。溶血嗜血杆菌和副溶血嗜血杆菌在血琼脂平板上产生 β 溶血。

流感嗜血杆菌生长必需 V 因子和 X 因子,将流感嗜血杆菌与金黄色葡萄球菌于血琼脂平板上共同培养时,由于金黄色葡萄球菌能合成较多 V 因子,并弥散到培养基里,可促进流感嗜血杆菌生长,所以靠近金黄色葡萄球菌的流感嗜血杆菌菌落较大,反之,菌落较小,此现象称为卫星现象(satellite phenomenon)。

流感嗜血杆菌和副流感嗜血杆菌可根据吲哚、鸟氨酸脱羧酶和脲酶试验分别分为Ⅰ～Ⅷ八个生物型,见表 15-1,生物分型可用于流行病学研究。流感嗜血杆菌分为荚膜型和无荚膜型,根据荚膜多糖抗原的不同将荚膜型菌又分为 a、b、c、d、e、f 六个血清型。

表 15-1　流感嗜血杆菌和副流感嗜血杆菌生物型

种	生物型	吲哚	脲酶	鸟氨酸脱羧酶
流感嗜血杆菌	Ⅰ	+	+	+
	Ⅱ	+	+	−
	Ⅲ	−	+	−
	Ⅳ	−	+	+
	Ⅴ	+	−	+
	Ⅵ	−	−	+
	Ⅶ	+	−	−
	Ⅷ	−	−	−
副流感嗜血杆菌	Ⅰ	−	−	+
	Ⅱ	−	+	+
	Ⅲ	−	+	−
	Ⅳ	+	+	+
	Ⅴ	−	−	−
	Ⅵ	+	−	−
	Ⅶ	+	+	−
	Ⅷ	+	−	−

三、临床意义

嗜血杆菌常寄居于人咽喉及口腔黏膜,少见于消化道和生殖道,可引起上呼吸道感染、泌尿生殖道感染、脑膜炎、中耳炎、心内膜炎、菌血症等。流感嗜血杆菌引起的感染有原发性和继发性两种,原发性感染主要是外源性感染,多为有荚膜菌株引起,其中以 b 型株毒力最强,多见于儿童。继发性感染主要为内源性感染,多为无荚膜菌株所致,常继发于流感、麻疹、结核、百日咳等疾病,易感对象除了儿童外,还有免疫力低下的老年人。副流感嗜血杆菌主要引起咽炎及心内膜炎,具有传染性。埃及嗜血杆菌主要引起化脓性结膜炎。杜克雷嗜血杆菌引起性传播疾病软下疳。寄居于口腔的嗜沫嗜血杆菌、副嗜沫嗜血杆菌、迟缓嗜血杆菌所致感染多数与牙科治疗有关,可引起暂时的菌血症、亚急性心内膜炎、脑脓肿、骨髓炎等。

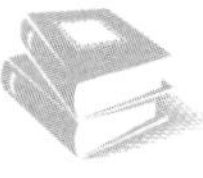

NOTE

四、微生物学检验

1. 检验程序 见图 15-1。

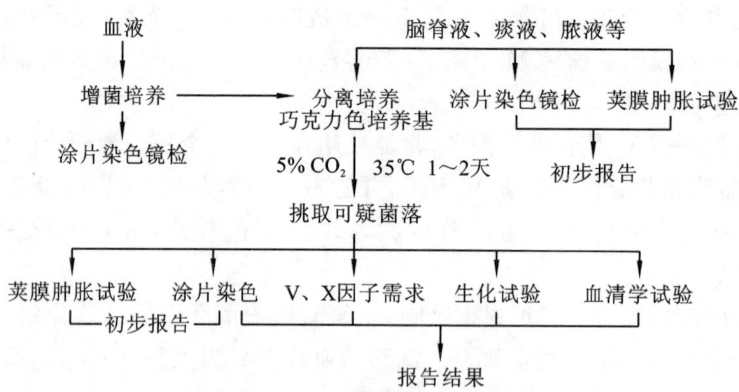

图 15-1 嗜血杆菌的检验程序

2. 标本采集 采集脑脊液、血液、脓液、痰液、咽拭子等标本进行检查，因苛养菌不易存活，标本宜保持湿润，及时送检。

3. 直接镜检 脓液、痰液、咽拭子标本可直接涂片，脑脊液离心后取沉淀物涂片，革兰染色、显微镜检查，可见革兰阴性短小杆菌。如果脑脊液中发现可疑菌，可用流感嗜血杆菌荚膜多糖多价抗体进行荚膜肿胀试验以快速鉴定。

4. 分离培养 将标本接种于血琼脂平板和巧克力色培养基上，置于 5%～10% CO_2 环境，35 ℃培养 24～48 h 后观察菌落，混有杂菌的临床标本（痰液、咽拭子、耳部脓液等）可接种于含万古霉素、杆菌肽、氯林可霉素的巧克力色琼脂，以抑制革兰阳性菌，提高检出率。

5. 鉴定 根据细菌生长对 V 因子和 X 因子的需要、菌落特征、细菌形态染色可进行属的鉴定，然后根据卫星现象、溶血现象以及生化试验等可以鉴定到种，嗜血杆菌属种间鉴别见表 15-2。流感嗜血杆菌和副流感嗜血杆菌通过脲酶、鸟氨酸脱羧酶、吲哚试验等进一步确定其生物型。流感嗜血杆菌可利用血清凝集试验确定其有无荚膜以及血清型别。

表 15-2 嗜血杆菌属种的鉴别

菌种	培养特性			生化反应特性							
	CO_2促进生长	需要X因子	需要V因子	β溶血	葡萄糖	乳糖	木糖	甘露糖	蔗糖	触酶	脲酶
流感嗜血杆菌	+	+	+	−	+	−	+	−	−	+	V
埃及嗜血杆菌	−	+	+	−	+	−	−	−	−	+	+
溶血嗜血杆菌	+	+	+	+	+	−	V	−	−	+	+
杜克雷嗜血杆菌	+	+	−	−	V	−	−	−	−	−	−
副流感嗜血杆菌	V	−	+	−	+	−	−	+	+	V	V
副溶血嗜血杆菌	−	−	+	+	+	−	−	−	+	+	+
皮特曼嗜血杆菌	−	−	+	+	+	−	−	+	+	W	ND
副溶血嗜沫嗜血杆菌	+	−	+	+	+	−	−	−	+	+	+

注：+表示 90%以上阳性；−表示 90%以上阴性；V 表示不确定；W 表示弱发酵反应；ND 表示无数据。

6. 药敏试验 流感嗜血杆菌和副流感嗜血杆菌利用 K-B 法进行药敏试验时，必须使用嗜血杆菌专用药敏培养基 HTM，药敏试验的药物种类选择见表 15-3。杜克雷嗜血杆菌因营养要求复杂，且在菌悬液中自凝而无法达到标准化要求，所以，药敏试验方法不能采用 K-B 法。

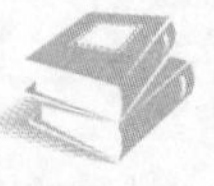
NOTE

表 15-3　嗜血杆菌药敏试验的药物种类选择

药物分组	抗菌药物名称
A组	氨苄西林
B组	氨苄西林/舒巴坦、头孢他啶、头孢噻肟、头孢曲松、美罗培南、环丙沙星、左氧氟沙星、莫西沙星

如果检测出流感嗜血杆菌β-内酰胺酶阳性，则提示细菌对青霉素、氨苄西林、阿莫西林耐药。如果细菌β-内酰胺酶阴性，而对氨苄西林耐药，则提示细菌对阿莫西林/克拉维酸、氨苄西林/舒巴坦、头孢克洛、头孢他啶、头孢尼西、头孢丙烯、头孢呋辛和氯碳头孢均耐药。对血液及脑脊液流感嗜血杆菌分离株，常规必须报告氨苄西林、一种三代头孢菌素和氯霉素的药敏结果。

第二节　鲍特菌属

一、分类

鲍特菌属（*Bordetella*）属于产碱杆菌科，包括 20 多个种，其中百日咳鲍特菌（*B. pertussis*）、副百日咳鲍特菌（*B. parapertussis*）和支气管败血鲍特菌（*B. branchiseptica*）与人类感染相关，临床上最多见的是百日咳鲍特菌，俗称百日咳杆菌。

二、生物学特性

鲍特菌为革兰阴性小球杆菌，大小为(0.2～0.5) μm×(0.5～2.0) μm，支气管败血鲍特菌可成对或短链状排列，无芽胞、无鞭毛，有荚膜(副百日咳鲍特菌无荚膜)。专性需氧，最适生长温度为 35～37 ℃，最适 pH 值为 6.8～7.0。百日咳鲍特菌营养要求比较高，在生长中需要半胱氨酸和蛋氨酸等，常用含血液、马铃薯和甘油等的鲍-金（Bordet-Gengou，B-G）培养基，因为细菌在生长过程中会产生过多的脂肪酸而抑制其生长，所以，在培养基中添加活性炭以吸附多余的脂肪酸，添加木炭、去纤维马血的 CHB 培养基更适于鲍特菌的生长。35 ℃培养 3～5 天，百日咳鲍特菌呈细小、光滑、有光泽、水滴样的菌落。副百日咳鲍特菌在血琼脂平板上即可生长，1～3 天可形成细小、灰白色菌落，呈不明显的 β 溶血。支气管败血鲍特菌在血琼脂平板和麦康凯平板上均能生长，培养 24 h 即可看到细小灰白色菌落。

三、临床意义

百日咳鲍特菌是百日咳的病原菌，主要侵犯婴幼儿呼吸道，通过飞沫传播。细菌感染人体后通过菌毛黏附在气管和支气管纤毛上皮细胞上，迅速繁殖并产生多种外毒素，如百日咳毒素(pertussis toxin，PT)、丝状血细胞凝集素（filamentous hemagglutinin，FHA）、腺苷酸环化酶毒素（adenylate cyclase toxin，ACT）、气管细胞毒素(tracheal cytotoxin)等，引起局部炎症、细胞坏死，纤毛运动受抑制，黏稠的分泌物增多而不能排出，导致剧烈咳嗽。临床病程分为卡他期、痉挛期和恢复期三个时期，因病程较长(短则 1～2 周，长者可达 2 个月)，故称为百日咳。卡他期症状较轻，但传染性最强，细菌分离阳性率最高。患者病后可获得持久免疫力，很少再次感染。

副百日咳鲍特菌也可引起人类百日咳及急性呼吸道感染，但症状较轻。

支气管败血鲍特菌主要引起狗和猪的感染，极少从人体分离。

四、微生物学检验

1. 检验程序　见图 15-2。

NOTE

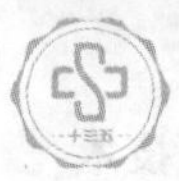

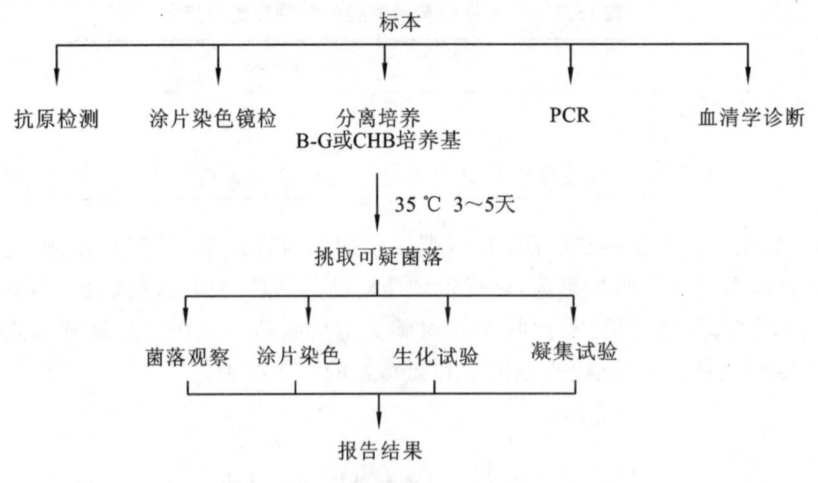

图 15-2　鲍特菌的检验程序

2. 标本采集　通常在发病早期（1 周内）采集鼻、咽拭子，做床边接种或立即送至实验室，采集时间越迟阳性率越低，对小儿也可用咳碟法采集标本。

3. 直接镜检　标本涂片、革兰染色镜检，查革兰阴性小杆菌，阳性率较低。

4. 分离培养　将标本同时接种于巧克力色平板和 B-G 平板或 CHB 平板，为提高检出率，培养基中可加入头孢氨苄抑制杂菌，置 35 ℃孵箱培养，3～4 天可看到菌落，如果培养 7 天 B-G 平板或 CHB 平板仍无生长现象可判断为阴性。

5. 鉴定　首先观察在血琼脂平板上是否有菌生长，以及 B-G 平板或 CHB 平板上菌落特征，结合细菌形态及染色特点、氧化酶试验进行初步鉴定。再根据硝酸盐还原试验、脲酶试验等进一步鉴定到种。鲍特菌属菌种的主要鉴别特征见表 15-4。百日咳鲍特菌在血琼脂平板上不生长，以此可与属内其他细菌相鉴别，另外，百日咳鲍特菌生化反应极不活泼，不发酵任何糖类。

表 15-4　鲍特菌种间主要鉴别特征

种	麦康凯平板生长	血琼脂平板生长	B-G 平板生长	氧化酶	动力	脲酶	枸橼酸盐利用	硝酸盐还原
百日咳鲍特菌	－	－	3～6 天	＋	－	－	－	－
副百日咳鲍特菌	－	2～3 天	1～3 天	－	－	＋	＋	－
支气管败血鲍特菌	＋	1～2 天	1～2 天	＋	＋	＋	＋	＋

6. 抗原检测　常采用直接荧光抗体(DFA)法。将标本涂片，用荧光标记的特异性抗体染色，然后用荧光显微镜检查，典型特征为外周呈蓝绿色荧光，中心为暗的球杆菌。镜下能看到 5 个典型形态者为阳性。检测时设阴性和阳性对照，标本中菌量大时，检出率较高，可用于百日咳的快速诊断。

7. 核酸检测　用 PCR 方法检测标本中特异的 DNA 片段，特异性和敏感性都较好，但目前缺乏统一的质量控制标准。

8. 血清学诊断　对疑似百日咳患者，可采用 ELISA 法检测其血清中的抗-FHA IgG 抗体和抗-PT IgA、IgG 抗体，其中抗-PT IgA 抗体只出现于感染患者中，接种疫苗对其没有影响，因此，对临床诊断更有价值。

9. 药敏试验　鲍特菌药敏试验目前尚无标准操作方法及标准参考。研究发现鲍特菌的耐药性并未增强，对百日咳患者的治疗临床上首选红霉素，其次是复方磺胺甲噁唑。治疗副百日咳鲍特菌首选复方磺胺甲噁唑。支气管败血鲍特菌对庆大霉素、阿米卡星、头孢他啶等敏感，对红霉素耐药。

NOTE

第三节 军团菌属

一、分类

1976 年在美国费城举行退伍军人集会期间，暴发了不明原因的流行病，以发热、咳嗽为主的呼吸道感染。与会者 149 人发病，34 人死亡，当时称为军团病，后从 4 例死亡者肺组织中分离出一种新的革兰阴性杆菌，1978 年美国 CDC 及 WHO 正式将其命名为军团杆菌。1984 年《伯杰系统细菌学手册》定为军团菌科、军团菌属(*Legionella*)。该菌属较为复杂，时有新种发现，现已命名的菌种分别来自人体和环境，共有 58 个种，其中至少有 20 种与人类疾病相关，常见的有嗜肺军团菌(*L. pneumophila*，Lp)、麦氏军团菌(*L. micdadei*)、长滩军团菌(*L. longbeachae*)、伯滋蔓军团菌(*L. bozemanii*)、菲氏军团菌(*L. Feeleii*)、杜莫夫军团菌(*L. dumoffii*)等，其中嗜肺军团菌与人类疾病关系最为密切。

二、生物学特性

军团菌属为革兰阴性杆菌，两端钝圆，大小为(0.3～0.9) μm×(2～20) μm，无芽胞、无荚膜，有端生鞭毛或侧鞭毛。

本属细菌专性需氧，同时生长环境中还需 2.5%～5%的 CO_2，最适 pH 值为 6.4～7.2，最适生长温度为 35 ℃，营养要求苛刻，在普通培养基、血琼脂平板和巧克力色平板上均不生长，生长过程中需要铁、钙、镁等多种微量元素，同时需要 L-半胱氨酸，最适宜培养基是缓冲活性炭酵母浸出液，加上铁、L-半胱氨酸和 α-酮戊二酸制成的 BCYEa(buffered charcoal-yeast extract agar)培养基。本菌在不含 L-半胱氨酸的 BCYE 和血琼脂平板上不生长。在适宜培养基上生长缓慢，3～5 天可形成圆形、凸起、有光泽的灰色菌落，用白金耳接种环可以推动整个菌落。培养 24 h 后用解剖显微镜检查可提早发现菌落。有的菌种生长缓慢，故培养 14 天后无菌落生长，才可报告阴性。

本属细菌具有 O、H 抗原，仅 O 抗原具有特异性，根据 O 抗原可将嗜肺军团菌分为 15 个血清型，其中血清型 1 和血清型 6 临床较常见。

三、临床意义

军团菌广泛存在于天然淡水和人工冷热水管道系统中，如自来水、热水沐浴器、中央空调、冷却水塔或寄生原生动物细胞内。生存能力较强，在适宜的环境中可长期存活，在 70 ℃的热水中能够存活，自来水中可存活 1 年左右，蒸馏水中可存活 100 天以上。对紫外线、干燥和常用的化学消毒剂敏感，但对酸和氯有一定抵抗能力，在 pH 2 的盐酸中可存活 30 min，利用这一点处理标本可去除杂菌。

军团菌能以气溶胶方式在空气中传播，易感人群可通过吸入而致病，目前尚未证明人和动物是否为传染源。嗜肺军团菌侵入并在肺泡部上皮细胞和巨噬细胞内大量繁殖，产生多种酶类、毒素和溶血素，导致宿主细胞死亡。军团菌引起的疾病统称为军团菌病，其中 85%病例是嗜肺军团菌引起的，临床上主要有肺炎型和流感样型，肺炎型以肺炎症状为主，伴有多器官损害，临床症状较重，致死率高。流感样型病情较轻，患者仅表现为发热、乏力、头痛和肌肉疼痛等类似流感症状，并无肺部炎症，发病率高，但很少出现死亡。

四、微生物学检验

1. 检验程序 军团菌检验程序见图 15-3。

2. 标本采集 采集标本时注意避免气溶胶的形成，最好使用无菌防漏容器收集后快速送到实验室。临床标本主要包括：痰液、用支气管镜收集的材料、经气管吸出物、胸腔积液、血液以及肺活检材料、尸体标本及实验动物的肝、脾等标本。

NOTE

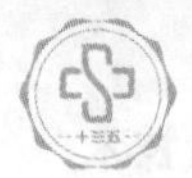

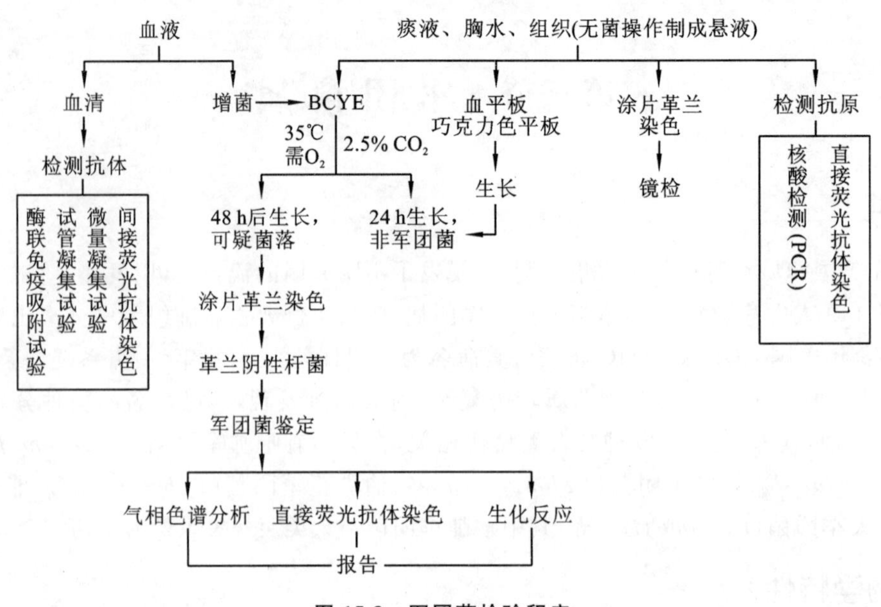

图 15-3 军团菌检验程序

3. 直接镜检 组织标本必须制成悬液后再进行涂片。其他标本直接涂片、革兰染色，但鉴定意义很小。

4. 分离培养 无菌部位的标本如胸水经离心沉淀、血液增菌后可接种于 BCYE 培养基，混有正常菌群或杂菌的标本，应接种于含头孢噻吩、多黏菌素、万古霉素、放线菌酮的 BCYEa 培养基，培养 3～5 天观察菌落。如果疑为嗜肺军团菌感染，可在标本中加入 0.01%的溴甲酚紫和 0.01%的溴酚蓝，标本如在血琼脂平板、巧克力色平板上生长或在 BCYEa 平板上 24 h 生长，则不是军团菌。

5. 鉴定 当有可疑菌落出现时，结合形态染色，将培养物移种于 BCYEa 琼脂和不含 L-半胱氨酸 BCYE 培养基(BCYE-Cys)，经培养后，若该培养物只在 BCYEa 培养基上生长，则可初步推断为军团菌属。将 BCYEa 培养基上生长的菌落用紫外线 365 nm 灯光照射，观察其是否产生荧光以及荧光的颜色，然后根据生化反应进行种间鉴别，主要军团菌的鉴别特征见表 15-5。

表 15-5 军团菌属主要菌种的鉴定特征

	嗜肺军团菌	麦氏军团菌	伯滋蔓军团菌	杜莫夫军团菌	菲氏军团菌
血清型	15	1	2	1	2
自身荧光	—	—	蓝-白荧光	蓝-白荧光	—
动力	+	+	+	+	+
液化明胶	+	+/—	+	+	—
氧化酶	+/—	+	+/—	—	—
水解马尿酸	+	—	—	—	+/—
β-内酰胺酶	+	—	+/—	+	—
硝酸盐还原	—	—	—	—	—
尿素	—	—	—	—	—

注：+表示 90%以上阳性；—表示 90%以上阴性；+/—表示不确定。

嗜肺军团菌作为军团菌中重要检测对象，除进行生化鉴定外，亦可做血清型鉴定。目前军团菌的血清有 Lp1 单价、Lp2-15 多价和 Lp species 三种，根据凝集结果进行判定，具体见表 15-6。

表 15-6 嗜肺军团菌血清学鉴定

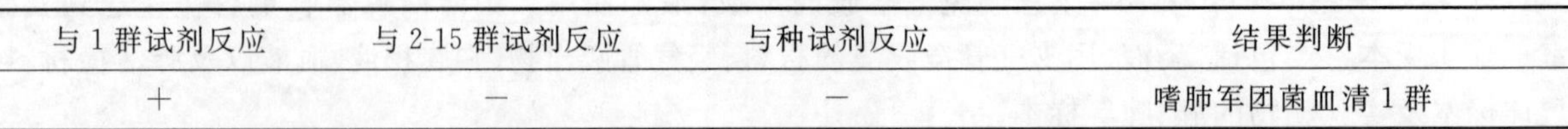

与 1 群试剂反应	与 2-15 群试剂反应	与种试剂反应	结果判断
+	—	—	嗜肺军团菌血清 1 群

NOTE

续表

与1群试剂反应	与2-15群试剂反应	与种试剂反应	结果判断
−	+	−	嗜肺军团菌血清2-15群
−	−	+	存在军团菌(或非嗜肺军团菌)
−	−	−	不存在军团菌

微生物分离培养鉴定的敏感性为50%～80%,但特异性为100%,且能检出所有的种,是军团菌检测的金标准。

6. 血清学诊断 检测患者血清中抗军团菌IgM及IgG抗体是检测军团菌感染的临床常用手段,采用的方法有间接免疫荧光抗体试验(IFA)、微量凝集试验(MAT)、试管凝集试验(TAT)、酶联免疫吸附试验(ELISA)等。

7. 抗原检测

(1) 尿抗原的检测:大多数军团病患者的尿液中可排出一种具有热稳定性和抗胰蛋白酶活性的抗原,其浓度远远高于血清中的浓度。尿抗原主要检测嗜肺军团菌血清1型感染的标本,无法检查嗜肺军团菌其他血清型和非嗜肺军团菌种引起的感染。常用方法为ELISA,灵敏度虽不高(77%),但特异性高达100%。最近,实验室用免疫层析法检测尿液中嗜肺军团菌1型抗原,可在15 min内得出结果,其敏感性和特异性均达95%。

(2) 直接荧光抗体法(DFA):该检测法能快速发现各种被检病理标本或呼吸道分泌物中是否存在军团菌,特异性非常高,在流行环境中很适用。目前主要用于检测嗜肺军团菌血清型,对非嗜肺军团菌菌株的检测较少应用。该法特异性较高,但敏感性低,适合菌量多的标本。

8. 核酸检测 1989年,Starnbach首先采用PCR技术成功检测到水中军团菌DNA,之后,此技术得到快速发展,既用于军团菌菌株的复核鉴定和嗜肺军团菌种的鉴定,也用于某些菌落形态难以与其他细菌区分或半胱氨酸生长依赖性试验结果不明显的疑似军团菌的鉴定,具有高度的敏感性和特异性。常用的方法有常规PCR、套式PCR、半套式PCR、多重PCR、PCR-ELISA法、PCR-探针法等。

9. 药敏试验 军团菌体外药敏试验尚无统一标准,且与临床治疗反应不一致,因此,并不主张对分离的军团菌进行体外药敏试验。目前临床治疗用药主要是大环内酯类、利福平、喹诺酮类,其次是四环素类。青霉素、头孢菌素、氨基糖苷类抗生素治疗本菌无效。

第四节 布鲁菌属

一、分类

布鲁菌属(*Brucella*)为人畜共患传染病的病原菌,最早由英国医师David Bruce首先分离出来而得名。本属只有一个菌种,但包括10个生物变种,如羊布鲁菌(*B. melitensis*)、牛布鲁菌(*B. abortus*)、猪布鲁菌(*B. suis*)、绵羊布鲁菌(*B. ovis*)、犬布鲁菌(*B. canis*)和鼠布鲁氏菌(*B. meotomae*)等。我国流行的主要是羊布鲁菌、牛布鲁菌和猪布鲁菌,尤以羊布鲁菌最常见。

二、生物学特性

布鲁菌属细菌是一类革兰染色阴性短小杆菌,两端钝圆,无鞭毛、无芽胞,光滑型菌株有微荚膜。革兰染色着色不佳,镜下呈细沙状,应延长着色时间至3 min。

本菌为需氧菌,但在初次分离培养时需5%～10%的CO_2环境,营养要求较高,培养基中应加硫胺、烟酸和生物素等以促进其生长,实验室常用肝浸液培养基或改良厚氏培养基培养。最适生长温度为35～37 ℃,最适pH值为6.7。本菌生长缓慢,初次分离更加迟缓,强毒株比弱毒株生长慢。在血琼脂

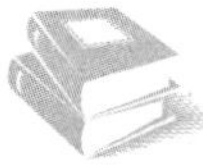
NOTE

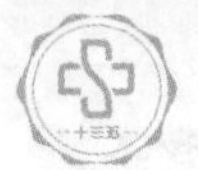

平板上培养 2～3 天，出现微小针尖状、无色、透明、光滑型、不溶血菌落，经人工传代后可转变为粗糙型菌落。

多数能分解尿素和产生 H_2S，根据产生 H_2S 的多少以及在含复红、硫堇碱性染料培养基中的生长情况，可鉴别三种布鲁菌。

布鲁菌有 A、M 和 G 三种抗原成分，G 为共同抗原，牛布鲁菌以 A 抗原为主，A∶M 为 20∶1；羊布鲁菌以 M 为主，M∶A 为 20∶1；猪布鲁菌 A∶M 为 2∶1。用 A 与 M 因子血清进行凝集试验可以鉴别。

三、临床意义

布鲁菌感染家畜可引起母畜流产，病畜还可表现为睾丸炎、附睾炎、乳腺炎、子宫炎等。病畜的分泌物、排泄物、流产物及乳类均含有大量病菌，在上述物质中布鲁菌能生存 4 个月左右，可经皮肤、黏膜、眼结膜、消化道、呼吸道等不同途径感染人体。侵袭酶（透明质酸酶、过氧化氢酶等）有利于细菌通过完整皮肤、黏膜而进入宿主体内。布鲁菌为胞内寄生菌，侵入机体后，虽然可被吞噬细胞吞噬，因其荚膜能抵抗吞噬细胞的裂解，随吞噬细胞沿淋巴管到达局部淋巴结生长繁殖，达一定数量后侵入血流引起菌血症。在内毒素作用下，患者发热，随后细菌进入肝、脾、骨髓、淋巴结等网状内皮系统而形成新的感染灶，血液中的布鲁菌逐渐消失，体温也逐渐恢复正常。细菌在新感染灶内繁殖到一定数量时，再次进入血液，又出现菌血症而致体温升高。如此反复形成菌血症，使患者的热型呈波浪式，临床上称为波浪热。波浪热不仅累及肝、脾、骨髓、淋巴结，还累及骨、关节、血管、神经、内分泌及生殖系统，患者伴有多汗、游走性关节痛、神经痛、肝脾及淋巴结肿大、男性睾丸炎、女性流产等临床症状。易转为慢性，可反复发作。

患病与职业有密切关系，兽医、畜牧者、屠宰工人、皮毛工等感染率明显高于一般人群。我国多见于内蒙古、东北、西北等牧区。

四、微生物学检验

1. 检验程序 见图 15-4。

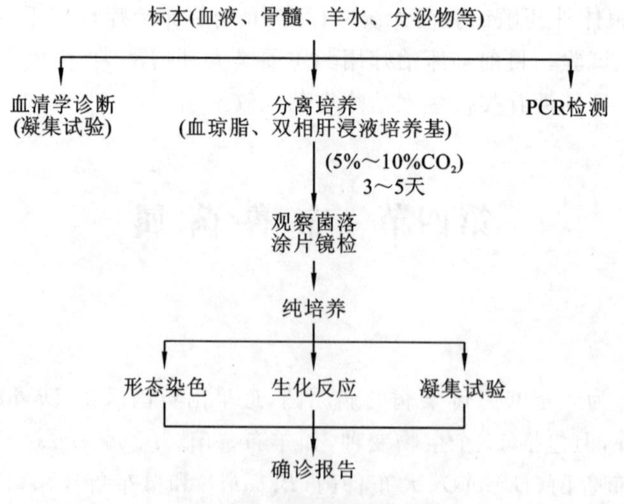

图 15-4 布鲁菌检验程序

2. 标本采集 疑似感染布鲁菌，可采集患者血液、骨髓、乳汁、子宫分泌物、脓性分泌物、关节液等标本，骨髓培养的阳性率较高。

3. 直接镜检 标本直接涂片、革兰染色查布鲁菌，因标本中细菌数量较少，所以，检查的意义不是很大。为了避免交叉感染，染色前涂片要用 100%甲醛固定 5 min，烘干后再进行革兰染色。

4. 分离培养 将标本接种于血琼脂平板或双相肝浸液培养基，置 35 ℃、5%～10% CO_2 环境中培养，多在 4～7 天形成菌落，若培养 30 天仍无菌生长时可报告为阴性。

5. 鉴定 首先根据菌体形态染色、菌落、特殊营养需求、生长缓慢、触酶试验等进行初步鉴定，然后

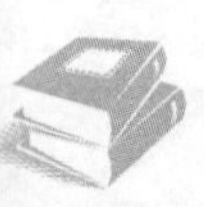

NOTE

依据对 CO_2 的需求、H_2S 产生、染料耐受性等生化反应鉴定到种。临床常见布鲁菌鉴定特征见表 15-7。

表 15-7　临床常见布鲁菌鉴定特征

	羊布鲁菌	牛布鲁菌	猪布鲁菌
CO_2 需要	−	+	−
触酶	+	+	+
氧化酶	+	+	+
葡萄糖	+	+	+
精氨酸双水解酶	−	−	+
硝酸盐还原	+	+	+
脲酶	+(5 min 以内)	+(5 min 以上)	+(5 min 以内)
H_2S 产生	−	+	−
硫堇耐受(40 μg)	+	+	−
复红耐受(20 μg)	+	−	+

6. 抗原检测　目前已有多种 ELISA 试剂盒应用于实验室，多采用固相夹心法或间接法，检测标本中相应的抗原。

7. 血清学诊断　患者感染 1 周后，血清中出现 IgM 抗体，可用凝集试验检测，以牛布鲁菌作为抗原(浓度为 1×10^9 CFU/mL)，凝集效价达到 1∶200 时有诊断意义。感染 2～3 周后患者血清中出现 IgG 抗体，可用补体结合试验检测，效价达到 1∶10 时为阳性，或血清效价有 4 倍升高时有诊断意义。IgG 抗体保持时间长，在整个感染活动期持续存在，对诊断慢性布鲁菌病意义较大。疾病治愈后，IgG 抗体迅速下降，常于一年内消失。疾病复发时，IgM 和 IgG 抗体均增高。ELISA 敏感性高于凝集试验，而且可检测 IgM 型及 IgG 型抗体，但目前 ELISA 还没有商品化和标准化。

8. 药敏试验　不推荐布鲁菌做体外药敏试验，很多药物包括 β 内酰胺类和喹诺酮类体外的高抗菌活性与临床疗效不一致。由于布鲁菌为细胞内寄生菌，所用药物应有较强的细胞壁穿透力，因此，布鲁菌的治疗需要长期联合应用抗生素，如多西环素联合利福平治疗等，单一用药容易复发。

布鲁菌对人有极强的致病性，会引起实验室获得性感染，所有标本的处理应在二级以上的生物安全柜内进行。

第五节　巴斯德菌属

一、分类

巴斯德菌属(*Pasteurella*)归于巴斯德菌科。本菌属有 10 余种细菌与人类疾病相关，包括多杀巴斯德菌(*P. multocida*)、咬伤巴斯德菌(*P. dagmatis*)、口腔巴斯德菌(*P. stomatis*)、产气巴斯德菌(*P. aerogenes*)、侵肺巴斯德菌(*P. pneumotropica*)等，其中以多杀巴斯德菌在临床上最为重要和常见。

二、生物学特性

巴斯德菌属为革兰阴性球杆菌，菌体大小为 (0.3～1.0) μm×(1.0～2.0) μm，常呈两极浓染，多为单个存在，有时成对或短链状排列，无鞭毛，无芽胞，部分菌株有荚膜。

本菌属为需氧或兼性厌氧菌，最适生长温度为 35 ℃，最适 pH 值为 6.7，营养要求较高，在血琼脂平板上 24 h 后可形成光滑、湿润、边缘整齐、灰白色、不溶血的细小菌落，多杀巴斯德菌强毒株会发出荧光，而无毒株则形成 R 型菌落。麦康凯平板上通常不生长。

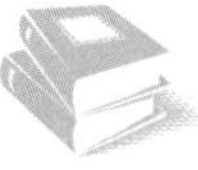
NOTE

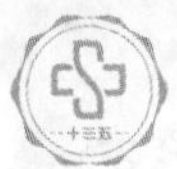

三、临床意义

巴斯德菌属常寄生于很多家畜、野生动物的呼吸道和口腔，主要为动物病原菌，人可通过直接和间接接触而感染，为人畜共患病病原菌。多杀巴斯德菌感染分为三类：① 动物（主要为猫、狗）咬伤后局部感染最常见，多在受伤 24 h 内局部出现红肿、发热、疼痛，可并发脓肿和腱鞘炎；② 呼吸道感染，较罕见，这类患者多有慢性呼吸道疾病（如慢性阻塞性肺疾病、支气管扩张等），细菌进入呼吸道的方式包括吸入被污染的气溶胶或人口腔与猫、狗口腔分泌物的直接接触而感染。临床表现为气管支气管炎、肺炎、肺脓肿和脓胸，与其他细菌所致的呼吸道感染无明显区别；③ 与动物接触无关的系统性感染，如菌血症、脑膜炎、脑脓肿。近年由于人们饲养宠物的增多，与动物接触机会的增加，被巴斯德菌感染的可能性也增加，应引起临床医生的重视。

四、微生物学检验

1. 检验程序 见图 15-5。

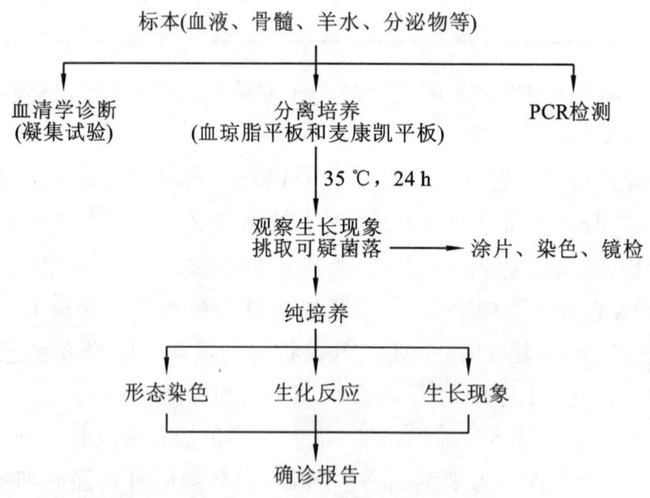

图 15-5 巴斯德菌检验程序

2. 标本采集 从被咬伤部位采集标本，或根据临床表现采集痰液、胸腔积液、血液、骨髓等标本。

3. 直接镜检 标本直接涂片做革兰染色检查。

4. 分离培养 将标本接种于血琼脂平板和麦康凯平板上，置 35 ℃培养箱中孵育 24 h，观察菌落，并进行涂片、染色检查。

5. 鉴定 本属细菌主要特征为在血琼脂平板上生长而在麦康凯平板上不生长、革兰阴性球杆菌、氧化酶试验阳性、触酶试验阳性、无动力、发酵葡萄糖，据此可鉴定到属，然后进一步依据生化反应鉴定到种，具体见表 15-8。

表 15-8 巴斯德菌属常见菌种的鉴别

特征	多杀巴斯德菌	侵肺巴斯德菌	咬伤巴斯德菌	口腔巴斯德菌	产气巴斯德菌
麦康凯平板上生长	−	V	−	−	+
触酶	+	+	+	+	+
氧化酶	+	+	+	+	+
吲哚	+	+	−	+	−
脲酶	−	+	+	−	+
鸟氨酸脱羧酶	+	+	−	−	V
葡萄糖产气	−	−	V	−	+

NOTE

续表

特征	多杀巴斯德菌	侵肺巴斯德菌	咬伤巴斯德菌	口腔巴斯德菌	产气巴斯德菌
乳糖	−	−	−	−	V
蔗糖	+	+	+	+	+
木糖	V	+	−	−	V
麦芽糖	−	+	+	−	+
甘露醇	+	−	−	−	−

注：+表示90%以上阳性；−表示90%以上阴性；V表示11%～89%阳性。

6. 药物敏感试验 从临床分离菌株对绝大多数抗生素敏感，多数菌株对青霉素和头孢曲松敏感。对于局灶性感染，治疗首选米诺环素；对于系统性感染，首选氟喹诺酮类药物。

第六节 弗朗西斯菌属

一、分类

弗朗西斯菌属(*Francisella*)归于弗朗西斯菌科，包括土拉热弗朗西斯菌(*F. tularensis*)、新凶手弗朗西斯菌(*F. novicida*)、蜃楼弗朗西斯菌(*F. philomiragia*)、广州弗朗西斯菌(*F. guangzhouensis*)等10个种和亚种，代表菌种为土拉热弗朗西斯菌，为纪念美国公共卫生学家Fdward Francis首次培养此菌而得名。土拉热弗朗西斯菌分为3个亚种：土拉热亚种、全北区亚种和中亚亚种。

二、生物学特性

弗朗西斯菌为小杆菌，大小为0.2 μm×(0.2～0.7) μm，培养24 h呈多形态，表现为豆形、球形、杆状和丝状形态，革兰染色阴性，常呈两端浓染。无鞭毛、无芽胞，强毒株有荚膜。

本菌专性需氧，最适生长温度为35 ℃，在普通培养基上不生长，生长必需半胱氨酸或胱氨酸，常用培养基为血清-卵黄培养基或血清-葡萄糖-半胱氨酸培养基，培养2～4天后在卵黄培养基上形成光滑、有光泽、与培养基同色的菌落。在胱氨酸血琼脂上，有毒株形成灰色光滑的菌落，菌落周围有绿环；无毒株则形成M型、青绿色菌落。该菌与布鲁菌、鼠疫耶尔森菌有共同抗原，可产生血清学交叉反应。

三、临床意义

土拉热弗朗西斯菌是土拉热(tularemia)的病原菌，土拉热是一种严重的人兽共患病。土拉热弗朗西斯菌主要为某些啮齿类、野兔、鸟类等野生动物的病原菌，尤以野兔最常见，人类对该菌高度易感，可因接触病兽或通过吸血节肢动物(蜱、螨、虱、鹿蝇等)、昆虫叮咬而感染，也可通过污染食物、水或尘埃等多途径感染，该菌侵袭力强，能穿透完整的皮肤和黏膜。人感染后潜伏期为3～5天，常突然发作，表现为发热、寒战、头痛、关节痛、休克等全身中毒症状，严重者可死亡。根据不同的症状又分为多种临床类型，如溃疡腺型(局部皮肤溃疡伴随局部淋巴结炎)、胃肠炎型、肺炎型、伤寒样型、脑膜炎型等。

本菌虽不产芽胞，但在土壤、淤泥、水及动物尸体中可存活数月之久。在干草中可活6个月。土拉热可在啮齿类等野生动物中因带菌节肢动物的叮咬而自然流行，人与人之间一般不能相互传染，患者不是传染源。

土拉热弗朗西斯菌具有高传染性，感染剂量低、致病性强等。注射10 CFU土拉热弗朗西斯菌、与皮肤接触或摄入10^2～10^8 CFU该菌都能导致土拉热感染。因此，该菌被列为与鼠疫、炭疽等同列的A类恐怖源，已引起全世界的高度重视。

NOTE

四、微生物学检验

1. 检验程序 见图 15-6。

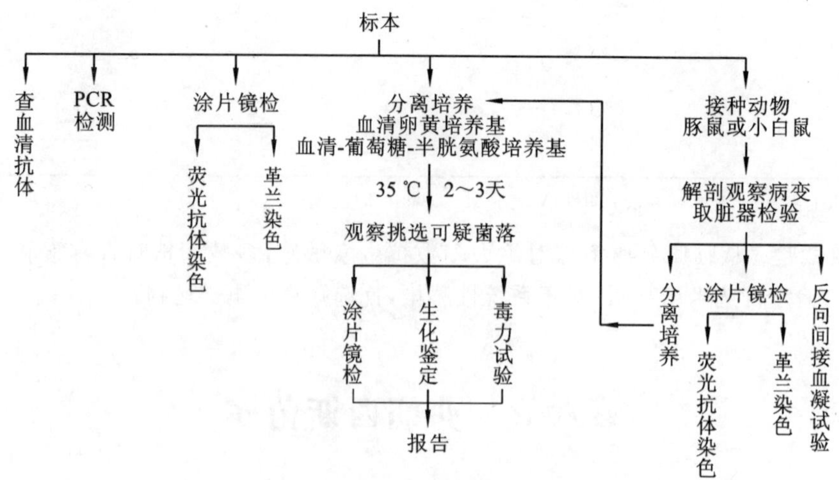

图 15-6 土拉热弗朗西斯菌的检验程序

2. 标本采集 采集患者血液、淋巴结穿刺液、痰液、组织穿刺液等标本。

3. 直接镜检 因为本菌细胞壁薄而致密，标本涂片未经处理革兰染色不易着色。通常先将标本涂片用3%盐酸酒精固定，再用苯酚甲紫或姬姆萨染色(易着色)。染色后观察菌体形态。

4. 分离培养 将标本接种在血清-卵黄培养基或血清-葡萄糖-半胱氨酸培养基上，35 ℃培养 2～3 天，观察菌落特征。或将标本接种于敏感动物如小鼠，小鼠应在 4～7 天死亡，病理解剖若发现肝、脾中有肉芽肿病变可初步诊断为土拉热弗朗西斯菌，然后再进一步分离鉴定。

5. 鉴定 该菌为革兰阴性小杆菌，属内种之间的鉴别见表 15-9。

表 15-9 弗朗西斯菌种之间鉴别

菌	半胱氨酸或胱氨酸	毒力	氧化酶	葡萄糖	麦芽糖	蔗糖	丙三醇
土拉热弗朗西斯菌土拉热亚种	+	强	−	+	+	−	+
土拉热弗朗西斯菌全北区亚种	+	中	−	+	+	−	−
土拉热弗朗西斯菌中亚亚种	+	弱	−	−	−	+	+
新凶手弗朗西斯菌	−	弱	−	+	V	+	+
蜃楼弗朗西斯菌	−	弱	+	+	+	V	−

注：+表示 90%以上阳性；−表示 90%以上阴性；V 表示 11%～89%阳性。

6. 抗体检测 常用脂多糖(LPS)作为抗原检测患者血清中相应抗体，其中以微凝集试验简单、快速、应用最广，可用于土拉热弗朗西斯菌的早期诊断。患者发病一周后即可出现血凝抗体，一个月抗体达高峰，并可持续存在 10 年以上。将患者血清与土拉热弗朗西斯菌抗原致敏的红细胞做间接血凝试验，测定血清抗体效价，单份血清效价＞1∶160、结合病史体征可初步诊断。恢复期和急性期(至少间隔 14 天)双份血清呈 4 倍增长即可确诊。

7. 抗原检测 直接荧光抗体检测或免疫组化染色可用于临床标本或感染组织标本检测，由于敏感性较低或操作复杂，临床应用不是很广。

8. 其他检验方法 PCR、核酸杂交、质谱分析、抗体芯片、流式细胞分析等，只有 PCR 是比较方便和快速的检测方法，虽然灵敏度不够高，但适合临床实验室开展。

9. 药物敏感试验 临床实验室对土拉热弗朗西斯菌不进行常规药敏试验。本菌对氨基糖苷类抗菌药物敏感，对四环素也较敏感，对青霉素耐药。

NOTE

本菌属于强传染性菌种，细菌分离鉴定应在 BSL-3 级实验室内进行，防止交叉感染，工作人员应经过专业培训并接受预防接种。

本章小结

本章细菌均为革兰阴性杆菌，由于对营养要求苛刻，又称为苛养菌。其中以流感嗜血杆菌、百日咳鲍特菌、嗜肺军团菌和羊布鲁菌为代表菌种。流感嗜血杆菌的主要鉴定特征：菌体多态性，可见明显的长丝状；卫星试验阳性；在血琼脂平板上无溶血现象；触酶试验阳性；发酵木糖。百日咳鲍特菌通过分离培养鉴定，特异性达 100%，被认为是百日咳诊断的金标准，但由于该方法的实验周期太长、灵敏度低，不利于疑似患者的快速诊断；DFA 方法简便快捷，但结果判定有一定主观性，所测结果必须密切联系临床症状才能做出正确诊断；血清学检测方法快速、简单、准确，适合于基层医院开展，并可用于百日咳疫苗接种后效果观察及百日咳流行病学研究；PCR 方法是百日咳诊断技术中灵敏度和特异性最高的检测方法，但要严格规范操作，避免假阳性、阴性结果出现。

尽管军团菌分离培养鉴定的特异性为 100%，但敏感性低于 80%；PCR 或血清中抗军团菌 IgM 及 IgG 抗体的检测成为军团菌感染的常用检测手段；标本中抗原检测成为发展趋势。

布鲁菌、巴斯德菌和弗朗西斯菌均为人畜共患病病原菌，其感染发生与患病动物的接触有关，布鲁菌感染有明显的职业特征。由于布鲁菌、弗朗西斯菌侵袭力强，容易形成气溶胶，极易引起实验室感染，操作时要倍加小心，应在生物安全柜中进行。分离培养鉴定尽管特异性很强，但细菌生长缓慢，培养条件苛刻，分离率低，所以，血清学检查是最常用的方法。

思考题

患者，男，40 岁，农民。自述于 20 天前无明显诱因出现发热，最高达 40.3 ℃。查体：体温 39.3 ℃，右侧睾丸肿大，有触痛。实验室检查：白细胞 5.3×10^9/L，中性粒细胞 60%。血培养结果：发现革兰阴性短小杆菌，布鲁菌凝集试验结果：++++。追问病史，患者自述未从事牧业工作，在约发病前一周曾进食生乳。请问：引起本病最可能的病原菌是什么？还需做哪些微生物学检查以确定诊断？

（张玉妥）

NOTE

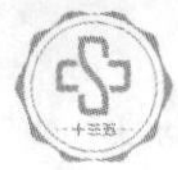

第十六章　需氧革兰阳性杆菌检验

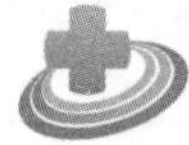

学习目标

1. 掌握　白喉棒状杆菌、炭疽芽胞杆菌和蜡样芽胞杆菌的主要生物学特性和微生物学检查。
2. 熟悉　产单核细胞李斯特菌、阴道加特纳菌的主要生物学特性和微生物学检查。
3. 了解　红斑丹毒丝菌的主要生物学特性和微生物学检查。

革兰阳性需氧杆菌种类繁多，本章主要介绍棒状杆菌属(*Corynebacterium*)中的白喉棒状杆菌，芽胞杆菌属(*Bacillus*)中的炭疽芽胞杆菌和蜡样芽胞杆菌，李斯特菌属(*Listeria*)中的产单核细胞李斯特菌，丹毒丝菌属(*Erysipelothrix*)中的红斑丹毒丝菌，加特纳菌属(*Gardnerella*)中的阴道加特纳菌等。这类细菌广泛存在于自然界的水和土壤中，多为人或动物体内的正常菌群，其中有些细菌对人体具有较高的致病性。

第一节　棒状杆菌属

一、分类

棒状杆菌属是一群菌体一端或两端膨大呈棒状的革兰阳性杆菌，主要包括白喉棒状杆菌(*C. diphtheriae*)、溃疡棒状杆菌(*C. ulcerans*)、假白喉棒状杆菌(*C. pseudodiphtheriticum*)、干燥棒状杆菌(*C. xerosis*)、化脓棒状杆菌(*C. pyogenes*)等。白喉棒状杆菌是引起人类白喉的重要致病菌，其他多数为条件致病菌，形态与白喉棒状杆菌相似，统称为类白喉棒状杆菌。

二、白喉棒状杆菌

(一) 生物学特性

1. 形态结构　革兰阳性细长、直或微弯的杆菌，一端或两端膨大呈棒状。细菌常呈 V 形、L 形、X 形、栅栏状或呈簇状排列。用亚甲蓝短时间染色菌体着色不均匀，出现有深染的颗粒。用 Neisser 或 Albert 等法染色，可见菌体内有与菌体着色不同的异染颗粒。异染颗粒是白喉棒状杆菌的重要特征之一，其主要成分是核糖核酸和多偏磷酸盐，在细菌形态学诊断上具有重要意义，有助于本菌的鉴定。

2. 培养特性　需氧或兼性厌氧，营养要求较高，在含血液、血清、鸡蛋的培养基上生长良好。在血琼脂平板上 35 ℃培养 24 h 后，形成直径 1～2 mm、灰白色、不透明的 S 型菌落，轻型有狭窄的 β 溶血环。在吕氏血清斜面或鸡蛋斜面上生长最快，10～12 h 即可形成灰白色、湿润、有光泽的 S 型菌苔或菌落，镜下观察菌体形态典型、异染颗粒明显，连续传代可保持其形态和产毒性不变。初次分离培养时使用亚碲酸钾血琼脂平板，亚碲酸钾可抑制对其敏感的细菌生长，白喉棒状杆菌可选择性生长。在生长过程中亚碲酸盐离子透过细胞膜进入细胞质，被还原成元素碲而沉淀，形成黑色菌落，是重要的鉴定依据。不同菌型还原能力不同，呈现黑色或灰黑色菌落，按菌落特点可将本菌分为重型、中间型、轻型三型。这三型的产毒株对人类均有不同程度的致病性，但与疾病的严重程度无关，可用于流行病学调查。在液体培养基中生长较好，但不同菌型其生长特点也不相同，区别见表 16-1。

NOTE

表 16-1　三型白喉棒状杆菌的区别

特性	轻型	中间型	重型
亚碲酸钾血琼脂平板上菌落形态	黑色，表面光滑，有光泽，边缘整齐，菌落较小	灰黑色，表面不光滑，边缘较整齐	灰黑色，表面有条纹，边缘不整齐，无光泽，菌落较大
菌落周围溶血环	有狭窄的β溶血环	不溶血	不溶血
液体培养	大多不形成菌膜，液体均匀混浊	形成菌膜，液体较清或微混	菌膜厚，逐渐下垂，液体清，不混浊
淀粉及糖原发酵	−	−	+

3. 生化反应　分解葡萄糖、麦芽糖，不分解蔗糖、甘露醇和木糖，硝酸盐还原试验阳性，触酶试验阳性，胆汁七叶苷、明胶液化、脲酶试验均阴性。重型白喉棒状杆菌能分解淀粉、糖原和糊精。

4. 抵抗力　白喉棒状杆菌对湿热较敏感，煮沸 1 min 或 60 ℃10 min 均可杀灭。对常用消毒剂敏感。对干燥、寒冷和日光抵抗力较其他无芽胞细菌强，在干燥的假膜中可生存 3 个月，在衣服、床单、玩具等物品上可存活数日至数周。

（二）临床意义

白喉棒状杆菌是引起急性呼吸道传染病白喉的病原菌。白喉棒状杆菌存在于患者及带菌者的鼻咽腔中，经飞沫或通过接触污染的物品而传播。细菌侵入上呼吸道后在鼻咽部黏膜定植，生长繁殖时产生具有强烈细胞毒作用的蛋白质白喉毒素，毒素一旦进入血液则引起毒血症。白喉棒状杆菌生长繁殖使局部毛细血管扩张、充血及炎性渗出，形成点状或片状的灰白色膜状物称为假膜。假膜是由纤维蛋白、坏死的上皮细胞、白细胞及细菌组成。假膜在咽部与黏膜下组织紧密粘连不易拭去，若假膜扩展至气管、支气管黏膜，则容易脱落而引起呼吸道阻塞，是白喉早期致死的主要原因。白喉棒状杆菌一般不侵入血液，但其产生的毒素可被吸收入血，通过血流与易感的组织结合，在临床上引起各种表现，如心肌炎、软腭麻痹、声嘶、肾上腺功能障碍等症状。心肌受损等成为白喉晚期致死的主要原因。此外，白喉棒状杆菌偶可侵害眼结膜、外耳道、阴道和皮肤创口等处，亦能形成假膜。

白喉棒状杆菌的致病性与其产生的外毒素有关，并非所有的菌株都能产生该毒素，只有白喉棒状杆菌携带有β-棒状杆菌噬菌体时才能产生白喉毒素，β-棒状杆菌噬菌体具有编码该毒素的基因，当噬菌体侵入白喉棒状杆菌时，在溶原阶段产毒基因可整合到白喉棒状杆菌染色体上，使白喉棒状杆菌产生白喉毒素。许多真核细胞，特别是心肌和神经细胞上都有白喉毒素的受体，是导致中毒性心肌炎和神经症状的原因。此外，还有其他因素，如白喉棒状杆菌的索状因子，也与其侵袭力有关。

（三）微生物学检验

白喉棒状杆菌的微生物学检验要求分离鉴定出白喉棒状杆菌，并要证明其具有毒力。

1. 检验程序　见图 16-1。

2. 标本采集　用无菌棉拭子从患者病变部位假膜的边缘采集分泌物，无假膜者采集鼻咽部或扁桃体上的分泌物。可疑带菌者应采集鼻咽拭子。如不能及时送检，标本应浸于无菌生理盐水或 15%甘油生理盐水中保存。

3. 直接显微镜检查　标本直接涂片做革兰染色或亚甲蓝、Albert 或 Neisser 染色后镜检。若找到有白喉棒状杆菌典型形态、排列，并有异染颗粒者，结合临床即可作出早期的推测性诊断。白喉的治疗是否及时与死亡率密切相关，故早期快速诊断至关重要。

4. 分离培养　标本接种于吕氏血清斜面、血琼脂平板及亚碲酸钾血琼脂平板，经 37 ℃、4～12 h 培养后，取吕氏血清斜面上生长的细菌做涂片、染色镜检，检出率比直接涂片要高，有助于快速诊断。延长培养至 18～24 h，则可长出灰白色小菌落。可在血琼脂平板及亚碲酸钾血琼脂平板上挑取可疑菌落进行鉴定。

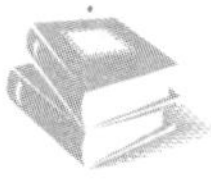
NOTE

5. 鉴定　根据菌落特征、形态染色特点及生化反应等进行鉴定，确定为白喉棒状杆菌后，再做毒力

分泌物、鼻咽拭子等

- 直接涂片染色镜检(革兰染色、异染颗粒染色) → 初级报告
- 吕氏血清斜面 → 涂片染色镜检(革兰染色、异染颗粒染色) → 初级报告
- 分离培养 → 血琼脂平板、亚碲酸钾血琼脂平板 → 菌落特征、涂片染色 → 生化反应、血清学鉴定、毒力试验 → 报告

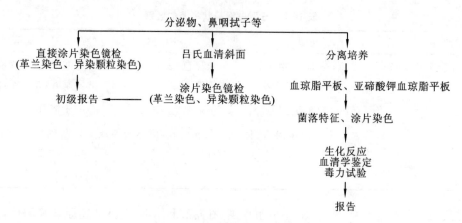

图 16-1　白喉棒状杆菌检验程序

试验以确定细菌是否产生毒素。

6. 毒力试验　可用双向琼脂扩散法做琼脂平板毒力试验(改良的 Elek 平板法)及 ELISA 法可检测白喉毒素,用 PCR 方法检测待检菌中的白喉毒素基因(*tox*)。也可用豚鼠做毒素中和试验。

三、其他棒状杆菌

棒状杆菌属除白喉棒状杆菌外,在人的鼻咽腔、咽喉部、外耳道、眼结膜、外阴和皮肤等处,也可存在一些与白喉棒状杆菌形态相似的细菌,统称类白喉棒状杆菌。这些细菌作为条件致病菌常引起医院内感染,如心内膜炎、菌血症、肺炎、骨髓炎、泌尿生殖道感染等。

1. 假白喉棒状杆菌　为寄居于人类鼻腔、咽喉部的正常菌群。在心瓣膜修复术后可引起心内膜炎,在肾移植患者可引起致死性的泌尿道感染。为革兰阳性棒状杆菌,菌体较小,无明显异染颗粒,营养要求不高,在普通培养基上即可生长。不发酵糖类,触酶、脲酶、硝酸盐还原均阳性。

2. 溃疡棒状杆菌　可引起渗出性咽炎或白喉样疾病,也可引起其他组织感染。菌体具有多形性,可呈球形或杆状,部分菌株可有异染颗粒。在亚碲酸钾血琼脂平板上可形成棕黑色菌落。

3. 干燥棒状杆菌　为寄居于人眼结膜、鼻咽部或皮肤的正常菌群,心瓣膜修复术后可引起心内膜炎,外伤后可引起深部组织感染,免疫功能低下患者可引起菌血症、肺炎及手术后伤口感染。菌体形态与白喉棒状杆菌相似,但无异染颗粒或不明显。在血琼脂平板上菌落为黄色或淡褐色,不溶血。能分解葡萄糖、麦芽糖、蔗糖,不水解淀粉、不液化明胶,不分解尿素,能还原硝酸盐。

第二节　炭疽芽胞杆菌

案例分析

患者,男,36 岁。因发热、皮肤破溃结黑痂入院。该患者曾在邻村购买 1 只病羊,剥皮食用一周后出现发热、乏力症状,左掌心皮肤红肿,出现小水疱,几日后破溃结黑痂。体格检查:体温 38.5 ℃,左掌心皮肤有黑痂,腋窝淋巴结肿大。实验室检查:外周血白细胞 8.2×10^9/L,中性粒细胞 0.76,单核细胞 0.24。从患者的皮肤病灶中取样本直接涂片革兰染色镜检,检出革兰阳性短链状排列的大杆菌,有明显荚膜,菌体中央有卵圆形芽胞。

思考题:

1. 患者可能患何种疾病?引起该病最可疑的病原菌是什么?
2. 该菌可经哪些途径传播?需要做哪些微生物学检查以确定诊断?

NOTE

一、分类

炭疽芽胞杆菌(*B. anthracis*)是芽胞杆菌属中致病力最强的革兰阳性杆菌。本菌属包括70多个菌种,其中常见的有炭疽芽胞杆菌、蜡样芽胞杆菌(*B. cereus*)、蕈状芽胞杆菌(*B. mycoides*)、巨大芽胞杆菌(*B. megaterium*)和苏云金芽胞杆菌(*B. thuringiensis*)等。

二、生物学特性

(一) 形态结构

炭疽芽胞杆菌是致病性细菌中最大的革兰阳性杆菌,大小为(1～3) μm×(5～10) μm,菌体两端平切。新鲜标本直接涂片时,常单个存在或呈短链,经培养后易形成长链,呈竹节状排列。细菌在有氧条件下可形成芽胞,芽胞为卵圆形、小于菌体、位于菌体中央。有毒菌株可有明显的荚膜,无鞭毛。

(二) 培养特性

需氧或兼性厌氧,营养要求不高,在普通琼脂培养基上形成灰白色、扁平、干燥而无光泽、不透明、边缘不整齐的R型菌落,低倍镜下观察可见菌落边缘呈卷发状。最适生长温度为30～35 ℃,在血琼脂平板上培养12～15 h菌落周围不出现明显溶血,24 h后有轻度溶血。在肉汤培养基中由于形成长链而呈絮状沉淀生长。在明胶培养基中35 ℃培养18～24 h,由于细菌沿穿刺线向四周扩散生长,使明胶表面液化成漏斗状。有毒菌株在含$NaHCO_3$的血清琼脂上、置10%CO_2环境中35 ℃培养24 ～ 48 h可产生荚膜,变为M型菌落,而无毒株为R型菌落。

(三) 生化反应

能分解葡萄糖、蔗糖、麦芽糖、蕈糖,产酸不产气,不发酵其他糖类。能还原硝酸盐,不产生吲哚和硫化氢,不利用枸橼酸盐,不分解尿素。水解淀粉和乳蛋白,在牛乳中生长2～4天牛乳凝固,然后缓慢胨化。触酶试验阳性、卵磷脂酶弱阳性。

(四) 抗原成分

炭疽芽胞杆菌的抗原包括细菌性抗原和炭疽毒素两部分。

1. 荚膜多肽抗原 由质粒pXO_2编码而成,与细菌毒力有关,具有抗吞噬作用,有助于细菌在人和动物体内定殖、繁殖和扩散。以抗荚膜多肽血清与细菌做荚膜肿胀试验,对鉴定炭疽芽胞杆菌有重要意义。

2. 菌体多糖抗原 与毒力无关。该抗原耐热、耐腐败,在患病动物腐败脏器或毛皮中,经长时间煮沸仍可与相应免疫血清发生沉淀反应,即Ascoli热沉淀反应。有利于炭疽芽胞杆菌的追溯性诊断和流行病学调查。此抗原特异性不强,能与其他需氧芽胞杆菌、14型肺炎链球菌的多糖抗原及人类A血型抗原发生交叉反应。

3. 芽胞抗原 芽胞的外膜、中层、皮质层共同组成芽胞特异性抗原。芽胞抗原具有免疫原性和血清学诊断价值。

4. 炭疽毒素 由毒素质粒pXO_1编码而成,系由保护性抗原(protective antigen,PA)、致死因子(lethal factor,LF)和水肿因子(edema factor,EF)三种蛋白质组成的外毒素复合物,炭疽毒素符合蛋白毒素的A、B结构模式,PA为结合亚单位(B),能与靶细胞受体结合;EF和LF为毒素效应亚单位(A)。三种成分单独存在皆无致病性,只有结合成复合物才能发挥其毒素作用,注射炭疽毒素给实验动物可出现炭疽病的典型中毒症状。

(五) 抵抗力

本菌芽胞的抵抗力很强,干热140 ℃ 3 h、高压蒸汽灭菌121.3 ℃ 15 min才能杀灭。在干燥土壤或动物皮毛中常温下可存活60年以上,牧场一旦被污染,其传染性可持续数十年之久。芽胞对化学消毒剂中的碘及氧化剂较敏感。

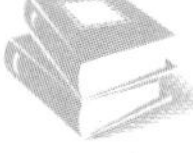
NOTE

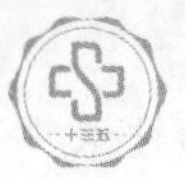

三、临床意义

炭疽芽胞杆菌是人类历史上最早被发现的病原菌，能够引起人畜共患传染病炭疽，目前炭疽在世界各地仍有散发流行。由于炭疽芽胞杆菌宿主广泛，传播方式多样，芽胞抵抗力强，致死率高，恐怖分子常利用该菌制造“生物恐怖”危害人类。2001 年 9 月发生在美国的“炭疽恐怖事件”引起了全球的广泛关注。2001 年以后，各国均采取了相应的紧急防范措施，我国也于 2005 年颁布了“全国炭疽监测方案”。

炭疽芽胞杆菌主要感染牛、羊等食草类动物，人可通过摄食或接触患炭疽病的动物及畜产品而感染，疾病的发生有明显地区性和职业性，常在牧区流行。在恐怖事件中，也有因吸入干燥菌粉或气溶胶而感染的报道。人一般不会作为传染源。人类感染后以皮肤炭疽多见，另外还可引起肠炭疽、肺炭疽等，三种炭疽均可并发败血症，甚至炭疽性脑膜炎。

荚膜和炭疽毒素是炭疽芽胞杆菌的主要致病物质，炭疽毒素中的 EF 能使毛细血管通透性增加引起水肿，LF 引起巨噬细胞释放 TNF-α、IL-1β 等细胞因子。炭疽毒素可引起肺部 DIC、纵隔肿胀、气道阻塞等，是造成患者死亡的主要原因。炭疽病后可获得持久免疫力，与产生特异性抗体和增强吞噬细胞的吞噬功能有关。

四、微生物学检验

（一）检验程序

炭疽芽胞杆菌的检验程序见图 16-2。

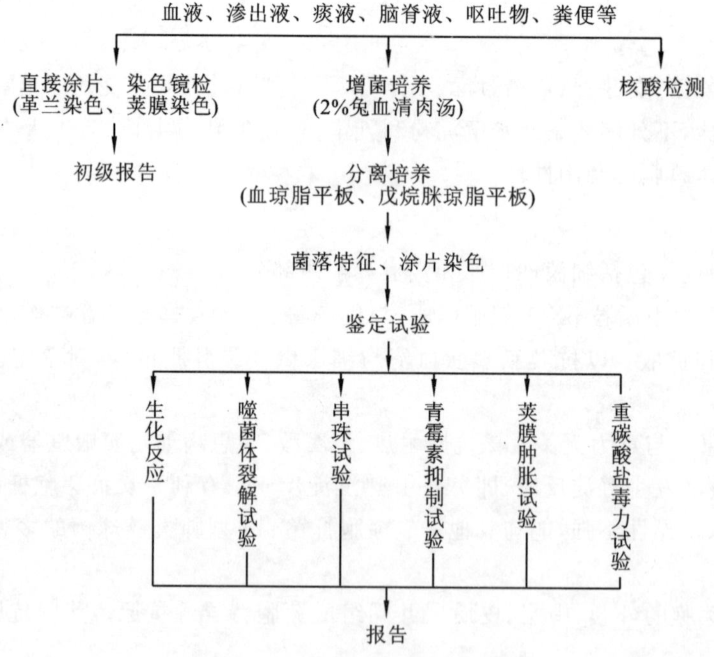

图 16-2 炭疽芽胞杆菌的检验程序

（二）标本采集

皮肤炭疽早期可采集水疱渗出液，已结痂的可采集焦痂边缘底部的液体；肺炭疽取痰或血液；肠炭疽病情轻者可采集粪便标本进行检查，病情较重者应进行血液培养检查；炭疽性脑膜炎取脑脊液或血液。病死的动物严禁宰杀、解剖，可在消毒皮肤后割取耳尖、舌尖组织送检；局限性病灶可采取病变组织或附近淋巴结。

（三）标本直接检查

1. 直接显微镜检查 将可疑材料直接涂片或组织压片，做革兰染色、俄尔特(Olt)荚膜染色。镜检若发现革兰阳性大杆菌、两端平切、竹节状排列，并有明显荚膜，可作出初步报告。

NOTE

2. 荚膜荧光抗体染色 在固定好的涂片或印片上，滴加抗炭疽荚膜荧光抗体，置 37 ℃染色 30 min，按试剂盒说明浸泡、冲洗，晾干后置荧光显微镜下可见链状大杆菌，周围有绿色荧光荚膜者为阳性。

3. 核酸检测 从 pXO_1 质粒中提取编码 PA 的 DNA 片段，经 PCR 扩增，制备核苷酸探针，用原位杂交法检测标本中的相应基因片段。

（四）分离培养

将处理后标本接种血琼脂平板，35 ℃、18～24 h 后观察。污染标本经处理后可接种于戊烷脒多黏菌素 B 等选择培养基。也可用多黏菌素 B-溶菌酶-EDTA-铊乙酸盐琼脂培养基分离培养。标本用 2% 兔血清肉汤增菌后再做分离培养，可提高检出率。同时做抗菌药物敏感试验。

（五）鉴定

炭疽芽胞杆菌的主要特征是革兰阳性大杆菌、两端平切、常呈链状排列或竹节状排列，有明显荚膜，芽胞小于菌体，位于菌体中央。为灰白色、干燥、边缘不整齐的 R 型菌落。能分解葡萄糖、麦芽糖、蔗糖、蕈糖，不发酵其他糖类。能分解淀粉和乳蛋白，能还原硝酸盐，触酶试验阳性、卵磷脂酶试验弱阳性。在牛乳中生长 2～4 天牛乳凝固，然后缓慢融化。临床常见革兰阳性需氧芽胞杆菌的主要特征见表 16-2。

表 16-2 临床常见革兰阳性需氧芽胞杆菌的主要特征

主要特征	炭疽芽胞杆菌	蜡样芽胞杆菌	枯草芽胞杆菌	苏云金芽胞杆菌	巨大芽胞杆菌	蕈状芽胞杆菌
荚膜	+	−	−	−	−	−
动力	−	+	+	+	+	−
厌氧生长	+	+	−	+	−	+
卵磷脂酶	+	+	−	+	−	+
V-P 试验	+	+	+	+	−	+
甘露醇	−	−	+	−	+	−
溶血反应	+	+	+	+	−	+
噬菌体裂解	+	−	−	−	−	−
青霉素抑菌	+	−	−	−	−	−
串珠试验	+	−	−	−	−	−

1. 噬菌体裂解试验 取 35 ℃培养 4～6 h 待检肉汤培养物 1 接种环，涂布接种于营养琼脂平板，干后将 AP631 炭疽噬菌体滴于平板中央或划一直线，然后置 35 ℃培养 12～18 h，若出现噬菌斑或噬菌带者为阳性。炭疽芽胞杆菌为阳性，其他芽胞杆菌为阴性。每份标本应做 2～3 个同样的试验，同时滴种肉汤液做阴性对照。该试验已经作为国家进出口商品检验局发布的“进出口畜产品中炭疽芽胞杆菌检测方法”的行业标准。

2. 串珠试验 将待检菌接种于含青霉素 0.05～0.5 U/mL 的培养基上，经 35 ℃培养 6 h 后，炭疽芽胞杆菌可发生形态变化，显微镜下可见大而均匀的圆球状菌体，成串样排列，为串珠试验阳性，是炭疽芽胞杆菌特有的现象，有鉴别意义。

3. 青霉素抑制试验 将待检菌分别接种于含青霉素 5 U/mL、10 U/mL、100 U/mL 的营养琼脂平板上，置于 35 ℃培养 24 h，炭疽芽胞杆菌在含 5 U/mL 青霉素的营养琼脂平板上能生长，在含 10 U/mL、100 U/mL 青霉素的平板上不生长。

4. 重碳酸盐毒力试验 将待检菌接种于含 0.5% $NaHCO_3$ 和 10%马血清的琼脂平板上，置 10% CO_2 环境 35 ℃ 24～48 h，有毒株产生荚膜，呈 M 型菌落，无毒株不产生荚膜，呈 R 型菌落。

5. 荚膜肿胀试验 取洁净载玻片一张，两侧各加待检菌液 1～2 接种环，一侧加高效价炭疽荚膜多肽抗血清 1～2 接种环，另一侧加正常兔血清 1～2 接种环作为对照，混匀；再于两侧各加 1%亚甲蓝水溶液 1 接种环，混匀；加盖玻片，置湿盒中室温 5～10 min 后镜检：若试验侧在蓝色细菌周围见厚薄不等、边界清晰的无色环状物而对照侧无此现象，为荚膜肿胀试验阳性；试验侧与对照侧均不产生无色环状物

NOTE

者为试验阴性。

6. 动物实验 取待检菌肉汤培养液 0.1 mL 注射小鼠皮下，小鼠于 72～96 h 发病并死亡。解剖见接种部位呈胶样水肿，肝、脾肿大，出血，血液呈黑色且不凝固；取心、血、肝、脾涂片染色镜检及分离培养，可检出炭疽芽胞杆菌。如将肉汤培养液 0.2 mL 接种于家兔或豚鼠皮下，动物于 2～4 天死亡，解剖所见同小鼠。可用于分析该菌株是否产生炭疽毒素。

7. 植物凝集素试验 根据炭疽芽胞杆菌菌体多糖是某些植物凝集素受体的原理，用凝集素试验检测炭疽芽胞杆菌。常用的方法有荧光标记试验和酶联免疫吸附试验。

（六）Ascoli 热沉淀反应

用已知炭疽芽胞杆菌免疫血清检测标本中有无相应的抗原。取死亡病畜的腐败脏器、皮毛、肉食及其制品，剪碎加入 5～10 倍生理盐水浸泡 2～3 h，再煮沸 5～15 min，用滤纸过滤，此滤液即为沉淀原。取 3 支沉淀管，于第 1、2 管中加入炭疽免疫血清 0.5 mL，第 3 管加正常兔血清作对照。取上述沉淀原，沿管壁轻轻加入第 1、第 3 管中，勿振摇；取正常组织或皮毛滤液 0.5 mL 加入第 2 管中作为正常抗原对照。如仅第 1 管界面出现白色沉淀环，即为阳性。

注意：炭疽芽胞杆菌的芽胞抵抗力强，毒力强，能经多种途径传播，炭疽患者及疑似患者的诊断和诊断后的处置，应按照《炭疽诊断标准及处理原则》(GB17015—1997)执行。要在三级生物安全实验室进行实验工作。

第三节 蜡样芽胞杆菌

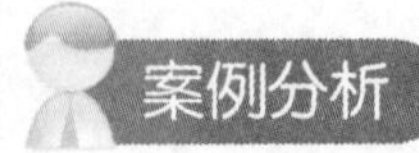

某公司 23 名员工中午在职工食堂吃了炒米饭，3 h 后出现恶心、呕吐，部分患者出现腹泻症状，疾控中心将剩余炒米饭进行微生物学检验。经分离培养在血琼脂平板上出现扁平、边缘不齐、灰白色似毛玻璃状、有透明溶血环的菌落；涂片镜检为革兰阳性粗大芽胞杆菌，芽胞呈卵圆形、小于菌体、位于菌体中央。

思考题：

1. 引起本次食物中毒最可疑的病原菌是何种细菌？确定该菌引起食物中毒还需要做哪些微生物学检查？

2. 该细菌有哪些主要的生物学特性？

蜡样芽胞杆菌(*B. cereus*)属于芽胞杆菌属，在营养琼脂上能形成芽胞，因其菌落表面粗糙似白蜡状，故得其名。

一、生物学特性

（一）形态结构

蜡样芽胞杆菌为革兰阳性、两端较钝圆的大杆菌，为(1.0～1.2) μm×(3.0～5.0) μm，多呈链状排列。生长 6 h 后即可形成芽胞，芽胞呈卵圆形，位于菌体中心，不大于菌体。引起食物中毒的菌株多为周毛菌，不形成荚膜。

（二）培养特性

为需氧或兼性厌氧，营养要求不高，在普通营养琼脂平板上形成较大、灰白色、不透明、表面粗糙似毛玻璃状或融蜡状菌落，在血琼脂平板上可出现β溶血。在肉汤培养基中均匀混浊生长，液面有菌膜形成。

（三）生化反应

能分解葡萄糖、麦芽糖、蔗糖、水杨苷、果糖，不分解木糖、鼠李糖、甘露醇，能缓慢液化牛乳，液化明

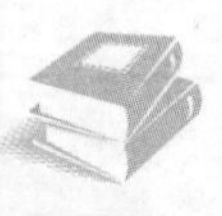
NOTE

胶，V-P 试验阳性，多数菌株能利用枸橼酸盐。触酶试验阳性，DNA 酶试验阳性。卵磷脂酶试验阳性，在卵黄琼脂平板上生长迅速，培养 3 h 后虽未见菌落，但能看到由于卵磷脂酶分解卵磷脂而形成的白色混浊环，称乳光反应或卵黄反应。

二、临床意义

蜡样芽胞杆菌广泛分布于水、土壤及尘埃中，可在淀粉制品、乳及乳制品、肉、鱼、蔬菜、酱油、布丁、炒米饭及各种甜点等食品中大量生长繁殖，可引起人类食物中毒。此菌在米饭中极易生长繁殖，我国由此引起的食物中毒报道较多。

本菌引起的食物中毒以夏、秋季最为多见，蜡样芽胞杆菌主要的致病物质是肠毒素，引起的食物中毒有两种类型：一类为腹泻型，由不耐热肠毒素引起，进食后 6～15 h 发病，临床表现为腹痛、腹泻和里急后重，偶有呕吐或发热，通常在 24 h 内恢复正常；另一类为呕吐型，由耐热肠毒素引起，于进餐后 1～6 h 发病，患者主要表现为恶心、呕吐，仅部分有腹泻，病程不超过 24 h。蜡样芽胞杆菌引起的外伤后全眼球炎是一种进展非常迅速的严重病症，治疗不及时易造成失明。蜡样芽胞杆菌还可引起败血症、脑膜炎和心内膜炎等。

三、微生物学检验

（一）检验程序

蜡样芽胞杆菌的检验程序见图 16-3。

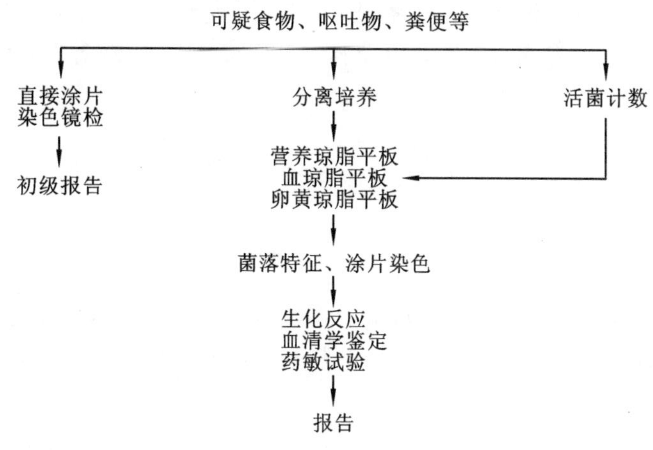

图 16-3 蜡样芽胞杆菌检验程序

（二）标本采集

采集可疑食物、患者粪便、呕吐物、血液等进行检验。因暴露于空气中的食品在一定程度上易受本菌污染，除进行蜡样芽胞杆菌的分离培养外，必须做活菌计数，每克或每毫升食物中细菌数大于 10^5 CFU 时方有诊断价值。

（三）标本直接检查

采集的标本用无菌生理盐水制成细菌悬液，直接涂片、革兰染色镜检，可见革兰阳性大杆菌、两端钝圆、呈链状排列，无荚膜。

（四）活菌计数

将可疑食物样本用生理盐水稀释成 10^{-3}～10^{-1} g/mL。

1. 涂布法 取各稀释液 0.1 mL 分别均匀涂布接种于卵黄琼脂平板上，置 35 ℃孵育 12 h，蜡样芽胞杆菌在该平板上产生乳光反应，易于识别。

2. 倾注平板法 取各稀释液 0.1 mL 分别注入无菌平皿内，再将融化冷至 45 ℃左右的营养琼脂适量倾入并立即混匀，冷凝固后置 35 ℃培养 24～48 h，观察计数并计算出每毫升样本所含活菌数。每个

NOTE

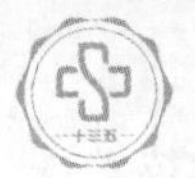

稀释度做两个平皿。

(五) 分离培养

将可疑食物置无菌研钵中，加适量生理盐水研磨，分离接种于营养琼脂平板和血琼脂平板。若为呕吐物，则直接分离接种，35 ℃培养 18～24 h 后观察细菌生长情况，如发现似蜡样菌落，可进一步分离纯培养，然后进行生化鉴定和药敏试验。

(六) 鉴定

蜡样芽胞杆菌主要特征：革兰阳性大杆菌，芽胞位于菌体中央，不大于菌体，常呈链状排列；菌落呈毛玻璃样或融蜡状；能分解葡萄糖、麦芽糖、蔗糖、水杨苷、果糖，能缓慢液化牛乳，液化明胶；V-P 试验阳性，卵磷脂酶阳性。确定为蜡样芽胞杆菌后可继续进行血清学分型、噬菌体分型及肠毒素检测。

与其他临床常见革兰阳性需氧芽胞杆菌的鉴别见表 16-2。动力阳性可排除炭疽芽胞杆菌和蕈状芽胞杆菌；溶血，不分解甘露醇，可排除巨大芽胞杆菌；淀粉酶试验阴性和青霉素酶试验阳性，可排除苏云金芽胞杆菌；卵磷脂酶阳性排除枯草芽胞杆菌和巨大芽胞杆菌。

第四节　产单核细胞李斯特菌

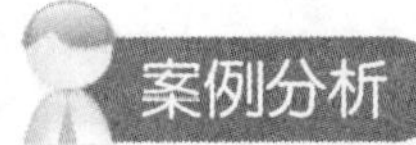

患者，男，22 岁。喝牛奶后出现腹痛、腹泻、恶心、呕吐，取剩余牛奶经 4 ℃冷增菌后分离鉴定，该菌为革兰阳性小杆菌，25 ℃动力阳性、37 ℃无动力，触酶试验阳性。

思考题：

1. 引起患者食物中毒最可能是何种细菌？
2. 如何做出正确鉴定？怎样与相似菌进行鉴别？

一、分类

产单核细胞李斯特菌(*Listeria monocytogenes*)属于李斯特菌属。本菌属还包括伊氏李斯特菌(*L. ivanovii*)、格氏李斯特菌(*L. grayi*)、威氏李斯特菌(*L. welshimeri*)等菌种，可引起人和动物致病的主要是产单核细胞李斯特菌。

二、生物学特性

(一) 形态结构

革兰阳性短小杆菌，大小为(0.4～0.5) μm×(1.0～2.0) μm，直或微弯，常呈 V 形，成双排列，偶可见呈双球状。有鞭毛，在 25 ℃运动活泼，35 ℃时动力缓慢，不产生芽胞；一般不形成荚膜，在含血清的葡萄糖蛋白胨水中能形成黏多糖荚膜。幼龄培养物为革兰阳性，陈旧培养物可转为革兰阴性，呈两极着色，易误认为双球菌。

(二) 培养特性

为兼性厌氧菌，营养要求不高，在普通培养基上能生长，在含有血液、血清、腹水等培养基上生长更好。在血琼脂平板上于 35 ℃培养 18～24 h，可形成较小、圆形、光滑的灰白色菌落，有狭窄 β 溶血环，往往需要把菌落刮去才可见菌落下面的 β 溶血环。在肉汤培养基中均匀混浊生长，表面有菌膜形成。接种于半固体培养基内，置室温孵育可出现倒伞形生长。在 4～45 ℃均能生长，最适生长温度为 30～37 ℃。由于其在 4 ℃能生长故可进行冷增菌。

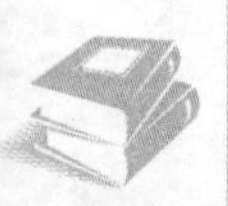

(三) 生化反应

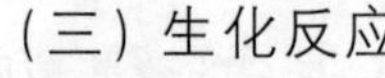

NOTE

分解葡萄糖、麦芽糖、鼠李糖、水杨苷，产酸不产气，七叶苷、甲基红和 V-P 试验阳性，触酶试验阳性，不分解甘露醇、木糖、蔗糖，吲哚、脲酶、硝酸盐还原试验阴性。

（四）抗原成分

根据菌体及鞭毛抗原的不同，分为 4 个血清型和多个亚型。1 型主要感染啮齿类动物，4 型主要感染反刍类动物。各型对人类均可致病，以 1a、2b 和 4b 亚型最为多见，4b 亚型毒力最强。本菌与葡萄球菌、链球菌、肺炎链球菌及大肠埃希菌等有共同抗原。

（五）抵抗力

在土壤、粪便、青贮饲料和干草中能长期存活。本菌耐盐（200 g/L NaCl 溶液中可长期存活）、耐碱（25 g/L NaOH 溶液中 20 min 才能杀灭），对酸、热较为敏感，60～70 ℃加热 5～20 min 可死亡。对常用消毒剂敏感，25 g/L 苯酚 5 min，70％的乙醇 5 min 即可将其杀灭。

三、临床意义

产单核细胞李斯特菌广泛分布于水、土壤，也可存在于人和动物粪便中。常伴随 EB 病毒感染引起传染性单核细胞增多症，也可引起脑膜炎，败血症及流产，易感者为新生儿、孕妇及免疫功能低下者，且感染后的死亡率较高。也可因污染奶制品等引起食物中毒。健康带菌者是本病的主要传染源，传播途径主要为粪-口传播，也可通过胎盘或产道感染新生儿；与病畜接触可致眼和皮肤的局部感染。产单核细胞李斯特菌的致病物质主要为李斯特溶素和菌体表面成分。本菌是典型的胞内寄生菌，主要依靠细胞免疫将其清除。

产单核细胞李斯菌尚能引起鱼类、鸟类和哺乳动物疾病，也可引起牛、绵羊的脑膜炎、家畜流产等。

四、微生物学检验

（一）标本采集

根据感染部位不同可采集不同标本，如血液、脑脊液、呕吐物、粪便、分泌物、新生儿脐带残端、羊水等。

（二）直接显微镜检查

镜下可见本菌为革兰阳性短小杆菌，常呈 V 形排列，偶可见双球状。无芽胞，无荚膜。

（三）分离培养

取血液或脑脊液离心沉淀物接种于 2 支心脑浸液，一支置 10％ CO_2 环境 35 ℃培养，24 h、48 h 各转种血琼脂平板或萘啶酸选择性琼脂平板一次；另一支置 4 ℃培养，每 24 h 做一次平板分离，连续 4 次，以后每周分离一次，至少 4 周，用冷增菌法可提高其阳性率。分泌物、组织悬液、粪便等标本可直接划线分离，也可用 4 ℃增菌后再分离，培养后观察菌落特征。

（四）鉴定

本菌特征：革兰阳性短杆菌，菌落较小，有狭窄的 β 溶血环；25 ℃有动力，35 ℃无动力或动力缓慢；触酶试验阳性，CAMP 试验阳性，分解葡萄糖、水杨苷，七叶苷、硝酸盐还原试验阴性。李斯特菌属常见菌种的主要特征见表 16-3，必要时做血清学鉴定与分型。

表 16-3 李斯特菌属常见菌种的主要特征

菌种	CAMP 试验		甘露醇	木糖	鼠李糖	ONPG
	金葡菌	马红球菌				
产单核细胞李斯特菌	+	−	−	−	+	+
伊氏李斯特菌	−	+	−	+	−	−
威氏李斯特菌	−	−	−	+	V	+
斯氏李斯特菌	+	−	−	+	−	+
格氏李斯特菌	−	−	+	−	−	NA

注：V 表示 11％～89％菌株阳性，NA 表示无资料。

NOTE

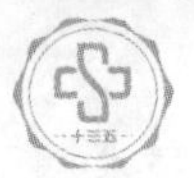

产单核细胞李斯特菌可能因培养条件不同而呈链状，35 ℃培养时动力阴性，CAMP 试验阳性，常误判为无乳链球菌，可用触酶试验进行鉴别：链球菌触酶试验阴性，产单核细胞李斯特菌为阳性。本菌具有耐盐、耐碱、耐胆汁的特点，易误判为粪肠球菌，亦可用触酶试验加以鉴别。幼龄培养物呈革兰阳性，培养 48 h 后多转为革兰阴性，因此，当遇到 25 ℃培养有动力的杆菌，而不符合革兰阴性杆菌鉴定时，应考虑到产单核细胞李斯特菌。

产单核细胞李斯特菌与棒状杆菌、红斑丹毒丝菌鉴别见表 16-4。

表 16-4　产单核细胞李斯特菌与红斑丹毒丝、棒状杆菌的鉴别

菌种	触酶	动力	葡萄糖产酸	胆汁七叶苷	TSI 琼脂产 H_2S	溶血	脲酶	硝酸盐还原
产单核细胞李斯特菌	+	+(25 ℃)	+	+	−	β	−	−
红斑丹毒丝菌	−	−	+	−	+	无/α	−	−
棒状杆菌属	+	−	V	V	−	V	V	V

注：V 表示 11%～89%菌株阳性。

第五节　红斑丹毒丝菌

红斑丹毒丝菌属于丹毒丝菌属（*Erysipelothrix*），红斑丹毒丝菌是丹毒丝菌属中的代表菌种。

一、生物学特性

红斑丹毒丝菌为革兰阳性菌，与放线菌的形态相似，易被脱色成阴性。S 型菌落涂片镜下可见菌体呈杆状、球杆状或细长，直或弯曲，单个存在或形成链状，杆状菌体大小为(0.2～0.4) μm×(1.0～2.0) μm。R 型菌落涂片可呈长链丝状体或分枝状。无芽胞、无鞭毛、无荚膜。

兼性厌氧，初次分离于 5% CO_2 环境，在含有葡萄糖或血清的培养基中生长旺盛。在血琼脂平板上，经 35 ℃培养 24～48 h 后可形成两种菌落。①S 型菌落：菌落细小、圆形、光滑、透明、凸起、边缘整齐，质软易混悬于液体中，毒力较强。②R 型菌落：菌落较大，表面呈颗粒状、扁平、不透明、边缘不整齐。呈 α 溶血或不溶血。在亚碲酸钾血琼脂平板上，形成黑色菌落。在半固体琼脂表面下数毫米处发育最佳，常呈带状。在葡萄糖肉汤中呈轻微混浊生长，底层有少量沉淀。

能分解葡萄糖、乳糖、阿拉伯糖，不分解甘露醇和蔗糖，精氨酸双水解酶试验阳性，明胶、胆汁七叶苷、脲酶、触酶、硝酸盐还原试验均为阴性。在三糖铁(TSI)中产生 H_2S 是该菌特点。

本菌对湿热及常用消毒剂敏感。但对苯酚的抵抗力较强，在 5 g/L 的苯酚中可以存活 90 多天，故可利用此法处理污染的标本，以提高其分离率。另外，红斑丹毒丝菌对盐、腐败、干燥和日光有一定的耐受性。

二、临床意义

红斑丹毒丝菌广泛存在于自然界，是人畜共患病的病原菌。红斑丹毒丝菌引起的红斑丹毒丝菌病是一种急性传染病，主要发生在家畜、家禽和鱼类，人类主要因接触带菌动物(经破损皮肤)而感染。感染后局部可出现皮肤红肿、疼痛或有痒感，继而可发展成淋巴管炎，称为类丹毒。也可引起败血症或心内膜炎。本菌若污染奶及奶制品也可引起食物中毒。

红斑丹毒丝菌可产生透明质酸酶使血管通透性增高，神经氨酸酶可促使 DIC 形成，导致微循环障碍，发生酸中毒、出血和休克。

三、微生物学检验

(一) 标本采集

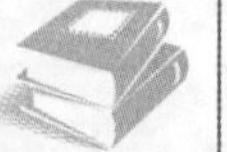

NOTE

疑似败血症或心内膜炎患者可采集血液，其他患者可采集皮肤病灶局部的脓液或渗出液。受损部位的组织是检测类丹毒的最佳标本。

（二）直接显微镜检查

镜检可见革兰阳性细长杆菌，有分枝及断裂，形态似放线菌。该菌易被脱色而呈革兰阴性杆菌，其间夹杂革兰阳性颗粒。

（三）分离培养

局部感染标本可直接接种于血琼脂平板或将标本接种于含1%葡萄糖的营养肉汤中，置5% CO_2环境、35 ℃增菌培养，然后用含5%兔血的心浸液琼脂平板或血琼脂平板进行分离培养。血液标本先增菌再以血琼脂平板进行分离培养。

（四）鉴定

红斑丹毒丝菌的主要特征：革兰阳性细长杆菌，在血琼脂平板上呈细小、S型菌落或较大粗颗粒型菌落；无动力，触酶、氧化酶阴性，能分解葡萄糖和阿拉伯糖，胆汁七叶苷、V-P、吲哚试验阴性，在TSI中产H_2S。

与产单核细胞李斯特菌鉴别主要依据：红斑丹毒丝菌分解阿拉伯糖，在TSI上产生H_2S，而产单核细胞李斯特菌则均为阴性；红斑丹毒丝菌为触酶试验阴性、α溶血或不溶血的菌落，产单核细胞李斯特菌为触酶试验阳性，β溶血。

（五）动物毒力试验

红斑丹毒丝菌对小鼠及鸽子尤为敏感，取培养2～4天的肉汤培养物0.2 mL，小白鼠腹腔内注射，4～5天后小白鼠可因败血症而死，取心血培养可分离到红斑丹毒丝菌。

第六节 阴道加特纳菌

阴道加特纳菌（*Gardnerella vaginalis*，GV）是加特纳菌属（*Gardnerella*）中仅有的一个菌种。

一、生物学特性

（一）形态结构

阴道加特纳菌为小杆菌，大小0.5 μm×(1～2.5) μm，两端钝圆，具有多形性。革兰染色特性视菌株和培养条件不同而异，从新鲜的临床标本中分离的菌株为革兰阳性，实验室保存菌株趋向革兰阴性。在高浓度血清中生长的菌株呈革兰阳性。本菌无芽胞、无荚膜、无鞭毛。

（二）培养特性

营养要求较高，在一般营养琼脂上不生长，最适pH值为6.0～6.5，大多数菌株为兼性厌氧，最适生长温度为35～37 ℃。在5%人血琼脂平板上，置5% CO_2环境中35 ℃培养48 h可形成针尖大小、圆形、光滑、不透明的菌落。在含人血和兔血琼脂平板上可产生β溶血，在羊血琼脂平板上不产生溶血。

（三）生化反应

见表16-5。

表16-5 阴道加特纳菌主要生化特征

触酶	氧化酶	葡萄糖	麦芽糖	马尿酸	淀粉	木糖	甘露醇	七叶苷水解	尿素酶	V-P试验	吲哚	明胶液化	H_2S	硝酸盐还原	甲硝唑（50 μg/片）
－	－	＋	＋	＋	＋	－	－	－	－	－	－	－	－	－	敏感

二、临床意义

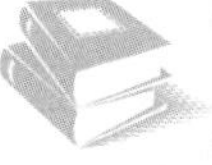
NOTE

阴道加特纳菌为阴道正常菌群，当阴道加特纳菌和部分厌氧菌在阴道内过度增殖时，阴道内乳酸杆菌明显减少，造成阴道微生态平衡失调，可引起细菌性阴道病（bacterial vaginosis，BV）。BV 是阴道内乳酸杆菌被另一组厌氧菌和阴道加特纳菌为主的细菌所取代，同时伴有阴道分泌物性质改变的一组综合征。健康妇女阴道微生态系统和生理状况随着体内雌激素的变化而改变，雌激素是控制阴道细菌种类和数量的主要因素。

阴道加特纳菌与孕妇产前、产后的一系列感染有相关性，如子宫全切术后感染、绒毛膜炎、羊水感染、早产、产后子宫内膜炎等。本菌还能引起新生儿败血症和软组织感染。

三、微生物学检查

（一）临床检验程序

阴道加特纳菌的检验程序见图 16-4。

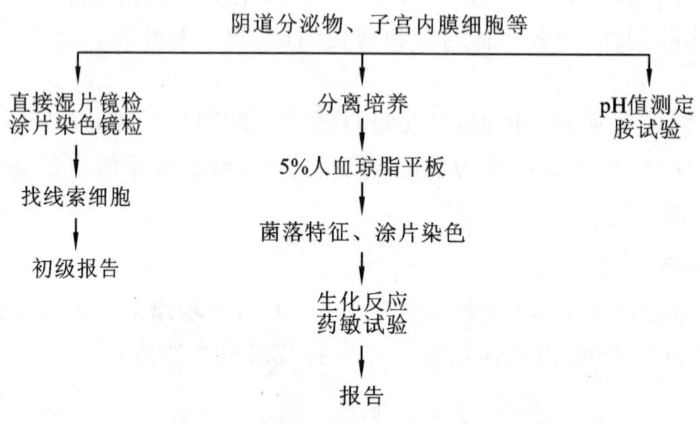

图 16-4　阴道加特纳菌检验程序

（二）标本采集

根据感染部位不同，采集不同标本。疑为 BV 患者可借助窥阴器收集阴道分泌物；疑为子宫内膜感染者，行无菌术刮取内膜细胞培养；疑为宫内感染时无菌采集羊水进行培养。

（三）标本直接检查

1. 直接湿片镜检　取阴道分泌物滴加生理盐水混合涂片，在高倍镜下观察，BV 患者可见大量阴道上皮细胞，少量脓细胞及无数成簇的小杆菌群集或吸附于上皮细胞表面，致使细胞边缘晦暗，呈锯齿形，即为线索细胞。

2. 涂片染色镜检　用无菌棉拭子取阴道分泌物涂片，革兰染色镜检，可见上皮细胞被大量革兰阳性或染色不定小杆菌覆盖，细胞边缘不清，即线索细胞，可提示为 BV 患者；镜下若以革兰阳性大杆菌（乳酸杆菌）为主，仅有少量短小杆菌则为非细菌性阴道炎。

3. 胺试验　将 1～2 滴 KOH(100 g/L)滴在涂有阴道分泌物的载玻片上，若发出腐败鱼腥样胺臭味，即为胺试验阳性。

4. pH 测定　用精密 pH 试纸直接浸在窥阴器下叶分泌物中数秒，测 pH 值，若 pH＞4.5 为可疑 BV。

（四）分离培养与鉴定

将标本接种在含 5% 人血琼脂平板上，置 5% CO_2 环境，35 ℃培养 48 h 后观察，如菌落生长典型，细菌形态为小杆状且具有多形性，革兰染色阳性或阴性，着色不均者则按表 16-5 做系统的生化试验进行鉴定。

BV 一般为混合感染，并非阴道加特纳菌阳性者均发生了 BV，20%～40% 的正常妇女阴道内也可检出本菌。因此，一般在诊断 BV 时根据形态学检查、pH 测定及胺试验即可，不需做阴道加特纳菌的细菌分离培养。必须做分离培养时，应结合形态学特征、菌落特点、菌落计数及生化特性，全面鉴定后报告："从阴道分泌物分离出阴道加特纳菌，菌落计数××CFU/mL。"患 BV 的妇女阴道加特纳菌呈 100～

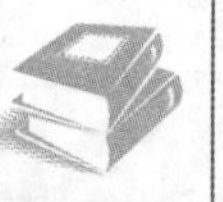
NOTE

1000 倍增加，提示本菌在 BV 中可能起重要作用。

本章小结

白喉棒状杆菌是棒状杆菌属中重要的致病菌，引起急性呼吸道传染病白喉。白喉棒状杆菌致病因素主要与其产生的白喉毒素有关，只有携带β-棒状杆菌噬菌体的溶原菌株方可产生白喉毒素。白喉棒状杆菌为革兰阳性细长直或微弯的杆菌，一端或两端膨大呈棒状，菌体内常有异染颗粒，其形态有诊断价值。白喉棒状杆菌营养要求较高，培养时常用吕氏血清斜面、血琼脂平板及亚碲酸钾血琼脂平板，其中亚碲酸钾血琼脂平板为鉴别选择培养基。临床检验中检测到白喉棒状杆菌时需进行毒力试验以确定其是否为产毒株。

需氧芽胞杆菌种类繁多，有些对人和动物有高度致病性。炭疽芽胞杆菌为需氧芽胞杆菌属中致病力最强的革兰阳性大杆菌，可引起人与动物的炭疽病，也常是恐怖分子使用的“生物武器”。微生物学检验在炭疽病诊断中具有重要意义，在标本采集、细菌分离培养、鉴定及感染标本处理中均应严格按照烈性传染病的防护原则进行。蜡样芽胞杆菌主要引起人类食物中毒；产单核细胞李斯特菌可致人类单核细胞增多症等多种疾病；红斑丹毒丝菌常由动物传染给人引起类丹毒；阴道加特纳菌为阴道内正常菌群，在菌群失调时可引起细菌性阴道病。上述细菌形态结构、培养特性、生化反应均有其特点，在鉴定时应予注意。

思考题

1. 某幼儿园疑有白喉病流行，你应如何进行微生物学诊断？并采取哪些防治措施？
2. 简述炭疽芽胞杆菌生物学特性及致病性。

（韦　莉）

NOTE

第十七章　分枝杆菌属检验

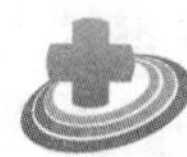

学习目标

1. 掌握　结核分枝杆菌的生物学特性与实验室检查。
2. 熟悉　麻风分枝杆菌的生物学特性与实验室检查。
3. 了解　分枝杆菌的分类。

案例分析

患者，男，61岁，于5个月前出现无明显诱因的阵发性咳嗽，多为大量黄白色黏痰，无咯血及痰中带血，无心慌、无心前区疼痛，无头疼头晕，但乏力盗汗，伴胸闷与活动后喘憋，饮食欠佳。近1个月患者上述症状加重，伴发热，午后为著，体温多为37.5～38.5 ℃，最高达39 ℃，自发病以来体重较前减轻约3 kg。查体：T 37.5 ℃，双肺呼吸音粗，右上肺可闻及湿性啰音。实验室检查：白细胞 12×10^9/L，分叶核58%，淋巴细胞31%，杆状核6%，单核细胞5%，血沉为65 mm/h。胸部CT显示：右肺上叶可见大片状阴影，内有空洞，左肺可见多发斑片状阴影。取咳痰行抗酸染色，镜下见到红色细长弯曲杆菌。

思考题：

1. 引起本病最可能的病原菌是什么？
2. 还需做什么实验室检查以确诊？
3. 该菌是如何传播和致病的？
4. 如何进行该疾病的特异性预防？

分枝杆菌属（*Mycobacterium*）是一类细长略带弯曲、有时呈分枝状生长的革兰阳性杆菌。菌体大小（0.2～0.8）μm ×（1～10）μm，DNA的G+C摩尔分数为62%～70%。本菌属细菌无鞭毛、无芽胞、也不产生内外毒素，多数具有抗酸性，又称为抗酸杆菌（acid-fast bacillus）。细胞壁中含有大量脂类，与其染色性、生长特性、抵抗力和致病性等密切相关。所致感染多为慢性过程，并伴有肉芽肿。分枝杆菌属已被鉴定的细菌有100余种，分致病性和非致病性两大类，引起人类感染致病的主要有结核分枝杆菌、麻风分枝杆菌和非结核分枝杆菌等。按其生长速度和营养要求还可分为缓慢生长、迅速生长和不能培养三种类型。

第一节　结核分枝杆菌

一、分类

结核分枝杆菌（*Mycobacterium tuberculosis*）简称结核杆菌（*tubercle bacilli*），是人和动物结核病的病原体，包括人结核分枝杆菌（*M. tuberculosis*），牛分枝杆菌（*M. bovis*），非洲分枝杆菌（*M. africanum*）和田鼠分枝杆菌（*M. microti*）等，前三种细菌对人类致病，其中以人结核分枝杆菌的发病率最高。

NOTE

二、生物学特性

(一) 染色与形态

结核分枝杆菌细长略带弯曲。本菌细胞壁中含有大量脂质，特别是大量分枝菌酸 (mycolic acid)包围在肽聚糖层的外面，可影响染料的渗入，故一般不用革兰染色，而常用齐尼(Ziehl-Neelsen)抗酸染色法(acid-fast stain)：以 5%石炭酸复红加温染色后可以着色，且用 3%盐酸乙醇不易脱色(抗酸性)，再用美蓝复染，则结核分枝杆菌呈红色，而其他细菌和背景中的物质为蓝色。抗酸性是结核分枝杆菌的重要特征。

在体内外经青霉素、环丝氨酸或溶菌酶诱导可影响细胞壁中肽聚糖的合成，异烟肼影响分枝菌酸的合成，均可导致其变为 L 型，呈丝状、球状、串珠状。异烟肼影响分枝菌酸合成，可变为抗酸染色阴性。这种多形性及染色多变的结核分枝杆菌在肺内外结核感染标本中常能见到，临床结核性冷脓疡和痰标本中甚至还可见有非抗酸性革兰阳性颗粒，过去称为 Much 颗粒。

(二) 主要菌体成分及作用

菌体成分主要为脂质、蛋白质、多糖等成分。不同于其他病原菌，该菌无内毒素和外毒素，也无侵袭性酶。其致病作用主要依赖于菌体成分，特别是胞壁中所含的大量脂质。

1. 脂质(lipid) 占菌体干重的 20%～40%，占胞壁干重的 60%，主要包括磷脂、脂肪酸 (索状因子)、蜡质 D、硫酸脑苷脂和硫酸多酰基海藻糖等，脂质多与蛋白质或多糖形成复合物。脂质含量与结核分枝杆菌的毒力呈平行关系，含量越高则毒力越强，尤其是糖脂更为重要。

(1) 磷脂 (phospholipid)：能刺激单核细胞增生，并使炎症灶中的巨噬细胞转变为类上皮细胞，并可抑制蛋白酶对病灶组织的分解作用，形成结核结节和干酪样坏死；且能抑制粒细胞游走和引起慢性肉芽肿。

(2) 脂肪酸(fatty acid)：存在于细胞壁中，含量较大，是分枝菌酸和海藻糖结合的一种糖脂，使细菌在液体培养基中能紧密连接，呈蜿蜒索状生长，也称为索状因子(cord factor)。该因子与细菌的抗酸性和毒力密切有关，能损伤细胞线粒体膜，影响细胞呼吸，抑制白细胞游走和引起慢性肉芽肿。若将其从细菌中去除，细菌则丧失毒力。

(3) 蜡质 D (wax D)：为细胞壁的主要成分，是一种肽糖脂(peptidogly-colipid)和分枝菌酸的复合物，能激发机体产生迟发型超敏反应。可用甲醇提取，具有佐剂作用。

(4) 硫酸脑苷脂(sulfatides)：存在于有毒株的细胞壁中，能抑制吞噬细胞溶酶体与吞噬体的结合，以利于细菌在细胞内长期存活；能与中性红染料结合，产生中性红反应，可鉴定结核分枝杆菌有无毒力。

2. 蛋白质 (protein) 结核菌素 (tuberculin)是其中之一，具有抗原性，与蜡质 D 结合后能引起较强的迟发型超敏反应，引起组织坏死、全身中毒，并在形成结核结节中发挥一定作用。

3. 多糖 (polysaccharide) 主要有半乳糖、甘露醇、阿拉伯糖等，可使中性粒细胞增多，引起局部病灶中细胞浸润。

4. 核酸 核糖体 RNA 是该菌的免疫原之一，可刺激机体产生特异性细胞免疫。

5. 荚膜 (capsule) 荚膜对结核分枝杆菌有一定保护作用：能抑制吞噬细胞吞噬体与溶酶体融合，以利于细菌在细胞内存活；能与吞噬细胞表面的补体受体 3(CR3)结合，有助于细菌对宿主细胞的黏附与侵入；所含的多种酶类可降解宿主细胞中的大分子物质，为侵入细菌的繁殖提供营养；能防止某些有害物质及药物进入菌体内，使结核分枝杆菌获得很强的抵抗力和耐药性。

(三) 变异性

结核分枝杆菌易发生多种变异，其中包括形态变异、毒力变异与耐药性变异等。

1. 形态变异 结核分枝杆菌可经青霉素、环丝氨酸、溶菌酶、异烟肼等作用变成 L 型。近年来国内外研究证明，临床各类型的肺结核患者中 40%左右可分离出结核分枝杆菌 L 型。经治疗的结核患者其细菌型消失，而 L 型常持续存在。有空洞患者痰中已不排细菌型者，8%左右仍可检出 L 型。故有学者

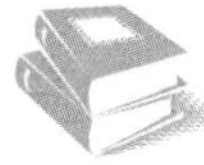
NOTE

建议若多次检出 L 型亦可作为结核病活动判断标准之一，只有细菌型与 L 型均转阴才能视为痰阴性。

2. 毒力变异 用于预防人类结核病的卡介苗(Bacille Calmette-Guerin，BCG)是一种减毒变异株：由 Calmette 和 Guerin 于 1908 年将有毒的牛分枝杆菌在含胆汁、甘油、马铃薯的培养基中，经过 13 年 230 代培养，获得的毒力降低而免疫原性仍保留的减毒活疫苗株。

3. 耐药变异 结核分枝杆菌的耐药变异可由自发突变产生或由用药不当经突变选择产生。耐药基因在染色体上，对不同药物的耐药基因不相连接，所以，联合用药治疗有效。近年来耐药结核病尤其是耐多药结核病（multi-drug resistant tuberculosis，MDR-TB）和广泛耐药结核病（extensively drug resistant tuberculosis，XDR-TB）的流行与传播引起了各国学者的极大关注。MDR-TB：结核病患者排出的结核分枝杆菌至少对包括异烟肼和利福平耐药者。XDR-TB：在 MDR-TB 基础上，结核分枝杆菌还对氟喹诺酮类药物中的一种以及至少对卷曲霉素(Cm)、卡那霉素(Km)和丁胺卡那霉素(Amk)三种中的一种产生耐药的结核病。XDR-TB 是目前最为严重的一种结核病，其治愈率很低，且病死率极高。耐药结核病的治疗已成为结核病控制工作中亟待解决的难题。

（四）培养特性

该菌专性需氧，最适生长温度为 37 ℃，最适 pH 值为 6.5～6.8。结核分枝杆菌细胞壁的脂质含量较高，影响营养物质的吸收，故生长缓慢，其代时为 12～24 h。营养要求高，常用罗氏(Lowenstein-Jensen)固体培养基：含蛋黄、马铃薯、甘油、天门冬酰胺和孔雀绿等。蛋黄含脂质生长因子，能刺激细菌生长；孔雀绿可抑制杂菌生长，便于分离与长期培养。由于生长缓慢，培养 3～4 周后才出现肉眼可见菌落。典型菌落干燥、坚硬，表面粗糙，呈颗粒状、乳酪色或黄色，形似菜花样。在液体培养基中可能由于接触营养面大，细菌生长较为迅速，一般 1～2 周即可观察其生长现象，临床标本检查液体培养比固体培养的阳性率高数倍。液体培养时生成粗糙皱纹状菌膜，有毒株在液体培养基中呈索状生长。若在液体培养基中加入吐温-80，可降低细菌表面疏水性，使其分散均匀生长，利于做药物敏感试验等。

（五）生化反应

生化反应不活泼。不发酵糖类，能产生过氧化氢酶。与牛分枝杆菌的区别在于人结核分枝杆菌能合成烟酸，还原硝酸盐，耐受噻吩-2-羧酸酰肼，而牛分枝杆菌则不能。人、牛分枝杆菌毒株的中性红试验均阳性，无毒株则为阴性。热触酶试验对区别结核分枝杆菌与非结核分枝杆菌有重要意义：将浓细菌悬液置 68 ℃水浴加温 20 min，然后再加 H_2O_2，观察是否产生气泡，有气泡者为阳性。结核分枝杆菌大多数触酶试验阳性，而热触酶试验阴性；非结核分枝杆菌则大多数两种试验均阳性。

（六）抵抗力

耐干燥：脂质可防止菌体水分丢失，故对干燥抵抗力特别强；黏附在尘埃上保持传染性 8～10 天，在干燥痰内可存活 6～8 个月。耐酸碱：对化学消毒剂抵抗力较一般菌强，耐酸如 3% HCl 与 6% H_2SO_4、耐碱如 4% NaOH，因此，在分离培养时常用酸碱来处理检材，以杀死杂菌和消化黏稠物质。对湿热敏感：60 ℃ 30 min 死亡。对乙醇敏感：细胞壁含大量脂质，在 75%乙醇中 2 min 即死亡。对紫外线敏感：直接日光照射数小时可被杀死，可用于结核患者衣服、书籍等的消毒。

三、临床意义

近年来，由于 HIV 感染和结核分枝杆菌耐药菌株的出现、吸毒及人口流动等因素，全球范围内结核病的发病率呈上升趋势，疫情恶化。据 WHO 统计，目前全球大约 1/3 的人口已感染或携带结核分枝杆菌，在某些发展中国家携带率高达 80%，其中 5%～10%携带者可发展为活动性结核病，由于病毒破坏了机体的免疫功能，感染了 HIV 的结核分枝杆菌携带者，发展为活动性结核病的可能性比未感染 HIV 者高 30～50 倍，结核病加重了 HIV 感染者的疾病负担，使其更易死亡。中国每年死于结核病的人数达 25 万之多，是各类传染病死亡人数总和的两倍多，结核病成了威胁人类健康的全球性卫生问题，并成为某些发展中国家和地区，特别是 AIDS 高发区人群的首要死因。

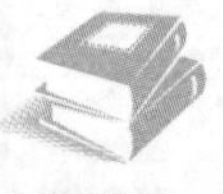

NOTE

知识链接

1882 年 3 月 24 日是世界著名的德国细菌学家郭霍(Robert Koch)在柏林宣布发现结核分枝杆菌的日子。1995 年底 WHO 将每年 3 月 24 日作为世界防治结核病日(World Tuberculosis Day),以此提醒公众加深对结核病的认识。每年的世界防治结核病日都有一个宣传主题,2018 年 3 月 24 日是第 23 个世界防治结核病日,该年我国防治结核病的主题是"开展终结结核行动,共建共享健康中国"。

(一) 所致疾病

结核病(tuberculosis)是一种慢性传染病,由于结核患者大多面色苍白,19 世纪时为了和"黑色瘟疫"——黑死病区分开,则把结核病称为"白色瘟疫"。结核分枝杆菌的致病物质主要有脂质、蛋白质和荚膜等,其致病性可能与细菌在组织细胞内大量繁殖引起的炎症、菌体成分和代谢物质的毒性以及机体对菌体成分产生的免疫损伤有关。结核分枝杆菌主要通过呼吸道、消化道和损伤的皮肤黏膜等途径侵入易感机体,可引起多种组织器官的结核病,其中以肺部感染最多见。由于感染菌的毒力、数量、机体的免疫状态不同,肺结核可分原发感染和继发感染两种类型。

原发感染:多发生于儿童及未感染过结核杆菌的成人。含结核分枝杆菌的飞沫微滴或尘埃经呼吸道侵入肺部后,其中大部分细菌可经黏膜纤毛运动而被排出体外,只有少部分细菌进入肺泡引起感染。肺泡中有大量巨噬细胞,少数活的结核分枝杆菌进入肺泡即被巨噬细胞吞噬。

由于该菌有大量脂质,可抵抗溶菌酶而继续繁殖,使巨噬细胞遭受破坏,释放出的大量细菌在肺泡内引起炎症,称为原发灶。初次感染的机体因缺乏特异性免疫,结核分枝杆菌常经淋巴管到达肺门淋巴结,引起肺门淋巴结肿大,称原发综合征。感染 3～6 周,机体产生特异性细胞免疫,同时也出现超敏反应。病灶中结核分枝杆菌细胞壁磷脂,一方面刺激巨噬细胞转化为上皮样细胞,后者相互融合或经核分裂形成多核巨细胞(即朗罕巨细胞),另一方面抑制蛋白酶对组织的溶解,使病灶组织溶解不完全,产生干酪样坏死,周围包着上皮样细胞,外有淋巴细胞、巨噬细胞和成纤维细胞,形成结核结节(即结核肉芽肿)是结核的典型病理特征。感染后约 5% 的患者可发展为活动性肺结核,其中少数患者因免疫力低下,细菌经气管淋巴道或血流播散,形成全身粟粒型结核。90% 以上的原发感染可形成纤维化或钙化,不治而愈,但病灶内常有一定量的细菌长期潜伏,不断刺激机体产生免疫反应,也可成为以后内源性感染的来源。原发感染好发于胸膜下通气良好的肺区(如肺上叶下部、肺下叶上部)。

继发感染:约有 2/3 的活动性结核病为继发感染所致,病菌可以是外来的(外源性感染)或原来潜伏在病灶内的(内源性感染)。由于机体已有特异性细胞免疫,所以原发后感染的特点是病灶多局限,一般不累及邻近的淋巴结,其特征为慢性肉芽肿炎症,可形成结核结节、干酪化和纤维化。若干酪样结节破溃,排入邻近支气管,则可形成空洞并释放大量结核分枝杆菌至痰中。继发感染常见于肺尖部位。

肺外感染:部分患者,细菌可进入血液引起肺外播散,如肾结核,痰菌被咽入消化道可引起肠结核、结核性腹膜炎等。

(二) 免疫性

结核免疫属于感染免疫(infection immunity),又称有菌免疫,即只有当结核分枝杆菌或卡介苗(BCG)存在于体内时才有免疫力。一旦体内结核分枝杆菌全部消失,其免疫力也随之消失。结核分枝杆菌是胞内感染菌,机体的抗结核免疫主要是细胞免疫,包括致敏的 T 细胞和被激活的巨噬细胞。致敏的 T 细胞可以直接杀死带有结核分枝杆菌的靶细胞,同时释放多种淋巴因子,能吸引 NK 细胞、T 细胞、巨噬细胞聚集到炎症部位,还能增强细胞直接或间接的杀菌活性。激活的巨噬细胞增强了对结核分枝杆菌的吞噬消化、抑制繁殖、阻止扩散、彻底消灭的能力。目前仅发现该菌 rRNA 和少数分泌蛋白刺激机体产生细胞免疫。除了上述细胞免疫反应外,迟发型超敏反应还可同时存在。菌体的一些成分如蛋白质、蜡质 D 等可刺激 T 细胞形成致敏状态;致敏细胞再次遇到该菌,即释放出淋巴因子,引起强烈的迟发型超敏反应,易发生干酪样坏死,甚至液化成空洞。

NOTE

目前认为抗体对结核分枝杆菌感染无保护作用，但高滴度的抗结核分枝杆菌抗体可作为结核病的辅助诊断。

四、微生物学检验

（一）检验程序

结核分枝杆菌的检验程序见图 17-1。

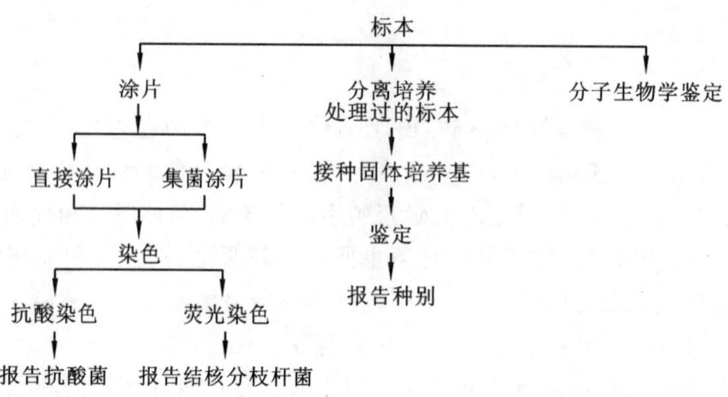

图 17-1　结核分枝杆菌的检验程序

（二）标本采集

根据感染部位不同采集不同的标本。肺结核可以采集痰液，最好是早晨第一次痰，挑取带血或脓液的部分；杂菌污染的标本，一般先经过 4% NaOH 进行液化处理再离心沉淀；含菌量低的标本，需浓缩集菌。

（三）鉴定试验

1. 形态学检查

（1）直接涂片染色镜检：用接种环取患者痰液中浓厚部分或离心沉淀的尿沉淀物 2～3 接种环涂片，做厚涂片进行齐-尼抗酸染色。为提高镜检敏感性，也可用金胺“O”染色，在荧光显微镜下结核分枝杆菌呈显金黄色荧光。

镜检时应仔细查遍整个涂片或观察至少 100 个视野。结核分枝杆菌抗酸染色后呈红色，其他细菌和细胞为蓝色。经荧光染色的结核分枝杆菌，在黑色背景中呈亮黄色。涂片镜检结果应报告“找到抗酸杆菌或未找到抗酸杆菌”。其具体报告方式如下。

直接涂片法可用 Gaffky 报告法，也可按照 1984 年国内统一暂行规定的厚涂片法报告方式填写报告（表 17-1）。

表 17-1　图片镜检的报告方式

Gaffky 报告法	1984 年国内统一暂行规定报告方式
Ⅰ号：全视野发现 1～4	
Ⅱ号：数视野发现 1	－：300 个视野未找到抗酸菌
Ⅲ号：平均每视野内有 1	1＋：100 个视野发现 1～9
Ⅳ号：平均每视野内有 2～3	2＋：10 个视野发现 1～9
Ⅴ号：平均每视野内有 4～6	3＋：每视野发现 1～9
Ⅵ号：平均每视野内有 7～12	4＋：每视野发现 9 以上
Ⅶ号：平均每视野内有 13～25	（全视野发现 1～2 个报告抗酸菌的个数）
Ⅷ号：平均每视野内有 26～50	
Ⅸ号：平均每视野内有 100	
Ⅹ号：平均每视野内有 100 以上	

NOTE

（2）浓缩集菌涂片检查：先集菌后检查，可提高检出率。脑脊液和胸腹水无杂菌，可直接离心沉淀集菌。痰、支气管灌洗液、尿、粪等污染标本需经 4% NaOH 处理。尿标本先加 5%鞣酸、5%乙酸各 0.5 mL 于锥形量筒内静置，取沉淀物处理后的材料再离心沉淀。集菌后标本一般取 3～4 接种环，涂成厚片，涂抹面积大约直径在 15 mm，干燥固定后染色镜检。

2. 分离培养 脑脊液、胸腹水等无杂菌污染的标本可直接或离心后取沉渣接种。有杂菌的标本如痰和尿液等经碱处理后，先用酸中和，离心沉淀后培养。

（1）固体培养基培养法：常用罗氏培养基或青霉素血液琼脂培养基，37 ℃、5%～10% CO_2 培养 8 周，每周观察 1 次，如出现生长缓慢、干燥、颗粒状、灰白色菌落，抗酸染色为阳性，则多数是结核分枝杆菌。若涂片结果为阴性或菌落有色素产生，同时菌落形态不典型，需将接种物于 24～33 ℃继续培养至 12 周。

（2）液体培养法：将集菌材料滴加于含血清的培养液（常用 7H9 和 Dubos 吐温白蛋白肉汤），则可于 1～2 周在管底见有颗粒生长。取沉淀物做涂片染色镜检，并可进一步做生化、药敏等测定和区分结核分枝杆菌与非结核分枝杆菌。20 世纪 70 年代以后微生物学家和工程技术人员创立了包括应用 ^{14}C 标记技术的半自动快速培养系统（Bactec-460）、全自动分枝杆菌快速培养系统（MB/BacT）等分枝杆菌的快速培养方法，在分离率、报告速度和操作方便程度方面均有很大的提高。阳性瓶中经涂片确认为分枝杆菌后应做 NAP（p-nitro-α-acetylamino-β-hydroxy-propiophenome）抑制试验。NAP 能抑制结核分枝杆菌的生长，由此可区分结核分枝杆菌与非结核分枝杆菌。同时可使用基因技术鉴定菌种。国内学者已证明结核分枝杆菌 L 型可存在于血细胞内或黏附于细胞表面，患者往往血沉加快，用低渗盐水溶血后立即接种高渗结核分枝杆菌 L 型培养基，能提高培养阳性率。

3. 生化反应 结核杆菌不发酵糖类，合成烟酸，还原硝酸盐（而牛分枝杆菌不能）；触酶试验（＋），热触媒试验（－），而非结核分枝杆菌均（＋）。

4. 基因诊断

（1）PCR 反向膜探针杂交 ELISA 法（PCR 杂交）：该法将 PCR、分子杂交、酶联免疫显色三方面技术有机结合，经过两次特异性双向选择，其特异性相互补充和加强，对提高该方法的特异性，消除假阳性起到决定作用。

（2）DNA 探针：使用对分枝杆菌 rRNA 序列特异的 DNA 探针与分枝杆菌 rRNA 杂交。由于每个结核分枝杆菌细胞内有 10000 个 rRNA 拷贝，故为杂交提供了一个天然的放大系统，提高了检测的灵敏度。同时可将荧光素或同位素标记在探针上，通过检测荧光或放射性来鉴定菌种。

（3）16S rRNA 基因序列测定：由于 16S rRNA 基因序列是高度保守的，具有种特异性，可通过测定 16S rRNA 基因序列来鉴定结核分枝杆菌。

5. 免疫学诊断

（1）抗原检测：用 ELISA 方法在血清中检测结核分枝杆菌抗原，2 h 内能直接检测并定量分析结核分枝杆菌外分泌特异性抗原（external secreted specific antigen）浓度，可快速得知是否感染结核分枝杆菌，其准确度达 90%以上。由于结核分枝杆菌分泌的特异性抗原蛋白能够渗透至体液中，所以可在任何体液例如血液、痰液、骨髓液、尿液和各式组织萃取液等体液中均可检测到特异蛋白抗原。

（2）抗体检测：用 ELISA 法检测患者血清中抗-PPD IgG，可作为活动性结核分枝杆菌感染的快速诊断方法之一。肺结核患者的血清阳性率为 80%～90%。

（3）结核菌素试验（tuberculin test，TST）。

①原理：以往用旧结核菌素（old tuberculin，OT）。是指将结核分枝杆菌接种于甘油肉汤培养基，培养 4～8 周后加热浓缩过滤制成。稀释 2000 倍，每 0.1 mL 含 5 单位。目前则用纯蛋白衍化物（purified protein derivative，PPD）。PPD 有二种：人结核分枝杆菌制成的 PPD-C 和卡介苗制成的 BCG-PPD。每 0.1 mL 含 5 单位。

②方法：取 5 U PPD 或 OT 0.1 mL 注射于前臂掌侧皮下，48～72 h 后检查注射部位的变化。应特别注意局部有无硬结，不能单独以红晕为标准。

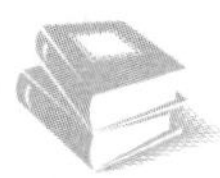

③结果分析：阳性为注射部位硬结、红肿直径在5～15 mm之间，表明机体曾感染过结核，出现超敏反应，但不表示正患结核病；强阳性为硬结直径超过15 mm以上，表明可能有活动性结核，应进一步检查；阴性为注射部位有针眼大的红点或稍有红肿，硬结直径小于5 mm，说明无结核感染，但应考虑下述情况：感染初期，因结核分枝杆菌感染后需4周以上才能出现超敏反应；老年人、严重结核患者或正患有其他传染病，如麻疹患者可导致的细胞免疫功能低下；获得性细胞免疫功能低下，如AIDS患者或肿瘤等用过免疫抑制剂者。为排除假阴性，国内有的单位加用无菌植物血凝素(PHA)针剂，0.1 mL含10 μg做皮试。若24 h红肿大于PHA皮丘者为细胞免疫正常，若无反应或反应不超过PHA皮丘者为免疫低下。

④应用：选择卡介苗接种对象及测定接种效果，结核菌素反应阴性者应接种卡介苗；结核菌素试验对婴幼儿可做诊断结核病之用；可在未接种卡介苗的人群中做结核分枝杆菌感染的流行病学调查；可借用其测定肿瘤患者的细胞免疫功能。

(4) γ干扰素释放试验：细胞免疫介导的结核分枝杆菌γ干扰素释放试验(T-cell interferon gamma release assays，TIGRA，又称IFNGRA或GRA)是近年来采用酶联免疫吸附试验(ELISA)或酶联免疫斑点(ELISPOT)法定量检出受检者全血或外周血单核细胞对结核分枝杆菌特异性抗原的IFN-γ检测释放反应，用于结核分枝杆菌潜伏感染的诊断。IFN-γ为Thl细胞分泌的一种细胞因子，不但能够反映机体Thl细胞对结核的免疫情况，还与体内结核分枝杆菌的抗原含量密切相关。被结核分枝杆菌抗原致敏的T细胞再遇到同类抗原时能产生高水平的IFN-γ，因此，被用于结核潜伏感染的诊断。

知识链接

目前美国FDA已批准的基于ELISA的QuantiFERON-TB(GIT-G)和欧洲使用的基于ELISPOT的T-Spot. TB，都是以早期低分子量分泌性蛋白ESAT-6和培养滤液蛋白CFP-10为抗原的，具有良好免疫原性的，而且它们是选自结核分枝杆菌基因组差异区1(region of difference，RD1)基因编码的结核分枝杆菌特异性蛋白。这两种抗原在卡介苗和绝大部分环境分枝杆菌中都缺失(堪萨斯分枝杆菌、海水分枝杆菌和苏加分枝杆菌除外)，因此，避免了与卡介苗和大多数非结核分枝杆菌抗原的交叉反应。TIGRA敏感性和特异性都强于TST，在HIV共感染、自身免疫性疾病和免疫力低下儿童中，对潜伏感染的检出率更高。但由于TIGRA要求专业的操作人员和具备相应的实验室条件，所以现阶段仍未能完全取代TST。

6. 气-液相色谱(GLC)的高压液相色谱(HPLC)分析 分析不同分枝杆菌脂肪酸类别。

(四) 药敏试验

将分离的结核分枝杆菌纯培养物制备成菌悬液，接种于含各种浓度药物的固体培养基上，同时做不含药物的对照组。经过培养，含有药物的培养基上菌落数目是对照组的75%以上，则认为该菌对该药物浓度为完全耐药，如无菌落生长则为敏感。结核分枝杆菌耐药菌株的增多使结核病成为威胁人类健康的一个新的严峻事实。近年来，有2/3以上临床分离的结核分枝杆菌具有多重耐药性，因此，对临床分离的结核分枝杆菌应做药敏试验，以指导临床合理用药。

第二节　非结核分枝杆菌

非结核分枝杆菌(nontuberculosis mycobacteria)也称非典型分枝杆菌(atypical mycobacteria)，不是分类学上的名称，是指结核分枝杆菌、牛分枝杆菌和麻风分枝杆菌以外的分枝杆菌。其特性有别于结核分枝杆菌，如：对酸、碱比较敏感；对常用的抗结核菌药物较耐受；生长温度不如结核分枝杆菌严格；广泛分布于外界环境和正常人及动物体内；为条件致病菌；其抗原与结核分枝杆菌有交叉。目前已发现多种非结核分枝杆菌可引起人类疾病。由于该菌引起的肺部感染在临床上难以与结核分枝杆菌感染区

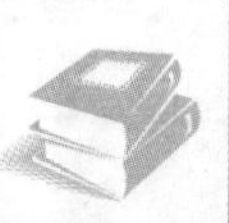

NOTE

别，而且此类菌多数对常用抗菌药物和抗结核药物耐药，所以，鉴别非结核分枝杆菌具有重要意义。非结核分枝杆菌与结核分枝杆菌的鉴别见表 17-2。

表 17-2 非结核分枝杆菌与结核分枝杆菌的区别

特征	非结核分枝杆菌	结核分枝杆菌
菌落外形	光滑或粗糙	粗糙、颗粒或结节
菌落色泽	黄色或橘红色	乳酪色
索状因子	±	+
中性红试验	±	+
耐热触酶试验	+	—
豚鼠致病	—	+

Runyon 根据菌落色素与生长速度将非结核分枝杆菌分为以下 4 群。

一、Runyon Ⅰ群——光产色菌(photochromogen)

该群细菌在暗处一般不产生或仅产生少量色素，菌落为奶油色，曝光 1 h 后再培养即成橘黄色。需在营养成分复杂的培养基上才能生长，生长缓慢，菌落光滑。对人致病的有堪萨斯分枝杆菌(*M. kansaii*)，可引起人类肺结核样病变，常有空洞形成；海分枝杆菌(*M. marinum*)，在水中可通过破损皮肤侵入机体，引起皮肤丘疹、结节与溃疡，病理检查可见抗酸菌，易被误认为麻风分枝杆菌。

二、Runyon Ⅱ群——暗产色菌(scotochromogen)

该群分枝杆菌无论有光或无光均能产生色素，菌落呈黄色或橘黄色。生长缓慢，菌落光滑。对人致病的有瘰疬分枝杆菌(*M. scrofulaceum*)，可引起儿童淋巴结炎或肺部感染。

三、Runyon Ⅲ群——不产色菌 (nonphotochromogen)

本群分枝杆菌缺乏 β-胡萝卜素，故在光照和暗处均不能产生色素。生长慢，菌落光滑。对人致病的有鸟-胞内复合分枝杆菌(*M. avium-intracellulare*，MAC 或 MAIC)，可引起结核样病变，多见于肺与肾。AIDS 患者易感染 MAC，该菌对抗结核药物均不敏感或耐药；蟾分枝杆菌(*M. xenopi*)是蟾蜍肉芽肿的病原菌，也可引起老年男性的慢性肺部感染。

四、Runyon Ⅳ群——迅速生长菌 (rapid grower)

本群分枝杆菌在普通培养基上即可生长，最适生长温度为 25～45 ℃，生长速度快，3～6 天即可形成菌落。对人致病的有如下几种：偶发分枝杆菌(*M. fortuitum*)，可引起局部感染或肺部感染，对现有的抗结核药物均耐药；溃疡分枝杆菌(*M. ulcerans*)，可通过创伤局部感染，常在四肢伸侧形成无痛性溃疡(Buruli 溃疡)，缓慢愈合或出现继发感染；龟分枝杆菌(*M. chelonei*)，可引起软组织病变及手术后继发感染，亦可引起肺部感染；耻垢分枝杆菌(*M. smegmatis*)，通常不致病，但经常在外阴部皮脂中存在，检查粪、尿中结核分枝杆菌时应予注意。

非结核分枝杆菌是否有致病性可用抗煮沸试验加以区别。非致病株煮沸 1 min 即失去抗酸性，而致病株能耐 10 min，甚至高压灭菌后亦可保留抗酸性。结核分枝杆菌和非结核分枝杆菌的鉴别，除热触酶试检外，可将菌苔置于含盐水的玻片上研磨，前者不易乳化而后者易乳化。

由于许多非结核分枝杆菌菌株对利福平有一定敏感性，但对异烟肼、链霉素等耐药，所以现多主张用利福平、乙胺丁醇和异烟肼联合使用。溃疡分枝杆菌则仅对卡那霉素等氨基糖苷类药物敏感。但鸟-胞内分枝杆菌耐药性强，临床分离到的许多菌株对上述药物均耐药，但克拉红霉素可破坏该菌的细胞壁和细胞膜，在体内外有很好的抗菌活性。

NOTE

非结核分枝杆菌经治疗后也常出现 L 型，耐药性增高，有的经多年治疗不愈。且 L 型往往因细胞

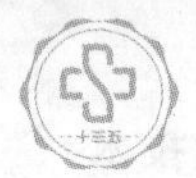

壁脂质缺失不易致敏淋巴细胞，结核菌素试验可呈阴性，诊治时应多加注意。

第三节　麻风分枝杆菌

麻风分枝杆菌(*M. leprae*)，俗称麻风杆菌，是麻风病的病原菌，1873 年挪威学者 Armauer Hansen 从麻风患者皮肤结节中发现本菌，又名 Hansen 杆菌。

一、生物学特性

麻风分枝杆菌的形态、染色与结核分枝杆菌相似。革兰和抗酸染色均为阳性，无鞭毛、无芽胞，细长、略带弯曲，常呈束状排列。用药治疗后可呈短杆状、颗粒状或念珠状等多形性，可能是 L 型变异。未经彻底治愈者可导致复发。麻风分枝杆菌为典型的胞内寄生菌，患者渗出物标本涂片中可见大量麻风分枝杆菌存在于细胞内，细胞的胞浆呈泡沫状，称麻风细胞。

麻风分枝杆菌在体外人工培养至今仍未成功。有人将麻风分枝杆菌注入小鼠足垫，并将足垫温度降低，可见麻风分枝杆菌繁殖并能传代。此法可供药物筛选和免疫及治疗研究之用。

二、临床意义

麻风(又称麻风病)是一种慢性传染病，主要表现为皮肤、黏膜和神经末梢的损害。晚期可侵犯深部组织和器官，形成肉芽肿。麻风病在世界各地均有流行，据 WHO 统计，1993 年全世界仍有 310 万麻风病例。根据中国性病麻风病控制中心监测室统计，麻风病在我国的现患者已由 1957 年的大约 40 万减少到 1997 年的 4050 人。新发现病例由 1958 年的 3.5 万人降至 1997 年的 1800 人，患病率由 1966 年 2.4 万人降至 1997 年的 0.033 万人。现有病例主要集中在偏僻山区，草原牧区以及贫困落后地区。

最近有野生的犰狳、猩猩等自然感染麻风的报告，可见麻风不仅是人类传染病，还是人兽共患疾病。细菌随患者鼻分泌物、痰、汗液、乳汁、精液或阴道分泌物排出，通过直接接触或由飞沫传播，几乎都是非显性感染，只有部分人发病。潜伏期长，一般是 6 个月～5 年，有时可达数十年。发病慢、病程长，但幼年时期最为敏感。病菌缓慢沿末梢神经、淋巴、血行扩散至全身，特别是皮肤和眼。根据临床表现、免疫病理变化和细菌检查结果等可将麻风分为瘤型麻风、结核样麻风和界线类综合征三种类型，三种类型之间可以移行。

(一) 瘤型麻风(lepromatous type)

瘤型麻风患者有细胞免疫缺陷，巨噬细胞功能低下，为进行性和严重的临床类型，占麻风病例的 20%～30%。该型麻风分枝杆菌主要侵犯皮肤、黏膜及各脏器，形成肉芽肿。实验证明麻风分枝杆菌有某种成分可诱导抑制性 T 细胞或干扰巨噬细胞在病灶中的功能，故麻风菌素皮肤试验阴性，麻风分枝杆菌得以在细胞内大量繁殖。用抗酸染色法检查可见有大量的麻风分枝杆菌聚集于细胞中，传染性强，为开放性麻风。若不治疗，将逐渐恶化，可累及神经系统。患者的体液免疫正常，血清内有大量自身抗体。自身抗体和受损组织释放的抗原结合，形成免疫复合物，后者沉淀在皮肤或黏膜下，形成红斑和结节，称为麻风结节，是麻风的典型病灶。面部结节融合可呈狮面状。

(二) 结核样麻风(tuberculoid type)

结核样麻风患者的细胞免疫正常，麻风菌素皮肤试验阳性，该型麻风为自限性疾病，较稳定，损害也可以自行消退，亦称良性麻风，占麻风病例的 60%～70%。病变常发生于皮肤和外周神经，不侵犯内脏。病变早期皮肤出现斑疹，在小血管周围可见到淋巴细胞浸润，随病变发展有上皮样细胞和巨噬细胞浸润，可累及神经，周围神经由于细胞浸润变粗、变硬，感觉功能障碍。细胞内很少见到麻风分枝杆菌，传染性小，属闭锁性麻风。

(三) 界线类综合征

NOTE

兼有瘤型和结核型的特点，但程度可以不同，能向两型分化。大多数患者麻风菌素试验阴性，但也有阳性的。病变部位可找到含菌的麻风细胞。

三、微生物学检验

（一）标本采集

通常自眶上、颧下、下颌、耳廓及鼻腔黏膜等数处采集标本。

（二）标本直接检查

1. 显微镜检查 消毒后切开表皮，深达真皮，用刀刮取组织液做涂片，火焰固定，抗酸染色、镜检，麻风分枝杆菌呈红色，细胞呈蓝色。金胺“O”染色、荧光显微镜检查，可提高阳性率。瘤型麻风、界线类综合征多为麻风分枝杆菌阳性。在镜检时应注意与结核分枝杆菌形态相鉴别。麻风分枝杆菌多呈束状或成团聚集，结核分枝杆菌多散在，偶有聚集。麻风分枝杆菌菌体粗直，两端尖细，而结核分枝杆菌则细长略弯曲，且有分枝现象。在镜下可见大量的麻风分枝杆菌存在于细胞内，这种细胞的胞浆呈泡沫状，称麻风细胞。

2. 活组织切片 抗酸染色及病理学检查。

3. 麻风菌素试验（lepromin test） 对诊断没有重要意义，因与结核菌有交叉反应，但可用于麻风的分型和了解预后。方法是应用麻风结节经生理盐水提取制成麻风菌素做皮肤试验，取 0.1 mL 注射于前臂皮内。反应有两种：一种为早期反应，出现于注射后 3～4 天，红肿直径 5 mm 以上者为阳性，表明患者对麻风菌素敏感；另一种为后期反应，出现于 3～4 周，表明患者对麻风有免疫。

本章小结

分枝杆菌属细菌无鞭毛、无芽胞、不产生内毒素和外毒素，多数具有抗酸性，又称抗酸杆菌，包括结核分枝杆菌、非结核分枝杆菌、麻风分枝杆菌等，其中结核分枝杆菌最为重要。该菌细胞壁中含有大量脂类，与其染色性、生长特性、抵抗力和致病性等密切相关。结核分枝杆菌主要含有脂质、蛋白质、多糖等成分，其中脂质如磷脂、索状因子、蜡质 D 与硫酸脑苷脂与该菌的致病性密切相关。该菌的分离培养常用 L-J 固体培养基。结核分枝杆菌易发生多种变异，用于预防人类结核病的卡介苗属于毒力变异；该菌耐干燥、耐酸碱。结核分枝杆菌主要通过呼吸道、消化道和损伤的皮肤黏膜等途径侵入易感机体，引起多种组织器官的结核病，其中以肺部感染最多见，肺结核可分原发感染和继发感染两种类型。结核免疫属于感染免疫，细胞免疫与迟发型超敏反应同时存在。结核分枝杆菌与其他分枝杆菌的鉴定可以依据抗酸染色、生长速度、菌落特征、生化试验、免疫学方法、分子生物学方法等进行鉴定。

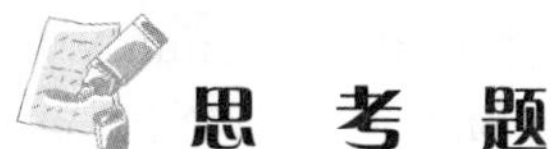

思考题

1. 试述结核分枝杆菌的主要生物学特性及实验室检查流程。
2. 结核分枝杆菌的主要致病物质及其致病作用？
3. 试述机体抗结核的免疫特点。
4. 如何鉴别结核分枝杆菌与非结核分枝杆菌？

（付玉荣）

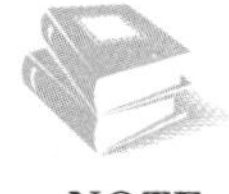

NOTE

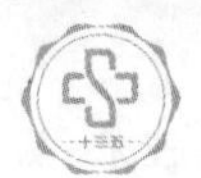

第十八章　放线菌检验

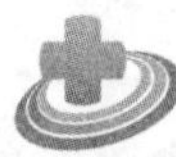

学习目标

1. 掌握　放线菌的主要生物学特性及微生物学检查方法。
2. 了解　放线菌的临床意义。

第一节　放线菌属

一、分类

放线菌(Actinomyretes)能引起牛和人的疾病，分别在1876年、1878年被首先报道。1891年，Wolft和Israel成功应用厌氧培养法首先将人型放线菌培养成功。放线菌属是一群在生物学特性上与细菌类同的原核细胞型微生物，与棒状杆菌、分枝杆菌等亲缘关系较近，是一类具有丝状分枝细胞的革兰阳性杆菌。

在分类学上，放线菌与分枝杆菌统属于放线菌目，放线菌是引起人放线菌病(Actinomycosis)的病原菌，多为内源性感染，目前有43个种和亚种，衣氏放线菌(*A. israelii*)、内氏放线菌(*A. naeslundii*)、黏液放线菌(*A. uiscous*)、龋齿放线菌(*A. odontolyticus*)等可引起人的放线菌病，其中衣氏放线菌最多见。牛放线菌(*A. bovis*)主要引起牛的放线菌病。

二、生物学特性

(一) 形态结构

革兰染色阳性，除麦氏放线菌为小的不分枝杆菌外，其他放线菌为直或微弯曲菌，可表现不同程度的分枝、成对、Y形、V形、T形、短链或成簇排列。脓性分泌物标本置于玻片上，盖上盖玻片轻轻压平后显微镜下检查，在低倍镜下可见硫黄样颗粒(sulfur granule)，呈菊花状，由长菌丝呈放射状排列，在高倍镜下，菌丝清晰可辨，有很强的折光性。标本进行革兰染色，可观察到革兰阳性的呈分枝状或者不分枝的菌丝。

放线菌无典型的细胞核，无核膜、核仁、线粒体等。细胞壁由黏肽复合物构成，含有胞壁酸。以裂殖方式繁殖，常形成分枝状无隔营养菌丝、但不形成气中菌丝，有时断裂成短杆状或球状，直径0.5～0.6 μm。革兰染色阳性，无芽胞、荚膜和鞭毛。本属细菌在动物体内与培养基上的形态有所不同，在脓液标本中可见到分枝缠绕的小菌落，即硫黄样颗粒。镜下观察发现颗粒呈菊花状，由中央和周围两部分构成，中央为革兰阳性的丝状体，周围为粗大的革兰阴性的棒状体、呈放线状排列。

(二) 培养特性

分离培养放线菌较困难，厌氧或者微需氧，在有氧环境中一般不生长。标本采集以后要立即接种在平板上，在厌氧罐或者厌氧袋内35～37 ℃培养48 h后观察生长情况，如有需要平板需培养2～4周，可见培养基底部形成灰白色球形小颗粒沉淀物，在硫乙醇酸钠肉汤中经37 ℃ 3～6天培养，在下层形成白色或灰白色雪花样生长，管底生长不多，肉汤清晰。在血琼脂平板上形成灰白色或淡黄色粗糙而不规则的菌落，不溶血。经人工多次移种培养后可形成光滑、白色，有光泽菌落。在牛心脑浸液琼脂培养基上，

NOTE

经 37 ℃厌氧培养 18～24 h 的微菌落有助于鉴别该菌。衣氏放线菌的菌落直径为 0.03～0.06 mm。显微镜观察可见菌落由长度不等的蛛网状菌丝所构成，称蛛网状菌落。

若继续培养 7～14 天后，产生大菌落，直径为 0.5～3 mm。呈圆形、白色或灰白色、不溶血、无气中菌丝，表面呈颗粒状或盘旋型的粗糙菌落，称为白齿形或面包屑菌落。菌落常粘连于琼脂上，不易挑起和乳化，牛放线菌 37 ℃厌氧培养 18～24 h，形成扁平、光滑、边缘整齐、颗粒状微小菌落。继续培养 7～10 天，菌落增大。

（三）生化反应

除黏液放线菌外，其他放线菌触酶试验均为阴性。衣氏放线菌分解葡萄糖、木糖、棉子糖和甘露醇，产酸不产气，不水解淀粉。能将硝酸盐还原成亚硝酸盐(80％阳性)，牛放线菌与衣氏放线菌的不同之处是水解淀粉，不能将硝酸盐还原为亚硝酸盐。

三、临床意义

放线菌大多存在于正常人口腔、上呼吸道、胃肠道和泌尿生殖道等与外界相通的腔道，属于正常菌群。在机体抵抗力减弱、口腔卫生不良、拔牙或外伤时，可导致软组织的化脓性炎症。若无继发感染，放线菌感染多为慢性无痛性，常伴有多发性瘘管形成，可排出黄色硫黄样颗粒。

根据感染途径和涉及的器官，临床分为面颈部、胸部、腹部和中枢神经系统等感染。最为常见的是面部感染，约占感染者的 60％。多数患者近期有口腔炎、拔牙史或下颌骨骨折后颌面肿胀、多发脓肿和瘘管形成。病菌可沿导管进入唾液腺和泪腺，或直接蔓延至眼眶和其他部位。若累及颌骨可引起脑膜炎和脑脓肿，胸部感染常有吸入史，也可由颌面部感染通过血行传播，开始在肺部形成病灶，其症状和体征似肺结核。广泛连续蔓延可扩展到心包、心肌，并能穿破胸膜和胸壁，在体表形成多个瘘管，排出脓液，腹部感染常由于吞咽含有病菌的唾液、腹部外伤或阑尾穿孔等原因引起。盆腔感染大多继发于腹部感染。

对人类致病的通常是衣氏放线菌。本菌为革兰阳性、厌氧性丝状杆菌，外形酷似类白喉杆菌，常见于正常人的齿垢、齿龈周围及扁桃体等部位。绝大多数引起内源性感染，大量应用免疫抑制剂是一个重要的诱发因素。

部分放线菌感染与龋齿和牙周炎有关。将从口腔分离出的内氏和黏液放线菌接种于无菌大鼠口腔内，可导致龋齿的发生，这两种放线菌能产生一种黏性很强的多糖物质——6-去氧太洛糖，从而使口腔中其他细菌也黏附在牙釉质上形成菌斑，由于细菌对食物中的糖类分解产酸而腐蚀釉质，形成龋齿。这些细菌感染也可进一步引起牙龈炎和牙周炎。

从放线菌病患者血清中可找到多种抗体，但无诊断价值。机体对放线菌的免疫主要依靠细胞免疫。

四、微生物学检验

（一）检验程序

放线菌检验程序见图 18-1。

（二）标本采集

取患者病灶部位的组织、窦腔、瘘管的脓液、痰液或活检组织。在采集的时候要注意观察有无硫黄样颗粒。

（三）鉴定

在血琼脂平板上培养 48 h 后形成灰白色粗糙且不规则的菌落，有一种特殊的气味，不溶血。继续培养 7～14 天后，菌落增大，直径可达 3 mm 以上，呈圆形，灰白色，表面呈颗粒状或白齿形，覆有一层灰白色绒毛状物，内部坚硬，菌落粘连于琼脂上，不易挑起和乳化。取培养物做涂片行革兰染色和抗酸染色，革兰染色为阳性杆菌，抗酸染色为阴性，高度怀疑放线菌。放线菌属生化特征见表 18-1。

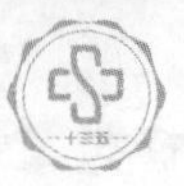

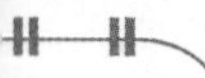

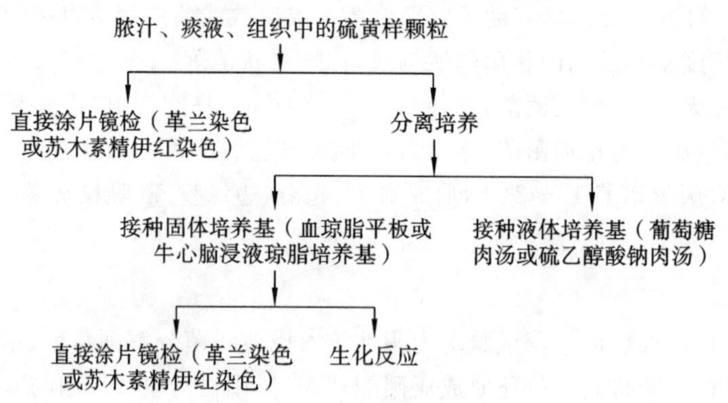

图 18-1　放线菌检验程序

表 18-1　放线菌属生化特征

生化反应	黏放线菌	内氏放线菌	龋齿放线菌	戈氏放线菌	乔氏放线菌	衣氏放线菌
触酶	＋					
硝酸盐还原	d	＋	＋	－	－	d
明胶水解	－	－	－	－	d	－
产生 H_2S	＋	＋	＋	d	d	＋
七叶苷水解	d	＋	d	＋	＋	＋
脲酶	d	＋	－	－	－	－
内消旋－肌醇	d	＋	－	d	d	
甘油		d	d	－	d	
木糖	＋	d	d	＋	＋	＋
鼠李糖	＋	＋	－	＋	－	－
海藻糖	d	＋	－	＋	＋	＋
甘露糖	－	－	－	＋	－	－
糖原	d	d	d	－	＋	＋

注：＋表示 90％～100％菌株阳性；－表示 90％～100％菌株阴性；d 表示结果可变。

（四）药敏试验

青霉素、氨苄西林常作为放线菌的首选治疗药物，另外，放线菌对喹诺酮类、甲硝唑、红霉素、氯霉素、四环素、克林霉素等有较好的敏感性。

第二节　诺　卡　菌

诺卡菌分布广泛，以土壤中居多，诺卡菌属某些种能够引起人类和动物的局部或全身性化脓性疾病。诺卡菌病通常为机会性感染。诺卡菌病有两大特征：一是几乎能播散到所有器官，特别是中枢神经系统（CNS）；二是尽管给予了适当治疗，往往仍会复发或进展。

一、分类

诺卡菌属（*Nocardia*）隶属于放线菌纲、放线菌目、诺卡菌科。目前共有 89 个种，与医学相关的菌种有星形诺卡菌（*N. asteroids*）、巴西诺卡菌（*N. brasiliensis*）、脓肿诺卡菌（*N. abscessus*）、皮疽诺卡菌（*N. farcinica*）、豚鼠耳炎诺卡菌（*N. otitidiscaviarum*）等。模式菌种为星形诺卡菌（*N. asteroides*）

NOTE

二、临床意义

诺卡菌广泛分布于自然界，在土壤淡水、海水中均可检测到，多为腐生菌，能引起人或动物急性或慢性诺卡菌病，主要为星形诺卡菌和巴西诺卡菌。多由呼吸道或创口侵入机体而引起化脓性感染，尤其是抵抗力下降，如白血病或艾滋病、肿瘤患者及长期使用免疫抑制剂者，此菌侵入呼吸道，可引起肺炎、肺脓肿，易通过血行播散，约 1/3 的患者可引起脑膜炎与脑脓肿。

星形诺卡菌主要通过呼吸道引起人的原发性、化脓性肺部感染，可出现肺结核样症状。肺部病灶可转移到皮下组织，形成脓肿、溃疡和多发性瘘管，也可扩散到其他器官，如引起脑脓肿、腹膜炎等。组织病理变化主要表现为化脓性肉芽肿样改变，在感染的组织及脓液内也有类似的"硫黄样颗粒"，呈淡黄色、红色或黑色，称色素颗粒。巴西诺卡菌可侵入皮下组织，引起慢性化脓性肉芽肿，表现为肿胀、脓肿及多发性瘘管，好发于腿部，称为足分枝菌病(mycetoma)，本病可由星形诺卡菌、马杜拉放线菌及某些真菌引起。

诺卡菌感染常可发生于一些其他慢性进行性疾病或免疫障碍疾病晚期，尤其是库欣综合征、糖尿病、艾滋病或免疫抑制剂和广谱抗生素的患者。诺卡菌可感染牛、狗等哺乳动物，亦可感染鸟和鱼。

三、生物学特性

(一) 形态结构

诺卡菌为革兰阳性杆菌，有细长的分枝菌丝，亦可有杆状或球状，丝状体呈粗细不等的串珠状。无芽胞，无鞭毛。培养早期可见丰富的菌丝体，常有次级分枝，培养后期菌体裂解为球形或杆状。改良抗酸染色为弱阳性(脱色剂为 1%硫酸溶液)，呈不均匀性，易被脱色成阴性，同一张改良抗酸染色可呈现部分抗酸阳性，部分抗酸阴性的特点。痰液涂片革兰染色可见典型的分枝菌丝，菌丝成 90°角。"硫黄样颗粒"镜检的阳性率会更高。

(二) 培养特性

诺卡菌属为专性需氧菌，能形成气生菌丝，营养要求不高，在普通培养基或沙保培养基上 22、37、45 ℃均可生长，但繁殖速度缓慢，一般于 1 周以上长出黄、白色的菌落，表面干燥或呈蜡样。

在普通培养基或沙氏琼脂培养基中室温或 37 ℃可缓慢生长，菌落大小不等，表而有皱褶、颗粒状，不同种类可产生不同色素，如橙红、粉红、黄、黄绿、紫以及其他颜色。星形诺卡菌菌落呈黄色或深橙色，表面无白色菌丝。巴西诺卡菌菌落表面有白色菌丝生长。豚鼠耳炎诺卡菌类似星形诺卡菌，呈黄或橘黄色。

在不同培养基上或不同的培养时间其菌落形态差异很大，可出现光滑到颗粒状、不规则、表面皱褶或堆积的菌落，几乎都能形成气生菌丝，使菌落表面出现粉状或天鹅绒样气生菌丝体，菌落有泥土气味。诺卡菌在液体培养基中于液面形成菌膜，液体澄清。

(三) 生化特性

为嗜温菌，具有氧化型代谢，触酶试验阳性。细胞壁主要含有二氨基庚二酸、阿拉伯糖和乳糖。此菌含有二磷脂酰甘油，磷脂磷乙醇胺、磷脂酰肌醇和磷脂酰肌醇甘露糖苷，主要是直链不饱和脂肪酸和 10-甲基脂肪酸，具有 46～60 碳的可高达三个双键的分枝菌酸(mycolic acid)。见表 18-2。

表 18-2　与人体感染有关的诺卡菌种的主要生理生化特征

菌种	45 ℃生长	葡萄糖	阿拉伯糖	肌醇	鼠李糖	半乳糖	枸橼酸盐利用	山梨醇利用	尿素酶	硝酸盐还原	水解酪蛋白	水解七叶苷	水解腺嘌呤
脓肿诺卡菌	－	＋	－	－	－	－	＋	－	＋	＋	－	－	－
星形诺卡菌	－	＋	－	－	V	V	＋	－	＋	＋	－	＋	－
皮氏诺卡菌	＋	＋	－	－	＋	－	－	－	＋	－	－	＋	－

NOTE

续表

菌种	45 ℃生长	葡萄糖	阿拉伯糖	肌醇	鼠李糖	半乳糖	枸橼酸盐利用	山梨醇利用	尿素酶	硝酸盐还原	水解酪蛋白	水解七叶苷	水解腺嘌呤
巴西诺卡菌	−	+	−	+	−	+	+	−	+	+	+	+	−
豚鼠耳炎诺卡菌	V	+	V	+	−	−	−	−	+	+	−	+	+
短链诺卡菌	−	−	−	−	V	−	−	−	−	−	−	+	−
新星诺卡菌	−	+	−	−	−	−	−	−	+	+	−	−	−
假巴西诺卡菌	−	+	−	+	−	+	+	−	+	−	+	+	+
南非诺卡菌	V	+	−	V	−	V	+	V	+	+	−	+	−
肉色诺卡菌	−	−	−	−	−	−	−	+	−	+	−	+	−
少食诺卡菌	+	−	−	−	−	−	−	−	+	−	−	−	−
非洲诺卡菌	+	+	−	−	−	−	−	−	+	+	−	−	−

注：+表示 90%以上菌株阳性；−表示 90%以上菌株阴性；V 表示 11%～89%菌株阳性。

四、微生物学检验

（一）标本采集

由于诺卡菌主要通过呼吸道进入体内，所以怀疑诺卡菌感染的患者通常采取痰液、肺泡灌洗液或肺组织活检标本。肺外感染时可同时采集组织标本、血标本、脑脊液等。标本采集以后要及时送检。采集标本时注意查找有无黄红或黑色颗粒，颗粒直径通常小于 1 mm。

（二）分离培养

标本可直接接种于不含抗生素的沙保弱琼脂(Sabouraud ager)斜面 2～3 支，分置于 30、37、45 ℃下培养，同时接种血琼脂培养基置 37 ℃培养。因星形诺卡菌可在 45 ℃时生长，故温度可有初步鉴别意义。若为血液或其他无杂菌污染的体液即可接种于肉汤或脑心浸液中 37 ℃培养。有菌生长后再传种平板分离鉴定。

（三）鉴定

在普通培养基或沙保弱培养基上生长出白色的菌落，表面干燥或呈蜡样，涂片、染色为革兰阳性杆菌，呈多向的分枝菌丝，可初步怀疑诺卡菌属，但是需要与链霉菌属、拟诺卡菌属、红球菌属、放线菌属等进行鉴别。

诺卡菌属内的鉴别相对比较困难，表 18-3 列出与人体感染相关的部分诺卡菌的主要特性。

MALDI-TOF 指纹图谱法是一种微生物分类和鉴定的快速、可靠的方法，另外，16S rRNA 序列分析也可用于诺卡菌的鉴定。

表 18-3　诺卡菌与相关菌属的鉴别特征

菌属	气生菌丝	抗酸性	分枝菌酸	动力	溶菌酶中生长
诺卡菌属	+	弱+	+	−	+
红球菌属	−	弱+	+	−	−
放线菌属	V	−	−	−	−
链霉菌属	+	−	−	−	−

注：+表示 90%以上菌株阳性；−表示 90%以上菌株阴性；V 表示 11%～89%菌株阳性。

（四）药敏试验

诺卡菌药敏试验首选药物有阿米卡星、阿莫西林-克拉维酸、头孢曲松、环丙沙星、克拉霉素，亚胺培南、利奈唑胺、米诺环素、磺胺甲噁唑、妥布霉素。次选药物有头孢吡肟、头孢噻肟、多西环素、庆大霉素等。

NOTE

本章小结

放线菌为原核细胞型微生物，对人致病的主要有放线菌属和诺卡菌属。前者厌氧或微需氧菌，细胞壁中不含分枝菌酸，多引起内源性感染；后者为需氧菌，细胞壁中含分枝菌酸，多引起外源性感染。放线菌属细菌感染临床标本直接检查常可找到"硫黄样颗粒"；诺卡菌属细菌感染临床标本直接检查常也有类似的"硫黄样颗粒"，呈淡黄色、红色或黑色，称色素颗粒。

思考题

1. 放线菌与诺卡菌有哪些主要区别？
2. 放线菌与诺卡菌临床标本直接检查有哪些异同？

（陶元勇）

NOTE

第十九章　厌氧菌检验

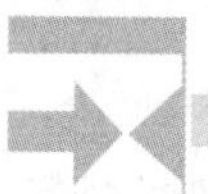

学习目标

1. 掌握　厌氧菌检验的基本方法及破伤风梭菌、产气荚膜梭菌与肉毒梭菌的生物学特性和微生物学检验。

2. 熟悉　厌氧球菌、革兰阴性无芽胞厌氧杆菌、革兰阳性无芽胞厌氧杆菌和艰难梭菌的生物学特性及微生物学检验。

3. 了解　临床常见厌氧菌感染的临床表现。

第一节　概　　述

一、厌氧菌的种类与分布

厌氧菌(anaerobic bacteria)是一大群只能在低氧分压或无氧条件下才能生长繁殖的细菌。根据革兰染色特性及是否形成芽胞，可将厌氧菌分为有芽胞的革兰阳性梭菌和无芽胞的革兰阳性及革兰阴性球菌和杆菌。有芽胞的厌氧菌只有一个梭状芽胞杆菌属，包括130个种；无芽胞厌氧菌共有40多个菌属，300多个种和亚种。

厌氧菌广泛分布于自然界和人体中，除梭状芽胞杆菌能以芽胞的形式在自然界长期存活外，其他绝大多数厌氧菌存在于人和动物体内。在正常人的体表以及与外界相通的口腔、上呼吸道、胃肠道和泌尿生殖道等部位的黏膜上均有大量厌氧菌寄居，厌氧菌与所在部位的需氧菌和兼性厌氧菌共同组成人体的正常菌群。

在厌氧菌感染中，绝大多数是由无芽胞厌氧菌引起的内源性感染，并且多与需氧菌或兼性厌氧菌共同引起混合感染，仅少数为单纯厌氧菌感染。

二、厌氧菌感染的原因

厌氧菌感染可发生在人体的各个部位，正常情况下，人体组织的氧化还原电势(Eh)可阻止厌氧菌繁殖。当组织缺血缺氧时可使局部Eh降低，形成厌氧菌生长繁殖的适宜环境，而易于厌氧菌感染。造成厌氧菌感染的主要因素如下。

1. 局部组织的氧化还原电势降低　血管损伤、动脉硬化、肿瘤压迫、组织水肿、组织坏死及有异物等，使局部组织缺血缺氧，局部组织形成厌氧微环境。

2. 皮肤黏膜屏障被破坏　拔牙或外科手术等损伤了局部皮肤黏膜的屏障作用，大面积外伤、刺伤及烧伤等均可造成局部组织氧张力或Eh降低。

3. 机体免疫功能下降　各种因素导致的机体免疫功能降低，如长期慢性消耗性疾病患者，早产儿、老人以及接受放疗、化疗和使用免疫抑制剂的患者等易并发厌氧菌感染。

4. 菌群失调　长期或大量使用广谱抗菌药物如头孢菌素、喹诺酮类、氨基糖苷类或四环素等，均可诱发厌氧菌感染。

NOTE

三、厌氧菌感染的临床指征

凡有下列情况者应怀疑有厌氧菌感染。

1. 感染发生在黏膜附近 口腔、鼻咽腔、肠道、阴道等部位黏膜上均有大量厌氧菌寄居，这些部位及附近若有损伤时常易发生厌氧菌感染，如流产后、胃肠道手术后发生的感染。

2. 深部外伤 如枪伤、人被动物咬伤后的继发感染，伤口较深且有泥土异物等，常为厌氧菌感染。

3. 感染局部组织有气体产生 有些厌氧菌在感染局部可产生大量气体，引起组织肿胀和坏死，局部有捻发感、皮下有捻发音，如产气荚膜梭菌引起的气性坏疽。感染局部组织有气体产生是厌氧菌感染的重要特征之一。

4. 有特殊的分泌物 分泌物恶臭，或呈暗红色，并在紫外光下发出红色荧光，均可能是厌氧菌感染。如产黑色素普雷沃菌和不解糖卟啉单胞菌引起的感染。

5. 某些抗生素治疗无效的感染 长期应用氨基糖苷类抗生素治疗无效的患者，可能为厌氧菌感染。

6. 细菌学特征 标本直接涂片、革兰染色镜检，发现细菌着色不均匀、形态奇特、呈明显多形性；镜检发现有细菌而需氧培养阴性者，或在液体及半固体培养基深部有细菌生长，均可能是厌氧菌感染。

第二节 厌氧菌检验

一、标本采集与运送

标本的采集与运送是否符合要求，是厌氧菌培养成功的关键。进行厌氧菌检验采集标本时要确保标本不被正常菌群污染，同时应尽量避免接触空气。

用于厌氧菌培养的最佳标本是活检组织或用针筒抽取的分泌物及脓液。尽量不用棉拭子标本。标本采集后应尽快送检，厌氧菌标本的运送方法如下。

1. 无氧小瓶运送法 为目前常用的方法，可用于少量脓液、体液等液体标本的运送。

2. 厌氧袋运输法 在患者床边用预还原的厌氧血琼脂平板接种所采集的标本，然后立即将平板放入厌氧袋后及时送实验室培养。

3. 针筒运送法 用无菌空针筒抽取液体标本后排尽空气，并将针头插入无菌橡皮塞中即可送检。由于存在被针头刺伤的危险，该法已不提倡使用。

4. 其他运送法 除以上方法外，也可用标本充盈法、组织块运送法、棉拭运送法等。

标本送到实验室后，应在 20～30 min 内处理完毕，最迟不超过 2 h。如不能及时接种，可将标本置室温保存，不宜 4 ℃冷藏，因冷藏对有些厌氧菌有害。

二、检验程序

厌氧菌的检验程序见图 19-1。

三、检验方法

（一）标本直接显微镜检查

收到临床标本应先观察其性状，包括气味、是否为脓性、带血、黑色分泌物、有无黑色坏死组织及紫外灯下有无荧光等。除血液外，各种标本在接种前均需直接涂片、革兰染色、镜检，观察细菌的形态及染色特性，并初步估计标本中大致的含菌量，结合肉眼和镜下结果选择合适的培养基进一步检查，及时将结果通知临床医生以指导合理用药。

NOTE

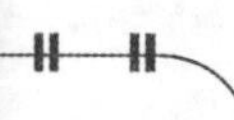

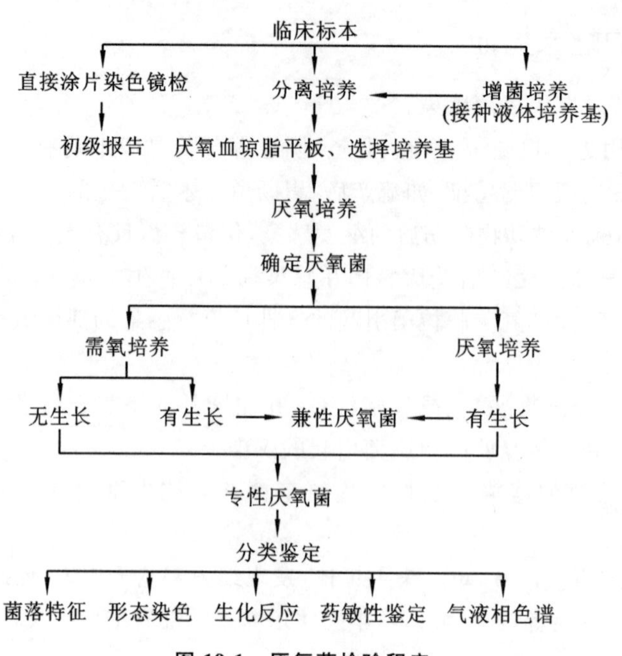

图 19-1 厌氧菌检验程序

（二）分离培养

临床标本中厌氧菌的初代培养比较困难，不仅要为厌氧菌生长提供合适的厌氧环境，还要使用营养丰富的培养基。

1. 培养基的选择 用于厌氧菌分离的培养基包括非选择性培养基和选择性培养基。在初代分离厌氧菌时除接种非选择性培养基外，还要根据标本中可能含有的厌氧菌种类，接种适当的选择性培养基，以提高厌氧菌的检出率，防止漏检。

培养基应保持新鲜，最好当天配制或使用前 24 h 置于无氧环境使其预还原，或使用预还原灭菌法制备的培养基；液体培养基在使用前应煮沸 10 min，以驱除溶解氧，并迅速冷却立即接种。

临床上发生厌氧菌感染时，常与需氧菌或兼性厌氧菌混合感染，初代培养时标本一般应同时接种普通血琼脂平板、厌氧血琼脂平板、巧克力色琼脂平板和相应的选择性培养基，分别置于有氧、无氧和含5%～10% CO_2环境进行培养，以防止漏检。同时还应接种一支液体培养基，用于增菌和保存标本。为便于在混合培养物中发现厌氧菌，标本分三区划线接种于厌氧血琼脂平板，在一、二区交界处，贴一张含 5 μg/片的甲硝唑纸片，如纸片周围出现抑菌圈，表明有厌氧菌存在。

2. 培养方法 厌氧培养方法很多，常用的有厌氧罐(盒)培养法、厌氧气袋法和厌氧手套箱法。

(1) 厌氧罐(盒)培养法：具有设备简单、操作方便、所占空间小等特点，是国内普遍采用的方法。其原理是采用一个密闭的罐子(或塑料盒)，通过物理或化学方法除去罐内氧气，造成无氧环境。常用方法有冷触媒法和抽气换气法。

(2) 厌氧气袋法：用无毒的塑料薄膜制成的特殊气袋代替厌氧罐，采用冷触媒法使袋内形成无氧环境。此法简便易行、携带方便，既可用于标本运送，也可用于标本接种后的培养，尤其适合床边接种。

(3) 厌氧手套箱：为目前国际上公认的厌氧菌培养的最佳设备，是一个密闭的大型金属箱，通过自动抽气、换气，保持箱内始终处于无氧状态。操作者可以通过培养箱前面附带的橡胶手套在箱内操作，在无氧环境中进行标本的接种、培养和鉴定等全部工作。

大多数厌氧菌在初代培养时生长较慢，故厌氧培养在 37 ℃至少培养 48 h，若培养 48 h 肉眼仍无生长现象，但直接镜检阳性，应继续培养 5～7 天。当厌氧培养有细菌生长时必须做耐氧试验，以确定是否为厌氧菌。

NOTE

（三）鉴定

确定为厌氧菌并纯化后再根据菌落性状、菌体形态、染色特征等试验可将部分厌氧菌的种、群或属作出初步鉴定，然后进行系统鉴定。

1. 形态与染色 能反映各种厌氧菌的特殊形态，可为厌氧菌鉴定提供参考依据。但厌氧菌的染色特性易受培养基的种类及培养时间的影响，某些菌种可由革兰阳性变为革兰阴性而不易判断。此时可用拉丝试验协助判定，加 30 g/L 的氢氧化钾溶液一滴于载玻片上，取待测菌与之混合，1 min 后用接种环轻轻挑起，能拉起丝的为革兰阴性菌，反之，为革兰阳性菌。

2. 菌落性状 菌落的形状、大小、色素、荧光以及溶血现象等对厌氧菌的鉴定具有重要的参考价值。

3. 生化试验 包括多种糖类发酵试验、吲哚试验、硝酸盐还原试验、硫化氢试验，明胶液化、蛋白溶解、胆汁肉汤生长、触酶、卵磷脂酶、脂酶试验等。目前用于厌氧菌快速鉴定的胞外酶试验，利用厌氧菌在代谢中产生的酶与少量的生化基质迅速反应，不需要厌氧培养，只需少量浓菌液，4 h 即可观察结果。

4. 气液相色谱技术 厌氧菌在代谢过程中能产生较多的挥发性短链脂肪酸、非挥发性有机酸及醇类等代谢产物，并且其代谢产物的种类和含量因菌种不同而异，应用气液相色谱技术进行分析可鉴定厌氧菌。也可利用气液相色谱技术直接分析临床标本中的厌氧菌，数十分钟至数小时即可作出诊断。本法快速简便、准确可靠、样品用量少，是一项先进的分析技术，可用于厌氧菌鉴定及分类。

5. 其他鉴定试验 抗生素敏感性鉴定试验、聚茴香脑磺酸钠（Sodium polyanetholesulfonate，SPS）敏感试验、PCR 和基因探针等方法也可用于厌氧菌的鉴定。

第三节 厌氧球菌

厌氧球菌是临床厌氧菌感染的重要病原菌，主要包括革兰阳性的消化球菌属、消化链球菌属以及革兰阴性的韦荣球菌属。

一、消化球菌属

黑色消化球菌（*Peptococcus niger*）是消化球菌属（*Peptococcus*）中唯一的菌种。直径为 0.3～1.3 μm，其 DNA 的 G+C 摩尔分数为 50%～51%。

1. 临床意义 黑色消化球菌为寄居于人体体表及与外界相通腔道中的正常菌群，常与需氧菌共同引起腹腔、盆腔、外阴、阴道的混合感染，也可引起肝脓肿或肺部、口腔、颅内等部位的感染。

2. 微生物学检验 从感染部位采集适当标本，直接涂片、革兰染色镜检，本菌为革兰阳性球菌，成双、成堆或呈短链状排列。营养要求高，生长缓慢，在厌氧血琼脂平板上，厌氧培养 2～4 天可形成圆形凸起、表面光滑、有光泽、边缘整齐、不溶血的黑色小菌落。暴露在空气中后菌落呈浅灰色。传代数次后，在血琼脂平板上菌落黑色消失。通过庖肉培养基培养后可恢复产生黑色素。营养肉汤培养呈白色或灰白色沉淀而不混浊。主要生化特征：有微弱触酶活性，不发酵葡萄糖、乳糖、蔗糖及麦芽糖，吲哚、脲酶、凝固酶、七叶苷水解及硝酸盐还原试验均阴性；对青霉素、红霉素、氯霉素、四环素及灭滴灵敏感。

二、消化链球菌属

消化链球菌属（*Peptostreptococcus*）中与人类感染关系密切的有十多个菌种，其中临床感染最常见的厌氧消化链球菌（*P. anaerobius*）为本菌属的代表菌种。该菌属细菌 DNA 的 G+C 摩尔分数为 27%～45%。

1. 临床意义 消化链球菌属是寄居在人和动物口腔、上呼吸道、肠道及女性生殖道的正常菌群，在一定条件下可以引起人体各组织器官的感染，如口腔、颅内、肺部、胸部、肝脏、腹腔、阴道及盆腔等感染。厌氧消化链球菌是临床感染中最常见的厌氧菌之一，占临床厌氧菌分离株的 20%～35%，仅次于脆弱类杆菌，且多为混合感染，与金黄色葡萄球菌、溶血性链球菌协同可引起严重的创伤感染。也可由原发病灶如口腔、牙周和泌尿道感染扩散而引起细菌性心内膜炎。

NOTE

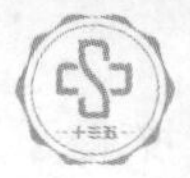

2. 微生物学检验 消化链球菌属的主要鉴定特征是：革兰阳性，有些菌种在培养 48 h 后易染成阴性。菌体呈球形或卵圆形，直径为 0.3～1.0 μm，成双、短链或成堆排列。无鞭毛、无芽胞。为专性厌氧菌，营养要求较高，吐温-80 可促进厌氧消化链球菌生长。厌氧消化链球菌在厌氧血琼脂平板上，厌氧环境培养 48～72 h 可形成灰白色、光滑、中间呈白色光亮、轻微凸起、不透明、不溶血的小菌落，培养物有果糖气味。生化反应不活泼，厌氧消化链球菌触酶、脲酶、凝固酶、七叶苷水解及硝酸盐还原试验均阴性，可微弱发酵葡萄糖，不发酵乳糖、蔗糖及麦芽糖。厌氧消化链球菌和口炎消化链球菌对聚茴香脑磺酸钠敏感，而其他厌氧革兰阳性球菌对聚茴香脑磺酸钠耐药，据此可对该菌进行快速鉴定，正确率可达 98%。厌氧消化链球菌和口炎消化链球菌可用脯氨酸芳基酰胺酶试验进行鉴别，前者为阳性、后者阴性。

三、韦荣球菌属

韦荣球菌属(*Veillonella*)有 7 个种，临床上最常见的有小韦荣球菌(*V. parvula*)和产碱韦荣球菌(*V. alaclescens*)。本菌属的代表菌种为小韦荣球菌。该菌属细菌 DNA 的 G＋C 摩尔分数为 36%～43%。

1. 临床意义 韦荣球菌是人口腔、上呼吸道、肠道及女性生殖道中的正常菌群，为条件致病菌，可引起内源性感染，如牙周炎、慢性鼻窦炎、肺部感染、腹膜炎及伤口感染等，多为混合感染。小韦荣球菌可引起上呼吸道感染，产碱韦荣球菌多见于肠道感染。

2. 微生物学检验 临床标本直接涂片、革兰染色镜检，韦荣球菌属的细菌为极小的革兰阴性球菌，直径为 0.3～0.5 μm，成对或短链状排列，近似奈瑟菌。无鞭毛、无芽胞。专性厌氧，营养要求较高，分离培养时接种于厌氧血琼脂平板，厌氧环境培养 48 h 后，形成直径 1～2 mm 圆形凸起、灰白色或黄色菌落，不溶血。新鲜培养物立即置于紫外线下照射，菌落可见红色荧光，但暴露空气 5～10 min 后荧光消失。在含血清的硫乙醇酸钠肉汤中混浊生长，并产生小气泡。同时接种于含万古霉素的乳酸盐琼脂(韦荣球菌培养基)有助于本菌的分离。主要生化特征：不发酵糖类，氧化酶试验阴性，吲哚试验阴性，硝酸盐还原试验阳性，小韦荣球菌触酶试验阴性，产碱韦荣球菌触酶试验可出现阳性。

第四节　革兰阴性无芽胞厌氧杆菌

革兰阴性无芽胞厌氧杆菌是临床厌氧菌感染中最常见的病原菌，主要有类杆菌属、普雷沃菌属、卟啉单胞菌属和梭杆菌属等。它们属于人体的正常菌群，部分菌株可作为条件致病菌而引起机体感染。

一、类杆菌属

类杆菌属(*Bacteroides*)是临床上最重要的无芽胞厌氧菌，目前属内有 78 个种和 5 个亚种。与人类感染有关的约有 10 个菌种，其 DNA 的 G+C 摩尔分数为 40%～48%。脆弱类杆菌(*B. fragilis*)为本属细菌的代表菌种。

1. 临床意义 类杆菌是寄生于人类口腔、肠道及女性生殖道的正常菌群，可引起人体各组织器官的内源性感染，如菌血症、败血症、颅内、胸腔、腹腔及女性生殖道感染等。其中以脆弱类杆菌最多见，可占临床厌氧菌分离株的 25%，为类杆菌分离株的 50%。

2. 微生物学检验 标本直接涂片、革兰染色镜检，可见革兰阴性杆菌，大小为(0.8～1.3) μm×(1.6～8.0) μm，着色不均，两端钝圆而浓染，中间不着色或染色较浅，形似空泡，具有多形性。无鞭毛、无芽胞，脆弱类杆菌可形成荚膜。专性厌氧，营养要求较高，分离培养时培养基中需加入氯化血红素和维生素 K_1。在厌氧血琼脂平板上，厌氧环境培养 24～48 h 后，形成直径 1～3 mm 的圆形微凸、表面光滑、半透明、边缘整齐的灰白色菌落，多数菌株不溶血。在胆汁七叶苷(BBE)培养基中生长较好，菌落较大，能分解七叶苷，使培养基呈黑色，菌落周围有黑色晕圈。主要生化特征：发酵葡萄糖、麦芽糖和蔗糖，

水解七叶苷，触酶试验阳性，硝酸盐还原试验和脲酶试验阴性。

二、普雷沃菌属

普雷沃菌属（*Prevotella*）是从类杆菌属分出的一个新菌属，有 20 个菌种，其中产黑色素的有 8 个种，不产色素的有 12 个种。该菌属细菌 DNA 的 G+C 摩尔分数为 40%～52%。产黑色素普雷沃菌（*P. melaninogenica*）是本菌属的代表菌种。

1. 临床意义 普雷沃菌是寄生于人的口腔和女性生殖道等部位的正常菌群，在一定条件下可以引起内源性感染，主要引起牙周炎、齿龈炎、前庭腺炎、尿道旁腺炎、阴道脓肿、子宫内膜炎等，常与其他厌氧菌、需氧菌或兼性厌氧菌混合感染。

2. 微生物学检验 标本涂片、革兰染色镜检可见革兰阴性球杆状，大小为（0.8～1.5）μm×（1.0～3.5）μm，两端钝圆，中间着色不均呈空泡状，成双或短链状排列。在含糖的培养基中孵育后菌体长短不一，具有多形性。无荚膜、鞭毛和芽胞。

专性厌氧，营养要求较高，分离培养时培养基中需加入氯化血红素和维生素 K_1 等以促进其生长，在厌氧血琼脂平板上生长较好，培养 48 h 后可形成圆形、微凸、半透明的菌落，多数菌株呈 β 溶血。产黑色素的细菌菌落初期为灰白色，随后呈黄色并逐渐变为浅棕色，5～7 天后再变为黑色。在黑色素产生之前，用波长 366 nm 紫外线照射，可见橘红色荧光，但色素出现后荧光即消失。黑色素只在含血液的培养基上才能产生，在卡那-万古霉素冻溶血琼脂平板（KVLB）上早期可产生黑色素。本属绝大多数菌株对 20%胆汁敏感，在含 20%胆汁的培养基中不生长。

主要生化特征为：多数菌种发酵葡萄糖、乳糖和蔗糖，不水解七叶苷，不产生吲哚，触酶和脂酶阴性。

三、卟啉单胞菌属

卟啉单胞菌属（*Porphyromonas*）也是从类杆菌属中分出的一个新菌属。有 13 个种，与人类有关的主要是不解糖卟啉单胞菌（*P. asaccharolytica*）、牙髓卟啉单胞菌（*P. endodontalis*）和牙龈卟啉单胞菌（*P. gingivalis*）3 个菌种，其 DNA 的 G+C 摩尔分数为 45%～54%。不解糖卟啉单胞菌为本属代表菌种。

1. 临床意义 卟啉单胞菌属主要存在于人的口腔、肠道和泌尿生殖道，可引起人的牙周炎、牙髓炎、根尖周炎、胸膜炎、阑尾炎及阴道炎等。被动物咬伤后也可引起皮肤和软组织感染。

2. 微生物学检验 为革兰阴性杆状或球杆状，大小为（0.5～0.8）μm×（1.0～3.5）μm。两端钝圆，染色不均，无芽胞、无鞭毛。专性厌氧，最适生长温度为 37 ℃，营养要求较高，分离培养时培养基中需加入氯化血红素和维生素 K_1 以促进其生长及黑色素的产生。本属细菌均产生黑色素，在厌氧血琼脂平板上，厌氧培养 3～5 天后形成圆形、凸起、光滑、有光泽的棕色菌落，继续培养 6～10 天后菌落逐渐变为黑色。在色素产生之前，用波长 366 nm 紫外线照射，可见红色荧光。应注意与产黑色素普雷沃菌鉴别，本属细菌均不发酵糖类。触酶、脂酶和胆汁七叶苷均阴性，能液化明胶，吲哚大多阳性。

四、梭杆菌属

梭杆菌属（*Fusobacterium*）因其形态细长、两端尖细如梭形而得名。本属细菌共有 16 个种，具核梭杆菌（*F. nucleatum*）为本属的代表菌种，其 DNA 的 G+C 摩尔分数为 26%～34%。

1. 临床意义 梭杆菌属是存在于人类口腔、上呼吸道、胃肠道和泌尿生殖道的正常菌群，可引起牙髓炎、奋森溃疡性咽颊炎、肺脓肿、胸腔感染，也可引起腹腔、肠道、泌尿生殖道感染及菌血症等。临床感染中以具核梭杆菌最常见，以坏死梭杆菌毒力最强，可在儿童或年轻人中引起严重感染，是年轻人扁桃体周围脓肿中最常分离到的厌氧菌。

2. 微生物学检验 采集脓液和分泌物等标本，直接涂片、革兰染色镜检，本属细菌为革兰阴性杆菌，菌体细长，大小约 1 μm×（5～10）μm，常呈多形性。典型的形态特征为梭形，两端尖细、中间膨大，有时菌体中有革兰阳性颗粒存在。无鞭毛、无芽胞。

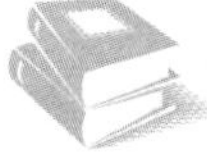
NOTE

专性厌氧，对无氧条件要求较高，在厌氧血琼脂平板上，厌氧培养 48 h 后形成直径 1～2 mm、圆形、中央凸起、边缘不整齐，透明或半透明的菌落，呈面包屑样，一般不溶血，菌落有恶臭味。

主要生化特征：大部分菌种对胆汁敏感，在含 20%胆汁培养基中不生长。多数菌株不发酵糖类，不水解七叶苷、不还原硝酸盐，触酶和脂酶阴性。少数菌株葡萄糖、果糖可出现弱发酵反应。大多数菌种吲哚和 DNA 酶阳性。

第五节　革兰阳性无芽胞厌氧杆菌

革兰阳性无芽胞厌氧杆菌种类较多，与人类健康有关的主要有丙酸杆菌属、优杆菌属、乳杆菌属、双歧杆菌属等 6 个菌属。

一、丙酸杆菌属

丙酸杆菌属（*Propionibacterium*）目前有 16 个种和亚种，该属细菌因发酵葡萄糖产生丙酸而命名。能引起人类感染的主要有痤疮丙酸杆菌（*P. acnes*）、贪婪丙酸杆菌（*P. avidum*）、颗粒丙酸杆菌（*P. granulosum*）、费氏丙酸杆菌（*P. freudenreichii*）等，其中以痤疮丙酸杆菌最常见。该菌属细菌 DNA 的 G+C 摩尔分数为 53%～67%。费氏丙酸杆菌（*P. freudenreichii*）为本菌属的代表菌种。

1. 临床意义　丙酸杆菌属的细菌主要寄居在人的皮肤、皮脂腺、肠道以及乳制品和青饲料中。痤疮丙酸杆菌存在于人的毛囊、皮脂腺和汗腺中，与痤疮和酒渣鼻等的发生有关，也是血液培养、腰穿及骨髓穿刺液培养最常见的污染菌。贪婪丙酸杆菌常引起鼻窦炎、脑脓肿及皮肤皱褶潮湿处的慢性感染。

2. 微生物学检验　根据感染部位不同，采集相应的标本，如脓液、分泌物等，也可从毛囊、汗腺和痤疮中采集标本。丙酸杆菌属的细菌为革兰阳性杆菌，菌体微弯或呈棒状，一端钝圆，另一端尖细，染色不均。可单个、成对，或呈 X、V、Y 形排列，形似类白喉棒状杆菌。无鞭毛、无芽胞、无荚膜。

厌氧或微需氧，大部分菌株在严格厌氧条件下生长较好，部分菌株多次传代后，可变为兼性厌氧菌。在 30～37 ℃，pH 7.0 环境培养时生长最快，吐温-80 可刺激大部分菌株生长。在厌氧血琼脂平板上培养 48 h 后，形成圆形凸起、不透明、有光泽、白色或随菌种和培养时间不同而呈灰白色、红色、黄褐或橙色的菌落，多数菌株不溶血。

丙酸杆菌属细菌的主要生化特征：发酵葡萄糖产生丙酸，大部分菌株触酶试验阳性、硝酸盐还原试验阴性、不产生吲哚。痤疮丙酸杆菌通常可产生吲哚，液化明胶，硝酸盐还原试验阳性，不水解七叶苷，不发酵乳糖、蔗糖、麦芽糖和棉子糖等。与常见革兰阳性无芽胞厌氧杆菌的鉴别见表 19-1。

表 19-1　常见革兰阳性无芽胞厌氧杆菌的鉴别特征

鉴别特征	丙酸杆菌属	乳杆菌属	优杆菌属	双歧杆菌属
严格厌氧性	V	V	+	+
动力	−	−	V	−
触酶	V	−	−	−
吲哚	V	−	−	−
硝酸盐还原	V	−	V	−
主要代谢产物	丙酸	乳酸	丁酸	乙酸+乳酸

注：V 表示 11%～89%菌株阳性。

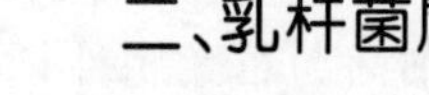
二、乳杆菌属

乳杆菌属（*Lactobacillus*）有 185 个种和亚种，因能发酵糖类产生大量乳酸而得名。与人类密切相关的有嗜酸乳杆菌（*L. acidophilus*）、食品乳杆菌（*L. alimentarius*）、发酵乳杆菌（*L. fermentum*）、德氏

乳杆菌(*L. delbrueckii*)、阴道乳杆菌(*L. vaginalis*)等,以嗜酸乳杆菌(*L. acidophilus*)最常见。该菌属细菌 DNA 的 G+C 摩尔分数为 32%～53%。德氏乳杆菌(*L. delbrueckii*)为本菌属的代表菌种。

1. 临床意义 乳杆菌是存在于人和动物消化道、女性生殖道的正常菌群,可发酵糖类生成乳酸而抑制病原菌的生长,乳杆菌是维持寄居部位微生态平衡的重要菌群之一。某些菌种如嗜酸乳杆菌、保加利亚乳杆菌等被广泛用于奶酪、酸奶等食品的制造。本属细菌中只有少数有致病性,可引起龋齿、泌尿道感染、败血症和心内膜炎等。

2. 微生物学检验 本菌为革兰阳性细长杆菌,单个、成双、短链或栅栏状排列。有些菌种具有多形性,有些菌株两端染色较深。无芽胞、无荚膜,多数菌种无鞭毛。本菌可为专性厌氧、兼性厌氧或微需氧,从人体分离的乳杆菌有 20%为专性厌氧,最适温度 30～40 ℃,具有嗜酸性,最适 pH 5.5～6.2,在 pH 3.5 条件下仍能生长。在厌氧血琼脂平板上的菌落为圆形、凸起、表面粗糙、边缘不整齐,呈灰白色或乳褐色,有的菌种也可呈黄色、橙色、铁锈色或砖红色。本属细菌营养要求复杂,各有其特殊的营养需求。乳杆菌属细菌的主要生化特征:发酵多种糖类,主要产生乳酸,不分解蛋白质,触酶、硝酸盐还原、吲哚、明胶液化均阴性。

三、优杆菌属

优杆菌属(*Eubacterium*)有 56 个种和亚种,与临床感染有关的有十多个菌种,最常见的有迟钝优杆菌(*E. lentum*)和黏液优杆菌(*E. limosum*)。其 DNA 的 G+C 摩尔分数为 30%～35%。黏液优杆菌是本菌属的代表菌种。

1. 临床意义 优杆菌属的细菌是人口腔和肠道中的正常菌群,具有生物拮抗、营养及维持肠道微生态平衡等功能。少数菌种如迟钝优杆菌和黏液优杆菌等常与其他厌氧菌或兼性厌氧菌一起引起混合感染,如心内膜炎、伤口感染、口腔感染及菌血症等。

2. 微生物学检验 优杆菌为革兰阳性杆菌,具有多形性,可呈杆状或球杆状,菌体不规则,常膨大或端尖,有时弯曲,可单个、成对或链状排列。部分菌株有鞭毛,无芽胞、无荚膜。专性厌氧,在厌氧血琼脂平板上,培养 48 h 可形成圆形、凸起或扁平、半透明或不透明、不溶血的小菌落。20%胆汁可促进其生长。

主要生化特征是,多数菌种发酵糖类,主要产生丁酸,不产生吲哚,触酶试验阴性,硝酸盐还原试验阴性。迟钝优杆菌硝酸盐还原试验阳性,不发酵任何糖类,不凝固牛乳、不液化明胶,不水解七叶苷。黏液优杆菌发酵葡萄糖及阿拉伯糖,凝固牛乳,水解七叶苷。

四、双歧杆菌属

双歧杆菌属(*Bifidobacterium*)包括 46 个种和亚种,与人类有关的有 10 个种。由于末端常分叉,故名双歧杆菌。该菌属细菌 DNA 的 G+C 摩尔分数为 55%～67%。两歧双歧杆菌(*B. bifidum*)为本菌属的代表菌种。

1. 临床意义 双歧杆菌是人和动物肠道中重要的正常菌群,小肠上部几乎无本属细菌,在小肠下部肠内容物中本菌数量可达 10^3～10^5 CFU/g,在粪便中可达 10^8～10^{12} CFU/g。在口腔和阴道中也有双歧杆菌的寄居。这些细菌能合成多种人体所必需的维生素,可拮抗多种肠道致病菌,故有增强机体免疫力、抗感染、抗肿瘤、维持机体微生态平衡、营养保健和抗衰老、控制内毒素血症、提高人体的抗辐射能力等作用。本菌无毒无害,是目前应用最广泛的益生菌。

2. 微生物学检验 本菌为革兰阳性杆菌,有高度多形性,菌体直或弯曲,常有分叉,可一端或两端膨大,菌体染色不均。单个、成双、短链,Y 形或 V 形排列。无鞭毛、无芽胞、无荚膜。专性厌氧,不同菌种对氧的敏感性不同,在厌氧血琼脂平板上培养 48 h 形成圆形、光滑、不透明、不溶血、乳白色或灰褐色菌落。主要生化特征:发酵葡萄糖和乳糖,主要代谢产物是乙酸和乳酸,不产生丁酸和丙酸。大多数菌株触酶试验阴性,不产生吲哚,不还原硝酸盐。

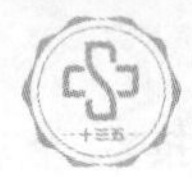

第六节　梭状芽胞杆菌属

一、分类

梭状芽胞杆菌属(*Clostridium*)简称梭菌属，有200多个种和5个亚种，大多为严格厌氧菌，能形成芽胞，芽胞呈正圆形或卵圆形，直径大于菌体，位于菌体中央、极端或次极端，使菌体膨大为梭状而得名。

本属细菌广泛分布于土壤、人和动物肠道及腐败物中。多数为腐生菌，少数为致病菌，在适宜条件下，芽胞发芽形成繁殖体，产生强烈的外毒素和侵袭性酶类，引起人和动物疾病。引起的人类疾病主要有破伤风、气性坏疽、肉毒中毒和伪膜性肠炎等。

二、破伤风梭菌

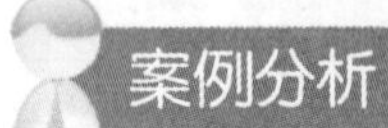

患者，男，16岁，燃放鞭炮时炸伤左侧眼框，因自认为伤势不重，未及时进行清创及注射破伤风抗毒素等处理，于七天后，患者出现张口困难、牙关紧闭等症状，此时才前去就医。

思考题：

1. 根据病史与症状，该患者可能患何种疾病？引起该疾病的病原菌是什么？
2. 该病原菌是怎样致病的？需要做哪些微生物学检查以确定诊断？如何预防和治疗？

破伤风梭菌(*C. tetani*)是引起破伤风的病原菌，是临床上常见的革兰阳性厌氧芽胞杆菌。

(一) 生物学特性

1. 形态结构　本菌为革兰阳性细长杆菌，大小为(0.5～1.7) μm×(2.1～18) μm。但培养48 h后，尤其在芽胞形成后易转变为革兰阴性。有周鞭毛、无荚膜。芽胞正圆形，直径大于菌体，位于菌体顶端，使细菌呈鼓槌状，为本菌典型的形态特征。

2. 培养特性　专性厌氧，在厌氧血琼脂平板上呈扩散生长，35 ℃培养48 h后，菌落扁平、半透明、灰白色、边缘不齐、周边疏松呈羽毛状，有β溶血，不易获得单个菌落，可见薄膜状爬行生长物，如提高琼脂浓度(4%)，可抑制其扩散生长。在庖肉培养基中，肉汤轻度混浊，肉渣部分消化，微变黑，有少量气体，有腐败恶臭。

3. 生化反应　不发酵糖类，能液化明胶、产生硫化氢、多数菌株产生吲哚、不还原硝酸盐，对蛋白质有微弱消化作用。气液相色谱可检出的代谢产物有乙酸、丙酸、丁酸、乙醇和丁醇。

4. 抗原构造　有菌体(O)抗原和鞭毛(H)抗原，根据鞭毛抗原可分为10个血清型。各型细菌所产生的毒素其生物学活性与免疫学活性均相同，可被任何类型的抗毒素中和。

5. 抵抗力　芽胞经100 ℃煮沸1 h可完全被杀灭，能耐干热150 ℃ 1 h、5%石炭酸10～15 h。在干燥的土壤和尘埃中可存活数年。

(二) 临床意义

破伤风梭菌广泛存在于土壤、人和动物肠道中，可引起人类的外源性感染。当机体的伤口被污染时，或分娩时使用不洁器械剪断脐带等，本菌的芽胞可侵入伤口，发芽变成繁殖体，生长繁殖，产生外毒素，引起破伤风。

该菌无侵袭力，仅在侵入局部生长繁殖，其致病作用完全有赖于所产生的破伤风痉挛毒素(tetanospasmin)，该毒素是由质粒编码，属于神经毒素，其毒性极强，仅次于肉毒毒素，化学性质为蛋白质，不耐热，65 ℃ 30 min即可破坏；亦可被肠道中存在的蛋白酶所破坏，所以，存在于正常人和动物肠道中不会致病。破伤风梭菌本身不进入血流，但破伤风痉挛毒素可经血液、淋巴吸收到达中枢神经系

NOTE

统，尤其对脑干神经和脊髓前角运动神经细胞有高度亲和力，能与神经节苷脂结合，封闭脊髓抑制性触突，从而阻止抑制性触突末端释放抑制性神经介质，破坏正常的抑制性调节功能，导致肌肉痉挛性收缩，主要为骨骼肌痉挛，典型的症状是咀嚼肌痉挛所造成的牙关紧闭、苦笑面容及持续性背部肌肉痉挛（角弓反张）。机体呈强直性痉挛、抽搐、呼吸困难，最终可因窒息而死亡。

（三）微生物学检验

根据患者的病史和典型的临床症状即可作出诊断，一般不需做细菌学检查，在特殊情况下有必要时才进行微生物学检验。

1. 检验程序 见图 19-2。

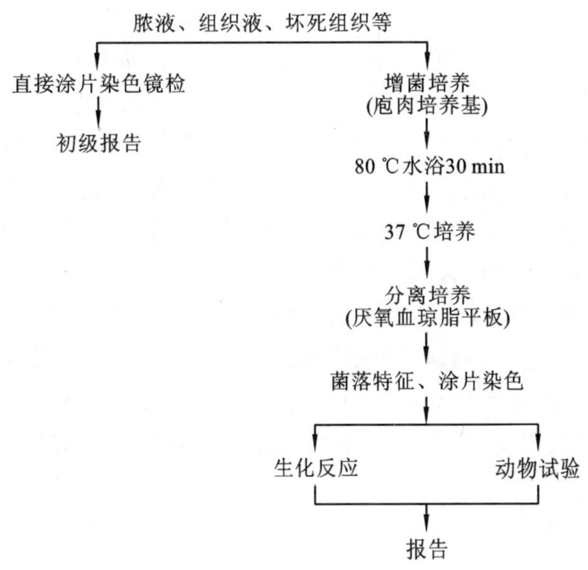

图 19-2 破伤风梭菌检验程序

2. 标本采集 采集感染伤口的脓液、组织液或坏死组织等。

3. 直接显微镜检查 取脓液或坏死组织等直接涂片、革兰染色镜检，如见革兰阳性杆菌，呈鼓槌状典型形态，可初步报告。

4. 分离培养 将标本接种于庖肉培养基，置 75～85 ℃水浴加热 30 min，以杀死标本中所混有的杂菌，于 37 ℃培养 2～4 天，有生长现象后，再转种新鲜的厌氧血琼脂平板，置于厌氧环境培养 24 h，破伤风梭菌可呈薄膜状迁徙生长。

5. 鉴定 典型的鼓槌状菌体形态，结合在庖肉培养基及厌氧血琼脂平板上的生长现象，分离的细菌不发酵糖类、不还原硝酸盐，能液化明胶、产生硫化氢，多数菌株产生吲哚。通过动物毒力和保护力试验阳性即可最后鉴定。

三、产气荚膜梭菌

案例分析

患者，男，30 岁，在工作中不慎右膝部被机器扭转致伤，肢体大部分离断，只有部分皮肤相连，小腿呈紫色，足趾苍白发凉。在硬膜外麻醉下行清创再植术，术后第二天患者伤口有暗红色分泌物渗出，X 线显示皮下有气体，急行截肢手术，术后经抗生素和高压氧等治疗，20 天后痊愈出院。

思考题：

1. 该患者可能患何种疾病？引起该病最可疑的病原菌是什么？
2. 该致病菌的主要致病机制是什么？需要做哪些微生物学检查可确定其诊断？

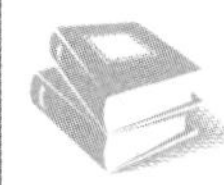

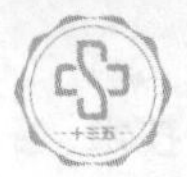

产气荚膜梭菌(*C. perfringens*)广泛存在于自然界、人和动物肠道中,能引起人和动物多种疾病,是临床上引起人类气性坏疽的主要病原菌。

(一)生物学特性

1. 形态结构 为革兰阳性粗大杆菌,大小(1.0～1.5) μm×(3.0～5.0) μm,两端钝圆,芽胞为卵圆形,直径不大于菌体,位于菌体中央或次极端,在体内和普通培养基上不易形成芽胞,在无糖培养基中易形成芽胞。在机体内可产生明显荚膜,无鞭毛。

2. 培养特性 厌氧,但不十分严格,在微氧的环境中能迅速生长繁殖。于液体培养基中培养 2 h 后,在深层有明显生长;4～6 h 后可出现表面生长。在厌氧血琼脂平板上,35 ℃厌氧培养 18～24 h 后,形成圆形、凸起、光滑、边缘整齐的菌落,多数菌株有双层溶血环,内环是由 θ 毒素引起的完全溶血,外环是由 α 毒素引起的不完全溶血。在卵黄琼脂平板上,本菌产生的卵磷脂酶(α 毒素)能分解卵黄中卵磷脂,使菌落周围出现乳白色混浊圈,为卵磷脂酶试验阳性;若在培养基中加入 α 毒素的抗血清,α 毒素可被抗毒素中和,则不出现乳白色混浊圈,此现象称 Nagler 反应。在庖肉培养基中可分解肉渣中糖类而产生大量气体,肉渣不被消化呈粉红色。在牛乳培养基中能分解乳糖产酸,使其中酪蛋白凝固,同时产生大量气体,将凝固的酪蛋白冲成蜂窝状,并将液面封固的凡士林层上推,甚至冲开试管口棉塞,气势凶猛,故称"汹涌发酵"现象,为产气荚膜梭菌的特征之一。

3. 生化反应 本菌代谢十分活跃,能发酵葡萄糖、乳糖、麦芽糖和蔗糖,产酸产气,能液化明胶,产生硫化氢,卵磷脂酶阳性。不发酵甘露醇,吲哚阴性。主要代谢产物是乙酸和丁酸。

4. 分型 根据细菌产生外毒素种类的不同,可将产气荚膜梭菌分为 A、B、C、D、E 五个毒素型。对人致病的主要为 A 型和 C 型,以 A 型最多见,可引起人类的气性坏疽和食物中毒,C 型可引起坏死性肠炎。

(二)临床意义

产气荚膜梭菌能产生多种外毒素和侵袭性酶。产生的外毒素有 α、β、γ、δ、ε、η、θ、ι、κ、λ、μ 和 ν 共 12 种。其中 α 毒素最重要,能分解细胞膜上的磷脂和蛋白质的复合物,破坏细胞膜,引起溶血、组织坏死和血管内皮细胞损伤,使血管通透性增加,造成水肿;同时,α 毒素还能促使血小板凝聚,导致血栓形成,使局部组织缺血,在气性坏疽的形成中起主要作用。β 毒素可引起人类坏死性肠炎。各种毒素和酶与组织溶解、坏死、产气、水肿以及病变迅速扩散蔓延和全身中毒症状均有密切关系。气性坏疽潜伏期短,一般仅为 8～48 h,产气荚膜梭菌除产生多种毒素和侵袭性酶外,在体内形成的荚膜和繁殖周期短等特点,使该菌引起的感染发展迅速,病情险恶,如不及时治疗,常导致死亡。此外,产气荚膜梭菌的 A 型菌株和有些 C、D 型菌株可产生肠毒素,通过污染食物引起食物中毒。C 型菌株产生的 β 毒素可导致小肠黏膜出血性坏死,引起坏死性肠炎。

(三)微生物学检验

气性坏疽病情发展急剧,后果严重,应尽早作出细菌学报告。

1. 检验程序 见图 19-3。

2. 标本采集 采集创伤深部的分泌物、穿刺液、坏死组织、血液、可疑食物、呕吐物及粪便等。坏死组织等固体标本应研磨制成悬液。

3. 直接显微镜检查 从创口深部取材涂片,革兰染色、镜检可见革兰阳性粗大杆菌,有荚膜,并伴有其他杂菌(如葡萄球菌和革兰阴性杆菌等),同时镜下白细胞较少且形态不规则,是气性坏疽标本直接涂片的特点,有助于早期快速诊断。

4. 分离培养 产气荚膜梭菌对低浓度氧有耐受性,生长迅速,比较容易分离。标本可直接接种于厌氧血琼脂平板和卵黄琼脂平板,厌氧环境培养 18 h,观察生长情况,取菌落进行鉴定。也可先接种于庖肉培养基增菌 8～10 h(置于水浴箱中只需 4～6 h),再转种上述平板。本菌在组织中不易形成芽胞,故标本不作加热处理。分离培养的同时可进行 Nagler 试验。

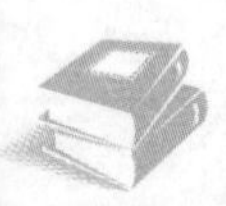

NOTE

5. 鉴定 主要鉴定特征:革兰阳性粗大杆菌,缺少芽胞,有荚膜;厌氧血琼脂平板有双层溶血环,牛

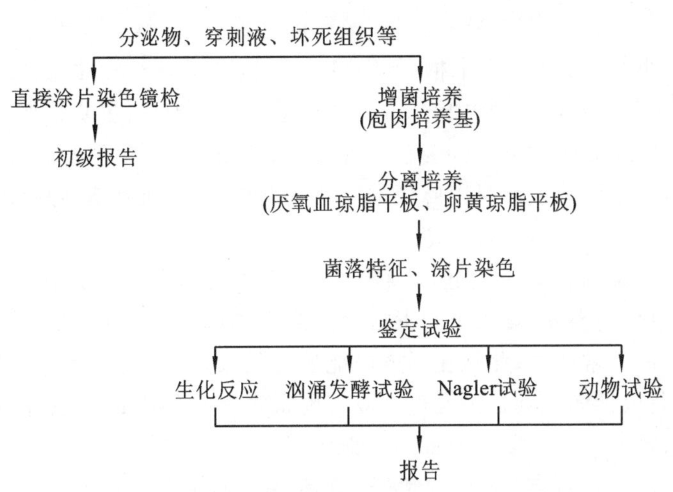

图 19-3 产气荚膜梭菌检验程序

乳培养基中出现“汹涌发酵”现象；发酵葡萄糖、乳糖、麦芽糖和蔗糖，产酸产气，不发酵甘露醇，吲哚阴性，能液化明胶，产生硫化氢，Nagler 试验阳性。主要代谢产物是乙酸和丁酸。必要时可做动物实验。

四、肉毒梭菌

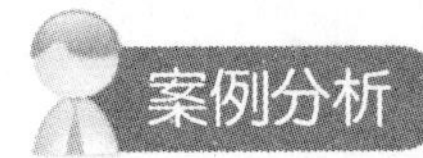

王某一家 5 人，因食用家庭自制臭豆腐，一天后相继出现乏力、恶心、腹胀、头晕、语言障碍、吞咽困难、上眼睑下垂、视物模糊、双下肢发软等症状，疑为食物中毒而急诊入院。

思考题：

1. 根据王某一家人的临床表现，你认为最有可能是什么细菌引起的食物中毒？
2. 需要做哪些微生物学检查以确定其诊断？

肉毒梭菌（*C. botulinum*）主要存在于土壤中，是一种腐生菌，能产生毒性极强的外毒素，引起人和动物严重的肉毒中毒和婴儿肉毒病。

（一）生物学特性

1. 形态结构 肉毒梭菌是革兰阳性粗大杆菌，大小(0.9～1.3) μm×(4.0～6.0) μm，两端钝圆，单个、成双或短链状排列。有周鞭毛，无荚膜，芽胞呈椭圆形位于菌体的次极端，芽胞大于菌体，使菌体呈汤匙状或网球拍状。

2. 培养特性 严格厌氧，营养要求不高，可在普通琼脂平板上生长，35 ℃培养 48 h 后可形成灰白色、半透明、边缘不整齐、表面粗糙的菌落，在厌氧血琼脂平板上有 β 溶血。在庖肉培养基中生长旺盛，能消化肉渣使之变黑，有腐败恶臭。在卵黄平板上能产生脂酶，菌落周围出现混浊圈，菌落表面形成一层珠光层。

3. 毒素与分型 根据其毒素抗原性的不同，分为 A、B、C1、C2、D、E、F、G 八个型，大多数菌株只产生一种型别的毒素，各型毒素只能被同型抗毒素所中和。引起人类疾病的主要为 A 型和 B 型，E、F 型偶见。我国报告的大多为 A 型。

4. 生化反应 因毒素型的不同而有所差异，A、B、E、F 型发酵葡萄糖、麦芽糖、蔗糖，C、D 型发酵葡萄糖、麦芽糖，不发酵蔗糖，各型均不发酵乳糖，G 型不发酵糖类。各型均产生硫化氢，不产生吲哚。除 G 型外均产生脂酶。气液相色谱分析，各型均可产生乙酸和丁酸，其他有机酸则随型别而异。

5. 抵抗力 肉毒梭菌芽胞的抵抗力较强，可耐 100 ℃煮沸 1 h 以上，但所产生的肉毒毒素不耐热，100 ℃煮沸 1 min 或 80～90 ℃ 5～10 min 即可破坏。

（二）临床意义

肉毒梭菌主要依靠其产生的肉毒毒素引起致病。肉毒毒素对酸和蛋白酶的抵抗力较强，口服后不

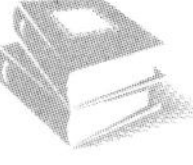
NOTE

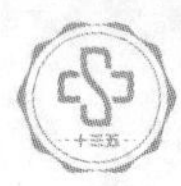

易被胃、肠消化液破坏。肉毒毒素具有嗜神经性，经胃肠吸收入血，然后作用于中枢神经系统的脑神经核、外周神经-肌肉接头处以及自主神经末梢，阻碍胆碱能神经末梢释放乙酰胆碱，导致肌肉出现弛缓型麻痹。肉毒中毒的临床表现与其他食物中毒不同，胃肠道症状很少见，主要为神经末梢麻痹。潜伏期可短至数小时，一般先有乏力、头痛等症状，接着出现复视、斜视、眼睑下垂等眼肌麻痹症状；随后出现口干、吞咽和咀嚼困难、口齿不清等咽部肌肉麻痹的症状，进而引起膈肌麻痹、呼吸困难直至呼吸停止而死亡。很少见肢体麻痹，一般不发热，神智清楚。

成人食入肉毒毒素污染的食物可引起肉毒中毒，食入含有肉毒梭菌芽胞的食物并不引起疾病。1岁以下、特别是6个月以内的婴儿，食入被肉毒梭菌芽胞污染的食物（如蜂蜜）后，因其肠道的特殊环境及缺乏能拮抗肉毒梭菌的正常菌群，芽胞在肠道内能发芽繁殖，产生的肉毒毒素经肠道吸收而致病，属于感染性中毒，称为婴儿肉毒病。其临床表现与成人肉毒毒素食物中毒类似，但症状一般较轻，最先出现的症状是便秘，吸乳、啼哭无力。婴儿肉毒病死亡率不高（1%～2%）。

伤口被肉毒梭菌芽胞污染后，芽胞在局部的厌氧环境中能发芽成为繁殖体，产生毒素，毒素被吸收后也可导致创伤感染中毒。

（三）微生物学检验

食物引起的肉毒中毒，其诊断主要依靠检出毒素。在检查毒素的同时做细菌分离培养，并检测分离出的细菌是否产生毒素及毒素的型别。

1. 检验程序 见图19-4。

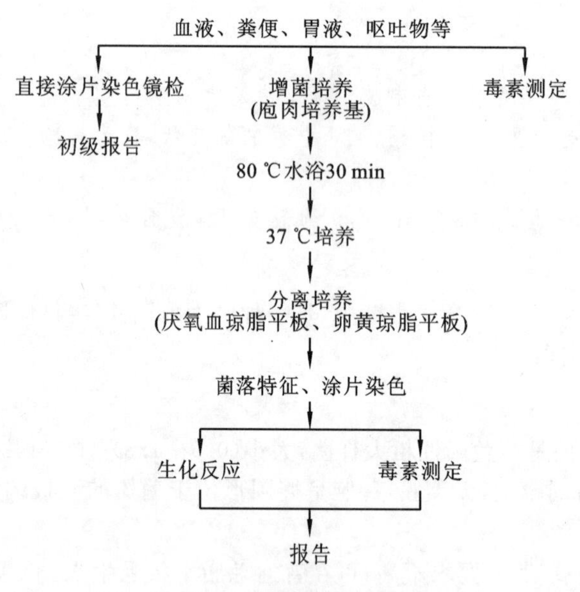

图19-4 肉毒梭菌检验程序

2. 标本采集 从患者血清中检出毒素是最直接、最有效的方法，其次是采集患者的粪便、胃液、呕吐物等。采集可疑食品送检，对于判断食品与中毒的关系有重要意义。婴儿肉毒病可取粪便分离病原菌并检测毒素。

3. 直接显微镜检查 肉毒梭菌广泛分布于自然界，故标本直接涂片镜检意义不大。

4. 分离培养 本菌要获得纯培养较困难，常用增菌方法，促进混合培养物中肉毒梭菌生长和毒素的产生。将标本接种于庖肉培养基，再经动物接种和保护性试验，以证明毒素的性质。如混合培养物中有肉毒梭菌存在，可接种于厌氧血琼脂平板和卵黄琼脂平板进行分离培养，厌氧培养36～48 h后，取可疑菌落纯化后进行最后鉴定。本菌对氧极为敏感，接种的平板应尽快放入厌氧环境中。

5. 鉴定 肉毒梭菌的主要特征：革兰阳性粗大杆菌，芽胞椭圆形位于次极端，大于菌体，使菌体呈汤匙状或网球拍状。在庖肉培养基中能消化肉渣变黑。除G型外，各型均发酵葡萄糖和麦芽糖，不发酵乳糖。产生硫化氢，不产生吲哚。除G型外均产生脂酶。肉毒毒素检测试验阳性。

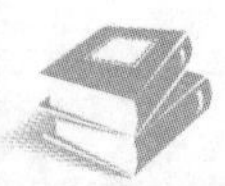
NOTE

6. 毒素检测 可疑食物、呕吐物、胃肠冲洗液、粪便浸液、血清及庖肉培养液等，低速离心取上清液进行肉毒毒素检测。检测方法分为定性试验和毒素型别鉴定，定性试验可做小鼠毒力和保护力试验，毒素型别鉴定可用分型血清做中和试验和反向间接血凝试验等。

五、艰难梭菌

艰难梭菌(*C. difficile*)是人和动物肠道中的寄生菌，在幼儿的粪便中最常见，为肠道正常菌群。由于对氧十分敏感，很难分离培养而得名。

(一) 生物学特性

艰难梭菌为革兰阳性粗长杆菌，大小(1.3～1.6) μm×(3.6～6.4) μm，培养 48 h 后常转为革兰阴性，有的菌株有周鞭毛，芽胞呈卵圆形，位于菌体次极端，无荚膜。

严格专性厌氧，常规厌氧培养法不易生长。在厌氧血琼脂平板、牛心脑浸液琼脂平板上厌氧培养 48 h 后可形成直径 3～5 mm、圆形、略凸起、白色或淡黄色、边缘不整齐、表面粗糙、不溶血的菌落。在专用的选择性培养基环丝氨酸-头孢甲氧霉素-果糖-卵黄琼脂(CCFA)平板上形成边缘不整齐、表面粗糙或呈毛玻璃样的黄色大菌落，在紫外线照射下可见黄绿色荧光。

能发酵葡萄糖、果糖、甘露醇产酸，不发酵乳糖、蔗糖和麦芽糖，不分解蛋白质，不产生吲哚和硫化氢，不产生卵磷脂酶和脂酶。

(二) 临床意义

艰难梭菌对氨苄青霉素、头孢霉素、红霉素、克林霉素等耐药，临床长期使用这些抗生素后可引起肠道菌群失调，耐药的艰难梭菌则可大量繁殖并产生毒素而致病。该菌是引起抗生素相关性腹泻和伪膜性肠炎主要病原菌之一。

艰难梭菌能产生 A、B 两种毒素，A 毒素为肠毒素，可导致肠液大量分泌；B 毒素为细胞毒素，能使肌动蛋白解聚，损坏细胞骨架，直接损伤肠黏膜细胞，造成伪膜性结肠炎。

艰难梭菌也可引起气性坏疽、脑膜炎、菌血症、肾盂肾炎及腹腔感染等，已成为医院感染的重要病原菌之一。

(三) 微生物学检验

1. 标本采集 采集新鲜粪便或直肠拭子，立即送检。

2. 直接显微镜检查 取标本直接涂片，革兰染色后镜检，镜下若见有大量呈优势生长的革兰阳性粗长杆菌，结合患者有长期大量使用抗生素的病史，可初步报告。

3. 分离培养 将标本接种于厌氧血琼脂平板、牛心脑浸液琼脂平板和 CCFA 选择培养基，35 ℃厌氧培养 48 h 后挑取典型菌落，然后转种于庖肉培养基中进行纯培养，用于鉴定试验和毒素测定。

4. 鉴定 艰难梭菌的主要特征：革兰阳性粗长杆菌，芽胞呈卵圆形，位于菌体次极端，无荚膜；在 CCFA 平板上形成表面粗糙的黄色菌落，在紫外线照射下，可见黄绿色荧光；能发酵葡萄糖、果糖，不发酵乳糖，不分解蛋白质，不产生吲哚和硫化氢，不产生卵磷脂酶和脂酶；毒素测定试验阳性。

5. 毒素检测 艰难梭菌的毒素测定常用细胞培养法。将粪便滤液和庖肉培养液离心后取上清液过滤除菌，配制成不同的稀释度加入细胞培养液中，培养 24～48 h 后观察细胞病变，如单层成纤维细胞肿胀变圆、细胞脱落或破裂即为阳性。此外，还可用胶乳凝聚试验、间接 ELISA 等方法直接检测毒素。

本章小结

厌氧菌是一大群必须在无氧条件下才能生长的细菌，可分为两大类：①革兰阳性梭状芽胞杆菌；②无芽胞的革兰阳性及革兰阴性的球菌与杆菌。组织缺氧或氧化还原电势降低是造成厌氧菌生长繁殖的适宜环境，厌氧菌感染通常具有某些特定的临床特征。

NOTE

厌氧性球菌是临床厌氧菌感染的重要病原菌，主要包括革兰阳性的消化球菌、消化链球菌以及革兰阴性的韦荣球菌。革兰阴性无芽胞厌氧杆菌为人体的正常菌群，部分菌株可作为条件致病菌而引起感

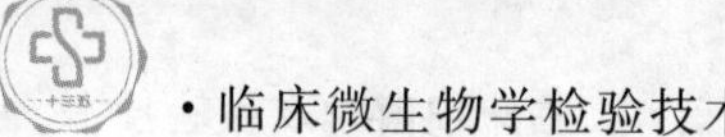

染。革兰阳性无芽胞厌氧杆菌在临床厌氧菌分离中约占15%，其中最常见的是丙酸杆菌。

梭状芽胞杆菌是厌氧芽胞杆菌中的唯一菌属，芽胞大于菌体，使菌体膨大呈梭状，其致病菌主要有破伤风梭菌、产气荚膜梭菌、肉毒梭菌与艰难菌等，分别引起破伤风、气性坏疽、食物中毒和假膜性结肠炎等。

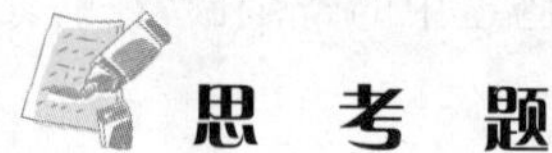

思考题

1. 厌氧菌感染的条件与临床特征有哪些？
2. 如何进行厌氧菌的微生物学检验？
3. 主要致病性厌氧芽胞梭菌的种类有哪些？其致病机制是什么？

（朱中元）

NOTE

第二十章 螺旋体检验

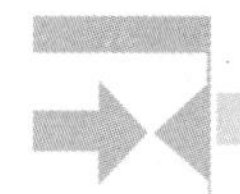

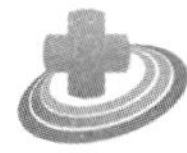

学习目标

1. 掌握　致病螺旋体的生物学特性及微生物学检查方法。
2. 熟悉　螺旋体的分类和命名。
3. 了解　主要病原螺旋体的临床意义。

螺旋体(Spirochete)是一类细长、柔软、弯曲呈螺旋状、运动活泼的原核细胞型微生物。生物学上的地位介于细菌和原虫之间。其基本结构及生物学性状与细菌相似,如有细胞壁和原始核,以二分裂方式繁殖,对抗生素敏感等,因此,分类学上划归广义的细菌学范畴。与原虫相似的方面在于其运动有赖于菌体内轴丝的屈曲与收缩。

第一节　概　　述

一、分类

螺旋体广泛存在于自然界和动物体内,种类繁多,其中少数螺旋体可引起人类疾病。过去分类的主要依据是其大小、螺旋数目、螺旋规则程度和螺旋间距。随着分子生物学分类研究的飞速发展,极大地促进了螺旋体分类学的发展。16S rRNA、23S rRNA 和 5S rRNA 序列分析是分子生物分类的主要依据和原则。《伯杰系统细菌学手册》2004 年版将螺旋体分为 1 目 3 科 13 属,1 目为旋体目(Spirochaetales),含有 3 个科,第一科螺旋体科(Spirochaetaceae),科下分螺旋体属(*Spirochaeta*)、疏螺旋体属(*Borrelia*)、*Brevinema* 属、*Clevelandina* 属、脊螺旋体属(*Cristispira*)、*Diplocalyx* 属、*Hollandina* 属、*Pillotina* 属、密螺旋体属(*Treponema*)共 9 个属;第二科为蛇形螺旋体科(Serpulinaceae),科下分蛇形螺旋体属(*Serpulina*)和短螺旋体属(*Brachyspira*)共 2 个属;第三科为钩端螺旋体科(Leptospiraceae),科下分钩端螺旋体属(*Leptospira*)与细丝体属(*Leptonema*)共 2 个属。其中对人和(或)动物致病的有钩端螺旋体(图 20-1(b))、密螺旋体(图 20-1(a))和疏螺旋体 3 个属(图 20-1(c))。对人致病的螺旋体的种类、所致疾病及传播方式见表 20-1。

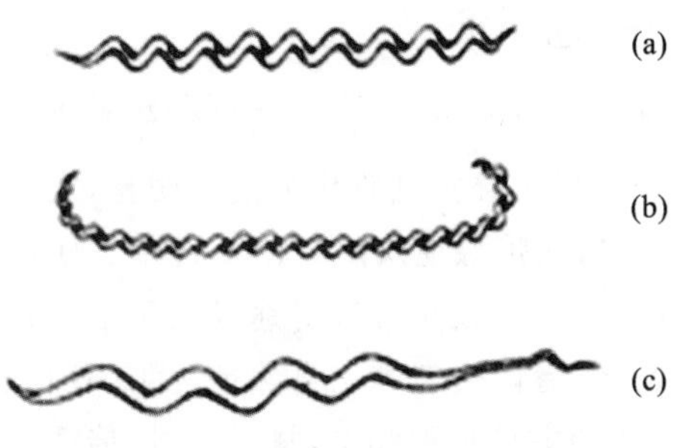

图 20-1　三种螺旋体属的形态学比较

表 20-1　对人致病的螺旋体种类

属和代表菌	引起人类疾病	传播方式或媒介
密螺旋体属		
苍白密螺旋体苍白亚种	梅毒	性传播
苍白密螺旋体地方亚种	地方性梅毒	黏膜损伤
苍白密螺旋体极细亚种	雅司病	皮肤损伤

NOTE

续表

属和代表菌	引起人类疾病	传播方式或媒介
品他螺旋体	品他病	皮肤损伤
疏螺旋体属		
伯氏疏螺旋体	莱姆病	硬蜱
回归热疏螺旋体	流行性回归热	体虱
杜通疏螺旋体	地方性回归热	软蜱
奋森疏螺旋体	多种口腔感染	条件致病
钩端螺旋体属		
问号状钩端螺旋体	钩端螺旋体病	接触疫水

二、生物学特性

1. 形态与染色 螺旋体细长，长 5.0～25.0 μm，宽 0.1～0.4 μm，形态呈螺旋状，但钩端螺旋体常呈 C 或 S 形。革兰染色阴性，但着色比较困难。疏螺旋体常用姬姆萨(Giemsa)染色法，将其染成紫红色，用瑞特(Wright)染色则呈棕红色。钩端螺旋体和密螺旋体用镀银法染色后，螺旋体增粗，呈棕褐色，易于观察。新鲜标本在暗视野显微镜下，可见其呈移行、屈伸、翻转、滚动式运动，有诊断意义。

螺旋体均由螺旋形的柱状原生质体、轴丝(也称为内鞭毛或周浆鞭毛)和外膜构成。柱状原生质体由细胞质和包被在其外的细胞膜-细胞壁复合物组成。轴丝数量不等，紧紧缠绕在柱状原生质体表面呈螺旋状，是螺旋体的运动器官，轴丝的伸缩致使螺旋体运动。其外包有薄而富有弹性的外膜。

2. 培养特性 各种螺旋体的生理要求不一，从需氧、厌氧到兼性厌氧。可人工培养的螺旋体营养要求高，有的需要特殊的营养物质，生长缓慢，在固体培养基上可形成菌落，如钩端螺旋体、伯氏疏螺旋体等。苍白密螺旋体尚不能人工培养。

3. 抗原结构 螺旋体抗原分为属、种和型特异性抗原，能刺激机体产生相应抗体，其抗体可用血清学试验进行检测。

4. 抵抗力 螺旋体的抵抗力不强，对冷、热、干燥、化学消毒剂、抗生素和砷剂敏感。

三、临床意义

螺旋体种类繁多，在自然界中分布广泛，常见于水、土壤及腐败的有机物上，亦存在于人的口腔或动物体内。螺旋体病其临床分期较明显，病期与疾病的诊断密切相关。

1. 自然疫源性疾病 在自然界中有多种动物是螺旋体的储存宿主，以啮齿类动物为主。人类通过直接接触、吸血昆虫叮咬等途径而感染，引起螺旋体病。

2. 传播性疾病 在自然情况下，苍白密螺旋体主要通过性接触传播，也可通过胎盘垂直传播和输血感染，地方性梅毒和雅司病不是性传播性疾病，但两者的临床症状与梅毒相似。

四、微生物学检验

(一) 标本采集

根据病程、螺旋体存在部位采集标本。尸体、动物应采集脑、肺、肝和肾送检。疫区应采集土壤及可疑的污水标本进行检测。

(二) 检验方法

1. 显微镜检查

(1) 暗视野显微镜检查：具有诊断意义，螺旋体在暗视野显微镜下呈明亮细小的串珠，运动活泼。

NOTE

(2) 涂片染色：镀银法染色或姬姆萨染色后光学显微镜检查，也可用荧光素标记的螺旋体抗体进行荧光染色，于荧光显微镜下观察。

2. 分离培养 需含有牛血清白蛋白和灭活兔血清等成分的营养丰富的液体培养基。钩端螺旋体用柯索夫(Korthof)液体培养基培养。伯氏疏螺旋体用BSK(Berbour Stoenner Kelly)复合培养基。

动物接种是分离螺旋体的敏感方法，尤其适用于有杂菌污染的标本。螺旋体可进行幼龄豚鼠及金地鼠等动物接种。

3. 抗体检测 用直接凝集试验、间接凝集试验、酶联免疫吸附试验、免疫印迹试验等检查患者血清中螺旋体的抗体，可帮助诊断是否患有螺旋体病。

4. 核酸检测 利用同位素或生物素、地高辛等标记的特异DNA探针杂交法或PCR技术，检测标本中螺旋体的核酸。

第二节 密螺旋体属

案例分析

患者，男，30岁，因全身皮肤黏膜出现红疹而就医。于3个月前曾有婚外性接触史，2个月前外生殖器出现无痛性、直径约1 cm的硬结伴溃疡，当时未曾就医，自行愈合。2天前患者胸、背、腹、臀及四肢出现泛发红斑及红色斑丘疹，其表面有少许皮屑，皮疹排列无规律。查体：体温36.8 ℃，颈、腋等多处淋巴结肿大。

思考题：

1. 患者可能患何种疾病？引起该病最可疑的病原菌是什么？需要做哪些检查以确定诊断？

2. 该菌是如何传播的？患者此次的临床表现与之前的外生殖器硬结及溃疡是否有联系？

密螺旋体属(*Treponema*)分为致病性和非致病性两大类。密螺旋体属现有20个种和亚种，对人类致病的有苍白密螺旋体(*T. pallidun*，TP)和品他密螺旋体(*T. carateum*)两个种。苍白密螺旋体又分为苍白亚种(*subsp. pallidum*)、地方亚种(*subsp. endemicum*)和极细亚种(*subsp. pertenue*)，分别引起梅毒、地方性梅毒和雅司病。地方性梅毒和雅司病不是性传播疾病，前者主要通过污染餐具传播，后者主要经直接接触患者皮肤受损部位而感染，两者的临床症状与梅毒相似。品他密螺旋体引起品他病。

一、苍白密螺旋体苍白亚种

苍白密螺旋体苍白亚种俗称梅毒螺旋体，可引起人类的梅毒。

(一) 生物学特性

1. 形态与染色 梅毒螺旋体菌体细长，长7.0～8.0 μm，宽0.10～0.15 μm，两端尖直，有8～14个细密而规则的螺旋，运动活泼。革兰染色呈阴性，但不易着色。Fontana镀银法染色可将螺旋体染成棕褐色，在光镜下易于看到。新鲜标本不用染色，可直接在暗视野显微镜下观察其形态和运动，运动方式多样，有移行、屈伸、滚动等。电镜下可见梅毒螺旋体有细胞壁和细胞膜。胞壁外尚有外膜，细胞膜包绕着螺旋形原生质圆柱体。圆柱体上紧绕着3～4根轴丝。

2. 培养特性 梅毒螺旋体至今尚不能在无生命的培养基上生长。有毒力的Nichols株能在家兔睾丸和眼前房内繁殖并保持其毒力，但增殖缓慢，需30 h以上才分裂一次，且只能维持数代；用动物组织加腹腔积液或用细胞培养，在3%～4% O_2(最适宜的气体环境)条件下虽能生长，但毒力和活力减弱，这种毒株称为Reiter株。Nichols株和Reiter株已广泛用做多种梅毒血清学诊断抗原。

3. 抗原成分 梅毒螺旋体的抗原主要有两种。一种是密螺旋体抗原即梅毒螺旋体表面的特异抗原，能刺激机体产生特异的凝集抗体、制动抗体或溶解抗体，但与引起雅司病、地方性梅毒及品他病等疾

NOTE

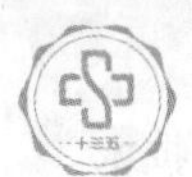

病的其他密螺旋体存在共同抗原，有交叉反应；另一种是非密螺旋体抗原即磷脂类抗原，能刺激机体产生反应素，反应素可与正常牛心肌的心脂质、胆固醇和卵磷脂混合物发生交叉反应。因此，可用牛心肌的心脂质抗原（属异嗜性抗原）检测机体产生的反应素，其敏感性高，但有假阳性存在。

4. 抵抗力 梅毒螺旋体对外界环境抵抗力很弱，对干燥、热、冷尤为敏感。在体外干燥环境下 1～2 h 或加热 50 ℃ 5 min 死亡，在血液中 4 ℃ 72 h 全部死亡。因此，4 ℃血库存放 3 天以上的血液无传染梅毒的危险。对常用化学消毒剂敏感，在 10～20 g/L 苯酚中数分钟死亡，肥皂水能立即将其杀死，对青霉素、四环素、红霉素及庆大霉素敏感。

（二）临床意义

梅毒螺旋体有很强的侵袭力，其致病主要通过黏多糖、唾液酸和透明质酸酶等物质的作用，尚未发现内毒素和外毒素。有毒株还能以宿主细胞的纤维粘连蛋白覆盖于其表面，以保护菌体勿受宿主吞噬细胞的攻击。病程中出现的组织破坏和病灶，主要是患者感染螺旋体后的免疫损伤所致。

梅毒螺旋体引起梅毒（syphilis）。在自然情况下，梅毒螺旋体只感染人类，人是梅毒的唯一宿主。梅毒有获得性和先天性两种，获得性梅毒主要通过性接触感染，也可经输血引起输血后梅毒。先天性梅毒可通过胎盘垂直传播给胎儿。

1. 后天性梅毒 临床上分为三期。

(1) Ⅰ期梅毒（硬下疳期）：感染 3 周左右局部出现无痛性硬下疳。多见于外生殖器，其溃疡渗出液中有大量梅毒螺旋体，传染性极强。用暗视野显微镜易查到。一般 4～8 周后硬下疳常自愈，此时局部查不到梅毒螺旋体。在硬下疳初期，大部分患者的梅毒血清学反应呈阴性，以后阳性率逐渐增高，几乎全部患者均呈阳性。

(2) Ⅱ期梅毒（梅毒疹期）：发生于硬下疳出现后的 2～8 周。全身皮肤、黏膜常有梅毒疹，全身淋巴结肿大，有时亦累及骨、关节、眼及其他脏器。在梅毒疹和肿大的淋巴结中有大量的梅毒螺旋体，传染性强。初次出现的梅毒疹经过一段时间（3 周至 3 个月）后可自行消退，但常复发，病期多在 2 年以内。梅毒血清学反应几乎 100%阳性。Ⅰ期、Ⅱ期梅毒传染性强，但破坏性较小，称为早期梅毒。

(3) Ⅲ期梅毒（晚期梅毒）：发生于感染 2 年以后，甚至可长达 10～15 年。不仅出现皮肤、黏膜溃疡性坏死灶，还可波及全身组织和器官。基本损害为慢性肉芽肿，局部因动脉内膜炎所引起的缺血而使组织坏死。Ⅲ期梅毒损害也常出现进展和消退交替进行。病灶内梅毒螺旋体少，传染性也小。但病程长，破坏性大。皮肤、肝、脾和骨骼常被累及，若侵害中枢神经系统和心血管，可危及生命。

2. 先天性梅毒 多发生于妊娠 4 个月后，母体梅毒螺旋体通过胎盘进入胎儿体内，大量繁殖，引起胎儿全身感染，导致流产、早产或死胎。生出梅毒儿，常呈现马鞍鼻、锯齿形牙、间质性角膜炎、先天性耳聋等特殊体征。

（三）微生物学检验

由于梅毒螺旋体不能体外培养，故梅毒的诊断主要依赖于临床标本中病原体的直接检查和血清学诊断。检查方法的选择主要取决于临床表现和标本类型。

1. 标本采集 Ⅰ期梅毒患者采集硬下疳溃疡渗出液，用无菌盐水棉球擦净病变部位，用钝刀刮破病损处表面组织，再用棉球擦干，挤压周围组织使组织液渗出，用无菌毛细管吸取，立即送检。Ⅱ期梅毒患者则取梅毒疹渗出液和肿大的淋巴结抽出液，立即送检。对感染 3～4 周的患者可采取血液，检查其血清中有无梅毒螺旋体的抗体和反应素。

2. 标本直接检查

(1) 显微镜检查：渗出液涂片后可直接用暗视野显微镜镜检，若有运动活泼的密螺旋体则有助于诊断，也可涂片做镀银法染色或姬姆萨染色后光学显微镜检查；或用荧光素标记的梅毒螺旋体抗体进行荧光染色，置荧光显微镜下观察有无相应的抗原存在。直接镜检主要适用于Ⅰ、Ⅱ期梅毒的检查。

(2) 核酸检测：PCR 技术可检测到极微量的梅毒螺旋体，是敏感性极高的方法，检测样品可以是分泌物、组织、体液等。PCR 方法对于血清学阴性的早期梅毒、神经梅毒的诊断有重要意义，是梅毒血清学方法的有效补充。

NOTE

3. 抗体检测 有非密螺旋体抗原试验和密螺旋体抗原试验两类。

1）非密螺旋体抗原试验 多用牛心肌的心脂质作为抗原，测定患者血清中的反应素。属于这一类的试验有性病研究实验室试验（venereal disease research laboratory test，VDRLT）、不加热血清反应素试验（unheated serum reagin test，USRT）、快速血浆反应素试验（rapid plasma reagin test，RPRT）、甲苯胺红不加热血清试验（toluidine red unheated serum test，TRUST）等，这些试验都是将牛心肌的心脂质抗原包被到载体颗粒上（如 VDRLT 和 USRT 是胆固醇颗粒，RPRT 是活性炭颗粒，TRUST 是甲苯胺红染料颗粒等），通过玻片或卡片凝集试验，检测患者血清中有无反应素存在，是诊断梅毒的临床初筛试验。

这类检查方法敏感性高，也可将标本稀释进行反应素的半定量试验，其抗体滴度与病变活动性有关。Ⅰ期梅毒病变出现后 1～2 周，血清中反应素的阳性率为 53%～83%，Ⅱ期梅毒阳性率达 100%，Ⅲ期梅毒阳性率为 58%～85%，先天性梅毒的阳性率为 80%～100%。经药物治疗后反应素可转阴，因此，该方法可用于疗效观察，判断是否复发及再感染。

其缺点是特异性不高，常有假阳性反应。雅司病、回归热，病毒性肝炎、麻疹、风疹、水痘、传染性单核细胞增多症等病毒感染性疾病，麻风、活动性肺结核等细菌感染性疾病，妊娠、老年人、自身免疫病和吸毒者也可出现阳性结果，但血清反应素的滴度低，持续时间一般较短。因此，在分析结果时应结合病史和临床症状，并经密螺旋体抗原试验加以确诊。

2）密螺旋体抗原试验 用梅毒螺旋体 Nichols 株作为抗原，检测血清中梅毒螺旋体特异性抗体，此类试验的特异性强，可用作梅毒的确证试验，但不能作为疗效的评价和判断复发及再感染的依据，常用的有以下试验方法。

（1）荧光密螺旋体抗体吸收试验（fluorescent treponemal antibody-absorption，FTA-ABS）：为间接荧光抗体检测法。患者血清先用非致病性 Reiter 株密螺旋体超声波裂解物吸收，以除去血清中可能存在的交叉反应性抗体，提高试验的特异性。将吸收过的血清加在涂有梅毒螺旋体 Nichols 株抗原的玻片上，孵育后再加荧光素标记的抗人免疫球蛋白染色，荧光显微镜下观察，如有发荧光的螺旋体即为阳性。本试验敏感性和特异性均高，是Ⅰ、Ⅱ期梅毒首先出现阳性反应的血清学试验。且患者经过药物治疗后，反应仍不转阴，故本试验常用于梅毒确诊，但不能作为疗效评价的依据。

（2）梅毒螺旋体抗体微量血凝试验（microhemagglutination assay for antibodies to treponemal pallidum，MHA-TP）：用抗原致敏红细胞做间接血凝试验是检测抗体最简易的方法，所用抗原是用梅毒螺旋体 Nichols 株提取物致敏经醛化处理的绵羊红细胞，患者的血清先与非致病性 Reiter 株密螺旋体及其他吸收剂和稳定剂等混合吸收，然后将血清加入微孔反应板内，并加致敏红细胞。血清若含有抗体则使这些红细胞形成平铺孔底的凝集现象，其效价在 1∶80 以上可判为阳性；试验中需用非致敏红细胞作对照，以排除非特异性凝集。

（3）ELISA：用梅毒螺旋体 Nichols 株以超声波击碎制成密螺旋体抗原，检测患者血清中梅毒螺旋体的抗体。此法可用于各期梅毒的诊断，其灵敏性和特异性高，具有价廉、操作简便快速、易观察等特点。

密螺旋体抗原试验的特异性虽强，但仍不能区分雅司病、品他病和地方性梅毒。另外，也存在 1% 生物学假阳性，如系统性红斑狼疮、传染性单核细胞增多症、麻风病等患者也可出现阳性结果，因此，试验的结果判定，仍需结合临床资料进行分析。

二、其他密螺旋体属

密螺旋体属中能引起人类疾病的尚有苍白密螺旋体地方亚种、极细亚种和品他密螺旋体，它们分别引起地方性梅毒、雅司病和品他病。这些疾病大多发生于经济落后地区的儿童。这些密螺旋体与梅毒螺旋体的形态、抗原结构、DNA 同源性方面基本相同，无法将它们各个区别。因此，除微生物学检查中查见密螺旋体及梅毒血清试验阳性可辅助诊断为密螺旋体外，还必须结合流行病学、临床表现才能确定为何病。

NOTE

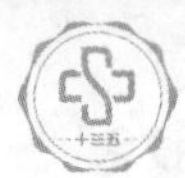

第三节　钩端螺旋体属

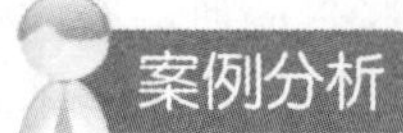

案例分析

患者，男，农民，26岁。因高热、头痛、结膜充血、小腿疼痛入院。患者半月前在田间插秧时曾多次赤脚干活。2天前患者出现头痛、发热、全身乏力、结膜充血、小腿疼痛。查体：急性面容，体温38.7 ℃，全身多处淋巴结肿大，皮肤无出血点，巩膜轻度黄染，腓肠肌压痛明显，肾区无叩痛。肝、脾未触及。血压90/60 mmHg。实验室检查：白细胞 10×10^9/L，中性粒细胞0.77，血清总胆红素20 μmol/L，尿蛋白(+)，肝功能正常。

思考题：

1. 根据临床表现及病史，患者可能患何种疾病？
2. 还需要做哪些微生物学检查以确定诊断？

钩端螺旋体属(*Leptospira*)属于螺旋体目、钩端螺旋体科，钩端螺旋体简称钩体。钩端螺旋体属包含13个种，可分为致病性和腐生性钩端螺旋体两大类。致病性钩端螺旋体即问号状钩端螺旋体(*L. interrogans*)，能引起人及动物的钩端螺旋体病，简称钩体病。本病是自然疫源性疾病，对人体健康危害大，在世界各地均有发生，我国绝大多数地区有不同程度的流行，尤以南方各省最为严重，是我国重点防治的传染病之一。腐生性钩端螺旋体包括许多来源于环境的菌株，一般不致病。

一、生物学特性

1. 形态与染色　钩端螺旋体长短不等，长6.0～12.0 μm，宽0.1～0.2 μm，螺旋盘绕细密而规则，暗视野显微镜下观察似小珍珠形成细链，一端或两端弯曲使菌体呈问号状或C形、S形，运动活泼，因折光性强而成白色。革兰染色为阴性，但不易着色。常用Fontana镀染色法，背景为淡棕色，钩端螺旋体染成棕褐色。电镜下可见钩端螺旋体为圆柱状结构，由外向内依次为外膜、轴丝和柱状原生质体。两根轴丝紧紧缠绕在柱状原生质体表面呈螺旋形。

2. 培养特性　钩端螺旋体是唯一可以进行人工培养的螺旋体，但营养要求较高。常用含10%兔血清的柯索夫(Korthof)培养基，兔血清除能促进钩端螺旋体生长外，尚能中和其代谢过程中产生的毒性物质。本菌为专性需氧菌，最适pH值为7.2～7.6，pH值小于6.5时死亡，最高能耐pH值为8.4；最适生长温度为28～30 ℃。钩端螺旋体在人工培养基中生长缓慢，在液体培养基中分裂一次需8～10 h，28 ℃孵育1～2周，液体培养基呈半透明云雾状。在固体培养基上，经28 ℃孵育1～3周，可形成透明、不规则、直径约2 mm的扁平细小菌落。

3. 抗原成分　致病性钩端螺旋体的抗原主要有两种：一种是表面抗原(P抗原)，另一种是内部抗原(S抗原)。前者存在于螺旋体表面，为蛋白质多糖复合物，具有型特异性，是钩端螺旋体分型的依据；后者存在于钩端螺旋体内部，是类脂多糖复合物，具有属特异性，为钩端螺旋体分群的依据。

应用显微镜凝集试验(microscopic agglutination test，MAT)和凝集素吸收试验(agglutination absorption test，AAT)，可对钩端螺旋体属进行血清群和血清型的分类。目前钩端螺旋体至少可分为25个血清群、273个血清型，其中我国已发现的致病性钩端螺旋体至少有19个血清群、75个血清型，是发现钩端螺旋体血清型最多的国家。

4. 抵抗力　对干燥、热、日光的抵抗力均较弱。60 ℃ 1 min即死亡，0.2%来苏儿、1：2000升汞、1%石炭酸10～30 min可被杀灭，对青霉素敏感。但在湿土或水中可存活数月，这在传播上具有重要意义。

NOTE

二、临床意义

钩体病是一种人畜共患性疾病，鼠类和猪是最常见的储存宿主。动物多呈隐性感染，钩端螺旋体在感染动物的肾脏中长期存在，随尿液排菌而污染水源、土壤等，人类接触疫水或疫土而感染。也可垂直传播给胎儿，导致流产。

钩端螺旋体有较强的侵袭力，以其一端或两端黏附，能穿透完整的皮肤、黏膜或从破损处侵入人体，在局部迅速繁殖，经淋巴系统或直接进入血液循环引起钩体血症，产生一些致病物质，如内毒素样物质、溶血素、细胞毒性因子(cytotoxicity factor，CTF)等。钩端螺旋体在血液中大量繁殖并侵入肝、肾、脑膜等各种组织器官，大量繁殖的钩端螺旋体及其毒性物质、死亡钩端螺旋体可引起机体中毒，此为败血症期。患者可出现畏寒、高热、全身肌肉酸痛、眼结膜充血、淋巴结肿大等，其中以小腿腓肠肌酸痛尤为明显。此后可引起皮肤、黏膜、肌肉、肺、心、肝、肾、脾等组织器官的出血、变性与坏死。

钩端螺旋体因血清型不同、数量不同、毒力不一及宿主的免疫水平不同，病程发展和症状轻重差异很大，临床上常见的有流感伤寒型、黄疸出血型、肺出血型。此外，尚有脑膜炎型、肾功能衰竭型、胃肠炎型等。

三、微生物检验

(一) 检验程序

钩端螺旋体的检验程序见图 20-2。

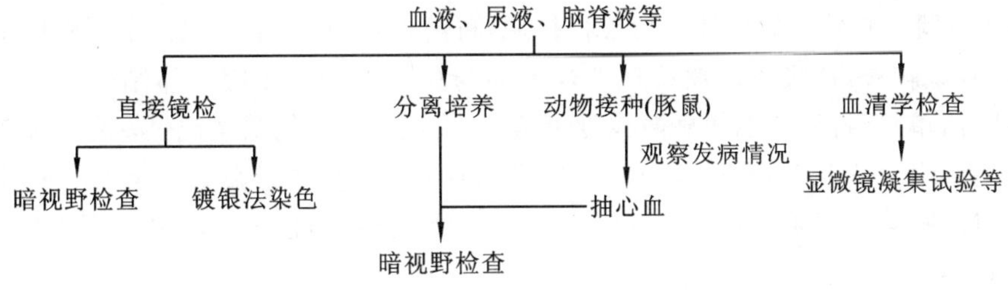

图 20-2 钩端螺旋体的检验程序

(二) 标本采集

问号状钩端螺旋体可从临床标本、携带者和自然界的水中分离获得。标本包括血液、尿和脑脊液。发病早期(1 周内)血液的阳性率高，1 周后尿和脑脊液等的阳性率高。感染 6～10 天取血可检出抗体，抗体在病程第 3 周或第 4 周达最高水平，此后抗体水平逐渐下降，血清学诊断则需在病程早期及恢复期分别采集血清，作双份血清试验。尸体、动物应取肝、肾、脑和肺送检。也可采集钩端螺旋体污染的水、土壤作为标本。

(三) 标本直接检查

1. 直接显微镜检查

(1) 暗视野显微镜检查：取急性期患者的抗凝血，先以 1000 r/min 低速离心 10 min，除去血细胞，血浆再以 10000 r/min 高速离心 40 min，弃上清液，取沉淀物制片后，暗视野显微镜检查。直接观察标本中钩端螺旋体的形态和运动，可用于早期诊断，其方法简单、快速，但检出率低。

(2) 涂片、染色检查：涂片后用 Fontana 镀银法染色镜检，也可用荧光素标记抗体快速检查钩端螺旋体，后者敏感性高、特异性强，对同群钩端螺旋体染色亮度强，对异群可出现交叉反应，但亮度较差，对其他微生物无交叉反应。

2. 核酸检查 用特异性 DNA 探针杂交法或 PCR 技术检测标本中钩端螺旋体的核酸。此方法快速、敏感。若先用 PCR 技术扩增标本中钩端螺旋体的核酸，再用特异性 DNA 探针杂交法，可提高敏感性，但要注意防止环境中 DNA 的污染。

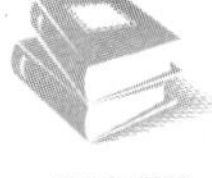
NOTE

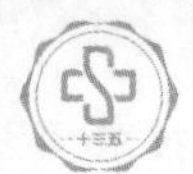

(四) 分离培养

1. 血液培养 取钩体血症期患者的血液数滴，接种于柯索夫培养基(4.5～5 mL)中进行培养，每份标本接种 2～3 管。若患者已用青霉素治疗，可事先在培养基中加入 1500 U/mL 的青霉素酶。

2. 尿液培养 尿标本一般需浓缩(离心)后培养，培养时需加入抑菌剂 5-氟尿嘧啶(5-FU)等，可避免污染菌的影响；酸性尿者应在取尿前 1 天晚上服小苏打 2～4 g，使尿呈中性或弱碱性，以提高检出率。

3. 其他标本培养 有脑膜刺激症状和其他神经系统症状的患者，可取脑脊液 0.5 mL 培养。也可取动物脏器(肝、肾)小组织块、疫水或疫土等分离钩端螺旋体。

上述培养物 28 ℃孵育 2～4 周，每隔 3～5 天用暗视野显微镜检查一次，大部分阳性标本在 7～14 天有生长表现，因系需氧生长，故距培养基液面 1 cm 内的部位钩端螺旋体生长最多，培养基显现出半透明云雾状混浊。用暗视野显微镜检查有无螺旋体，若有则再用显微镜凝集试验和凝集素吸收试验鉴定其血清群和血清型。连续培养 30～40 天，如无生长现象，才能报告阴性。

(五) 抗体检测

一般在病初和发病第 3～4 周采取双份血清，检测抗体滴度的动态变化。常用的抗体检测方法如下。

1. 显微镜凝集试验 即用标准株或当地常见菌株作为抗原，分别与患者不同稀释度的血清混合，37 ℃作用 2 h，然后滴片用暗视野显微镜检查，若待检血清有相应抗体存在，则在同型抗原孔中可见钩端螺旋体凝集成团，形如小蜘蛛。一般患者凝集效价不小于 1∶300 或晚期血清比早期血清凝集效价升高至原来 4 倍时有诊断意义。本试验特异性和敏感性较高。

2. 间接凝集试验 将钩端螺旋体属特异性抗原(可溶性抗原)吸附于载体上，使其成为具有钩端螺旋体属特异性的致敏颗粒，这些致敏颗粒在玻片上能与患者血清中相应抗体结合，形成肉眼可见的凝集。此方法快速、简单，但特异性不如显微镜凝集试验，可用于标本的筛选或供基层实验室使用。

3. ELISA 用 ELISA 法和斑点 ELISA 法检测患者血清中钩端螺旋体特异性抗体 IgM，用于钩端螺旋体病的快速诊断，若大于阴性对照 OD 值的 2.1 倍，即为阳性，也可用肉眼直接观察结果。

(六) 动物接种

动物接种是分离钩端螺旋体的敏感方法，尤其适用于有杂菌污染的标本。常用幼龄豚鼠和金地鼠，将标本注入动物腹腔，一般 3～7 天发病，第一周末取心血及腹腔液暗视野显微镜检查并做分离培养。动物死后解剖可见皮下和肺部有大小不等的出血灶，肝、脾组织显微镜检查可见大量的钩端螺旋体。

第四节 疏螺旋体属

疏螺旋体属又称包柔螺旋体属(*Borrelia*)，现有 31 个种，由节肢动物携带，其中对人致病的主要有伯氏疏螺旋体(*B. burgdorferi*)、回归热疏螺旋体(*B. recurrentis*)、奋森疏螺旋体(*B. vincentii*)等。

一、伯氏疏螺旋体

伯氏疏螺旋体是莱姆病的主要病原体，1977 年首先在美国康涅狄格州的莱姆镇发现了该病而得名。5 年后由 Burgdorfer 自硬蜱及患者体内分离出该病原体。莱姆病是一种呈全球分布的自然疫源性疾病，我国黑龙江、新疆、安徽等 10 多个省和自治区已证实有莱姆病存在。

(一) 生物学特性

1. 形态与染色 伯氏疏螺旋体是疏螺旋体属中最细长的螺旋体，长 10～40 μm，宽 0.1～0.3 μm。有 3～10 个稀疏而不规则的螺旋，菌体两端稍尖。暗视野显微镜下可见其以扭曲、翻转及旋转等方式活泼运动。在培养基中数个伯氏疏螺旋体不规则地缠绕在一起，呈卷曲状。革兰染色阴性，但不易着色。姬姆萨染色效果好。

NOTE

2. 培养特性 营养要求高，生长需要长链饱和与不饱和脂肪酸、葡萄糖、氨基酸和牛血清白蛋白等。微需氧，5%～10% CO_2可促进其生长。适宜温度为 35 ℃，最适 pH 值为 7.5。伯氏疏螺旋体生长缓慢，在液体培养基中分裂一代需 18 h，一般需培养 2～3 周方可观察到生长现象。在固体培养基表面可形成两种菌落，一种为细小圆形、边缘整齐；另一种较大，能长入培养基内，边缘不整齐，呈扩散生长，其菌落形态因培养条件不同有所差异。

3. 抵抗力 伯氏疏螺旋体畏光，液体培养基中的疏螺旋体需要避光存放。室温下可存活 1 个月左右，4 ℃能存活较长时间，−80 ℃可长期存放。对青霉素、四环素、头孢菌素等敏感。

（二）临床意义

莱姆病是一种自然疫源性疾病。储存宿主主要是野生和驯养的哺乳动物（主要为鼠类及家畜等），主要传播媒介是硬蜱。螺旋体存在于蜱成虫的肠道中，后移至唾液腺，人类受蜱叮咬后感染，人对本菌普遍易感。

伯氏疏螺旋体的致病机制迄今尚无定论，可能与伯氏疏螺旋体的黏附、侵入、抗吞噬作用、内毒素样物质及病理性免疫反应等多种因素作用有关。人被叮咬后，伯氏疏螺旋体在局部繁殖。经 3～30 天潜伏期，在叮咬部位可出现一个或数个慢性移行性红斑（erythema chronic migrans，ECM），并伴有乏力、头痛、发热、肌痛等。晚期主要表现为慢性关节炎、慢性神经系统或皮肤异常。重者出现皮肤、神经系统、关节、心脏等组织脏器损害。可反复发作并持续多年，最终导致骨骼和软组织损伤，严重影响患者的生活及劳动能力。本病在不同地区，其临床特征可能有所不同。

莱姆病患者在早期血中先出现特异性 IgM 抗体，发病 6～8 周达高峰，一般在 4～6 个月后恢复正常；持续性感染患者，IgM 保持高水平。IgG 抗体出现的时间较晚，其峰值在发病后 4～6 个月，并持续至病程晚期。

（三）微生物学检查

1. 标本采集 可采集病损皮肤组织、血液、淋巴结抽出液、关节腔滑膜液、尿液、脑脊液等。

2. 标本直接检查

1）直接显微镜检查

（1）暗视野显微镜检查：可直接观察标本中疏螺旋体的形态和运动。

（2）涂片、染色镜检：姬姆萨染色着色良好，呈紫红色。

显微镜检查法简便而直观，可用于蜱内脏组织和人工培养物的检查，检出率较高，但患者体内伯氏疏螺旋体数量少，患者标本的检出率极低，因此在实验室诊断中价值不大，仅作为一种辅助的检测手段。

2）核酸检查 用 PCR 技术检查标本中有无伯氏疏螺旋体的 DNA。本法特异性和敏感性均好，且快速，但操作时应注意防止环境中的 DNA 污染。

3. 分离培养 用 BSK（Barbour Stoenner Kelly）复合培养基增菌，该培养基是含有牛血清白蛋白和灭活兔血清等营养丰富的液体培养基。伯氏疏螺旋体生长缓慢，甚至需培养 12 周之久，其间可用暗视野显微镜检查，若培养 12 周仍为阴性，可盲传一次。

由于伯氏疏螺旋体在莱姆病的整个病程中菌血症期较短，螺旋体数量较少，所以临床上很少进行血培养，主要依靠血清学试验和分子生物学技术诊断莱姆病。

4. 抗体检测 主要检测患者血清中的 IgM 和 IgG 抗体及其动态变化，最常用的检测方法是间接免疫荧光法和 ELISA。

（1）间接免疫荧光法：在伯氏疏螺旋体的抗原片上滴加不同稀释度的待检血清。再以荧光素标记的抗人 IgM 或 IgG 抗体染色，荧光显微镜下观察，若看到清晰的明显发荧光的螺旋体为阳性。血清抗体滴度不小于 1∶128 为阳性。

（2）ELISA：用伯氏疏螺旋体作抗原，检测患者体内的抗伯氏疏螺旋体抗体，方便快捷。若用全菌体作抗原，仅用做筛选试验。

（3）免疫印迹技术（western blotting）：不仅可用于直接分析伯氏疏螺旋体的蛋白质成分，还可分析莱姆病患者产生的抗体是针对何种蛋白质的。有试验证明患者感染 1 周后，敏感性达 83%，特异性达

NOTE

95%，因此，免疫印迹试验有助于排除其他试验的假阳性结果。

5. 动物接种 常用的实验动物有小鼠、金地鼠、兔、狗等。以伯氏疏螺旋体悬液感染家兔，可出现与人类相似的皮肤症状，血培养亦阳性，抗体效价显著升高。

二、其他疏螺旋体

（一）回归热疏螺旋体

回归热疏螺旋体（*B. recurrentis*）是人类回归热的病原体。节肢动物为传播媒介，根据媒介昆虫的不同，可分为两类：以体虱为传播媒介的为虱传回归热，或称流行性回归热，其病原体是回归热疏螺旋体；以软蜱为传播媒介的为蜱传回归热，又称地方性回归热，其病原体多至15种，如杜通疏螺旋体（*B. duttonii*），赫姆斯疏螺旋体（*B，hermsii*）等，我国流行的回归热主要是虱传回归热。

流行性回归热主要通过人体虱在人群中传播。当虱吸吮患者血液时，回归热疏螺旋体进入人体，先在内脏增殖，经1周左右的潜伏期后大量进入血液，引起高热，持续1周左右，然后高热骤退，同时血液中螺旋体消失，间隔1周或数日后又发热，血液中再次出现螺旋体。临床上可见反复发热和菌血症，如此反复发作与缓解可达3～10次之多，故名回归热。其机制是螺旋体外膜蛋白易变异。传播途径除了节肢动物叮咬外，还可经眼结膜、胎盘或输血传染。病后免疫力不持久。

微生物检查可在患者发热时取1滴外周血，加1滴枸橼酸钠混合制成湿片，加盖玻片后用暗视野显微镜直接检查，可见螺旋体运动活泼；或姬姆萨染色后镜检，可见形似卷曲毛发的螺旋体，长为红细胞直径的2～4倍，螺旋稀疏而不规则。亦可用制动试验测定其相应抗体。如在发热期未能查到螺旋体，可取抗凝血0.2～1 mL接种乳鼠腹腔，每日取尾静脉血镜检，1～3天可查到大量螺旋体。也可用患者的血液接种BSK培养基分离培养回归热螺旋体。区别虱型与蜱型回归热疏螺旋体，可接种于豚鼠。豚鼠对蜱型病原体敏感，对虱型病原体有抵抗力。

（二）奋森疏螺旋体

奋森疏螺旋体常与梭杆菌共生于人类口腔中。一般不致病，当人体抵抗力显著降低时，这两种菌可大量繁殖，协同引起溃疡性牙龈炎、咽峡炎、溃疡性口腔炎等。

奋森疏螺旋体长5～10 μm，有3～8个大而不规则的疏螺旋，运动活泼，形态及染色特性与回归热疏螺旋体类似，但专性厌氧。微生物学检查法可用棉拭子从病灶处取材，或用牙签取牙垢涂片，革兰染色镜检可见革兰阴性螺旋体与革兰阴性梭杆菌共存，也可取新鲜材料直接用暗视野显微镜观察。奋森疏螺旋体的培养较困难，需厌氧条件，培养基中含有兔血清和硫胺素磷酸酯（TPP），再加利福平或多黏菌素可选择性培养。厌氧培养2周左右可形成1 mm大小的白色菌落。

本章小结

螺旋体是一类细长、柔软、弯曲呈螺旋状、运动活泼的原核细胞型微生物。引起人类疾病的螺旋体主要有问号状钩端螺旋体、梅毒螺旋体、伯氏疏螺旋体和回归热疏螺旋体，分别导致钩体病、梅毒、莱姆病和回归热。

梅毒螺旋体不能在无活细胞的人工培养基中生长繁殖。临床上采集下疳分泌物及梅毒疹渗出液等标本，可直接用显微镜检查、核酸检测。血清学试验包括非密螺旋体抗原试验和密螺旋体抗原试验两类。非密螺旋体抗原试验阳性者再用密螺旋体抗原试验加以确诊。

钩端螺旋体营养要求较高，常用含10%兔血清的柯索夫培养基。临床上采集血液、尿和脑脊液标本，可直接于显微镜下检查钩端螺旋体。核酸检测快速、敏感。标本接种于柯索夫培养基分离培养，如有钩端螺旋体生长，则用已知诊断血清鉴定其血清群和血清型。常用显微镜凝集试验、间接凝集试验等检测抗体。

伯氏疏螺旋体的微生物学检验可采集病损皮肤组织、血液、淋巴结抽出液、关节腔滑膜液、尿液、脑脊液等标本。可直接用显微镜检查及核酸检测，也可接种于BSK培养基进行分离培养。抗体检测最常

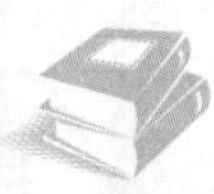

NOTE

用的方法是间接免疫荧光法和 ELISA。

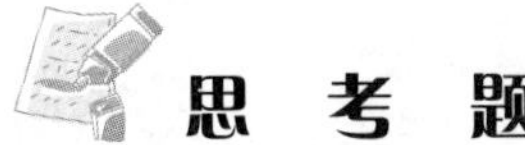

思考题

1. 实验室如何检查钩端螺旋体感染？
2. 梅毒螺旋体的抗体检测方法有哪些？对确诊和疗效观察有何意义？

（刘延菊）

NOTE

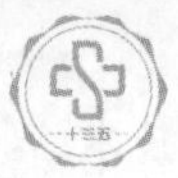

第二十一章　支原体检验

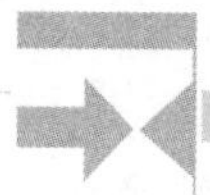

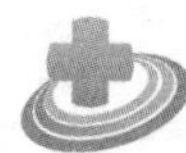

学习目标

1. 掌握　支原体的概念、致病支原体的主要生物学特性及微生物学检查方法。
2. 熟悉　支原体的分类及病原支原体的种类。
3. 了解　主要病原支原体的临床意义。

第一节　概　　述

一、分类

支原体(Mycoplasma)是一类无细胞壁,呈高度多形性,能通过常用的除菌滤器,在无生命培养基中能生长繁殖的最小的原核细胞型微生物。

1898 年法国人 Nocard 和 Roux 首先从牛的胸膜肺炎病灶中发现了支原体,当时称之为牛胸膜肺炎微生物。1937 年 Dienes 等首次从前庭腺炎患者的脓液中分离出支原体,1962 年 Chanock 等进行支原体人工培养获得成功,由于能形成有分枝的长丝,故于 1967 年正式命名为支原体。

支原体在自然界中广泛分布,目前已知的支原体有 150 多种,其中寄生性的有 90 余种,寄居于人体的支原体至少有 16 种。支原体属于原核生物界的柔膜菌门、柔膜体纲、支原体目、支原体科,支原体科包括四个属,即支原体属(*Mycoplasma*)、脲原体属(*Ureaplasma*)、血虫体属(*Eperythrozoon*)和血巴尔通体属(*Haemobartonella*)。对人致病的主要有 5 种,分别为支原体属的肺炎支原体(*M. pneumoniae*)、人型支原体(*M. hominis*)、穿通支原体(*M. penetrans*)、生殖器支原体(*M. genitalium*)和脲原体属的溶脲脲原体(*U. urealyticum*)。唾液支原体(*M. salivarium*)、口腔支原体(*M. orale*)等为条件致病菌。

二、生物学特性

1. 形态与染色　支原体无细胞壁,其形态呈高度多形性,基本形态为球形,还有环状、星状、螺旋状等不规则形状。直径为 0.2～0.3 μm,很少超过 1.0 μm,可通过 0.45 μm 孔径的滤膜。革兰染色阴性,但不易着色,姬姆萨染色着色较好,呈蓝紫色。

支原体细胞膜有三层结构,内层、外层为蛋白和糖类,中层为脂质。外层蛋白是型特异性抗原,对支原体鉴定有重要价值。脂质层胆固醇含量较高,约占总脂质的 1/3,在抵抗渗透压、维持细胞膜完整性等方面发挥类似细胞壁的作用。胞质内含有核糖体和双股 DNA,其 DNA 分子量小,只有大肠埃希菌的 1/6 左右,故支原体的代谢有限。一些支原体细胞膜外尚有一层由多糖组成的荚膜,往往与其毒力有关。有些支原体膜蛋白能与红细胞表面神经氨酸酶结合,故有红细胞吸附(hemadsorption)现象。

细菌 L 型也缺乏细胞壁,两者许多生物学性状相似,在检验时应注意加以区别。

2. 培养特性　可在人工培养基上繁殖,支原体主要以二分裂方式繁殖,由于基因组小,代谢能力有限,故繁殖较慢,代时平均 1～3 h。营养要求高,除基础营养物质外,尚需添加 10%～20%的人或动物血清,血清主要提供支原体本身不能自行合成的胆固醇和长链脂肪酸。作为合成细胞膜的原料,同时也具有稳定细胞膜的作用。初次分离培养尚需添加 10%的新鲜酵母浸液,酵母浸液可提供核苷前体和维

NOTE

生素等。最适 pH 值为 7.0～8.0，但溶脲脲原体为 pH 值为 6.0。大多数支原体微需氧或兼性厌氧。5% CO_2 促进其生长，最适温度为 36～37 ℃。

在固体培养基上生长一周左右，开始形成细小菌落，圆形、光滑、透明、边缘整齐，分中央与边缘两部分，中央部分长入培养基中，呈现"油煎蛋"样菌落。幼小菌落常无色，陈旧后变成淡黄色或棕黄色。因菌落微小，最好用低倍显微镜或解剖显微镜观察。

在液体培养基中生长缓慢，少数支原体甚至约 18 h 分裂一代，故需要培养 2～3 周，因菌数少，菌体小，一般不易见到培养基浑浊现象。

3. 生化反应 根据对糖类酵解作用，支原体可分为两群。一群对糖发酵，分解葡萄糖产酸不产气。另一群对糖不发酵，利用脂肪及氨基酸作为碳源和能量来源。溶脲脲原体特殊，利用尿素。

常采用葡萄糖、精氨酸、尿素等生化反应鉴别支原体，人类主要支原体的生物学性状见表 21-1。

表 21-1 人类主要支原体的生物学性状

名称	葡萄糖	精氨酸	尿素	需要胆固醇	吸附红细胞
肺炎支原体	+	−	−	+	+
生殖器支原体	+	−	−	+	−
人型支原体	−	+	−	+	−
穿通支原体	+	+	−	+	+
溶脲脲原体	−	−	+	+	+

4. 抗原结构 支原体的抗原主要有蛋白质和糖脂两类，且各种支原体抗原特异性强，很少有交叉抗原，这对支原体的鉴定有重要意义。

支原体的抗血清可抑制相应的支原体生长，由此建立了生长抑制试验(growth inhibition test，GIT)与代谢抑制试验(metabolic inhibition test，MIT)等血清学方法。GIT 是将吸附有特异性抗血清的滤纸片置于接种了支原体的培养基上，如果纸片周围的抑菌圈大于 2 mm，则表示两者是对应的。MIT 是在含酚红的葡萄糖培养基中加入抗血清后再接种支原体，若支原体与抗体相应，则支原体的生长代谢受抑制，酚红颜色不改变。应用这两种方法可对支原体进行分型。这两种方法其特异性和敏感性高，可将支原体分成若干血清型。

5. 抵抗力 支原体因无细胞壁，故对理化因素的影响比细菌敏感，可被脂溶剂和常用消毒剂灭活，对紫外线、干燥、加热(56 ℃ 30 min)、低渗透压敏感。但对铊盐、亚碲酸盐、结晶紫的抵抗力大于一般细菌，故培养基中加入醋酸铊可抑制杂菌生长。耐低温，−70 ℃或冷冻干燥可长期保存菌种。青霉素类作用于细胞壁的抗生素无效。红霉素、四环素等则有作用。

三、临床意义

大多数支原体对人类是不致病的，仅少数对人致病，如肺炎支原体可引起人支原体肺炎，又称原发性非典型性肺炎。溶脲脲原体、人型支原体、生殖器支原体是正常人群泌尿生殖道常见寄生菌，可引起机会性感染。支原体一般不侵入细胞，但可通过其顶端结构与宿主细胞膜上的受体结合而黏附于细胞，从细胞获得脂质和胆固醇作为养料，并产生毒性代谢产物，引起组织、细胞损伤。诱导病理性免疫反应被认为是支原体致病的重要机制。

支原体感染的免疫应答机制较为复杂，其抗原成分主要有细胞膜中的蛋白抗原和糖脂抗原，前者主要引起体液免疫，后者主要诱导细胞免疫。支原体感染后体液免疫保护作用不强，也不持久。

四、微生物学检验

(一) 标本采集

根据具体情况，采取不同部位标本。如疑为原发性非典型性肺炎，可取咽拭子或痰液标本；如分离其他型别的人类支原体，可采取泌尿生殖道的分泌物等。

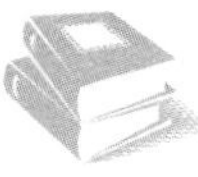
NOTE

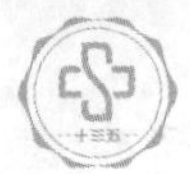

（二）检验方法

1. 直接显微镜检查　支原体革兰染色不易着色。电子显微镜观察无细胞壁，易与细菌鉴别。

2. 分离培养与鉴定　将标本接种于含血清、酵母浸液、青霉素或醋酸铊抑制剂的液体或固体培养基上，接种两个培养基分别置37 ℃需氧及厌氧下培养。整个过程保持湿度，防止干燥。1～2周后观察有无特殊生长现象。

根据菌落、形态、生化反应等进行初步鉴定，再用免疫荧光、生长抑制等试验进一步鉴定。若在不加抗菌剂的固体培养基上多次传代不返祖，一般表示不是细菌L型。

（1）菌落染色：支原体经传代培养后常呈典型的“油煎蛋”菌落。用Diene's染液染色，染色液含美蓝与天青Ⅱ，染色后支原体菌落中心为翠蓝色，边缘浅蓝色，且不易褪色。其他细菌菌落不着色。

（2）葡萄糖、精氨酸、尿素分解利用试验：将支原体培养物分别接种于含葡萄糖、精氨酸、尿素的三种培养液中，依据支原体对这三种物质分解利用情况不同可作初步鉴别，见表21-1。

3. 抗体检测　检查特异性抗体，有助于支原体病的诊断和分型。

第二节　肺炎支原体

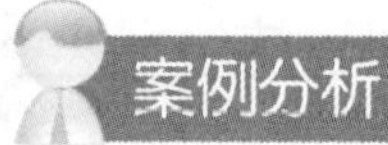

案例分析

患儿，男，6岁，呼吸科门诊就诊，主诉近一周低热、畏寒、乏力，刺激性干嗽，逐渐加剧。体格检查：体温37.5 ℃，肺部体征不明显，局部呼吸音减弱。

思考题：

1. 请分析可能的病原体及鉴别诊断？

2. 为明确诊断需做的实验室检查项目有哪些？

肺炎支原体（*M. pneumoniae*，Mp）是引起人类支原体肺炎的病原体，支原体肺炎占非典型肺炎的1/3以上，其病理变化以间质性肺炎为主。

一、生物学特性

1. 形态染色　肺炎支原体无细胞壁，最外层为细胞膜，呈高度多形态性，主要为丝状，长2～5 μm，在丝状体尖端有一特殊球状结构，有时可见球形或双球形的菌体，革兰染色镜检阴性，但不易着色，姬姆萨染色呈淡紫色。

2. 培养特性　对低渗透压敏感。营养需求高于一般细菌，培养基中必须添加10%～20%的人或动物血清，初次分离培养时尚需添加10%的新鲜酵母浸液。最适pH值为7.8～8.0，pH值7.0以下可致其死亡。5% CO_2条件下生长最好，最适生长温度为36～37 ℃。

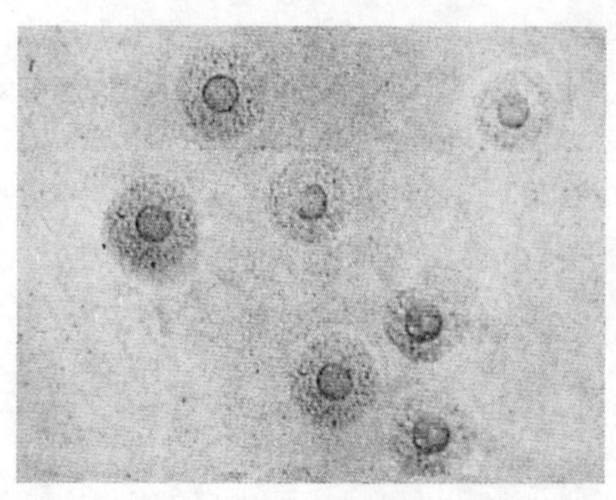

图21-1　肺炎支原体“油煎蛋”样菌落（×100）

支原体生长缓慢，在液体培养基中有极微弱的混浊，在固体培养基上孵育5～7天后出现菌落。肺炎支原体的菌落较大，直径为10～100 μm。初次分离时为细小颗粒状菌落，多次传代后形成典型“油煎蛋”样菌落（图21-1），菌落中心较厚，向下长入培养基中，周边为一层薄而透明的颗粒区。菌落能吸附豚鼠红细胞；能产生溶血素，可迅速而完全地溶解哺乳动物红细胞。半固体培养基中呈现肉眼可见的细小粒状菌落。

3. 生化反应　肺炎支原体分解葡萄糖产酸，不分解精氨酸，尿素试验阴性。

NOTE

4. 抗原与分型 支原体无细胞壁，其抗原性主要取决于细胞膜上的蛋白质和糖脂。糖脂的抗原性很强，但特异性较差，与多种其他支原体、细菌（如肺炎链球菌 23 型及 32 型、MG 链球菌）及宿主细胞（如人红细胞Ⅰ型抗原）有共同的抗原决定簇。所有肺炎支原体均具有分子质量为 1.7×10^5 Da 的 P1 外膜蛋白和 4.3×10^4 Da 的菌体蛋白，特异性强，可刺激机体产生持久的高效价抗体。肺炎支原体 P1 外膜蛋白是支原体的主要型特异性抗原，其抗原性可用 GIT 与 MIT 进行鉴定，通过该试验可将肺炎支原体分成若干血清型。部分肺炎支原体菌株在细胞膜外还有一层荚膜，主要成分是多糖，也具有一定的抗原性。

5. 抵抗力 4 ℃放置不超过 3 天，56 ℃很快被灭活。对热、干燥非常敏感，冻干能长期保存。因无细胞壁，对青霉素、头孢菌素等作用于细胞壁的抗生素不敏感，故常在分离培养中加入青霉素。对脂溶剂、去垢剂、苯酚和甲醛等常用消毒剂敏感。

二、临床意义

肺炎支原体感染呈世界性分布，但以温带地区为主。四季均可发病，以秋、冬季节多见，大流行很少，小流行可呈周期性发生，间隔时间为 3～5 年，平时多为散在发病。传染源为患者或带菌者，主要经飞沫传播，患者以儿童和青少年居多，多在学校、家庭和军队中流行。

肺炎支原体主要侵犯呼吸系统，引发原发性非典型性肺炎。潜伏期 2～3 周，首先引起上呼吸道感染，然后下行引起气管炎、支气管炎、毛细支气管炎和肺炎。以隐性感染和轻型感染较常见，也可导致严重肺炎或伴发肺外组织、器官病变，如皮肤黏膜的斑丘疹、溶血性贫血、心肌炎、心包炎、脑膜炎或脑炎等。

肺炎支原体通过滑行运动穿过黏膜上皮细胞纤毛层，通过尖端的特殊结构使其黏附在上皮细胞表面的受体上。P1 蛋白为主要黏附因子，该黏附作用可抑制纤毛活动、破坏上皮细胞，同时释放过氧化氢等有毒代谢产物而进一步引起局部组织损伤。此外，致病性也与迟发性超敏反应有关。

三、微生物学检验

（一）检验程序

肺炎支原体的检验程序见图 21-2。

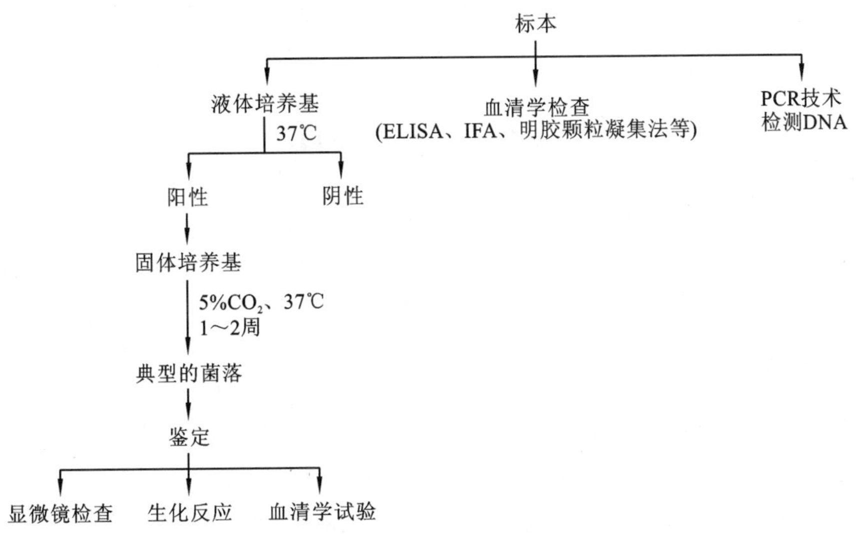

图 21-2 肺炎支原体的检验程序

（二）标本采集

可采集患者痰液、咽拭子、鼻咽洗液、支气管洗液，血清标本等，肺炎支原体有黏附细胞作用，故以咽拭子标本为好。取材后应立即接种，或置转运培养基（蔗糖磷酸盐缓冲溶液）中，组织块应切碎或研磨后

NOTE

再接种。培养基中加入青霉素可抑制杂菌的生长。

（三）标本直接检查

1. 显微镜检查 革兰染色阴性，但不易着色。电镜下观察无细胞壁，可与细菌鉴别。

2. 核酸检测 PCR 检测主要包括普通 PCR、实时荧光定量 PCR 及巢氏 PCR 等，目前临床上以荧光定量 PCR 开展最为广泛。

（四）分离培养与鉴定

1. 分离培养 常采用 Hayflick 固体或液体培养基（以牛心消化液为基础，另加入小牛血清、新鲜酵母浸液、抑菌剂等）。在培养基中加入醋酸铊、青霉素可抑制杂菌生长。初次分离培养时生长缓慢，通常先将标本接种于含葡萄糖、酚红和亚甲蓝指示剂的液体培养基中增菌，1 周后培养基由紫色变为绿色，液体清晰，可考虑有肺炎支原体生长，此时可转种于固体培养基上，于 5% CO_2 环境下培养。初次分离一般 1～2 周长出致密圆形的菌落，经数次传代后可出现典型"油煎蛋"样菌落。肺炎支原体分离培养的阳性率不高，且耗时长，故对临床快速诊断意义不大，但对流行病学调查有重要意义。

2. 鉴定 肺炎支原体分解葡萄糖产酸，不利用精氨酸和尿素。在分离培养过程中，若呼吸道标本使含葡萄糖培养基 pH 缓慢降低，指示剂颜色随之改变，或生长的菌落发生红细胞吸附等，即可初步鉴定，推测标本中存在肺炎支原体。

若在固体培养基上生长出典型"油煎蛋"样菌落，表明标本中有支原体生长，可疑菌落需根据其菌落特征、染色后镜检、生化反应以及 GIT、MIT 等血清学方法进行鉴定。

（五）抗体检测

抗体检测是目前检测支原体感染的主要手段，包括非特异性抗体检测和特异性抗体检测。

1. 非特异性抗体检测 主要采用冷凝集素试验。冷凝集素是人感染肺炎支原体后产生的一种 IgM 型自身抗体，4 ℃条件下可凝集人的 O 型红细胞，约 50%的患者于发病后 1 周末或第 2 周初开始呈阳性反应（抗体效价不小于 1∶64）。因该抗体也可见于流感病毒或腺病毒感染、溶血性贫血、传染性单核细胞增多症等，少数健康者也可呈阳性反应，故渐被特异性抗体检测方法所取代。

2. 特异性抗体检测 主要有 ELISA、间接荧光免疫法、明胶颗粒凝集法、补体结合试验等检测肺炎支原体 IgM 或 IgG 抗体。ELISA 法快速、经济、敏感、特异性高，采用分子质量为 1.7×10^5 Da 的 P1 蛋白和分子质量为 4.3×10^4 Da 的多肽检测相应抗体，是目前诊断肺炎支原体感染最常用的血清学方法。

第三节　溶脲脲原体

溶脲脲原体（*U. urealyticum*，Uu）又称解脲脲原体，主要寄居于泌尿生殖道，在特定条件下可致病，是引起非淋菌性尿道炎的主要病原体之一。因其菌落细小，直径为 10～40 μm，故称其为"T"株（tiny strain）。因其能分解尿素而命名为溶脲脲原体，在分类学上属于支原体科、脲原体属。

一、生物学特性

1. 形态染色 溶脲脲原体在液体培养基中以球形为主，常呈多形性，直径为 50～300 nm，单个或成双排列。革兰染色阴性，但不易着色，姬姆萨染色法染成紫蓝色。无细胞壁，细胞膜由三层薄膜构成。

2. 培养特性 微需氧，营养要求高，培养基中需加入胆固醇和酵母浸膏，最适 pH 值为 6.0～6.5，在 5% CO_2、90% N_2 及 37 ℃条件下生长最佳。在固体培养基上 37 ℃培养，一般 2 天后即可出现菌落，直径为 10～40 μm，呈油煎蛋样，放大 200 倍才能观察到。其生长除需要胆固醇外，还需尿素。

3. 生化反应 溶脲脲原体中的脲酶能分解尿素产氨，不分解葡萄糖和精氨酸（表 21-1）。

4. 抗原与分型 除蛋白质抗原和糖脂抗原外，溶脲脲原体还有脲酶抗原，脲酶抗原是 Uu 的种特异性抗原。有 16 个血清型，其中以第 4 血清型致病性较强。

NOTE

5. 抵抗力 由于没有细胞壁，故对环境渗透作用敏感。对铊盐敏感，0.05%醋酸铊能抑制其生长，不耐热，较耐低温，4 ℃存活约 2 周，−70 ℃可存活 2～3 年。对作用于细胞壁的抗菌药物（如青霉素、头孢菌素等）不敏感，但对影响胞浆蛋白合成的抗菌药物（如红霉素、螺旋霉素、多西环素等）敏感。

二、临床意义

溶脲脲原体多寄生在人类泌尿生殖道中，主要传播途径为性接触传播和母婴传播。溶脲脲原体的致病机制尚不十分清楚，目前认为可能与其产生的侵袭性酶和毒性产物有关，溶脲脲原体可分解细胞膜中的磷脂，影响宿主细胞的生物合成。脲酶分解尿素产氨，对细胞有毒性作用，产生 IgA 蛋白酶，可降解 IgA 形成 Fab 和 Fc，破坏泌尿生殖道黏膜表面 SIgA 的局部抗感染作用，有利于溶脲脲原体黏附于泌尿生殖道黏膜表面而致病。

溶脲脲原体所致疾病最常见的为非淋菌性尿道炎。是非淋菌性尿道炎中仅次于衣原体的重要病原体。多为表面感染，一般不侵入血流。溶脲脲原体还可上行感染，引起男性前列腺炎、附睾炎，女性阴道炎、宫颈炎，孕妇感染可导致胎儿流产、早产、低体重儿以及新生儿呼吸道和中枢神经系统的感染。研究发现溶脲脲原体感染还与不孕有关。

三、微生物学检验

（一）检验程序

溶脲脲原体的检验程序见图 21-3。

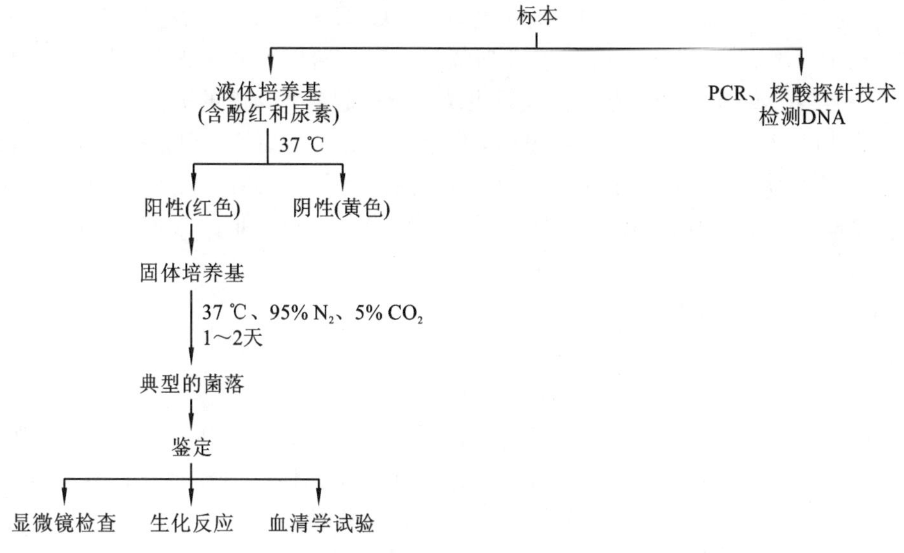

图 21-3 溶脲脲原体的检验程序

（二）标本采集

采集精液、前列腺液、阴道或宫颈炎分泌物、尿液等标本。分离培养时应接种新鲜标本，若不能立即接种，应将标本置于 4 ℃并在 12 h 内接种，否则会明显降低分离阳性率。

（三）标本直接检查

1. 核酸检测 采用 PCR 或特异性核酸探针技术检测患者标本中的溶脲脲原体 DNA。用于 PCR 检测的靶基因主要有尿酶基因，其 PCR 产物特异性高。也可以 16S rRNA 和 MB(multiple-banded)抗原基因作为靶基因。

2. ELISA 可以测定其血清型别，该方法敏感，特异性高，有早期诊断意义。

3. 免疫斑点试验(immunodot test, IDT) 采用 IDT 检测溶脲脲原体培养物和抗原提取物，此法快速、敏感、特异性高，且不需要特殊仪器，易于推广。

（四）分离培养与鉴定

分离培养溶脲脲原体相对容易且快速。应用选择鉴别培养基对溶脲脲原体进行培养鉴定。将标本接种于含血清、尿素和酚红指示剂的液体培养基中（pH 值为 6.3），37 ℃孵育，若有溶脲脲原体生长，可分解尿素产氨，使培养基 pH 值上升至 7.6～8.6，液体培养基颜色由黄色变为红色，则判断为阳性。如培养基出现混浊，表明有杂菌感染。溶脲脲原体在液体中不出现菌膜、浑浊及沉淀现象。阳性者即刻转种至固体培养基，5% CO_2 环境中培养，挑选可疑菌落进一步鉴定，溶脲脲原体不分解葡萄糖和精氨酸，但可以分解尿素产生氨气，能吸附豚鼠及绵羊红细胞。分型则需要特异性抗血清作 MIT 和 GIT。

（五）抗体检测

可采用 ELISA 检测患者的血清抗体，但由于溶脲脲原体通常为浅表感染，血清抗体的效价低且不稳定，另外，某些无症状者血清中也可存在低效价的抗体，所以，血清学检查的诊断意义不大。

第四节　其他支原体

一、人型支原体

人型支原体（*M. hominis*，Mh）主要寄居于泌尿生殖道，21%～53%的性成熟女性，其宫颈或阴道内可分离出 Mh，男性尿道 Mh 携带率低。Mh 单独感染不常见，常与 Uu 混合感染，主要通过性接触传播，可引起女性阴道炎、宫颈炎、盆腔炎、输卵管炎、子宫内膜炎、肾盂肾炎、产后感染等。男性感染 Mh 时，易引起前列腺炎、附睾炎、精囊炎等。此外，分娩时通过母亲生殖道还可感染新生儿，引起新生儿呼吸道和中枢神经系统感染。Mh 感染与不孕症的关系也越来越引起广大学者的关注。

Mh 的形态结构与 Uu 相似。能水解精氨酸，不分解尿素和葡萄糖，不吸附红细胞。培养最适 pH 值为 7.2～7.4，生长较快，菌落出现时间为 1～4 天，在固体培养基上菌落大小为 40～60 μm，个别菌落直径可达 100～200 μm，呈典型的“油煎蛋”样，对红霉素（100 mg/L）和 1∶2000 的醋酸铊不敏感，对四环素和林可霉素敏感。

微生物学检验与溶脲脲原体类似。

二、穿通支原体

1990 年 Lo 从艾滋病患者的尿液中首次分离出一种新的支原体，因其能吸附宿主细胞并可穿入细胞内，故命名为穿通支原体（*M. penetrans*，Mpe）或称为穿透支原体。国外研究表明，Mpe、发酵支原体和梨支原体三者在 HIV 感染及艾滋病的发展进程中起着辅助因子或促进因子的作用，故统称为艾滋病相关支原体。2000 年我国学者报道采用改良 SP-4 培养基从艾滋病患者尿液中分离出 1 株 Mpe。

Mpe 形态为杆状或长烧瓶状，长 0.8～2.0 μm，宽 0.2～0.4 μm，与肺炎支原体相似，一端有尖形结构，具有黏附、穿入细胞的作用。营养要求高，培养基中需添加血清，在改良 SP-4 培养基上生长较慢，初代培养多需 10 天以上才能形成菌落，菌落呈“油煎蛋”状。在液体培养基中生长时呈透明状，无明显混浊或沉淀。发酵葡萄糖，水解精氨酸，不分解尿素，吸附红细胞、$CD4^+$ T 细胞。Mpe 的抗原很容易发生变异，抗原的变异可使其逃避机体的免疫作用，故 MPe 可以重复感染。对内酰胺类抗生素有抵抗作用；对红霉素、四环素和林可霉素等抗生素敏感。

Mpe 为条件致病性支原体，其尖形结构具有黏附和穿入细胞的作用，感染 2 h 后即可穿入人或动物的红细胞、单核巨噬细胞和淋巴细胞，并在其中大量增殖，导致宿主细胞受损或死亡。研究表明，艾滋病患者和 HIV 携带者因免疫缺陷增加了对 Mpe 的易感性，而 Mpe 对 HIV 感染者 T 细胞的作用又可能促进 HIV 的复制，加速 HIV 感染者的病情进展。Mpe 通过诱导 TNF-α 的表达可能也是导致细胞受损的主要因素。

NOTE

微生物学检验的取材对象为艾滋病患者或 HIV 感染者，可采集咽拭子、血清或尿液标本，也可取艾滋病患者的组织进行免疫组化和电镜等检测。分离培养可采用 SP-4 培养基，对阳性培养物应进一步通过生化反应、MIT 试验、PCR 等进行鉴定。也可采用 ELISA 和免疫印迹等试验检测其抗体。

本章小结

支原体是一类无细胞壁、形态上呈高度多形性、能通过常用的除菌滤器、在无生命培养基中生长繁殖的最小的原核细胞型微生物。引起人类疾病的支原体主要有肺炎支原体、溶脲脲原体、人型支原体和穿通支原体等。

肺炎支原体可导致人类原发性非典型性肺炎。肺炎支原体营养要求高，生长缓慢。在液体培养基中有极微弱的混浊，在固体培养基上形成油煎蛋样菌落。标本涂片革兰染色不易着色，可用 PCR 法检测其核酸。采用牛心消化液另加入 20%小牛血清及新鲜酵母浸液制成的液体和固体培养基进行培养，进一步检验可进行生化反应和 ELISA、冷凝集试验、补体结合试验、间接血凝试验等血清学鉴定。

溶脲脲原体是人类泌尿生殖道常见的寄生菌之一，在特定环境下可以致病，引起的疾病最常见的是非淋菌性尿道炎。营养要求高，需提供胆固醇和酵母浸膏，在固体培养基上形成油煎蛋样菌落。生长除胆固醇外，尚需尿素，有脲酶能水解尿素产氨。PCR 法和免疫斑点试验直接检测抗原。标本接种于 pH 值为 6.0～6.5 含有尿素和酚红指示剂的液体培养基中 37 ℃孵育，液体培养基颜色由黄色变为红色判为阳性。溶脲脲原体只分解尿素，不分解葡萄糖和精氨酸。溶脲脲原体经形态和生化反应等检测可作出初步鉴定。进一步鉴定则需要特异性抗血清做 MIT 和 GIT。

Mpe 在 HIV 感染及艾滋病的发展进程中起着辅助因子或促进因子的作用，称为艾滋病相关支原体。营养要求高，培养基中需加血清，菌落呈油煎蛋样。分离培养可采用 SP-4 培养基，对阳性培养物应进一步通过生化反应、MIT 试验等进行鉴定。

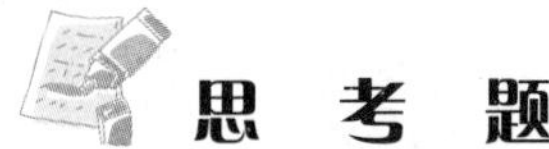

思考题

1. 对疑似溶脲脲原体感染的患者，如何采集标本？如何进行微生物学检查？
2. 支原体有哪些共同生物学特性？

（刘延菊）

NOTE

第二十二章　衣原体检验

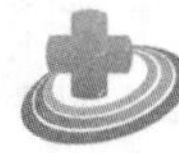

学习目标

1. 掌握　衣原体的概念、主要生物学特性和微生物学检查方法。
2. 熟悉　对人致病性衣原体的主要种类及所致疾病。
3. 了解　衣原体的分子生物学分类法。

第一节　概　　述

衣原体(Chlamydia)是一类具有独特发育周期、严格细胞内寄生、可通过细菌滤器的原核细胞型微生物。其体积略大于病毒,可在光学显微镜下观察到;含 DNA 和 RNA 及核糖体,具有近似于革兰阴性菌的细胞壁结构,对多种抗菌药物敏感。

一、分类

按照第 9 版《伯杰系统细菌学手册》,衣原体属于衣原体目(chlamydiales)、衣原体科(chlamydiaceae)、衣原体属(*Chlamydia*)。根据抗原结构、DNA 同源性等特点,将衣原体属分为四个种,即沙眼衣原体(*C. trachomatis*)、肺炎衣原体(*C. pneumoniae*)、鹦鹉热衣原体(*C. psittaci*)和家畜衣原体(*C. pecorum*)。衣原体广泛寄生于人类、哺乳动物及禽类体内,仅少数致病,对人致病的主要是沙眼衣原体、肺炎衣原体、鹦鹉热衣原体,其中沙眼衣原体最为常见。衣原体的传统分类及其主要特性见表 22-1。

表 22-1　衣原体的传统分类及其主要特性

种	生物变种或亚种	G+C 摩尔分数	原体形态	包涵体糖原	天然宿主	传播	所致主要疾病
沙眼衣原体	沙眼生物变种 淋巴肉芽肿生物变种 鼠生物变种	39.8%	圆形、椭圆形	+	人 人 鼠	人—人 人—人 鼠—鼠	沙眼、泌尿生殖道感染、包涵体结膜炎、肺炎淋巴肉芽肿
鹦鹉热衣原体	鸟疫衣原体 豚鼠结膜炎衣原体 羊/牛流产衣原体 猫肺炎衣原体	39.6%	圆形、椭圆形	—	鸟、家禽等 鸭、家畜等 多种动物	动物—动物(偶尔动物—人)	肺炎、呼吸道感染(多在动物间传播,偶可通过带菌动物传给人)
肺炎衣原体		40.3%	梨形	—	人	人—人	肺炎、呼吸道感染、心肌炎、心包炎等
家畜衣原体		39.3%	圆形	—	马、牛、羊、猪等	动物—动物	家畜肺炎、关节炎、脑脊髓炎、流产、腹泻等

NOTE

分子生物学分类主要是以 16S rRNA 和 23S rRNA 的序列进行评价，将衣原体目分为衣原体科、副衣原体科、Simkaniaccae 和 Waddliaceae 共 4 个科。其中衣原体科下设衣原体属和嗜衣原体属 2 个属，衣原体属内有沙眼衣原体、鼠衣原体和猪衣原体 3 个种；嗜衣原体属包括肺炎嗜衣原体、鹦鹉热嗜衣原体、家畜嗜衣原体、猫嗜衣原体、流产嗜衣原体和豚鼠嗜衣原体 6 个种。其中与人类关系密切的主要为沙眼衣原体、鹦鹉热嗜衣原体、肺炎嗜衣原体。

二、生物学特性

（一）衣原体的共同特征

衣原体的共同特征包括：①有细胞壁，其结构与革兰阴性菌的细胞壁相似，但无肽聚糖，只含有微量胞壁酸；②同时含有 DNA 和 RNA；③严格细胞内寄生，具有独特的发育周期，以二分裂方式繁殖；④有核糖体；⑤有较复杂的酶类，可进行多种代谢，但酶系统不完善，必须由宿主细胞提供代谢所需的能源；⑥对多种抗生素敏感。

（二）衣原体的形态染色与发育周期

1. 衣原体的形态 衣原体有两种大小、形态各异的颗粒。小而致密的称为原体（elementary body，EB），是发育成熟的衣原体，有感染性。姬姆萨染色呈紫色，Macchiavello 染色呈红色。大而疏松的称为网状体（reticulate body，RB），亦称始体，无感染性，是繁殖型，Macchiavello 染色呈蓝色。

2. 衣原体的发育周期 衣原体的发育周期大体上分为三个阶段，即原体的吸附和侵入、始体的再生与分裂、原体的释放。原体与易感宿主细胞表面的特异性受体吸附后，通过吞噬作用进入细胞内，细胞膜围在原体外形成吞噬小泡。原体在小泡内细胞壁变软、增大形成始体，RNA 增多。大约 8 h 后，始体二分裂增殖，在空泡内聚集、扩增、形成包涵体（inclusion body）。于感染后 18～24 h，始体浓缩形成具有坚韧细胞壁的原体，最后细胞破裂释放原体，再感染其他细胞，开始新的发育周期。一个完整的发育周期需 24～48 h（图 22-1）。沙眼衣原体包涵体内含有糖原，可被 Lugol 碘液染成褐色，此特征可与肺炎衣原体和鹦鹉热衣原体进行鉴别。

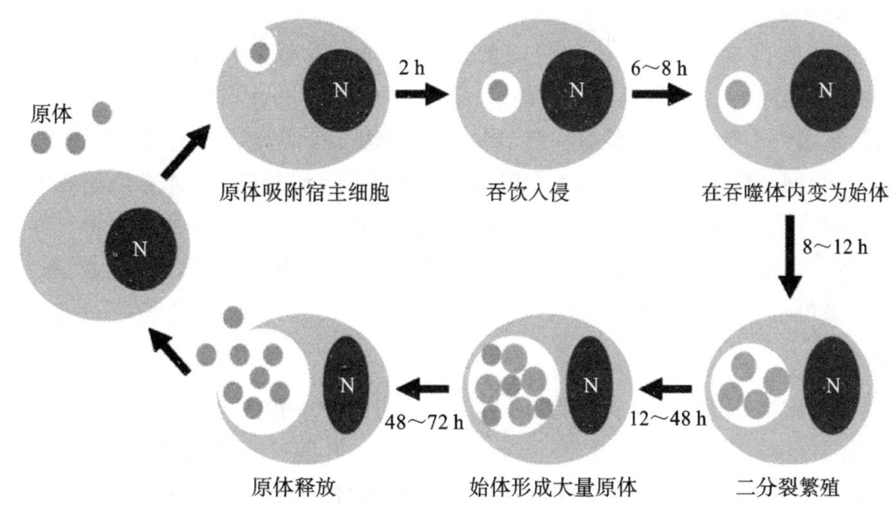

图 22-1 衣原体的发育周期

（三）培养特性

衣原体为专性细胞内寄生，不能用人工培养基培养，可用鸡胚卵黄囊及 HeLa-299、BHK-21、McCoy 等细胞培养。将接种标本的细胞培养管离心，以促进衣原体黏附并进入细胞；或在培养管内加入二乙氨乙基葡聚糖（DEAE-dextran），以增强衣原体吸附于易感细胞，提高其分离培养阳性率。有些衣原体可接种于小白鼠的腹腔或脑内而感染。

（四）抵抗力

衣原体耐冷不耐热，56～60 ℃仅存活 5～10 min，在－70 ℃可保存数年。0.1%甲醛液、0.5%石炭酸 30 min、75%酒精 0.5 min 即可杀死衣原体。对四环素、红霉素、螺旋霉素、强力霉素及利福平均敏感。

第二节　沙眼衣原体

案例分析

患者，男，32 岁，性病门诊就诊，主诉近两日感觉尿道刺痒、轻微的尿急尿痛，晨起排尿前尿道口有少量浆液性分泌物。询问病史得知曾有不洁性生活史。

思考题：

1. 据上述症状分析可能的病原体及鉴别诊断？

2. 为明确诊断需做的实验室检查项目有哪些？

沙眼衣原体（*C. trachomatis*）可引起人类沙眼、泌尿生殖道感染、性病淋巴肉芽肿及其他器官疾病。西方国家 50%以上的非淋球菌性尿道炎和宫颈炎由其所致，我国性病高发人群中沙眼衣原体的感染率高达 60%左右。根据其致病性及部分生物学特性的差异，沙眼衣原体又分为三种生物变种，即沙眼生物变种（*biovar trachoma*）、性病淋巴肉芽肿生物变种（*biovar lymphogranuloma venereum*，LGV）和鼠生物变种（*biovar mouse*）。

一、生物学特性

（一）形态结构

衣原体在宿主细胞内生长繁殖，具有特殊的发育周期。电镜下检查可见两种不同的形态结构。①原体：衣原体的胞外存在形式，是发育成熟的衣原体，呈球形或类球形，直径 0.25～0.35 μm，中央有一致密的拟核，胞浆膜外有坚韧而致密细胞壁，具有高度感染性，姬姆萨染色为紫色，与蓝色的宿主细胞浆形成鲜明对比。②网状体或称始体，宿主细胞内的繁殖型，代谢活跃，不能在细胞外存活，无感染性。始体的体积较大，圆形或不规则型，直径 05～1.0 μm，姬姆萨染色呈蓝色。沙眼衣原体革兰染色一般为阴性。沙眼包涵体在上皮细胞的细胞浆内很致密，姬姆萨染色呈深紫色，由密集的颗粒组成，其基质内含有糖原，以碘液染色呈棕褐色斑块。

（二）培养特性

衣原体专性活细胞内寄生，绝大多数能在 6～8 日龄鸡胚卵黄囊中生长，一般培养 48～72 h 后可在细胞内查到包涵体、原体或始体颗粒。1955 年我国学者汤飞凡等采用鸡胚卵黄囊接种法，首次成功分离培养出了沙眼衣原体。目前多采用细胞培养法培养衣原体，常用的细胞株有 McCoy、Hela-299 等。在培养基中加入代谢抑制剂如细胞松弛素 B、放线菌酮、二乙氨乙基葡聚糖等，可提高分离培养的阳性率。也可采用离心或 X 射线照射细胞等方法，使更多的衣原体吸附到易感细胞表面。

（三）抗原与分型

沙眼衣原体根据细胞壁的不同成分，可分为属、种、型等特异性抗原。

1. 属特异性抗原　位于细胞壁的 LPS 是主要的属特异性抗原，可以用补体结合试验检测。其缺乏 O-多糖和部分核心多糖，无典型内毒素的生物学活性，故与革兰阴性菌的 LPS 有所不同。

2. 种特异性抗原　位于主要外膜蛋白（major outer membrane protein，MOMP）上，可采用补体结合试验及中和试验检测该抗原，借此可鉴别不同种的衣原体。

3. 型特异性抗原 也位于MOMP上，采用McAb微量免疫荧光法可将沙眼衣原体分为18个血清型，其中沙眼生物变种有A、B、Ba、C、D、Da、E～I、Ia、J、Ja和K共14个血清型，性病淋巴肉芽肿生物变种有L_1、L_2、L_2a和L_3共4个血清型。

(四) 基因组

沙眼生物变种D/UW-3/CX株的染色体为1042519 bp组成的环状DNA。

(五) 抵抗力

对热和常用消毒剂的抵抗力较弱，耐低温与干燥。对利福平、红霉素、四环素、多西环素等敏感。

二、临床意义

沙眼生物变种和LGV的自然宿主都是人，可致眼、泌尿生殖道、呼吸道及淋巴结感染。鼠生物变种通常不引起人类疾病，与鼠肺炎有关。

(一) 沙眼生物亚种

1. 沙眼 由A、B、Ba和C血清型引起的一种慢性传染性结膜角膜炎，主要通过眼-眼或眼-手-眼途径直接或间接接触传播。沙眼衣原体侵袭眼结膜上皮细胞并在其中繁殖，在胞质内可形成散在型、帽形、桑椹型或填塞型的包涵体。沙眼早期症状表现为流泪、黏液脓性分泌物、结膜充血和滤泡增生。晚期出现结膜瘢痕、眼睑内翻、倒睫、角膜血管翳等 引起的角膜损害，可影响视力甚至造成失明。

2. 包涵体结膜炎 由沙眼亚种B、Ba、D、Da、E、F、G、H、I、Ia、J、K等血清型引起。新生儿经产道感染，可引起急性化脓性结膜炎(又称包涵体脓漏眼)，成人通过眼-手-眼途径或接触污染的游泳池水而感染，引起滤泡性结膜炎。病变类似沙眼，但不发生角膜血管翳，也无结膜瘢痕的形成，通常数周或数月后而痊愈。

3. 泌尿生殖道感染 多由沙眼生物亚种D～K血清型引起，主要经性接触传播，是引起非淋菌性尿道炎的主要病原体。男性患者通常为尿道炎，未经治疗者易转为慢性，常周期性加重，或合并附睾炎、前列腺炎等。女性患者为尿道炎、宫颈炎、阴道炎、盆腔炎等，孕妇感染后可引起胎儿或新生儿感染。衣原体常与淋病奈瑟菌混合感染，淋病奈瑟菌对衣原体繁殖起着激活和促进作用。有些女性宫颈炎和男性尿道感染者，临床上常表现为无症状，呈隐性感染，更易导致感染传播。

4. 沙眼衣原体肺炎 主要由沙眼生物亚种D～K血清型引起，多见于婴儿。

(二) 性病淋巴肉芽肿亚种

1. 性病淋巴肉芽肿 由LGV生物亚种L血清型引起，经性接触传播。主要侵犯淋巴组织，女性可累及会阴、肛门、直肠以及盆腔淋巴结，男性常累及腹股沟淋巴结，发生化脓性炎症和慢性肉芽肿，也可形成瘘管。

2. 眼结膜炎 少见，但通常伴有耳前、颌下以及颈部的淋巴结肿大。

三、微生物学检验

(一) 检验程序

沙眼衣原体的检验程序见图22-2。

(二) 标本采集

1. 眼和泌尿生殖道标本 对于沙眼及包涵体结膜炎患者，用棉拭子在结膜上穹窿或下穹窿处用力涂擦，或取眼结膜刮片；采样前需将脓性分泌物擦净，以保证获得足够的上皮细胞。泌尿生殖道感染者可取泌尿生殖道拭子或宫颈刮片，因其仅感染柱状及鳞-柱状上皮细胞，因此，必须选择在宫颈的移行部位深入阴道3～4 cm处采样。输卵管炎患者需用注射器针头自输卵管吸取。标本供直接检查及分离培养，置于运送培养基中送检，运送培养基为2SP培养基，含蔗糖、磷酸钾缓冲液、胎牛血清和抗生素等成分。采样后不能立即检验时应置于4 ℃保存。

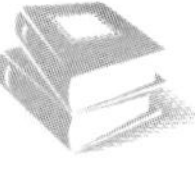
NOTE

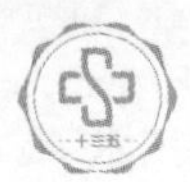

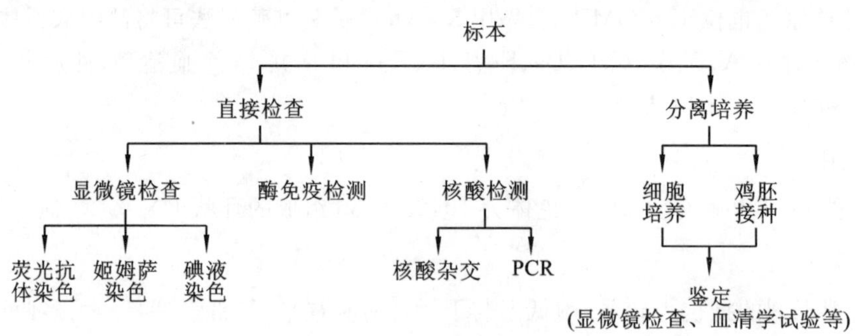

图 22-2　沙眼衣原体的检验程序

2. 性病淋巴肉芽肿标本　可采集淋巴结脓液、生殖道上皮细胞刮片、直肠拭子或活检材料送检。

(三) 标本直接检查

直接检查法快速、简便，但特异性较低，且可能出现假阳性反应，因此，在诊断性传播疾病时应特别慎重。检查时需设立阳性和阴性对照。

1. 显微镜检查　常采用姬姆萨染色、荧光抗体染色或碘液染色，镜下检查黏膜上皮细胞内是否存在包涵体，查到包涵体具有诊断参考价值。包涵体的检出对急性、严重的新生儿包涵体性结膜炎的诊断价值大，而对成人眼结膜炎和生殖道感染的诊断意义次之。

(1) 姬姆萨染色：原体染成紫红色，网状体呈蓝色。此法简单易行，但敏感性较低。

(2)免疫荧光检查：用荧光抗体染色检测上皮细胞内的衣原体抗原。

2. 酶免疫检测　可检查临床标本中衣原体的可溶性抗原，并适用于同时检测大量标本。

3. 核酸检测　采用核酸探针、PCR 技术，可提高检测的敏感性和特异性。

(四) 分离培养与鉴定

将标本接种于鸡胚卵黄囊或传代细胞，分离沙眼衣原体多采用 McCoy 细胞。标本在培养前需研磨或破碎上皮细胞以释放出原体，组织标本采用含抗生素的稀释液将其制成 10%～20%的悬液。分离培养物细胞内存在包涵体可初步确定为沙眼衣原体，进一步鉴定可采用补体结合试验、免疫荧光试验或基因分析等技术。

(五) 血清学试验

主要有补体结合试验(CF)、微量免疫荧光试验(MIF)和酶免疫法(EIA)等。由于不易获得衣原体感染急性期和恢复期的双份血清，且沙眼衣原体多为慢性或重复感染，所以，血清学试验在临床常规诊断中的价值不大。

第三节　肺炎衣原体

1965 年从中国台湾一名儿童的眼结膜分泌物中分离出首株肺炎衣原体(*C. pneumoniae*)，故命名为 TW-183(Taiwan-183)。1983 年又从西雅图一名患咽炎的大学生咽部分离出一株 AR-39，因两者的一些生物学特性类似于鹦鹉热衣原体，当时将其归于鹦鹉热衣原体中 TWAR 组。以后根据其独特的超微结构、基因及特异性抗原，于 1989 年正式定名为肺炎衣原体。肺炎衣原体只有一个血清型，代表株为 TWAR，是一种重要的呼吸道感染病原体。

一、生物学特性

1. 形态染色　肺炎衣原体的原体形态多样，电镜下可呈现典型的梨形，平均直径为 0.38 μm。肺炎衣原体包涵体不含糖原，故碘染色阴性。

2. 培养特性　鸡胚对肺炎衣原体不敏感，因此一般不用鸡胚传代，而 HL 和 Hep-2 细胞株较易分

NOTE

离和传代，但在第一代细胞培养中很少形成包涵体，离心能促进肺炎衣原体对细胞的感染。

3. 抗原与分型 肺炎衣原体具有属特异性抗原和种特异性抗原，属特异性抗原主要为细胞壁的脂多糖和分子质量为 39.5 kD 的主要外膜蛋白；种特异性抗原为 98 kD 的主要外膜蛋白。肺炎衣原体只有一个血清型。

4. 基因组 TW-183 株基因组全长 1 225 935 bp，G+C 摩尔分数为 40.57%，无质粒、前噬菌体和转座子样序列存在。AR-39 株的基因组全长 1 229 858 bp，G+C 摩尔分数为 40.6%，研究还发现 AR-39 株基因组中存在前噬菌体，不同来源的 TWAR 株具有 94%以上的 DNA 同源性，与沙眼衣原体和鹦鹉热衣原体基因组的 DNA 同源性均小于 10%。

5. 抵抗力 抵抗力较弱，易受各种理化因素的影响。对药物的抗菌谱类似于其他衣原体，对磺胺类耐药。

二、临床意义

肺炎衣原体是人类呼吸道疾病的重要病原体，主要引起成人及青少年的非典型肺炎，同时还可致支气管炎、咽炎、鼻窦炎及扁桃体炎等急性呼吸道感染。

感染后潜伏期平均约 30 天，临床多表现为咽痛、声音嘶哑、发热、咳嗽（干咳为主），以及胸痛、头痛、不适和疲劳等。外周血白细胞计数大多正常。老年患者临床表现可能较为严重，有时甚至是致死性的，尤其是合并细菌感染或存在慢性阻塞性肺部等基础疾病时。

此外，发现肺炎衣原体感染与冠心病、心肌梗死、扩张型心肌病等心血管疾病以及脑血管疾病等具有相关性，其发生机制有待研究。

三、微生物学检验

（一）标本采集

由于痰液标本对培养细胞有毒性，因此，临床上通常采集咽拭子。也可用气管镜采集气管内痰液或肺泡灌洗液。接种细胞培养的标本宜用膜式滤菌器除去杂菌，不加抗生素。若进行血清学试验，可取患者的外周血。

（二）标本直接检查

1. 显微镜检查 姬姆萨染色或免疫荧光 McAb 染色检测肺炎衣原体包涵体及原体，方法简便，但阳性率较低。

2. 核酸检测 采用 PCR 技术检测肺炎衣原体 DNA，不仅敏感性高，且可与其他两种衣原体进行区分。

（三）分离培养与鉴定

目前通常采用细胞培养法，取咽拭子或下呼吸道标本，接种 Hep-2 细胞或 Hela229 细胞，再用肺炎衣原体 McAb 直接或间接法荧光染色，以是否出现包涵体而作出结论性报告。

（四）血清学试验

1. 微量免疫荧光（MIF）法 该法是目前最常用的血清学方法，以 TWAR 株的原体为抗原，检测患者肺炎衣原体抗体。若 IgM 抗体效价≥1∶16 和（或）IgG 抗体效价≥1∶512 或双份血清抗体效价升高了 4 倍或 4 倍以上者，可诊断为急性感染；若 IgM 抗体效价≤1∶16 或 IgG 抗体效价在 1∶（8～256），则为既往感染。该法特异性、敏感性均较高，且可用于区分原发感染和再感染。

2. 补体结合抗体检测 以衣原体属的原体为抗原进行补体结合试验，若抗体效价≥1∶64 和（或）双份血清抗体效价升高了 4 倍或 4 倍以上者，均可诊断为急性感染，但不能区分是哪种衣原体感染。

第四节 鹦鹉热衣原体

鹦鹉热衣原体（*C. psittaci*）首先分离于鹦鹉体内，以后陆续从多种鸟类和禽类的体内分离出来，是

NOTE

引起禽类呼吸道和消化道疾病的病原体,也可引起人类呼吸道感染。

一、生物学特性

鹦鹉热衣原体也具有独特的生活周期(图 26-1)。可形成致密的包涵体,包涵体形态不一,不含糖原,碘染色阴性,此点可与沙眼衣原体进行鉴别。鹦鹉热衣原体可在鸡胚卵黄囊、HeLa 细胞和 Vero 细胞中生长,小鼠为易感动物。鹦鹉热衣原体对磺胺类药物耐药。

鹦鹉热衣原体能产生红细胞凝集素,为卵磷脂核蛋白复合物,可凝集鸡和小鼠的红细胞,且与红细胞结合非常牢固。特异性抗体和 Ca^{++} 可抑制其凝集作用。

二、临床意义

鹦鹉热衣原体主要引起鸟类或家禽类感染,且多为隐性感染,甚至终生携带。通过粪便和上呼吸道分泌物传染给人类和其他哺乳动物,引起人类上呼吸道感染、肺炎和毒血症,称为鹦鹉热,为人畜共患病。

潜伏期为 1～2 周,患者多呈急性发病,寒战、头痛、咳嗽和胸痛,体温很快上升至 39～40 ℃,典型的临床表现为非典型肺炎,干咳、少量黏痰,有时可呈铁锈色痰,X 射线检查可见肺部有单个或多个实变性阴影。也有缓慢发病或隐性感染者,一般不发生人与人之间的传播。

三、微生物学检验

采集患者的血液、痰、咽喉含漱液或动物的活体标本(肝、肺、脾等组织)。痰液宜加链霉素处理以减少杂菌。将标本接种于小鼠腹腔、鸡胚卵黄囊、HeLa 细胞或 Vero 细胞。将标本直接涂片或取培养物涂片、常规染色镜检,查看有无衣原体及嗜碱性包涵体。也可采用 ELISA、核酸杂交等直接检测标本中的病原体及其成分。血清学试验常采用补体结合试验和 ELISA 法,此外,也可进行间接血凝试验。

本章小结

衣原体是一类严格真核细胞内寄生、有独特发育周期、能通过细菌滤器的原核细胞型微生物,现归属于广义细菌。引起人类疾病的衣原体主要有沙眼衣原体、肺炎衣原体和鹦鹉热衣原体,其中沙眼衣原体最为常见。

沙眼衣原体不仅可致眼部感染,还可引起泌尿生殖道感染、性病淋巴肉芽肿和其他器官感染。沙眼衣原体可用鸡胚或 HeLa229、McCoy 等细胞传代培养。临床标本可经姬姆萨染色直接显微镜检查,免疫荧光法、酶免疫法、胶体金法可检测其抗原,探针法、PCR 法可检测其核酸。

肺炎衣原体只有一个血清型,人与人之间经飞沫或呼吸道分泌物传播,主要引起青少年急性呼吸道感染,可致肺炎、支气管炎、咽炎和鼻窦炎等。肺炎衣原体在感染细胞中形成包涵体。鹦鹉热衣原体可感染鸟类、家禽、家畜和野生动物等,主要存在于动物肠道内,由粪便排出污染环境,以气溶胶传播,人接触后易引起鹦鹉热,表现为非典型肺炎。其包涵体较致密,形态不一,不含糖原,碘染色阴性,此为区别于沙眼衣原体的鉴别要点之一。肺炎衣原体和鹦鹉热衣原体感染检测的方法与沙眼衣原体相似。

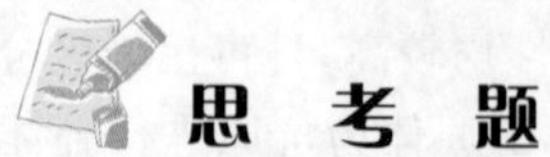

思考题

1. 常规实验室如何检查衣原体?
2. 实验室如何预防衣原体感染?

(弓艳娥)

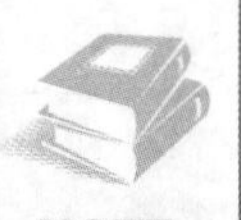

NOTE

第二十三章　立克次体检验

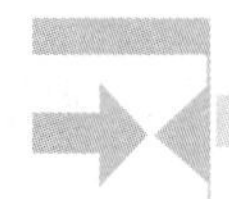

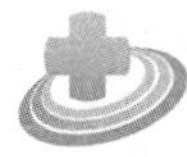

学习目标

1. 掌握　立克次体的概念、病原性立克次体的主要生物学特性、微生物学检查方法。
2. 熟悉　病原性立克次体的种类、传染源、传播媒介和所致疾病。

立克次体(Rickettsia)是一类以节肢动物为媒介、专性细胞内寄生的原核细胞型微生物。1909 年美国青年医师 Howard Taylor Ricketts,首次在斑点热患者的血液和蜱体内观察到该类病原体,他在研究斑疹伤寒时不幸感染而牺牲,为了纪念 Ricketts,以他的名字命名此类微生物。

立克次体具有以下共同特征:①大小介于细菌和病毒之间;②有细胞壁,常呈多形性,主要为球杆状,革兰染色阴性;③除少数外绝大多数为专性活细胞内寄生;④有 DNA 和 RNA 两类核酸,有复杂的酶系统,以二分裂方式繁殖;⑤以节肢动物为传播媒介或储存宿主;⑥多为人畜共患病的病原体,引起人类发热和出疹性疾病;⑦对多种抗生素敏感。

第一节　分　类

近年来,随着 16S rRNA 序列分析、染色体 DNA 杂交试验、全 DNA 或基因片段分析等分子生物学技术在立克次体研究中的应用,原有的分类已不能准确地反映立克次体目、科和各种属的面貌,基因分类与传统的表型分类共同构成立克次体分类的重要部分。

根据《伯杰系统细菌学手册》(2004 年版),立克次体目(Rickettsiales)下设有 3 科,即立克次体科(Rickettsiaceae)、无形体科(Anaplasmataceae)和全孢菌科(Holosporaceae)。其中对人致病的主要有 3 个属,包括立克次体科中的立克次体属(*Rickettsia*)、东方体属(*Orientia*)和无形体科的埃立克体属(*Ehrlichia*)(表 23-1)。立克次体属又分为两个群,即斑疹伤寒群和斑点热群。

表 23-1　常见致病性立克次体、所致疾病及流行病学特点

属	群	种	传播媒介	常见宿主	所致疾病	地理分布
立克次体(*Rickettsia*)	斑疹伤寒	普氏立克次体(*R. prowazekii*)	人虱	人	流行性斑疹伤寒	全球
		斑疹伤寒/莫氏立克次体(*R. typhi or mooseri*)	鼠蚤	啮齿类	地方性斑疹伤寒	全球
		加拿大立克次体(*R. canada*)	蜱	兔	加拿大斑疹伤寒	加拿大东部
	斑点热	立氏立克次体(*R. rickettsii*)	蜱	犬、野鼠等	洛基山斑点热	西半球
		西伯利亚立克次体(*R. sibirica*)	蜱	野兽、鸟类	北亚蜱传斑疹伤寒	东北亚、中国
		康氏立克次体(*R. conorii*)	蜱	野生小动物	纽扣热	地中海地区、非洲等

NOTE

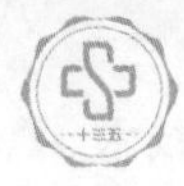

续表

属　　群	种	传播媒介	常见宿主	所致疾病	地理分布
	澳大利亚立克次体 (*R. australis*)	蜱	有袋动物、野鼠	昆士兰热	澳大利亚
	小蛛立克次体 (*R. akari*)	革蜱	家鼠	立克次体痘	美国、东北亚、南非
东方体 (*Orientia*)	恙虫病东方体 (*O. tsutsugamushi*)	恙螨	啮齿类	恙虫病	亚洲、大洋洲
埃立克体 (*Ehrlichia*)	查菲埃立克体 (*E. chaffeensis*)	蜱	犬、鹿、人啮齿类	人单核细胞埃立克体病	美国、欧洲、中国、中南美洲
	腺热埃立克体 (*E. sennetsu*)	蜱	人、啮齿类	腺热埃立克体病	日本、马来西亚
	嗜吞噬细胞埃立克体 (*E. phagocytophilum*)	蜱	鼠、鹿、人、马、犬	人粒细胞埃立克体病	北美、欧洲

第二节　斑疹伤寒立克次体

一、生物学特性

1. 形态结构　斑疹伤寒立克次体比细菌小，大小为(0.6～2.0) μm×(0.3～0.8) μm，呈多形性，有球形、球杆菌状，以球杆状为主。在感染的宿主细胞质中常分散存在，革兰染色阴性，但不易着色，常用Gimenez或姬姆萨染色。Gimenez染色立克次体呈红色，背景为绿色；姬姆萨染色呈紫色。结构与革兰阴性菌相似，具有细胞壁和细胞膜。

2. 培养特性　只能在活的真核细胞内生长，二分裂繁殖，培养时需要CO_2。鸡胚卵黄囊接种常用于立克次体的传代，通常采用5～9日龄鸡胚，32～35 ℃孵育4～13天鸡胚死亡；组织培养常用的细胞为鸡胚成纤维细胞、L929细胞和Vero细胞；初代分离通常选择雄性豚鼠腹腔接种。

3. 抗原结构　斑疹伤寒立克次体有两种主要抗原：群特异性抗原和种特异性抗原。前者与黏液层的脂多糖成分有关，为可溶性抗原，耐热。后者与细胞壁外膜蛋白有关，为颗粒性抗原，不耐热。

斑疹伤寒立克次体的脂多糖与普通变形杆菌某些X菌株的菌体抗原具有共同抗原，由于变形杆菌的抗原易于制备，且凝集反应结果易于观察，故在临床检验中常采用X菌株代替立克次体抗原进行非特异性凝集反应，以检测人或动物血清中有无相应抗体，即外-斐反应(Weil-Felix reaction)，可用于立克次体病的辅助诊断(表23-2)。

表23-2　立克次体与变形杆菌菌株抗原间交叉现象

立克次体	变形杆菌抗原		
	OX_{19}	OX_2	OX_k
普氏立克次体	4＋	＋	—
莫氏立克次体	4＋	＋	—
恙虫病立克次体	—	—	4＋
斑点热立克次体	4＋或＋	＋或4＋	—
腺热埃立克体	—	—	2＋

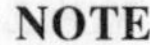
NOTE

4. 基因组 普氏立克次体 Madrid E 株基因组全长 1111523 bp，G+C 摩尔分数为 29.1%，由 834 个 ORF 组成。蛋白编码序列占 75.4%，24% 的非编码序列为原核生物之最。莫氏立克次体 Wilmington 株基因组全长 1111496 bp，为单链环状 DNA，G+C 摩尔分数为 28.9%。

5. 抵抗力 不耐热，56 ℃ 30 min 即可死亡，对低温的抵抗力较强，可在冷藏肉类中存活 1 个月以上。在媒介动物的粪便中具有较强的抗干燥能力，可保持活性约 2 个月。对常用消毒剂敏感，如 0.5% 石炭酸或来苏儿、75% 乙醇等均可在数分钟内将其灭活。氯霉素类、四环素类等抗菌药物可抑制其生长，青霉素一般无作用，对磺胺类药物不敏感。

二、临床意义

立克次体的致病物质主要为脂多糖和磷脂酶 A。脂多糖具有与内毒素相似的毒性，可损伤血管内皮细胞，引起微循环障碍和中毒性休克等。磷脂酶 A 能损伤宿主细胞膜或溶解细胞内吞噬体膜，以利于立克次体穿入宿主细胞并在其中生长繁殖。此外，微荚膜具有黏附作用和抗吞噬作用，以增强对易感细胞的侵袭力。

立克次体感染后可形成两次菌血症，其主要病理改变为血管内皮细胞大量增生、血管壁坏死、血栓形成等。此外，还伴有全身实质性脏器的血管周围广泛性病变，常见于皮肤、心脏、肺和脑，从而表现出相应的临床症状。

（一）普氏立克次体

普氏立克次体（*R. prowazekii*）是流行性斑疹伤寒（也称虱传斑疹伤寒）的病原体。传染源是患者，人体虱是主要传播媒介，头虱亦可传播本病，传播方式是虱-人-虱。立克次体进入虱肠管上皮细胞内繁殖，当受感染的体虱叮咬健康人时，常排粪于皮肤上，粪便中的立克次体通过抓破的伤口侵入人体。干燥虱粪中的立克次体也可经空气侵入呼吸道或眼结膜而使人感染。人感染普氏立克次体后，经 10～14 天潜伏期而急性发病，主要临床症状为高热、头痛和皮疹，有些患者还伴有神经系统、心血管系统或其他脏器损害。病后免疫力持久，与斑疹伤寒立克次体感染有交叉免疫性。

（二）莫氏立克次体

莫氏立克次体（*R. mooseri*）又称斑疹伤寒立克次体（*R. typhi*），是地方性（或鼠型）斑疹伤寒的病原体。主要储存宿主是啮齿类动物，主要传播媒介是鼠蚤，人多因受到鼠蚤的叮咬而感染。带有立克次体的干燥蚤粪也可经口、鼻或眼结膜进入人体而致病。临床症状与流行性斑疹伤寒相似，但发病缓慢、病情较轻，较少累及心肌和神经系统等。

三、微生物学检查

立克次体的传染性较强，易引起实验室感染，必须严格遵守实验室相关操作规程，以防止实验室感染的发生。

（一）检验程序

立克次体检验程序见图 23-1。

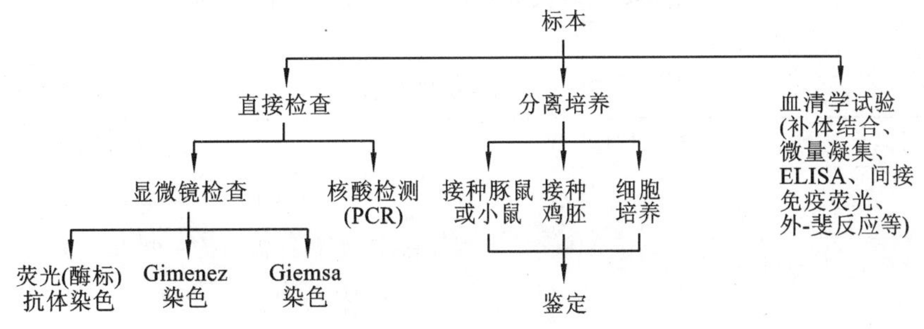

图 23-1 立克次体的检验程序

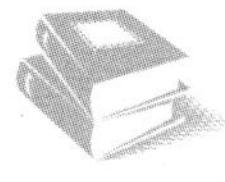

NOTE

(二) 标本采集

病原体的分离或免疫学试验可采集患者的血液、病灶局部组织等。流行病学调查时,尚需采集节肢动物、野生动物或家畜的脏器等。

1. 血液标本 于发病初期或急性期,尽可能在使用抗生素之前采集患者血 5~10 mL,立即接种于动物或培养基。倘若在发病1周后采血,为避免血清中可能存在的抗体或抗生素对分离培养的影响,最好将血液凝固,留血清供血清学试验,再将血块制成 20%~50%的悬液接种。做血清学诊断时,则需在病程早期及恢复期分别采集血液,做双份血清试验。

2. 活检或尸检材料 活体组织如肝、脾、肺、淋巴结等标本,除制备印片供直接检查及一部分固定做病理学检查外,应制成 10%~20%的悬液,低速离心后取上清液接种。若标本可能有细菌污染,可加入青霉素 500~1000 U/mL,置室温 30 min 后接种。

(三) 标本直接检查

1. 显微镜检查 由于患者一般检材中立克次体含量低,若不经浓缩或增菌处理,直接镜检意义不大。动物和病畜的脏器标本及某些患者的皮疹组织活检标本等可进行染色镜检。

(1) 常规染色镜检:检查普氏和莫氏立克次体通常采用 Gimenez 染色法,立克次体为红色,背景呈绿色。

(2) 荧光(酶标)抗体染色:将标本制成印片,固定后采用荧光抗体(或酶标抗体)进行染色。必要时可做石蜡切片或冰冻切片检查。荧光显微镜下(酶标抗体染色则在普通光学显微镜下)常见脾、肺、心瓣膜赘生物中有立克次体,也可在肝、肾、皮疹活检组织中检出。

2. 核酸检测 PCR 法检测立克次体快速、敏感,所需样品量只有 ELISA 的 1/5。以普氏和莫氏立克次体独特的 169 kD 蛋白基因、具有属特异性的编码 17 kD 蛋白的基因和 16S rRNA 作为扩增靶区的基因,根据其非保守序列设计的特异性引物,可用于不同种属立克次体的鉴定。

(四) 分离培养

1. 动物接种 斑疹伤寒立克次体多采用雄性豚鼠分离。取患者血液或其他标本悬液,每份 1~3 mL,腹腔接种 2~4 只健康雄性豚鼠。每日于同一时间测体温,体温上升至 40 ℃表明可能有立克次体的感染,此时可采血或脏器悬液、接种鸡胚卵黄囊或进行细胞培养以分离立克次体;并注意观察阴囊变化,感染豚鼠在发热 1~2 天内可出现阴囊红肿,睾丸不能推入腹腔,3~4 天后逐渐消退。解剖可见其腹股沟淋巴结肿大、充血、脾肿大,有时有腹水;睾丸有小出血点、鞘膜充血且有浆液性渗出物等,在睾丸鞘膜的涂片中可查见大量的立克次体。

2. 鸡胚接种 鸡胚卵黄囊接种曾经被广泛用于立克次体的分离,但立克次体需要几代适应过程才能在鸡胚中稳定生长,分离过程较长,故目前已较少用于立克次体的初代分离。鸡胚接种目前常用于分离株的大量繁殖以制备抗原,或长期保藏菌种。

3. 细胞培养 普氏和莫氏立克次体能在鸡胚、成纤维、HeLa、Vero 等多种单层细胞中生长繁殖。

(五) 血清学诊断

包括多种方法,以外-斐反应和间接免疫荧光试验(IFA)在我国最为常用。立克次体病常用的血清学诊断方法见表 23-3。

表 23-3 立克次体病血清学诊断方法

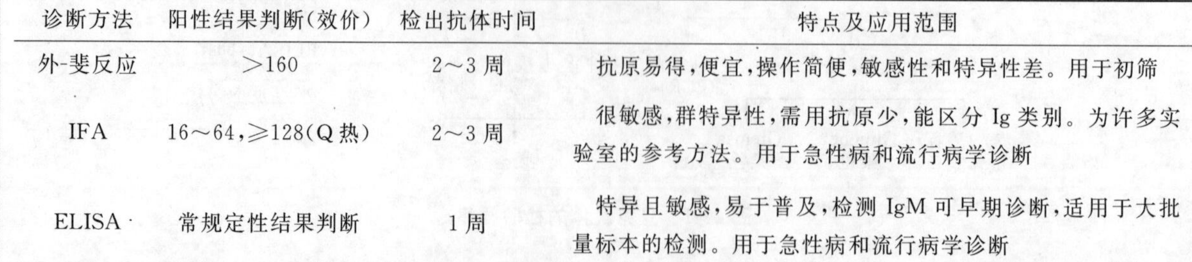

诊断方法	阳性结果判断(效价)	检出抗体时间	特点及应用范围
外-斐反应	>160	2~3 周	抗原易得,便宜,操作简便,敏感性和特异性差。用于初筛
IFA	16~64,≥128(Q 热)	2~3 周	很敏感,群特异性,需用抗原少,能区分 Ig 类别。为许多实验室的参考方法。用于急性病和流行病学诊断
ELISA	常规定性结果判断	1 周	特异且敏感,易于普及,检测 IgM 可早期诊断,适用于大批量标本的检测。用于急性病和流行病学诊断

NOTE

续表

诊断方法	阳性结果判断(效价)	检出抗体时间	特点及应用范围
CF	8～16	2～3周	特异性高,敏感性较低,方法烦琐。目前多用于流行病学调查
IHA	50	1～2周	很敏感,群特异性,但恢复期患者血清抗体效价低,仅用于急性病诊断

第三节　恙虫病东方体

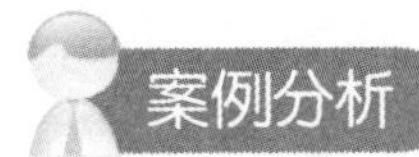

患者,男,22岁,不明原因的骤然发热,体温39℃,入院常规血培养检测阴性,经验性用亚胺培南治疗5日,患者仍发热。专家会诊仔细查体发现患者右耳有一焦痂,询问后得知半个月前患者去外地旅游躺在草地上休息过。

思考题:

1. 患者可能为何种病原体感染?此种病原体的传播媒介是什么?
2. 目前实验室的检测方法有哪几种?

恙虫病东方体(*Orientia. tsutsugamushi*,Ot)是恙虫病的病原体。1927年日本学者将患者血液注射于家兔睾丸内,经5～6次传代后,取其涂片染色发现了该病原体,命名为东方立克次体,1931年正式定名为恙虫病立克次体(*R. tsutsugamushi*),最新分类归于东方体属。

一、生物学特性

1. 形态结构　具有多形性,但以球杆状或短杆状多见。大小(0.5～1.5) μm×(0.2～0.6) μm。恙虫病东方体的细胞壁缺乏肽聚糖和脂多糖,细胞壁内层比外层薄。革兰染色阴性,姬姆萨染色呈紫色,Gimenez染色呈暗红色(其他立克次体呈红色),Macchiavello染色呈蓝色(其他立克次体为红色)。恙虫病东方体在感染细胞内多密集分布于胞质内近核旁。

2. 培养特性　严格细胞内寄生,在敏感动物体内、鸡胚卵黄囊以及组织培养的细胞内均可生长、繁殖。小鼠对恙虫病东方体最敏感;常用的原代细胞有地鼠肾细胞和睾丸细胞等,传代细胞有非洲绿猴肾细胞(Vero细胞)、小鼠成纤维细胞(L929细胞)等。

3. 抗原结构　具有耐热多糖抗原和特异性抗原。在外-斐反应中,恙虫病患者的血清能与变形杆菌OX_k抗原产生强凝集反应,不与OX_{19}和OX_2抗原凝集。

4. 基因组　基因组DNA含有$1.6\sim2.0\times10^6$ bp,G+C摩尔分数为35%。

5. 抵抗力　在外界环境中的抵抗力较其他立克次体弱。56℃ 10 min即可死亡,37℃ 2～3 h其活力大为下降,低温可长期保存,−20℃存活5周。对一般消毒剂非常敏感。

二、临床意义

恙虫病的疫区主要分布于东南亚、西南太平洋岛屿、日本以及我国的东南和西南地区,我国东北和华北等也报道有该病的流行。恙虫病为自然疫源性疾病,主要流行于啮齿类动物。野鼠和家鼠感染后多无症状,但病原体可在其体内长期存在,为该病的主要传染源。恙螨既是传播媒介又是储存宿主,立克次体由恙螨幼虫叮咬而侵入人体。

人被感染了恙虫病东方体的恙螨幼虫叮咬后,立克次体可由叮咬部位侵入人体,在局部繁殖后入血,随血流到达全身各组织器官,主要在小血管内皮细胞中增殖,引起血管栓塞。立克次体死亡后释放

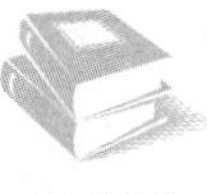
NOTE

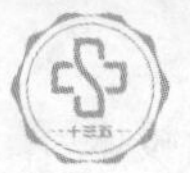

的毒素样物质是主要致病因素，可引起发热、头痛等全身中毒症状及各组织脏器血管炎。恙虫病的潜伏期为10～14天，多突然起病，发热可达39 ℃以上。临床表现除高热外尚有皮疹、皮肤焦痂与溃疡、淋巴结肿大、肝脾肿大等，危重病例可呈严重的多器官损害，如肝炎、肺炎、心脏病变、肾功能衰竭、循环衰竭与出血现象等，少数病例还可发生DIC和脑炎。

三、微生物学检查

（一）检验程序

见图23-1。

（二）标本采集

详见斑疹伤寒立克次体微生物学检验。

（三）标本直接检查

1. 抗原检测 通常采用ELISA间接法检测标本的特异性抗原或抗体。

2. 核酸检测 根据恙虫病东方体56 kD/58 kD主要外膜蛋白抗原基因设计的引物，对来自患者、动物或恙螨的DNA样品进行PCR、巢式PCR或PCR/RFLP，进行基因诊断、分型，判断恙虫病疫源地以及流行趋势。巢式PCR法的敏感性较PCR法高100倍，可以检出200 pg的恙虫病东方体DNA，是目前最为快速、特异、敏感的实验室诊断方法。

（四）分离培养与鉴定

1. 动物接种 取急性期患者的血液（晚期病例多将血块制备成悬液），选择4～8只小鼠，每只腹腔接种标本0.5～1.0 mL。逐日观察，若出现发病症状，于小鼠濒死前或死亡不久时解剖，可见脾、肝肿大，皮下淋巴结肿大充血，或兼有黏稠的腹腔渗出液。取腹水和腹膜涂片，或肝、脾印片，经姬姆萨染色或免疫荧光染色镜检，并作进一步鉴定。姬姆萨染色可见单核细胞胞浆内有数量较多、呈双、短杆状或球杆状、紫红色的立克次体。免疫荧光法检查，涂片中可见大量特异性的荧光颗粒。

2. 鸡胚接种 鸡胚接种主要用于分离株的大量繁殖以制备抗原，或长期保藏菌种。将发病小鼠的腹水进行适当稀释，接种鸡胚卵黄囊，35 ℃孵育，收集5天以上濒死的鸡胚卵黄囊膜涂片，姬姆萨染色或免疫荧光染色镜检，并做进一步鉴定。通常－70 ℃保存卵黄膜以制备抗原。

3. 细胞培养 近年来国内外多采用L929细胞或Vero细胞进行分离培养。培养时间10～15天，取细胞涂片，姬姆萨染色或免疫荧光染色镜检，并作进一步鉴定。

（五）血清学诊断

详见斑疹伤寒立克次体微生物学检验。

本章小结

立克次体是一类微小的杆状或球杆状、革兰染色阴性，除极少数外均为严格细胞内寄生的原核细胞型微生物。普氏立克次体导致流行性斑疹伤寒，患者是唯一传染源，体虱是主要传播媒介，传播方式为虱-人-虱。斑疹伤寒立克次体导致地方性斑疹伤寒，啮齿类动物是主要储存宿主，传播媒介主要是鼠蚤或鼠虱。普氏立克次体和斑疹伤寒立克次体与变形杆菌OX_{19}和OX_2株有共同抗原。免疫荧光染色可直接检测病原体，PCR检测核酸，免疫荧光法可鉴定感染动物脏器、鸡胚卵黄囊、细胞培养物中的特异性抗原。抗体检测多用外-斐反应、IFA试验、ELISA、CF试验等。

恙虫病东方体引发恙虫病，恙螨是恙虫病东方体的传播媒介，又是储存宿主。恙虫病东方体借助恙螨的叮咬而在鼠间传播。恙螨幼虫叮咬人时，立克次体侵入人体，溃疡处形成黑色焦痂，是恙虫病的特征之一。恙虫病东方体接种小鼠最敏感，并可在Vero、L929细胞等多种细胞中培养。ELISA检测其特异性抗原，PCR可直接检测核酸。与普通变形杆菌OXk有共同抗原，抗体检测多用外-斐反应、CF试验和免疫荧光试验。

NOTE

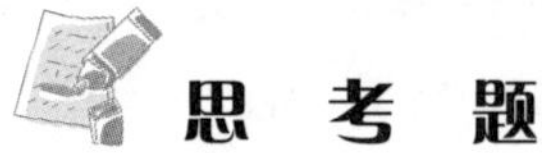

思 考 题

1. 不同立克次体有什么共同特征？
2. 主要病原性立克次体及所导致疾病有哪些？

（弓艳娥）

NOTE

第二十四章　临床标本的细菌学检验

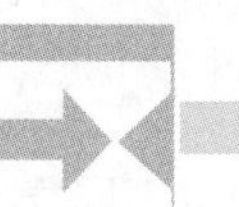

学习目标

1. 掌握　血液、尿液、粪便、呼吸道标本、脑脊液、脓液及创伤分泌物、生殖道标本的细菌学检验方法及结果的解读。

2. 熟悉　上述标本的采集指征、采集方法及运送注意事项。

3. 了解　血液、尿液、脓液及创伤分泌物标本培养的污染原因分析；呼吸道标本定植菌的识别。

第一节　血液标本的细菌学检验

正常人的血液中是无菌的，当细菌侵入血液引起菌血症或败血症时，血液标本中可检出相应病原菌。若从患者血液中检出细菌，一般视为病原菌感染。血液标本中常见病原菌见表 24-1。

表 24-1　血液标本中常见病原菌

种类	病原菌
革兰阳性球菌	金黄色葡萄球菌、凝固酶阴性葡萄球菌、肺炎链球菌、化脓链球菌、草绿色链球菌、肠球菌
革兰阳性杆菌	结核分枝杆菌、产单核李斯特菌、阴道加德纳菌
革兰阴性球菌	脑膜炎奈瑟菌、淋病奈瑟菌、卡他布兰汉菌
革兰阴性杆菌	大肠埃希菌、铜绿假单胞菌、克雷伯菌、肠杆菌、变形杆菌、沙雷菌、不动杆菌、嗜麦芽窄食单胞菌、伤寒及副伤寒沙门菌、布鲁菌
真菌	念珠菌、马尔尼菲青霉菌、隐球菌、球孢子菌、曲霉菌
厌氧菌	类杆菌、产气荚膜梭菌、丙酸杆菌

一、标本采集、运送和验收

(一) 采集指征

患者出现以下一种或同时具备几种临床表现时可作为血培养的重要指征。

(1) 发热(38 ℃以上)或低温(36 ℃以下)，以间歇弛张型多见，革兰阴性杆菌(如大肠埃希菌)引起的感染可见双峰热。

(2) 寒战。

(3) 白细胞增多(计数$>10.0\times10^9$/L，特别是有“核左移”时)或减少(计数$<3.0\times10^9$/L)。

(4) 粒细胞减少(计数$<1.0\times10^9$/L)。

(5) 血小板减少。

(6) 皮肤、黏膜出血等。

(7) 昏迷。

(8) 多器官衰竭。

NOTE

(9) 血压降低。

(10) C反应蛋白升高。

(11) 降钙素原(PCT)升高。

(12) 1,3-β-D-葡聚糖(G试验)升高。

(13) 突然发生的急性呼吸、体温和生命体征改变。

对新生儿可疑菌血症,不仅应做血培养,还应做尿液和脑脊液培养。老年菌血症患者可能不发热或体温不降低,如伴有身体不适,肌痛或卒中,可能是感染性心内膜炎的重要指征,亦应进行血培养检测。

(二) 采集方法

1. 采集部位 通常采集肘部静脉血。疑似细菌性心内膜炎时,以肘动脉或股动脉采血为宜。

2. 皮肤消毒程序 静脉穿刺部位的皮肤消毒方法有一步法(0.5%葡萄糖酸洗必泰作用30 s,但不适用于2个月以内的新生儿,或70%异丙醇消毒后自然干燥)和三步法,通常执行以下三步法。

(1) 70%异丙醇酒精擦拭静脉穿刺部位30 s以上。

(2) 1%~2%碘酊作用30 s或10%碘伏60 s,从穿刺点向外画圈消毒至消毒区域直径3 cm以上。

(3) 70%异丙醇酒精脱碘,对碘过敏的患者,用70%异丙醇酒精消毒60 s,待消毒剂挥发干燥后采血。

3. 静脉穿刺和培养瓶接种程序

(1) 在静脉穿刺部位固定后,应用70%异丙醇酒精消毒血培养瓶盖使其干燥。

(2) 在穿刺前或期间,为防止静脉滑动,可戴乳胶手套固定静脉,不可接触穿刺点。

(3) 用注射器无菌穿刺取血后,直接注入血培养瓶,轻轻颠倒混匀以防血液凝固。或严格按厂商推荐方法采血。

4. 采血时间

(1) 只要怀疑血液细菌感染,应立刻采集。

(2) 尽可能在抗菌药物使用前采集,在抗菌药物使用之前或在血中抗生素浓度低谷时采血,如难以避免,则选用能中和或吸附抗菌药物的培养瓶。

(3) 对间歇性寒战或发热者应尽量于高热、寒战高峰到来之前0.5~1 h采集,或于寒战或发热后1 h采集。

5. 采血量 自动化仪器要求每个培养瓶采血量是成人8~10 mL,儿童3~5 mL,婴幼儿不少于1~2 mL,新生儿0.5 mL。手工配制培养基要求血液和肉汤之比应为1∶(5~10),以稀释血液中的抗生素、抗体等杀菌物质。当血培养的血量在2~30 mL的范围内时,成人血培养阳性率与采血量成正比。

6. 血培养次数 为获得较高的阳性率,应做到以下几点。

(1) 1 h内应采集2~3套血培养(从同一穿刺点采集的血液标本,分别注入需氧和厌氧培养瓶为一套血培养)。成人患者建议同时采用需氧瓶和厌氧瓶,儿童患者因为很少见厌氧菌感染,因此,推荐使用两瓶需氧瓶。应分别于不同部位采血,如左、右肘静脉、颈静脉等。

(2) 疑为急性原发性菌血症、真菌血症、脑炎、关节炎或肺炎,推荐在不同部位同时采集2~3套标本。

(3) 不明原因发热,先抽取2~3套标本,如仍为阴性结果,应在24~36 h后估计体温升高之前(通常在下午)再采集两套以上。

(4) 可疑菌血症或真菌血症,但血培养持续阴性,应改变血培养方法,以获得罕见或苛养的微生物。

(5) 可疑细菌性心内膜炎,应在1~2 h内在3个不同部位采血,亚急性细菌性心内膜炎患者第1天应在3个不同部位采血培养,如24 h为阴性,应再采集2套血培养。

7. 血培养种类 根据病情和需要选择需氧、厌氧、小儿、真菌/结核血培养瓶,在病情危重、原因不明时,可同时选择几种培养瓶,尽快得到阳性结果以获得治疗的最佳时机。

(三) 标本的运送

血液标本采集后应立即送检,1 h内运送至细菌室放入培养箱。如不能立即送检,宜室温保存。血

NOTE

培养瓶在接种前、接种后均不得冷藏或冷冻，否则会导致某些病原微生物死亡。

(四) 标本的验收

血培养瓶运送至实验室后要进行验收。

(1) 检查培养瓶是否有渗漏、破裂或明显污染。

(2) 检查瓶子上的标签与申请单是否相符。

(3) 检查血液标本是否适量，血液是否凝固。

(4) 血培养瓶一般不予拒收，如发现上述情况应及时与临床联系，说明情况。

二、细菌学检验

1. 一般细菌的培养和鉴定 将血液标本注入商品化或手工配制的血培养瓶中，置于自动化培养仪或温箱进行培养。手工培养瓶可肉眼观察，对有细菌生长迹象(表 24-2)或全自动血培养仪发出阳性警报的血培养瓶应及时进行如下检验：用无菌注射器将报警阳性的培养液抽出做涂片镜检，根据镜下特征及染色镜检形态，可得出初步结论。同时立即转种需氧血琼脂平板、麦康凯平板和巧克力色琼脂平板，厌氧菌转种厌氧血琼脂平板，进行需氧和厌氧培养及药敏试验。

表 24-2 培养瓶中有细菌生长时的不同反应

反应	菌种
浑浊并有凝块	金黄色葡萄球菌
均匀浑浊，发酵葡萄糖产气	大多为革兰阴性菌
微浑浊，有绿色变化	肺炎链球菌
表面有菌膜，培养液清晰，底层溶血	枯草杆菌
表面有菌膜，膜下呈绿色浑浊，血细胞层上面出现颗粒状生长，有自上而下的溶血	铜绿假单胞菌
血细胞层上面出现颗粒状生长，有自上而下的溶血	溶血性链球菌
厌氧培养瓶有变化，而需氧培养瓶无细菌生长	可能为厌氧菌

2. 特殊细菌培养方法

(1) 分枝杆菌：可用特殊培养基接种血标本，采血量为 5 mL；此外，裂解-离心技术商品培养基可用于分离分枝杆菌。

(2) 真菌：使用商品化需氧血培养瓶、双相培养基、裂解-离心技术或脑心浸液肉汤均可分离到血液中的真菌，一般念珠菌培养 5～7 天即可生长，阴性结果应于 22～30 ℃培养 30 天后发出报告。

(3) 苛养菌：对疑为某些营养要求苛刻、生长速度迟缓的革兰阴性杆菌(如嗜沫嗜血杆菌、伴放线杆菌、金氏杆菌、军团菌、布鲁菌等)引起的心内膜炎血培养标本，应延长培养至 2～4 周，并转种特殊营养培养基进行培养。

三、报告与解释

(一) 阳性结果报告

血标本进入实验室后，快速进行一系列检查，随时将可能对诊断、治疗有价值的信息通知临床，通常分为三级报告。

1. 一级报告 自动血培养仪报警阳性或有生长迹象时，以无菌操作方式抽取肉汤 2～3 滴进行涂片，革兰染色镜检。将镜检染色结果报告临床医生，以供初步选择使用抗菌药物，此为一级报告。

2. 二级报告 肉汤培养物涂片革兰染色镜检为纯的细菌，转种平板培养 8～12 h，获初步鉴定结果，应立即通知临床医生，此为二级报告。

NOTE

3. 三级报告 将分离菌最终通过手工或仪器进行菌种鉴定和药敏试验，结果与初级报告对比，做出最终正式报告(三级报告)，包括革兰染色结果、鉴定结果、药敏结果、结果评价和建议。通知临床以检查用药正确与否或更改治疗方案。

(二) 阴性结果报告

血培养 72 h 未见细菌生长，应通知临床医师，以做相应处理，但一般细菌要培养至第 5 天方可发阴性报告，如继续培养发现有生长，可补发报告。厌氧菌亦应培养至第 5 天方可发出血培养阴性报告。如怀疑亚急性细菌性心内膜炎、布鲁菌、真菌及钩端螺旋体感染，如 5 天为阴性可继续培养至 4 周，并在培养结束时盲转至营养丰富的血琼脂，置微需氧环境中培养。

第二节 尿液样本的细菌学检验

泌尿系感染(urinary tract infection)是指各种病原体侵入泌尿系统引起的疾病。根据感染部位可分为上尿路感染(肾盂肾炎、输尿管炎)及下尿路感染(膀胱炎和尿道炎)，感染的病原菌种类也因尿路感染的部位不同而异，泌尿系感染常见病原菌见表 24-3。诊断尿路感染最常用的方法是进行尿液标本的细菌学检查，可以反映肾脏，膀胱、尿道、前列腺等的炎症变化，从而帮助临床医生做出正确诊断，相应的药物敏感试验对指导临床合理使用抗生素也有很重要的意义。

表 24-3 尿液标本中常见病原菌

种类	病原菌
革兰阳性球菌	金黄色葡萄球菌、表皮葡萄球菌、化脓链球菌、肠球菌、厌氧链球菌
革兰阳性杆菌	结核分枝杆菌、非致病性棒状杆菌
革兰阴性球菌	淋病奈瑟菌
革兰阴性杆菌	大肠埃希菌、变形杆菌、不动杆菌、产气肠杆菌、肺炎克雷伯菌、铜绿假单胞菌、沙雷菌、沙门菌
其他	念珠菌、支原体、衣原体

一、标本采集、运送和验收

(一) 采集指征

有下列情况之一的，应进行尿培养。

(1) 有典型的尿路感染症状。

(2) 肉眼脓尿或血尿。

(3) 尿常规检查表现为白细胞或亚硝酸盐阳性。

(4) 不明原因的发热，无其他局部症状。

(5) 留置导尿管的患者出现发热。

(6) 膀胱排空功能受损。

(7) 泌尿系统疾病手术前。

(二) 采集方法

标本采集应尽量在未使用抗生素之前，注意避免消毒剂污染标本，采集晨尿标本，保证尿液在膀胱内停留 4 h 以上。

1. 清洁中段尿 最好留取早晨清洁中段尿标本，嘱咐患者睡前少饮水，清晨起床后用肥皂水清洗会阴部，女性应用手分开大阴唇，男性应上翻包皮，仔细清洗，再用清水冲洗尿道口周围。将前段尿弃去，中段尿 10～20 mL 直接排入专用的无菌容器中，立即送检，2 h 内接种。该方法简单、易行，是最常用的尿培养标本收集方法，但很容易受到会阴部细菌污染，应由医护人员采集或在医护人员指导下由患者正确留取。

2. 膀胱导尿 局部消毒后，采用导尿管经尿道插入膀胱收集尿液，严格采用无菌技术插入导管，避免带入细菌，弃去最开始导出的 15～30 mL 尿液后再收集准备培养的尿液。注意此操作有可能将下尿

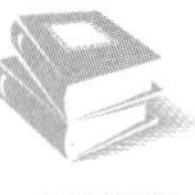
NOTE

道细菌经导管引入膀胱，导致继发性感染，一般不推荐此法。

3. 耻骨上膀胱穿刺 耻骨上皮肤经碘酊消毒后，再以75%的乙醇擦拭，用无菌注射器做膀胱穿刺，吸取尿液后排出注射器内的空气，针头插于无菌橡皮塞上送检，膀胱穿刺尿液可用于厌氧菌培养。此法为评估膀胱内细菌感染的"金标准"，但患者不易接受。

4. 留置导尿管采集 采用无菌技术用注射器经导尿管抽取尿液。先消毒导尿管，按无菌操作方法用注射器穿刺于导尿管中吸取尿液；如果需要，可将导管夹闭，在管中采集标本，但夹闭时间不能超过0.5 h。尿液标本不能通过收集袋引流管口流出的方式采集。长期留置导尿管的患者进行常规尿培养意义不大，这些患者通常会培养出大量定植菌。

5. 儿童尿液采集袋采集 由于儿童不能自主地控制膀胱收缩，需要用采集袋，此法很难避免会阴部正常菌群的污染，易出现假阳性。因此，该方法尿液培养结果阴性更有意义。如果培养结果阳性，必要时可用直接膀胱导尿或耻骨弓上穿刺法采集尿液标本来确证有无尿道感染。

（三）标本的运送

(1) 采集容器的要求：洁净、无菌、加盖、封闭、防渗漏、盒盖易于开启、不含防腐剂和抑菌剂。

(2) 标本采集后应及时送检，室温下保存时间不得超过 2 h（夏季保存时间应适当缩短或冷藏保存），4 ℃冷藏存放时间不得超过 8 h，但应注意冷藏保存的标本不能用于淋病奈瑟菌培养。

（四）标本的验收

1. 申请单验收 要求尿培养申请单除患者的基本信息以外还应包括标本收集时间、收集方式、是否已使用抗生素等，验收时应检查申请单是否填写完整。

2. 标本验收 标本标识与申请单相符；标本容器加盖、无溢漏、无渗出；送检时间未超时。

3. 不合格的尿标本拒收标准

(1) 申请单项目与标本不符。

(2) 采集尿标本未用无菌容器留取。

(3) 送标本的时间已明显拖延，超过 2 h 而未冷藏的尿液，过夜的标本。

(4) 未提供采集时间及采集方法的尿液。

(5) 不适于尿道感染诊断的导尿管尖端的培养。

(6) 来自导尿患者尿袋中的尿液。

(7) 除耻骨弓上膀胱穿刺法外，采用其他方法采集的标本申请做厌氧菌培养。

(8) 若临床采集、运送或实验室处理不正确的尿液标本不能重新留取尿液而必须培养时，要与临床沟通并在报告中注明，并强调此培养结果仅供参考。

二、细菌学检验

1. 显微镜检查 尿路感染标本可直接做细菌培养，不需进行涂片检查。对于临床怀疑淋病奈瑟菌、假丝酵母菌或结核分枝杆菌感染的标本可用吸管吸取尿液 5～10 mL 置无菌试管中 3000～4000 r/min离心 30 min，倾去上清液，取沉渣涂片，行革兰染色或抗酸染色后镜检。

2. 标本的培养和鉴定

1) 细菌培养

(1) 一般培养：取中段尿，离心沉淀后，取沉淀物接种于血琼脂平板和麦康凯（或 EMB）琼脂平板上，35 ℃培养 18～24 h，观察有无菌落生长。根据菌落特征和涂片、染色结果，选择相应的方法进一步进行鉴定。如培养 2 日无细菌生长，即可弃去。

(2) 定量培养：①直接划线法：使用 1 μL 或 10 μL 的定量接种环取标本采用连续划线方法，分别接种血琼脂平板和中国蓝琼脂平板。本方法操作比较简便，关键是应保证接种量的准确性，接种环需校准。无定量接种环的实验室可使用无菌的 5 μL 微量移液器吸取尿液加入平板，再用接种环划线接种。②倾注平板法：将无菌生理盐水 9.9 mL 分装在大试管中，加入被检尿液 0.1 mL，充分混匀，取此液 1 mL 放入直径 9 cm 灭菌平皿内，加入已融化并冷却至 50 ℃的琼脂培养基 15 mL，立即充分混匀，待凝固

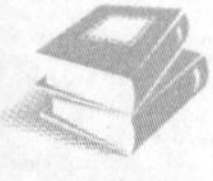

NOTE

后置 35 ℃培养，24 h 后计数菌落数，乘以 100 即为 1 mL 尿液中细菌数。此为标准法，但由于手续烦琐，一般少用。

(3) 特殊培养。

①苛养菌：可将标本离心后取尿沉渣进行培养，加种一块巧克力色琼脂平板，置 5% CO_2 环境中培养 48 h，以提高阳性率。

②厌氧菌培养：必须用膀胱穿刺尿进行培养，接种厌氧琼脂平板。

③结核分枝杆菌培养：收集 20 h 沉渣尿或者全部晨尿，静置数小时，取沉淀物 15～20 mL，也可采用导尿。

2) 细菌鉴定和药敏试验　对于菌落计数结果有意义的临床分离菌均需鉴定到种并行药敏试验。

三、报告与解释

正常情况下从肾脏排泌至膀胱的尿液是无菌的，但膀胱中的尿液经尿道排出体外时可受到下尿道中正常菌群的污染而出现细菌。因此，对不同方法获取的尿液标本培养结果需正确评价，才能有效指导临床合理治疗。不同来源标本结果解释见表 24-4。

表 24-4　不同来源标本结果解释及实验室处理方法

标本来源	菌落数/(CFU/mL)	结果解释及实验室处理
清洁中段尿	$<5\times10^4$	无意义，仅报告菌落数及革兰染色特征，并注明是纯培养或是混合生长
	$(5\sim10)\times10^4$	纯培养有意义，报告菌落计数和细菌鉴定、药敏试验结果；混合菌生长无意义，仅做革兰染色镜检，并报告镜检结果
	$>10^5$	纯培养或混合菌生长，其中种菌落数≥10^5者有意义，需进行细菌鉴定和药敏试验；4 种及以上细菌生长无意义，报告标本污染，建议重新送检
导尿	$>10^3$	3 种以内细菌生长都有意义，对 2 种主要生长菌需进行细菌鉴定和药敏试验；4 种及以上细菌生长无意义，报告标本污染，建议重新送检
耻骨上膀胱穿刺	任意数目	都有意义，所有细菌均需做细菌鉴定和药敏试验

(一) 阳性结果报告

1. 无明确临床意义　报告菌落数、革兰染色及形态特征，并注明是纯培养还是混合菌生长。

2. 有明确临床意义　报告菌落计数、细菌种名及标准抗菌药物敏感试验结果。

(二) 阴性结果报告

培养 48 h 无细菌生长，应报告“接种 1 μL 尿量者，培养 48 h 无菌生长或接种 10 μL 尿量，培养 48 h 无菌生长”。严格无菌操作如耻骨上膀胱穿刺采集的尿液，可直接报告“培养 48 h 无菌生长”。

第三节　粪便样本的细菌学检验

引起腹泻最常见原因为感染，感染性腹泻的病原包括各种细菌、真菌、病毒及寄生虫等，经口腔进入消化道后在一定条件下导致肠道黏膜炎症、吸收或分泌功能障碍。粪便标本中常见病原菌见表 24-5。

表 24-5　粪便标本中常见病原菌

肠毒素为主的病原菌	侵袭性为主的病原菌	病毒
霍乱弧菌、志贺菌(福氏、宋内)、大肠埃希菌(ETEC、EHEC、EAggEC)、金黄色葡萄球菌，难辨梭菌、产气荚膜梭菌	沙门菌、大肠埃希菌(EPEC、EIEC)、志贺菌(鲍氏、志贺)、弯曲菌、副溶血性弧菌、小肠结肠炎耶尔森菌、结核分枝杆菌、白假丝酵母菌	轮状病毒、埃可病毒、Norwolk 病毒、甲型肝炎病毒、戊型肝炎病毒、腺病毒

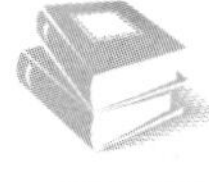
NOTE

一、标本采集、运送和验收

(一) 采集指征

当患者出现腹泻并伴随下列临床表现时应进行粪便细菌学检查。

(1) 排便次数≥3 次/日，粪便性状异常(稀便、水样便、黏液脓血便)。

(2) 排便时有腹痛、下坠、里急后重、肛门灼痛等症状。

(3) 发热、恶心、呕吐、食欲明显降低及全身不适等症状。

(二) 采集方法

标本采集应尽可能在发病急性期和抗生素治疗前进行，以提高致病菌的检出率。一般每天采集 1 份标本，连续 3 天，共采集 3 份标本。如果怀疑是沙门菌感染引起的肠热症，可于发病 2 周后采集粪便标本。采集方法主要包括以下两种。

1. 自然排便采集 患者在干燥清洁便盆内自然排便，用无菌竹签挑取黏液、脓血粪便(2～3 g)，液体粪便取絮状物 2～3 mL，置于无菌容器内、保存液或增菌培养基中及时送检。如不能及时送检，应按 1∶10 的比例与磷酸盐甘油缓冲液(pH 7.0)充分混合后保存。

2. 直肠肛拭采集 对于排便困难患者或幼儿，可用肥皂水清洗肛门周围，用无菌盐水、保存液或增菌液湿润的采样拭子或玻璃采便器插入肛门，成人 4～5 cm，儿童 2～3 cm，与直肠黏膜表面接触，轻轻旋转后取出，置于运送培养基或磷酸盐甘油缓冲液(pH 7.0)中送检。

(三) 标本的运送

标本采集时应置于清洁无菌、不含防腐剂、不易渗漏的容器内，采集后尽快送检，室温条件下应于 2 h 内送至实验室，采用磷酸盐甘油缓冲液(pH 7.0)或拭子转运系统保存的标本室温不超过 24 h，艰难梭菌培养标本在 4 ℃环境不超过 24 h，否则应置于－20 ℃以下保存。运送培养基适合标本的长途运输，但保存时间也不应超过 72 h。特别是志贺菌属细菌对理化因素抵抗力较弱，对酸性环境敏感，延迟送检可因粪便中其他细菌产酸而导致其死亡。对于高度怀疑为霍乱的标本应按高致病性微生物的安全运送要求送检。

(四) 标本的验收

检查申请单信息填写是否完整、正确，包括标本采集时间、采集方式、抗生素使用情况、标本量是否足够、标本容器有无渗漏等。以下情况应拒绝接收标本，并及时与临床医师联系，说明原因，要求重新留取标本送检。

(1) 粪便标本放置时间超过 2 h。

(2) 成形粪便或粪便标本混有尿液。

(3) 粪便标本量过少、干涸或保存不当。

(4) 直肠拭子未置于运送培养基中。

二、细菌学检验

1. 显微镜检查 粪便标本含有大量的正常菌群，大部分情况下仅依靠染色性和形态很难分辨是否为病原菌，因此一般情况下粪便标本不需做涂片检查。仅在怀疑为霍乱弧菌、弯曲菌、艰难梭菌、葡萄球菌、结核分枝杆菌、念珠菌等感染以及菌群失调引起的腹泻时才进行显微镜检查。常用检查方法包括不染色标本检查、革兰染色、抗酸染色。

2. 培养与鉴定 粪便等肠道标本在临床诊断排除病毒性腹泻的情况下，应进行肠道病原菌(表 24-5)的培养检测。微生物实验室应对腹泻患者粪便标本常规筛查沙门菌属某些种、志贺菌属和肠病原性大肠埃希菌，儿童患者应加做空肠弯曲菌的常规筛查。但在住院患者中引起腹泻的一般不会是感染了食源性病原菌引起，因此，对于住院超过 3 天的患者的粪便标本不进行常规培养，除非是为了分离艰难梭菌和测定毒素以诊断抗生素相关性腹泻。

三、报告与解释

（一）阳性结果报告

1. 显微镜检查 一般粪便的显微镜检查对临床诊断意义不大，但部分具有典型形态的细菌具有提示作用，可报告“发现革兰××性××菌，疑为××菌”，如“发现革兰阴性杆菌，呈弧形，鱼群样排列，疑似霍乱弧菌”，发现红色抗酸杆菌可报告“找到抗酸杆菌”。

2. 培养结果 报告方式应以分离的菌种的结果而定，如分离到沙门菌、志贺菌、肠病原性大肠埃希或霍乱弧菌等，应报告其血清学分型和药敏结果。其他菌报告分离到××菌，如做药敏试验应报告药敏试验结果。培养出霍乱弧菌、伤寒沙门菌、致病性大肠埃希菌 O_{157} 等应按传染病流程报告，并送当地疾病预防控制中心复核。

（二）阴性结果报告

1. 显微镜检查 对于没有典型形态的细菌涂片，可报告“涂片未找到××菌”。

2. 培养结果 由于分离粪便中的致病菌时，一般不可能提供各类菌种生长的必要条件，因此，培养阴性结果不应采用“未检出致病菌”或“无致病菌生长”等的报告方式，而应采用如未检出沙门菌、志贺菌”和与此类似的其他菌检测的报告方式。

第四节 呼吸道样本的细菌学检验

人类的上呼吸道有正常菌群栖居，而下呼吸道尤其在肺泡中正常情况下几乎是无菌的，正常人无痰或仅有少量泡沫样痰或黏液痰，当患有呼吸系统疾病时，痰量可增多，痰液可呈脓性改变。下呼吸道感染性疾病的组织表面和内部，以及生成的分泌物中含有病原菌，下呼吸道的分泌物经由上呼吸道排出时易受上呼吸道正常菌群的污染，呼吸道感染性疾病病原体的检验，对于临床诊断和治疗具有重要的指导意义。引起呼吸道感染性疾病的病原体见表 24-6。

表 24-6 呼吸道标本中常见正常菌群及病原菌

	革兰阳性细菌及真菌	革兰阴性细菌
正常菌群	草绿色链球菌、微球菌、表皮葡萄球菌、四联球菌、白喉以以外的棒状杆菌、乳杆菌、厌氧球菌	除脑膜炎和淋病奈瑟菌以外的其他奈瑟菌、嗜血杆菌、拟杆菌、梭杆菌
上呼吸道常见病原菌	B 群链球菌、肺炎链球菌、金黄色葡萄球菌、厌氧菌、假丝酵母菌、米勒链球菌属、曲霉菌	流感嗜血杆菌、铜绿假单胞菌、肠杆菌科细菌、嗜麦芽窄食单胞菌
上呼吸道偶见病原菌	白喉棒状杆菌、百日咳鲍特菌、副百日咳鲍特菌	脑膜炎奈瑟菌
下呼吸道常见病原菌	肺炎链球菌、金黄色葡萄球菌、β-溶血性链球菌、假丝酵母菌、曲霉菌、厌氧球菌、结核分枝杆菌、白喉棒状杆菌、放线菌、诺卡菌	流感嗜血杆菌、卡他布兰汉菌、非发酵菌、肠杆菌科细菌、巴斯德菌、嗜血杆菌、脑膜炎奈瑟菌、军团菌

一、标本采集、运送和验收

（一）采集指征

1. 咳嗽咳痰 咳出的是脓性痰或铁锈色痰。

2. 咯血 鲜血和痰中带血等。

3. 呼吸困难 呼吸急促或哮喘，常伴有胸痛。

4. 发热 白细胞增高尤其是中性粒细胞高、C 反应蛋白或降钙素原明显增高。

5. 胸部影像学检查 有感染表现。

NOTE

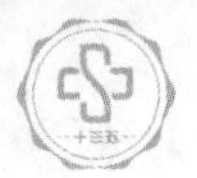

（二）采集方法

痰标本的采集时间最好在应用抗菌药物之前采集，一般以晨痰为好；支气管扩张症患者清晨起床后进行体位引流，可采集大量痰标本。

1. 自然咳痰法 患者清晨起床后用清水反复漱口，以减少正常菌群的污染，然后用力自气管咳出第一口痰于无菌容器内，立即送检。对于痰量少或无痰的患者，可雾化吸入加温至 45 ℃的 10%的 NaCl 水溶液，使痰液易于排出。疑似结核病患者可收集 24 h 痰送检。

2. 小儿取痰法 用弯压舌板向后压舌，将棉拭子深入咽部，小儿经压舌刺激咳嗽时咳出肺部和气管分泌物，以棉拭子旋转蘸取。对咳痰量少的幼儿，可轻轻压迫胸骨上部的气管，使其咳嗽，将痰收集于无菌容器内送检。

3. 支气管镜采集法 用支气管镜在肺部病灶用导管或者支气管刷直接取材，毛刷浸于 0.5 mL 无菌生理盐水或大豆胰胨肉汤培养基中送检。

4. 支气管肺泡灌洗液采集法 按操作规程以支气管镜向局部肺泡内注入无菌生理盐水，负压回收灌洗液于灭菌容器内送检。

5. 气管穿刺法 在环甲膜下穿刺抽取痰液，适用于厌氧菌培养。

6. 棉拭子采集法 用无菌长棉拭子轻轻擦拭患者鼻咽部黏膜，蘸取分泌物，置无菌试管内送检。

7. 胃内采集法 结核患儿有时可能把痰咽入胃内，可采集胃内容物做结核菌培养。把无菌胃管从鼻腔送入胃内，用 20 mL 注射器抽取胃液。

（三）标本的运送

(1) 痰标本留取后要立即送检，常规培养的标本在室温放置不能超过 2 h。

(2) 不能立即送检的，则应置于冰箱中 4 ℃保存。但有些细菌（如脑炎奈瑟菌、肺炎链球菌、流感嗜血杆菌）很容易自溶或死亡而影响培养结果。混入的口咽部非致病菌过度生长，也使检出率明显下降。

(3) 采集疑似烈性呼吸道传染病（如 SARS、肺炭疽、肺鼠疫）患者的标本，须加强生物安全防护。

（四）标本的验收

1. 容器验收 容器应该为无菌、密闭、无渗漏，且不易破碎，拭子标本最好采用运送培养基。

2. 标签验收 检查患者姓名、年龄、性别等一般信息，标本类型，住院号或标本号等唯一标识及其他必要的信息。

3. 标本验收 检查标本量是否足量，若为无菌拭子取材，观察拭子头标本是否干燥。

(1) 合格标本：肉眼观察呈黄色、灰色、铁锈色，浑浊、稠厚、混有团块或血性的标本为合格标本；固定染色后普通显微镜观察，或以相差显微镜直接观察湿片，痰标本中含白细胞、脓细胞和支气管柱状上皮细胞较多，来自黏膜的扁平鳞状上皮细胞较少。显微镜观察痰涂片以白细胞＞25/低倍镜视野，而鳞状上皮细胞＜10/低倍镜视野，为合格标本。

(2) 不合格标本：标本未用规定的无菌容器送检或容器溢漏；肉眼观察痰标本呈水样或唾液样，无色透明，有灰白片状物或黑色小点，明显混有食物渣滓、灰尘颗粒；显微镜观察痰涂片，白细胞＜10/低倍镜视野，鳞状上皮细胞＞25/低倍镜视野，均为不合格标本。

二、细菌学检验

1. 显微镜检查

(1) 一般细菌涂片检查：挑取标本中脓性或带血部分涂片进行革兰染色镜检，根据细菌的染色性、形态及排列等特征，可发出初步报告。

(2) 结核分枝杆菌涂片检查：挑取标本干酪样或脓性部分做抗酸染色和金胺“O”荧光染色，前者用油镜，后者用荧光显微镜检查。具体操作详见第十七章。

(3) 放线菌及诺卡菌涂片检查：将痰液用生理盐水反复洗涤数次，挑取黄色颗粒（硫黄样颗粒）或不

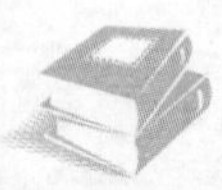

NOTE

透明着色斑点，置玻片上并覆以盖玻片，轻压后置高倍镜下观察。如见中央为交织的菌丝，其末端粗大呈放线状排列时，揭去盖玻片，待干后做革兰染色及抗酸染色镜检。

(4) 下呼吸道其他标本：检查支气管肺泡灌洗液等直接取自下呼吸道的标本，不易受上呼吸道杂菌的污染，涂片检菌的意义较大。可取离心沉淀物进行革兰染色与抗酸染色检查。

2. 培养和鉴定

1) 痰培养标本的前处理　于痰标本中加入一定量无菌生理盐水，剧烈振荡 5～10 s 后，将沉淀于管底的浓痰小片取出，置于另一试管中，同法再处理 2 次，可洗去痰中的正常菌群。然后向洗涤过的痰液中加入等量 pH 7.6 的胰酶溶液，放置 35 ℃环境 90 min，使痰液均质化后备用。

2) 标本的培养

(1) 普通细菌培养：将处理后的痰标本接种于血琼脂平板、中国蓝琼脂平板/麦康凯平板、巧克力色琼脂平板上，分别放入普通环境和 5%～10% CO_2 环境中，35 ℃培养 18～24 h，观察菌落特征，并涂片进行革兰染色，根据菌体的形态特点做进一步鉴定。观察培养 18～24 h 平板在检查后连续培养并观察至 72 h，可能会发现慢生长菌。

(2) 结核分枝杆菌培养：将处理后的痰标本接种于改良罗氏培养基或米氏 7H10 培养基，置 35 ℃、5%～10% CO_2 环境中培养。根据初步生长出菌落时间和是否产生色素等特点，加以判定。

(3) 标本的菌落计数培养：液体标本，如支气管肺泡灌洗吸出液(PBAL)、气管穿刺抽吸液(TTA)、标本刷洗液(PSB)或定量稀释均质化处理的痰标本，可做菌落计数培养。

3) 鉴定　直接涂片染色镜检的目的是推断病原菌，制定分离培养和鉴定方向。遇危重患者或发现形态特征明显的病原菌时，可以先发出一级检验报告。必要时可与临床医生沟通探讨，做出更具针对性的鉴定方案。分离培养和鉴定的目的是获得病原菌的纯培养或疑似病原菌的优势生长菌株，并在此基础上获得明确的鉴定结果，常用鉴定方法有形态学鉴定、生理生化鉴定、免疫学鉴定、分子生物学鉴定等。

3. 药物敏感试验　分离培养获得纯培养或判断出疑似致病菌菌落后，应该在第一时间进行药物敏感试验，用以指导临床用药。

三、报告与解释

(一) 阳性结果报告

1. 显微镜结果　根据镜下观察结果，进行描述性报告，包括革兰染色、形态及白细胞结果，提示此细菌与活动性肺炎相关。

2. 培养结果　痰及呼吸道标本中培养出引起下呼吸道感染性疾病的病原体等具有临床意义，均应报告"××细菌生长"及相应的药敏试验结果，进行定量培养时要报告菌量。

(二) 阴性结果报告

1. 显微镜结果　根据镜下观察结果，进行报告。如"未见真菌"或"未见抗酸杆菌"。

2. 培养结果　当培养足够时间未生长目的菌时，可进行阴性报告，如"经 48 h 培养无细菌生长"或"分离到口咽部的正常菌群"。

第五节　脑脊液标本的细菌学检验

正常人的脑及脊髓是无菌的，除非脑脊液受到污染，任何细菌的检出均代表感染。脑膜炎是临床上最常见和严重的中枢神经系统感染性疾病，引起的常见临床疾病和对应的病原菌见表 24-7。抽取脑脊液进行细菌学检验可为临床提供重要的诊断依据和抗感染治疗指导，明显改善患者预后。

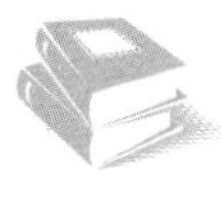

NOTE

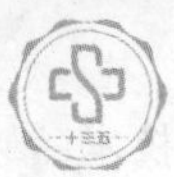

表 24-7 临床引起脑膜炎常见的病原菌

疾病名称	常见的病原菌
成人脑膜炎	新生隐球菌、肺炎链球菌、脑膜炎奈瑟菌
儿童脑膜炎	脑膜炎奈瑟菌、大肠埃希菌、流感嗜血杆菌、结核分枝杆菌、溶血性链球菌
免疫缺陷、老年(60 岁以上)脑膜炎	流感嗜血杆菌、肠杆菌科细菌、脑膜炎奈瑟菌、铜绿假单胞菌、产单核李斯特菌、新生隐球菌
脑外伤后感染	金黄色葡萄球菌、铜绿假单胞菌、肠杆菌科细菌、肺炎链球菌、化脓链球菌
继发于鼻窦炎或伴发绀的先天性心脏病的脑脓肿	草绿色链球菌
继发于中耳炎、肺脓肿后形成的脑脓肿	厌氧链球菌、拟杆菌属、肠杆菌科细菌

一、标本采集、运送和验收

(一) 采集指征

由结核分枝杆菌、隐球菌、病毒等引起的非化脓性脑膜炎一般起病缓慢、症状较轻，而由结核分枝杆菌以外的细菌引起的化脓性脑膜炎大多起病急骤、症状明显、死亡率较高。一岁以下的婴幼儿其临床症状多不明显，可能仅有发热或体温过低、抽搐或伴有呕吐等。出现下列临床症状时应考虑采集脑脊液标本：

(1) 不明原因引起的头痛、脑膜刺激征象、颈项强直、脑神经病理征象、发热、体温过高或过低、易受刺激等。

(2) 出现脑积水，尤其多见于新生儿和婴幼儿，小儿前囟饱满等颅内压升高症状。

(3) 脑性低钠血症，出现嗜睡、惊厥、昏迷、浮肿、全身软弱无力、四肢肌张力低下、尿少等症状。

(4) 由于脑实质损害及粘连而使颅神经受累或出现肢体瘫痪等症状。

(二) 采集方法

脑脊液采集应由医生操作，腰椎穿刺操作简单且危险性小，临床最为常用。方法如下。

(1) 2.5%碘酒严格消毒采集部位。

(2) 用带 $L_3 \sim L_4$，$L_4 \sim L_5$，$L_5 \sim S_1$ 通管丝的针头插入。

(3) 进入蛛网膜下腔后，移去通管丝，留取脑脊液标本于 3 个无菌试管中，每个试管 1～2 mL。第一管做生化或免疫检验，第二管做病原生物学检验，第三管做细胞学检验。

为提高细菌培养的阳性率，应在抗菌药物治疗前采集标本，采集试管不应含有防腐剂，进行脑脊液培养的同时，建议同时送检血培养。用于检测细菌的脑脊液量应不少于 1 mL，用于检测真菌或抗酸杆菌的脑脊液量应不少于 2 mL。

(三) 标本的运送

脑脊液标本采集后应尽快(不超过 1 h)送至实验室，若不能及时送检，则应放室温，但时间不应超过 24 h(延迟送检有可能影响苛养菌的检出)，切勿放冰箱，送检时应注意保温，防止干燥，避免日光直射。

(四) 标本的验收

(1) 检查容器是否破裂、渗漏或有明显污染，条码信息是否正确，或者标签与申请单是否相符。若不符合要求应拒绝接收并登记，立即与临床联系，告知拒收理由。

(2) 标本量是否足够(不少于 1 mL)，是否延迟送检或环境温度低时未采取保温措施。若不符合上述要求，考虑到脑脊液为侵入性操作获得的标本，获取困难，不易重复取材，可以实行让步接收，应选择重要的检验项目检测，但仍应告知临床标本不合格的理由，并在报告单上注明其培养结果可能受到影响。

NOTE

二、细菌学检验

1. 显微镜检查 实验室应尽快进行涂片检查以防标本凝固，影响细胞计数和涂片结果。

(1) 一般细菌涂片：如脑脊液标本外观为明显红色或混浊，可直接涂片；如果标本量超过 1 mL，应以相对离心力 20000 g 离心 10 min，取沉淀物涂片进行革兰染色。

(2) 结核分枝杆菌涂片：取脑脊液的离心沉淀物涂片（如果脑脊液标本有薄膜，则应取薄膜涂片），抗酸染色镜检。

(3) 隐球菌涂片：取脑脊液的离心沉淀物涂片，墨汁负染色，镜检。

2. 培养和鉴定

(1) 一般细菌培养：取混浊脑脊液或经离心的沉淀物接种 5%的血琼脂平板、不含抗生素的巧克力色琼脂平板、麦康凯平板或中国蓝平板或含无菌血清的增菌肉汤。置 35 ℃、5%～10% CO_2 环境培养 18～24 h，若无可见菌生长、继续培养 48 h，增菌肉汤需转种于血琼脂板和不含抗生素的巧克力色琼脂平板上进行次代培养。根据菌落特点、形态、染色及生化反应进行鉴定，并进行药敏试验。

(2) 真菌培养：取混浊脑脊液或经离心的沉淀物接种沙保弱培养基，35 ℃环境培养 2～5 日，根据菌落特性、涂片染色镜检结果进行初步鉴定，然后再做进一步鉴定。

(3) 分枝杆菌培养：除了从艾滋病患者采集的标本外，一般只在脑脊液淋巴细胞增多或蛋白质、葡萄糖水平异常而脑脊液为无色透明或毛玻璃样时进行分枝杆菌培养。脑脊液标本先以相对离心力 20000 g 离心 30 min，取沉淀物接种罗氏培养基或商品化的分枝杆菌培养瓶，35～37 ℃环境培养 6～8 周。

(4) 厌氧菌培养：脑膜炎很少由厌氧菌引起，因此，不需要对脑脊液常规进行厌氧培养。除非是脑脓肿、硬脑膜下积液、硬脑膜外脓肿，此时可进行厌氧培养。

一般情况下，脑脊液培养可使用肉汤增菌，也可采用商品化的血培养瓶进行增菌，但临床怀疑为脑膜炎奈瑟菌引起的感染时不能使用血培养瓶增菌，因为其中含有的聚茴香胺硫酸钠(SPS)对脑膜炎奈瑟菌有毒性，此时应接种于无 SPS 的培养基上。

3. 免疫学检验（乳胶凝集试验） 乳胶凝集试验以胶乳颗粒为载体，表面连接有抗新生隐球菌荚膜多糖抗体，形成致敏胶乳悬液，与新生隐球菌荚膜多糖抗原结合形成肉眼可见的颗粒凝块，具有较好的敏感性和特异性，是一种简便、快速、有效诊断隐球菌感染的实验室方法。

三、报告与解释

（一）阳性结果报告

无论是显微镜检查还是培养，在排除污染的前提下，一旦脑脊液标本检出细菌或真菌，均应按危急处理，立即电话通知临床医师初步的鉴定结果并登记。待最终鉴定和药敏结果出来时再出具正式报告。

1. 显微镜检查 报告“找到××菌”，如“找到革兰阴性杆菌”“找到抗酸杆菌”“找到隐球菌”等。如果形态典型具有提示作用，可作推断性报告，如“找到革兰阴性球菌，成双排列、坦面相对，疑似脑膜炎奈瑟菌”。

2. 培养结果 在排除污染的情况下，应对分离的病原菌进行鉴定并做药敏试验，报告细菌鉴定和药敏试验结果。

（二）阴性结果报告

1. 显微镜检查 视检测目的不同报告“未找到细菌”“未找到隐球菌”“未找到抗酸杆菌”等。

2. 细菌培养 报告“常规培养 48 h 无细菌生长”。

第六节 脓液及创伤分泌物标本的细菌学检验

化脓性炎症多由化脓菌感染引起，依据发生部位不同分为表面化脓、蜂窝织炎和脓肿等类型。脓液

NOTE

及创伤分泌物的细菌学检验可鉴定病原体的种类、提供药物敏感试验结果，对临床治疗具有重要的指导意义。脓液及创伤分泌物中常见的病原体见表 24-8。

表 24-8 脓液及创伤感染分泌物中常见病原体

	革兰阳性菌	革兰阴性菌
球菌	金黄色葡萄球菌、凝固酶阴性葡萄球菌、化脓链球菌、肺炎链球菌、肠球菌、消化链球菌、四联球菌	脑膜炎奈瑟菌、淋病奈瑟菌、卡他布兰汉菌
杆菌	结核分枝杆菌、非结核分枝杆菌、破伤风梭菌、产气荚膜梭菌、炭疽芽胞杆菌	肺炎克雷伯菌、变形杆菌、大肠埃希菌、铜绿假单胞菌、流感嗜血杆菌、拟杆菌、梭杆菌
其他	白假丝酵母菌、放线菌(衣氏放线菌、诺卡菌)	

一、标本采集、运送和验收

(一) 采集指征

1. 症状指征 局部出现红、肿、热、痛和功能障碍等不同程度的化脓性感染的特征；或有轻重不一的发热、头痛、全身不适、乏力和食欲减退等全身症状。感染严重的患者可发生感染性休克。病程较长时可有水、电解质紊乱、血浆蛋白减少。可出现营养不良、贫血、水肿等症状和体征。

2. 疾病指征 根据病灶位置不同，有浅表软组织的急性化脓性炎症，如疖、痈和蜂窝织炎等，有深层软组织的化脓性疾病，如化脓性骨髓炎、化脓性扁桃体炎等。根据病灶形态不同，有形成完整脓壁的脓肿，如肝脓肿、直肠肛管周围脓肿等，包括手术或其他创伤后引起的开放性病灶，如切口感染、烧伤感染等。

(二) 采集方法

1. 开放脓肿 用无菌生理盐水冲洗病灶表面，用蘸有无菌生理盐水的棉拭子采集脓液和病灶深部的分泌物，置无菌容器内送检。建议采集两个棉拭子标本，分别用于细菌培养和涂片染色。也可将沾有脓液的最内层敷料放入无菌容器内送检。化脓组织与正常组织交界处的脓液含活菌较多，采取此处标本可提高阳性率。开放病灶仅做需氧培养，不做厌氧培养。

2. 封闭性脓肿 采集前用 2.5%～3%的碘酊和 75%的酒精对周围皮肤进行消毒，以无菌注射器穿刺抽取脓液或无菌棉拭子蘸取手术引流液。疑似厌氧菌感染的标本用无菌注射器抽取脓液，随即将针头刺入无菌橡皮塞中送检，或直接采集于厌氧培养基中运送。胸腔、腹腔、心包腔和滑液腔等腔隙部位的标本，应严格按专业规范程序采集。

3. 特殊类型化脓性炎症

(1) 导管治疗引起的感染：无菌操作将导管尖端约 5 cm 置入无菌容器内送检，应同时采血培养。

(2) 蜂窝织炎、坏疽：用无菌生理盐水或 75%乙醇擦拭清洁感染部位，然后用注射器将少量无菌生理盐水注入病灶，自病灶中心抽取标本。

(3) 烧伤感染部位细菌定量培养：清洁感染部位后清创，切取 3～4 mm^3 的活组织块送检。

(4) 手术切口部位感染：以注射器抽取脓液或将棉拭子插入伤口深处采集标本。

(5) 压疮溃疡部位采样：尽量切取化脓组织与正常组织交界处的组织块，在难以获得活检标本时，可用棉拭子在伤口底部采取标本，或以注射器抽取脓液或冲洗液。

(6) 瘘管：以无菌方法采取瘘管壁组织碎片，置于无菌试管内送检。疑似放线菌感染的标本，常用无菌棉拭子挤压瘘管，流出脓液中如有硫黄样颗粒则优先选取。也可将灭菌纱布塞入瘘管内，次日取出送检。

(7) 组织：经手术或活检获得组织置无菌容器内送检。

(三) 标本的运送

(1) 标本采集后，室温条件下应在 2 h 之内送至微生物实验室。

NOTE

(2) 若不能及时送检，可保存在 4 ℃冰箱中，但保存时间不得超过 24 h。

(3) 采集疑似对低温敏感的细菌（如淋病奈瑟菌、脑膜炎奈瑟菌）感染病例的标本，应立即接种于预温的培养基中，或将标本 35 ℃保温运送至实验室。

(4) 按厌氧培养要求采集的标本，如不能及时接种培养，需在厌氧条件下室温保存，但保存时间不得超过 24 h。

(四) 标本的验收

1. 容器验收 以专用容器或灭菌容器盛装标本，不得有渗漏、破裂或污染。

2. 标签验收 检查患者姓名、年龄、性别等一般信息，标本类型、住院号或标本号等唯一标识。容器标签与申请单须相符合，送检目的填写应注明病灶解剖部位及伤口状态（开放脓肿或封闭脓肿）。

3. 标本验收

(1) 标本量：标本需适量，足够涂片和培养接种。

(2) 标本采集时间：采集时间过长，超过允许最长保存时间者应拒收。

(3) 显微镜检查：标本涂片革兰染色发现较多上皮细胞，提示标本已被污染，一般不适合再做培养。

4. 不合格标本的处理 实验室应该拒收不合格标本，并及时通知临床医师重新取材送检。侵入性操作等难以重复采取的不合格标本，经与临床医师协商后可按常规处理，但报告单上须注明，不合格标本可能影响检验结果。

二、细菌学检验

1. 显微镜检查 显微镜检查对于初步发现病原体、进一步确定培养检查范围意义较大，理想的结果是标本培养前直接涂片染色观察到的细菌种类及特性，与分离培养后生长出的细菌种类及特性相吻合。

2. 培养和鉴定

(1) 需氧菌的分离培养：将标本用分区划线法接种于血琼脂平板和麦康凯（或中国蓝）平板上，同时接种肉汤增菌，置 35 ℃需氧培养 18～24 h。特殊来源（如眼、耳、扁桃体等）的标本，需接种于血琼脂和巧克力色琼脂平板上，置 5% CO_2环境，35 ℃培养 18～24 h，有利于苛养菌的分离。根据菌落特征和涂片染色镜检结果，按检验程序选择合适的鉴定试验和药物敏感试验。

(2) 厌氧菌的分离培养：厌氧培养需遵循有关的技术要求。

(3) 其他细菌的分离培养：不同来源的脓液及创伤感染分泌物标本中可能含有多种病原体，需根据临床表现和初步检查的结果，参考疑似病原体（如分枝杆菌、真菌、放线菌）的具体检验方法进行分离培养和鉴定试验。

三、报告与解释

(一) 阳性结果报告

1. 显微镜结果 根据镜下观察结果，进行描述性报告。如“发现双肾或咖啡豆样，凹面相对，或有荚膜的革兰阴性双球菌”。

2. 培养结果 脓液及创伤感染分泌物标本，培养出以上病原体（表 24-8）等具有临床意义。均应报“××细菌生长”及相应的药敏试验结果。

(二) 阴性结果报告

1. 显微镜结果 根据镜下观察结果进行报告。如“未见真菌”或“未见抗酸杆菌”。

2. 培养结果 当培养足够时间未生长目的菌时，可进行阴性报告，如“未生长细菌”或“未生长致病菌”等。

3. 注意事项

(1) 报告条件：无论什么来源的标本，涂片染色检查未发现细菌，需氧培养和厌氧培养无菌落生长，

NOTE

可报告标本经涂片染色检查及分离培养未检出细菌。结核分枝杆菌、放线菌及真菌等病原体，其生长慢，形成可见菌落时间较长，疑似此类菌时，经临床医生同意可延后发报告。

(2) 开放性病灶标本提示：由于病灶创面使用了消毒剂，或采样前已经对患者使用过抗菌药物，标本直接涂片染色镜检时可能发现细菌，但分离培养时不一定有细菌生长。必要时可重新采样送检。

(3) 封闭性病灶标本提示：标本分离培养无细菌生长，可能是病灶内细菌在抗菌药物和机体免疫功能作用下或已死亡。也可能误把肿瘤或其他非感染病因形成的液囊认作脓肿。

第七节　生殖道标本的细菌学检验

生殖道标本主要检测：女性阴道炎、细菌性阴道病、生殖器溃疡、尿道炎、宫颈炎、子宫内膜炎、输卵管炎和卵巢脓肿，以及男性尿道炎、附睾炎、前列腺炎和生殖器溃疡等。许多标本常被皮肤或黏膜的正常菌群污染。生殖道标本中常见病原菌见表 24-9，分离的病原菌，如杜克雷嗜血杆菌、淋病奈瑟菌、阴道毛滴虫、梅毒螺旋体和沙眼衣原体，一般都是有临床意义的；其他细菌如金黄色葡萄球菌、β-溶血链球菌、肠杆菌科细菌，厌氧菌仅在某些临床条件下致病。标本来源、潜在病原较正常菌群的相对数量和标本的革兰染色等有助于决定哪些细菌需要进行鉴定和药敏试验。鉴定和报告来源于无菌部位的分离菌、非无菌部位的纯或优势菌，以及多形核中性粒细胞。多种厌氧菌混合感染大多数情况下无须对各个细菌进行鉴定。实验室应避免对来自标本的所有细菌均进行分离、鉴定和药敏试验，以避免浪费试验资源和对患者造成过度治疗。

表 24-9　生殖道标本中常见病原菌

种类	病原菌
革兰阳性球菌	葡萄球菌、化脓性链球菌、肠球菌、厌氧链球菌
革兰阳性杆菌	结核分枝杆菌、阴道加德纳菌
革兰阴性球菌	淋病奈瑟菌
革兰阴性杆菌	大肠埃希菌、变形杆菌、不动杆菌、铜绿假单胞菌、杜克嗜血杆菌
其他	念珠菌、支原体、衣原体、梅毒螺旋体

一、标本采集、运送和验收

(一) 采集指征

(1) 患者出现斑疹、丘疹、结节、水疱、囊肿、糜烂、溃疡等皮肤黏膜损害。

(2) 男性患者出现尿痛、尿频、尿急、尿道分泌物增多，会阴部疼痛及阴囊疼痛、性功能障碍，甚至泌尿生殖器畸形和缺损等。

(3) 女性患者出现阴道分泌物增多及性状异常、阴道瘙痒及脓性分泌物流出、下腹疼痛、月经失调、外阴瘙痒、疼痛或性功能障碍等应采集标本及时送检。

(二) 采集方法

1. 尿道分泌物　患者排尿后采集标本，男性先用生理盐水局部清洗，采集从尿道口溢出的脓性分泌物，如怀疑沙眼衣原体或支原体感染，将无菌拭子插入尿道内 2～4 cm 旋转拭子并停留 20 s 后取出，如无脓液溢出，可按摩促使分泌物溢出后采集标本。女性清洗尿道口后，从阴道内压迫尿道或向前按摩，使分泌物溢出后采集标本，如无肉眼可见的脓液，可用无菌拭子轻轻深入尿道内 2～4 cm 旋转拭子并停留 20 s 后取出。

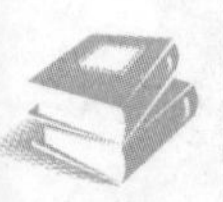

NOTE

2. 生殖器溃疡标本　用无菌盐水和手术刀清除溃疡面，暴露出溃疡基底，渗出物积聚较明显时，可用棉拭子或吸管采集。

3. 宫颈标本 怀疑有急性宫腔内感染时，原则上不采集宫颈分泌物，以免引起感染播散。必须采集时用无菌盐水湿润内窥镜暴露宫颈，清除阴道和宫颈分泌物，轻压宫颈使分泌物流出，用棉拭子采集，或用棉拭子插入宫颈管1～2 cm处，转动并停10～30 s取出。

4. 阴道标本 先清除阴道表面的分泌物，然后于后穹隆或阴道上端采集黏膜分泌物，如进行B群链球菌筛查，则在阴道口和(或)直肠肛门部位采集。

5. 子宫内膜标本 清除阴道和宫颈分泌物后，用双腔真空吸引器或棉拭子采集宫内膜标本。

6. 输卵管标本 在腹腔镜或剖宫产术下或将棉拭子插入输卵管采集。

7. 羊水标本 经腹壁羊膜腔穿刺采集。

8. 前列腺液 清洗尿道口，排尿冲洗尿道后，用前列腺按摩法采集前列腺液。用无菌容器收集。

9. 精液 受检者应在5天以上未排精，清洗尿道口，采用手淫法或体外排精法，射精于灭菌容器内送检。

（三）标本采集量、采集时间及频率

用棉拭子采集标本通常需采集两支，一支用于直接涂片镜检，另一支用于培养，无菌操作采集的抽吸物一般需大于1 mL。应在患者有感染症状和未应用抗菌药物治疗前采集标本。标本重复采集频率为每日最多1次。

（四）标本的运送

(1) 标本采集后应及时送检和接种，室温下标本送至实验室的时间不得超过2 h(夏季保存时间应适当缩短)。

(2) 淋病奈瑟菌等苛养菌培养标本，标本采集后最好在床边接种，并置于含CO_2环境中送检。若不能及时接种，可用专用的运送培养基(如STUARTS运送培养基)运送标本。运送时间越短越好，当外界气温较低时，应注意保温。

(3) 由于棉拭子含有甲醛等对细菌有毒的物质会影响淋病奈瑟菌的分离，所以应避免使用棉拭子采集标本，可用人造纤维拭子，采集到的标本应避免冷藏或冷冻。

(4) 疑有厌氧菌感染时，标本采集应避免与空气接触，最好床旁接种厌氧琼脂平板，或使用厌氧运送培养基。

（五）标本的验收

1. 容器验收 容器应该为无菌、密闭、无渗漏且未见破损。

2. 标签验收 检查患者姓名、年龄、性别等一般信息，标本类型、住院号或标本号等唯一标识及其他必要的信息。

3. 标本验收 检查标本量是否足够，若为无菌拭子取材，观察拭子头标本是否干燥。

二、细菌学检验

1. 显微镜检查 涂片、革兰染色或抗酸染色后镜检，应注意观察以下几点。①淋病奈瑟菌：白细胞内革兰阴性肾形双球菌。②杜克嗜血杆菌：细小、多形态、革兰阴性杆菌或球杆菌，呈链状或鱼群样排列。③结核分枝杆菌：抗酸染色阳性、分散或聚集的杆状或点状细菌。④念珠菌：圆形或卵圆形酵母细胞及芽生的真菌孢子。

2. 培养和鉴定

(1) 淋病奈瑟菌：淋病奈瑟菌对营养要求高，一般不易培养，采用巧克力色琼脂平板或GC培养基、5%～10%二氧化碳环境进行培养，据菌落形态、镜下形态和生化反应等进行鉴定。

(2) 普通细菌：可用巧克力色琼脂平板、血琼脂平板和中国蓝琼脂平板，35 ℃培养24 h，根据菌落、菌体形态及生化反应结果等进行鉴定。

(3) 念珠菌：需接种沙保弱平板，分别放入22 ℃及35 ℃培养，怀疑为念珠菌时应接种念珠菌显色培养基，培养48 h，菌落绿色为白色念珠菌、灰蓝色为热带念珠菌等，必要时可应用数码鉴定方法进行鉴定。

NOTE

(4) 厌氧菌:采用厌氧血琼脂平板,置厌氧环境培养 48 h,观察菌落及菌体形态,采用数码鉴定方法,结合革兰染色性状进行鉴定。

(5) 结核分枝杆菌:需接种罗氏培养基或结核杆菌培养用液体培养基,35 ℃培养 6～8 周。

三、报告与解释

(一) 阳性结果报告

1. 显微镜检查 根据镜下观察结果进行描述性报告。如“见到革兰阴性双球菌,分布于白细胞内外”,“见到真菌孢子及假菌丝”或“见到抗酸杆菌”。

2. 培养结果 来自生殖道任何部位标本的培养,只要有淋病奈瑟菌、化脓性链球菌、杜克嗜血杆菌、β溶血性链球菌及白念珠菌生长,均视为致病菌,报告“××细菌生长”和相应的药敏试验结果。阴道加德纳菌在巧克力色琼脂平板上能生长良好,但只有当其为标本中的优势菌时,才可考虑为细菌性阴道病的致病菌。金黄色葡萄球菌、肠杆菌科细菌、厌氧菌等的检出,其意义需结合临床表现、革兰染色结果及分离的具体部位和是否为优势菌等进行综合判断。

(二) 阴性结果报告

1. 显微镜检查 根据镜下观察结果,进行报告。如“未见革兰阴性双球菌”“未见真菌”“未见抗酸杆菌”。

2. 培养结果 对于女性阴道拭子、宫颈拭子或男性尿道拭子标本生长的生殖道正常细菌,可报告为正常细菌群。对来自生殖道任何部位标本的培养,因培养的目的不同,当培养足够时间未生长目的菌时,可进行阴性报告,如“未见淋病奈瑟菌”生长等。

本章小结

各类临床标本的细菌学检验流程可分为标本的采集运送、细菌检验和结果报告三个阶段,标本的正确采集、运送是实验室工作准确和有效的前提,是保证实验室质量的重要环节,也是日常工作中需经常与临床医护沟通的重点;细菌检验过程要求实验室工作人员严格按照各类标本处理的操作规程执行,以保证检验中的质量;结果报告属于检验后阶段,除按要求发出报告之外,还要做好与临床的报告解读工作,以提高细菌学检验报告的价值。

本章共列举了血液、尿液、粪便、呼吸道标本、脑脊液、脓液及创伤分泌物、生殖道标本七大类标本的细菌学检验,其中无菌部位标本如血液、脑脊液、脓液及创伤分泌物排除污染,只要有菌生长即视为致病菌;而有菌部位标本如痰液、粪便、生殖道分泌物等应了解该部位常见的正常菌群,采集时尽量避免污染,对于分离的细菌应结合临床进行分析;尿液标本因采集时常常会受到尿道口正常菌群的污染,因此,尿液细菌培养应进行菌落计数。

思考题

1. 为什么血培养采取三级报告制度?理想的三级报告应如何进行?
2. 尿液中菌落计数小于 10^5 CFU/mL 时就是无感染的说法对吗?
3. 痰培养检出多种细菌如何判断哪种是致病菌?
4. 如何区分创伤部位采集的标本中分离的细菌是污染菌还是病原菌?

(弓艳娥)

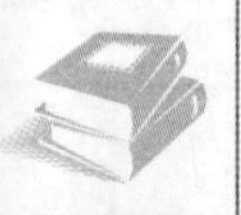
NOTE

第二篇

临床真菌学及检验技术

第二十五章　真菌学概论

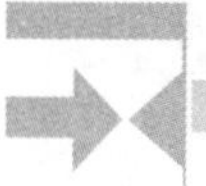

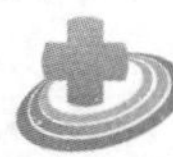

学习目标

1. 掌握　真菌的形态结构特点、分离培养；菌丝、孢子的概念。
2. 熟悉　真菌的致病性。
3. 了解　真菌的分类与命名。

真菌(fungus)是一类真核细胞型微生物，具有典型的细胞核，胞浆内有完整的细胞器，不含叶绿素，没有根、茎、叶的分化，以寄生或腐生方式生存，能进行有性生殖和(或)无性生殖。真菌分布广泛，种类繁多，有10万余种，其中绝大多数有益于人类，如酿酒、发酵、生产抗生素等；也有些真菌对人类有害，可引起人类及动、植物疾病。与医学有关的真菌达数百种，可引起人类感染性、中毒性及超敏反应性疾病。近年来由于抗菌药物的广泛应用以及艾滋病、糖尿病、恶性肿瘤等疾病造成宿主免疫功能低下等原因，真菌病呈明显上升趋势，特别是条件致病性真菌感染更为常见。

第一节　分类与命名

一、分类

真菌在生物界的地位目前尚未统一，但真菌属真核细胞型微生物已为大家所公认。真菌分类的主要依据为有性生殖的各种器官和无性菌丝、孢子及菌落的形态特征等。目前国内外较多应用的是Ainsworth分类系统。大多数学者认为真菌应作为一个独立界——真菌界，并曾将真菌界分为黏菌和真菌两个门。真菌门又根据其生物学性状分为5个亚门：鞭毛菌亚门(Mastigomycotina)、接合菌亚门(Zygomycotina)、子囊菌亚门(Ascomycotina)、担子菌亚门(Basidiomycotina)及半知菌亚门(Deutemycotina, or Imperfect fungi)。其中与医学有关的真菌是后4个亚门。①接合菌亚门：多为腐生性或寄生性，绝大多数为无隔、多核菌丝体，属条件致病性真菌，如毛霉、根霉等。②子囊菌亚门：为腐生性或寄生性，具有子囊和子囊孢子，如芽生菌属、组织胞浆菌属、小孢子菌属及酵母菌属等。③担子菌亚门：具有担子和担孢子，如食用菌蘑菇、灵芝以及有致病性的新生隐球菌等。该亚门的主要特点是菌丝分隔，行有性和无性繁殖。该亚门真菌除新生隐球菌外，一般不引起感染性疾病。④半知菌亚门：所谓半知菌是指它们的有性阶段尚未发现或不形成有性阶段，对其生活史不完全了解，故称为半知菌。在医学上有重要意义的真菌绝大多数在半知菌亚门，如球孢子菌属、假丝酵母菌属等。

最新的真菌分类是把真菌界分为4个门，即接合菌门(Zygomycota)、子囊菌门(Ascomycota)、担子菌门(Basidomycota)和壶菌门(Chytridiomycota)，而把原半知菌亚门中的真菌划分到前3个门中，并取消了黏菌。

二、命名

由于真菌的生物学性状非常复杂，种类繁多，某些真菌的生活史尚不十分了解，因此，其命名也不尽统一，按国际上通用的单位是界、门、纲、目、科、属、种，有时还有亚纲、亚目、亚科等单位。目前国际上采用林奈双名法，即一种真菌的学名，通常由两个部分组成，第一部分是属名，第二部分是种名，后面加上

NOTE

发现该菌的科学家的名字和年份。属名用拉丁文，且第一个拉丁文字母要大写，其他为小写，属、种名称在印刷体中要用斜体字。若以后有新的发现或更改，再加上发现者的名字，同时将原命名人的名字用括弧括起来。若命名人为两人，则将两人的名字用 et 连接起来。例如 Candida tropicalis(cast)Berkhout 为热带假丝酵母菌，最初由 Castellani 把它们列入粉孢霉属，称“热带粉孢霉”，后来 Berkhout 认为这个种列入假丝酵母菌属更为合适，故括弧内的人为原命名人，括弧后面的人名为修改者人名。

第二节　真菌的生物学特性

一、真菌的形态与结构

真菌比细菌大得多，为细菌的几倍至几十倍，用普通光学显微镜的低倍镜或高倍镜观察就可看见。真菌的形态多种多样，其结构比细菌复杂，细胞壁主要由多糖与蛋白质组成。多糖主要为 N-乙酰葡萄糖组成的几丁质(chitin)，因细胞壁不含肽聚糖，故真菌不受青霉素或头孢菌素的作用。真菌按形态、结构可分为单细胞真菌和多细胞真菌两大类。

(一) 单细胞真菌

单细胞真菌呈圆形或卵圆形，如酵母型和类酵母型真菌。

1. 酵母型真菌　不产生菌丝，由母细胞以芽生方式繁殖，菌落柔软、光滑、湿润，呈奶油样，与细菌的菌落相似。如新生隐球菌。

2. 类酵母型真菌　芽生方式繁殖，芽生孢子出芽形成芽管，芽管延长不与母细胞脱离而形成假菌丝(pseudohyphae)。如白假丝酵母菌。其菌落与酵母型真菌相似，但在培养基内可见由假菌丝联结形成的假菌丝体，称为类酵母型菌落。

(二) 多细胞真菌

由菌丝和孢子两大基本结构组成。菌丝伸长分枝、交织成团，故多细胞真菌也称丝状菌(filamentous fungus)或霉菌(mold)。如皮肤癣菌。

1. 菌丝(hypha)　真菌在适宜环境中，由孢子出芽长出芽管，芽管逐渐延长呈丝状，称为菌丝。菌丝继续分枝，交织成团，称为菌丝体(mycelium)。根据菌丝内有无横隔将其分为有隔菌丝和无隔菌丝。有隔菌丝即菌丝内能形成横隔，称隔膜，把菌丝分成一连串的细胞。绝大多数病原性丝状菌都具有隔膜，隔膜中央有孔，可使细胞质自一个细胞流入另一细胞。无隔菌丝即菌丝内无隔膜，整条菌丝为一个细胞，细胞内可有多个细胞核。根据其生物学功能菌丝分为三种：①深入培养基内吸取营养以供生长的营养菌丝；②露出于培养基表面向空间生长的气生菌丝；③一部分气生菌丝可产生有性或无性孢子的生殖菌丝。根据菌丝形态不同可分为螺旋状、球拍状、结节状、鹿角状、破梳状等。不同种类的真菌可有不同形态的菌丝，故菌丝的形态有助于真菌的鉴别(图 25-1)。

2. 孢子(spore)　孢子是真菌的繁殖结构，由生殖菌丝产生。孢子的种类颇多，形状、大小、功能和形成的方式各不相同，因此，孢子也是真菌鉴定和分类的主要依据。孢子抵抗力不强，加热 60～70 ℃短时间即死亡。孢子与细菌芽胞不同，其区别见表 25-1。真菌孢子分为无性孢子与有性孢子两大类。

表 25-1　真菌孢子与细菌芽胞的区别

项目	真菌孢子	细菌芽胞
抵抗力	不强，60～70 ℃短时间杀死	强，有的可耐 100 ℃数小时
数目	一条菌丝可产生多个孢子	一个细菌体只形成一个芽胞
作用	真菌繁殖结构	细菌休眠结构，抵御不良环境
形状	形态、色泽多样	圆形或椭圆形
形成位置	可在细胞内、外形成	只在细菌细胞内形成

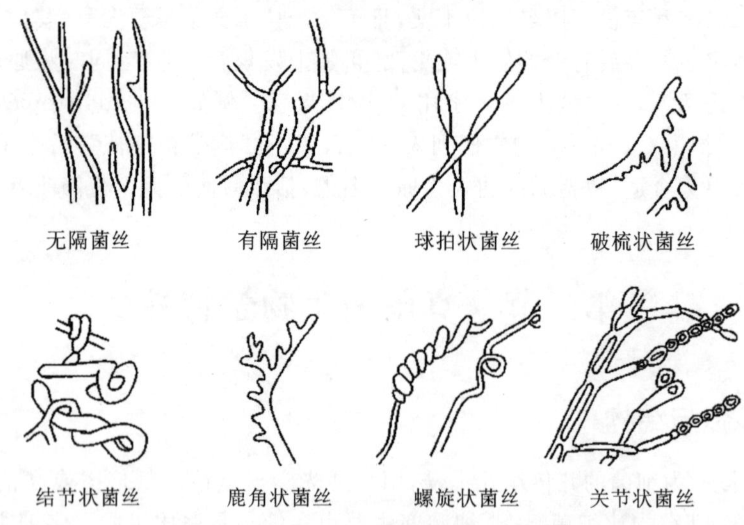

图 25-1 真菌的各种菌丝形态

1）无性孢子　是由菌丝上的细胞直接分化或出芽形成，不发生细胞融合。病原性真菌大多数产生无性孢子。根据形态可分为叶状孢子、分生孢子和孢子囊孢子三种（图 25-2）。

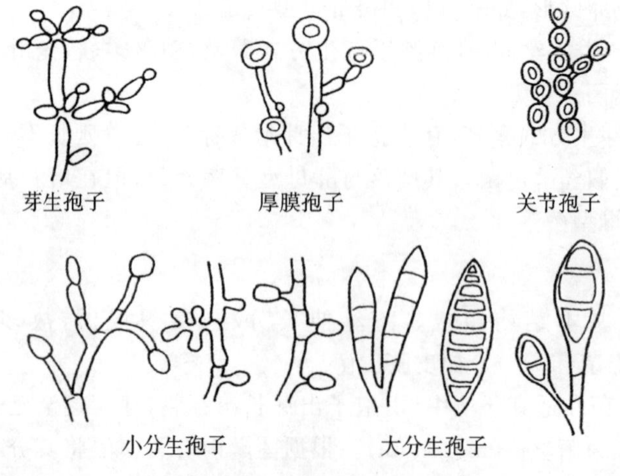

图 25-2 真菌的无性孢子

（1）叶状孢子（thallospore）：由菌丝内细胞直接形成，可分为三种。①芽生孢子（blastospore）：菌细胞通过发芽方式形成圆形或卵圆形的孢子，许多真菌如新生隐球菌、白假丝酵母菌等均可产生芽生孢子。当芽生孢子长到一定大小时即与母体脱离，若不与母体细胞脱离而相互连接成链状，则形成假菌丝。②关节孢子（arthrospore）：由菌丝细胞分化出现隔膜且断裂成长方形的节段，呈链状排列，胞壁增厚。多出现于陈旧培养物中。③厚膜孢子（chlamydospore）：又称厚壁孢子，由菌丝顶端或中间部分变圆，胞质浓缩，胞壁增厚，为躲避不利环境而形成的休眠细胞。当条件适宜时可再出芽繁殖。

（2）分生孢子（conidium）：在生殖菌丝的末端或侧缘形成的单个、成簇或链状的孢子，称为分生孢子，是真菌常见的一种无性孢子。可根据其形状、大小、结构、颜色及着色情况进行分类、鉴定。根据分生孢子形态与结构可分为两种。①大分生孢子（macroconidium）：体积较大，多细胞性，孢子常呈梭形或棍棒形，有鉴别意义。②小分生孢子（microconidium）：体积小，单细胞性，外壁薄，有球形、卵形、梨形以及棍棒状等各种不同形状。许多真菌都能产生小分生孢子，其鉴别意义不大。

（3）孢子囊孢子（sporangiospore）：由菌丝末端膨大形成的囊状结构即孢子囊，内有许多孢子称为孢子囊孢子。当孢子成熟时破囊而出，如毛霉、根霉可产生此类孢子。

2）有性孢子　有性孢子是由同一菌体或不同菌体上的两个细胞融合经减数分裂形成，绝大多数为非致病性真菌所具有。可分为卵孢子、接合孢子、子囊孢子及担孢子。

NOTE

还有一类真菌叫二相性真菌(dimorphic fungus),这些真菌可因环境条件(如营养、温度、氧气等)的改变,由一种形态转变为另一种形态。如组织胞浆菌、球孢子菌等,其特点是在体内或在含动物蛋白的培养基上 37 ℃培养时呈酵母型,而在普通培养基上 25 ℃培养时出现丝状菌落。

二、真菌的培养与繁殖

(一) 培养特性

真菌的营养要求不高,在普通培养基上能生长。常用沙保弱(Sabouraud)培养基(含 1%蛋白胨、4%葡萄糖、2%琼脂)培养,最适 pH 值为 4.0～6.0,并需一定的湿度和温度。浅部病原性真菌的最适温度为 22～28 ℃,生长缓慢,1～4 周才出现典型菌落。深部病原性真菌的营养要求和培养条件与一般病原性细菌相似,生长较快,在 37 ℃中生长良好,经 3～4 天即长出菌落。真菌菌落的形态大致分三种类型(图 25-3)。

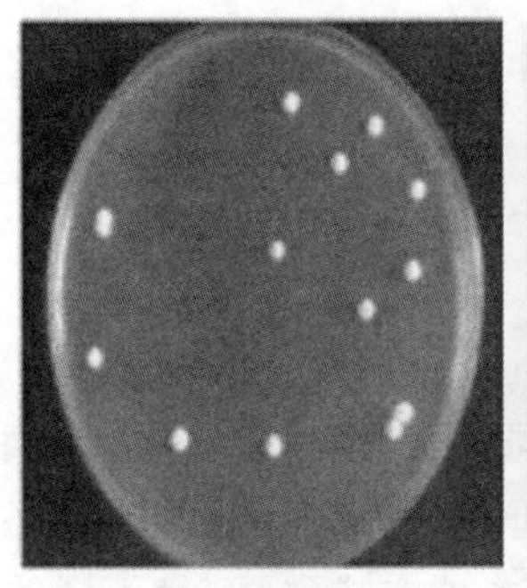
(a) 酵母型菌落

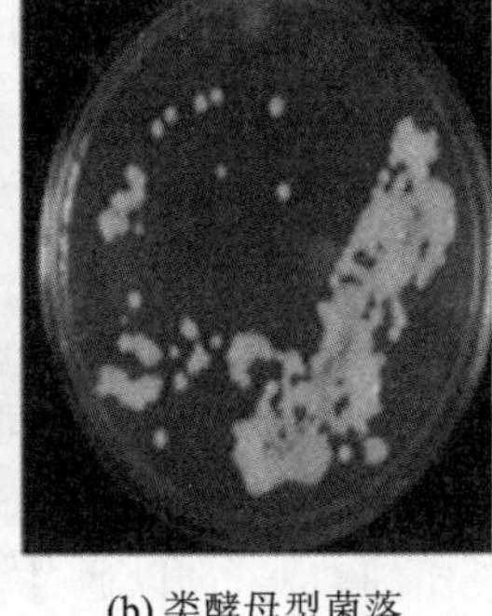
(b) 类酵母型菌落

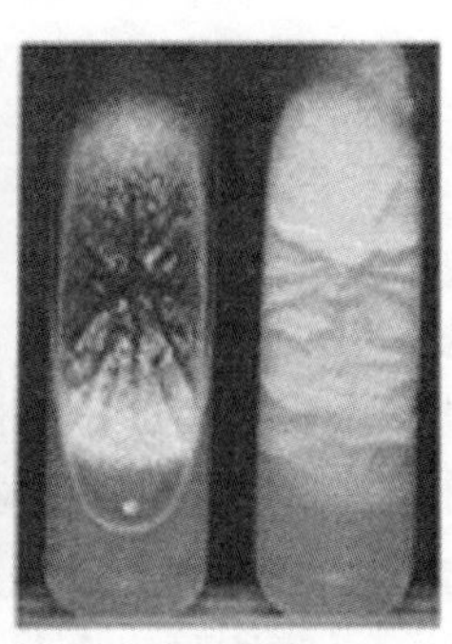
(c) 丝状型菌落

图 25-3 真菌的各种菌落形态

1. 酵母型菌落(yeast type colony) 单细胞真菌的菌落形式,其形态与一般细菌菌落相似,但稍大些,菌落表面光滑、湿润,柔软而致密,边缘整齐,多为乳白色。培养物镜检可见单细胞性的芽生孢子,无菌丝。如新生隐球菌。

2. 类酵母型菌落(yeast-like type colony) 亦称酵母样菌落,也是单细胞真菌的菌落形式。菌落外观上与酵母型菌落相似,但镜下可看到假菌丝,即菌细胞出芽繁殖后,芽管延长不与母细胞脱离,形成假菌丝,假菌丝由菌落向培养基深部生长而形成。如白假丝酵母菌。

3. 丝状型菌落(filamentous type colony) 多细胞真菌的菌落形式。菌落比细菌、放线菌菌落大,由管状、分枝的菌丝体组成,由于菌丝一部分向空中生长并形成孢子,从而使菌落呈棉絮状、绒毛状或粉末状等,并在正、背两面呈不同的颜色。如皮肤癣菌。

不同真菌菌落性状不同,因此,真菌菌落性状也是鉴别真菌的重要依据。

(二) 繁殖方式

真菌依靠孢子和菌丝进行繁殖,繁殖方式比其他微生物略为复杂,可归纳为无性繁殖和有性繁殖两种。

1. 无性繁殖 真菌的主要繁殖方式,其特点是简单、快速、产生的新个体多。主要有以下四种形式。

(1) 芽生繁殖:酵母菌及酵母样真菌的主要繁殖方式。单细胞真菌出芽,芽生的孢子脱离母体细胞即完成繁殖。

(2) 分裂繁殖:以二分裂法进行繁殖,此种类型不多见,有些二相性真菌在机体内以此种方式繁殖。

(3) 芽管繁殖:有的真菌孢子以萌发芽管方式进行繁殖,芽管延长后形成菌丝。

(4) 生隔繁殖:有些分生孢子可在分生孢子梗某一段落形成一横隔,随之原生质浓缩而形成一个新的孢子,该孢子又可再独立进行繁殖。

2. 有性繁殖 经过两个性别不同的细胞融合而产生新个体的繁殖过程。有性繁殖分三个不同的

NOTE

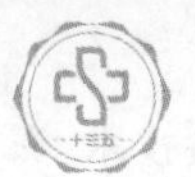

阶段:首先为质配,即两个细胞的原生质融合为一个细胞,但是具有两个不同性的细胞核;其次为核配,即两个不同性的细胞核结合,产生一个双倍染色体的合子核;最后为减数分裂,染色体数目减半。

三、真菌的变异性与抵抗力

在外界因素的作用下,真菌很容易发生变异。在培养基上多次传代或培养时间过久,其形态、结构、菌落性状和毒力等均可发生改变。

真菌对干燥、寒冷、日光、紫外线及多种化学药物都有较强的抵抗力。对 1%～3%苯酚、2.5%碘酊、0.1%氯化汞及 10%甲醛较敏感,用甲醛液熏蒸被真菌污染的物品,可达到消毒的目的。真菌对热的抵抗力不强,其菌丝和孢子 60 ℃ 1 h 即被杀灭。抗细菌的各种抗生素(如青霉素、链霉素、庆大霉素、卡那霉素等)对真菌均无抑制作用,相反,有的抗生素可促进某些真菌生长。

第三节　真菌的致病性与免疫性

一、致病性

自然界中可引起人类疾病的病原性真菌和条件致病性真菌已超过百种,绝大部分属于半知菌亚门。同一种疾病可由不同种类真菌引起,同一种真菌也可引起不同种类的疾病。与细菌一样,真菌引起机体感染同样需要具备一定的毒力,如新生隐球菌的荚膜多糖是重要的致病因素,但是多数真菌的致病机制目前尚未完全明了。真菌的致病力一般比细菌弱,可以通过多种方式致病,且不同的真菌致病方式不同,包括以下几个方面。

(一) 致病性真菌感染

主要为外源性真菌感染,包括浅部真菌感染和深部真菌感染。浅部真菌感染主要由致病性强的外源性真菌引起皮肤、黏膜或皮下组织的感染。如皮肤癣菌侵犯部位局限于表皮、毛发和指(趾)甲。深部真菌感染由外源致病性真菌侵袭所致的深部组织、内脏以及系统性的全身感染。深部真菌致病性强,通常经呼吸道或伤口侵入机体而扩散至全身多个器官,引起慢性肉芽肿、溃疡和坏死等,严重者可引起死亡。如新生隐球菌病。深部真菌引起的感染率日益增加,成为医院感染的重要病原菌之一。

(二) 条件致病性真菌感染

主要为内源性真菌感染,由宿主体内的正常菌群引起,如白假丝酵母菌、曲霉、毛霉等。当机体免疫力下降及菌群失调时,如肿瘤、糖尿病、长期应用广谱抗生素或激素、应用免疫抑制剂或导管的过程中,可引起呼吸道、消化道、泌尿生殖道等各器官组织的条件性真菌感染。此类感染在临床上有不同程度的增加趋势,其致病性不强,常被人们忽视,但严重者也可危及生命。因此,条件致病性真菌感染亦为医院感染的主要类型。

(三) 真菌超敏反应性疾病

吸入或食入真菌的菌丝或孢子可引起多种类型的超敏反应性疾病,如过敏性鼻炎、支气管哮喘、荨麻疹等。真菌引起的超敏反应是临床上超敏反应性疾病的重要组成之一。

(四) 真菌毒素的致病作用

真菌毒素与人类疾病的关系主要有两个方面,一是真菌性中毒,二是与肿瘤的发生相关。

1. 真菌性中毒　真菌毒素是由生长在农作物、食物或饲料上的真菌在其代谢过程中产生的。人类因食入含有真菌的食物而引起急、慢性中毒。真菌毒素中毒极易引起肝、肾、神经系统功能障碍以及造血功能损伤。

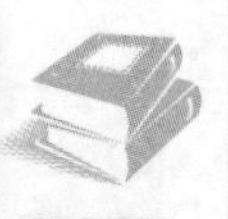
NOTE

2. 真菌毒素与肿瘤的关系　至今已发现一些真菌毒素与人类肿瘤的发生密切相关,已肯定的致癌毒素有黄曲霉毒素(AFT),其毒性强,小剂量即有致癌作用。动物实验饲料中仅含 15 μg/L 的黄曲霉毒素就可诱发大鼠肝癌。此外，其他真菌毒素如杂色曲霉毒素(ST)与人类肝癌、胃癌的发生相关，镰刀菌素的 T-2 毒素可诱发大鼠胃癌、脑部肿瘤等。

二、免疫性

在真菌感染特别是深部真菌感染过程中，人体固有免疫在抗感染中起到一定作用，同时机体也可产生特异性细胞免疫和体液免疫。但一般而言，免疫力不强。

（一）固有免疫

1. 皮肤黏膜屏障作用和正常菌群拮抗作用 健康的皮肤黏膜对皮肤癣菌具有一定的屏障作用。如皮脂腺分泌的不饱和脂肪酸具有杀伤真菌的作用。由于儿童皮脂腺发育不完善，故易患头癣；成人掌、跖部缺乏皮脂腺，且手、足汗较多，易促进真菌生长，因而手足癣多见。

白假丝酵母菌是机体的正常菌群，存在于口腔、肠道、阴道等部位，如果长期应用广谱抗生素可导致菌群失调，从而引起继发性白假丝酵母菌感染。

2. 吞噬作用 真菌进入机体后易被单核巨噬细胞及中性粒细胞吞噬。但被吞噬的真菌孢子并不能被完全杀灭，可在细胞内增殖，刺激组织增生，引起细胞浸润，形成肉芽肿；也可被吞噬细胞带到深部组织器官(如脑或内脏器官)中增殖而引发病变。

3. 其他 正常体液中的抗菌物质如 IFN-γ、TNF 等细胞因子在抗真菌感染方面也具有一定的作用。

（二）适应性免疫

真菌侵入机体后可刺激机体的免疫系统，产生适应性免疫应答。其中以细胞免疫为主，同时也可诱发迟发型超敏反应。

1. 细胞免疫 真菌感染与细胞免疫有较密切的关系。研究表明，Th1 细胞免疫应答在抗深部真菌(如白假丝酵母菌、新生隐球菌)感染中起重要作用。Th1 细胞产生的 IFN-γ、IL-2 等可激活巨噬细胞，促进呼吸暴发作用，增强其对真菌的杀伤力。$CD4^+$ Th1 细胞还可诱发迟发型超敏反应，控制真菌感染的扩散。AIDS、恶性肿瘤或应用免疫抑制剂者的 T 细胞功能受抑制，易并发播散性真菌感染。真菌感染一般不能形成稳固的病后免疫。

某些真菌感染后可发生迟发型皮肤超敏反应，如临床常见的癣菌疹。对真菌感染者进行皮肤试验，可用于诊断或流行病学调查。

2. 体液免疫 真菌为完全抗原，感染后可刺激机体产生相应抗体。体液免疫对部分真菌感染有一定的保护作用。抗体可通过调理作用阻止真菌转为菌丝，以提高吞噬细胞的吞噬率、抑制真菌黏附于宿主细胞而起到抗真菌免疫的作用。如：抗白假丝酵母菌黏附素抗体，能阻止白假丝酵母菌黏附于宿主细胞；抗新生隐球菌荚膜特异性 IgG 抗体有调理吞噬作用。体液免疫产生的抗体可用于真菌感染的血清学诊断。

知识链接

真菌感染是临床常见疾病的诱因和并发症，如皮肤病、泌尿生殖系统疾病、眼科疾病、耳鼻喉科疾病及肺部感染等，肝、肾、心血管系统感染及艾滋病等合并感染。近年来由于广谱抗菌药物、皮质类固醇激素以及免疫抑制剂的广泛使用，机会性真菌感染发生率及耐药菌株检出率呈逐年上升趋势。

本章小结

真菌是一类具有典型的细胞核和完整细胞器的真核细胞型微生物，与细菌相比，其大小、形态、结构和化学组成均有很大差异。单细胞真菌多呈圆形或卵圆形，可见芽生孢子或假菌丝；多细胞真菌由菌丝

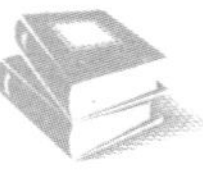
NOTE

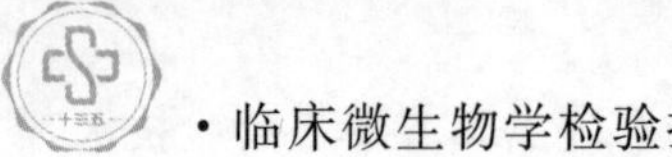

和孢子组成，菌丝和孢子的形态随真菌种类不同而异，是鉴别真菌的重要依据。真菌的营养要求不高，常用沙保弱培养基培养，在人工培养基上不同的真菌可形成三种形态菌落：酵母型菌落、类酵母型菌落和丝状菌落。

真菌也能侵入人体及动物体引起疾病，可引起外源性感染、条件致病、超敏反应及食物中毒，并与多种肿瘤的发生有关。至今人们对真菌的致病性研究仅限于少数真菌。

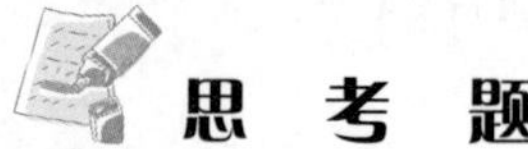

思考题

1. 真菌的孢子与细菌的芽胞有何区别？
2. 条件致病性真菌感染增多的原因是什么？

（张欠欠）

NOTE

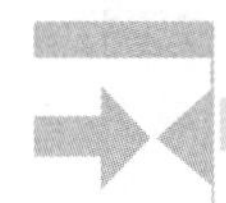

第二十六章 真菌检验基本技术

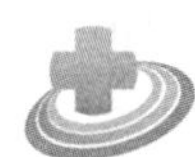

学习目标

1. 掌握 真菌感染的形态学检查法、分离培养与鉴定技术。
2. 熟悉 真菌标本采集原则及其方法;常用的真菌非培养检测方法;真菌药物敏感试验。
3. 了解 临床常用的抗真菌药物。

真菌感染的诊断对于临床确诊、合理治疗以及真菌性疾病的流行病学检测等均具有重要意义。真菌感染的实验室检验包括真菌的形态学检查、分离培养、生化反应、免疫学检查以及核酸的检测等。与细菌相比,真菌在致病性、传染性、传播途径以及环境污染等方面有所不同,因此,在进行真菌感染的实验室检测时需特别注意以下事项。

(1) 真菌的实验操作应在生物安全柜中进行,特别是粗球孢子菌、组织胞浆菌、皮炎芽生菌、新生隐球菌等的分离培养与鉴定。

(2) 每天工作前后应对工作区域进行消毒。

(3) 不可直接闻培养基上培养物产生的气味以免引起孢子感染。

(4) 不可对组织胞浆菌、球孢子菌进行玻片培养,因其孢子可在空气中散播。

第一节 标本的采集与送检

临床上疑为真菌性疾病时,采集标本进行真菌学检查是确诊真菌性疾病的关键步骤,而标本的采集是否适宜与能否获得阳性结果有密切关系。根据真菌侵犯组织和器官的不同而采集不同的标本。浅部真菌感染的检查可采取皮屑、甲屑、毛发等;深部真菌感染的检查可采取痰液、脑脊液、脓液、生殖道分泌物等。

一、标本采集的原则

1. 采集的标本要适宜 不同真菌感染应采取不同的临床标本。

2. 在用药前采集标本 真菌标本一般须在用药前采集,对已用药者则需停药一段时间后再采集标本。

3. 采集的标本量要足 血液和脑脊液标本不少于 5 mL,胸腔积液不少于 20 mL,皮屑标本两块,活体组织要采取两份,一份送病理科检查,一份做镜检和培养。

4. 严格无菌操作 在采集标本时严格无菌操作,装标本器皿应进行消毒处理,尤其是在采集血液和脑脊液标本时,要避免污染杂菌。

二、标本的采集

1. 浅部感染性真菌标本

(1) 毛发:用拔毛镊子拔取头癣患者病损部位的毛发(脆而无光泽,易折断或带有白色菌鞘)至少5~6 根,置无菌平皿送检。

(2) 皮屑:首先用 70%乙醇消毒皮肤、指(趾)甲病损部位,然后采集标本。手、足癣,体、股癣用外科

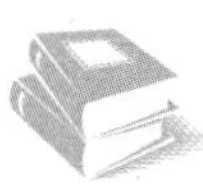

圆头钝刀轻轻刮取损害部位的边缘;甲屑用小刀刮取病损指(趾)甲深层碎屑。

2. 深部感染性真菌标本

(1) 口腔黏膜:用无菌棉拭子从口腔或咽部的白色点状或小片处取材。

(2) 脓液及渗出物:未破损的脓肿用无菌注射器抽取,已破损者取痂皮下或较深部的脓液。

(3) 痰液:嘱患者早晨起床刷牙漱口后深咳痰,用无菌平皿或痰盒收集标本。

(4) 血液及体液:血液采 5~10 mL,需先加抗凝剂,直接接种于培养瓶中增菌,然后再分离培养。脑脊液取 5 mL 立即送检。胸腔积液不少于 20 mL,检查时需离心沉淀。

(5) 粪便和尿液:粪便置无菌小盒中送检;尿液取清晨中段尿或导尿标本,置无菌试管中,检查时应离心沉淀。

(6) 阴道及宫颈分泌物:一般用无菌棉拭子采集标本两份,一份用于涂片、染色、镜检,另一份用于分离培养。

(7) 活体组织:无菌操作取标本两份,一份送病理科检查,一份送镜检和培养。

采集标本后应立即送检,特别是深部感染性真菌标本,送检不能超过 2 h。标本送至实验室应尽快处理,具体检验程序见图 26-1。

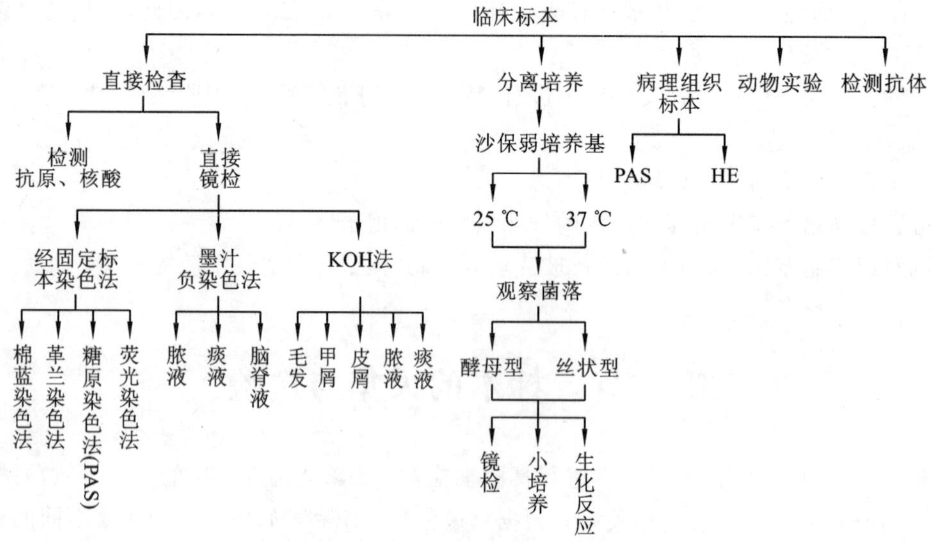

图 26-1　真菌检验的一般程序

第二节　真菌的形态学检查

一、直接镜检

直接镜检即真菌标本不需染色处理,置于显微镜下直接观察。直接镜检对真菌病的诊断较细菌更为重要。镜下观察若发现真菌菌丝和孢子,则可初步判定为真菌感染。该法简便、快速,但大多不能确定菌种。具体操作如下。

1. 标本制备　将少量标本置于载玻片上,加 1 滴标本处理液,覆盖盖玻片,如为毛发或皮屑等标本,可微微加温,切勿煮沸,轻轻加压盖玻片,驱除气泡并吸去周围多余液体后镜检。在制片时根据标本的不同,滴加不同的标本处理液,以便使真菌菌丝和孢子结构更加清晰地显示出来。常用的标本处理液如下。

(1) KOH 溶液:由于 KOH 可促进角质蛋白的溶解,故本处理液适用于致密、不透明标本的处理,如毛发、指甲、皮屑等。根据标本的厚薄选用不同的浓度,如毛发用 20% KOH、皮屑用 10% KOH,必要时可在 10%KOH 溶液中加入终浓度为 40%的二甲基亚砜,以进一步促进角质的溶解。若标本需长

NOTE

时间保存，可在 10%KOH 溶液中加入 10%甘油，一般标本可保存数周至数月。

(2) 生理盐水：用于观察真菌的出芽现象。将标本置于载玻片上，加生理盐水和盖玻片，在盖玻片四周用凡士林封固，防止水分蒸发，37 ℃培养 3～4 h 后观察出芽现象。此外，脓液、尿液以及粪便等标本，可滴加少量生理盐水后直接镜检。

(3) 水合氯醛-苯酚-乳酸封固液：将水合氯醛 20 g、纯苯酚 10 g、纯乳酸 10 mL 混合后加热溶解即可。此处理液消化力较强，只限于不透明标本的处理。

2. 显微镜检查 标本处理好后，置于显微镜下观察。先在低倍镜下观察有无菌丝和孢子，再于高倍镜下检查其形态特征。显微镜下可观察到丝状真菌的菌丝和孢子。由于真菌的折光性强，因此，观察时应注意收缩光圈，降低光线亮度，保持在暗视野下进行观察。

二、染色镜检

标本经染色后镜检既可以更清楚地观察真菌的形态和结构，又可提高检出率。根据菌种和检验要求不同而选用不同的染色方法。常用的真菌染色法如下。

1. 革兰染色 各种真菌均为革兰阳性，呈蓝紫色，常用于酵母菌、白假丝酵母菌及组织胞浆菌等的染色。具体染色方法同细菌的革兰染色法。

2. 乳酸酚棉蓝染色 适用于各种真菌的直接检查，培养物涂片检查及小培养标本保存等。如皮肤癣菌的检查。取一洁净的载玻片，滴加一滴乳酸酚棉蓝染液，将被检真菌放于染液中，加上盖玻片(加热或不加热)镜检，真菌被染成蓝色。如需保存标本片，在盖玻片周围用特种胶封固即可。

3. 墨汁负染色 脑脊液标本中新生隐球菌的检查。取一滴优质墨汁置于载玻片上与被检标本混合，盖上盖玻片镜检，背景染成黑色，菌体不着色，故在黑色背景下可见透亮菌体和宽厚荚膜。

4. 糖原染色 又称过碘酸 Schiff 染色(简称 PAS 或 PASH)。可用于标本直接涂片及组织病理切片染色检查，其原理：真菌细胞壁由纤维素和几丁质组成，含有多糖，过碘酸使糖氧化成醛，再与品红-亚硫酸结合，故菌体染成红色。组织内的糖原亦染成红色，但因组织内的糖原经淀粉酶消化后消失，此点可作为两者的鉴别。染色方法：①组织切片先用二甲苯脱蜡及 95%乙醇逐级脱水，如标本为直接涂片则可从下一步开始；②浸于过碘酸溶液 5 min，蒸馏水冲洗 2 min；③将标本片再浸入碱性复红溶液中 15 min，之后自来水冲洗直至切片发红；④亮绿复染 5 s；⑤95%乙醇脱色 1 次，再用无水乙醇脱色 2 次，二甲苯透明 2 次；⑥封片、镜检。染色结果：真菌及组织内的多糖成分均呈红色，核为蓝色，背景为淡绿色。

5. 荧光染色 染色方法有直接涂片染色、培养物涂片染色及组织切片染色三种。常用的染色液有 0.1%吖啶橙溶液、20%KOH 溶液(将适量吖啶橙溶液缓慢滴于 KOH 溶液中，临用时配制)。

(1) 直接涂片染色法：将标本(毛发、甲屑、皮屑等)置于载玻片上，滴加少量 0.1%吖啶橙溶液和 20%KOH 溶液，盖上盖玻片，亦可微微加温，置荧光显微镜下观察荧光反应。阳性表示有真菌存在，但不能确定菌种。

(2) 培养物涂片染色法：① 丝状型菌落：取少量标本置于载玻片上，滴加少许 0.1%吖啶橙溶液，盖上盖玻片，置荧光显微镜下观察。②酵母型菌落：在试管内加 2 mL0.1%吖啶橙溶液，与酵母菌混合2～5 min，离心沉淀，弃去上清液，再加入 5 mL 生理盐水，混匀后再离心沉淀，弃去上清液。最后用 2 mL 生理盐水将沉淀稀释成悬液，滴少许于玻片上，加盖玻片，置荧光显微镜下观察。

(3) 组织切片染色法：先用铁苏木紫染色 5 min，使背景呈黑色；水洗 5 min 后用 0.1%吖啶橙溶液染色 2 min，水洗后用 95%乙醇脱水 1 min，再用无水乙醇脱水 2 次，每次 3 min；最后用二甲苯清洗 2 次后，用无荧光物质封片，镜检。结果见表 26-1。

表 26-1 常见深部真菌的荧光反应

菌种	荧光反应
白假丝酵母菌	黄绿色
新生隐球菌	红色

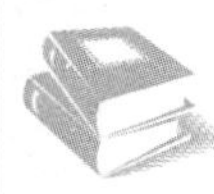
NOTE

续表

菌种	荧光反应
组织胞浆菌	红黄色
曲霉	绿色
皮炎芽生菌	黄绿色
球孢子菌	黄绿色

三、注意事项

(1) 阴性结果不能排除真菌感染，故可疑结果应复查或采用其他检验方法鉴定。

(2) 可出现假阳性结果，如溶解的淋巴细胞在脑脊液墨汁负染色检查中易误认为新生隐球菌；脂肪微滴也可与出芽酵母菌混淆。

(3) 注意与其他混杂物加以区别，真菌孢子、菌丝、菌体都均有一定的形态结构，而混杂物形态多样。

(4) 要区分皮肤上的致病菌和腐生菌，腐生菌菌丝不是附着在皮肤上而是游离的，菌丝、孢子为棕褐色，菌丝特别粗。

(5) 注意与显微镜镜头、载玻片、盖玻片上长的霉加以区别。

第三节　真菌的培养与鉴定技术

绝大多数真菌均可进行人工培养，为真菌的鉴定以及临床诊断提供了重要依据。真菌培养方法与细菌相似。

一、培养基

根据真菌对营养要求的差异及培养目的的不同而选择不同的培养基。常用培养基种类见表 26-2。

表 26-2　常用的真菌培养基及其用途

培养基名称	用途
沙保弱培养基	真菌的常规培养
皮肤真菌试验培养基	皮肤真菌的分离
左旋多巴-枸橼酸铁和咖啡酸培养基	新生隐球菌的分离
酵母浸膏磷酸盐琼脂	荚膜组织胞浆菌的分离
马铃薯葡萄糖琼脂	菌落色素的观察
脑心葡萄糖血琼脂	深部真菌的培养(二相型真菌)
尿素琼脂	鉴别酵母菌和类酵母菌
玉米粉聚山梨酯-80 琼脂	白假丝酵母菌厚膜孢子的观察

二、培养方法

1. 试管培养法　真菌分离培养、传代和保存菌种最常用的方法。将培养基分装到大试管中，制成斜面，将标本接种其中。优点是水分不易蒸发，可节约培养基及防止污染。

2. 大培养法　将培养基分装到培养皿或大型培养瓶中，接种标本，优点是培养基表面积较大，易使标本分散生长，便于观察菌落；缺点是水分易蒸发，也易污染。仅用于培养生长繁殖较快的真菌(如白假丝酵母菌、新生隐球菌)，对球孢子菌、组织胞浆菌等传染性强的真菌不适合。

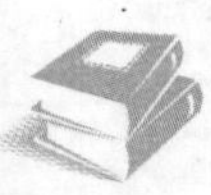
NOTE

3. 小培养法 又称微量培养法，是观察真菌结构特征及发育全过程的有效方法。常用的小培养法有以下几种。

(1) 玻片培养法：①取无菌"V"形玻璃棒放入无菌平皿内；②在"V"形玻璃棒上放一无菌载玻片；③在载玻片上加马铃薯葡萄糖琼脂，并制成约 1 cm×1 cm 方形琼脂块；④在琼脂块的每一侧用接种针接种待检菌；⑤将无菌盖玻片盖在琼脂块上，平皿内放少许无菌蒸馏水，盖好平皿盖，于 25～28 ℃孵育(酵母菌培养 1～2 日，皮肤癣菌培养 1～7 日)；⑥培养后取下盖玻片，弃琼脂块于消毒液中，滴加乳酸酚棉蓝染液于载玻片上，再将盖玻片置于载玻片上、镜检观察菌丝和孢子。此法可用于真菌菌种的鉴定。

(2) 琼脂方块培养法：在无菌平皿中放入无菌的"V"形玻璃棒，加适量无菌水或含水棉球。取 1 张无菌载玻片放于玻璃棒上，以无菌操作从平板培养基上取(4～5 mm)×(8 mm×8 mm)大小的琼脂块置于载玻片上。在琼脂块的四周接种标本，然后加盖无菌盖玻片。在适宜环境中培养，肉眼发现有菌生长时提起盖玻片，移去琼脂块，在载玻片上滴加乳酸酚棉蓝染液后盖上盖玻片，显微镜观察。

三、生长现象

真菌生长后主要观察菌落的以下特征。

1. 生长速度 菌落生长的快慢与菌种和培养条件有关。菌落在 7～10 天内出现者为快速生长；3 周只有少许生长者为慢速生长。

2. 菌落大小 以毫米(mm)或厘米(cm)记录菌落直径。菌落的大小与菌种、生长速度、培养条件以及培养时间有关。

3. 菌落性质 可分为酵母型菌落、类酵母型菌落和丝状型菌落。酵母型菌落表面光滑湿润，柔软而致密，边缘整齐，多为乳白色，如新生隐球菌；类酵母型菌落外观上与酵母型菌落相似，但镜下可看到假菌丝伸入培养基中，如白假丝酵母菌；丝状型菌落是多细胞真菌的菌落形态，呈棉絮状、绒毛状或粉末状等，并在正、背两面呈不同的颜色。如皮肤癣菌。有些菌落会深入琼脂中，有时培养基甚至开裂。不同真菌菌落性状不同，是鉴别真菌的重要依据。

四、鉴定试验

真菌的鉴定可采用以下试验进行鉴定。

1. 毛发穿孔试验 某些皮肤癣菌通过特殊的菌丝附属器-穿孔器官而使毛发穿孔，导致毛发有裂口或凹陷，即穿孔试验阳性，而另一些没有穿孔器官的菌种则不能使毛发穿孔，即穿孔试验阴性，借此可鉴别菌种。如石膏样小孢子菌穿孔试验阳性，而红色毛癣菌穿孔试验阴性。

2. 芽管形成试验 白假丝酵母菌在动物血清中的芽生孢子伸长能形成芽管，其他假丝酵母菌一般不形成芽管，借此可鉴定类酵母型真菌。试验时应设立阳性对照(白假丝酵母菌)和阴性对照(热带假丝酵母菌)，并注意控制培养时间。

3. 厚膜孢子形成试验 玉米琼脂加吐温-80 可以降低培养基的表面张力，适宜类酵母型真菌的菌丝和芽生孢子的生长，白假丝酵母菌在此培养基上能产生厚膜孢子，可用于鉴定白假丝酵母菌。显微镜下可看到假菌丝中隔部伴有成簇的圆形分生孢子，绝大多数菌株在菌丝顶端、侧缘或中间可见 1 个或 2 个厚膜孢子。

4. 生化反应 生化反应主要用于深部感染性真菌的鉴定。常用的生化反应有糖(醇)发酵试验、糖同化试验、同化氮源试验、明胶液化试验、牛乳分解试验、脲酶试验等。

(1) 糖发酵试验：常用的糖有单糖(葡萄糖、果糖、半乳糖)、双糖(麦芽糖、蔗糖、乳糖、海藻糖)、三糖(蜜三糖)、多糖(淀粉)；醇类有甘油、甘露醇、山梨醇、肌醇等。将它们分别制成糖(醇)发酵管，将真菌标本接种后 37 ℃孵育一定时间，观察糖发酵情况。

(2) 糖同化试验：主要用于鉴别酵母菌。将 1 mL 含菌生理盐水与已融化的固体同化碳源培养基(45 ℃)混合，然后在培养基上分别加入各种糖少许，置 25 ℃或 37 ℃孵育后观察结果。若 24 h 后无变化可重复加糖少许。如能同化，在加入糖的周围有真菌的生长圈，否则无生长。一般对双糖发酵的真菌

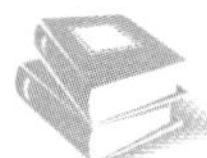
NOTE

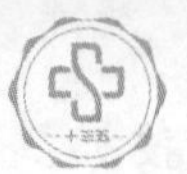

都能同化或利用糖类或醇类。

(3) 同化氮源试验:用于酵母菌的鉴定。方法与糖同化试验相同,但需用无氮源的培养基,不加糖类,而加入硝酸钾,观察对硝酸钾的利用情况。

(4) 明胶液化试验:操作方法同细菌的明胶液化试验。

(5) 脲酶试验:操作方法同细菌的脲酶试验。

五、药物敏感试验

随着高效广谱抗生素的广泛应用、抗肿瘤治疗的深入开展、器官移植和外科其他介入性治疗的不断应用、皮质类固醇激素的广泛应用,真菌感染性疾病日益增多。抗真菌药物种类虽多,但致病性真菌容易出现耐药,因此,抗真菌药物敏感试验显得至关重要,并成为指导临床医师用药的手段之一。抗真菌药物敏感试验分为定性试验和定量试验。定性试验如琼脂扩散法只可以将受试菌对药物的敏感性分为敏感、中度敏感及耐药。而真菌属真核生物,生长较缓慢,药物在其生长前已扩散至培养基中,不能有效影响其生长,故真菌的药物敏感试验通常做定量试验,即肉汤稀释法,以检测能抑制真菌生长的最低抑菌浓度(minimal inhibitory concentration,MIC)。

1. 临床常用抗真菌药物

(1) 根据化学结构分类:①多烯类抗生素:两性霉素 B、制霉菌素、曲古霉素。②吡咯类:酮康唑、伊曲康唑、氟康唑、伏立康唑、克霉唑、益康唑等。③其他类:如氟胞嘧啶。

(2) 根据作用机制分类:①作用于真菌细胞膜:两性霉素 B、制霉菌素、氟康唑、伊曲康唑、伏立康唑、酮康唑、克霉唑等。②作用于真菌细胞壁:尼可霉素 Z、卡泊芬净、普拉米星等。③作用于真菌核酸:5-氟胞嘧啶(5-FC)。

(3) 根据作用范围分类:①抗浅部真菌药,如灰黄霉素。②抗深部真菌药,如两性霉素 B 和制霉菌素。③广谱抗真菌药,如特比萘芬。

2. 抗真菌药物敏感试验 目前,国际公认的抗真菌药物敏感试验方法是 CLSI 推荐的肉汤稀释法,包括常量稀释法和微量稀释法。抗真菌药物敏感试验的设计和操作同抗细菌药物敏感试验。结果判读和质量控制见表 26-3。

表 26-3 抗真菌药物敏感试验质控菌株及其 MIC 值范围(μg/mL)

抗真菌药物	近平滑假丝酵母菌 ATCC 22019		克柔假丝酵母菌 ATCC 6258	
	孵育 24 h	孵育 48 h	孵育 24 h	孵育 48 h
两性霉素 B	0.25～2.0	0.5～4.0	0.5～2.0	1.0～4.0
氟康唑	0.5～4.0	1.0～4.0	8.0～64	16～128
伊曲康唑	0.12～0.5	0.12～0.5	0.12～1.0	0.25～1.0
酮康唑	0.03～0.25	0.06～0.5	0.12～1.0	0.25～1.0
沃力康唑	0.016～0.12	0.03～0.25	0.06～0.5	0.12～1.0
5-氟胞嘧啶	0.06～0.25	0.12～0.5	4.0～16	8.0～32

第四节 真菌的非培养检验技术

随着真菌检测技术的发展,真菌检验除了形态学检查、分离培养与鉴定外,还可通过非培养检验技术进行直接检测,快速、准确地做出病原学诊断。真菌的非培养检验技术主要有免疫学试验、分子生物学试验等。

一、免疫学检验技术

NOTE

近年来,免疫学方法已用于深部真菌感染的实验室诊断。常用的方法有乳胶凝集试验、ELISA、荧光抗体试验、半定量放射免疫测定法等。目前检测的抗原主要有 1,3-β-D-葡聚糖(G 试验)、甘露聚糖(EIA 法或免疫荧光碳氢化合物电泳 FACE)、半乳甘露聚糖(GM 试验)、新生隐球菌荚膜多糖(乳胶凝集试验);检测的抗体有甘露聚糖抗体(凝胶对流电泳)、烯醇化酶抗体(凝集试验);检测的真菌代谢物有 D-阿拉伯糖醇(酶荧光法)、烯醇化酶(荧光抗体染色法 DFA)。所有检测方法均应设阳性和阴性对照,以防止假阳性和假阴性的发生。G 试验和 GM 试验是目前临床上常用的早期诊断深部真菌感染的方法。

二、分子生物学检验技术

随着分子生物学的日益发展,医学真菌的鉴定手段已逐渐引入了分子生物学的鉴定方法,从核酸碱基 G+C 的摩尔分数分析、限制性片段长度多态性、Southern 印迹分析到脉冲场凝胶电泳、PCR 指纹、随机扩增多态性 DNA、质谱分析技术、测序技术等。分子生物学技术虽具有操作简便、省时省工、敏感性和特异性高等优点,但需要一定的实验条件,并大多仍处于实验研究阶段,故目前不可能完全替代常规鉴定方法,仅为真菌鉴定的有效补充,尤其对一些疑难、特殊或高度变异的菌种可进行鉴定,对深部真菌感染进行早期诊断,不失为具有广阔发展前景的诊断新技术。

三、真菌毒素检验技术

一些真菌在生长繁殖过程中可以产生毒素,污染食物后可引起人类真菌中毒症,甚至有的毒素具有致癌性,如黄曲霉毒素与肝癌发生有关;橘青霉素可引起肾脏损害;黄绿青霉素可引起中枢神经系统损害等。真菌毒素的检测方法多样,生物学方法主要用于检测真菌毒素的毒性,如用鸡胚、大白鼠、小白鼠等做毒性试验,观察动物中毒死亡或出现肿瘤;间接竞争 ELISA 法适用于大批量标本中黄曲霉毒素 M1 的筛选,具有操作简便、安全、快速、高效、费用低等优点,是检测食品的新方法。此外,检测黄曲霉毒素 M1 的方法还有薄层层析法、高效液相色谱法。

四、动物实验

动物实验的目的是分离病原性真菌、确定真菌菌种的致病性、研究药物对真菌的作用等。

1. 实验动物的选择与接种途径 用于真菌实验的动物有家兔、豚鼠、小白鼠、大白鼠等。不同的真菌标本应选择不同的适宜实验动物,如白假丝酵母菌接种家兔或小白兔等,皮肤癣菌接种豚鼠等。接种的途径有皮肤、皮下、腹腔、静脉、睾丸、颅内等。不同的真菌选择不同的接种途径,如白假丝酵母菌选用家兔耳静脉接种,隐球菌选用小白鼠腹腔或颅内接种等。

2. 接种方法与结果观察 接种标本经无菌盐水混匀后注入实验动物的适宜部位,根据实验动物的大小及接种途径,接种量为 0.2～1.0 mL。接种后的实验动物应登记编号并隔离饲养,每日观察其各项指标(食欲、体温、脉搏、呼吸、粪便等)的变化,最后进行实验动物的解剖。观察其组织和器官的病理变化,并直接涂片、分离培养、病理组织切片检查。

知识链接

1,3-β-D-葡聚糖广泛存在于真菌细胞壁中,当真菌侵入人体血液或深部组织,被吞噬细胞吞噬时,能持续释放该物质,使血液及体液中含量增高。1,3-β-D-葡聚糖可特异性激活从鲎变形细胞溶解物中提取的 G 因子,从而使可溶性的凝固蛋白原变成凝胶状态的凝固蛋白,此检测试验称为 G 试验。由于深部真菌感染的严重程度常与血液 1,3-β-D-葡聚糖的升高水平一致,故 G 试验可用于多种临床常见的深部真菌感染的早期诊断,但不能用于检测隐球菌和接合菌感染。

GM 试验检测的是半乳甘露聚糖(galactomannan,GM)。半乳甘露聚糖是广泛存在于曲霉菌细胞壁中的一种多糖,菌丝生长时半乳甘露聚糖从薄弱的菌丝顶端释放,是最早释放的抗原。该实验能够作为侵袭性曲霉菌感染的早期依据,是目前国际公认的曲霉菌诊断方法。

NOTE

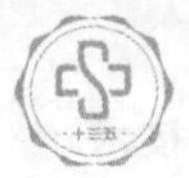

本章小结

与细菌相比，真菌试验要特别注意实验室生物安全防护问题。真菌的检验方法主要包括形态学检查、分离培养与鉴定、免疫学试验、分子生物学试验等。传统的形态学检查、分离培养与鉴定仍为诊断真菌感染的"金标准"，但这些方法耗时长、敏感性低，不适用于早期诊断。除此之外，真菌的鉴定方法还有毛发穿孔试验、芽管形成试验、厚膜孢子形成试验、生化反应等。

目前，随着真菌检测技术的发展，真菌的非培养检验技术如免疫学试验、分子生物学试验等由于具有敏感性高、检测快速等优点，已引入真菌检测的应用范围，但需要一定的实验条件，且存在假阳性或假阴性等问题，故尚不能完全替代传统的检验方法。目前临床上早期诊断深部真菌感染常用的方法是G试验和GM试验。

抗真菌药物敏感试验是指导临床医师用药的重要手段之一，目前真菌药物敏感试验方法有纸片扩散法和稀释法，常用稀释法。

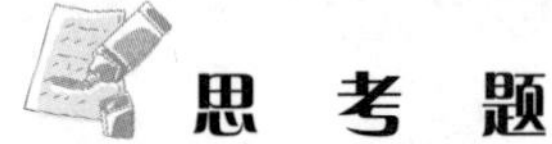

思考题

1. 检测真菌常用的微生物学检验方法有哪些？这些方法各有何优缺点？
2. 真菌的培养特性与细菌有何不同？
3. 常见真菌的鉴定试验有哪些？

（张欠欠）

NOTE

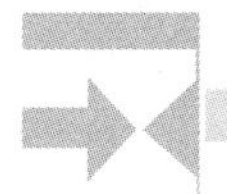

第二十七章　浅部感染性真菌检验

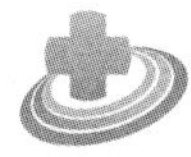

学习目标

1. 掌握　毛癣菌属、表皮癣菌属和小孢子癣菌属生物学特性和微生物学检验方法。
2. 熟悉　各种浅部真菌感染的鉴别方法。
3. 了解　浅部真菌感染的临床意义。

病原性真菌按其侵犯的部位和临床表现的不同，分为浅部感染性真菌和深部感染性真菌两大类。浅部感染性真菌是指引起表面角化组织如皮肤、毛发、指(趾)甲感染的真菌，一般不侵入皮下组织或内脏，寄生或腐生于表皮、毛发和甲板的角质组织中，在临床上可引起浅部真菌病，简称为癣(*tinea*)。目前比较公认的对人类有致病作用的浅部感染性真菌约有 40 多种，可分为皮肤癣菌和角层癣菌两大类，其中以皮肤癣菌在临床上最多见。皮肤癣菌(*dermatophytes*)又称皮肤丝状菌，包括毛癣菌属、表皮癣菌属和小孢子癣菌属 3 个属，其中侵犯人类者有 20 余种。

第一节　毛癣菌属

一、生物学特性

毛癣菌属(*Trichophyton*)属半知菌亚门、丝孢菌纲、丝孢菌目、从梗孢菌科，约有 20 余种，其中对人致病的有 13 种，临床上最为常见的是红色毛癣菌(*T. rubrnm*)，在我国占 70%～80%，较常见的有须癣毛癣菌(*T. mentagrophytes*，又称石膏样毛癣菌)、许兰毛癣菌(*T. schoenleinii*，又称黄癣菌)、紫色毛癣菌(*T. violaceum*)和断发毛癣菌(*T. tonsurans*)等。毛癣菌属可侵犯皮肤、毛发和指(趾)甲。沙保弱培养基培养后形成丝状菌落，不同的菌种其菌落形态、颜色各异，可呈绒毛状、粉末状或颗粒状等，颜色为白、红、橙或棕色等。镜下可见细长、壁薄、棒状、两端钝圆的大分生孢子以及侧生、散在、呈葡萄状或梨状的小分生孢子。菌丝呈球拍状、螺旋状、鹿角状或破梳状等。

二、临床意义

毛癣菌属易侵犯人体皮肤、指(趾)甲、毛发的角蛋白组织并生长繁殖，能产生数种角质溶解酶而致病，可引起头癣、体癣、甲癣、手癣、足癣、股癣等。皮肤癣菌为接触传染，不论男女老少，只要反复接触患者均有可能被感染。癣好发于夏秋季节，入冬后癣菌生长繁殖速度减慢，临床症状随之减轻，待春天气温升高后，其生长繁殖又趋活跃，临床症状明显。确定治疗后是否痊愈，只有在停药后观察 3 周，如无任何复发，特别在高发季节，才能确定痊愈，但痊愈后仍可再感染皮肤癣菌。少数过敏体质的皮肤癣病患者可出现超敏反应，表现为癣菌疹。

三、微生物学检验

(一) 检验程序

皮肤癣菌的检验程序见图 27-1。

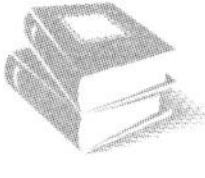

NOTE

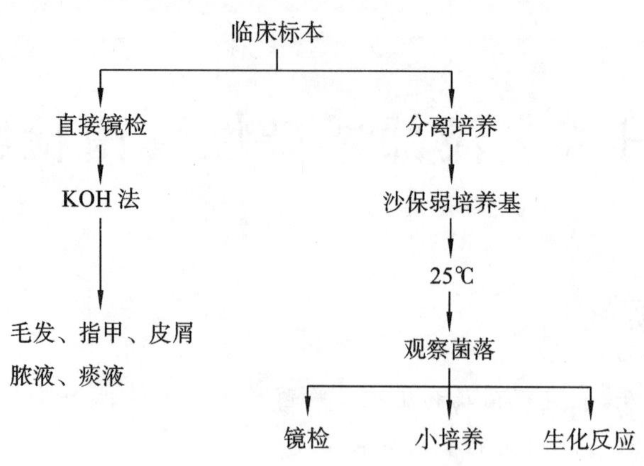

图 27-1 皮肤癣菌的检验程序

（二）标本采集

皮屑标本采集前先用 75%乙醇消毒皮损部位，取新发生的皮损边缘的皮屑；指甲近尖端下面或背面用无菌刀片刮去外表后再采集甲屑；头发标本用消毒镊子拔取无光泽病发，或用吴氏光照射拔取发荧光的头发，有些断发要用无菌刀尖掘出；黄癣采集黄癣痂。将采集的标本置于清洁纸袋，鳞屑用黑纸包好。

（三）检验方法

1. 直接镜检 皮屑标本用 10% KOH 液制成湿片，甲屑用 25% KOH 或 25% KOH 含 5%甘油制成湿片，加盖玻片在火焰上微微加热消化后直接镜检，观察特征性的菌丝和孢子。若皮屑和甲屑中见到透明、有隔，常有分枝的菌丝及成链的关节孢子，三个菌属难以鉴别。不同皮肤癣菌属导致的毛发真菌感染，毛癣菌属有发外型孢子和发内型孢子。小孢子菌属多为发外型孢子。在病发中若看到发内或发外型特征性的孢子（图 27-2），即可诊断皮肤癣菌感染。

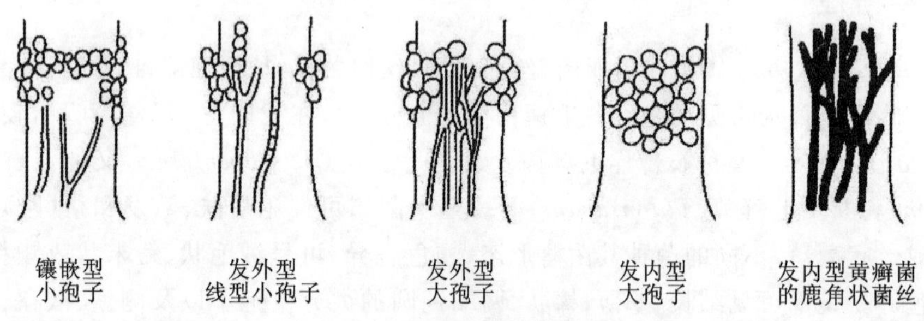

图 27-2 皮肤癣菌感染的毛发

2. 分离培养与鉴定 皮屑、甲屑和其他病变标本，先用 70%的乙醇处理，或在青霉素和链霉素混合液内处理 5 min，再用生理盐水洗 3 次，然后接种于沙保斜面培养基，25 ℃培养，每周观察菌落形态及颜色，直至第 4 周。挑取菌落于镜下观察菌丝和孢子，也可做乳酸酚棉蓝染色后镜检或做小培养后镜检，根据菌落的特点及镜下的形态特征进行鉴定。必要时还可做其他鉴定如毛发穿孔试验、脲酶试验等进行鉴定（表 27-1）。

表 27-1 常见皮肤癣菌的鉴定

癣菌名称	菌落特征	培养物镜检	其他鉴定
红色毛癣菌	白色绒毛状或蜡状、粉末状，背面暗红色，有时黄色	大、小分生孢子，厚壁孢子，菌丝梳状，球拍状，结节状	毛发穿孔试验阴性，脲酶试验阴性
须癣毛癣菌	粉末，颗粒或绒状，背面褐色	单个或成簇小分生孢子，有些菌株棒状大分生孢子，菌丝螺旋状、结节状	毛发穿孔试验阳性，尿酶试验阳性，37 ℃生长良好

NOTE

续表

癣菌名称	菌落特征	培养物镜检	其他鉴定
紫色毛癣菌	生长慢，紫色绒毛或蜡状，背面无色至深紫色	常无大、小分生孢子，可见厚壁孢子	硫胺素促进生长和孢子形成
断发毛癣菌	生长慢，黄色、奶油色、白色、粉红色等	大分生孢子少，棒状小分生孢子，有厚壁孢子	硫胺素促进生长
絮状表皮癣菌	棕黄色，扁平至放射状皱褶，粉状或绒状，背面黄褐色	棒状大分生孢子、无小分生孢子，陈旧培养基中厚壁孢子多	
铁锈色小孢子菌	铁锈色或淡黄蜡状，皱褶，有放射状沟纹	常无分生孢子，有厚壁孢子，菌丝球为拍状、梳状	
犬小孢子菌	白色或棕黄色绒毛状，背面黄橙色，生长快，菌落扁平	厚壁大分生孢子，小分生孢子稀少	毛发穿孔试验阳性

3. 毛发穿孔试验 将毛发剪成 1 cm 长节段，置于已加入 25 mL 蒸馏水和 2～3 滴 10%酵母浸膏液的平皿内，高压灭菌 103.4 kPa 10 min。将待检皮肤真菌接种于平皿内，置 25 ℃孵育 4 周，每周观察一次，连续 4 次。每次取数根毛发置载玻片上，经乳酸酚棉蓝染色后，置低倍镜下观察。若毛发有裂口或陷凹者为阳性，否则为阴性。每次同时用已知的须癣毛癣菌和红色毛癣菌做阳性和阴性对照。

4. 药敏试验 皮肤癣菌除对咪唑类药物如酮康唑、伊曲康唑、氟康唑等敏感外，还对特比萘芬、阿莫洛芬及环吡酮胺等敏感。临床治疗时常两种药物联合使用。

第二节 表皮癣菌属

一、生物学特性

表皮癣菌属（*Epidermophyton*）有 2 个种，其中对人致病的有 1 种，即絮状表皮癣菌（*E. floccosum*），可侵犯人表皮、甲板，但不侵犯毛发。本菌在沙保弱培养基上室温和 28 ℃生长较快，菌落初为白色鹅毛状，以后变为黄绿色粉末状，表面有许多辐射状沟，且培养基常有皱裂。镜下可见卵圆形或巨大棒状壁薄的大分生孢子，无小分生孢子，在陈旧培养基中可见厚膜孢子。菌丝较细、有分隔，偶见球拍状或结节状。

二、临床意义

絮状表皮癣菌是一种常见的皮肤癣菌，可引起皮肤感染，如股癣、体癣、足癣、手癣和甲癣。主要通过共用洗浴和健身设备感染。引起的股癣常两侧对称，边缘凸起，有皮疹和散在水疱，中央覆盖着鳞屑。引起的足癣常为水疱鳞屑型。

三、微生物学检验

同毛癣菌属。

第三节 小孢子癣菌属

一、生物学特性

小孢子癣菌属有 17 个种，其中对人致病的有 8 种，我国常见的有铁锈色小孢子菌（*M.*

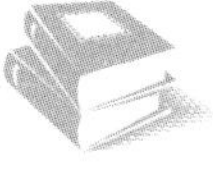
NOTE

ferrugineum)、石膏样小孢子菌(*M.* gypseum)及犬小孢子菌(*M. canis*)等，主要侵犯皮肤和毛发。沙保弱培养基上形成的丝状菌落为灰、橙或棕色，呈粉末状或绒毛状，表面粗糙。镜下可见纺锤形厚壁的大分生孢子以及卵圆形的小分生孢子。菌丝呈球拍状、结节状或破梳状。

二、临床意义

小孢子癣菌属感染皮肤和毛发，很少感染指(趾)甲。铁锈色小孢子菌可引起头白癣，多见于儿童，成人极为少见，是一些地方流行区少年儿童中头癣的常见原因，也可引起体癣，多见于颜面部、颈部及上肢；石膏样小孢子菌可引起人类头白癣和体癣等；犬小孢子菌是人类头癣和体癣的常见原因，小儿多见，也常是动物感染的原因。

知识链接

儿童头癣患者的周围环境中致病真菌主要存在于宠物的毛发和密切接触伙伴的头发中，因此，儿童头癣可由宠物直接传染给儿童，也可通过密切接触的伙伴而相互传染，提示在儿童头癣的预防中应尽量少接触宠物，若有患头癣的伙伴应减少密切接触。儿童头癣发病率以3～9岁年龄段儿童为高峰，3岁以下及10岁以上儿童的发病率较低；犬小孢子菌为头癣最常见的致病真菌，其次为铁锈色小孢子菌。

三、微生物学检验

同毛癣菌属。

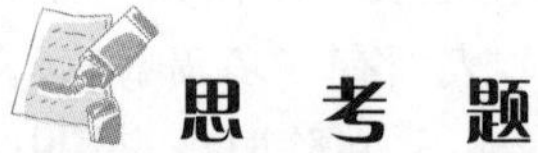

本章小结

引起浅部感染的真菌常为多细胞真菌，包括皮肤癣菌和角层癣菌两大类，临床上真菌感染最多见的是皮肤癣菌。皮肤癣菌包括毛癣菌属、表皮癣菌属和小孢子癣菌属3个属。实验室检查主要是直接镜检、分离培养、荧光检查，鉴别时依据每个菌属的形态特征和菌落特点。

思考题

1. 如何鉴别毛癣菌属、表皮癣菌属和小孢子菌属？各有何生物学特征？
2. 足癣可由哪些皮肤癣菌引起？试述其微生物学检验过程。

(张欠欠)

NOTE

第二十八章　深部感染性真菌检验

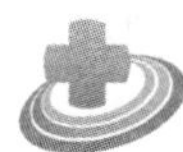

学习目标

1. 掌握　白假丝酵母菌、新生隐球菌等的生物学特性和微生物学检验方法。
2. 熟悉　深部感染真菌的临床意义。
3. 了解　其他真菌的生物学特性及微生物学检验方法。

深部感染性真菌是指侵犯除皮肤及其附属器官以外的深部组织、内脏以及全身的一类致病性和条件致病性真菌。主要有假丝酵母菌(*Candida*)、隐球菌(*Cryptococcus*)、曲霉(*Aspergillus*)、毛霉(*Mucor*)、组织胞浆菌(*Histoplasma*)和卡氏肺孢菌(*P. carinii*)等。其中假丝酵母菌、曲霉、毛霉和卡氏肺孢菌等为条件致病性真菌，即只有在一定条件下才引起机体致病。

第一节　假丝酵母菌属

案例分析

患者，女，50岁，咳嗽2天，伴有头痛、腹泻、全身不适。咳白色泡沫样黏痰，排黏液样非血性便。3年前曾做过肾脏移植手术，术后一直服用肾上腺皮质激素和环孢素。实验室检查：痰、粪便标本涂片镜检为革兰阳性、卵圆形，直径约为2 μm×4 μm的菌细胞，有芽生孢子和假菌丝。

思考题：

1. 该患者临床初步诊断是什么？诊断依据是什么？
2. 要确诊还需要做哪些检查？

假丝酵母菌俗称念珠菌，生物学分类为半知菌亚门、半知菌纲、隐球菌目、假丝酵母菌属。本属菌有150多个种，其中有11种对人有致病性，以白假丝酵母菌(*C. albicans*)最为常见，是致病力最强的条件致病性真菌。此外，热带假丝酵母菌(*C. tropicalis*)、克柔假丝酵母菌(*C. krusei*)和光滑假丝酵母菌(*C. glabrata*)也可引起人类疾病。

一、生物学特性

白假丝酵母菌呈圆形或卵圆形，直径3～6 μm，革兰染色阳性，着色不均匀。以出芽方式繁殖，形成芽生孢子，孢子伸长形成芽管，不与母体分离，继而形成较长的假菌丝。营养要求不高，在普通琼脂、血琼脂及沙保弱培养基上均生长良好。需氧，室温或37 ℃培养2～3天后长出类酵母型菌落，表面光滑，奶油色或灰白色，带有浓厚酵母气味。在玉米粉培养基中可长出厚膜孢子。

二、临床意义

白假丝酵母菌广泛分布于自然界，通常存在于人的口腔、上呼吸道、肠道和阴道黏膜上。是人类重要的条件致病性真菌，当机体抵抗力下降或菌群失调时，白假丝酵母菌可侵犯人体多个部位，引起多种念珠菌病。常见的有如下几种。

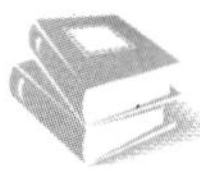

NOTE

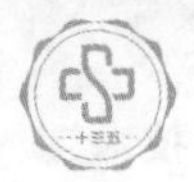

（一）皮肤念珠菌病

好发于皮肤潮湿和皱褶处，如腋窝、腹股沟、乳房下、会阴部及指(趾)间等部位。可引起皮肤湿疹样症、指(趾)间糜烂症等。

（二）黏膜念珠菌病

常发生于口腔、外阴和阴道，引起鹅口疮、口角糜烂、外阴与阴道炎等。以鹅口疮最为常见。

（三）内脏念珠菌病

常可引起支气管炎、肺炎、食管炎、肠炎、膀胱炎、肾盂肾炎等。偶尔也可引起败血症。

（四）中枢神经系统念珠菌病

多由其他原发病灶(呼吸系统及消化系统病灶)转移而来，可引起脑膜炎、脑脓肿等，不易发现，其后果严重，病死率高。

知识链接

白假丝酵母菌的致病过程包括菌体对宿主细胞的黏附、侵入和损害三个阶段，依赖于黏附蛋白和易于侵入宿主细胞的酶、菌体形态及表型的转换等毒力因素实现；在白假丝酵母菌适应机体微环境并侵袭机体的过程中，其表面蛋白发挥了重要作用，以 GPI 锚定蛋白(glycosylphosphatidylinositol-anchored protein)最为关键，GPI 锚定蛋白对白假丝酵母菌的黏附、形态转换和细胞壁合成等有着重要影响。近年来，随着对白假丝酵母菌研究的深入，GPI 锚定蛋白越来越多的重要功能逐渐被发现。

三、微生物学检验

（一）检验程序

假丝酵母菌的检验程序见图 28-1。

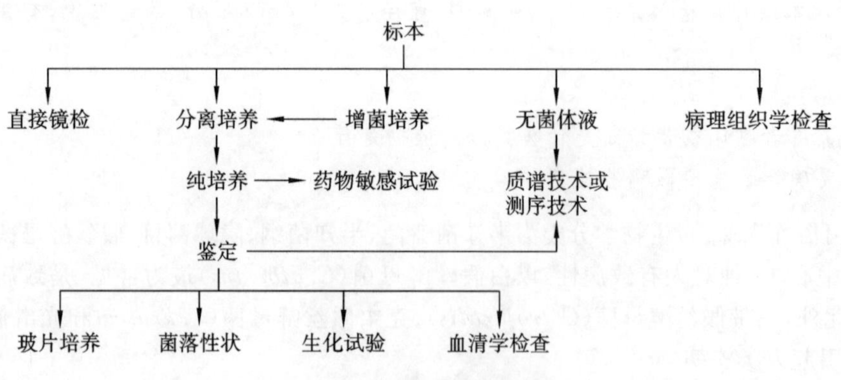

图 28-1　假丝酵母菌的检验程序

（二）标本采集

根据感染部位的不同，采集不同的标本。采集标本时应避免病灶周围正常菌群污染。

（三）检验方法

1. 直接检查

(1) 直接镜检：取痰、脓液、局部炎症性分泌物等直接涂片、革兰染色、镜检，镜下可见革兰阳性圆形或卵圆形菌体、芽生孢子以及假菌丝，可初步确诊为假丝酵母菌感染。克柔假丝酵母菌可见假菌丝成对称分枝，有细长的芽生孢子。

(2) G 试验：也称鳌试验，可测定 1,3-β-D-葡聚糖。1,3-β-D-葡聚糖是多种不同种类真菌细胞壁的共有成分，其分子量超过 6800，部分可激活马蹄蟹的协同凝集酶(G 因子)，用显色反应经分光光度计可

NOTE

测定其浓度。血液及无菌体液中检出 1,3-β-D-葡聚糖即为深部真菌感染,如假丝酵母菌、曲霉菌等,但不能确定它是哪一种深部真菌感染。

(3) 抗原检测:应用免疫印迹法或 ELISA 可在患者血中检出白假丝酵母菌细胞壁甘露聚糖,其特异性高。

(4) 抗体检测:用乳胶凝集试验和对流免疫电泳等检测血清中抗假丝酵母菌抗体。早期诊断可采集患者血清作 ELIS 夹心法免疫酶斑点试验,其方法简便、快速。

(5) 核酸检测:用 PCR 法扩增白假丝酵母菌 DNA,然后用分子探针检测,具有较好的敏感性和特异性。

2. 分离培养 将标本接种于沙保弱培养基,37 ℃或 25 ℃培养 1～4 天,培养基表面可出现奶油色的类酵母型菌落。镜检可见假菌丝和芽生孢子。而热带假丝酵母菌在沙保弱培养基上形成的菌落干燥而色暗;克柔假丝酵母菌在沙保弱培养基上形成的菌落扁平、干燥、灰黄色,有皱褶;光滑假丝酵母菌在沙保弱培养基上则形成奶油色、乳酪样菌落。此外,还可做以下试验加以鉴定。

3. 鉴定试验

(1) 芽管形成试验:将白假丝酵母菌菌接种于 0.5～1 mL 正常人或动物血清中,37 ℃孵育 1.5～4 h 后镜检,可见芽生孢子和芽管形成。热带假丝酵母菌孵育 6 h 或更长时间亦可形成芽管,但其他假丝酵母菌一般不产生芽管。试验时应设立阳性和阴性对照,而且要控制培养的时间。

(2) 厚膜孢子形成试验:将白假丝酵母菌菌接种于 1%吐温-80 玉米粉培养基中,25 ℃孵育 24～48 h 后镜检,可见在其菌丝顶端、侧缘或中间形成厚膜孢子。其他假丝酵母菌则无。目前通常认为此试验是鉴定白假丝酵母菌的重要条件之一。

(3) 糖同化及发酵试验:假丝酵母菌若能发酵某种糖,也一定能同化该糖,故只需做那些不被发酵糖的同化试验。糖发酵试验是将培养物接种糖发酵管,25 ℃孵育,一般观察 2～3 天,对不发酵或弱发酵管可延长至 10 天或 2～4 周。同化试验所用基础培养基含$(NH4)_2SO_4$、KH_2PO_4、$MgSO_4 \cdot 7H_2O$、$CaCl_2 \cdot 2H_2O$、NaCl 和酵母浸膏,试验时再分别加入各种糖。同时以葡萄糖和基础培养基作为对照。观察结果时要观察有无酵母生长或液体培养基是否变混浊。各种假丝酵母菌糖同化及发酵试验结果见表 28-1。

表 28-1 假丝酵母菌属的同化及发酵试验

菌种	同化试验				发酵试验			
	葡萄糖	麦芽糖	蔗糖	乳糖	葡萄糖	麦芽糖	蔗糖	乳糖
白假丝酵母菌 (*C. albicans*)	+	+	+	−	⊕	⊕	−	−
热带假丝酵母菌 (*C. tropicalis*)	+	+	+	−	⊕	⊕	⊕	−
克柔假丝酵母菌 (*C. krusei*)	+	−	−	−	⊕	−	−	−
光滑假丝酵母菌 (*C. glabrata*)	+	+	−	−	⊕	−	−	−
近平滑假丝酵母菌 (*C. parapsilosis*)	+	+	+	−	⊕	−	−	−
克菲假丝酵母菌* (*C. kefyr*)	+	−	+	+	⊕	−	⊕	⊕△
季也蒙假丝酵母菌 (*C. guilliermondii*)	+	+	+	−	⊕	−	⊕	−

注:*以往称假热带假丝酵母菌(*C. pseudotropicalis*);△表示菌种变异;+表示比阴性对照长得好;−表示长得不如对照或不发酵;⊕表示发酵产气。

NOTE

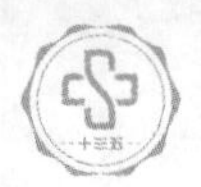

现有商品化的显色培养基如科玛嘉念珠菌显色培养基(CHRO-Magar),可快速鉴定白假丝酵母菌和其他假丝酵母菌。

4. 药敏试验 对两性霉素B、5-FC等药物敏感,但对5-FC极易产生耐药性。临床治疗时常两种药物联合使用。

5. 动物实验 将1%的白假丝酵母菌1 mL经耳静脉注射入家兔体内或0.2 mL尾静脉注射入小白鼠体内,观察5~7天,注意动物是否死亡。剖检后若见脏器尤其是肾脏有多种小脓肿者,镜检可见假菌丝和厚膜孢子,即为白假丝酵母菌感染。其他假丝酵母菌对动物一般无致病性。

第二节 隐球菌属

隐球菌属(*Cryptococcus*)生物学分类为半知菌亚门、半知菌纲、隐球菌目、隐球菌属。本属包括17个种和8个变种。其中仅新生隐球菌(*Cryptococcus neoformans*)及其变种对人具有致病性。新生隐球菌广泛分布于自然界,以鸽粪中最常见,也存在于人体体表、口腔和肠道中。1894年在法国首先发现本菌,我国于1964年首次在南京发现。

一、生物学特性

新生隐球菌又称溶组织酵母菌,菌体呈圆形或卵圆形,直径一般为4~6 μm,菌体外周有一层宽厚的荚膜,荚膜较菌体大1~3倍,折光性强,不易被一般的染料着色而难以发现,故名隐球菌。常采用墨汁负染色法,可在黑色背景下见到圆形或卵圆形透亮菌体和宽厚荚膜。非致病性隐球菌无荚膜。本菌以芽生方式繁殖,常呈单芽,偶尔出现多芽,芽颈较细,但不形成假菌丝。在沙保弱或血琼脂培养基上于25 ℃或37 ℃下皆生长良好。数天后形成酵母型菌落,初为乳白色细小菌落,增大后表面黏稠、光滑,转变为橘黄色,最后变为棕褐色。荚膜由多糖构成,根据其抗原性分为A、B、C、D四个血清型。临床分离株多属于A型与D型。

二、临床意义

新生隐球菌以外源性感染为主,主要经呼吸道侵入人体而感染。原发感染常发生于肺部,多无症状或仅有流感样症状,通常能自愈。机体免疫功能低下者,如艾滋病、恶性肿瘤、糖尿病、器官移植及大剂量使用糖皮质激素的患者,新生隐球菌在肺部大量繁殖,引起支气管肺炎,严重者呈暴发型感染并迅速死亡。部分患者发生血行播散可累及皮肤、黏膜、淋巴结、骨骼、内脏等,最易侵犯的是中枢神经系统,主要引起脑膜的亚急性和慢性感染,死亡率高。新生隐球菌的主要致病物质是荚膜多糖,有抑制吞噬、诱使动物免疫无反应性、降低机体抵抗力的作用。近年来,隐球菌病发病率越来越高,已成为艾滋病最常见的并发症之一,也是艾滋病死亡的首要原因。在国内隐球菌感染已被列为乙类传染性疾病。

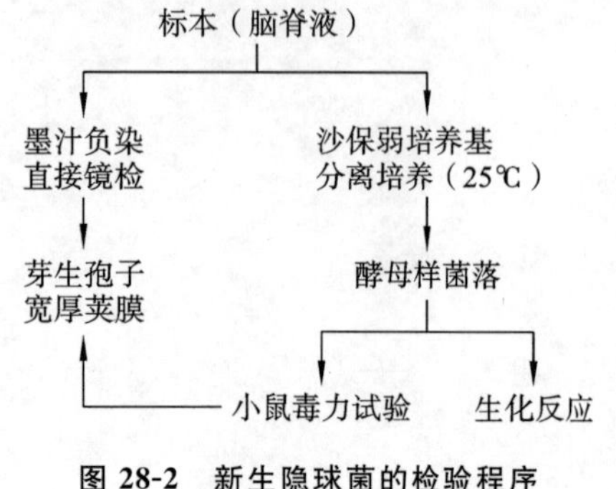

图28-2 新生隐球菌的检验程序

三、微生物学检验

(一) 检验程序

新生隐球菌的检验程序见图28-2。

(二) 标本采集

根据感染部位的不同,采集不同的标本。对于疑似隐球菌性脑膜炎患者,以腰椎穿刺术无菌采集脑脊液3~5 mL,特殊情况下可采用小脑延髓池或脑室穿刺术,标本采集后应立即送检。

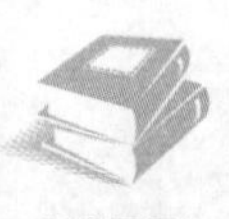

NOTE

（三）检验方法

1. 直接检查

（1）染色镜检：将脑脊液离心沉淀物、痰、脓液、淋巴结穿刺液等标本涂片、墨汁负染色、镜检，可见圆形或卵圆形的有折光性的菌体，外周有一圈透明的肥厚荚膜即可确诊。非致病性隐球菌无荚膜。这是诊断隐球菌脑膜炎最简便、快速的方法。常规细胞染色可也发现隐球菌，如用 PAS 染色后新生隐球菌呈红色。但易误诊和漏诊。

（2）抗原检测：用乳胶凝集试验、ELISA 和 McAb 法等免疫学方法检测患者血清中新生隐球菌荚膜多糖特异性抗原，已成为临床诊断的常规方法。其中以乳胶凝集试验最为常用，此法简便、快速，尤其对直接镜检和分离鉴定阴性者更有诊断价值。ELISA 法敏感性和特异性都较高。McAb 法除有较高敏感性和特异性外，还有标本不需稀释和预先处理的优点。

（3）抗体检测：用放射免疫法和试管凝集试验可检测患者血清中新生隐球菌抗体，对诊断虽无意义，但对疾病预后判断有一定价值。

（4）核酸检测：核酸检测为诊断隐球菌感染提供了新的有效方法。用 DNA 探针法、PCR 等技术检测痰液、支气管吸出物、脑脊液等标本中新生隐球菌的核酸，具有高度特异性。目前已有商品化试剂盒用于真菌核酸检测。

2. 分离培养 将标本接种于沙保弱培养基上，病原性隐球菌于 25 ℃或 37 ℃下皆生长良好，而非病原性隐球菌在 37 ℃时不能生长。培养 2～5 天，病原性隐球菌可形成典型的酵母型菌落，取菌落涂片、墨汁负染色、镜检。

3. 鉴定试验

（1）糖同化及发酵试验：新生隐球菌能同化葡萄糖、半乳糖、蔗糖和肌醇，但不能发酵糖类、不同化硝酸盐。非致病性隐球菌则不能同化肌醇。

（2）脲酶试验：新生隐球菌能产生脲酶，可分解尿素琼脂培养基的尿素形成 NH_4 和 CO_2，使培养基 pH 值升高，培养基由黄色变为粉红色。白假丝酵母菌为阴性。

（3）酚氧化酶试验：将菌接种于 L-多巴枸橼酸铁和咖啡酸培养基中，培养 2～5 天，新生隐球菌呈棕黑色菌落。

4. 药敏试验 对两性霉素 B、5-FC、氟康唑、伊曲康唑等药物敏感，临床治疗时常两种药物联合使用。

第三节 曲 霉

曲霉（*Aspergillus*）广泛分布于自然界，多存在于土壤、腐败有机物、粮食和饲料等，也存在于正常人体的皮肤和黏膜表面。种类多达 900 余种，其分类鉴定比较复杂。曲霉分解有机物质的能力极强，故为发酵工业如酿造、制药等方面的糖化菌种。另外，曲霉也是引起食物、药品霉变的常见污染菌。仅有少数菌种在一定的条件下对人有致病性，称为条件致病菌。

一、生物学特性

曲霉为多细胞真菌，具有特征性结构，由分生孢子头和足细胞两部分组成。曲霉的菌丝为分枝状多细胞有隔菌丝。接触培养基的菌丝部分可分化出厚壁而膨大的足细胞，并向上生长出直立的分生孢子梗。孢子梗顶端膨大形成半球形或椭圆形的顶囊，在顶囊周围有单层或双层的杆状小梗，呈放射状排列，小梗顶端再长出一串分生孢子。分生孢子有黄、蓝、棕黑等不同颜色，呈球状或柱状，并形成一个菊花样的头状结构，称为分生孢子头。在沙保弱培养基上，室温或 37～45 ℃均能生长。菌落初为白色、柔软有光泽，之后逐渐形成绒毛状或絮状，由于不同菌种的孢子有不同的颜色，致使菌落颜色不同。

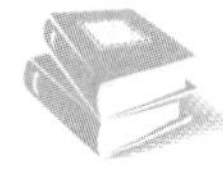
NOTE

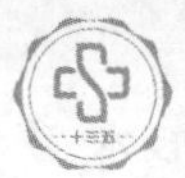

二、临床意义

曲霉是条件致病菌，对人致病的有 20～30 种，其中最常见的是烟曲霉(*A. fumigatus*)、黄曲霉(*A. flavus*)和黑曲霉(*A. niger*)。正常人体对其有较强免疫力，只有在机体免疫功能降低时才能致病，如长期使用广谱抗生素、免疫抑制剂、肾上腺皮质激素、糖尿病、恶性肿瘤及艾滋病等。曲霉孢子经呼吸道进入机体，侵犯机体多个部位而致病，统称为曲霉病(aspergillosis)。常见类型如下。①呼吸系统曲霉病：表现为真菌球型肺曲霉病、肺炎型曲霉病和过敏性支气管肺曲霉病三种临床类型。②全身性曲霉病：原发病灶主要在肺部，偶见消化道，多数是由败血症引起的全身性感染，多发生在某些重症疾病的晚期，可危及患者生命，此类患者抗生素治疗一般无效，其预后较差。③曲霉毒素中毒：有些曲霉产生的毒素如黄曲霉毒素、杂色曲霉素等，可引起人或动物急、慢性中毒，损伤肝、肾、神经等组织，特别是黄曲霉毒素还与人类肝癌的发生有密切关系。

知识链接

20 世纪 60 年代英国发生 10 万只火鸡突发性死亡事件(称火鸡×病)，后确认与从巴西进口的花生粉有关，经调查证明这些花生粉被一种由黄曲霉产生的毒素污染，这些毒素被命名为黄曲霉毒素。该毒素主要有 4 种类型(B1、B2、G1、G2)以及 2 种代谢产物(M1、M2)，B1 主要存在于农产品中，M1 是从牛奶中分离的。该毒素是一种肝毒素，被世界卫生组织的癌症研究机构划定为Ⅰ类致癌物，毒性是氰化钾的 10 倍，砒霜的 68 倍。

三、微生物学检验

(一) 检验程序

曲霉鉴定程序见图 28-3。

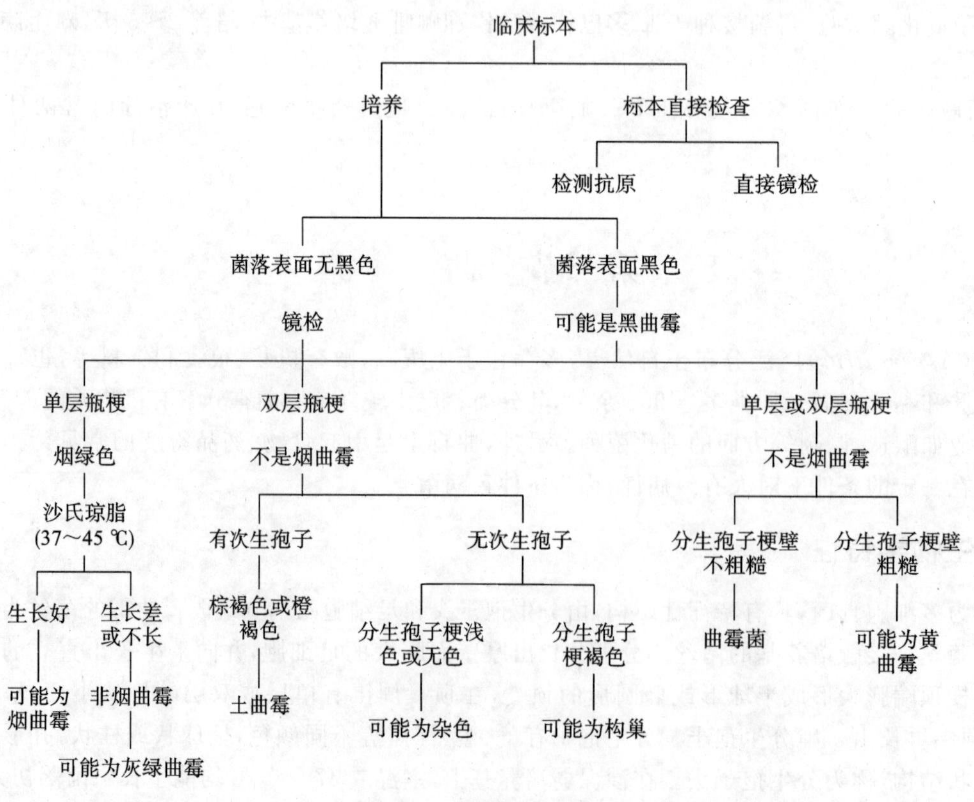

图 28-3　曲霉鉴定程序

NOTE

(二) 检验方法

1. 直接检查

(1) 直接镜检：取痰等标本涂于载玻片上，镜检可见分枝的有隔菌丝、粗大的分生孢子头、顶端膨大形成顶囊、顶囊上有杆状小梗、小梗上有分生孢子。

(2) 抗原检测：用 ELISA 法测定患者血清中的曲霉抗原，如 GM 试验检测半乳甘露聚糖。

(3) 抗体检测：用免疫扩散检测、对流免疫电泳、间接免疫荧光法等检测患者血清中抗曲霉抗体。

(4) 代谢产物检测：G 试验检测细胞壁成分 1-3-β-D 甘露聚糖，且 G 试验和 GM 试验联合可提高曲霉的检出率。

2. 分离培养与鉴定 将标本接种于沙保弱培养基上，室温培养后菌落形成快。不同种的曲霉其菌落形态差异很大，有白色、黄色、绿色、黑色等。黑曲霉可在快速显色培养基上生长。菌落涂片镜检可见特征性的分生孢子头和足细胞。根据不同曲霉的形态及培养特点确定菌种(表 28-2)。

表 28-2 常见曲霉的主要鉴别要点

菌群名	菌落特点	镜检特点				
		分生孢子头	分生孢子柄	顶囊	小梗	分生孢子
烟曲霉	生长快，菌丝初白后绿至烟绿，背面无色或带点黄褐色，粗毛毡状	圆柱状，密集多数较长，少数较短	光滑	短柱形烧瓶状	单层占顶囊 4/5	球型，微粗糙，有细刺
黄曲霉	呈絮状，平坦或有放射状皱纹，初黄后变为黄绿色，有时表面呈粉末状，背面无色或微褐色	放射状，疏松圆柱状	壁粗糙，微弯曲，无色	倒烧瓶状	单层，双层或同时存在，布满整个顶囊	圆形、梨形、表面多粗糙
土曲霉	生长迅速，圆形绒毛状，肉桂色或褐色，平坦或有浅放射皱纹，背面黄到深污褐色	紧密圆柱状	直或微弯曲，光滑无色	半球形	双层，占顶囊 2/3	球形或近球形，表面光滑
杂色曲霉	生长缓慢，圆形，表面呈绒毛状，颜色变化范围较大(灰绿、深绿、淡黄、粉红)，背面无色或近黄橙色、玫瑰色	放射状、疏松圆柱状	较光滑，无色或略带黄色	近球形	双层，占顶囊 4/5	球型，较粗糙，有小刺，绿色
黑曲霉	生长迅速，初白色羊毛状，逐渐变为厚绒状，黑褐或紫褐，背面无色或中央略带褐色	球形放射状，黑褐色	光滑、无色，或柄上部呈浅黄色	近球形	双层，布满整个顶囊，褐色	球型粗糙，有小刺
构巢曲霉	生长迅速，呈绒毛状，初深灰白，逐变紫褐，中央呈粉末状，边缘绒毛状，背面紫红	呈短柱状	光滑、弯曲、褐色	圆形或近圆形	双层，梗基短，有分枝，布满顶囊表面 1/2	呈球形，有小刺，绿色
棒曲霉	生长较快，蓝灰绿色，表面绒毛状或毡状	棍棒状	较粗大，光滑无色	棍棒状	单层，布满整个顶囊	椭圆形，光滑

3. 药敏试验 对两性霉素 B、制霉菌素、伊曲康唑等药物敏感。

4. 皮肤试验 对过敏性支气管肺炎患者可用曲霉抗原提取液做皮试。Ⅰ型超敏反应阳性在 15～20 min 发生，Ⅱ型超敏反应阳性在 4～10 h 出现。

NOTE

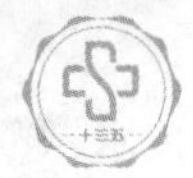

第四节　组织胞浆菌属

组织胞浆菌属半知菌亚门、丝孢菌纲、丛梗孢目、丛梗孢科，包括荚膜组织胞浆菌（*Histoplasma capsulatum darling* 1905）和杜波组织孢浆菌（*Histoplasma capsulatum var*，*duboisii Drouhet* 1957）两个种。该菌存在于腐烂动物尸体或粪便污染的土壤中，人吸入该真菌的孢子可致肺部感染，也可累及身体其他脏器。

一、生物学特性

组织胞浆菌是二相型真菌，在 25 ℃培养时呈典型菌丝体，在 37 ℃培养或侵犯宿主细胞时为酵母型，可位于细胞内、外。荚膜组织胞浆菌的芽生孢子呈卵圆形，直径 2～4 μm，一端较圆，一端较尖，有荚膜。杜波组织孢浆菌的芽生孢子呈圆形，直径 12～15 μm，壁薄。

二、临床意义

组织胞浆菌传染性极大，可引起组织胞浆菌病。人群普遍易感，男性多于女性，静脉吸毒和免疫功能缺陷者（如艾滋病、淋巴瘤、白血病患者等）是本病的高发人群。禽类是组织胞浆菌病的主要传染源。全世界有 30 多个国家发现本病病例，特别在美洲、欧洲的一些国家及澳洲都有本病流行。我国也发现数例，多为归国华侨。

本菌主要侵犯网状内皮系统，有时也可由血行播散而侵犯全身各脏器。荚膜组织胞浆菌感染可引起 3 种不同的临床类型。①急性原发型：患者通常无症状或出现流感样症状，皮肤试验阳性，在一些流行区域主要引起肺钙化。②慢性空洞型：常见于肺尖，肺部病变特征与空洞型结核相似，表现为咳嗽，呼吸困难，最终丧失呼吸功能。③严重播散型：感染从肺部经血行播散，累及全身器官，以网状内皮系统受累最为严重，表现为肝脾肿大。极少数患者可进展到此型。

三、微生物学检验

（一）标本直接检查

1. 直接镜检　取痰液、淋巴结、骨髓等标本涂片，先用甲醇固定 10 min，再用姬姆萨染色镜检，油镜下如在细胞内发现卵圆形、直径 2～4 μm、较小一端有出芽的孢子，可疑为荚膜组织胞浆菌。皮损脓液等标本用 20% KOH 涂片后镜检，可见直径 12～15 μm 的酵母细胞，细胞内可见脂肪小滴，疑为杜波组织孢浆菌。

2. 抗原检测　取患者痰液、淋巴结、骨髓等标本，用免疫荧光法染色后镜检，可快速检测其抗原，但特异性差，仅适用于初筛组织胞浆菌。

3. 抗体检测　用补体结合试验、乳胶凝集试验等检测患者血清中组织孢浆菌抗体，其中以补体结合试验的敏感性和特异性最高，发病 2～3 周时血标本检测阳性率可达 90% 以上。补体结合试验的抗体效价在 1∶32 以上或双份血清抗体呈 4 倍以上增长为阳性，1∶8 以上为可疑。乳胶凝集试验的抗体效价为 1∶16 时即有诊断意义，1∶32 以上可确诊。

（二）分离培养

将临床标本接种于含抗生素的沙保弱培养基上，25 ℃培养时生长缓慢，有时需 4～6 周才开始生长，逐渐形成白色至棕色绒毛状菌落。当转种于血琼脂培养基上 37 ℃培养时，可很快形成光滑湿润的酵母型菌落。

培养物显微镜下特征：25 ℃沙保弱培养基上传代培养，约有 30% 的菌株可见齿轮状大分生孢子，直径为 8～14 μm，初代培养时则不典型，有的菌株产生椭圆形小分生孢子，直径仅 2～4 μm，有时可以出芽似哑铃状。37 ℃培养酵母相的形态特征与直接镜检所见相同。

NOTE

（三）鉴定试验

1. 脲酶试验 将荚膜组织胞浆菌接种于尿素琼脂中，37 ℃孵育 24 h，荚膜组织胞浆菌能分解尿素，即脲酶试验呈阳性；而杜波组织孢浆菌则不分解尿素。

2. 明胶液化试验 杜波组织孢浆菌在 24～96 h 内可液化明胶，而荚膜组织胞浆菌则不能。

（四）药敏试验

组织孢浆菌对两性霉素 B、酮康唑、伊曲康唑等敏感。

第五节 卡氏肺孢菌

卡氏肺孢菌（*pneumocystis carinii*，PC）最早由 Chagas（1909 年）在豚鼠肺中发现，过去一直被认为属原虫，曾称为卡氏肺孢子虫。但近年来根据分子生物学研究发现，卡氏肺孢菌的超微结构、基因序列及基因编码的蛋白和真菌相似，大多数学者认为卡氏肺孢菌应归属于真菌。但由于抗真菌药物对其无效，故有的学者提出将其归为类真菌。

一、生物学特性

卡氏肺孢菌生活史有包囊和滋养体两种形态。包囊为感染型，分为成熟包囊和未成熟包囊，前者呈球形、圆形、椭圆形、瓢形等，直径为 6～8 μm，囊壁较厚，内含 8 个囊内小体，多呈香蕉状，排列规则或不规则，单个核；后者一般呈椭圆形，直径为 3～5 μm，囊内核 1～8 个。滋养体为繁殖型，壁较薄，单个核，形态不规则，直径为 2～5 μm，姬姆萨染色后胞质呈蓝色，核呈紫红色。

二、临床意义

卡氏肺孢菌可寄生于多种动物，也可寄生于健康人体。广泛分布于自然界，如土壤和水等。卡氏肺孢菌是条件致病性病原体，其传播途径主要是空气传播，在健康人体内多为隐性感染。当宿主免疫力下降，如长期使用免疫抑制剂、器官移植、肿瘤、艾滋病等，潜伏的卡氏肺孢菌在患者肺内大量繁殖并扩散，使肺泡上皮细胞受损，导致间质性浆细胞肺炎，又称卡氏肺孢菌性肺炎（PCP）。PCP 在临床上分为两种类型。①流行型或婴儿型：主要发生于早产儿、营养不良的婴幼儿，肺泡间质内以浆细胞浸润为主。②散发型或成人型：好发于免疫功能缺陷的儿童和成人，肺泡间质内以淋巴细胞浸润为主，是 AIDS 患者最常见的并发症和主要致死原因之一。

三、微生物学检验

1. 直接镜检 从患者痰液、支气管肺泡灌洗液或肺活检组织中检查 PC，常用的染色方法有姬姆萨染色、果氏环六亚甲基四胺银染色（GMS）和亚甲胺蓝染色。可以检出包囊和滋养体两种形态。取痰液涂片做姬姆萨染色后镜检，可见包囊内的 8 个囊内小体，囊内小体的胞质呈浅蓝色，核 1 个呈紫红色；亚甲胺蓝染色后镜检，可见包囊囊壁呈深褐色或黑色，囊内小体不着色，囊内小体逸出后包囊内可见特征性括弧样结构，为卡氏肺孢菌特征性标志；快速银染色法仅需 10 min，适用于临床标本的快速检查。

2. 抗原检测 用 McAb 来检测患者血清中卡氏肺孢菌抗原，有较好的敏感性和特异性。

3. 抗体检测 用 IFA、ELISA 等方法检测人群血清中卡氏肺孢菌抗体，由于感染常发生于免疫功能低下人群，检测抗体的阳性率较低，故临床诊断价值不大，仅用于流行病学调查。

4. 核酸检测 PCR 法和 DNA 探针等分子生物学诊断技术已应用于卡氏肺孢菌病的诊断，其敏感性和特异性均较高。

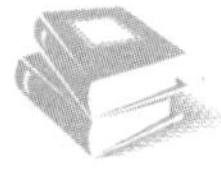
NOTE

本章小结

引起深部感染的真菌临床上较常见的是酵母菌，包括假丝酵母菌属和隐球菌属。白假丝酵母菌为条件致病性真菌，可产生假菌丝和厚膜孢子，现在临床上可用商品化的显色培养基快速鉴定出白假丝酵母菌和其他假丝酵母菌。新生隐球菌宽厚的荚膜是其主要致病物质，也是其主要特征，荚膜折光性强，一般染色法不易着色，因难以发现而得名。取患者脑脊液标本做墨汁负染色镜检是诊断隐球菌感染最简便、快速的方法。

曲霉也是条件致病菌。标本接种于沙保弱培养基，室温培养后菌落形成快，呈绒毛状，一般为黄绿色。将菌落涂片镜检可见特征性的分生孢子头和足细胞。根据不同的曲霉形态和菌落特征确定菌种。

组织胞浆菌为二相型真菌，在 25 ℃培养时呈典型菌丝体，在 37 ℃培养时为酵母型，位于细胞内或外。卡氏肺孢菌生活史有包囊和滋养体两种形态。姬姆萨染色及果氏环六亚甲基四胺银染色（GMS）后可检查有无卡氏肺孢菌。

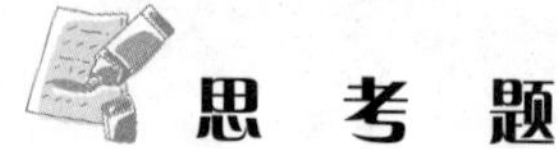

思考题

1. 常见的致病性假丝酵母菌有哪些？通过镜检如何辨别？
2. 鹅口疮的病原菌是什么？试述其微生物学检查方法及结果分析应注意的问题。
3. 新生隐球菌常见的感染部位是什么？如何进行快速病原学诊断？

（张欠欠）

NOTE

第三篇

临床病毒学及检验技术

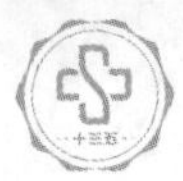

第二十九章　病毒的基本性状

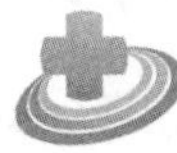

学习目标

1. 掌握　病毒及病毒体的大小、形态、结构与组成。
2. 熟悉　病毒的自我复制周期、遗传与变异以及理化因素对病毒的影响。
3. 了解　病毒的分类与命名。

病毒(virus)是一类结构最简单,无细胞结构,只含一种类型的核酸(DNA 或 RNA),必须在活细胞内寄生才能完成复制增殖,体积最微小,需要借助电子显微镜放大几万倍、几十万倍甚至上百万倍才能观察到的非细胞型微小生物。

病毒无完整的细胞结构。病毒只有一种类型的核酸(DNA 或 RNA)作为遗传物质,居于病毒中央,外围有蛋白衣壳包裹保护,有的病毒在衣壳外围还有包膜。病毒没有线粒体、核糖体等能量代谢和蛋白质合成所需的细胞器,因此,必须寄生在活细胞内才能显示其生命活性,才能以自我复制的方式增殖出子代病毒。病毒可以寄生于人、动物、植物、真菌以及细菌等活细胞体内。

在微生物引起的临床疾病中,病毒感染约占 75%。例如常见的乙型肝炎、流行性感冒、艾滋病和严重急性呼吸综合征(SARS)等。病毒性疾病具有传染性强、流行性广、有效治疗药物相对匮乏等特点。

第一节　病毒的形态结构

一个完整成熟、有感染性的病毒颗粒称为病毒体(virion),是病毒在细胞外的典型结构形式。病毒体的大小、形态和结构是研究新出现病毒及其感染性疾病的前提。

病毒体十分微小,观察测量病毒体大小和形态最可靠的方法是电子显微镜技术,其次也可用超速离心沉淀法、分级超过滤术和 X 线晶体衍射分析法等技术。

知识链接

病毒生命形式存在两重性:一是细胞外形式,即存在于细胞外环境,此时病毒不能复制增殖,但保持感染活性;二是细胞内形式,病毒体进入细胞内释放出核酸(DNA 或 RNA),借细胞内环境的条件以独特的生命活动体系进行复制。

一、病毒的大小与形态

病毒体大小的测量单位是纳米(nanometer,nm)或毫微米(1/1000 μm)。各种病毒体的大小差别很大,最大病毒体的直径约为 300 nm,如痘病毒,在普通光学显微镜下勉强可以看到轮廓;最小的病毒体直径仅为 20 nm,如微小 RNA 和微小 DNA 病毒;一般病毒体直径介于 20～250 nm 之间,多数病毒小于 150 nm。

病毒形态多种多样,人和动物病毒多数呈球状或近似球状,如脊髓灰质炎病毒、疱疹病毒及腺病毒等;少数病毒呈杆状、丝状、弹状、砖块状和蝌蚪状等,如烟草花叶病病毒呈杆状,埃博拉病毒呈丝状,狂犬病病毒呈弹状,痘病毒呈砖块状,噬菌体呈蝌蚪状。病毒体大小形态见图 29-1。

NOTE

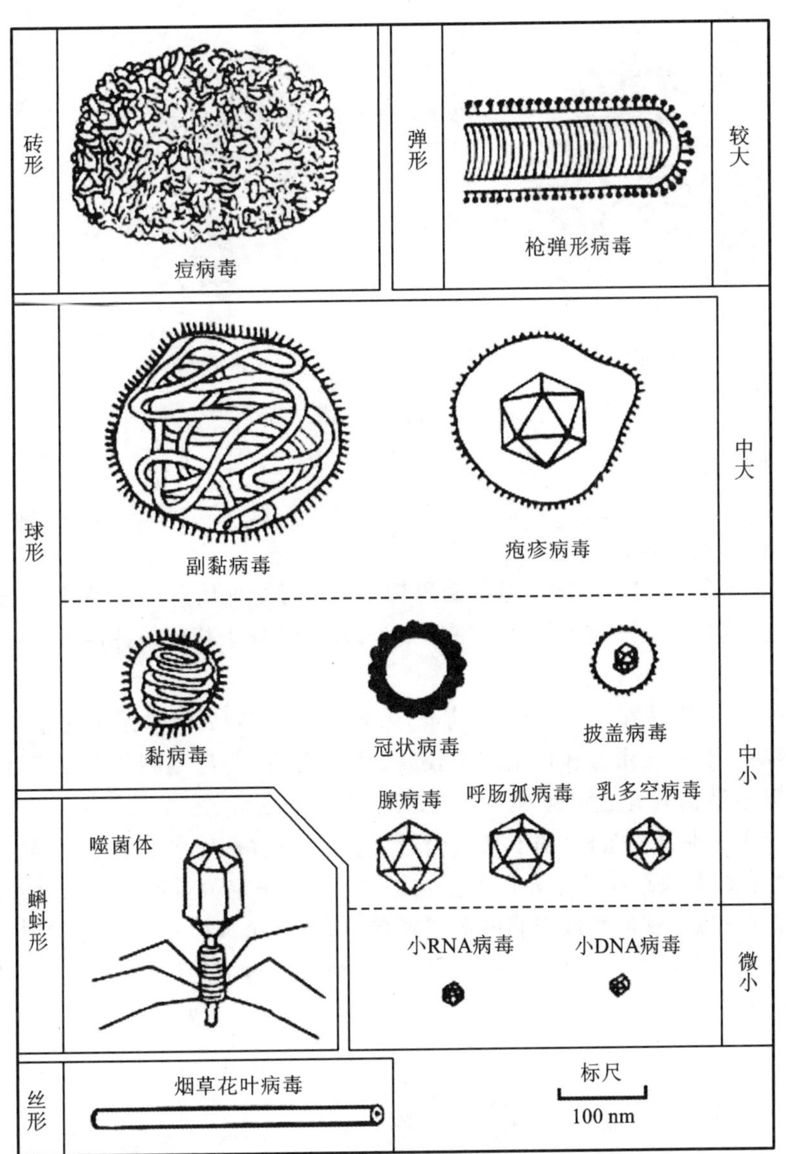

图 29-1 各类病毒形态、大小比较示意图

二、病毒的结构及其化学组成和功能

病毒的结构分为基本结构和辅助结构。一般病毒都有的结构称为基本结构，即由核心(core)和衣壳(capsid)构成的核衣壳(nucleocapsid)。某些病毒体只具有核衣壳结构，称为裸病毒(naked virus)，如甲型肝炎病毒、脊髓灰质炎病毒等。某些病毒体核衣壳的外围有包膜(envelope)和刺突(spike)辅助结构，有包膜的病毒称为包膜病毒(enveloped virus)，如流感病毒、SARS 冠状病毒等。病毒体的两种结构模式见图 29-2。

(一) 核衣壳

1. 核心 核心位于病毒体的中心，为病毒核酸，构成病毒基因组，是主导病毒感染、增殖、遗传和变异的物质基础。其化学成分主要为 DNA 或 RNA，因此，将病毒分成 DNA 病毒和 RNA 病毒两大类。病毒核酸大小差异很大，微小病毒约由 5000 bp 组成，而最大的痘类病毒约由 4000000 bp 组成。

病毒核酸结构具有多样性，可归纳为几大类型：双链(ds)DNA 病毒、单链(ss)DNA 病毒、单正链(+ss)RNA 病毒、单负链(-ss)RNA 病毒、双链(ds)RNA 病毒和逆转录 RNA 病毒等。其中 DNA 病毒大多为双链，RNA 病毒大多为单链。另外，病毒核酸也分线型或环型，有的病毒核酸是分节段的，如流感病毒。

NOTE

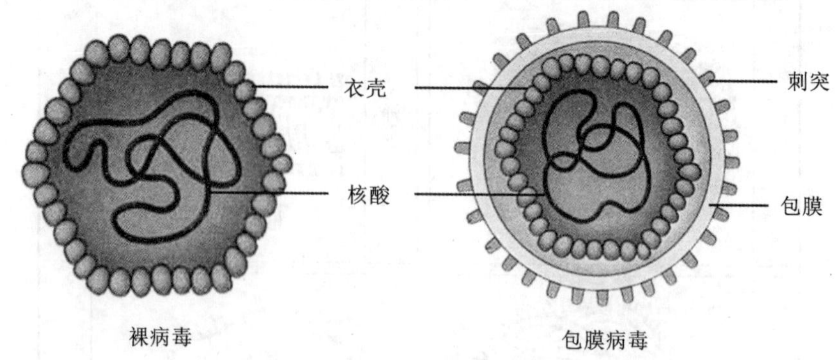

图 29-2　病毒结构模式图

病毒核酸的主要功能如下。

(1) 主导病毒的复制:病毒复制是以病毒核酸基因组为模板,经过转录、翻译合成病毒的前体形式,如子代核酸、结构蛋白,然后再装配成子代病毒体。

(2) 决定病毒的特性:病毒核酸链上基因密码记录着病毒全部信息,由它复制的子代病毒保留着亲代病毒的一切特性。若病毒核酸链上的基因密码发生改变,则病毒相应的特性也会随之改变,从而发生变异。

(3) 部分核酸具有感染性:除去衣壳的病毒核酸进入宿主细胞后能增殖出完整子代病毒,称为感染性核酸。感染性核酸不受衣壳蛋白和宿主细胞表面受体的限制,易感细胞范围较广,但易被体液中的核酸酶等分解破坏,且不易感染宿主细胞,故感染性核酸的感染性比完整病毒要低。

另外,核心中有少量非结构蛋白(功能性蛋白),如核酸聚合酶、转录酶等,参与病毒的复制增殖。

2. 衣壳　病毒衣壳是包绕在核心外面的蛋白质外壳,由一定数量的壳粒(capsomere)组成。壳粒是指在电子显微镜下可以辨认的组成衣壳的形态亚单位,由一个或多个多肽分子组成。不同病毒体衣壳所含壳粒数目和对称方式不同,可作为病毒鉴别和分类的依据之一。病毒可分为以下三种对称类型(图 29-3)。

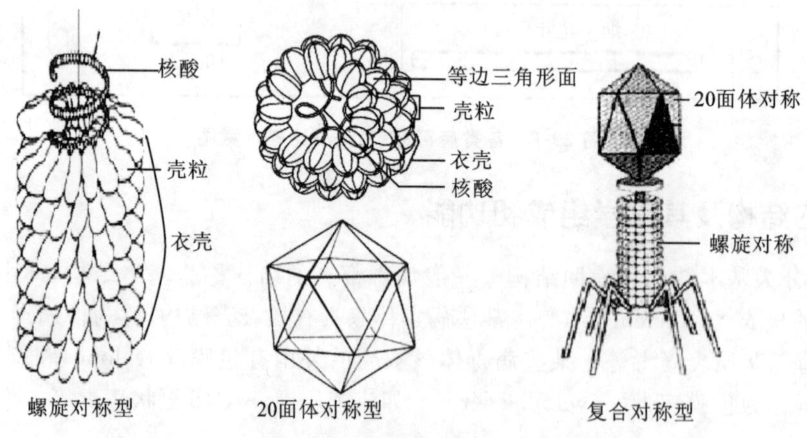

图 29-3　病毒衣壳的三种对称型

(1) 螺旋对称型(helical symmetry):壳粒沿着螺旋形病毒核酸链对称排列。如正黏病毒、副黏病毒及弹状病毒等。

(2) 20 面体对称型(icosahedral symmetry):若核酸浓集成球形或近似球形,外围壳粒包绕核酸形成 20 面体对称型,每个面都呈等边三角形,由许多壳粒镶嵌而成。大多数病毒体顶端的壳粒由 5 个同样的壳粒包围,称为五邻体(penton),而在三角形面上的壳粒,周围都有 6 个同样的壳粒,称为六邻体(hexon)。大多数球状病毒衣壳呈 20 面体对称型。以 20 面体对称型衣壳内容积最大,也最为坚固;螺旋对称型衣壳则相对不坚固,衣壳外需有包膜。

NOTE

(3) 复合对称型(complex symmetry):病毒体既有20面体对称型又有螺旋对称型的称为复合对称型,如噬菌体,头部为20面体对称型,尾部为螺旋对称型。

病毒蛋白分为结构蛋白和非结构蛋白。结构蛋白是指组成病毒体的蛋白质成分,主要分布在衣壳、包膜和基质中,具有良好的抗原性。其中能与宿主细胞表面受体结合的蛋白质称为病毒吸附蛋白(viral attachment proteins,VAP),VAP与受体的相互作用决定了病毒感染的组织亲嗜性,介导病毒核酸进入宿主细胞而引起感染,如与红细胞受体结合的VAP是病毒的一种糖蛋白刺突-血凝素(hemagglutinin,HA)。病毒的非结构蛋白是指不参与病毒体构成的病毒蛋白多肽,包括病毒基因组编码的酶类和特殊功能的蛋白质,如蛋白水解酶,DNA聚合酶、逆转录酶、胸腺嘧啶核苷激酶和抑制宿主细胞生物合成的蛋白质等,存在于病毒体内或感染细胞中。

病毒衣壳的主要功能如下。

(1) 保护病毒核酸:坚固的衣壳蛋白紧紧包绕在核酸外围,可以避免核酸受到环境中核酸酶和其他理化因素的破坏。

(2) 介导病毒进入宿主细胞,引起感染:存在于衣壳上的VAP能与宿主细胞表面受体特异性吸附,介导病毒进入宿主细胞,从而完成病毒感染宿主细胞关键性的第一步。

(3) 具有抗原性:衣壳蛋白是病毒体主要的抗原成分,能引起机体特异性体液免疫和细胞免疫应答,产生相应的抗体或效应T细胞。

(二) 包膜和刺突

包膜是指某些病毒在宿主细胞内复制成熟后,以出芽方式释放时穿过宿主细胞膜或核膜时获得的细胞膜或核膜成分,含有脂类、少量糖类和病毒基因编码的一些结构蛋白成分。包膜表面常有不同形状的凸起,称为包膜子粒(peplomeres)或刺突(spike),其化学成分为糖蛋白,例如流感病毒血凝素(HA),糖蛋白呈三聚体结构,具有较强的抗原性,能凝集某些动物红细胞并辅助病毒的吸附。

人和动物病毒多数具有包膜,为包膜病毒。有些包膜病毒在核衣壳外层和包膜内层之间有基质蛋白,将二者连接起来。包膜病毒的核衣壳外层、基质蛋白和包膜内层的区域称为被膜。不同种病毒被膜的厚度不同,病毒鉴定可参考。

包膜和刺突的主要功能如下。

(1) 维护病毒体结构的完整性:包膜所含磷脂、胆固醇和中性脂肪等能加固病毒体的结构。

(2) 辅助病毒感染:来自宿主细胞膜的病毒体包膜的脂类与宿主细胞膜脂类成分同源,彼此易于亲和与融合,有助于病毒感染。

(3) 用于病毒鉴定和分型:某些病毒的包膜和刺突具有种、型的特异性,可用于病毒的鉴定和分型。

(4) 具有抗原性:包膜刺突糖蛋白具有良好的抗原性,某些还是VAP,参与病毒感染过程,与致病性和免疫性密切相关。

病毒的包膜对干燥、热、酸和脂溶剂敏感。乙醚能破坏病毒包膜,使其灭活而失去感染性,因此,常用来鉴定病毒有无包膜。

第二节 病毒的增殖

由于病毒缺乏增殖所必需的酶系统,不具有合成自身成分的原料和能量,也没有核糖体,所以,病毒必须侵入活细胞内才能完成增殖。病毒增殖是以病毒基因组为模板,在DNA或RNA聚合酶作用下,利用宿主细胞的酶系统、原料和能量,经过复杂的生化合成过程,复制出病毒基因组;病毒的基因组借助宿主细胞核糖体转录、翻译出大量的结构蛋白,再经过装配,最终释放出子代病毒。这种以病毒基因组为模板进行复制的方式称为"自我复制"(self-replication)。从病毒进入宿主细胞开始,到最后释放出子代病毒,整个过程称为一个复制周期(replication cycle)。

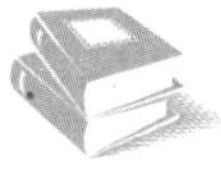
NOTE

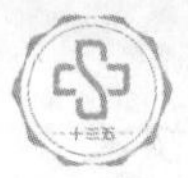

一、病毒的复制周期

人和动物病毒的复制周期依次包括吸附、穿入、脱壳、生物合成及组装、成熟与释放5大步骤(图29-4)。病毒量复制周期时间的长短因病毒种类而异。

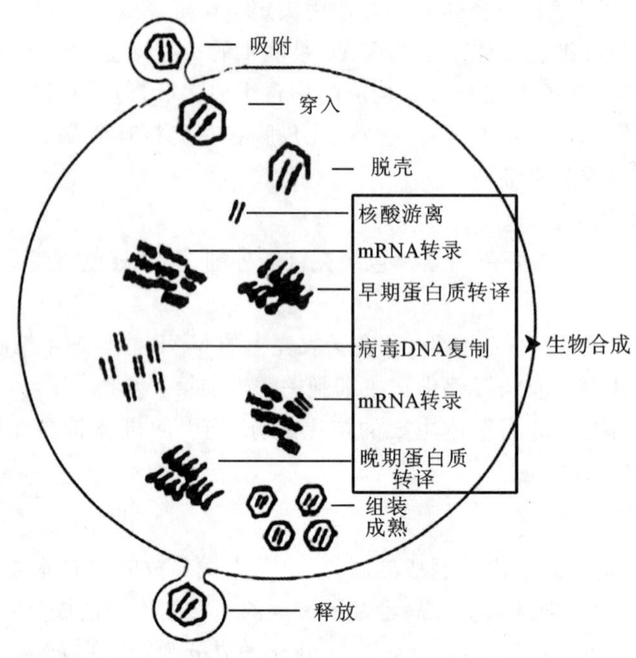

图29-4　病毒的复制周期

(一)吸附

吸附(adsorption)是指病毒附着于易感细胞表面的过程,吸附是病毒感染最关键的一步。吸附过程可在几分钟到几十分钟内完成。吸附分为两个阶段:首先是非特异性可逆吸附阶段,又称为静电吸附,是指病毒与细胞的静电结合过程,与Na^{+}、Mg^{2+}、Ca^{2+}等阳离子浓度有关;此过程是非特异性的、可逆的,是两者随机碰撞、布朗运动、静电引力引起的;之后是特异、不可逆吸附阶段,是指VAP与宿主细胞表面受体特异性结合的阶段,一旦结合则不能分开。包膜病毒通过包膜上的刺突糖蛋白作为VAP而吸附于受体,这些特异性的糖蛋白可有一个或多个吸附位点;裸病毒通过衣壳蛋白或凸起作为VAP吸附于受体。VAP与其特异性易感细胞受体的吸附确定了病毒的易感宿主细胞的类型和范围(表29-1)。例如HIV的易感细胞主要是$CD4^{+}$ T细胞,因为$CD4^{+}$ T细胞表达的CD4分子是HIV的VAPgp^{120}的主要受体。VAP与细胞受体是组织亲嗜性的主要决定因素,但不是唯一的决定因素。如流感病毒受体存在于许多组织中,但病毒却不能感染所有的细胞类型。研究病毒的吸附过程对了解受体组成、功能、病毒的致病机制以及探讨抗病毒治疗等均有重要意义。

表29-1　几种常见病毒VAP与相应的宿主细胞受体

病毒	VAP	宿主细胞的受体
HIV	gp120	CD4分子和辅助受体、CCR5(M)
脊髓灰质炎病毒	VP1-VP3	特异膜受体(免疫球蛋白超家族成员)
狂犬病病毒	gp^{G}	乙酰胆碱受体
EBV	gp^{330}	CD21
甲型流感病毒	HA	唾液酸
麻疹病毒	HA	CD46

NOTE

（二）穿入

穿入(penetration)是指病毒核酸或核衣壳穿过宿主细胞膜进入细胞质的过程。穿入主要有如下三种方式。

1. 融合(fusion) 多指包膜病毒穿入时包膜与宿主细胞膜在融合蛋白的作用下发生融合，将病毒核衣壳释放至细胞质内。如正黏病毒、副黏病毒等包膜病毒都以融合的方式穿入细胞。

2. 吞饮(endocytosis) 多指裸病毒吸附于易感细胞表面后，整个病毒体内陷于细胞膜内，形成类似于吞噬泡的囊泡，使裸病毒完整地进入宿主细胞质内。

3. 转位(transposition) 指少数裸病毒吸附于宿主细胞时，在宿主细胞膜特定酶协助下，病毒衣壳蛋白多肽成分和结构发生改变而留在宿主细胞外，病毒核酸直接进入宿主细胞内。如脊髓灰质炎病毒与受体吸附后，衣壳蛋白的多肽构型发生变化并对蛋白水解酶敏感，蛋白衣壳留在细胞外，病毒核酸直接穿过细胞膜进入细胞质。噬菌体也是通过转位方式穿入。

（三）脱壳

脱壳(uncoating)是指进入宿主细胞质的病毒核衣壳脱去衣壳释放出核酸的过程。大多数进入宿主细胞的病毒核衣壳必须脱去衣壳暴露出核酸才能完成下一步生物合成。穿入和脱壳是连续过程，经融合和吞饮方式穿入宿主细胞时已在溶酶体酶的作用下脱壳释放出核酸；经转位方式穿入细胞时即已脱壳。少数病毒的脱壳过程较复杂，这些病毒常在脱壳前，病毒的酶已在起转录 mRNA 的作用。如牛痘苗病毒当其复杂的核心进入细胞质后，病毒核心上的多聚酶先活化，合成病毒脱壳所需要的酶以完成脱壳。

（四）生物合成

病毒核酸经脱壳释放到细胞质内后，基因组就会立即进入生物合成(biosynthesis)阶段，为病毒利用宿主细胞提供的大量低分子物质和能量以合成大量子代病毒核酸和蛋白质的过程。此阶段用血清学方法和电镜检查宿主细胞，找不到病毒体颗粒，故称为隐蔽期(eclipse period)。各种病毒隐蔽期长短不一，如脊髓灰质炎病毒较短只有 3～4 h，而腺病毒则长达 16～17 h。

病毒的生物合成过程大体包括三个阶段，即病毒早期蛋白的合成阶段、病毒核酸的复制阶段和病毒晚期蛋白的合成阶段。病毒蛋白质的合成同其他生物一样，包括转录和翻译。转录是以病毒核酸为模板转录 mRNA 的过程；翻译是在宿主细胞核糖体上，以 mRNA 为模板，利用宿主细胞提供的小分子原料合成病毒蛋白质的过程。

1. 病毒早期蛋白合成阶段 在子代病毒核酸复制之前合成的病毒蛋白质称为早期蛋白。早期蛋白是一类非结构蛋白质，其功能是抑制宿主细胞自身的代谢过程，并提供子代病毒核酸复制所需的酶类，如 DNA 聚合酶、RNA 聚合酶或逆转录酶等。

2. 病毒核酸的复制阶段 由于 DNA 病毒和 RNA 病毒核酸类型及结构组成不同，其生物合成过程存在很大差异。

1) DNA 病毒有 dsDNA 病毒和 ssDNA 病毒之分

(1) dsDNA 病毒：首先利用细胞核内依赖 DNA 的 RNA 聚合酶，转录出早期 mRNA，再在胞质内核糖体翻译成早期蛋白，主要是合成病毒子代 DNA 所需要的 DNA 多聚酶及脱氧胸腺嘧啶激酶等。然后以亲代 dsDNA 为模板，在早期蛋白的作用下，采用半保留复制方式，大量生成与亲代病毒核酸完全相同的子代病毒 dsDNA。人和动物 DNA 病毒核酸多数是 dsDNA，如乙型肝炎病毒、单纯疱疹病毒、天花病毒等。

(2) ssDNA 病毒：是以亲代 ssDNA 为模板，在 DNA 聚合酶的作用下，合成互补链，与亲代 DNA 链形成±dsDNA 作为复制中间型(replicative intermediate，RI)，然后解链，由新合成的互补链作为模板合成子代病毒 ssDNA。如细小 B19 病毒、腺病毒伴随病毒等。

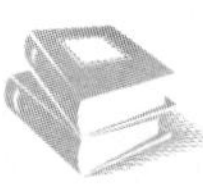
NOTE

2) RNA 病毒核酸的复制 RNA 病毒分为 ssRNA 与 dsRNA，其中 ssRNA 病毒又分为单＋ssRNA 病毒和－ssRNA 病毒。绝大多数人感染的 RNA 病毒为 ssRNA 病毒。

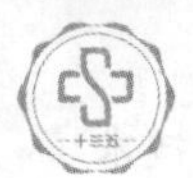

(1) ＋ssRNA 病毒：＋ssRNA 碱基序列是与 mRNA 完全相同的一条单正链 RNA，可直接起 mRNA 的作用，附着于宿主细胞核糖体上翻译出早期蛋白，主要是依赖 RNA 的 RNA 聚合酶；在早期蛋白作用下，以亲代＋ssRNA 为模板，合成与之互补的－ssRNA，形成±dsRNA 作为 RNA 复制中间型(RNA RI)；然后解链，其中＋ssRNA 起 mRNA 作用翻译晚期蛋白，以－ssRNA 作为模板，合成子代病毒＋ssRNA。如冠状病毒、脊髓灰质炎病毒、丙型肝炎病毒等。

(2) －ssRNA 病毒：－ssRNA 碱基序列是与 mRNA 互补的一条－ss RNA，这种病毒本身含有依赖 RNA 的 RNA 多聚酶，可直接以亲代－ssRNA 为模板，合成与之互补的＋ssRNA，形成±dsRNA，即 RNA RI；然后解链，其中＋ssRNA 具有双向作用，既可作为 mRNA 翻译出晚期蛋白，又可作为模板合成子代病毒－ssRNA。大多数有包膜的 RNA 病毒核酸都是－ssRNA。如流感病毒、麻疹病毒、腮腺炎病毒等。

(3) dsRNA 病毒：其复制过程与 dsDNA 病毒有所不同，不遵循 DNA 半保留复制原则，子代病毒 dsRNA 全部为新合成的。复制过程是依靠早期蛋白，先以亲代 dsRNA 中－ssRNA 为模板，复制出＋ssRNA，再由新＋ssRNA 为模板，复制出新－ssRNA，最后合成全新的子代核酸 dsRNA。如人类轮状病毒。

3) 逆转录病毒的复制　逆转录病毒核酸是＋ssRNA，具有依赖 RNA 的 DNA 聚合酶(即逆转录酶)，能以＋ssRNA 为模板合成与之互补的 DNA 链，形成 RNA∶DNA 中间体。之后 RNA∶DNA 中间体的 RNA 由细胞编码的 RNA 酶 H 水解去除，同时 DNA 链进入细胞核，在 DNA 多聚酶作用下，以它为模板合成与之互补的另一条 DNA 链而成为 dsDNA。此时 dsDNA 分子整合于宿主细胞染色体上称为前病毒(provirus)，可随宿主细胞分裂增殖而传给子代细胞。前病毒还可在宿主细胞核内经依赖 DNA 的 RNA 多聚酶转录出病毒的 mRNA 与子代病毒 RNA。如 HIV 和人类嗜 T 细胞病毒(HTLV)就属于逆转录病毒。

3. 病毒晚期蛋白的合成阶段　在子代病毒核酸复制完成后，以部分子代病毒核酸为模板大量转录出晚期 mRNA，继而在胞质核糖体上翻译出病毒的晚期蛋白即结构蛋白，主要为衣壳蛋白和包膜表面的蛋白质。病毒在合成衣壳蛋白时，首先合成一个大的蛋白质(前体蛋白)，再由蛋白酶将其降解为若干小的衣壳蛋白，为以后的组装做好准备。

(五) 装配与释放

新合成的病毒核酸和结构蛋白在细胞核或细胞质内组装成子代病毒颗粒的过程称为装配(assembly)。装配完成的子代病毒颗粒从细胞内转移到细胞外的过程称为释放(release)。不同种类的病毒在细胞内装配的部位和方式有所不同。除痘病毒外，DNA 病毒都在细胞核内装配完成；而 RNA 病毒中除正黏病毒外，大多数都在细胞质内装配。装配一般要经过核酸浓聚、壳粒积聚及装罐核酸等步骤，包膜病毒还需在核衣壳外包裹一层包膜。子代病毒颗粒释放的方式有以下几种。

1. 破胞释放　裸病毒在装配完成后，子代病毒随宿主细胞裂解而一次性全部释放到周围环境中的方式。如腺病毒、脊髓灰质炎病毒等。

2. 出芽释放　包膜病毒通常以出芽方式释放到细胞外，宿主细胞一般不死亡，仍能分裂增殖，但在宿主细胞膜上可出现病毒基因编码的蛋白质，可成为病毒感染靶细胞而受到机体免疫系统的攻击。如疱疹病毒在核膜上获得包膜，流感病毒在细胞膜上获得包膜而成熟。

3. 其他方式　有些病毒如巨细胞病毒，很少释放到细胞外，而是通过细胞间桥或细胞融合，在邻近的细胞间传播；逆转录病毒因其基因组整合到了宿主细胞染色体上，可随宿主细胞分裂而出现在子代细胞中。

二、病毒的异常增殖与干扰现象

(一) 病毒的异常增殖

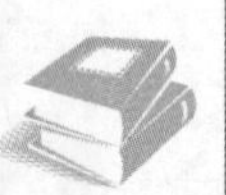

并非所有病毒感染细胞后都能正常增殖，也存在一些异常增殖的情况，原因可能出自病毒自身或被感染细胞，导致病毒进入细胞后复制增殖的某一阶段受阻，最终不能产生完整的有感染性的子代病毒

NOTE

体，例如顿挫感染和缺陷病毒感染。

1. 顿挫感染(abortive infection) 病毒穿入宿主细胞后，若细胞不能为病毒增殖提供必要的酶、能量及营养成分，病毒就不能合成自身的成分，或虽合成部分或全部病毒成分，也不能装配和释放出有感染性的子代病毒体，这种异常增殖称为顿挫感染。其中不能为病毒复制提供必要条件的细胞称为非容纳细胞(nonpermissive cell)。在非容纳细胞内，病毒可以生存，但不能复制增殖，非容纳细胞可能对于另一种病毒就成为容纳细胞(permissive cell)，因此，是否为非容纳细胞对于病毒是相对而言的。例如，人腺病毒感染人胚肾细胞能正常增殖，若感染猴肾细胞则发生顿挫感染，而脊髓灰质炎病毒感染猴肾细胞能正常增殖；其中猴肾细胞相对于人腺病毒是非容纳细胞，而相对于脊髓灰质炎病毒则是容纳细胞。

2. 缺陷病毒(defective virus) 因病毒基因组不完整或者因某一基因位点改变，不能进行正常增殖，不能复制出完整的有感染性的子代病毒体，此病毒称为缺陷病毒。当缺陷病毒与其他病毒共同感染同一细胞时，若后者能为缺陷病毒提供缺少的物质，就能辅助缺陷病毒完成正常的增殖过程，这种有辅助作用的病毒称为辅助病毒(helper virus)。例如丁型肝炎病毒是一种缺陷病毒，必须在乙型肝炎病毒或其他嗜肝 DNA 病毒辅助下才能正常增殖，乙型肝炎病毒就是丁型肝炎病毒的辅助病毒；腺病毒是腺病毒伴随病毒的辅助病毒。

(二) 病毒的干扰现象

两种病毒感染同一细胞时，可发生一种病毒抑制另一种病毒增殖的现象，称为干扰现象(interference)。干扰现象可发生在异种、同种、同型或同株病毒之间。例如流感病毒的自身干扰，在同一病毒株中混有缺陷病毒，若与完整病毒共同感染同一细胞时，完整病毒的增殖受到抑制的现象称为自身干扰现象，发挥干扰作用的缺陷病毒称为缺陷干扰颗粒(defective interfering particle，DIP)。另外，干扰现象不仅在活病毒间发生，在灭活病毒与活病毒间也可发生，表现为灭活病毒干扰活病毒的复制增殖。

干扰现象发生的原因可能是：①病毒作用于宿主细胞，诱导其产生抑制病毒复制的蛋白质，即干扰素；②先进入的病毒破坏了宿主细胞的表面受体或改变了宿主细胞的代谢途径等，影响到后进入病毒的复制增殖；③由 DIP 引起。病毒间干扰现象的发生对于病毒性疾病的控制能起到积极的作用，能够阻止、中断发病，或终止感染，使宿主康复，也是构成机体非特异性免疫的一部分。但是使用减毒活疫苗预防病毒性疾病时，若存在干扰现象则会影响疫苗的效果，所以，要注意疫苗的合理使用。

第三节　病毒的遗传与变异

病毒是一类极为简单的微生物，核酸是其遗传的物质基础，核酸复制的忠实性使病毒具有稳定的遗传表现；但由于病毒核酸基因组较简单，基因数仅 3～10 个，增殖速度极快，病毒又没有细胞结构，遗传物质极易受外界环境及细胞内环境的影响，所以，病毒与其他生物相比，具有更高的变异率。学习病毒的遗传与变异对于阐明某些病毒性疾病的发病机制、分析检测病毒时出现的变异现象以及病毒性疾病的防治，尤其是病毒疫苗的选择和制备等都具有实际意义。

一、病毒的性状变异现象

病毒的性状变异包括毒力、抗原、蚀斑、宿主范围突变株和宿主适应突变株、对理化因素和药物抵抗力的变异等现象。这些变异现象不是单独发生的，而是互相联系和互相影响的，例如毒力不同的毒株，在培养细胞中形成的蚀斑形态也常不同，抗原组成也有所差异。

(一) 毒力变异

与野生型病毒株相比，毒力变异(virulence variation)病毒株感染的动物、组织或细胞范围及其引起的临床症状、死亡率和病变程度等均有所改变。病毒的毒力变异可以由强到弱，也可以由弱到强。在自然界中同一种病毒有不同毒力的毒株，如流感病毒、脊髓灰质炎病毒。巴斯德将狂犬病病毒野毒株

NOTE

(wild strain)或街毒株(street strain)在兔脑内连续传代后，筛选出对狗及人致病性明显下降的减毒株(固定毒株，fixed strain)，作为预防人及动物狂犬病的疫苗。毒力变异常与其他性状变异伴随出现，如温度敏感性突变株(temperature sensitive mutants，ts 株)、缺陷干扰颗粒(DIP)等可同时表现为毒力变异株，现行的脊髓灰质炎病毒、麻疹病毒减毒活疫苗即为相应病毒的 ts 株。

(二) 抗原变异

抗原变异(antigenic variation)包括抗原结构、免疫原性及免疫反应性的变异。抗原变异能使原产生的抗体失去保护作用而导致再次感染。有些病毒的抗原性相对稳定，有些则容易发生变异，如流感病毒的表面抗原(血凝素和神经氨酸酶)很容易发生变异而出现新的亚型，导致流感大流行，为流感的防治带来了很大的困难。

(三) 蚀斑变异

某些病毒在敏感细胞中培养增殖时，可使单层细胞裂解产生细胞病变效应，形成肉眼可见的蚀斑(plaque)；连续传代培养时，有些子代病毒能够在敏感细胞中产生在大小、颜色或外形上不同于亲代病毒的蚀斑，称为蚀斑变异(plaque variation)。

(四) 宿主范围突变株

宿主范围突变株(host range mutants)是指某些病毒由于增殖中的突变，使其对宿主依赖性发生改变，只能在特定的许可细胞中增殖。如乳多空病毒、腺病毒。

宿主适应突变株是指某些病毒初次接种于宿主时不能形成明显的生长现象或病理变化，但经过连续传代后可逐渐适应在宿主中增殖并引起宿主的一些病理变化。常伴随对原宿主毒力的降低，如狂犬病病毒。

(五) 对理化因素及药物抵抗力的变异

如温度敏感性突变株(temperature sensitive mutant，ts)是一种条件致死性突变株。ts 突变株在 28～35 ℃条件下可增殖(称为容许性温度)，而在 37～40 ℃条件下不能增殖(称为非容许性温度)。这是因为引起 ts 变异的基因所编码的蛋白质或酶在较高温度下失去功能，故病毒不能增殖。ts 突变株常具有降低毒力而保持其免疫原性的特点，是生产疫苗的理想病毒株。但 ts 突变株容易发生回复突变，因此，制备疫苗时须经多次诱变后，方可获得稳定的变异株，例如脊髓灰质炎病毒减毒活疫苗就是来源于稳定 ts 突变株。

病毒可产生对药物抵抗力的变异，如耐药突变株(drug-resistant mutant)，因病毒基因的改变而降低了靶酶对药物的亲和力或作用，从而使病毒对药物不敏感而能继续增殖。若将盐酸胍、5-溴脱氧尿核苷或盐酸金刚烷胺等病毒灭活剂或诱变剂添加到已经接种病毒的细胞培养物内，多次反复传代后常可分离到抵抗甚至依赖这些药剂的变异毒株。随着抗病毒药物的增多，病毒抗药性突变可能将成为病毒性疾病治疗中一个需要引起重视和研究解决的问题。

二、病毒的变异机制

(一) 基因突变

1. 基因突变本质 病毒在增殖过程中常发生基因组中碱基序列的置换、缺失或插入而引起基因突变。单个碱基的改变称为点突变(point mutation)，也可发生单个、小段或大段核苷酸缺失或插入性突变。

2. 基因突变的类型 包括自发突变和诱发突变。

(1) 自发突变(spontaneous mutation)：在没有任何已知诱变剂存在的条件下，病毒在正常增殖时发生的遗传物质变化。DNA 病毒的自发突变率为 10^{-7}～10^{-5}；RNA 病毒自发突变率为 10^{-6}～10^{-3}，原因是 RNA 复制酶中缺少校正阅读活性；分节段的 RNA 病毒，复制装配时易发生基因间交换而突变。

NOTE

(2) 诱发突变(induced mutation)：利用各种物理或化学诱变剂处理野生型病毒能够诱发其突变，提高病毒群体中的突变率。如紫外线、X 射线、γ射线以及亚硝基胍、碱基同类物(5-氟尿嘧啶、5-溴脱氧尿苷)等处理病毒可提高其突变率。

(二) 基因重组

当两种病毒感染同一宿主细胞时,在其核酸复制过程中可发生基因转移与互换,产生具有两个亲代特征的子代病毒,称为基因重组(genetic recombination),其子代病毒称为重组体。重组常发生于有近缘关系的病毒或宿主敏感性相似的病毒间。重组不仅可以发生于两活病毒之间,也可以发生于一活病毒与另一灭活病毒之间,甚至可以发生于两种灭活病毒之间。包括分子内重组、重配或复活三种类型。

1. 分子内重组(intramolecular recombination) 两株不分节段基因组病毒同时感染同一宿主细胞,在核酸内切酶和连接酶的作用下,两种病毒核酸分子发生断裂和交叉连接,核酸分子内部序列重新排列所致的基因重组称为分子内重组。

2. 重配(reassortment) 两株亲缘关系相近、基因组分节段的 RNA 病毒感染同一宿主细胞时,通过交换 RNA 节段而进行基因重组的方式称为重配。如流感病毒、轮状病毒变异机制多源于此。一般重配的发生率高于分子内重组。

3. 复活(reactivation) 已灭活的病毒在基因重组中可恢复其感染性的过程称为复活。复活可以发生在活病毒与灭活病毒间,即一种活病毒与另一种有近缘关系的灭活病毒(常用紫外线灭活)感染同一细胞时,经基因重组而使灭活病毒复活的称为交叉复活(crossing reactivation)。也可以发生在灭活病毒之间,即两个或两个以上近缘的灭活病毒感染同一细胞时,经过基因重组而出现感染性的子代病毒,称多重复活(multiplicity reactivation)。

(三) 基因整合

在病毒感染宿主细胞的过程中,有时病毒基因组中 DNA 片段可插入到宿主染色体 DNA 中,这种病毒基因组与细胞基因组的重组过程称为基因整合(gene integration)。如噬菌体基因组通过溶原性转换可与其侵染细菌基因组发生基因整合。另外,多种肿瘤病毒、逆转录病毒在其核酸复制时均存在基因整合。整合既可引起病毒基因组的变异,也可引起宿主细胞基因组的改变而导致细胞发生转化。

(四) 病毒基因产物间的相互作用

两种病毒感染同一细胞时,除可以发生基因重组外,也可以发生病毒基因产物间的相互作用,包括互补、表型混合等,引起子代病毒的表型变异。

1. 互补作用(complementation) 两株病毒共同感染同一细胞时,通过基因产物间的相互作用,能产生一种或两种感染性子代病毒。互补作用可发生在两缺陷病毒间,也可发生于感染性病毒与缺陷性病毒或灭活病毒之间。其发生机制不是病毒基因的重组,而是一种病毒能提供另一缺陷病毒所需要的基因产物,例如病毒的衣壳、包膜或酶类。

2. 表型混合(phenotypic mixing) 两株具有某些共同特征的病毒感染同一细胞时,可出现一种病毒所产生的衣壳或包膜包裹在另一病毒基因组外面的现象(表型交换),甚至有时可产生来自两亲代的相嵌衣壳或包膜。由于表型混合不是遗传物质的变异,所以不稳定,经细胞培养传代后,又可恢复为亲代的表型。因此,在获得新表型病毒株时应通过传代来确定病毒新性状的稳定性,以区分是重组体还是表型混合。在自然界中,病毒衣壳和包膜的表型混合能改变病毒的宿主范围,并可影响或干扰病毒的血清学鉴定。

三、病毒遗传变异的生物学意义

病毒和其他微生物一样,具有遗传性和变异性。早在 1798 年琴纳(Edward Jenner)就根据经验观察使用了牛痘接种来预防天花。1884 年巴斯德(Louis Pasteur)研制了狂犬病疫苗,这为预防医学开辟了广阔的前景。实际上这些疫苗株均是利用病毒的变异性制备而成的。由于病毒仅含有一种类型的核酸,基因组也较简单,所以,病毒是最早研究遗传学的工具。对病毒遗传学研究,开始仅是对病毒生物学性状的变异现象及变异株的产生进行研究,随着分子生物学的迅速发展,病毒的分子遗传学研究有很大

NOTE

进展，使人们对病毒基因组结构、功能及病毒遗传变异的机制等有了深入的认识。因此，病毒变异性的研究将在病毒感染的诊断和防治，特别是在病毒基因工程疫苗的制备和病毒性疾病预防中将发挥更大的作用。

知识链接

病毒的起源有三类学说：一是退化性起源学说，即认为病毒是细胞内寄生物的退化形式；二是病毒起源于宿主细胞中的RNA和(或)DNA成分的学说；三是病毒起源于具有自主复制功能的原始大分子学说。

第四节　理化因素对病毒的影响

病毒受理化因素作用后失去感染性称为灭活(inactivation)。灭活的病毒仍保留其抗原性、红细胞吸附、血凝和细胞融合等其他活性。

一、物理因素

1. 温度　大多数病毒耐冷不耐热，在低温下生存良好，特别是在干冰温度(−70 ℃)或液氮温度(−196 ℃)条件下，病毒感染性可保持数月至数年。而高温对病毒有较强的灭活作用，大多数病毒在55～60 ℃条件下，几分钟至十几分钟即被灭活，若100 ℃条件下几秒钟即可灭活。即使是哺乳动物的体温(37～38.5 ℃)也可使某些病毒灭活，其主要原因是病毒蛋白(如衣壳蛋白、糖蛋白刺突和病毒复制所需的酶类等)易受热变性，从而影响病毒感染宿主细胞过程中的吸附、脱壳和生物合成等。某些病毒在有蛋白质或Ca^{2+}、Mg^{2+}存在的条件下，可提高对热的抵抗力。如脊髓灰质炎病毒和呼肠孤病毒在1 mol/L的$MgCl_2$中能稳定存活，1 mol/L的$MgSO_4$对流感病毒、副流感病毒、麻疹病毒和风疹病毒也具有稳定作用。另外，反复冻融也可使许多病毒灭活，所以，保存病毒标本应尽快低温冷冻，避免反复冻融。

2. pH值　大多数病毒在pH 5～9的范围内比较稳定，超出此范围容易灭活。但也因病毒种类而异。如在pH 3.5～5.0时肠道病毒较稳定，而鼻病毒会被迅速灭活；披膜病毒则在pH 8.0以上的碱性环境中仍能保持稳定。

3. 射线与紫外线　γ射线、X射线和紫外线等都能灭活病毒。射线可使核苷酸链发生致死性断裂；紫外线可使病毒的核苷酸形成双聚体，使病毒核酸中断复制，导致病毒失活。有些病毒经紫外线灭活后若再用可见光照射，在激活酶作用下可使灭活的病毒复活，如脊髓灰质炎病毒等，故不宜用紫外线来制备灭活病毒疫苗。

二、化学因素

病毒对化学因素的抵抗力一般较细菌强，可能是因为病毒缺乏酶类的原因。

1. 脂溶剂　包膜病毒的包膜含有脂质成分，易被乙醚、氯仿、去氧胆酸盐、丙酮、阴离子去垢剂等脂溶剂溶解，从而使病毒灭活。其中乙醚对病毒包膜的破坏作用最大，因此，可用乙醚灭活试验鉴别病毒有无包膜。

2. 其他化学试剂　病毒对各种酚类、氧化剂、卤素、醇类物质敏感。酚类及其衍生物、H_2O_2、漂白粉、高锰酸钾、甲醛、过氧乙酸、次氯酸盐、酒精和甲醇等均可灭活病毒。

3. 抗生素和中草药　现有的抗生素对病毒不敏感，因此，病毒分离时标本可用抗生素处理或在培养液中加入抗生素以抑制杂菌生长，有利于病毒分离培养。近年来的研究表明，有些中草药如板蓝根、大青叶、柴胡、大黄、贯众等对某些病毒有一定的抑制作用。

NOTE

第五节 病毒的分类与命名

一、病毒的分类系统与依据

完整的病毒分类系统是国际病毒分类学委员会(international committee on taxonomy of viruses, ICTV)采用近似于 Linnaean 分类法以目、科、亚科、属和种来对病毒进行分类的。病毒分类学是随着病毒学尤其是分子病毒学的发展而建立起来的,并逐渐走向成熟。ICTV 于 2012 年发表了病毒分类第九次报告,将病毒分为 6 个目、87 个科、19 个亚科、349 个属,共 2284 种病毒。目是 ICTV 使用的最高分类单元,明确"种"为病毒分类系统中的最小分类阶元,在每一个确定种下面列出至少一个、至多几十个不等的病毒型或病毒分离株,每个型或分离株列出其基因组(或基因)在(GenBank 上的登录号)。目前临床上发现对人类致病的病毒约 500 多种。

随着分子生物学技术的广泛应用,采用核酸测序的方法对病毒进行分子水平分类快速而简便,但病毒形态学和血清学特征依然是确定未知病毒的重要方法。主要分类依据如下:①核酸的类型与结构(DNA 病毒、RNA 病毒和反转录病毒,单链或双链、分子量、基因数);②病毒的大小和形态(按大小分为大、中、小型病毒,按形态分为球形、丝形、子弹状、砖形和蝌蚪形);③有无包膜(裸病毒和包膜病毒);④衣壳对称性和壳粒数目(螺旋对称型、20 面体对称型和复合对称型);⑤抗原性(由多种不同的血清学方法确定);⑥培养特性;⑦病毒对理化因素的敏感性;⑧宿主种类(动物病毒、植物病毒和细菌病毒等);⑨传播方式和媒介(肠道病毒、呼吸道病毒、肝炎病毒、虫媒病毒、性传播病毒等)。

亚病毒(subvirus)是自然界存在的一类比病毒更微小、结构更简单、仅具有某种核酸不具有蛋白质,能够侵染动植物的微小病原体。由于它不具有完整的病毒结构,所以称为亚病毒;又因其构成、化学组成和复制不同于一般病毒,故又称为非寻常病毒(unconventional virus)。亚病毒包括类病毒、卫星病毒。卫星病毒和类病毒主要引起植物疾病。

1. 类病毒(viroid) 为植物病毒,目前发现能引起 12 种植物病。类病毒仅由 250～400 个核苷酸组成,为单链杆状 RNA,有二级结构,无衣壳、包膜,不含蛋白质,对核酸酶敏感。

2. 卫星病毒(satellite virus) 也是植物病毒,可引起某些植物疾病。卫星病毒分为两类:一类可编码自身的衣壳蛋白,另一类为由 500～2000 个核苷酸构成的单链 RNA 分子,曾称为拟病毒。

二、病毒的命名和书写一般规则

在病毒分类系统中的病毒目、科、亚科、属和种的命名原则如下。

(1) 种(species):具有相同特征的病毒,可构成一个复制谱系,具有多原则分类特性的病毒。种名由少数几个有实际意义的词组成,必须赋予种恰如其分的鉴定特征,最后以 virus 词结尾。

(2) 属(genus):一群具有某些共同特征的种,以"-病毒属"(-virus)为词尾,类病毒的属以"-类病毒属"(-viroid)为词尾。

(3) 亚科(subfamily):一群具有某些共同特征的种,以"-病毒亚科"(-virinae)为词尾。

(4) 科(family):一群具有某些共同特征的属,以"-病毒科"(-viridae)为词尾,类病毒的科以"-类病毒科"(-viroidae)为词尾。

(5) 目(order):一群具有某些共同特征的科,以"-病毒目"(-virales)为词尾。

病毒名称的书写规则如下。

(1) 在正式使用场合,国际病毒分类系统中采用的病毒目、科、亚科和属名的一律用斜体字书写或打印,名称的第一个字母要大写。

(2) 病毒种名用斜体书写或打印,第一个词的首字母要大写,除了专有名词外,其他词首字母一律大写。

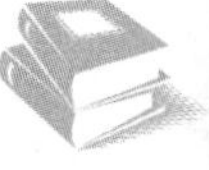
NOTE

一些重要病毒的分类特征见表 29-2、表 29-3 和表 29-4。

表 29-2　DNA 病毒的分类特征

核酸结构	科(family)	亚科(subfamily)	属(genus)	种(type species)	病毒基本性质
双链 DNA (dsDNA virus)	痘病毒科 (*Poxviridae*)	脊椎动物痘病毒亚科	正痘病毒属	天花病毒、牛痘病毒	砖形、230×300、内部有侧体和核样小体，复合对称
			副痘病毒属	口疮病毒	
			软疣痘病毒属	人传染性软疣病毒	
		昆虫痘病毒亚科			不感染人类
	疱疹病毒科 (*Herpesviridae*)	α疱疹病毒亚科	单纯疱疹病毒属	HHV-1、HHV-2	球形 120～200 nm，162 个壳粒 20 面体立体对称，有包膜
			水痘病毒属	HHV-3	
			乙型疱疹病毒属	伪狂犬病病毒	
		β疱疹病毒亚科	巨细胞病毒属	HHV-5	
			鼠巨细胞病毒属	鼠巨细胞病毒	
			玫瑰疹病毒属	HHV-6、HHV-7	
		γ疱疹病毒亚科	淋巴潜隐病毒属	HHV-4(EB 病毒)、HHV-8(Kaposi 肉瘤相关病毒)	
			细长病毒属	松鼠猴疱疹病毒 1 型	
	腺病毒科 (*Adenoviridae*)		哺乳动物腺病毒属	人腺病毒	球形，70～80 nm，252 个壳粒、20 面体对称，无包膜
				肠道腺病毒	
			禽腺病毒属	禽腺病毒	
	乳多空病毒科 (*Papovaviridae*)	乳头瘤病毒亚科	人乳头瘤病毒属(1～83)		球形，70～90 nm，72 个壳粒，无包膜
	多瘤病毒科 (*Polymaviridae*)		多瘤病毒属	人 JC 和 BK 病毒	球形，45～55 nm，多面体对称型，无包膜
				猴 SV-40 病毒	
	虹彩病毒科 (*Iridoviridae*)		虹彩病毒属	无脊椎动物虹彩病毒	球形，1500 个壳粒
	嗜肝 DNA 病毒科 (*Hepadnaviridae*)		正嗜肝 DNA 病毒属	乙型肝炎病毒(HBV)	球形，42 nm，小球形、管形和 Dane 三种颗粒，有包膜
单链 DNA (ssDNA virus)	细小病毒科 (*Parvoviridae*)	细小病毒亚科	细小病毒属	小鼠细小病毒	球形，20～26 nm，32 个壳粒、20 面体对称，无包膜
			红细胞病毒属	细小病毒 B19	
			依赖病毒属	腺联病毒 2 型	
		浓核症病毒亚科	昆虫浓核症病毒属	昆虫浓核症病毒	
	TT 病毒科		Anellovirus 属	TT 肝炎病毒	球形，30～32 nm，无包膜
	环病毒科 (*Circoviridae*)		环病毒属	猪环病毒 1 型	球形，20～26 nm，20 面体对称，无包膜
				鸡贫血病毒	

NOTE

表 29-3　RNA 病毒的分类特征

	目(order)	科(family)	亚科(subfamily)	属(genus)	种(type species)	病毒基本性质
单正链RNA病毒(+ss RNA virus)		小RNA病毒科(*Picornaviridae*)		肠道病毒属	脊髓灰质炎病毒(1～3型)	球形,20～30 nm,核酸不分节,60个壳粒、20面体立体对称,无包膜
					柯萨奇病毒(A组23型、B组6型)	
					埃可病毒(31型)	
				鼻病毒属	人类鼻病毒	
				嗜肝病毒属	甲型肝炎病毒(HAV)	
				心病毒属	脑-心肌炎病毒、新疆肠道病毒、Mengo病毒、鼠脑脊髓炎病毒	
				口疮病毒属	口蹄疫病毒	
		杯状病毒科(*Caliciviridae*)		杯状病毒属	诺瓦克病毒	球形,35～39 nm,病毒表面有32个特征性的杯状凹陷,无包膜
					猪疱疹病毒	
		肝炎病毒科(*Hepeviridae*)		肝炎病毒属	戊型肝炎病毒(HEV)	球形,32～34 nm,核衣壳表面有凸起和刻缺、无包膜
		星状病毒科(*Astroviridae*)		星状病毒属	人星状病毒	球形,28～30 nm,表面结构呈星状,无包膜
		披膜病毒科(*Togaviridae*)		风疹病毒属	风疹病毒	球形,50～70 nm,20面体立体对称,有包膜
				甲病毒属	东方和西方马脑炎病毒	
		黄病毒科(*Flaviviridae*)		黄病毒属	乙型脑炎病毒	球形,30～55 nm,核衣壳呈20面体立体对称,有包膜、刺突
					登革病毒	
					黄热病病毒	
					森林脑炎病毒	
				丙型肝炎病毒属	丙型肝炎病毒(HCV)	球形,50～60 nm,有包膜,包膜表面有凸起
				瘟病毒属	牛病毒性腹泻病毒	
	套式病毒目	冠状病毒科(*Cornoaviridae*)		冠状病毒属	冠状病毒	球形,60～220 nm,螺旋对称,包膜表面有四周伸出的凸起,形如花冠
					严重急性呼吸综合征病毒(SARS)	
				环曲病毒属	环曲病毒	
		动脉炎病毒科(*Artiriviridae*)		动脉炎病毒属	马动脉炎病毒	

NOTE

续表

	目(order)	科(family)	亚科(subfamily)	属(genus)	种(type species)	病毒基本性质
单负链RNA病毒(-ssRNA virus)	单负链病毒目(Mononegavirala)	副黏病毒科(*Paramayxoviridae*)	副黏病毒亚科	副黏病毒属	副流感病毒	球形，150 nm 螺旋对称 包膜有刺突
					仙台病毒	
				腮腺炎病毒属	腮腺炎病毒	
				麻疹病毒属	麻疹病毒	
			肺病毒亚科	肺炎病毒属	呼吸道合胞病毒	
				偏肺病毒属	人偏肺病毒	
		弹状病毒科(*Rhabdoviridae*)		狂犬病病毒属	狂犬病病毒	弹形，75 nm × 180 nm，螺旋对称，包膜有刺突
				水疱病毒属	水疱性口炎病毒	
		丝状病毒科(*Filoviridae*)		丝状病毒属	埃博拉病毒	长丝状，80 nm ×(1000～1400)nm，衣壳螺旋对称，包膜有刺突
					马尔堡病毒	
		正黏病毒科(*Orthomyxoviridae*)		正黏病毒属	甲型流感病毒	球形，80～120 nm，螺旋对称，包膜有刺突
					乙型流感病毒	
					丙型流感病毒	
		布尼亚病毒科(*Bunyaviridae*)		汉坦病毒属	汉坦病毒	球形，90～100 nm，螺旋对称
				内罗毕病毒属	新疆出血热病毒	
				白蛉热病毒属	Rift 裂谷热	包膜有刺突
				布尼亚病毒属	布尼亚病毒	
		沙粒病毒科(*Arenaviridae*)		沙粒病毒属(Arenavirus)	拉沙热病毒(Lassa virus)	球形，50～300 nm，病毒有颗粒群，膜表面为棒状刺突
					淋巴细胞性脉络丛脑炎病毒	
				δ-病毒属	丁型肝炎病毒(HDV)	
		博尔纳病毒科(*Bornaviridae*)		博尔纳病毒属	博尔纳病病毒	
双链RNA病毒(dsRNA virus)		呼肠病毒科(*Reoviridae*)		轮状病毒属	轮状病毒	球形，60～80 nm，20面体立体对称，两层蛋白质衣壳，dsRNA，分节段，无包膜
				正呼肠病毒属	呼肠病毒	
				环状病毒属	人环状病毒、蓝舌病毒	
				Colti 病毒属	科罗拉多蜱媒热病毒	
		双链RNA病毒科(*Birnaviridae*)		水生双链RNA病毒属	传染性胰腺坏死病毒	球形，无包膜
				禽双链RNA病毒属	传染性法氏囊病病毒	

NOTE

表 29-4 反转录病毒的分类特征

科(family)	亚科(subfamily)	属(genus)	种(type species)	病毒基本性质
反转录病毒科(*Retroviridae*)	RNA 肿瘤病毒亚科	人嗜 T 细胞病毒属	HTLV-Ⅰ、Ⅱ	两条相同的 + ssRNA，不分节，有包膜
	慢病毒亚科	慢病毒属	HIV-Ⅰ、Ⅱ	
	泡沫病毒亚科	泡沫病毒属	人泡沫病毒	

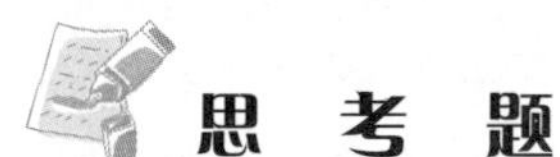

本章小结

病毒是一大类体积微小、结构简单、严格细胞内寄生的非细胞型微生物。病毒仅有的一种核酸类型，依此可分为 DNA 病毒、RNA 病毒和反转录病毒。病毒缺少能量代谢和蛋白质合成的场所及酶系统，因此，只能在活细胞内复制增殖出子代病毒。

测量病毒体大小的单位是纳米，大多数病毒呈球形或近似球形，中等大小。病毒体的基本结构包括核心和包在其外的蛋白衣壳，构成核衣壳裸病毒结构。某些病毒核衣壳外有包膜等辅助结构，称为包膜病毒。病毒的增殖方式是自我复制，一个正常的复制周期依次包括吸附、穿入、脱壳、生物合成及组装、成熟与释放等步骤。病毒在宿主细胞内也存在异常增殖情况，如顿挫感染、缺陷病毒和辅助病毒等。病毒的变异机制除了基因突变外，还有基因重组与重配、基因整合等。两病毒感染同一宿主细胞时，可发生多种形式的相互作用。大多数病毒耐冷不耐热，在 pH 5～9 的范围内比较稳定，γ 射线、X 射线和紫外线都能使病毒灭活。病毒对化学因素的抵抗力一般较细菌强，包膜易被乙醚、氯仿等脂溶剂溶解。病毒一般分类为科、属、种三级。

思考题

1. 所有病毒都有完整的结构吗？若病毒缺乏完整结构该如何复制？
2. 当两种或两种以上病毒感染同一宿主细胞时，它们之间可发生什么作用？

（张美英）

NOTE

第三十章 病毒的感染与免疫

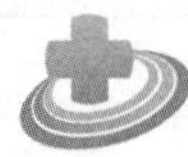

学习目标

1. 掌握 病毒的感染类型和感染方式。
2. 熟悉 宿主的抗病毒免疫。
3. 了解 病毒的致病机制及在体内的播散。

病毒以一定的方式侵入宿主，在宿主的易感细胞中进行复制并进一步扩散的过程称为病毒的感染(viral infection)。病毒感染的结果取决于宿主、病毒和其他影响免疫应答的因素。宿主方面的因素包括基因背景、免疫状态、年龄以及个体的一般健康状况；病毒方面的因素包括病毒株、病毒剂量和感染途径及与病毒毒力相关的因素。因此，不同个体感染同一病原体，其抗感染免疫的结局亦会不同。

第一节 病毒的致病作用

一、病毒感染的方式

病毒侵入机体的途径与细菌相似(表 30-1)，有如下几种途径。①呼吸道感染：如麻疹病毒、流感病毒等。②消化道感染：如甲型肝炎病毒、脊髓灰质炎病毒、肠道病毒等。③媒介昆虫叮咬感染：如森林脑炎病毒、流行性乙型脑炎病毒等。④动物咬伤感染：如狂犬病病毒。⑤接触感染：如人类免疫缺陷病毒、人乳头瘤病毒等。⑥经胎盘感染：如乙型肝炎病毒、风疹病毒等。

表 30-1 人类病毒的感染途径

感染途径	传播方法及媒介	所见病毒种类
呼吸道感染	空气飞沫、痰、唾液、皮屑	流感病毒、副流感病毒、腺病毒、鼻病毒、麻疹病毒、水痘-带状疱疹病毒及腮腺炎病毒等
消化道感染	饮食物(粪便污染)	脊髓灰质炎病毒、甲肝病毒及其他肠道病毒、轮状病毒等
经皮肤(虫媒)感染	昆虫叮咬、动物咬伤、注射输血、刺破皮肤	脑炎等虫媒病毒、狂犬病病毒、疱疹病毒、人类免疫缺陷病毒、乙型及丙型肝炎病毒等
眼及泌尿生殖道感染	面盆、澡盆、毛巾、分娩、尿	单纯疱疹病毒(1 与 2 型)、腺病毒、巨细胞病毒、人类免疫缺陷病毒、乙型肝炎病毒等
胎内(垂直)与产道感染	经胎盘或出生时经产道感染	风疹病毒、巨细胞病毒、单纯疱疹病毒(2 型)等

二、病毒在机体内的播散

1. 水平传播(horizontal transmission) 病毒通过皮肤或呼吸道、消化道、泌尿生殖道等黏膜在人群的不同机体间传播称为水平传播。

2. 垂直传播(vertical transmission) 病毒通过胎盘或经产道传给子代称为垂直传播，主要见于乙型肝炎病毒、人类免疫缺陷病毒、巨细胞病毒、风疹病毒、单纯疱疹病毒(HSV-2)等。当怀孕母亲被病毒

感染出现病毒血症时，病毒可经胎盘引起宫内感染，造成胎儿死亡、流产、早产、先天畸形等。

知识拓展

优生优育 4 项(TORCH)检查：近年来，病毒感染致畸已引起了医学工作者的高度重视。如果孕妇在妊娠早期感染了某些病毒后可能对胎儿有致畸作用，如风疹病毒、巨细胞病毒和单纯疱疹病毒等。优生优育 4 项检查包括弓形体(TO)、风疹病毒(RV)、巨细胞病毒(CMV)及单纯疱疹病毒(HSV)，简称 TORCH。这些特殊的病原体是引起胎儿宫内感染、造成新生儿出生缺陷的重要原因之一。由于成人 TORCH 感染后临床症状不明显，无法自我感觉到是否受到感染，因此，孕前及孕早期诊断对优生优育十分重要，在许多地区已作为常规项目。TORCH 检测结果是医务人员诊断感染情况的重要依据，对妊娠期间出现 TORCH 特异性 IgM 抗体阳性者给以合理建议。

三、病毒感染的类型

病毒感染机体后，感染的发生、发展与结局取决于病毒的毒力、数量、适当的侵入门户以及机体的免疫状况。免疫系统将针对不同的病毒产生不同的反应，包括非特异性免疫和特异性免疫应答过程，以应对病毒的感染，并试图将病毒从机体内清除。两者抗衡的结果将使病毒感染导致不同的结局，产生不同的感染类型。根据有无临床症状，可分为隐性感染和显性感染；根据病毒在机体内感染的过程及滞留的时间，可分为急性感染和持续性感染。持续性感染又可分为潜伏感染、慢性感染、慢发病毒感染、急性病毒感染的迟发并发症。

(一) 隐性感染或亚临床感染

不出现临床症状的感染称为隐性感染(inapparent infection)或亚临床感染(subclinical infection)。许多病毒性疾病流行时均可出现此型感染，也是机体获得特异性免疫的主要来源。例如脊髓灰质炎流行时，隐性感染率高达 90%以上，隐性感染者可向周围环境散布病毒，而传染给他人。

(二) 显性感染

如侵入机体的病毒毒力强、数量多、机体免疫力弱，且又经特定的侵入门户和途径，使宿主的组织或细胞受到损害，机体出现了明显的临床症状，则称为显性感染(apparent infection)。按其病程的长短和发病的快慢，可分为急性感染和持续性感染。

1. 急性感染(acute infection) 临床所见的多数病毒感染，如麻疹、腮腺炎、流感、水痘等都为急性感染。其特点是起病急、常突然发作、病程短、病愈后病毒在体内消失。病毒侵入机体内，在组织中增殖到一定水平，由于组织器官的损伤和功能障碍而引起临床症状。除致死性疾病外，宿主一般能在症状出现后 1～3 周内逐渐消除体内的病毒。病后常可获得特异性免疫力。

2. 持续性感染(persistent infection) 病毒可在机体内持续数月至数年，甚至数十年；可出现症状，也可不出现症状而长期带毒，成为重要的传染源。由于持续性感染的致病机制不同，且临床表现各异，故又可分成四种类型。

(1) 潜伏感染(latent infection)：病毒侵入机体后，潜伏于组织内，与机体保持相对平衡状态，无症状，也不易检出病毒，当机体免疫功能低下时，潜伏的病毒可被激活而再次急性发作，此时又能检出病毒，如水痘-带状疱疹病毒及单纯疱疹病毒的感染。

(2) 慢性感染(chronic infection)：急性感染后机体未能消除病毒，感染性病毒则处于持续性增殖状态，机体可长期排毒，反复发作、长期迁延，体内易检出病毒。如乙型肝炎病毒、丙型肝炎病毒。

(3) 慢发病毒感染(slow viral infection)：慢发病毒感染与慢性感染有所不同，其特点是潜伏期很长(达数年或数十年)，体内病毒由少到多，缓慢增殖，发病缓慢，逐渐进展，直至病死，如 HIV 感染引起的艾滋病。

(4) 急性病毒感染的迟发并发症(delayed complication after acute viral infection)：急性感染后，病毒长期潜伏，一旦发病则呈急性、进行性。如麻疹病毒感染引起的亚急性硬化性全脑炎(subacute

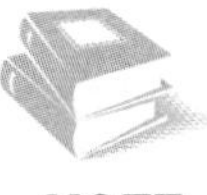

NOTE

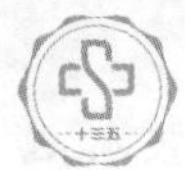

sclerosing panencephalitis,SSPE)。

四、病毒的致病机制

绝大多数病毒既不产生外毒素和内毒素,也不产生侵袭性酶类,其致病作用主要决定于病毒对宿主细胞的直接致病作用及机体对病毒抗原引起的免疫应答所造成的免疫病理损害。

(一)病毒对细胞的直接致病作用

1. 杀细胞性病毒引起宿主细胞死亡 病毒在宿主细胞内复制完毕,可导致细胞被裂解死亡,一次性释放出大量子代病毒,称为杀细胞感染(cytocidal infection)。主要见于无包膜病毒。其主要机制:①病毒在增殖过程中,阻断宿主细胞的大分子合成;②病毒感染可致溶酶体破坏;③病毒毒性蛋白的作用;④大部分病毒感染对宿主细胞均有非特异损伤作用。在细胞培养中接种杀细胞性病毒,经过一定时间后可观察到细胞变圆、坏死,从瓶壁脱落等现象,称为细胞病变效应(cytopathic effect,CPE)。

2. 稳定状态感染(steady state infection) 某些病毒进入细胞后可复制,却不引起细胞立即裂解、死亡,常见于有包膜的病毒。病毒以出芽方式释放,一般不阻碍细胞的代谢,也不破坏其溶酶体酶,因而不会使宿主细胞立即溶解死亡。这些不具有杀细胞效应的病毒引起的感染称为稳定性感染。此种感染可引起宿主细胞融合及细胞表面产生新抗原。稳定感染的细胞由于表达了病毒抗原而成为靶细胞,最终也可导致感染细胞死亡。

(1)细胞融合:由于病毒酶或感染细胞释放的溶酶体酶作用于细胞膜,使感染细胞与邻近细胞相互融合。病毒借助于细胞融合可扩散到未受感染的细胞。细胞融合形成多核巨细胞(polykaryocyte),这是病毒感染细胞的病理诊断依据。细胞融合后可损害细胞的生命活动和功能,甚至导致细胞死亡。

(2)细胞膜表面出现新抗原:细胞受病毒感染后,其细胞膜上可出现由病毒基因编码的新抗原,如流感病毒在细胞内装配成熟后,以出芽方式释放时,细胞表面形成血凝素,因而能吸附某些脊椎动物(如鸡、豚鼠)的红细胞,此为血凝作用,此特性可作为病毒在细胞培养中增殖的指标,可作为病毒的初步鉴定。细胞表面表达的病毒特异性新抗原,可使宿主细胞成为靶细胞,最终因受机体的免疫作用而死亡。另外,感染病毒也可暴露在正常情况下隐蔽的抗原决定簇。

3. 基因整合与细胞转化 有些病毒的核酸可整合到宿主细胞的染色体上,导致宿主细胞的遗传特性发生改变,即细胞转化。转化作用可引起肿瘤的发生,比如单纯疱疹病毒Ⅱ型感染与宫颈癌有关;EB病毒感染与恶性淋巴瘤及鼻咽癌发生有关;乙型肝炎病毒、丙型肝炎病毒感染与原发性肝癌有关,人类嗜T细胞病毒Ⅰ型(HTLV-Ⅰ)可引起成人T细胞白血病。

4. 包涵体的形成与染色体畸变 包涵体(inclusion body)是细胞被某些病毒感染后在胞浆和(或)胞核内出现的用普通光学显微镜能够看到的圆形或椭圆形的斑块。其大小、数目不等,多数为嗜酸性(如狂犬病病毒的胞浆内包涵体),少数为嗜碱性(如腺病毒的核内包涵体)。有些病毒(如麻疹病毒)可以同时产生核内和胞浆内包涵体。在多数病毒感染中,包涵体是由大量病毒堆积而成的;有些包涵体是病毒增殖留下的痕迹或病毒感染所引起的细胞反应物。

检查细胞内的包涵体对诊断病毒性疾病有重要意义,不同病毒形成的包涵体有所不同。①牛痘苗病毒:在胞浆内可见嗜酸性包涵体[又称“顾氏小体”(Guarnieri body)]。②单纯疱疹病毒:在胞核内可见嗜酸性包涵体(属于Cowdry氏A型包涵体)。③呼肠孤病毒:在胞浆内可见嗜酸性包涵体,围绕在细胞核外边(用电子显微镜可看出是很多病毒体呈结晶形排聚的集团)。④腺病毒:胞核内嗜碱性包涵体(电镜查看的情况同③)。⑤狂犬病病毒:胞浆内嗜酸性包涵体[又叫“内基氏小体”(Negri body)]。⑥麻疹病毒:胞核内和胞浆内嗜酸性包涵体(注意:感染的细胞互相融合成“融合型细胞”,巨细胞内有多个核,核内和胞浆内都有包涵体)。⑦巨细胞病毒:胞核内和胞浆内嗜酸性包涵体,特别是细胞核内出现周围有一轮晕的大型包涵体,犹如“猫头鹰眼”状。

还有一些病毒感染细胞后,可使细胞染色体丢失、断裂或者易位、错位等,称染色体畸变(chromosome aberrations)。胎儿早期被这些病毒感染时可造成胎儿畸形、死胎或者流产等。出生后或成人被病毒感染时可能导致肿瘤的发生。

NOTE

5. 细胞凋亡(apoptosis) 病毒感染可导致宿主细胞发生凋亡，这一过程可能促进细胞中病毒释放，但是它也限制了细胞生产的病毒体的数量。

（二）机体的免疫应答引起的病理损伤

免疫病理损伤机制包括特异性体液免疫 和特异性细胞免疫，一种病毒可能诱发一种发病机制，也可能两种机制并存。有些还可能存在非特异性免疫机制引起的损伤。

1. 体液免疫的损伤作用 某些病毒感染细胞后(如流感病毒等)，在细胞膜上出现一些病毒基因编码的新抗原，可刺激机体产生相应的抗体(主要是 IgG 和 IgM)，这些抗原与抗体结合后，通过如下机制引起细胞损伤。

(1) 病毒抗体与细胞表面的病毒抗原特异性结合，激活补体导致细胞溶解和破坏(Ⅱ型超敏反应)。

(2) 病毒抗体(IgG)和细胞膜上的病毒抗原结合后，IgG 的 Fc 段与 K 细胞的 Fc 受体结合，因而触发 K 细胞杀伤、破坏病毒感染的细胞(Ⅱ型超敏反应，抗体依赖的细胞介导的细胞毒作用，即 ADCC)。

(3) 血液循环中的病毒抗体与相应抗原结合后形成抗原抗体复合物(中等大小)，可沉积于肾小球等部位的小血管基底膜，激活补体，最后导致基底膜破坏，引起免疫复合物型肾小球肾炎(Ⅲ型超敏反应)。

(4) 在某些情况下，病毒感染可能以下列方式导致自身免疫病：①某些病毒本身具有和宿主细胞相同或类似的抗原成分，刺激机体产生抗体，通过交叉免疫反应造成自身组织细胞损伤；②有些病毒可以使细胞本身成分改变而成为自身抗原，引起自身免疫病；③病毒可损伤组织细胞，使自身细胞的隐蔽抗原释放，引起自身免疫病；④某些病毒感染后，使免疫系统功能紊乱，出现免疫失调症。

2. 细胞免疫作用 由于病毒感染后致敏的细胞毒性 T 细胞(Tc 或称 CTL)和迟发型变态反应性 T 细胞(T_D)等淋巴细胞与受感染细胞表面的病毒抗原特异性结合，或与病毒具有共同抗原决定簇的细胞表面抗原结合(腮腺炎病毒、麻疹病毒与宿主细胞的组织蛋白有共同的抗原决定簇)，通过直接的细胞毒作用或释放淋巴因子等引起组织细胞损伤。乙型肝炎病毒引起的肝细胞坏死和炎症反应也与细胞免疫损伤有关。

3. 免疫抑制作用 有些病毒感染后可抑制机体的免疫功能，其作用机制是病毒主动抑制宿主的免疫应答，导致高亲和力 T 细胞的清除，诱导部分耐受；破坏抗原提呈细胞；抑制效应细胞的功能等。如 HIV 通过感染 T_H 细胞而使感染者呈免疫缺陷状态，失去正常的免疫功能而发生艾滋病，引发机会性感染或发生肿瘤。另外，免疫细胞受病毒感染后，其免疫功能下降，如麻疹患儿对结核分枝杆菌皮肤试验反应低下或由阳性转为阴性。

4. 致炎性细胞因子的病理作用 INF-γ、INF-α、IL-1 等细胞因子的大量产生将导致代谢紊乱，并活化血管活化因子，引起休克、弥散性血管内凝血(DIC)、恶病质等严重病理过程，甚至危及生命。

（三）病毒的免疫逃逸

病毒通过逃逸免疫监视、防止免疫激活或阻止免疫反应发生等逃避免疫应答。其机制是编码特异性抑制免疫反应蛋白质以逃避免疫及形成合胞体使病毒在细胞间传播而逃避抗体作用。

五、病毒感染与肿瘤

20 世纪 70 年代发现了逆转录酶，于是把 RNA 肿瘤病毒归为逆转录病毒科(Retroviridae)、肿瘤病毒亚科(Oncovirinae)。生物学、分子生物学研究证实许多动物和禽类中存在 RNA 肿瘤病毒。在 DNA 病毒中较早了解的是人乳头瘤病毒可引起恶性或良性肿瘤。当多瘤病毒感染体外培养的细胞后，细胞可转化为肿瘤细胞，这在病毒致癌机理的研究中具有重要意义，此后发现某些 DNA 病毒也具有这种作用。

1. 病毒癌基因(V-onc) 大多数逆转录病毒都有一种特殊的致癌基因，可使细胞发生恶性转化。除逆转录病毒外，RNA 病毒无致癌作用。逆转录病毒首先与易感细胞表面的受体结合，进入胞浆后脱去衣壳，病毒单链 RNA 逆转录为双链 DNA，并整合到宿主细胞基因组中形成前病毒，而后可处于静止状态，以前病毒形式持续存在；也可由宿主细胞聚合酶转录出 mRNA、翻译成病毒的结构蛋白，与病毒

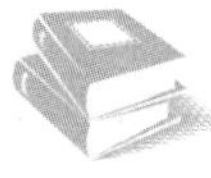
NOTE

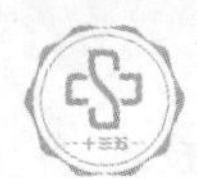

RNA 组装成子代病毒出芽释放；从病毒致癌基因转录的 mRNA，也可翻译出癌基因产物（如蛋白激酶），修饰并活化细胞的某些蛋白，导致细胞转化，形成恶性肿瘤。病毒癌基因产物不参与病毒结构的组成，但在转化的细胞表面会出现肿瘤抗原。

2. 原癌基因（proto-oncogenes，pro-onc） 在研究病毒癌基因时发现正常的鱼、鸟、哺乳动物细胞中有病毒癌基因的同源序列，分子结构略不同，但均编码相同功能的蛋白质，称为 pro-onc 或细胞癌基因（C-onc）。已查明有 60 余种 C-onc 可间接造成细胞恶性转化，这种现象叫作插入诱变作用（insertional mutagenesis）。

此外，细胞生长抑制基因的缺失和突变，失去正常控制细胞增殖的能力，也是细胞恶性转化的因素。

癌症是由多种因素诱发的细胞恶性转化，细胞代谢速率加快，失去接触抑制作用，分化为肿瘤细胞。除上述病毒与细胞本身的因素外，还与宿主因素有关，如遗传性、饮食习惯、激素水平、免疫抑制、免疫缺陷等；也与外界因素有关，多种诱变剂刺激可造成细胞恶性转化，包括离子射线、化学致癌物质等。

第二节 宿主的抗病毒免疫

机体的抗病毒免疫基本规律与其他微生物免疫机制基本相同，包括非特异性免疫和特异性免疫两大部分，二者既有共同协调作用，也有抗病毒免疫自身的特点。

一、非特异性免疫

非特异性免疫又称为固有免疫。抗病毒固有免疫是抗病毒感染的第一道防线。包括干扰素、细胞因子、巨噬细胞和 NK 细胞等因素，均针对病毒的进入迅速发生反应，并且激活适应性免疫防御系统。通常固有免疫防御可控制病毒感染，防止临床症状出现。

（一）干扰素及其作用

当两种病毒感染同一细胞时，一种病毒可以增殖，而另一种病毒则被抑制，这种现象称为干扰现象（interference），这种能干扰病毒增殖的物质称为干扰素（interferon，IFN）。1957 年 Isaac 等研究被灭活的病毒可以干扰活病毒这一现象时发现了 IFN，它是一种由病毒或其他干扰素诱生剂诱使人或动物细胞产生的具有抗病毒、抗肿瘤和免疫调节等多种生物活性的糖蛋白。除病毒外，其他非病毒因子（如细菌内毒素）、人工合成的双链 RNA 等也可诱导细胞产生干扰素。

1. 干扰素的性质和种类 来源不同的干扰素其分子质量也有差异，介于 15～25 kD 之间。由人类细胞产生的干扰素，根据其抗原性不同可分为三类：即 α、β 和 γ 干扰素。α-IFN 由人白细胞产生；β-IFN 由人成纤维细胞产生；γ-IFN 由人 T 细胞产生。α、β 型干扰素抗病毒能力较强，又称 Ⅰ 型干扰素，γ-IFN 免疫调理作用较强，又称 Ⅱ 型干扰素或免疫干扰素（表 30-2）。

表 30-2 干扰素的分类及性质

IFN	型别	诱生剂	产生细胞	56 ℃ 30 min	pH 2.0	抗病毒	抗肿瘤	免疫调节
Ⅰ型	α	各种病毒	人白细胞	稳定	稳定	较强	较弱	较弱
	β	Poly I∶C*	成纤维细胞					
Ⅱ型	γ	PHA、各种抗原	T 细胞	不稳定	不稳定	较弱	较强	较强

注：* Poly I∶C 多聚核苷酸与多聚嘧啶酸，为一种人工双链 RNA。

目前采用 DNA 重组技术，已获得克隆化、均一性的 α、β、γ 三种类型的干扰素。

干扰素抗病毒作用的特点如下。①无病毒特异性：有广谱抗病毒作用，即一种病毒诱生的干扰素对多种病毒有效。②种属特异性：人或灵长类动物细胞产生的干扰素只能对人类细胞发挥抗病毒作用，而对其他动物无作用。③间接发挥作用：干扰素与抗体不同，不是直接作用于病毒，而是通过诱导细胞产

NOTE

生抗病毒蛋白以抑制病毒的复制。④抑制细胞分裂、成熟与分化：可用于肿瘤的治疗。⑤对理化因素抵抗力：干扰素对热稳定，37 ℃ 24 h 不被破坏，在 pH 2～11 之间稳定，对脂肪酶和核酸酶不敏感，对紫外线、蛋白水解酶和胰酶敏感。

2. 干扰素的诱生及抗病毒作用的机制 脊椎动物本身具有产生抗病毒物质的能力，正常情况下编码干扰素的基因处于失活状态，当细胞受到病毒或诱生剂(如聚肌苷酸-聚胞苷酸，Poly I：C)作用后，触发信号传递等一系列的生物化学过程，导致干扰素表达并分泌胞外；细胞分泌的干扰素与有干扰素受体的细胞结合，通过一系列信号传递过程使细胞表达多种抗病毒蛋白，如 MixA、PRK 等。这些抗病毒蛋白能阻断病毒的复制过程，从而实现对病毒的抑制作用(图 30-1)。产生干扰素的细胞仍完好无损，可使细胞建立抗病毒状态。

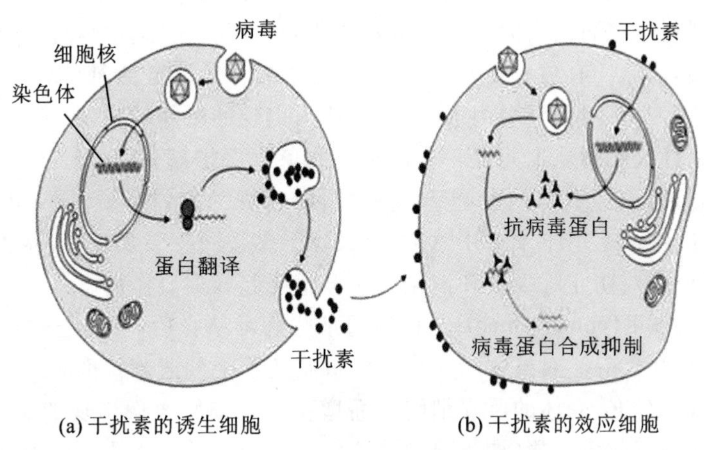

图 30-1 IFN 的诱生和作用示意图

3. 干扰素的实际意义 病毒感染机体后干扰素比特异性抗体产生得早，因此，在阻止病毒感染的发展及促进机体康复方面有重要作用；干扰素还具有免疫调节作用，可促进巨噬细胞的吞噬、活化 NK 细胞及对病毒作用的广谱性，因此，干扰素可用于抗病毒、抗肿瘤的治疗。

(二) 巨噬细胞的杀病毒作用

巨噬细胞对阻止病毒感染和促进感染的恢复具有重要作用。如果巨噬细胞受损，病毒则易侵入血流而引起病毒血症。中性粒细胞虽然也能吞噬病毒，但不能将其杀灭，病毒甚至在其中还能繁殖，反而将病毒带到全身，引起感染扩散。

(三) NK 细胞杀病毒作用

NK 细胞(natural killer cell)的主要功能是非特异性杀伤靶细胞，包括病毒感染的细胞和多种肿瘤细胞，且对病毒感染的细胞有较强的杀伤力，而无组织相容性抗原的限制。NK 细胞通过以下两种方式杀伤靶细胞：①直接与靶细胞接触，通过释放细胞因子如穿孔素等物质来破坏靶细胞；②通过 FcR 桥联被 IgG 包被的靶细胞，而使后者被杀伤，称为抗体依赖性细胞介导的细胞毒作用(antibody dependent cell mediated cytotoxicity，ADCC)。

(四) 先天不感受性

主要取决于细胞膜上有无病毒相应受体。机体的遗传因素决定了种属和个体对病毒感染的差异。如有些动物病毒不能使人感染；也有些人类病毒不能进入动物细胞内增殖。

(五) 屏障作用

血脑屏障能阻挡病毒经血液进入中枢神经系统。胎盘屏障可保护胎儿免受母体所感染病毒的侵害，但其屏障的保护作用与妊娠时期有关。妊娠 3 个月内，胎盘屏障尚未发育完善。在此期间，孕妇若感染了风疹病毒或巨细胞病毒，易通过胎盘感染胎儿，引起先天性畸形或流产等。

NOTE

二、特异性免疫

特异性免疫包括两个方面，即体液免疫和细胞免疫。

（一）体液免疫

机体被病毒感染后，可产生多种特异性抗体。

1. 中和抗体（neutralizing antibody） 主要是由病毒的各种结构蛋白（如衣壳蛋白、基质蛋白、包膜表面的糖蛋白）刺激机体而产生的。一般有三种，即 IgG、IgM 和 IgA。能与相应的病毒结合，阻止病毒吸附与穿入易感细胞，使其丧失感染能力，从而被体内其他非特异性免疫因素（如吞噬细胞、补体等）所杀灭。由于抗体不能进入细胞，故对细胞内的病毒无作用，其抗病毒作用主要发生在病毒血症阶段。中和抗体对经血流播散到靶器官而致病的病毒有重要的防御作用。病毒与中和抗体形成的免疫复合物可被吞噬细胞吞噬、消化和清除。有包膜的病毒与中和抗体结合后可激活补体，从而使病毒裂解。IgG、IgM、IgA 三种抗体具有不同的生物学特性：①IgG 在体内出现的时间较晚，分子量小，可通过胎盘，新生儿可从母体中获得。此种抗体对新生儿有 6 个月左右的免疫保护期；②IgM 分子量大，不能通过胎盘，胎儿自身又不能产生，故在新生儿体内检测到 IgM 抗体，可视为宫内感染，IgM 出现的时间较早，故检测 IgM 可作为早期诊断；③分泌型抗体（SIgA）主要来源于黏膜固有层浆细胞，存在于黏膜分泌液中，可阻止病毒从局部侵入机体，对防止呼吸道和消化道病毒感染起着重要作用。

2. 抗体介导的促进作用（enhancement） 抗体与某些病毒结合后，可促进病毒在感染细胞中复制，如呼吸道合胞病毒、登革病毒等。对抗体增强作用的机制还不十分清楚。推测当抗体与病毒结合后，使更多的病毒进入到具有 IgG Fc 受体的巨噬细胞内而增殖。在细胞表面出现的病毒抗原激发了机体的免疫反应。其中巨噬细胞释放多种酶（如蛋白激酶、凝血酶等）进一步激活补体和凝血系统，释放血管通透性因子而引起一系列病理变化，导致疾病产生。

3. 补体结合抗体（complement fixation antibody） 为病毒内部的可溶性抗原或病毒表面的非中和抗原刺激机体产生的抗体，虽然不能中和病毒，但是能增强吞噬细胞对病毒的吞噬作用。检测补体结合抗体可协助诊断某些病毒性疾病。

（二）细胞免疫

病毒为胞内寄生的微生物，对已经进入细胞内的病毒来说，体液免疫的作用不大，主要依靠细胞免疫，故细胞免疫对于抵抗病毒感染具有重要作用。除 NK 细胞和抗体介导的杀伤因素外，特异性细胞毒性 T 细胞（CTL）发挥着重要作用。CTL 接触病毒感染的细胞后，能特异性地识别并结合靶细胞表面呈递的 MHC-I 类分子（抗原多肽复合物）。此外，还可激活并且释放出穿孔素和细胞毒素，前者是酶蛋白，其作用类似补体 C1q，可使靶细胞出现许多小孔，胞内成分外溢；后者可激活靶细胞内的许多酶，两者结合可导致细胞裂解。在多数被病毒感染的细胞中，CTL 可杀伤靶细胞、清除或者释放细胞内已复制的病原体，在抗体的配合下清除病毒。

在细胞免疫中除引起正常免疫保护外，还可导致一定的免疫病理作用：①如 CTL 在杀伤被病毒感染的靶细胞时，由于细胞大量损伤，也会引起炎症反应；②抗病毒抗体如果亲和力降低或者抗原抗体比例不合适，在体内形成中等大小的抗原抗体复合物，后者沉积而可引起Ⅲ型超敏反应，如肾小球肾炎就是这一免疫病理现象所致；③还可引起自身免疫病，当病毒感染后，因改变了宿主细胞膜的抗原性，使细胞本身的"隐蔽抗原"暴露出来，进而诱发自身免疫病，如部分慢性乙型肝炎患者其血液中就存在着针对肝细胞自身抗原成分肝特异性脂蛋白（liver specific protein，LSP）而产生了自身抗体，导致肝细胞损伤。少数脑炎患者也是如此，病毒并不是直接损伤脑细胞，而是（如腮腺炎病毒、麻疹病毒）改变了脑组织的抗原性或存在交叉抗原成分而诱生免疫应答，造成脑细胞损伤。此时从脑组织中并不能分离出病原体。

三、抗病毒免疫持续的时间

抗病毒免疫持续时间的长短在各种病毒之间差异很大，主要与以下因素相关。

NOTE

1. 局部感染与全身性感染 在全身性感染中，由于病毒抗原与免疫系统广泛接触，病后往往免疫力较为牢固，且持续时间较长。这类疾病有腮腺炎、麻疹、脊髓灰质、乙型脑炎等。有些病毒感染只是局限于局部或黏膜表面，而无病毒血症，这类病毒感染常引起短暂的免疫，宿主可多次感染。如流感病毒以及引起普通感冒的鼻病毒等。

2. 病毒的血清型 有的病毒只有单一血清型，病后多获得牢固的免疫力，如甲型肝炎病毒、麻疹病毒等。而有些病毒其血清型特别多（如鼻病毒有100多个血清型），通过感染所建立的免疫对其他型病毒无交叉免疫作用。

3. 抗原变异 有些病毒其抗原性不稳定，易发生变异，感染后只产生短暂免疫力。例如甲型流感病毒的表面抗原易发生变异，使人群失去免疫力，可引起流感的流行甚至世界性大流行。

四、抗病毒治疗

多数病毒性疾病可以自愈，少数严重感染者可致死亡。一些抗病毒药物如碘脱氧尿嘧啶核苷（疱疹净）、阿糖腺苷、无环鸟苷等对疱疹病毒的感染有一定疗效。三氮唑核苷（病毒唑）对某些病毒如汉坦病毒、金刚烷胺对流感病毒有抑制作用。干扰素为广谱抗病毒药，对DNA和RNA病毒均有一定的抑制作用。中草药具有明显的抗病毒作用，对减轻一些病毒性疾病的症状、缩短病程有一定的疗效。抗生素、磺胺药无抗病毒作用，目前为止对于病毒感染尚缺乏特效治疗药物，仍以全身支持疗法和对症治疗为主。

隔离传染源、切断传染途径、预防接种是重要而有效的措施。免疫预防分为人工自动免疫及人工被动免疫，前者如接种减毒活疫苗（脊髓灰质炎疫苗、麻疹疫苗等）及灭活病毒疫苗（流感疫苗、狂犬病疫苗等）。病毒疫苗的应用，常能获得持久、有效的预防效果；人工被动免疫如注射患者恢复期血清及免疫球蛋白，可以短期预防，如麻疹患者恢复期血清和丙种球蛋白预防麻疹，乙型肝炎高价免疫球蛋白（HBIg）预防乙型肝炎等。近年来已研究应用多肽疫苗及基因工程疫苗，有高效、安全、可以大量制备等优点，但尚须进一步研究及完善。

本章小结

病毒侵入机体的途径包括呼吸道、消化道、媒介昆虫叮咬、动物咬伤、直接或间接接触、经胎盘等途经感染；病毒在机体的播散方式分为水平传播和垂直传播；病毒的感染类型分为隐性感染、显性感染、急性感染和持续性感染。持续性感染又可分为潜伏感染、慢性感染、慢发病毒感染、急性病毒感染的迟发并发症。病毒的致病作用主要决定于病毒对宿主细胞的直接致病作用及机体对病毒抗原引起的免疫应答所造成的免疫病理损害。抗病毒免疫包括非特异性免疫和特异性免疫两大部分。参与非特异性免疫的因素有干扰素、吞噬细胞、NK细胞及屏障作用。根据干扰素抗原性不同可分为α、β和γ干扰素。特异性免疫包括体液免疫和细胞免疫。

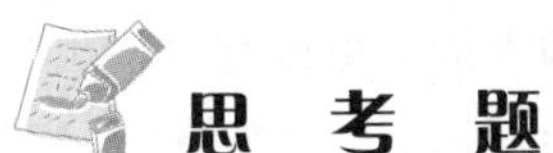

思考题

1. 病毒通过哪几种途径侵入机体？
2. 病毒的感染的类型有几种？
3. 抗病毒免疫可分为几部分？各是什么？

（马淑一）

NOTE

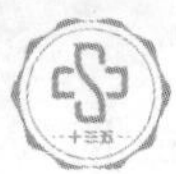

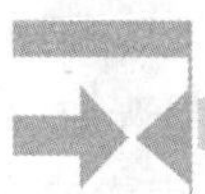

第三十一章　病毒学检验基本技术

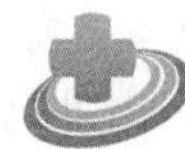

学习目标

1. 掌握　病毒标本采集和送检的原则；病毒培养和鉴定常用的技术。
2. 熟悉　病毒特异性抗体检测常用的方法。
3. 了解　病毒感染的实验室快速诊断方法。

病毒是一类个体微小、结构简单、只含有一种核酸(DNA 或 RNA)、必须在活细胞内寄生的非细胞型微生物。与其他微生物感染性疾病相比，病毒性疾病传染性强、传播迅速、流行广、特效药物少，导致持续性感染比较多见，故病毒性疾病在临床感染性疾病中占有十分重要的地位。因此，病毒感染性疾病的诊断、治疗和预后监测不同于其他微生物，需要运用病毒特有的检验技术来研究其病原特征，以便做出快速、准确的诊断，指导临床治疗，并为控制病毒性疾病的流行提供实验室依据。

第一节　标本的采集、送检、保存与处理

一、标本的采集、运送与保存

1. 标本的种类　临床上常用于病毒检验的标本如下。

(1) 呼吸道标本：如鼻咽拭子、痰液、咽漱液、支气管灌洗液、呼吸道抽取物等，常用于流感病毒、副流感病毒、鼻病毒、腺病毒、呼吸道合胞病毒的分离及检验。

(2) 脑脊液标本：常用于柯萨奇病毒、埃可病毒、腮腺炎病毒的分离及检验。

(3) 粪便或直肠拭子：常用于腺病毒的分离鉴定，轮状病毒、诺如病毒及星状病毒电镜检查，或病毒抗原、核酸的检验。

(4) 疱疹液与疱疹基底感染细胞：用于疱疹病毒、人乳头瘤病毒、麻疹病毒的分离及病毒包涵体的检查。

(5) 尿液及尿道拭子标本：常用于单纯疱疹病毒和巨细胞病毒的分离。

(6) 活检或尸检组织等标本：用于病毒的分离或直接检出。

(7) 血液标本(血浆或血清)：用于肝炎病毒、疱疹病毒、人类免疫缺陷病毒等病毒抗原或抗体的检验。

不同的病毒疾病采集的标本各有不同(表 31-1)，标本采集是否正确对于检验结果非常重要。

表 31-1　供病毒分离的检材

临床表现	常见病毒	诊断所用检材
呼吸道感染	腺病毒	咽拭子、粪便或肛拭子
	巨细胞病毒	咽拭子或含漱液、尿液
	流感病毒	咽拭子或含漱液
	副流感病毒	咽拭子或含漱液
	呼肠孤病毒	咽拭子、粪便或肛拭子
	合胞病毒	咽拭子或含漱液、鼻咽洗液

NOTE

续表

临床表现	常见病毒	诊断所用检材
出疹疾病	柯萨奇病毒	粪便或肛拭子、咽拭子
	巨细胞病毒	咽拭子或含漱液、尿液
	埃可病毒	粪便或肛拭子、咽拭子
	EB病毒	咽拭子或含漱液
	单纯疱疹病毒	病灶棉拭子或吸取液
	麻疹病毒	咽拭子或含漱液、尿液
	风疹病毒	咽洗液、鼻咽拭子
	水痘-带状疱疹病毒	病灶棉拭子或吸取液、咽拭子
脑炎	虫媒病毒	血液、脑脊液
	单纯疱疹病毒	脑脊液、疱疹棉拭子或吸取液
	麻疹病毒	脑脊液、咽拭子或含漱液、尿液
	脊髓灰质炎病毒	粪便或肛拭子、咽拭子、脑脊液
无菌性脑膜炎	柯萨奇病毒	脑脊髓液、粪便或肛拭子、咽拭子
	埃可病毒	脑脊液、粪便或肛拭子、咽拭子
	腮腺炎病毒	脑脊髓液、口颊黏膜棉拭子
先天或新生儿感染	巨细胞病毒	尿液、咽拭子或含漱液
	风疹病毒	咽拭子或含漱液、尿液
	单纯疱疹病毒	病灶棉拭子或吸取液
眼部感染	腺病毒	结膜棉拭子、咽拭子、肛拭子
	单纯疱疹病毒	结膜棉拭子、病灶棉拭子或吸取液、咽拭子
心肌炎、心包炎	柯萨奇B病毒	心包液、粪便、咽拭子
	埃可病毒	心包液、粪便、咽拭子

2. 采样时间 对于病毒的分离培养应尽早(发病1～2天内)采集标本,病程初期或急性期的标本中病毒含量多、检出率高。特异性抗体检测需要采集急性期与恢复期双份血清,第一份血清尽可能在发病初期采集,第二份在发病后2～3周采集。

3. 标本的保存与送检 病毒离开活体组织后在室温下容易灭活,故采集的标本应低温保存、迅速送检。送检的标本加入保护剂(如Hank's液、牛血清白蛋白、50%甘油缓冲液或二甲基亚砜等)后放入装有低温凝胶袋或干冰的容器内送检,以防病毒失活。实验室收到标本后应立即处理,反复冻融标本会降低病毒的分离率。如果标本在24 h以内处理,一般可置于4 ℃保存,如未能接种,应置于－70 ℃储藏。

二、标本的处理

不同的病毒标本需要采用合适的处理方法,以提高病毒的分离效率。病毒含量较高的样品浸出液或体液,可不经过病毒分离直接用于诊断鉴定。对于病毒含量较少的标本,则需通过病毒的分离增殖来提高检出率。无菌的体液(腹水、骨髓液、脱纤血液、水疱液等)可不做处理,直接接种于培养的组织细胞、鸡胚或实验动物,用于分离病毒。污染标本进行病毒分离前,首先要进行适当处理,然后才能接种。检测抗体的血清标本试验前应在56 ℃处理30 min以除去非特异性物质及补体。

1. 组织器官标本的处理 以无菌操作取一小块标本,充分剪碎,置乳钵中加玻璃砂研磨或用组织研磨器制成匀浆,随后加入1～2 mL Hank's液制成组织悬液,再次加入1～2 mL继续研磨,逐渐制成10%～20%的悬液;最后加入复合抗生素,以8000 r/min离心15 min,取上清液用于病毒分离。

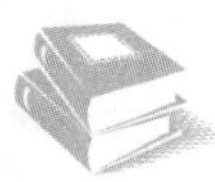

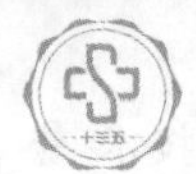

2. 粪便标本的处理 取4～5 g粪便用Hank's液制成20%的悬液，在密闭的容器中强烈振荡30 min，以6000 r/min低温离心30 min，取上清液再次重复离心，用450 nm的微孔滤膜过滤，加2倍浓度的复合抗生素，然后直接用于病毒分离或进行必要的浓缩后再进行病毒分离。

3. 标本的特殊除菌处理 标本经过上述处理一般即可用于病毒分离，如有些标本用一般方法难以除去污染时，则应配合以下方法进行处理。

(1) 滤过除菌：可用陶瓷滤器、石棉滤器或200 nm孔径的混合纤维素酯微孔滤膜等除菌。

(2) 离心除菌：用低温高速离心机以18000 r/min离心20 min，可沉淀除去细菌，而病毒保留在上清液中，必要时转移离心管重复离心一次。

(3) 乙醚除菌：对乙醚有抵抗力的病毒(如肠道病毒、鼻病毒、呼肠孤病毒、腺病毒等)，可用冷乙醚等量加入样品悬液中充分振荡，置于4 ℃过夜，取下层水相分离病毒。

(4) 普鲁黄(proflavin)除菌：普鲁黄对肠道病毒和鼻病毒几乎没有影响，常用做粪或喉头样品中细菌的光动力灭活剂，将样品用0.0001 mol/L pH 9.0的普鲁黄于37 ℃作用60 min，随后用离子交换树脂除去染料，将样品暴露于白光下，可使被光致敏的细菌或霉菌灭活。

4. 标本中脂类物质和非病毒蛋白的去除 有些标本(如组织标本)脂类和非病毒蛋白含量很高，必要时在浓缩病毒样品之前可用有机溶剂(如正丁醇、三氯乙烯等)抽提，方法是将预冷的有机溶剂等量加入样品中，强烈振荡后，1000 r/min离心5 min，脂类和非病毒蛋白保留在有机相，病毒则保留在水相。应当注意的是，对有机溶剂有抗性的病毒才能这样处理。

第二节 病毒的形态结构检查法

一、形态学检查

(一) 电镜技术

病毒体积微小，除大型病毒如痘病毒在光学显微镜下勉强可观察外，绝大多数病毒的大小介于20～250 nm之间，超过了光学显微镜的分辨能力。因此，多数病毒需借助电子显微镜放大几万至几十万倍才能观察到。电镜技术常用于病毒性疾病的快速诊断、发现鉴定新的病毒以及研究病毒引起的组织和细胞病理变化等。

1. 标本制备 用电镜观察病毒颗粒必须先浓缩标本。浓缩标本的方法如下。①超速离心：根据目的病毒的大小选用合适的离心速度和时间，离心后的沉淀物用无菌蒸馏水洗涤后再放到铜网上。②超过滤法：使用10 kDa的分子筛进行过滤，直接浓缩标本中的病毒。③培养法：可将标本接种于培养细胞使病毒增殖后再检查。④免疫凝集法：将病毒标本制成悬液，加入特异性抗体混匀，使标本中病毒颗粒凝集成团，以此来浓缩病毒。

2. 标本观察 ①超薄切片法：也称正染法，超薄切片和一般病理切片的制作基本相似，但要求一个组织细胞经超薄切片可切成几十片甚至上百片，切下组织的厚度在10～100 nm。标本用戊二醛固定，经过脱水、包埋、切片、染色后观察病毒颗粒，本法操作复杂，但标本可长期保存，并可观察到病毒体的形态、大小、排列方式、病毒在细胞内的生物合成过程以及被病毒感染的细胞的超微变化。②负染法：原理是用重金属盐(通常用磷钨酸)将病毒颗粒进行染色，由于染色剂中的金属钨不能穿透电子束，因此，在暗背景下可清楚地识别有亮度的病毒颗粒。即高密度的背景呈现黑色，而低密度的样品呈白色作为反衬。可显示病毒的表面结构，其缺点是敏感性低，难以区分同科病毒，要求被检病毒有典型的形态特征，如轮状病毒、甲型肝炎病毒、乙型肝炎病毒及疱疹病毒等。③免疫电镜技术：是免疫组织化学与电镜技术的结合。直接电镜观察时，如果标本中病毒浓度较低，病毒颗粒形态特点则较难确切辨认。为了提高电镜技术的敏感性与特异性，在负染的基础上又发展了免疫电镜技术。它基于抗原抗体结合形成免疫复合物的原理，用特异性抗体与样品结合，观察凝集的病毒颗粒，可使其敏感性提高10～100倍，同时病

NOTE

毒也较易识别。此外，还可用辣根过氧化物酶、碱性磷酸酶或胶体金标记作为抗原抗体示踪物，与相应底物作用后形成不溶性产物，在电镜下形成电子散射力极强的终末产物。超小的胶体金经银增强系统处理后，分辨效果更佳，目前已被广泛应用于各种电镜检查。

（二）光学显微镜

除了痘病毒等体积较大的病毒外，大部分病毒很难用光学显微镜直接观察到，但当某些病毒感染了细胞以后，在细胞浆和（或）细胞核内可出现包涵体（inclusion body），通过染色后在光学显微镜下可以看到。根据包涵体独特的形态、染色特性和存在部位等特征可对感染的病毒做出辅助诊断。例如巨细胞病毒感染宿主细胞后，在细胞核内形成周围有轮晕状的"猫头鹰眼"状的嗜酸性包涵体；麻疹病毒感染呼吸道黏膜上皮细胞后，在胞核内和胞浆内都会形成嗜酸性包涵体；狂犬病病毒在患病动物的中枢神经细胞的胞质内形成嗜酸性内基小体等。

二、病毒大小的测定

可用电子显微镜直接测量法、过滤法、超速离心沉淀法等方法测量病毒的大小，其中最常用的是电子显微镜直接测量法。

1. 电子显微镜直接测量法 将标本悬液置于载网膜上，进行负染色观察，对照电镜视野标尺，可以直接算出病毒体的实际大小。

2. 过滤法 将病毒液通过不同孔径大小的滤膜，根据通过与滞留病毒的孔径与滤过病毒的感染滴度可间接测定出病毒的大小。

第三节 病毒的分离与鉴定技术

一、病毒分离、鉴定的一般程序

病毒分离、鉴定的一般程序见图 31-1。

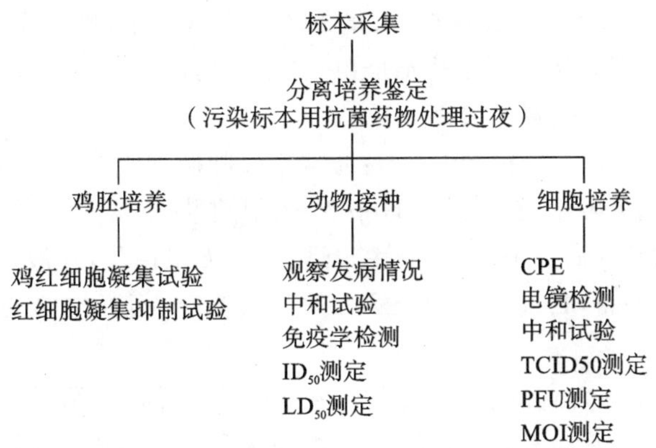

图 31-1 病毒分离、鉴定的一般程序

二、病毒的分离与鉴定方法

（一）病毒的分离培养

病毒的分离培养与鉴定技术在病毒感染性疾病的诊断、预防和控制中起着重要的作用。病毒是严格的细胞内寄生的微生物，因此，应根据病毒种类的不同选择敏感动物、组织细胞或鸡胚进行分离培养。

1. 组织细胞培养 细胞培养，将离体的活组织或分散的活细胞进行体外人工培养。所用培养液是 pH 7.2～7.4 含血清（通常为胎牛血清）、葡萄糖、氨基酸、维生素的平衡溶液。细胞培养适合绝大多数

NOTE

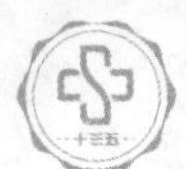

病毒生长，是病毒实验室的常规技术。细胞培养技术在病毒的培养鉴定、病毒学实验及病毒疫苗的生产等方面发挥着重要的作用。实验室常用的细胞类型有原代细胞、二倍体细胞及传代细胞。选择何种细胞培养病毒往往根据细胞对病毒的敏感性不同而定（表 31-2）。

表 31-2　常用于病毒培养的细胞

细胞类型	细胞名称	分离病毒
原代细胞	人胚肺（HEK） 肺细胞（WI-38）	腺病毒、腮腺炎病毒
	非洲绿猴细胞（Vreo）	HSV、RSV、VZV、腮腺炎病毒、风疹病毒
	猴肾细胞（PUK）	腮腺炎病毒、流感病毒、副流感病毒、鼻病毒、麻疹病毒、脊髓灰质炎病毒、ECHO、柯萨奇病毒 A 和 B 组
二倍体细胞株	人胚肺细胞（WI-38）	腺病毒、CMV、VZV
	恒河猴胚细胞（HL-8）	腮腺炎病毒、腺病毒
传代细胞系	人宫颈癌细胞（Hela）	RSV、腮腺炎病毒、冠状病毒、腺病毒
	人猴上皮癌细胞（Hep-2）	腺病毒、RSV、HSV
	非洲绿猴肾细胞（Vero）	HSV、麻疹病毒、RSV、副流感病毒、风疹病毒、轮状病毒

（1）原代细胞培养（primary cell culture）：用胰蛋白酶将离体的人或动物的新鲜组织或器官分散成单细胞悬液，加入培养液、37 ℃孵育 1～2 天后逐渐在培养瓶底部贴壁生长，当单个细胞生长到与邻近细胞接触时，生长便停止，称为接触抑制。如此形成的单层细胞即为原代细胞。原代细胞保有原有组织特性，对病毒最为敏感，常用于直接从标本中分离病毒，如原代猴肾细胞是培养正黏病毒、副黏病毒、肠道病毒和腺病毒的常用细胞，但制备较为复杂，原代细胞不能持续传代培养，通常只能传 2～3 代细胞即退化，不便用于诊断工作。

（2）二倍体细胞培养（diploid cell culture）：原代细胞中有少数细胞可在体外分裂 50 代仍能保持染色体为二倍体，称为二倍体细胞，如人成纤维细胞、人胚肺细胞、人胚肾细胞以及猴肾、地鼠肾细胞等。但这类细胞不能无限制地连续传代，多次传代后也会出现细胞老化，敏感性降低。因此，建立起的二倍体细胞应尽早将细胞悬浮于 10%二甲亚砜中，大量分装于安瓿瓶中，储存于液氮（－196 ℃）内，供以后传代使用。目前多用二倍体细胞培养制备病毒疫苗，也用于病毒的实验室诊断工作，如人胚肺成纤维细胞可用于 VZV、腺病毒和巨细胞病毒的分离。

（3）传代细胞培养（continuous cell culture）：通常是由肿瘤细胞或二倍体细胞在传代过程中突变而来，如人宫颈癌细胞（Hela）、人喉上皮癌细胞（Hep-2）、传代非洲绿猴肾细胞（Vero）等，其染色体数为非整倍体，但对很多病毒的敏感性高且稳定，细胞生长迅速，可无限传代，在液氮中能长期保存。由于源自肿瘤细胞，不宜用于疫苗的制备，目前广泛用于病毒的分离鉴定、病毒抗原的大量生产和抗病毒药物筛选等研究。

2. 鸡胚培养　鸡胚是正在发育的机体，具有来源充足，操作简单，结果易判断，条件易控制，对接种病毒不产生抗体等优点。适于病毒分离、疫苗生产、抗原大量制备、抗病毒药物研究等。用受精孵化的活鸡胚培养病毒比用动物更加经济、简便。一般采用孵化 9～14 天（表 31-3）的鸡胚，根据病毒的特性可分别在鸡胚绒毛尿囊膜、尿囊腔、羊膜腔、卵黄囊、脑内接种（图 31-2）。①羊膜腔接种：可用于临床标本（患者咽漱液等）初次分离培养流感病毒，病毒感染羊膜腔的内胚层，被鸡胚咽下或吸入，导致全胚感染后排泄到尿囊腔中，因此，在羊水和尿囊液中均可收获病毒。②尿囊腔：可用于流感病毒、新城疫病毒和腮腺炎病毒的分离培养，病毒可在内皮细胞中复制，复制的病毒被释放到尿囊液中，因此，尿囊液中可收获大量病毒。③绒毛尿囊膜：可用于接种痘病毒和疱疹病毒。这些病毒在绒毛尿囊膜上可形成肉眼可见的斑点状或痘疱状病灶，感染性病毒颗粒的数目可以通过产生的斑点或痘疱数目来计算，因此，该方法还可用于抗病毒血清滴定试验，即在有抗体存在的情况下，痘疱形成受到抑制。④卵黄囊：可用于接种嗜神经性的狂犬病病毒和流行性乙型脑炎病毒。如有病毒增殖，鸡胚则发生异常变化或羊水、尿囊液

NOTE

出现红细胞凝集现象。

表 31-3 病毒在鸡胚内的增殖

病毒	胚龄(日)	接种部位	表现	收获材料
流感病毒	9～12	尿囊腔、羊膜腔	血凝	尿囊液、羊水
水痘病毒	10～13	绒毛尿囊膜	疱痘	绒毛尿囊膜
单纯疱疹病毒	10～13	绒毛尿囊膜	疱痘	绒毛尿囊膜
流行性腮腺炎病毒	9～12	尿囊腔、羊膜腔	血凝	尿囊液、羊水
流行性乙型脑炎病毒	6～8	卵黄囊	死亡	卵黄囊
新城疫病毒	9～11	绒毛尿囊膜、羊膜腔	死亡、血凝	绒毛尿囊膜

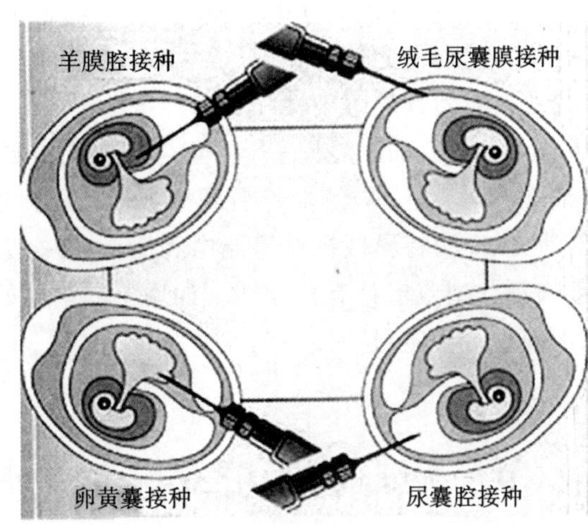

图 31-2 鸡胚接种部位示意图

3. 动物实验 动物接种试验是最早的病毒分离培养方法。常用的实验动物有小鼠、大鼠、豚鼠、家兔及猴等，动物的选择应考虑其对病毒的易感性、动物的健康状况、大小、性别和品系等。接种途径可根据各病毒对组织的亲嗜性而定，如鼻内、皮内、皮下、脑内、腹腔或静脉接种等，接种后逐日观察实验动物的发病情况，如动物濒临死亡，则取病变组织剪碎、研磨均匀制成悬液，继续传代并作鉴定。

(二) 病毒的鉴定

1. 病毒在细胞内增殖的鉴定指标

(1) 细胞病变效应(cytopathogenic effect，CPE)：病毒在细胞内增殖可引起细胞退行性病变，出现正常细胞皱缩、变圆、出现空泡、死亡、溶解、脱落、聚集成葡萄串样改变的现象。不同的病毒产生不同的特征性 CPE，如疱疹病毒、副黏病毒、RSV 感染所致的 CPE 以细胞融合形成多核巨细胞为主；肠道病毒、鼻病毒、披膜病毒、痘病毒等感染所致的 CPE 以细胞圆缩、分散、溶解为主；腺病毒感染细胞所致的 CPE 以肿胀、颗粒增多、病变细胞聚集成葡萄串状；腺病毒可在细胞核内形成嗜碱性包涵体，狂犬病病毒可在神经细胞的胞质内形成嗜酸性包涵体。此外，不同的病毒感染细胞 CPE 出现的时间也有差异，如脊髓灰质炎病毒、单纯疱疹病毒一般 1～2 天内出现 CPE；而巨细胞病毒、风疹病毒等生长较慢的病毒则在 1～3 周后才会出现 CPE。根据这些特点，结合临床表现可做出预测性诊断。

(2) 红细胞吸附现象(hemadsorption phenomenon)：某些病毒，如流感病毒和副黏病毒感染细胞后 24～48 h 可在细胞膜上表达血凝素(hemoagglutinin，HA)，能与豚鼠、鸡等脊椎动物及人的红细胞结合，即发生红细胞吸附现象。若加入特异性的抗血清，可中和病毒血凝素，从而抑制红细胞吸附现象的发生，称为红细胞吸附抑制试验。这一现象不仅可作为这类病毒增殖的指征，还可用于病毒种和型的初步鉴定。

(3) 干扰现象(interference phenomenon)：一种病毒感染细胞后可以干扰另一种病毒在该细胞中的增殖，这种现象称为干扰现象。可用不能产生 CPE 的病毒干扰随后接种且可产生 CPE 的病毒，以检测

NOTE

病毒的存在。如某些型别的鼻病毒能干扰副流感病毒的感染和增殖,从而阻止后者感染的宿主细胞对红细胞的吸附现象,据此可进行初步鉴定。

(4) 细胞代谢的改变:病毒感染细胞可使培养液的 pH 改变,是因为病毒感染后致使细胞的代谢发生了变化。这种培养环境的生化改变也可作为判断病毒增殖的指征。

2. 病毒感染性的定量测定

(1) 空斑形成单位(plaque forming unit,PFU)测定:将一定浓度的病毒悬液接种到生长成单层细胞的平皿或培养瓶中,当病毒吸附于细胞后,再在其上覆盖一层熔化的营养琼脂,待凝固后继续培养。由于病毒在细胞内复制增殖,受感染的单层细胞便会死亡,用中性红等染料染色显示出不着色的空斑。每个空斑由单个病毒颗粒复制繁殖形成,即空斑形成单位(PFU),计数平板中空斑数可推算出样品中活病毒的数量,以 PFU/mL 表示。

(2) 组织培养半数感染量(50% tissue culture infectious dose,TCID50)的测定:将病毒悬液 10 倍系列稀释,接种于敏感的单层细胞中,培养一定时间后,观察 CPE 等指标,使 50%的细胞被感染所需病毒的最高稀释度。以 CPE 作指标,判断病毒的感染性和毒力。

(3) 中和试验(neutralization test,NT):用待测病毒悬液与已知的特异性抗病毒血清混合,在室温下作用一定时间后接种敏感的细胞或宿主体内,经培养后观察 CPE 或红细胞吸附现象是否消失,如果不出现 CPE 或红细胞吸附现象消失,说明特异性抗血清能中和病毒,使之失去感染性,则该病毒为特异性抗体的同型病毒,该方法用于病毒分型鉴定具有特异性。如用不同浓度的病毒抗血清进行中和试验,还可根据抗体的效价对待测病毒液进行半定量检测。

第四节　病毒的非培养检验技术

一、病毒抗原的检测

利用免疫标记技术直接检测标本中的病毒抗原,具有操作简单、特异性强、敏感性高等优点。特别是用标记质量高的 McAb 可检测到 ng 至 pg 水平的抗原或半抗原。

1. 免疫荧光测定(immunofluorescence assay,IFA)　IFA 是用荧光素标记特异性抗体以检测病毒抗原。可用于细胞培养病毒的鉴定,用荧光显微镜观察细胞核和细胞质内的荧光,从而检测病毒抗原在受感染细胞内的分布情况。分为直接免疫荧光技术和间接免疫荧光技术。适用于检测临床标本中的病毒抗原,具有快速、特异的优点。

2. 免疫胶体金技术(immuno-colloidal gold technology,ICGT)　胶体金本身带有紫红色,可成为标记物,在一定的条件下与病毒抗原或抗体稳定结合后,可用肉眼直接观测结果。随着胶体金标记技术的不断改进,其敏感性大大提高,在临床病毒学检验中应用广泛,目前临床上已应用胶体金技术检测轮状病毒、流感病毒等病毒抗原进行诊断。

3. 放射免疫测定法(radioimmunoassay,RIA)　用同位素标记的抗体或抗原与标本中病毒的抗原或抗体结合后,用放射免疫检测仪测定其放射活性,从而得知抗原或抗体的量。RIA 分为竞争 RIA 和固相 RIA 两种方法。RIA 是最敏感的方法,其缺点在于操作烦琐、费时,且有放射污染性,不易于广泛开展。

4. 酶联免疫吸附试验(enzyme-linked immuno sorbent assay,ELISA)　先将特异性抗体包被(吸附)到固相载体上,标本中相应抗原与其结合后,加入酶标特异性抗体,再加入酶的底物后显色,从而检测出标本中病毒抗原的量。因其敏感性接近 RIA,又不接触放射性物质,现已被广泛应用于临床。

5. 发光免疫技术(luminescence immunoassay,LIA)　发光免疫分析法灵敏度高、特异性强、检测快速及无放射危害,目前有取代放射免疫分析技术和酶联免疫分析技术的趋势。该法根据标记物的不同,有化学发光免疫分析和电化学发光免疫分析两种。用化学发光物质或酶标记抗原或抗体,与标本中病

NOTE

毒的抗体或抗原结合形成化学发光物质或酶标记的抗原-抗体免疫复合物，随后加入氧化剂或酶的发光底物，经反应形成激发态的中间体，随后便释放出光能，发光强度可以利用发光信号测量仪器进行检测。目前在病毒检测方面常用于检测甲、乙、丙型肝炎病毒、HIV、SARS 冠状病毒及肠道 RNA 病毒抗原的检测。

二、特异性抗体的检测

病毒感染后通常诱发机体针对病毒一种或多种抗原的免疫应答，特异性抗体效价升高或 IgM 抗体出现有辅助临床诊断的价值。

1. IgM 特异抗体检测 IgM 抗体在病毒感染机体后一般较 IgG 抗体出现早，检测病毒 IgM 抗体可早期诊断病毒感染，如孕妇羊水中检测到 CMV 或风疹病毒 IgM 特异抗体，可早期诊断胎儿的先天性 CMV 或风疹病毒感染；测定 HAV 感染后产生的 HAV IgM 可早期确诊甲型肝炎；抗-HBc 出现较早，常以抗-HBc IgM 作为 HBV 感染急性期的指标。因 IgM 不能通过胎盘，新生儿血清中如发现抗病毒 IgM 则提示为宫内感染；IgM 抗体的测定有助于早期诊断，但感染机体产生 IgM 抗体有明显的个体差异。IgM 抗体检测常用方法有 ELISA 和 IFA，且 ELISA 因不需要荧光显微镜、操作简便快速，在临床使用更为广泛。ELISA 中又以 IgM 捕获法最为特异，已应用于多种病毒如风疹病毒、HAV、CMV、HSV、轮状病毒等的早期诊断。

2. IgG 特异抗体检测 IgG 抗体虽较 IgM 抗体出现晚，但对尚无病毒分离培养方法或难以分离培养的病毒仍具有辅助诊断价值，同时也是病毒流行病学调查的重要指标，并有助于了解个体既往感染。IgG 抗体检测常用方法为 ELISA 间接法或捕获法，目前已广泛用于肝炎病毒、风疹病毒、CMV、HSV、EBV 等 IgG 抗体或总抗体检测。

3. 免疫印迹试验（WB） 对于某些病毒感染的诊断需慎重，如 HIV 感染在初筛阳性后尚需用 WB 法进行确认试验，先将提纯的 HIV，裂解后经 SDS-PAGE，病毒蛋白质按其分子量大小分开，再电转印至硝酸纤维素膜上制成膜条，然后将待检患者血清与带有 HIV 蛋白的膜条反应，若血清中含有抗 HIV 抗体则可与膜条上相应的 HIV 蛋白质条带结合，即可确证。

三、核酸分子杂交技术

核酸分子杂交（nucleic acid hybridization）具有高度敏感性和特异性，目前在病毒学研究和病毒性疾病的诊断中有广泛的运用。目前常用于病毒核酸检测的杂交技术有斑点杂交、原位杂交、DNA 印迹和 RNA 印迹。

1. 斑点杂交（dot blot hybridization） 将待测病毒的 DNA 或 RNA 直接点样在硝酸纤维素膜上，变性后与用放射标记或生物素标记的 DNA 探针按碱基互补原则进行杂交，根据标记物的不同采用放射自显影或酶显色技术等检测杂交产物，可用于大多数病毒核酸 PCR 产物的检测。

2. 原位杂交（in situ hybridization） 将标本中病毒感染细胞固定后，在不破坏细胞结构的情况下，在细胞原位释放暴露出病毒的 DNA 或 RNA，加入标记的病毒特异核酸探针进行杂交。通过显色技术可直接观察病毒在细胞内的分布和核酸数量。

3. DNA 印迹（southern blot）和 RNA 印迹（northern blot） 将病毒中的 DNA 或 RNA 分子经琼脂糖凝胶电泳进行分离，然后再将琼脂糖凝胶中的核酸条带电转移至硝酸纤维素膜或尼龙膜上，用标记的探针序列进行杂交，可以检测病毒的 DNA 或 RNA 中的特异序列。

四、聚合酶链反应

聚合酶链反应（polymerase chain reaction，PCR）是一种体外快速扩增特异性 DNA 片段的技术。选择病毒的特异、保守片段作为靶基因，用设计的特异引物在 Taq 酶作用下扩增病毒特异序列，使需要检测的目的基因或 DNA 片段在短时间内扩增至数十万至数百万倍。因此，具有敏感、特异、快速、重复性好及易自动化等优点，特别适宜难分离培养病毒的诊断，常用于各种肠道病毒、呼吸道病毒、肝炎病毒

NOTE

等的检测。目前在病毒学检验领域常用的 PCR 技术有反转录 PCR(RT-PCR)、实时 PCR(real-time PCR)、巢式 PCR(nested PCR)、竞争性定量 PCR(competitive PCR)及近年发展起来的可以定量检测标本中病毒 DNA 的实时荧光定量 PCR 法。

五、基因芯片技术

基因芯片(gene chip)技术是生物信息技术和自动化分析技术的结合。其原理是将已知的生物分子探针或基因探针大规模有序地排布于微型硅片等载体上，与待检样品中的基因序列相互作用和反应，在激发光的激发下，产生的荧光谱信号被接收器收集，经计算机自动分析处理系统检测探针分子杂交信号的强度从而获得样品分子的表达数量和序列信息。可以一次性完成大通量样品 DNA 的检测和分析。目前对已发现的病原性病毒的全基因测序已基本完成，为基因芯片技术的应用奠定了基础。

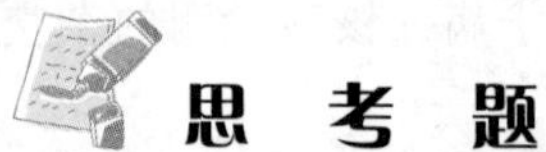

本章小结

病毒的形态学检查法包括光学显微镜和电镜检查法。光学显微镜仅用于大型病毒颗粒(如痘病毒)和病毒包涵体检查，多数病毒需借助电子显微镜才能观察到其大小、形态和结构特征。电镜检查法分为电镜直接观察和免疫电镜检查法，后者因加入特异性抗体使标本中病毒颗粒凝集成团，因此，比前者有更高的敏感性和特异性。

病毒是严格细胞内寄生的微生物，必须以活细胞进行培养。病毒的分离培养方法包括细胞培养、鸡胚培养和动物接种，其中细胞培养为病毒分离培养最常用方法，可通过病毒在培养细胞中增殖指标：CPE、红细胞吸附、干扰现象、细胞代谢改变以及感染性指标：TCID50、红细胞凝集、中和试验、空斑形成等对病毒进行鉴定。

虽然病毒分离培养是病毒病原学诊断的金标准，但方法繁杂，要求条件严格及需时较长，因此，不能广泛应用于临床诊断。近年来在传统的分离培养与鉴定技术的同时，人们致力于建立病毒的非培养鉴定技术，如免疫学技术和分子生物学检测技术。免疫学技术可直接从标本中检出病毒抗原成分和特异抗体，分子生物学技术可直接检测病毒微量核酸，具有快速、敏感、特异的优点，并从简单的定性试验走向定量和定位分析，已成为快速诊断病毒性疾病的重要方法。随着微生物基因结构的阐明，分子生物学技术将逐渐在病毒感染性疾病的临床诊断、耐药分型、流行病学调查中显示出独特而强大的功能。

思考题

1. 病毒的形态学检查方法有哪些?
2. 实验室分离培养病毒的方法有哪些?
3. 病毒在培养细胞中增殖指标是什么?
4. 早期病毒感染的实验室快速诊断方法有哪些?

(费　嫦)

NOTE

第三十二章　呼吸道病毒检验

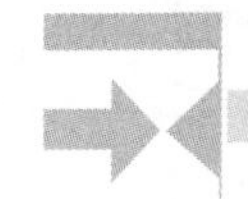

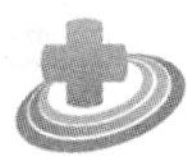

学习目标

1. 掌握　常见呼吸道病毒的微生物学检验方法。
2. 熟悉　呼吸道病毒的生物学特征。
3. 了解　呼吸道病毒感染的临床表现和感染特点。

呼吸道病毒是指侵犯呼吸道并导致呼吸道病变或通过呼吸道为途径感染而主要引起呼吸道以外的组织器官病变的一大类病毒。前者如流感病毒、鼻病毒、呼吸道合胞病毒等；后者如麻疹病毒、腮腺炎病毒、风疹病毒等。据统计，90%以上的急性呼吸道感染是由病毒引起的。呼吸道病毒种类繁多，既有RNA病毒，又有DNA病毒，临床上常见的呼吸道病毒及其引起的主要疾病见表32-1。

表32-1　常见的呼吸道病毒及其引起的主要疾病

科(Family)/亚科(Subfamily)		基因特征	属(Genus)	代表种(type species)	所致疾病
正黏病毒科(*Orthomyxoviridae*)		单负链RNA分节段	甲型流感病毒属(*Influenzavirus* A)	甲型流感病毒(influenza A virus)	流行性感冒
				禽流感病毒(avian influenza virus)	流感样综合征
			乙型流感病毒属(*Influenzavirus* B)	乙型流感病毒(influenza B virus)	流行性感冒
			丙型流感病毒属(*Influenzavirus* C)	丙型流感病毒(influenza C virus)	流行性感冒
副黏病毒科(*Paramyxoviridae*)	副黏病毒亚科(*Paramyxovirinae*)	单负链RNA	麻疹病毒属(*morbillivirus*)	麻疹病毒(measles virus)	麻疹、亚急性硬化性全脑炎
			腮腺炎病毒属(*Rubulavirus*)	腮腺炎病毒(mumps virus)	流行性腮腺炎、睾丸炎、脑膜炎
			副流感病毒属(*parainfluenzavirus*)	副流感病毒(parainfluenza virus)	普通感冒、支气管炎
	肺病毒亚科(*Pneumorivinae*)		肺病毒属(*Pneumovirus*)	人呼吸道合胞病毒(respiratory syncytial virus)	婴儿支气管炎、肺炎
			偏肺病毒属(*Metapneumovirus*)	人偏肺病毒(human metapneumo virus)	上呼吸道感染、肺炎

NOTE

续表

科(Family)/亚科(Subfamily)	基因特征	属(Genus)	代表种(type species)	所致疾病
冠状病毒科(*Coronaviridae*)	单正链 RNA	冠状病毒属(*Coronavirus*)	传染性支气管病毒(infectious bronchitis virus)	普通感冒、上呼吸道感染
			SARS 冠状病毒(SARS coronavirus)	严重急性呼吸综合征(severe acute respiratory syndrome,SARS)
			MERS 冠状病毒(MERS coronavirus)	中东呼吸综合征(middle east respiratory syndrome,MERS)
小 RNA 病毒科(*Picornaviridae*)	单正链 RNA	鼻病毒属(*Rhinovirus*)	鼻病毒 A、B、C 型(human rhinovirus A,B,C)	普通感冒、上呼吸道感染
披膜病毒科(*Togaviridae*)	单正链 RNA	风疹病毒属(*Rubivirus*)	风疹病毒(rubella virus)	风疹、先天性风疹综合征
呼肠病毒科(*Reoviridae*)	双链 RNA	正呼肠病毒属(*Orthoreovirus*)	哺乳动物正呼肠病毒(mammalian orthorevirus)	上呼吸道感染、腹泻
			呼肠病毒 3 型(reovirus 3)	
腺病毒科(*Adenoviridae*)	双链 DNA	哺乳动物腺病毒属(*Mastadenovirus*)	人腺病毒 C 型(humman adenovirus C)	小儿肺炎、上呼吸道感染
		禽腺病毒属(*Aviadenovirus*)	禽腺病毒 A 型(fowl adeorirus A)	

第一节　正黏病毒科

案例分析

患者,男,77 岁,农民,既往有脑梗死、高血压病史。平日从事活禽养殖工作。2015 年 6 月 6 日开始陆续出现圈养鸡生病死亡。患者于 18 日发病,21 日出现头昏、四肢乏力伴小便失禁,遂入院检查,体温 38.4 ℃,嘴唇发绀,呼吸急促,右侧呼吸音清晰,左侧呼吸音低,可闻及湿性啰音。血常规显示白细胞 8.55×10^9/L,中性粒细胞 75.70%,淋巴细胞 23.50%;胸部 CT 显示左肺上叶、下叶均见大片模糊影,左下肺伴有实变,右肺各叶散在模糊影。

思考题:

1. 根据症状、流行病学和目前的检查结果,患者最有可能感染何种病毒?
2. 通过哪些实验室检验可以确诊患者感染何种病原体?
3. 如何通过实验室检验进一步确定该病原体的型别?

NOTE

正黏病毒科(*Orthomyxoviridae*)目前包括五个属,其中引起人感染的有甲型流感病毒属(*Influenzavirus* A)、乙型流感病毒属(*Influenzavirus* B)、丙型流感病毒属(*Influenzavirus* C)和索戈托病毒属(*Thogotovirus*)四个属,代表种分别为甲型流感病毒(influnza A virus)、乙型流感病毒

(influnza B virus)、丙型流感病毒(influnza C virus)和索戈托病毒(thogotovirus)。

一、流行性感冒病毒

流行性感冒病毒(influenza virus)简称流感病毒,是引起流行性感冒(流感)的病原体。根据流感病毒的核蛋白(nucleoprotein,NP)和基质蛋白(matrix protein,MP)抗原性的差异,流感病毒分为甲(A)、乙(B)、丙(C)、丁(D)四型。甲型流感病毒除感染人外,在动物中也广泛存在,如禽类、猪、马、海豹以及鲸鱼和水貂等;乙型流感病毒在人体内循环并引起季节性流行,最近数据显示海豹也可被感染;丙型流感病毒可感染人类和猪,但感染后症状轻微;最新发现的丁型流感病毒主要影响牛,是否感染人尚不清楚。其中甲型流感病毒抗原性易发生变异,曾多次引起世界性大流行,乙型和丙型流感病毒尚未发现亚型。

(一) 生物学特性

1. 形态与结构 流感病毒呈球形,直径为 80～120 nm,新分离病毒株可呈丝状或杆状。丝状体长度可达数百至数千纳米,含 RNA 量多于球状体,故感染性较强。流感病毒的结构主要包括病毒核酸与蛋白质组成的核衣壳和包膜,包膜表面有刺突。

1) 核衣壳 核蛋白(NP)和组成 RNA 多聚酶的 3 个蛋白(PB2、PB1 和 PA)一起与病毒 RNA 片段相结合,形成核糖核蛋白体(ribonucleoprotein,RNP),即为核衣壳,呈螺旋对称排列。流感病毒的遗传物质是分节段-ssRNA,病毒基因组的总长度约为 13.6 kb。甲型和乙型流感病毒的基因组由 8 个节段组成,而丙型流感病毒缺乏形成神经氨酸酶的基因节段,故只有 7 个节段,每个片段均为独立的基因组。甲型流感病毒基因组第 1、2、3 节段编码病毒 RNA 多聚酶,即 PB2、PB1 和 PA 蛋白。第 4 节段编码血凝素(hemagglutinin,HA),第 5 节段编码核蛋白(NP),第 6 节段编码神经氨酸酶(neuraminidase,NA),第 7 节段编码基质蛋白(MP),第 8 节段编码非结构蛋白(non-structural protein)NS1 和 NS2,主要参与病毒 RNA 转录后控制及转运、装配等过程。乙型流感病毒基因编码与甲型流感病毒不同之处在于其第 6 节段编码 NA 和 NB(一种非结构蛋白)两种蛋白,而甲型流感病毒第 6 节段只编码 NA 一种蛋白。丙型流感病毒基因组缺失第 6 节段,但其第 4 节段编码的包膜糖蛋白具有红细胞凝集、脂酶和包膜融合三种功能。

2) 包膜 流感病毒的包膜分为两层,内层为基质蛋白 M1,在增加包膜的韧性与完整性方面起重要作用,同时 M1 与病毒包装、出芽及形态有关;包膜的外层是包裹在基质蛋白 M1 之外的一层磷脂双分子层膜,这层膜主要来源于宿主细胞膜,它是在流感病毒从宿主细胞出芽释放时获得的。基质蛋白 M2 为嵌于包膜中的膜蛋白,M2 蛋白具有离子(主要是 H^+)通道活性和调节膜内 pH 值的作用,但数量很少。

3) 刺突 流感病毒体包膜上镶嵌有两种刺突,即血凝素(HA)和神经氨酸酶(NA)。HA 的数量较 NA 多,为(4～5)∶1。HA 和 NA 的抗原结构不稳定,易发生变异。HA 和 NA 的抗原性是划分甲型流感病毒亚型的主要依据。

(1) 血凝素:占病毒蛋白的 25%,为糖蛋白三聚体,每条单体前体(HA0)由血凝素 1(HA1)和血凝素 2(HA2)通过精氨酸和二硫键连接而成。HA 在细胞蛋白酶水解作用下裂解精氨酸而活化为由二硫键连接的 HA1 和 HA2 后,病毒才具有了感染性。HA1 是病毒与红细胞、宿主细胞受体(唾液酸)结合的部位,与病毒吸附、穿入及感染有关;HA2 具有膜融合活性,参与病毒包膜和细胞膜融合并释放核衣壳过程。HA 主要功能如下。①凝集红细胞:通过与红细胞表面的糖蛋白受体结合,引起多种动物或人红细胞凝集,但病毒特异性抗体可以抑制红细胞凝集的形成,用血凝试验(hemoagglutination test)和血凝抑制实验(hemoagglutination inhibition test)可辅助检测和鉴定流感病毒。②吸附宿主细胞:通过与细胞表面特异性受体结合而促进流感病毒与宿主细胞的吸附,与病毒的组织嗜性和病毒进入细胞的过程有关。③具有抗原性:HA 能刺激机体产生特异性中和抗体,该抗体具有中和病毒感染性和抑制血凝的作用。

(2) 神经氨酸酶:占病毒蛋白的 5%,为 4 个立体亚单位组成的糖蛋白四聚体,呈纤维状镶嵌于包膜

NOTE

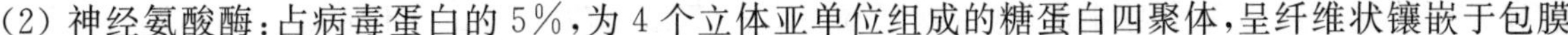

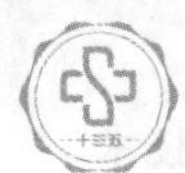

的脂质膜中，末端呈扁球形。NA 的主要功能如下。①参与病毒释放：通过水解靶细胞表面糖蛋白末端的 N-乙酰神经氨酸，促使成熟病毒体的芽生释放。②促进病毒扩散：通过破坏病毒与细胞上特异受体的结合，液化细胞表面黏液，促进病毒从细胞上解离以及病毒的扩散。③具有抗原性：NA 产生的特异性抗体可以抑制 NA 的水解能力，但不能中和病毒的感染性。

2. 分型与变异 根据流感病毒的 NP 和 MP 抗原性的差异，将流感病毒分为甲、乙、丙、丁四型。甲型流感病毒根据其包膜上的 HA 和 NA 抗原性的差异，又可分为若干亚型。目前已发现：HA 有 18 个亚型，即 H1～H18；NA 有 11 个亚型，即 N1～N11。在近一个世纪中，人类流行的甲型流感病毒常见型别有 H1N1、H2N2、H3N2 等几个亚型，乙型及丙型流感病毒尚未发现有亚型。流感病毒易发生抗原变异，主要指甲型流感病毒，其表面抗原 HA 和 NA 是主要的变异成分，甲型流感病毒的亚型已经历几次重大变化（表 32-2）。根据世界卫生组织的流感病毒毒株命名法修正案，流感毒株根据以下 6 个要素进行命名：型别/宿主/分离地区/毒株序号/分离年份（HA 亚型及 NA 亚型）。例如 A/swine/Lowa/15/30（H1N1），如宿主是人可以不写出，如 A/京/1/68（H3N2）。

表 32-2 甲型流感病毒的抗原性变异与流感大流行

亚型名称	亚型类别	流行年代	代表病毒株
原甲型（A_0）	H0N1	1918—1946	A/PR/8/34/（H0N1）
亚甲型（A_1）	H1N1	1946—1957	A/FM/1/47（H1N1）
亚洲甲型（A_2）	H2N2	1957—1968	A/Singapore/1/57（H2N2）
香港甲型（A_3）	H3N2	1968—1977	A/Hongkong/l/68（H3N2）
新 A_1 与 A_3 交替型	H1N1、H3N2	1977—	A/USSR/90/77（H1N1）
禽流感亚型	H5N1	1997—	A/HongKong/156/97（H5N1）
猪流感亚型	H1N1	2009—	A/Mexico/4486/2009（H1N1）
禽流感亚型	H7N9	2013—	A/Anhui/1/2013（H7N9）

流感病毒的抗原性变异包括抗原性转变（antigenic shift）和抗原性漂移（antigenic drift）两种形式。抗原性转变属于质变，是指在自然流行条件下，甲型流感病毒表面的一种或两种抗原结构发生大幅度的变异，或者由于两种或两种以上甲型流感病毒感染同一细胞时发生了基因重组而形成，并出现与以前流行株抗原结构不同的新亚型（如 H1N1 转变为 H2N2 等）。由于人群对变异病毒株缺少免疫力，这些新亚型可以引起人类流感大流行。抗原性漂移属于量变，即亚型内变异，变异幅度小或连续变异，通常由病毒基因点突变和人群免疫力选择性降低引起，可发生小规模的流感流行。

3. 培养特性 流感病毒可进行鸡胚培养、细胞培养或动物接种，其中最常用的是鸡胚培养。鸡胚培养初次分离流感病毒应接种于羊膜腔，传代适应后可接种于尿囊腔。细胞培养首选狗肾传代细胞（Madin-Darby canine kidney cells，MDCK），也可用人胚肾与猴肾细胞等。病毒在鸡胚和细胞培养中生长均不引起明显 CPE，需用血凝试验及免疫学方法判断有无流感病毒增殖。另外，自人体内分离的流感病毒可感染多种动物，如雪貂、小鼠、地鼠和豚鼠等。

4. 抵抗力 流感病毒抵抗力较弱，对干燥、日光、紫外线，以及乙醚、甲醛等化学试剂敏感。不耐热，56 ℃ 30 min 即可灭活；室温下病毒传染性很快丧失，在 0～4 ℃能存活数周，－70 ℃以下或冻干后能长期存活。

（二）临床意义

流行性感冒简称流感，是由流感病毒感染所引起的一种常见的急性呼吸道传染病，其传染源主要是患者或隐性感染者。流感主要通过打喷嚏和咳嗽等飞沫传播，也可经口腔、鼻腔、眼睛等黏膜直接或间接接触传播。接触被病毒污染的物品也可引起感染。

人群普遍易感，潜伏期长短取决于侵入的病毒量和机体的免疫状态，一般为 1～3 天。起病后患者主要表现为发热、头痛、肌痛和全身不适，体温甚至可达 39～40 ℃，可有畏寒、寒战，多伴全身肌肉关节酸痛、乏力、食欲减退等全身症状，常有咽喉痛、干咳、鼻塞、流涕、胸骨后不适等。颜面潮红，眼结膜充

NOTE

血。病毒仅在呼吸道局部增殖，HA 与柱状黏膜上皮细胞相应受体结合，病毒包膜与宿主细胞膜融合，脱壳后在细胞内复制增殖，引起广泛的细胞空泡变性；子代病毒以出芽方式释放，使上皮细胞变性、脱落，并迅速扩散至邻近细胞，导致黏膜充血水肿。随着病情的持续发展可出现高热不退、全身衰竭、剧烈咳嗽、血性痰、呼吸急促、发绀等一系列表现。小儿患者可发生抽搐和惊厥。少数患者还可出现绞痛、腹泻、呕吐等肠道症状。在症状出现后的 1～2 天内，随分泌物排出的病毒量较多，以后则迅速减少。无并发症患者发病后第 3～4 天就开始恢复；并发症多见于婴幼儿、年老体弱者和慢性病（心血管疾病、慢性气管炎和糖尿病等）患者，在流感后期可继发细菌感染，引起继发性细菌性肺炎或病毒、细菌混合性肺炎。

由于流感病毒基因组分节段的特点，使病毒易发生基因重配，导致抗原转变，加之人群对变异株普遍易感，易造成全球流行。流感的流行呈现一定的周期性，一般 3～4 年一次小流行，10～15 年一次大流行。流感多发生于冬、春季，起始急骤，病例数于 2～3 周内达到高峰，每次流行持续 6～8 周，乙型流感病毒一般引起局部或中小型流行，而丙型流感病毒多为散发感染。

（三）微生物学检验

1. 标本采集与处理　在疾病早期，尤其是前 3 天采集的标本阳性率最高。无菌采集鼻拭子、咽拭子、鼻咽抽吸物、鼻灌洗液、痰等，必要时可采集气管抽吸液。将各种拭子采集的标本迅速浸于无菌的 pH 7.2 的肉汤或 Hank's 液中，含漱液置于无菌烧杯中，放入冰盒内并尽早送实验室，短期可置于 4 ℃保存（不能超过 4 天），长期保存应置于－70 ℃低温冻存。上述标本可用于分离病毒或检测病毒的抗原及 RNA。抗体水平的检测则需取双份血清。

2. 标本直接检查

（1）显微镜检查：电镜直接观察病毒的存在。但该检测需要专业的设备、经验丰富的操作人员，且检测的灵敏度较低，目前已较少用于临床实验室。

（2）抗原检测：目前常用的快速检测方法。常用的技术有免疫胶体金技术、免疫荧光法和酶联免疫吸附试验（ELISA）。免疫胶体金技术主要有两种，胶体金快速免疫层析和快速斑点免疫金渗滤法，也称流感快速诊断试剂盒，可在 30 min 内获得结果，常用于流感病毒的快速筛查；免疫荧光法是将患者鼻咽分泌物脱落细胞涂片，检查流感病毒抗原，包括直接免疫荧光试验和间接免疫荧光试验两种，可在数小时之内获得结果，但易产生非特异性染色；ELISA 可操作性强，适用于大规模检测，目前商品化的试剂盒已用于甲型和乙型流感病毒的检测。但须注意快速抗原检测的敏感性低于核酸检测，因此，对快速抗原检测结果的解释应结合患者流行病史和临床症状综合考虑。

（3）核酸检测：基于核酸检测的技术特异性和敏感性最好，且能区分病毒类型和亚型，目前应用广泛，主要包括反转录聚合酶链反应（RT-PCR）和实时荧光定量 PCR（real-time PCR）。与 RT-PCR 相比，real-time PCR 可以对病毒模板 RNA 定量，不需要对 PCR 产物进行后期处理，可以有效防止检测过程中的污染及假阳性，大大提高了检测效率，目前较 RT-PCR 应用更广。

3. 病毒分离培养与鉴定　病毒分离培养与鉴定是实验室诊断的“金标准”。从发病 3～4 天内的鼻腔洗液或咽喉拭子标本中分离病毒，分离培养前充分振荡标本液，置于 4 ℃ 5～10 min，待其自然沉淀，取上清液 3 mL，按每毫升加青霉素 250 U 和链霉素 250 pg，混匀置 4 ℃，2 h 后即可接种。分离甲、乙型流感病毒接种于 9～11 日龄鸡胚，分离丙型流感病毒接种于 7～8 日龄鸡胚，初次接种于羊膜腔，传代培养适应后可接入尿囊腔，于 33～35 ℃孵育 2～3 天（丙型需 5 天）后，收集羊水或尿囊液进行血凝试验。如血凝试验阳性，再用已知免疫血清进行血凝抑制试验，鉴定其亚型。若血凝试验阴性，用鸡胚盲传 3 次，仍不出现血凝时则判断病毒分离为阴性。也可用 MDCK、人胚肾或猴胚肾细胞培养，培养 7～10 天，有些流感病毒可引起 CPE，MDCK 的病变特征是细胞肿胀圆化、细胞间隙增大、细胞核固缩或破裂，严重时细胞部分或全部脱落。CPE 不明显时常用红细胞吸附试验、血凝试验或免疫荧光法核查，阳性者再用血凝抑制试验或中和试验等鉴定。无 CPE 的阴性管也需培养 2～3 天后做红细胞吸附试验核查。如 10～15 天后仍为阴性，则可盲传一代。

4. 血清学检测　检测流感病毒特异性 IgM 和 IgG 抗体水平。IgG 抗体水平恢复期比急性期有 4

NOTE

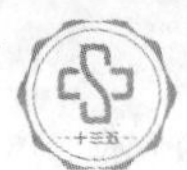

倍或以上升高有回顾性诊断意义。急性期血样应尽早采集，一般不晚于发病后7天，恢复期血样则在发病后2～4周采集。常用的检查方法包括补体结合试验、血凝抑制试验和酶联免疫吸附试验等。

二、禽流感病毒

禽流感病毒(avian influenza virus,AIV)属于正黏病毒科甲型流感病毒属的一种亚型，是引起禽流行性感冒(简称禽流感)的病原体。AIV主要感染鸡、火鸡、鸭和鹌鹑等家禽，发病情况差别较大，有的出现急性死亡，有的无症状带毒，据此将AIV分为低致病性、中致病性和高致病性三种。水禽是AIV的自然宿主，也是流感病毒的天然基因库，几乎所有亚型的流感病毒都可以在水禽中分离到。除感染禽类外，还可感染人、猪、马、水貂和海洋哺乳动物。一般来说，AIV与人流感病毒存在受体特异性差异，AIV一般不容易感染人，1997年在中国香港首次发生禽流感病毒H5N1感染人的暴发事件。目前发现可感染人的AIV亚型有H5N1、H7N9、H9N2、H7N7、H7N2、H7N3、H5N6、H10N8等，其中以1997年暴发的高致病性禽流感H5N1亚型和2013年3月在人体上首次发现的新禽流感H7N9亚型尤为引人关注，不仅造成了人类的伤亡，同时还重创了家禽养殖业。

(一) 生物学性状

1. 形态与结构 AIV颗粒呈多形性，球形直径为80～120 nm。病毒包膜内有螺旋对称的核衣壳。病毒包膜上镶嵌有两种不同形状的刺突：HA和NA。根据HA和NA抗原性的差异，分为18个H亚型(H1～H18)和11个N亚型(N1～N11)。禽流感病毒基因组由8个分节段的-ssRNA片段组成，编码10种病毒蛋白，包括8种病毒结构蛋白(HA、NA、NP、M1、M2、PB1、PB2和PA)和2种非结构蛋白(NS1和NS2)。

2. 抵抗力 AIV普遍对热敏感，65 ℃加热30 min或煮沸(100 ℃)2 min以上可灭活。对外界抵抗力较强，病毒在较低温度粪便中可存活1周，在4 ℃水中可存活1个月，对酸性环境有一定抵抗力，在pH 4.0的条件下也具有一定的存活能力。在有甘油存在的情况下可保持活力1年以上。病毒在直射阳光下40～48 h即可灭活，如果用紫外线直接照射，可迅速破坏其感染性。对乙醚、氯仿、丙酮等有机溶剂均敏感。氧化剂、稀酸、卤素化合物(如漂白粉和碘剂)等常用消毒剂，以及福尔马林、脱氧胆酸钠、羟胺、十二烷基硫酸钠和铵离子等能迅速破坏其感染性。

(二) 临床意义

1. 传染源 携带AIV的家禽及其分泌物或排泄物为主要传染源，另外，野禽或猪也可成为传染源。目前，人感染禽流感大部分为散发病例，尚无持续人际间传播的证据，因此，人禽流感患者或隐性感染者作为传染源的意义非常有限。尽管如此，也应警惕医院感染的发生。

2. 传播途径 AIV主要经呼吸道传播，也可通过密切接触感染的禽类的分泌物和排泄物，或者接触病毒污染的环境，以及直接接触病毒而感染。

3. 易感人群 正常情况下由于人类细胞上缺乏AIV吸附的受体，一般不易感染，只有AIV发生了宿主范围突变后人类才会易感。与不明原因病死家禽或与感染、疑似感染禽流感家禽密切接触者为高危人群。禽流感全年均可发生，但多暴发于冬、春季节。

4. 临床表现 不同亚型的AIV感染人类后可引起不同的临床症状。轻症患者临床表现类似普通型流感，主要为发热、流涕、鼻塞、咳嗽、咽痛、头痛、肌肉酸痛和全身不适；部分患者表现为恶心、腹痛、腹泻、稀水样便等消化道症状。重症患者可高热不退，病情发展迅速，出现以肺炎为主要的临床表现，也可出现急性肺损伤、急性呼吸窘迫综合征(acute respiratory distress syndrome,ARDS)、多脏器功能衰竭、感染性休克等症状。自2013年以来，H7N9共造成包括612例死亡病例在内的1624例确证病例，致死率为39%。

(三) 微生物学检验

禽流感因其致病性高，只能在特定实验室检测，比如国家流感中心和省级流感实验室。如没有生物安全Ⅲ级实验室就需送至国家流感中心，国家流感中心将对各省市的疑似或确诊病例进行复核。

NOTE

1. 标本的采集与处理 呼吸道标本可采集疑似禽流感患者的咽、鼻拭子、含漱液、痰、气道吸出物、支气管肺泡灌洗液等标本，最好在发病早期(前 3 天)采集，一般来说下呼吸道标本检测阳性率高于上呼吸道标本；血清标本需采集急性期血清(发病后 7 天内)和恢复期血清(发病后 2～4 周)；死亡病例可采集尸检肺组织、气管分泌物。标本留取后应及时送检，24 h 内不能送检的应置于－70 ℃保存。

2. 实验室检测

(1) 核酸检测：采用 RT-PCR 或 real-time PCR 检测疑似禽流感患者的鼻咽拭子或含漱液、死亡病例的尸检肺组织、气管分泌物等标本中病毒核酸。对 H7N9 禽流感疑似病例宜首选核酸检测。对重症病例应定期检测呼吸道分泌物核酸，直至阴转。

(2) 抗原检测：可采用间接免疫荧光法或甲型流感病毒通用型抗原检测试剂盒(胶体金法)检测呼吸道标本中的病毒抗原。后者检测 H7N9 禽流感病毒阳性率低，对高度怀疑人感染 H7N9 禽流感病例，应尽快送检呼吸道标本以检测其核酸。

(3) 血清学检测：采用血凝抑制试验或微量中和实验测定疑似病例的急性期和恢复期双份血清中的抗体效价。

(4) 病毒的分离与鉴定：对疑似禽流感患者的鼻咽拭子或含漱液，死亡病例的尸检肺组织、气管分泌物等标本处理后，用鸡胚或 MDCK 进行病毒分离培养，然后通过血凝试验和血凝抑制试验进行鉴定。

第二节 副黏病毒科

副黏病毒科(*Paramyxoviridae*)病毒与正黏病毒科病毒生物学性状相似，均为-ssRNA、核衣壳呈螺旋对称、有包膜等，但其核酸不分节段，不易发生基因重组和变异(表 32-3)。常见的对人有致病性的副黏病毒有麻疹病毒(measles virus，MV)、腮腺炎病毒(mumps virus，MuV)、副流感病毒(parainfluenza virus，PIV)、呼吸道合胞病毒(respiratory syncytial virus，RSV)，人偏肺病毒(human metapneumovirus，HMPV)等。

表 32-3 正黏病毒与副黏病毒的比较

特性	正黏病毒	副黏病毒
病毒形态	有包膜，球形，大小为 80～120 nm，有时呈丝状	有包膜，球形，大小为 150～300 nm
基因特征	分 8 个节段，－ssRNA，对 RNA 酶敏感	不分节段，－ssRNA，对 RNA 酶稳定
抗原变异	高频率	低频率
血凝特点	有	有
溶血特点	无	有
包膜表面蛋白	HA 蛋白和 NA 蛋白	HN 蛋白(副流感病毒、腮腺炎病毒)；HA 蛋白(麻疹病毒)；无 HA 和 NA 蛋白(呼吸道合胞病毒)

一、麻疹病毒

案例分析

患儿，吴某，男，6 月龄。2007 年 5 月 14 日突然出现发热，伴咳嗽、咳痰。18 日面部潮红，似有出疹，以发热咳嗽 5 天入院。19 日颜面发际开始出现淡红色皮疹，后向躯干、四肢发展。住院期间，体温最高达 40 ℃，痰多。21 日以"咳嗽、发热 7 天，皮肤出疹"为主诉入院。查体：体温为 38.3 ℃，呼吸 45 次/分，心率 113 次/分。神志不清，精神萎靡，全身皮肤粗糙，可见散在分布的暗红色斑丘疹，全身未触及淋巴结。血常规：白细胞 9.3×10^9/L，中性粒细胞 0.31，

NOTE

淋巴细胞 0.62，血红蛋白 83 g/L；血清麻疹病毒 IgM 阳性且无麻疹免疫接种史。

思考题：

1. 根据症状、体征和目前的实验室检查结果，吴某最有可能感染了何种病毒？

2. 如何鉴别麻疹与风疹？

麻疹病毒(MV)是麻疹的病原体，分类上属于副黏病毒科麻疹病毒属(*Morbillivirus*)，只有一个血清型。麻疹是由 MV 引起的急性、全身性、出疹性呼吸道传染病。儿童是主要易感人群，尤其是 6 个月到 5 岁的儿童发病率最高，严重威胁我国儿童的健康。其传染性极强，以红色斑丘疹、发热及呼吸道症状为特征。本病若无并发症，愈后良好。自 1965 年我国开始大规模使用麻疹疫苗以来，麻疹发病水平持续下降。继消灭天花后，WHO 已将麻疹列为计划消灭的传染病之一。

(一) 生物学性状

1. 形态与结构 MV 为球形有包膜病毒，直径为 100～150 nm，核心为-ssRNA，不分节段，基因组全长约 16 kb，包括 6 个基因，从 3′端开始依次是 N、P、M、F、H、L，分别编码核蛋白(nucleoprotein，NP)、磷酸化蛋白(phosphoprotein，P)、M 蛋白(membrane protein，M)、融合蛋白(fusion protein，F)、血凝素(hemagglutinin，HA)和依赖 RNA 的 RNA 聚合酶(large polymerase，L)。MV 核衣壳呈螺旋对称，外有包膜，表面有两种刺突，即 HA 和 F 蛋白，二者均为糖蛋白，前者能凝集猴红细胞，并还能与宿主细胞受体(CD46)结合，后者在 HA 存在条件下，细胞融合功能才表现最强。麻疹病毒包膜上无 NA。

2. 培养特性 MV 能在人胚肾、人羊膜、Vero、Hela、Hep-2 等多种细胞中增殖，产生融合、多核巨细胞病变。在胞质及胞核内均可见嗜酸性包涵体。

3. 抗原性 较稳定，只有一个血清型。依据 MV 血凝素和核蛋白基因序列的差异，将全球曾经流行的 MV 分为 24 个基因型。我国近 20 多年来主要以 H1 基因型 MV 流行为绝对优势基因型。

4. 抵抗力 MV 抵抗力不强，对干燥、日光及紫外线、高温均敏感，脂溶剂(如乙醚或丙酮等)、过氧乙酸、甲醛、乳酸等对 MV 均有杀灭作用。加热 56 ℃ 30 min 和常用消毒剂都能使病毒灭活。但对低温耐受性强，0 ℃时病毒的传染性可保持一周，－70 ℃可以长期保持。

(二) 临床意义

人是 MV 的唯一自然储存宿主。急性期患者是传染源，患者在出疹前 6 天至出疹后 4 天有传染性。本病毒主要通过喷嚏、咳嗽和说话等途径由飞沫传播，也可经用具、玩具或密切接触传播。麻疹传染性极强，人群普遍易感，但发病主要以儿童为多，成人多数已经感染或接种过麻疹疫苗，故大多数成人对其有免疫力。

麻疹的潜伏期一般为 10～14 天。经呼吸道进入的病毒首先与呼吸道上皮细胞 CD46 分子结合并在其中增殖，继之侵入淋巴结增殖，然后入血形成第一次病毒血症。病毒到达全身淋巴组织并大量增殖，再次入血形成第二次病毒血症。此时开始发热，继之由于病毒在结膜、鼻咽黏膜和呼吸道黏膜等处增殖而出现上呼吸道卡他症状。病毒在真皮层内增殖，口腔两颊内侧黏膜上出现中心灰白、周围红润的柯氏(Koplik)斑，3 天后出现特征性皮疹。一般患儿皮疹出齐 24 h 后，体温开始下降，呼吸道症状一周左右消退，皮疹变暗，有色素沉着。有些年幼体弱的患儿，易并发细菌感染，如继发性支气管炎、中耳炎，尤其易患细菌性肺炎，为麻疹患儿死亡的主要原因，约百万分之一的麻疹患者在其恢复后若干年可出现 SSPE。SSPE 属急性感染的迟发并发症。从麻疹发展到 SSPE 平均为 7 年，患者大脑功能发生渐进性衰退，表现为反应迟钝、精神异常、运动障碍，一般在 1～2 年内死亡。

(三) 微生物学检验

典型麻疹病例不必做实验室检查，根据临床症状即可诊断。对轻症和不典型病例或首发病例则需做微生物学检查以求确诊。

1. 标本的采集 一般取发病早期的鼻咽拭子、鼻咽洗液、痰、血、尿及双份血清。自前驱症状开始到皮疹出现后 3～5 天，从鼻咽部分泌物、眼结膜分泌物、血液中的白细胞和尿液标本中均能分离出 MV。

NOTE

2. 血清学检查 应用ELISA检测血清总特异性IgM是麻疹早期特异性诊断方法，对出疹3天内麻疹IgM抗体阴性者，可于出疹后4～28天再采集第2份血标本进行检测。若双份血清中IgG效价4倍及4倍以上升高即可确诊。

3. 核酸检测 运用RT-PCR或荧光定量RT-PCR方法检测病毒RNA。

4. 病毒的分离 取出疹前5天至出疹后5天的患者鼻咽拭子、尿液等标本经抗生素处理后，接种于原代人胚肾细胞、Vero、B95a等细胞中培养。病毒增殖缓慢，经7～10天可出现典型CPE，细胞质和细胞核中有嗜酸性包涵体等。可用抗MV特异性抗体经间接免疫荧光试验（indirect immunofluoresence assay，IFA）证实，或采用荧光定量RT-PCR、RT-PCR和核酸序列测定等方法进行毒株鉴定。若无CPE，即置－70℃冻化3次，再盲传1～2代。

5. 抗原检测 IFA法从黏膜脱落细胞中直接检测MV抗原，检测过程简单快速，有助于临床早期诊断。

二、腮腺炎病毒

腮腺炎病毒（MuV）属于副黏病毒科副黏病毒属，是流行性腮腺炎的病原体，此外还可能累及胰腺、睾丸、卵巢和中枢神经系统。

（一）生物学性状

MuV为球形有包膜病毒，直径为100～200 nm，核衣壳呈螺旋对称。核酸为-ssRNA，共编码7种蛋白质，即核壳蛋白（NP）、磷蛋白（P）、基质蛋白（M）、融合蛋白（F）、膜相关蛋白（SH）、血凝素/神经氨酸酶（HN）和L蛋白（L）。病毒包膜上有血凝素-神经氨酸酶刺突（HN）和融合因子刺突（F）。MuV可在鸡胚羊膜腔、人胚肾或猴肾等细胞中增殖，可出现细胞融合，形成多核巨细胞，但细胞病变不明显。MuV可凝集人、豚鼠及多种动物红细胞。MuV仅有一个血清型，但它与副流感病毒和鸡新城疫病毒有明显的交叉反应。依据SH基因序列的差异，截至目前MuV已发现12个基因型，其中F基因型是中国大陆地区流行的优势基因型，同时也是中国所特有的本土基因型。其抵抗力较弱，56℃ 30 min可被灭活，对紫外线及脂溶剂敏感，在－70℃可以存活数年。

（二）临床意义

人是MuV唯一的宿主，病毒经飞沫传播，易感者为学龄期儿童，好发于冬、春季节。MuV经呼吸道侵入人体后，在局部黏膜上皮细胞和面部淋巴结中复制，经2～3周的潜伏期，病毒侵入血流形成病毒血症，并播散至腮腺，引起腮腺炎。临床表现主要为一侧或双侧腮腺肿大，伴发热、乏力、肌肉疼痛等，也可扩散至其他器官如睾丸、卵巢、胰腺、肾脏和中枢神经系统等，引起相应炎症。腮腺炎病后可获牢固的免疫力。被动免疫可从母体获得，因此6个月以内的幼儿患腮腺炎者非常少见。

（三）微生物学检验

主要依靠流行病学史（发病前2～3周有与腮腺炎患者接触史或当地有本病流行）、对于腮腺和（或）邻近腺体肿大，或伴有睾丸炎、卵巢炎、脑炎等症状者作出临床诊断，但确诊或对非典型或亚临床感染的诊断，必须通过实验室检查才可确诊。

1. 标本采集 应在发病后尽早采集，一般采集急性患者的呼吸道分泌物、唾液、脑脊液、尿液、血液标本。

2. 血清学检测 采用ELISA法检测患者急性期血清中抗-MuV特异性IgM抗体，作出早期快速诊断；亦可EL1SA法检测患者的双分血清（病程早期及第2～4周）IgG抗体，若效价升高不低于4倍时有诊断意义。

3. 病毒分离培养 常用原代人胚肾细胞、原代恒河猴肾细胞、Vero细胞等分离培养，根据样本中所含病毒数量，一般与接种后第3～4天出现多核巨细胞。如果细胞病变不典型，可通过豚鼠红细胞吸附试验或再传代依次进行判断。可用中和试验、红细胞吸附抑制试验或PCR进一步鉴定。如盲传三代仍未检测出MuV，即视为结果阴性。亦可做鸡胚接种，一般接种于7～8日龄鸡胚的羊膜腔或卵黄囊，

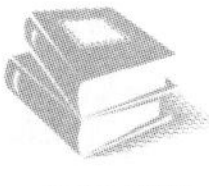
NOTE

再通过血凝试验或补体结合试验进一步鉴定。

4. 核酸检测 用 RT-PCR 法检测病毒 RNA。

5. 抗原检测 用 IFA 法检测发病早期患者的唾液、脑脊液和尿液中病毒抗原成分，可早期诊断。

三、副流感病毒

副流感病毒(PIV)属于副黏病毒科、副黏病毒属，原名仙台病毒，最初从日本仙台市一名死于肺炎的患儿肺液中分离。该病毒在自然界广泛存在，可造成人类和多种动物感染。人副流感病毒(hPIV)可以分为 hPIV1～hPIV4 四种类型，其中，hPIV1～hPIV3 是引起儿童，尤其是婴幼儿急性呼吸道感染(acute respiratory infection，ARI)的重要病原体。

(一) 生物学性状

hPIV 呈球形，直径为 125～250 nm，核心为-ssRNA，不分节段，核衣壳呈螺旋对称，有包膜，包膜内面有 M 蛋白，包膜表面嵌有 2 种糖蛋白刺突：一种为血凝素-神经氨酶蛋白(HN)，具有红细胞凝集活性和神经氨酶活性；另一种为融合蛋白(F 蛋白)，具有促进细胞融合作用和溶血特性。hPIV 可凝集鸡、豚鼠、人、绵羊、家兔等红细胞。hPIV 可在鸡胚、多种原代细胞或传代细胞中培养。根据遗传性和抗原性，hPIV 可分为 hPIV1～hPIV4 四种类型，其中 hPIV4 又分 hPIV4a 和 hPIV4b 两个亚型。hPIV 抵抗力弱，不耐酸，不耐醚，对热敏感，pH 3.0 作用 60 min 即可灭活，在 4 ℃能短暂存活，－70 ℃可长期保存。在外环境下不稳定，在物体表面存活几个小时，肥皂水很容易使其失去活性。

(二) 临床意义

hPIV 主要通过飞沫或密切接触传播。病毒在呼吸道黏膜上皮细胞内增殖，可导致各年龄人群的感染，2 岁以下婴幼儿易发生下呼吸道感染，而成人则以上呼吸道感染为主，该病毒一般不侵入血流。hPIV 的 4 个亚型有不同的临床和流行病学特征。其中 hPIV1 所致的疾病谱很广，有喉气管支气管炎、毛细支气管炎、支气管炎和肺炎等，主要感染人群年龄为 7～36 月龄；hPIV2 常引起下呼吸道感染，如喉气管支气管炎；hPIV3 常引起儿童下呼吸道感染，发病率仅次于呼吸道合胞病毒，婴幼儿尤其易感，主要引起毛细支气管炎和肺炎；hPIV4 只引起轻型上呼吸道感染，一般不引起严重疾病。此外，hPIV1 和 hPIV3 亦是医院感染的重要病原。

(三) 微生物学检验

hPIV 呼吸道感染的临床表现无特异性，确诊必须依靠特异性病毒学检查。

1. 标本的采集 早期采集患者鼻咽分泌物及咽漱液标本。

2. 显微镜检查 标本涂片经 HE 染色，在显微镜下可观察到脱落上皮细胞中有胞质内嗜酸性包涵体。必要时可用电子显微镜直接检测病毒颗粒。

3. 病毒的分离与鉴定 常用传代恒河猴肾细胞系 LLC-MK2 分离培养病毒。hPIV 生长缓慢且不同亚型感染其细胞病变的特征有所差异，如感染 hPIV1 的细胞变小而圆；感染 hPIV2 的细胞易出现细胞融合现象；感染 hPIV3 的细胞易出现桥状结构；感染 hPIV4 的细胞易出现整个单层细胞的改变，细胞肿胀圆化、间隙增大甚至脱落。通过豚鼠红细胞吸附到感染的细胞表面以证实细胞培养中病毒的存在；通过型特异性抗体抑制红细胞吸附可鉴定病毒的血清型。

4. 抗体检测 用 ELISA 法检测患者急性期和恢复期双份血清中的 IgG 抗体，若抗体效价升高不小于 4 倍有诊断意义，但对急性期诊断帮助不大。也可用 ELISA 检测 IgM 抗体。

5. 核酸检测 RT-PCR 检测鼻咽分泌物标本中的病毒 RNA，多重 RT-PCR 可一次检测 4 种亚型的 hPIV。

6. 抗原检测 直接检测患者鼻咽部黏膜脱落细胞中的 hPIV 抗原。最常用 IFA 法。

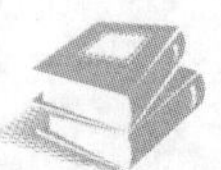

NOTE

四、呼吸道合胞病毒

呼吸道合胞病毒(RSV)属于副黏病毒科、肺病毒亚科、肺炎病毒属。该病毒于 1956 年由 Morris 首次分离获得，由于其可致培养细胞产生独特的细胞融合病变而得名。呼吸道合胞病毒是引起婴幼儿急性下呼吸道感染最常见的病毒，在全世界广泛流行。

（一）生物学特性

RSV 为球形，直径为 120～200 nm，有包膜，基因组为-ssRNA，大约包含 15200 个核苷酸，10 个基因编码 11 个蛋白。三种跨膜蛋白：SH、F 和 G 蛋白；核衣壳蛋白 N、P、M2-1、M2-2 和 L；基质蛋白 M1 和非结构蛋白 NS1、NS2。G 和 F 蛋白是组成病毒膜表面主要糖蛋白，G 蛋白对宿主细胞的吸附作用，F 蛋白可促使病毒包膜与细胞膜的融合，二者均能刺激机体产生中和抗体。RSV 仅有一个血清型，分为 A、B 两个抗原亚型。病毒接种鸡胚后不能生长，但可在 Hela、Hep-2 等多种细胞中增殖，CPE 特征为多个细胞融合形成多核巨细胞，胞浆内有嗜酸性包涵体。

该病毒抵抗力较弱，对热、酸、胆汁以及冻融处理敏感，因此最好将标本直接接种至培养细胞中，避免冻存处理。该病毒在 pH 3.0 环境中可被灭活，在 pH 5.5 条件下最稳定，55 ℃ 5 min 即可灭活，迅速冻存于－80 ℃以下可保持病毒的感染活性。

（二）临床意义

RSV 传染性较强，主要经飞沫传播，也可经污染的手或物体传播，以冬、春季多见。病毒首先在鼻咽部上皮细胞中增殖，随后扩散至下呼吸道，但一般不形成病毒血症。其潜伏期为 4～5 天。感染后的 2～8 天可以表现流涕、咳嗽、打喷嚏等上呼吸道感染症状；流涕等症状出现的 1～3 天后，感染可蔓延至下呼吸道，伴随食欲下降和低热等临床表现。各年龄段对 RSV 均易感，但引起的症状各不相同：在年长儿中可仅表现为轻度的上呼吸道症状；在婴幼儿中较易进展为严重的下呼吸道感染，其中最常见的是毛细支气管炎，另外也可引起肺炎、喉炎、气管炎等。尤其是 2～4 个月的婴幼儿是发生 RSV 感染并导致严重病情的高危人群，可能与母源性抗体不断减少，而自身免疫系统功能尚未成熟有关；在成人则多表现为普通感冒。

（三）微生物学检验

RSV 呼吸道感染的临床表现与其他许多呼吸道病毒相似，确诊必须依靠微生物学实验室检验。

1. 标本的采集 急性期采集患者鼻腔洗液、鼻咽拭子、咽漱液标等标本，必要时采集支气管分泌物。用于细胞培养的标本需注意，由于 RSV 很不稳定，置于 37 ℃ 1 h 其感染性就会减退，一般在标本收集 2～4 h 内接种细胞。

2. 病毒分离与鉴定 用传代细胞系（如 Vero 或 HEP-2 细胞等）培养病毒，培养 3～7 天出现 CPE，表现为细胞融合形成多核巨细胞，胞质内可见嗜酸性包涵体，即可作出初步诊断。

3. 抗原检测 可采用 IFA、ELISA、胶体金免疫层析法直接检测标本中 RSV 抗原。IFA 是目前应用最为广泛的 RSV 快速检测技术，其敏感性及特异性均较高，是 WHO 推荐的快速诊断 RSV 的首选方法。

4. 核酸检测 应用 RT-PCR 或荧光定量 RT-PCR 技术检测 RSV-RNA。

第三节 冠状病毒科

案例分析

患者，刘某，女，20 岁，护士，2003 年 4 月 3 日受凉后发热，体温最高达 39 ℃，恶心、呕吐，伴腹痛、腹泻。4 月 7 日开始咳嗽，咳少量白痰，以 SARS 患者入院。体格检查：体温 39.5 ℃，脉搏 104 次/分，呼吸 36 次/分，血压 105/60 mmHg，神志清，急性病容，喘憋貌，双侧呼吸运动对称，双肺呼吸音粗低，右中肺可闻及管状呼吸音和中水泡音，双下肺可闻及中小水泡音，无胸膜摩擦音。实验室检查：ABG：pH 7.48，PaO_2 43.9 mm Hg，$PaCO_2$ 24 mm Hg，HCO_3^- 17.4

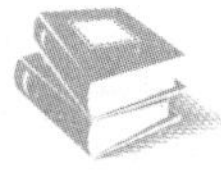
NOTE

mmol/L，SaO_2 84.3%（未吸氧）。外周血白细胞 6.0×10^9/L，中性粒细胞 77.8%，单核细胞 21%。

思考题：

1. 根据症状、体征和目前的实验室检查结果，能否确诊刘某为 SARS 疑似病例？
2. 如何通过进一步的实验室检查以确定诊断？

冠状病毒在分类上属于冠状病毒科（*Coronaviridae*）、冠状病毒属（*Coronavirus*）。早在 1937 年研究人员即从鸡体内第一次分离出冠状病毒，后来通过电子显微镜观察到病毒的包膜上有类似日冕的棘突，故命名为冠状病毒（coronavirus）。冠状病毒是一组能够导致人类和哺乳动物、禽类发病的病毒，常能够引起人类发生从普通感冒到严重急性呼吸感染的多种疾病。2002 年 11 月在中国广东地区首发的一种新型冠状病毒引起严重急性呼吸综合征（severe acute respiratory syndrome，SARS），并随后波及全球 29 个国家和地区，2003 年 4 月 16 日，WHO 宣布将这种新型冠状病毒命名为 SARS 冠状病毒（SARS-coronary virus，SARS-CoV）。此事件引起了医学界对冠状病毒的广泛重视，随后一些新的冠状病毒被不断发现。2012 年在沙特阿拉伯又一种新型冠状病毒引起的散发疫情，2013 年 5 月 23 日，WHO 将该新型冠状病毒感染所致疾病命名为“中东呼吸综合征”（middle east respiratory syndrome，MERS），相应的病原则称为中东呼吸综合征冠状病毒（middle east respiratory syndrome coronavirus，MERS-CoV）。

一、生物学特性

冠状病毒直径为 60～220 nm，呈球形或卵圆形，核衣壳呈螺旋状，包膜表面有花冠状凸起。核酸为＋ssRNA，基因组为 27～32 kb，是已知所有 RNA 病毒中基因组最大的。冠状病毒的基因组包括 7～15 个开放阅读框，主要编码三类病毒蛋白：结构蛋白、非结构蛋白以及附属蛋白。结构蛋白参与成熟病毒的组装释放以及宿主识别与侵入，主要包括棘突蛋白（spike protein，S）、膜蛋白（membrane protein，M）、包膜蛋白（envelope protein，E）、核衣壳蛋白（nucleocapsid protein，N），有些冠状病毒的包膜上还有血凝素-乙酰脂酶（hemagglutinin esterase，HE）；非结构蛋白主要负责蛋白翻译后切割、修饰以及核酸合成等重要生命过程；附属蛋白在各类冠状病毒中存在较大的种间差异，一般认为有可能参与辅助病毒基因组复制或宿主选择。冠状病毒可在人胚肾及肠、肺的原代细胞中生长，感染初期细胞病变不明显，连续传代后细胞病变明显加强。对乙醚、氯仿、酯类、紫外线等理化因素较敏感，37 ℃数小时便丧失感染性。

SARS-CoV 的形态结构与普通冠状病毒相似。在培养特性上与以往发现的冠状病毒不同，SARS-CoV 病毒在 Vero 或 Vero-E6 细胞上生长良好，感染 24 h 即可观察到细胞病变效应。在外界环境中存活时间较长，室温 24 ℃条件下，在尿液中至少可存活 10 天，在患者的痰液和粪便里能存活 5 天以上，在血液中可存活约 15 天。在塑料、玻璃、马赛克、金属、布料、复印纸等多种物体表面均可存活 2～3 天。SARS-CoV 对温度敏感，随温度升高抵抗力下降，37 ℃可存活 4 天，56 ℃加热 90 min、75 ℃加热 30 min 可灭活。紫外线照射 60 min 可被杀死。对有机溶剂敏感，乙醚 4 ℃条件下作用 24 h 可完全灭活。75%乙醇作用 5 min 可失去活力，含氯的消毒剂作用 5 min 可以灭活。MERS-CoV 的理化特征同其他冠状病毒接近。

二、临床意义

引起人类呼吸道感染的冠状病毒目前发现的有 6 种，分别为 229E、OC43、NL63、HKU1、SARS-CoV 和 MERS-CoV。229E 和 OC43 主要引起普通感冒，临床过程轻微，主要临床表现为不适、鼻炎、头痛、咽痛和咳嗽，可有发热、声音嘶哑、胸腹痛等，偶可引起小儿哮喘突然发作及成人慢性支气管炎加重，是目前流行较广的普通冠状病毒株，为成人普通感冒的主要病原之一，仅次于鼻病毒；NL63 可感染各年龄人群，尤其易感婴幼儿、老年人、免疫抑制及患有基础疾病者，表现为急性呼吸道感染的特征，特别是下呼吸道感染和毛细支气管炎，部分患者也出现胃肠道症状；HKU1 在人群中的感染率明显低于其

NOTE

他呼吸道冠状病毒，通常引起较轻的呼吸道感染，其临床特征没有特异性，通常症状是发热、咳嗽、流涕和喘鸣，偶有患者出现呕吐、腹泻等胃肠道症状，一般能够很快康复，在老年人和有基础疾病患者中可引发重症肺炎甚至死亡。

SARS-CoV 是 SARS 的病原体。SARS 是 2002 年底至 2003 年上半年在世界上流行的一种急性呼吸道传染病，又称传染性非典型肺炎。自 2002 年 11 月 16 日我国广东省佛山市首次报道病例后，我国乃至世界迅速形成流行趋势。根据 WHO 2004 年 4 月 21 日公布的疫情，世界上 29 个国家和地区出现疫情，我国共发病 7429 例，死亡 685 例，病死率 9.2%。患者是 SARS-CoV 的主要传染源，其传染性强，人群普遍易感，但儿童感染率较低。除患者外，带毒的动物也可引起传播。传播途径以近距离飞沫传播和直接接触呼吸道分泌物、体液传播多见，少数也可通过消化道传播。SARS 的潜伏期为 2～10 天，起病急，以发热为首发和主要症状，体温一般高于 38 ℃，半数以上的患者伴头痛、关节肌肉酸痛、乏力等症状，部分患者可有干咳、胸痛、腹泻等症状。最早在发病第 2 天，X 射线胸片即可出现肺部阴影，肺部病变进行性加重，表现为胸闷、气促、呼吸困难，尤其在活动后明显。少数患者可引起严重并发症，如休克、心律失常或心功能不全、肾功能损害、肝功能损害、DIC、败血症、消化道出血等，进而危及生命。多数患者 2 周之后，体温逐渐下降，临床症状缓解，肺部病变开始吸收，逐渐恢复。

MERS-CoV 是 MERS 的病原体，自 2012 年以来，已有 27 个国家报告了 MERS-CoV 感染病例。受感染的单峰骆驼是主要的传染源，通过直接或间接密切接触传播，也可通过密切接触患者传播，但目前的研究表明，MERS-CoV 不易在人与人之间传播。MERS-CoV 感染人后的潜伏期为 1～14 天，临床表现从没有症状、轻微呼吸道症状，到严重急性呼吸道疾病及死亡不等。MERS 典型表现为发热、咳嗽和气短。多数患者患有肺炎，部分患者可有腹泻、呕吐等胃肠症状。疾病严重时可引起呼吸衰竭。

三、微生物学检验

凡涉及 SARS-CoV、MERS-CoV 活病毒操作，均须在 BSL-3 及以上生物安全等级的实验室进行，包括标本采集在内的其他所有实验室操作，必须严格遵守实验室生物安全及个人防护措施。

（一）标本采集与处理

常规方法采集的鼻咽/口咽拭子、鼻咽清洗液/鼻咽抽吸液、痰、支气管肺泡灌洗液、气管吸出物、粪便、尿等标本，于 4 ℃保存并尽快送检，长期保存需置于－80 ℃冰箱。急性期血清标本尽可能在发病初期采集，通常于发病后 1 周内，恢复期血清标本在发病后 3～4 周采集。

（二）分离培养与鉴定

1. 分离培养培养 SARS-CoV 选用 Vero 或 Vero-E6 细胞系，CPE 的特点主要为病变细胞变圆、脱落、折光变强，晚期呈现葡萄串样表现；MERS-CoV 一般选用 Vero 或 LLC-MK2 细胞系，CPE 在酸性条件下表现为细胞融合，碱性条件下表现为细胞变圆和脱落。但不建议将病毒分离作为常规诊断程序。

2. 鉴定

(1) 电镜检查法：将分离物用甲醛固定，置于碳化铜网上，用 1%～2%磷钨酸负染色，电镜下观察阳性者可见典型的冠状病毒，电镜检查仅用于分离物的鉴定，如果直接用于标本的检查，其阳性率较低。

(2) 荧光免疫法：用荧光素标记的 McAb 检测病毒感染细胞。

(3) 核酸检测法：从培养物上清液提取病毒 RNA，采用 RT-PCR 或荧光定量 RT-PCR 检测目的基因，必要时进行核酸测序。

（三）核酸检测

用 RT-PCR 或荧光定量 RT-PCR 检测病毒 RNA，对于 SARS-CoV 符合下面三项之一者方可判断为 PCR 检测结果阳性：①至少需要两个不同解剖部位的临床标本检测阳性；②收集至少间隔 2 天的同一种临床标本检测阳性；③在每一个特定检测中对原始标本使用两种不同的方法，或重复 PCR 方法检测阳性。WHO 建议 MERS-CoV 的常规确诊需两个不同的特异性靶点（RNA 依赖性 RNA 聚合酶和 N 基因）上获得 RT-PCR 检测阳性，必要时进行核酸测序。

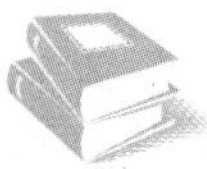
NOTE

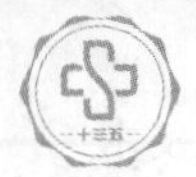

（四）抗体检测

WHO推荐方法有ELISA、IFA与抗体中和试验，抗体中和试验可作为SARS血清学诊断的特异性方法。检测时须采集急性期和恢复期血清标本进行平行检测，双份血清标本抗体转为阳性，或抗体滴度升高不低于4倍时方有临床意义。

第四节　其他呼吸道病毒

一、风疹病毒

风疹病毒(rubella virus)属披膜病毒科(*Togaviridae*)、风疹病毒属(*Rubivirus*)的唯一成员，1962年Parkman首次分离出该病毒，是引起风疹(又名德国麻疹)的病原体。

（一）生物学形状

风疹病毒呈不规则球形，病毒直径为50～70 nm，病毒核酸为＋ssRNA，全长9762 bp，外有核衣壳，为20面体立体对称，表面有双层包膜，包膜上有包膜糖蛋白E1和E2构成的短刺突，E1具有血凝素活性，能凝集多种动物红细胞，并可刺激机体产生中和抗体，是风疹病毒的主要抗原；E2也能刺激机体产生中和抗体，但抗原性较弱。风疹病毒只有一个血清型，与披膜病毒科的其他病毒无抗原交叉。根据WHO最新的风疹病毒命名标准，目前分为两个大的分支(Clade1和Clade2)、共12个基因型。风疹病毒可在多种细胞中增殖，但许多细胞感染后不出现明显的细胞病变效应(CPE)。但对兔肾传代细胞敏感，易出现CPE，通常用于分离该病毒。此外，Vero细胞也常用于风疹病毒培养。风疹病毒对热、脂溶剂和紫外线敏感。而在－70 ℃可保存活力2年以上，干燥冰冻下可长期保存。

（二）临床意义

人是风疹病毒唯一的自然宿主。风疹病毒经呼吸道传播，人群普遍易感，以儿童风疹最为常见，通常在2周左右的潜伏期后，出现发热和轻微的麻疹样皮疹，伴耳后和枕下淋巴结肿大等，患者症状一般较轻，不需特殊治疗。成人感染风疹病毒时一般症状较重，除出疹外，还可以有关节炎和关节疼痛、血小板减少、出疹后脑炎等。风疹病毒感染最严重的危害是通过垂直传播引起胎儿先天性感染，可造成流产或死胎，尤其是在孕期前18周内感染风疹病毒对胎儿危害最大，可导致胚胎体积变小、器官发育不全，称为先天性风疹综合征(congenital rubella syndrome，CRS)，胎儿出生后即发现先天性心脏病、先天性耳聋、白内障等畸形，以及黄疸性肝炎、肺炎、脑膜脑炎等临床表现。风疹病毒自然感染后可获得持久的免疫力，约95%以上的正常人血清中具有保护性抗体，孕妇血清中抗体可以保护胎儿免受风疹病毒感染。

（三）微生物学检验

1. 标本采集与处理　发病早期采取风疹患者的咽拭子、皮疹液、尿液；胎儿羊水、绒毛膜；先天性风疹综合征患儿的尿、咽拭子、鼻咽吸出物、血/淋巴细胞、脑脊液及死亡婴儿的各种脏器。检测抗体需采集双份血清。

2. 分离培养与鉴定　将标本经过处理后接种于Vero、BHK21、RK13等细胞。风疹病毒CPE进展缓慢且较难分辨，常需盲传1～2代后出现细胞圆化、稍胀大，胞内颗粒增加。出现CPE后收集病毒，用中和试验、血凝抑制试验或免疫荧光法进行病毒鉴定。

3. 抗体检测　用化学发光免疫分析法、ELISA检测患者血液标本(出疹后28天内采集)中的特异性IgM抗体进行早期诊断，也可检测孕22周后的胎儿羊水中或脐带血中IgM抗体用于产前诊断；或通过检测双份血清中病毒特异性IgG抗体，当抗体滴度升高不少于4倍时可辅助诊断。CRS患儿一般出生时血清中就有抗风疹病毒IgM抗体和从母体获得的IgG抗体。

4. 核酸检测　利用RT-PCR或荧光定量RT-PCR检测病毒核酸，必要时进行核酸测序。

NOTE

5. 抗原检测　用免疫荧光法检测胎儿羊水或绒毛膜中的病毒抗原可以进行产前诊断。

二、腺病毒

腺病毒(adenovirus)属于腺病毒科、哺乳动物腺病毒属成员，1953 年由 Rowe 等人首次从手术切除的扁桃体组织分离培养获得，1962 年正式命名。人类腺病毒(human adenovirus)现已证实有 57 个血清型，分为 7 个亚属(A～G)。腺病毒可引起人畜共患急性传染病，常侵犯呼吸道及消化道黏膜、眼结膜和淋巴结等，引起人呼吸道、胃肠道和眼睛、膀胱等部位感染。腺病毒分布十分广泛，免疫功能低下的老人、儿童感染腺病毒的概率较大，常可引起严重甚至致死性感染。

(一) 生物学性状

腺病毒是一种无包膜的 dsDNA 病毒，球形，直径为 70～90 nm，核衣壳呈 20 面体立体对称，由 252 个壳粒组成，其中 240 个壳粒是六邻体(非顶点壳粒)，另外 12 个壳粒是五邻体(顶点壳粒)，位于 20 面体的 12 个顶端。每个五邻体从其基底部分向表面伸出一根末端有顶球的纤突，纤突与病毒血凝活性有关。核衣壳内是线状 dsDNA 分子，长约 36 kp，两端各有长 100～600 bp 的反向末端重复序列。病毒基因组包含早期表达的与病毒复制相关的 E1～E4 基因和晚期表达的与腺病毒颗粒组装相关的 L1～L5 基因，每个基因编码 1～5 个产物，总计有 49 个已知的蛋白质。腺病毒在体外只能在人源的组织细胞中增殖，人胚肾细胞易感，在 293、HEP-2、Hela 等细胞中生长良好，可引起细胞肿胀、变圆、聚集成葡萄串状等典型细胞病变。腺病毒对理化因素抵抗力较强，对酸、碱、温度、脂溶剂有一定的耐受性，36 ℃ 7 天其感染性无明显下降，在 pH 值为 6.0～9.5 环境中感染力也无明显改变，但紫外线照射 30 min 或 56 ℃ 30 min 可被灭活。

(二) 临床意义

腺病毒主要经呼吸道传播，部分型别也可通过消化道传播，另外也能经水源(游泳池水)、密切接触、共用物品和器械等方式传播。各年龄段人群均可感染，其中婴幼儿、老年人以及免疫功能低下者较易感染。在人群密集的场所，如托管所、军营则更易发生大规模流行。但在免疫功能正常人群，腺病毒感染大多病情较轻，呈自限性。

腺病毒常在咽、结膜、肠道及淋巴组织内增殖，偶尔波及其他脏器，以隐性感染常见，亦可导致各种各样的临床症状，如咽炎、扁桃体炎、流行性结膜炎、胃肠炎、肝炎、急性出血性膀胱炎、尿道炎等。通常不同亚属的腺病毒引起不同的疾病，C、E 和部分 B 亚属是呼吸道疾病的主要病因，其他 B 亚属腺病毒引起尿路感染，A 和 F 亚属引起消化道感染，D 亚属是角膜炎、结膜炎的主要病因。F 和 G 亚属为肠道腺病毒。病后可获得同型病毒的持久免疫力。

(三) 微生物学检验

1. 标本采集与处理 在发病 1～2 天内采集标本，根据症状可多部位采集，如咽喉、眼分泌物、粪便、尿液、宫颈拭子、脱落细胞刮片、脑脊液和血清等。进行病毒细胞培养的标本需立即用抗生素处理后接种，否则放置－70 ℃冻存。

2. 标本直接检查 刮片、活检等标本经常规处理后，电镜下检查核内腺病毒包涵体或结晶排列。对鼻咽洗液、尿、粪便悬液等标本可用负染电镜技术观察病毒颗粒，也可用免疫电镜技术观察。

3. 病毒分离与鉴定 标本加抗生素处理后迅速接种敏感细胞(A549、293、Hep-2 或 HeLa 等)，37 ℃孵育 1～2 天后可观察到典型 CPE，即细胞变圆，聚集呈葡萄串状。出现 CPE 后可采用 IFA 等方法检测病毒抗原。若 2 周内仍无明显 CPE，可盲传或重新分离。

4. 抗原检测 常用免疫荧光法、ELISA 法或胶体金免疫层析法检测病毒抗原。

5. 核酸检测 用普通 PCR 或荧光定量 PCR 检测病毒特异性 DNA。

6. 抗体检测 腺病毒血清学检测方法有 ELISA、HI、中和试验等，常用 ELISA 法检测双份血清抗体效价，抗体效价升高不小于 4 倍时具有诊断意义。

三、鼻病毒

鼻病毒(rhinovirus)属于小 RNA 病毒科、鼻病毒属，由于大多数生物学特征与肠道病毒相似，过去

NOTE

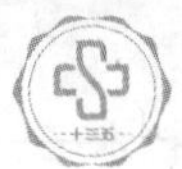

曾将鼻病毒划分在肠道病毒属中，命名为埃可病毒 28 型。后来发现两属病毒在培养特性等方面有很大不同，1963 年将此病毒命名为鼻病毒。自然状态下鼻病毒主要感染人体上呼吸道，尤其是鼻黏膜，是普通感冒最重要的病原体。

（一）生物学性状

鼻病毒为无包膜的＋ssRNA 病毒，球形，直径 15～30 nm。核衣壳呈 20 面体对称结构，由 60 个壳粒组成，每个壳粒包含四种病毒结构蛋白，即 VP1～VP4。VP1～VP3 位于衣壳的表面，VP4 一般存在于衣壳和 RNA 基因组之间，其中 VP1 是主要的中和抗原。目前已发现 144 个血清型，不同血清型之间缺少交叉免疫性。根据基因特征，鼻病毒分 A、B、C 三型。鼻病毒不耐酸，在 pH 6.0 以下时开始被灭活，pH 3.0 以下时全部被灭活，在 4 ℃能保存数周，在－70 ℃可长期存活，对乙醚、乙醇的抵抗力较强。鼻病毒能在人二倍体细胞 Hep-2、Hela 等细胞中生长，最适温度为 33～35 ℃、最适 pH 值为 7.0，这也是该病毒主要存在于鼻腔的重要原因。鼻病毒感染后出现 CPE 较慢，一般约为 2 周，其特征为细胞变圆、呈灶状。

（二）临床意义

鼻病毒是普通感冒最重要的病原体，成人约 50％、儿童 10％～25％的普通感冒都是由鼻病毒感染引起的，常见的临床症状包括咽喉痛、流涕、鼻塞、打喷嚏和咳嗽，一些患者同时会出现肌肉酸痛、疲劳、乏力、头痛、食欲不振等症状。另外也可引起婴幼儿及儿童的下呼吸道感染，如支气管炎、肺炎。人是鼻病毒的唯一宿主，感染后有一定的自限性，一般 1 周左右可自愈。病毒主要通过接触和飞沫传播，经鼻、口、眼进入体内，感染后主要在鼻咽腔中复制。愈后可获得一定的免疫力，但维持时间短，且由于病毒型别多，不同型鼻病毒之间很少有交叉保护，因而人可多次患普通感冒。目前对普通感冒尚无特异性预防和治疗方法。

（三）微生物学检验

感染后 2～3 天内采集鼻咽拭子、鼻黏膜活检组织、鼻咽洗液等标本。标本可接种于原代人胚肾细胞、人胚肺成纤维细胞或 Hela 细胞等，经培养 2～3 天后用酸稳定性试验进行鉴定或采用中和试验鉴定其血清型，但费时费力；RT-PCR 是目前实验室应用最广泛的快捷方法，且灵敏度较高；抗体检测可采用 ELISA 测定急性期和恢复期双份血清抗体效价，抗体滴度升高不小于 4 倍时有诊断意义。鼻病毒血清型太多，缺乏合适的交叉反应抗原覆盖众多血清型，使其应用受到极大的限制。

本章小结

本章主要介绍了呼吸道病毒的分类、临床意义、生物学特征及其实验室检测方法。呼吸道病毒是通过呼吸道感染的一大群病毒的总称，包括流感病毒、副流感病毒、麻疹病毒、腮腺炎病毒、呼吸道合胞病毒、风疹病毒、SARS 冠状病毒、腺病毒及鼻病毒等。

流感病毒是流感的病原体，属正黏病毒科，病毒核酸为分节段的-ssRNA。根据 MP 和 NP 抗原性差异分为甲、乙、丙、丁四型，甲型流感病毒根据 NA 和 HA 的抗原性分为若干个亚型。甲型流感病毒 NA、HA 抗原性极易发生变异，故甲型流感病毒常引起大规模流行。流感病毒分离培养与鉴定是实验室诊断的“金标准”，可采用鸡胚接种，也可用 MDCK、人胚肾或猴胚肾细胞培养；以核酸检测的特异性和敏感性最好，且能区分病毒类型和亚型，目前应用广泛；直接检测标本中抗原是目前常用的快速检测方法。

AIV 属于甲型流感病毒属，是禽流感的病原体。目前发现可感染人的 AIV 亚型有 H5N1、H7N9、H9N2、H7N7、H7N2、H7N3、H5N6、H10N8 等，常采用 AIV 商品化试剂盒检测 AIV 抗原或核酸，进行禽流感筛查。

麻疹病毒、腮腺炎病毒、副流感病毒、呼吸道合胞病毒属于副黏病毒科，其核酸不分节段，不易发生基因重组和变异。麻疹病毒是麻疹的病原体，腮腺炎病毒是流行性腮腺炎的病原体，副流感病毒 3 型和

NOTE

呼吸道合胞病毒常引起下呼吸道感染。麻疹和腮腺炎根据其临床表现，易于诊断，但不典型病例需做实验室检验，可直接检测病毒抗原、核酸，亦可通过病毒的分离培养进行鉴定。

SARS冠状病毒和MERS冠状病毒分别是SARS和MERS的病原体，主要通过飞沫和接触传播。SARS的诊断需要微生物学检查，包括病毒分离、抗体检测和RT-PCR检测病毒核酸等，同时要结合临床表现、流行病学等资料，检测时要注意实验室生物安全与个人防护。

风疹病毒可导致先天感染和后天感染，是先天新生儿畸形的主要病因之一，可以用ELISA检测先天性风疹综合征患儿抗风疹病毒IgM进行诊断。腺病毒是DNA病毒，型别较多，是普通感冒的主要病原体。

思 考 题

1. 什么是呼吸道病毒？主要包括哪些病毒？分别引起什么疾病？
2. 流感病毒基因组有什么特征？为何甲型流感病毒最容易发生世界性大流行？
3. 如何对流感病毒进行微生物学检验？

（杨晶艳）

NOTE

第三十三章　肠道病毒检验

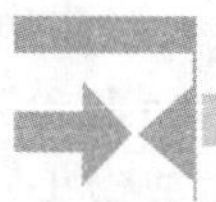

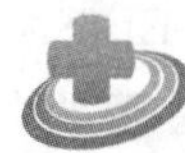

学习目标

1. 掌握　脊髓灰质炎病毒、柯萨奇病毒及埃可病毒的微生物特性及检验方法。
2. 熟悉　人类肠道病毒的共同特征及临床意义。
3. 了解　其他肠道病毒的微生物学特性及检验方法。

案例分析

患者，男，6岁，因发热，疲劳、咽喉疼痛、嗜睡，于2012年9月16日入院。体格检查：体温39 ℃，克氏征(＋)、布氏征(＋)、外周血白细胞 5.5×10^9/L，中性粒细胞0.68，单核细胞0.31；脑脊液外观微混，白细胞数为 30×10^6/L，脑脊液沉淀物涂片经革兰染色未见细菌；入院后曾呕吐3次，伴有剧烈的头痛。

思考题：

1. 根据症状与目前的检查结果患者可能患何种疾病？
2. 通过做哪些实验室检查可以确定其病原体？

第一节　概　　述

一、分类与命名

人类肠道病毒(enterovirus)在病毒分类学上属于小RNA病毒科(*Picornaviridae*)、肠道病毒属。肠道病毒包括以下几种类型。①脊髓灰质炎病毒(poliovirus)：有3个血清型，即Ⅰ～Ⅲ型。②柯萨奇病毒(coxsackievirus)：分A、B两组，A组有23个血清型，即A1～A22和A24型(原A23已归入埃可病毒9型)，B组有6个血清型，即B1～B6型。③人肠道致细胞病变孤儿病毒(enteric cytopathogenic human orphanvirus，ECHO)，简称埃可病毒：有31个血清型，即1～9、11～27及29～33型(10型归呼肠病毒、28型归鼻病毒1A、34型归柯萨奇病毒A24)。④新肠道病毒：有4个血清型，即68～71型。

二、共同特征

肠道感染病毒主要通过污染水源、食物等经消化道传播。引起肠道感染的病毒的病毒种类繁多，包括小RNA病毒科中的人类肠道病毒、呼肠病毒科中的轮状病毒属以及肠道腺病毒、杯状病毒、星状病毒等。

肠道感染病毒虽经粪-口途径感染，但除轮状病毒引起胃肠道疾病外，其他肠道病毒很少引起胃肠道疾病，其靶器官以神经系统、肌肉和其他系统为主，引起脊髓灰质炎、脑膜炎、脑膜脑炎、心肌炎、心包炎、手足口病等疾病。一种病毒的血清型可引起几种不同的疾病综合征，几种不同的血清型又可引起同一种疾病。

NOTE

肠道病毒呈球形，直径17～30 nm，无包膜，核衣壳呈20面体结构，病毒衣壳由60个壳粒组成，每个壳粒由VP1、VP2、VP3和VP4种病毒多肽组成。病毒基因组为＋ssRNA，长约7.4 kb，两端为保守的非编码区，在肠道病毒中同源性非常显著，仅含一个开放读码框。

肠道病毒对理化因素（三氯甲烷、乙醚、70%乙醇、5%来苏儿、1%四价氨类化合物、去污剂等）的抵抗力较强，在食物、污水、粪便和下水道中可存活数月。在胃肠道能耐受胃酸、蛋白酶和胆汁的作用；在pH 3～9时稳定，对热、去污剂均有一定抗性，在室温下可存活数日。

肠道病毒感染的分离培养可取患者的血液、脑脊液、心包液、咽拭子和粪便标本等加抗生素处理，接种猴肾原代或传代细胞，在细胞质中增殖，产生细胞病变。用中和实验进一步鉴定其型别。但由于无症状患者也可以排毒，故从直肠拭子中分离培养到的病毒仅作为辅助诊断用，而从脑脊液、心包液等无菌体液或组织分离到的病毒则有确认价值。具体检验程序见图33-1。

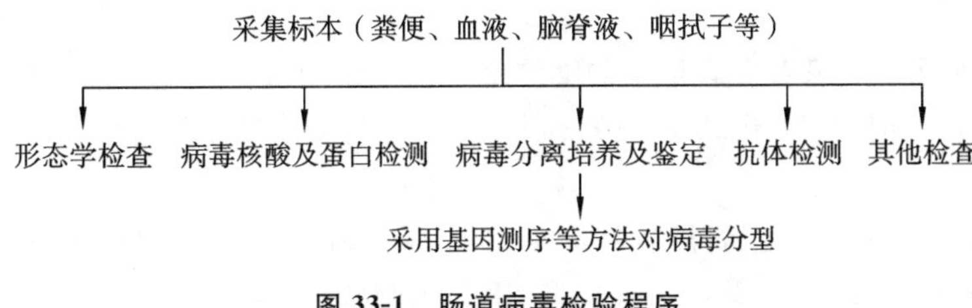

图33-1 肠道病毒检验程序

第二节 脊髓灰质炎病毒

脊髓灰质炎病毒（poliovirus）是脊髓灰质炎的病原体，主要损害脊髓前角运动神经细胞，引起机体的迟缓性麻痹，多在儿童期致病，所以，脊髓灰质炎又称小儿麻痹症，是WHO推行计划免疫进行重点防控的传染病之一。1988年WHO提出要在2000年全球消灭脊髓灰质炎病毒野毒株引起的麻痹型病例，这是继天花后被要求消灭的第二个传染病。2001年10月，WHO在日本京都召开会议，作出了脊髓灰质炎已在包括中国在内的西太平洋地区被消灭的结论。

一、生物学特性

病毒颗粒近似球形，直径27～30 nm，核心为+ss RNA，7.2～8.5 kb，核衣壳呈20面体立体对称结构，无包膜衣壳，含4种蛋白（VP1-VP4），其中VP1～VP3位于壳粒的表面，VP1为中和抗原，具有型特异性，据此可将病毒分为Ⅰ、Ⅱ、Ⅲ型。VP4在内部，与RNA相接，当VP1与敏感细胞上受体结合后，VP4暴露，衣壳松动，病毒基因脱壳穿入细胞。脊髓灰质炎病毒有3个血清型，其物理性状相同，RNA碱基组成亦近似，各型间的核苷酸有36%～52%的同源性。该病毒能在人胚肾、人胚肺、猴肾细胞以及Hela、HEp-2、Vero等细胞中进行培养，最适培养温度为36～37 ℃，培养3～5天可出现CPE。

二、临床意义

1. 传染源和传播途径 脊髓灰质炎病毒的传染源是患者或携带者，主要通过粪-口途径传播。粪便中排毒量大，排毒时间可长至数周至数月。人群普遍易感，但隐性感染率高达90%以上。

2. 临床表现

(1) 无症状感染：脊髓灰质炎病毒经口侵入人体，在咽部扁桃体、颈深淋巴结及肠道淋巴组织内增殖，潜伏期2～10天。此时多无症状或仅有轻微症状，如咽红、低热、腹部不适等，即隐性感染或轻症感染。潜伏后期咽部可排出病毒，此时也可通过呼吸道飞沫传播。

(2) 顿挫型脊髓灰质炎：约5%感染者的病毒在上述淋巴组织内增殖并侵入血流，形成第一次病毒血症，引起前驱期症状，如发热、头痛、恶心呕吐、腹痛腹泻等。此时体内已产生中和抗体，可阻止感染进一步发展。病人多于发病1～4天退热，症状也随之消失，此为顿挫型。

(3) 无麻痹性脊髓灰质炎：亦称无菌性脑膜炎。当体内病毒量大、毒力强或机体免疫功能低下时，病毒随血流播散至全身淋巴组织和易感的神经外组织处并在其中增殖，然后再度入血，形成第二次病毒

NOTE

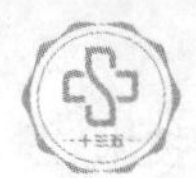

血症，病毒可通过血脑屏障，侵入脊髓前角运动神经细胞内并增殖，引起无菌性脑膜炎。此时体温再度上升，出现典型的“双峰”热型。一般不引起瘫痪或只引起暂时性肌肉麻痹，称无瘫痪型脊髓灰质炎。

(4) 麻痹性脊髓灰质炎：0.1%～0.2%的患者在发病 2～7 天后体温开始下降，出现麻痹性脊髓灰质炎，体温正常后麻痹也停止发展。瘫痪者最多见脊髓型，病变在颈部和腰部脊髓，四肢瘫痪以下肢多见。严重者可累及延髓和脑桥，出现脑干型、脑神经瘫痪，面肌瘫痪者可见口角歪斜等症状，或有软腭、声带瘫痪者可致吞咽困难和声音嘶哑等。当延髓网状结构外侧受损，导致患者呼吸中枢瘫痪时，可因缺氧及呼吸衰竭而死亡。

三、微生物学检查

1. 标本采集与处理 取患者发病早期的咽洗液、粪便、组织等制成 10%～20%悬液，1500 r/min，离心 20 min，取上清液，加抗生素于 22 ℃处理 1 h 备用，或将 10%悬液于 4 ℃下 1000 r/min，离心 30 min，取上清液备用。

2. 病毒分离与鉴定 用人或猴肾原代细胞或用 Hela、Vero、HEp-2、WI138 二倍体细胞分离病毒。病毒在细胞内增殖迅速，于 24～28 h 可出现典型 CPE，细胞圆缩、堆积、坏死、脱落。3 天后全部细胞出现病变脱落视为阳性，保存于 4 ℃或冻存待鉴定。首次分离阳性迹象不明显，可将悬液再于敏感细胞盲传一代。用标准的 polio 抗血清和分型血清进行中和试验，对收集的病毒液进行鉴定和分型。也可用 IF 法、ELISA 法等快速诊断技术鉴定。

3. 抗原与核酸的检测 可用 ELISA 法检测标本中特异性抗原，用 RT-PCR 等方法检测病毒核酸。

4. 抗体检测 用发病早期和恢复期双份血清进行中和试验或 ELISA，检测患者血清抗体效价，若有 4 倍或 4 倍以上增高则有临床意义。

第三节 柯萨奇病毒与埃可病毒

柯萨奇病毒(coxsackie virus)是因 1948 年 Dolldorf 和 Sickles 在美国纽约 Coxsackie 镇，首次从一名类脊髓灰质炎的患者粪便中分离出来的一组病毒而得名。ECHO virus 是 1951 年在脊髓灰质炎流行期从健康儿童和无菌性脑膜炎患者粪便中分离的能使培养细胞发生病变的病毒，因当时不清楚该组引起细胞病变效应(CPE)的病毒与何种疾病相关，故被命名为人类肠道致细胞病变孤儿病毒(enteric cytopathogenic human orphan virus，ECHOV)，英文缩写拼读为埃可病毒。

一、分类

柯萨奇病毒是一类常见的经呼吸道和消化道感染人体的肠病毒(enteroviruses)，据其生物学特点分为 A 和 B 两组：A 组有 23 个血清型，即 A1～A22 和 A24 型(原 A23 已归入埃可病毒 9 型)；B 组有 6 个血清型，即 B1～B6 型；感染后人可出现发热、打喷嚏、咳嗽等感冒症状。妊娠期感染可引起非麻痹性脊髓灰质炎性病变，并致胎儿宫内感染和畸形。

埃可病毒有 31 个血清型，即 1～9 型、11～27 型及 29～33 型(10 型归呼肠病毒、28 型归鼻病毒 1A、34 型归柯萨奇病毒 A24)；各型致病力和致病类型不同，如 ECHO6、19 型致病力较强，它类似于柯萨奇病毒 B 型，可引起急性胸痛和心肌病。

二、生物学特性

柯萨奇病毒和埃可病毒呈球形，直径为 17～30 nm，核心为线状＋ssRNA，核衣壳呈 20 面体立体对称结构，无包膜。病毒基因组长约 7.5 kb，5′端和 3′端均有一段非编码区，仅在中间部位为 ORF，约 6600 个核苷酸，编码一个约 2200 个氨基酸的大分子前体蛋白，经酶作用后形成病毒结构蛋白和多种功能蛋白。柯萨奇病毒与埃可病毒的抗原性复杂，不仅型别多，而且型内还有抗原变异，给血清学诊断或

NOTE

病毒学鉴定带来了困难。

柯萨奇病毒和埃可病毒除少数几个型别必须在乳鼠中增殖外，其余都能在猴肾细胞、人源传代细胞中生长，产生 CPE。两种病毒对酸抵抗力较其他小 RNA 病毒强，抵抗 pH 3.0，但对热敏感，50 ℃迅速被灭活。紫外线和干燥也能使其灭活。常用消毒剂如 75%乙醇、5%来苏儿均不能使其灭活，但 0.3%甲醛或 0.3～0.5 pmol/L 游离氯可使其迅速灭活。

三、临床意义

1. 传染源和传播途径 传染源是患者或无症状带毒者，主要通过粪-口途径传播，也可通过呼吸道或眼部黏膜感染。

2. 临床表现 柯萨奇病毒和埃可病毒经口进入肠道，在咽和肠道淋巴组织中增殖，潜伏期为 7～14 天，经过两次病毒血症而侵入靶器官(脊髓、脑、脑膜、心肌和皮肤等)，产生浸润性感染，靶器官出现继发性炎症。柯萨奇病毒和埃可病毒以隐性感染为主，隐性感染与显性感染的比例为 100：1，出现症状者也大多为轻型或顿挫型，严重感染者极为少见。

(1) 无菌性脑膜炎和轻瘫：研究表明多数柯萨奇病毒(B1～B6、A7 和 A9 等)和埃可病毒(4、6、9、11、14、16、25、30、31 和 33 型)与脑膜炎有关。

(2) 疱疹性咽峡炎：主要由柯萨奇病毒 A 组引起，临床表现为发热、咽痛，尤以吞咽疼痛、恶心呕吐等明显，典型症状是在软腭、悬雍垂周围出现小疱性溃疡，少数可致硬腭损伤。

(3) 手足口病：主要由柯萨奇 A 组病毒 16 型引起，是造成暴发感染的重要病原，特点是口腔黏膜和舌上出现红疹与水疱，口腔内形成溃疡等损伤，继而出现手、足部的水疱，病毒可在水疱液中检出。引起手足口病的病毒还可见于柯萨奇病毒 A4、A5、A9、A10 和 B5 型。另外，新肠道病毒 71 型也可引起流行。

(4) 流行性胸痛：常由柯萨奇 B 组病毒引起，症状为突发性发热和单侧胸痛，伴有头痛、全身不适等，有时扩展为双侧胸痛或腹痛。

(5) 心肌炎和心包炎：柯萨奇病毒与心肌疾病有很高的相关性，已经明确柯萨奇 B 组病毒是原发性心肌疾病的主要原因。病毒可直接破坏感染的心肌细胞，也可通过宿主的自身免疫应答损伤心肌组织。

(6) 眼病：新肠道病毒 70 型可引起急性出血性结膜炎，1～2 周可恢复。柯萨奇 A 组 24 型病毒引起的急性结膜炎。二者多在夏秋季发病，传播途径与沙眼相似，但预后较好。以后如再次接触该病毒仍然可以感染。

此外，柯萨奇 B 组病毒还与胰腺炎、胰岛素依赖型糖尿病相关。

四、微生物学检查

1. 标本采集与处理 病程早期采集粪便、直肠拭子和咽拭子；无菌性脑膜炎患者采集脑脊液；少数患者根据症状可采集水疱液、尿液、结膜拭子等。

2. 标本直接检查

1) 核酸检测 用 PCR 等分子生物学技术检测病毒核酸。

2) 抗体检测 用 ELISA 试验、免疫印迹试验检测患者血清中 IgG 和 IgM 抗体，特异性 IgM 抗体具有重要的临床诊断意义，提示近期感染。

3) 分离培养与鉴定

(1) 分离培养：用原代或传代猴肾细胞或人源细胞培养分离病毒，根据出现 CPE 情况收集病毒液。

(2) 鉴别试验：用中和试验、HI 试验、CF 试验等进行鉴定和分型。

第四节 新型肠道病毒

国际病毒分类委员会(ICTV)在 1976 年决定，对一些与柯萨奇病毒和埃可病毒在性质上重叠的新

NOTE

病毒,将不再进行脊髓灰质炎病毒、柯萨奇病毒或埃可病毒的划分,而是统一按发现序号命名。因当时已分类的肠道病毒有 67 个血清型,故以后发现的肠道病毒则命名为新肠道病毒(如 68、69、70 和 71 等型)。其中,除 69 型外,其余 3 型均与人类疾病有关。68 型主要引起儿童毛细支气管炎和肺炎,70 型引起急性出血性结膜炎,71 型引起无菌性脑膜炎和手足口病,后两型在临床上较为常见。

一、新肠道病毒 70 型

新肠道病毒 70 型(enterovirus type 70,EV70)可引起急性出血性结膜炎(acute hemorrhagic conjunctivitis,AHC),曾在世界范围内发生过多次大流行。病毒可经手、毛巾、眼科器械和昆虫等传播,被病毒污染的游泳池水传播性最强。潜伏期一般为 1 天,少数可延至 6 天。发病急,迅速出现眼睑水肿、结膜充血、眼痛、流泪等症状。2～3 天后出现结膜下出血的典型表现。儿童病程较短,一般为 2～3 天,成人可长至 8～10 天。预后良好,一般无后遗症。该病一般仅限于眼,但个别病例可累及神经系统(腰神经根、脑神经),出现神经根脊髓炎,临床表现类似脊髓灰质炎。神经系统症状常在 AHC 发病几周后出现,好发于青壮年,急性多见,可留有后遗症。

新肠道病毒 70 型不同于其他肠道病毒,不具有嗜肠道性,而是存在于眼结膜,而且最适增殖温度较低,为 33 ℃。在急性出血性结膜炎的早期(发病 1～3 天),患者眼分泌物中病毒分离率高达 90%以上。可用人源培养细胞(如 WI-38、HEK 细胞)或猴肾细胞分离培养,用 ELISA 法快速鉴定,或用 RT-PCR 扩增病毒特异性 RNA 片段。病后约 50%患者血清抗体阳性,但效价不高。

二、新肠道病毒 71 型

新肠道病毒 71 型感染疾病是全球性传染病,世界大部分地区均有流行的报道。1969 年首先从美国加利福尼亚一名脑膜脑炎患儿的粪便中分离出来,1972 年在美国被确认。新肠道病毒 71 型通过粪-口途径或密切接触传播,是引起人类中枢神经系统感染的重要病原体,主要导致无菌性脑膜炎和脑膜脑炎,可累及脑神经和延髓。在日本、中国、瑞典等地区还曾引起过手足口病的流行和传播。

新肠道病毒 71 型是一种耐热、耐酸的小 RNA 病毒,可在原代细胞中增殖,但敏感性差。因病毒能引起乳鼠病变,故可采集感染者早期的痰液、粪便、口腔分泌物、尿液、脑脊液和水疱液等接种乳鼠以分离病毒。由于目前肠道病毒临床血清学 ELISA 测定中易出现交叉反应,故可用 PCR 法和病毒核酸杂交技术进行鉴定。

本章小结

肠道病毒属小 RNA 病毒科,是一大群通过粪-口传播,经过消化道感染,在肠道外发病的病毒。肠道病毒包括:脊髓灰质炎病毒 1～3 型,柯萨奇病毒 A、B 二组共 29 型,埃可病毒共 31 型及新型肠道病毒 68～71 型。

肠道病毒呈球形,核心为+ssRNA,无包膜。多数病毒可在易感细胞中增殖,引起典型的 CPE。抵抗力强。

脊髓灰质炎病毒导致脊髓灰质炎;柯萨奇病毒和埃可病毒引起的疾病种类复杂,轻重不一;新肠道病毒 70 型引起急性出血性结膜炎;新肠道病毒 71 型引起主要包括手足口病、无菌性脑膜炎和脑炎以及类脊髓灰质炎等疾病。

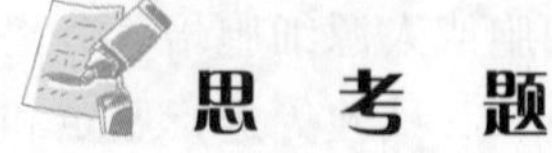

思考题

1. 肠道病毒的主要特点有哪些?
2. 新肠道病毒包括哪几种病毒?分别有何临床意义?

(王秀青)

第三十四章　急性胃肠炎病毒检验

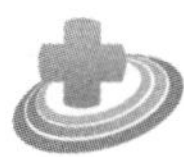

学习目标

1. 掌握　轮状病毒的微生物学特性及检验方法。
2. 熟悉　人类肠道腺病毒的生物学特性及临床意义。
3. 了解　其他急性胃肠炎病毒的微生物学特性及检验方法。

案例分析

患者，女，2岁，其母主诉，发热38～39℃，流涕，咳嗽，腹泻，腹泻前呕吐，腹泻次数每日小于10次，大便性状：蛋花汤样便。实验室检查发现：大便常规，大部分为脂肪球。ELISA测定大便轮状病毒Ag呈阳性。血气及电解质测定，结果为代谢性酸中毒。其他：心音低钝，窦性心动过速。

思考题：

1. 轮状病毒的形态结构与诊断的关系是什么？
2. 婴幼儿腹泻病因学诊断的临床意义是什么？
3. 婴幼儿腹泻的常见病原体有哪些？

第一节　轮状病毒

人类轮状病毒(human rotavirus，HRV)是引起婴幼儿急性胃肠炎的主要病原体，特别是A组轮状病毒是世界范围内婴幼儿重症腹泻最重要的病原体，也是婴幼儿死亡的主要原因之一。1973年澳大利亚学者Bishop等在急性非细菌性胃肠炎儿童十二指肠黏膜超薄切片中首次发现，现归类于呼肠病毒科(*Reoviridae*)。1983年我国病毒学家洪涛等发现了成人腹泻轮状病毒(adult diarrhea rotavirus，ADRV)。全球每年患轮状病毒肠炎的儿童超过1.4亿，其中有数十万患儿死亡。我国秋冬季节常出现婴幼儿腹泻的发病高峰，这些病例中有40%～60%是由轮状病毒引起的。

一、分类

轮状病毒属于呼肠病毒科(*Reoviridae*)、轮状病毒属(*Rotavirus*)，根据病毒基因组结构和抗原性(VP6)将轮状病毒(RV)分为7个组(A～G)，其中以A组RV感染最为常见，主要引起婴幼儿腹泻，A组轮状病毒根据VP6又可分为4个亚组(Ⅰ、Ⅱ、Ⅰ+Ⅱ、非Ⅰ非Ⅱ)。另外，A组轮状病毒根据其表面中和抗原VP7和VP4又可分为14个G血清型和19个P血清型。B组RV引起成人腹泻，故也称成人腹泻轮状病毒(ADRV)；少数报告C组RV也可致人感染，但D～G等4组RV只引起动物腹泻。

二、生物学特性

病毒颗粒为球形，直径60～80 nm，20面体立体对称结构，双层衣壳，无包膜。负染后在电镜下观察，病毒外形呈车轮状。病毒核心含有病毒核酸和RNA合成酶。病毒核酸为dsRNA，约18550 bp，由11个基因片段组成。每个片段含一个开放阅读框架(ORF)，分别编码6个结构蛋白(VP1、VP2、VP3、

NOTE

VP4、VP6、VP7)和 5 个非结构蛋白(NSP1～NSP5)。VP1～VP3 位于核心,分别为病毒聚合酶、转录酶成分和与帽形成有关的蛋白。VP4 和 VP7 位于外衣壳,决定病毒的血清型。VP7 为糖蛋白,是中和抗原,VP4 为病毒的血凝素,与病毒吸附到易感细胞表面有关,亦为重要的中和抗原。VP6 位于内衣壳,带有组和亚组特异性抗原。非结构蛋白为病毒酶或调节蛋白,在病毒复制中起主要作用。

轮状病毒的敏感细胞是小肠黏膜上皮细胞,由于此类高度分化细胞的培养十分困难,故常用的细胞为原代猴肾细胞和传代绿猴肾细胞。

三、临床意义

轮状病毒主要经粪-口途径传播,另外也可通过接触传播,临床上主要引起急性胃肠炎。该病毒呈世界性分布,A～C 组轮状病毒能引起人类和动物腹泻,D～G 组只引起动物腹泻。病毒侵入人体后在小肠黏膜绒毛细胞内增殖,致细胞溶解死亡,微绒毛萎缩、变短、变钝、脱落,取而代之的是腺窝细胞增生,分泌增加,导致严重腹泻,水、电解质大量丧失。

1. A 组感染 A 组轮状病毒感染见于世界各地,温带地区以秋冬季为主,年长儿童和成人常呈无症状感染,四月龄至两岁婴幼儿常呈急性胃肠炎感染,占病毒性胃肠炎的 80%以上,是婴幼儿死亡的重要因素之一。病毒侵入机体后在胃肠道先被部分消化,失去外衣壳,裂解 VP4,产生感染型亚病毒颗粒(infectious subviral particle,ISVP),穿入小肠黏膜绒毛细胞内增殖,感染后 8 h 就可查见由 RNA 和病毒蛋白形成的胞质融合体。动物实验和患儿活检标本显示,感染造成微绒毛萎缩、变短、脱落和细胞溶解死亡,使肠道吸收功能受损;刺激腺窝细胞增生、使分泌功能加强。导致水和电解质分泌增加,重吸收减少,出现严重腹泻。此外,非结构蛋白 P4(NSP4)有毒素样作用,通过影响钙离子通道而影响水的吸收。

潜伏期为 24～72 h,发病急,80%患儿先发热、呕吐和腹痛,随即频繁腹泻,每日达 10～20 次,呈淡黄色水样便或蛋花汤样酸性便或白色米汤样便,无黏液、脓血与恶臭。病程一般 2～6 天。当婴幼儿的免疫功能低下时,急性胃肠炎可变为慢性,患儿粪便中长期排出病毒,而成为本病的传染源。另外,A 组 RV 感染还可致新生儿坏死性小肠炎、婴幼儿肠套叠、肺炎、脑炎、脑膜炎。严重感染还可伴有突发性婴儿死亡综合征(sudden infant death syndrome)、雷耶(Reye)综合征、溶血性尿毒综合征、川崎(Kawasaki)病和克罗恩(Crohn)病等。传染源是患者和无症状携带者,每克粪便中排出的病毒体可达 10^{10} 个,粪-口传播是主要的传播途径。

2. B 组感染 无明显季节性,患者以年长儿童和成人多见,多为自限性感染。其暴发流行仅见于我国大陆,1982—1983 年,该组病毒在我国东北、西北矿区青壮年工人中引发了大规模霍乱样腹泻流行,患者达数十万人。潜伏期为 38～66 h,起病急,呈黄色水样便,无黏液和脓血,每日腹泻 5～10 次,重者可每日超过 20 次,伴有腹痛、腹胀、恶心、呕吐、脱水、乏力等症状。病程 3～6 天。

3. C 组感染 对人的致病性类似 A 组,但发病率很低。感染后机体可产生型特异性 IgM、IgG 和 SIgA,对同型病毒的再感染具有保护作用,其中肠道以 SIgA 最为重要。抗体对异型只有部分保护作用,加上婴幼儿免疫系统发育尚不完善,SIgA 含量低,所以,病愈后还可重复感染。

四、微生物学检验

(一) 检验程序

1. 标本采集与处理 发病早期采集粪便,患者每克粪便中排出的病毒体可达 10^{10} 个,水样便可用吸管吸至塑料或玻璃容器中,密封后送实验室。加 PBS 制成 10%悬液,3000 r/min 离心 10 min,取上清液检测或冻存。

2. 标本直接检查

1) 电镜和免疫电镜检查 取粪便悬液超速离心,取沉渣经醋酸钠染色、电镜观察,或进行免疫电镜观察,由于病毒颗粒聚集而易被检出。电镜下常见病毒颗粒为 60～80 nm 大小,有双层壳,核心呈放射状,类似车轮排列,此为完整的病毒颗粒,也可见空心的或不完整病毒颗粒。

NOTE

2）抗原检测　常用ELISA双抗夹心法，用组特异性McAb和亚组、血清型特异的McAb配合使用，可检出A组轮状病毒，并判定亚组和血清型。ELISA法约有5%的假阳性，系粪便中类风湿因子所致，此假阳性可用阻断试验加以排除。也可选用胶乳凝集试验，以组特异性抗体附着于乳胶颗粒，加粪便悬液进行凝集反应，具有良好的特异性，但不及ELISA法敏感，当粪便中病毒颗粒达10^7个/g以上时，乳胶凝集试验才能出现阳性结果。

3）病毒RNA聚丙烯酰胺凝胶电泳（PAGE）分析　抽提病毒RNA后，经PAGE硝酸银染色进行分析，根据A、B、C三组RV11个基因片段电泳位置的特殊分布图形进行判断。以A组RV的11条RNA基因片段电泳为例，第一组包括1～4片段，第二组包括5～6片段，第三组包括7～9片段，第四组为10～11片段，所有A组RV均具有相似的4∶2∶3∶2型RNA图谱。而且根据A组RV的第10、11片段在PAGE上的迁移率不同分为长型和短型。A组RV的亚组Ⅰ多属于10、11迁移率短型。

4）核酸检测

（1）核酸杂交：用地高辛等标记组特异性探针（VP6基因）或型特异性探针（VP4或VP7基因型特异性序列）检测轮状病毒RNA。

（2）PCR检测：既可用于诊断，又可用于分型。由于扩增RV的RNA基因片段，首先需要将特异RNA片段反转录成cDNA，但粪便中存在某种抑制反转录的物质，使该法的灵敏度受到一定影响。

（二）病毒分离培养

用原代猴肾细胞和传代非洲绿猴肾细胞（MA104）分离病毒，粪便标本除常规处理外，尚需用胰酶预处理（10 μg/mL），并在培养液中也加入胰酶（0.5～1.0 μg/mL），有利于轮状病毒的生长，37 ℃旋转培养。一般不出现CPE，当经过几次传代培养后也可出现CPE。

第二节　其他病毒

一、嵌杯病毒

人类杯状病毒（human calicivirus，HuCV）属于杯状病毒科、杯状病毒属，据形态学、遗传学和抗原性的不同分为两类，一类是诺瓦克样病毒（norwalk like virus，NV），另一类是萨帕罗样病毒（sapporo like virus，SV）。HuCV为球形，直径仅为27～38 nm，电镜下Norwalk病毒表面凹痕参差不齐，而Sapporo样病毒带有32个杯状凹陷的表面。核心为+ssRNA，只有一种衣壳蛋白，核衣壳呈20面体立体对称结构，无包膜。HuCV目前尚不能在体外细胞中培养，也无敏感动物模型。50 ℃ 30 min、紫外线照射可以灭活，耐乙醚。

HuCV通过粪-口途径传播，感染后引起小肠绒毛轻度萎缩和黏膜上皮细胞破坏。潜伏期24 h，突然发病，发热、恶心、呕吐、腹痛、腹泻，预后良好。Norwalk病毒是世界上引起非细菌性胃肠炎暴发流行最重要的病原体，以冬季多见，可累及任何年龄组，0～3月龄婴儿中有20%为norwalk病毒抗体阳性，20岁以上人群中有50%抗体阳性，而成人中抗体阳性率可高达55%～90%。但抗体的保护作用不明显。

目前实验室诊断主要通过电镜和免疫电镜技术检测患者粪便中的病毒颗粒，但检测敏感度较低，仅30%～50%患者粪便中可能检出病毒。由于分子诊断学的发展，基因重组病毒表达的Norwalk病毒衣壳抗原建立的ELISA法可检测患者相应抗体。也可用RT-PCR法检测粪便和污染海产品（如牡蛎等）中的Norwalk病毒的核酸。

二、星状病毒

星状病毒（astrovirus）属于星状病毒科（*Astrovirus*）、星状病毒属，包括人、哺乳动物和鸟类星状病毒。人星状病毒（human astrovirus）于1975年从婴幼儿腹泻者粪便中分离得到。

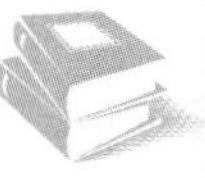
NOTE

星状病毒呈球形，直径 28～30 nm，电镜下可见病毒颗粒表面有 5～6 个角，具有鉴别意义的星状外形。核心为线状＋ssRNA，编码 5 或 6 种衣壳蛋白。该病毒一般难以在体外培养，在有胰酶条件下，某些培养细胞（如大肠癌细胞）可用于分离星状病毒，并产生 CPE。

人星状病毒主要通过粪-口途径传播，易感者为 5 岁以下婴幼儿，病毒侵犯十二指肠黏膜细胞，造成细胞损伤和死亡，但病毒在人胃肠炎中的作用范围尚不清楚。病毒潜伏期为 3～4 天，主要临床症状为发热、恶心、腹泻，持续 2～3 天，但免疫功能低下的感染者病程延长。感染后可产生抗体，5 岁以下儿童的抗体阳性率在 70%以上。抗体具有保护作用。

在胃肠炎急性期，星状病毒可在粪便中大量出现，可用电镜或免疫电镜直接检测腹泻患者粪便滤液标本，后者尚可分血清型，也可用中和实验进行鉴定。用大肠癌细胞分离病毒时标本应经胰酶处理，而且培养液中也要加适量胰酶。观察 CPE 并经免疫电镜与中和实验进行鉴定与分型。

三、肠道腺病毒

腺病毒（adenovirus）是一类既能感染呼吸道，又能感染胃肠道的病毒，在分类上属于腺病毒科、哺乳动物腺病毒属，人类腺病毒（human adenovirus）目前有 49 个血清型，其中 40、41 型可引起人类的胃肠炎。主要通过胃肠道、呼吸道和密切接触传播，可通过手、污染物品传播到眼，主要感染儿童，大多无临床症状，成人感染一般不常见。腺病毒为 dsDNA、无包膜病毒，核衣壳呈 20 面体立体对称结构，直径为 80～110 nm，可在人胚肾和人胚肺原代细胞、多种传代细胞中增殖，出现细胞肿胀变圆，聚集成葡萄串状的典型 CPE。腺病毒对乙酸和乙醚不敏感，但 56 ℃ 30 min 可被灭活。

在患者发病 1～2 天内采集标本，一般采集粪便或肛拭子，采集的标本用抗生素处理后立即接种于敏感细胞，或放置在－70 ℃冻存，粪便悬液可用负染电镜技术观察病毒颗粒，也可用特异性血清与标本共育，凝集成团后观察。肠道腺病毒（40、41 型）仅对 293 细胞较为敏感，在其他细胞上不易分离。病毒在细胞中增殖可引起细胞变圆、胞质内颗粒增多、细胞变形拉丝、聚集成葡萄串状的典型 CPE，若 2 周内仍无明显 CPE，可盲传或重新分离。当细胞出现大部分死亡、脱落时，即 CPE 达到＋＋＋～＋＋＋＋时，将感染细胞冻融 3 次，经 4 ℃下，2000 r/min 离心 10 min，收集上清液作为抗原，进行血清学鉴定。常用的血清学试验有 ELISA、CF、HI 及 NT 等。此外，也可用 IFA 和 ELISA 检测病毒抗原；用 PCR 法检测病毒特异性 DNA。

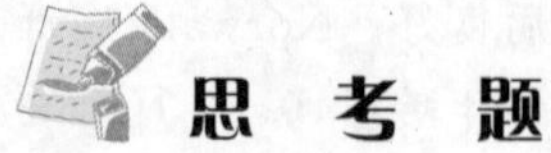

腹泻是胃肠炎的主要症状，是我国重点防治的临床综合征，除细菌、原虫等病原体外，大多数胃肠炎是由病毒所致。能够引起胃肠炎的病毒分别属于 4 个病毒科：①呼肠病毒科的轮状病毒；②杯状病毒科的人类杯状病毒；③腺病毒科的肠道病毒；④星状病毒科的星状病毒等。

思考题

1. 哪些病毒是婴幼儿腹泻的病原体？
2. 试述轮状病毒形态结构与诊断的关系。

（王秀青）

NOTE

第三十五章　肝炎病毒检验

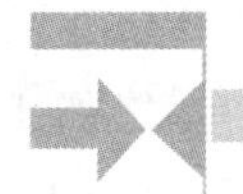

学习目标

1. 掌握　病毒肝炎的种；甲、乙、丙、丁、戊五种类型肝炎病毒的生物学特性、微生物学检测常用的标记物、检测方法及其临床意义。

2. 熟悉　甲、乙、丙、丁、戊五种类型肝炎病毒临床致病特点。

3. 了解　TTV 和庚型肝炎病毒。

案例分析

患者，男，25 岁，因乏力，食欲不振 7 天，巩膜、皮肤黄染 2 天入院。患者 7 天前无明显诱因出现乏力，食欲下降，伴厌油、恶心、呕吐、尿黄，渐呈浓茶样，2 天前出现皮肤、巩膜黄染。既往体健，否认“肝炎”病史。体查：皮肤、巩膜中度黄染，未见蜘蛛痣、肝掌。腹软，肝脾未扪及。血常规：Hb 120 g/L，WBC 8.5×10^9/L，N 0.70，L 0.30。尿常规：URO＋＋＋，BIL＋＋＋。肝功能：ALT 670 IU/L，TBIL 98.0 μmol/L，DBIL 50.0 μmol/L。

思考题：

1. 该患者的诊断是什么？

2. 为协助病原学诊断，应选用哪种（哪些）指标检查？

肝炎病毒是特指以侵害肝脏为主并引起病毒性肝炎的一组病毒，目前公认的人类肝炎病毒有 5 种，分别是甲型肝炎病毒（hepatitis A virus，HAV）、乙型肝炎病毒（hepatitis B virus，HBV）、丙型肝炎病毒（hepatitis C virus，HCV）、丁型肝炎病毒（hepatitis D virus，HDV）和戊型肝炎病毒（hepatitis E virus，HEV）。另外，目前尚有 10%～20%的肝炎病因不明。近年来还发现一些与人类肝炎相关的病毒如庚型肝炎病毒（HGV）和 TT 病毒（TTV）等，但由于这些病毒致病性尚不清楚，因此，是否为新型人类肝炎病毒尚未定论。

第一节　甲型肝炎病毒

1973 年 Feinstone 首先用免疫电镜技术在急性期肝炎患者的粪便中发现甲型肝炎病毒（HAV），HAV 属于小 RNA 病毒科，1983 年把它归于肠道病毒属新型肠道病毒 72 型。但近年来的研究表明，甲型肝炎病毒基因组序列和生物学性状与肠道病毒明显不同，1993 年将其重新归类为小 RNA 病毒科、嗜肝病毒属。

一、生物学特性

HAV 病毒颗粒呈球形，直径 27～32 nm，无包膜。核衣壳呈 20 面体立体对称结构，电镜下可见实心和空心两种颗粒，实心颗粒为完整的 HAV，有传染性；空心颗粒为不含病毒核酸的空心衣壳，具有抗原性，但无传染性。

HAV 基因组为＋ssRNA，长约 7500 个核苷酸，由 5′端非编码区、编码区和 3′端非编码区组成。5′端非编码区与病毒基因组蛋白（viral protein genomic，VPG）共价结合，不编码蛋白质，对 HAV 翻译的

NOTE

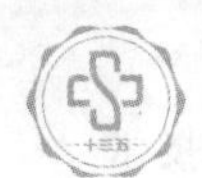

启动具有重要作用,其序列高度保守,可用作分子检测靶位诊断 HAV 感染。编码区含有一个开放读码框,分为 P1、P2、P3 三个编码区,初级翻译产物是一个 2200 个氨基酸的 HAV 多聚蛋白,经病毒蛋白酶一系列裂解后,最终加工为成熟的 HAV 结构蛋白和非结构蛋白。P1 区编码核衣壳蛋白 VP1、VP2、VP3 和 VP4,其中 VP1、VP2 和 VP3 是病毒衣壳蛋白的主要成分,具有抗原性,可诱导机体产生中和抗体。VP4 多肽缺如或含量很少,一般检测不到,可能和 HAV 穿入细胞有关。P2、P3 基因区编码非结构蛋白。P2 区编码 2A、2B 和 2C 三种非结构蛋白。P3 区编码 3A、3B、3C 和 3D 四种非结构蛋白。

根据 HAV 核苷酸序列的同源性变异将 HAV 分为 7 个基因型(Ⅰ～Ⅶ),Ⅰ型和Ⅲ型又进一步分为 A、B 两个亚型。大多 HAV 株为Ⅰ型,我国分离的毒株多为ⅠA 型。目前认为人源 HAV 只有一个血清型,因此,针对任何一种病毒株的中和抗体能够中和其他 HAV 株。

HAV 宿主范围窄,自然宿主主要是人类,但黑猩猩、猴狨及猕猴属中红面猴、恒河猴等灵长类动物均对 HAV 易感,经口服或静脉注射 HAV 可使动物发生肝炎,并在其肝脏中能检测到 HAV,在潜伏期和急性期的早期,HAV 可随粪便排出,粪便中可检出 HAV,恢复期血清能检出 HAV 相应抗体。动物模型主要用于 HAV 的病原学研究、发病机制和疫苗开发研究。目前 HAV 可用多种人或灵长类动物原代及传代细胞株分离培养,如非洲绿猴肾细胞(Vero)、传代猴肾细胞(FRhK-4)以及人胚肺二倍体细胞株(MRC5)等,HAV 可在培养细胞中复制和传代,但增殖缓慢,复制周期长,产量低且复制不阻断宿主蛋白合成,一般不引起细胞病变,易形成持续性感染,需用免疫学方法检测 HAV 的抗原成分来确定是否有病毒在细胞中增殖。

二、临床意义

HAV 是引起甲型肝炎的病原体,甲型肝炎呈全球性分布,主要通过粪-口途径传播,传染源多为急性期患者和隐性感染者。感染 HAV 后可表现为隐性感染或急性甲型肝炎,急性甲型肝炎多数为自限性疾病,少数可发生急性肝衰竭而死亡,一般不转为慢性肝炎,亦无慢性携带者。暴发型肝炎较少见,如 1988 年春季中国上海曾发生因食毛蚶而暴发的甲型肝炎流行,患者达 292301 人,死亡 47 例。感染 HAV 后可获得持久免疫力。

三、微生物学检验

(一) 标本采集

HAV 核酸和抗原检测采集潜伏期或急性期早期患者的粪便或血清,低温下尽快送样进行检测。抗体检查采集急性期和恢复期的血清或血浆。

(二) 检验方法

1. 电镜检查 在甲型肝炎患者潜伏期和急性期,采用电镜或免疫电镜可检出粪便中的 HAV 颗粒,粪便中检出 HAV 颗粒,为 HAV 在体内存在的直接证据,说明 HAV 近期感染,有传染性。由于从粪便排出 HAV 时间较短,且粪便标本干扰因素亦较多,故从粪便中未检出 HAV,也不能排除 HAV 感染。另外,电镜检查 HAV 也需要一定的设备和技术,耗时、烦琐,难以在临床常规开展,故作为临床检测技术已逐渐被其他方法所取代。

2. 病毒的分离培养 采集患者粪便标本进行病毒分离培养是一种有效手段,HAV 虽可在培养细胞中增殖,但复制缓慢且滴度低,不引起明显的细胞病变,难以判定病毒是否增殖,且敏感性低、费用高、耗时长等,故不用于临床诊断,一般用于实验研究。

3. 免疫学检测

(1) HAV Ag 检测:目前常采用 ELISA 双抗体夹心法检测。在前驱期和病后 1 周内采取粪便标本,可检测出 HAV Ag,阳性提示 HAV 在体内存在,为近期感染,有传染性。由于从粪便排出 HAV 时间较短,患者就诊时多已阴性,HAV Ag 阴性,也不能排除 HAV 的感染。目前尚缺乏检测 HAV 抗原商品化的试剂盒,故未常规开展。

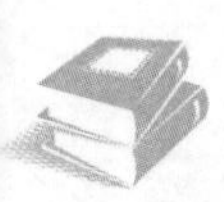

NOTE

(2) 抗 HAV 检测:甲型肝炎诊断主要依赖于血清学检查,包括检测抗-HAV IgG 和抗-HAV IgM,

目前常用ELISA法进行检测。HAV感染后IgM型抗体在起病后迅速出现于患者血清中，发病后2～3周达高峰，1～2个月后迅速下降，3个月后基本消失。IgM型抗体阳性意味着患者处于甲型肝炎急性期，是早期诊断和近期感染最简便、可靠和最有价值的血清学标志，结合临床可作为甲型肝炎的诊断标准。HAV感染后3～12周血清中可检出抗-HAV IgG，6个月后达到高峰，然后缓慢下降，但维持时间较长，甚至终生阳性。抗-HAV是保护性抗体，血清中阳性者对HAV的再感染有免疫力。单次测定阳性表示受过感染或接种疫苗有效，但不能说明是近期感染还是既往感染。

4. 核酸检测 采用RT-PCR、Real time PCR及核酸分子杂交技术等，可检测甲型肝炎急性期血清和粪便中的HAV RNA。HAV RNA存在于早期或急性期患者体内，HAV RNA阳性，为HAV急性感染的直接证据，有助于早期诊断。

第二节 乙型肝炎病毒

一、生物学特性

乙型肝炎病毒(HBV)在病毒分类学上归属于嗜肝DNA病毒科(*Hepadnaviridae*)、正肝DNA病毒属(*orthohepadnavirus*)。1965年Blumberg等首次报告在澳大利亚土著人血清中发现一种与肝炎相关抗原，故称为澳大利亚抗原，随后证实这种抗原是HBV的表面抗原，1970年Dane在电镜下观察到患者血清中存在HBV颗粒。

在HBV感染者的血清中，可观察到三种不同形态与大小的HBV病毒相关颗粒。①大球形颗粒：为完整的有感染性HBV颗粒，由Dane于1970年在HBV感染者的血清中首先发现，故称为Dane颗粒。Dane颗粒呈球形，直径为42 nm，具有双层衣壳，外衣壳相当于一般病毒的包膜，由脂质双层与蛋白质组成，镶嵌有乙肝病毒表面抗原(hepatitis B surface antigen，HBsAg)和少量前S抗原。病毒内衣壳是直径为27 nm核心结构，其表面是乙肝病毒核心抗原(hepatitis B core antigen，HBcAg)，核心内部含有HBV DNA及DNA聚合酶。②小球形颗粒：直径为22 nm，成分为HBsAg，由组装Dane颗粒时过剩的病毒衣壳形成，大量存在于具有病毒血症患者的血清中，不具有感染性。③管形颗粒：成分与小球形颗粒相同，长100～500 nm，直径为22 nm，由若干小球形颗粒连接而成。

HBV DNA即HBV基因组，是不完全闭合环状双链DNA，两条链长度不一致，长链(L)完整，为负链，由大约3200个核苷酸组成。短链(S)为正链，长度可变，为长链长度的50%～100%。短链和长链的5′端位置固定点为黏性末端，通过250～300 bp配对，以维持DNA分子的环状结构。HBV遗传信息储存在负链DNA，含有S、C、P与X四个ORF，各ORF部分重叠，使基因组的利用率大大提高。S区因不同的起始密码子人为地分为由前S1、前S2和S三个区，分别编码HBV的大(LHBsAg)、中(MHBsAg)、小(SHBsAg)三种包膜蛋白，前S2蛋白(Pre S2)能与多聚人血清白蛋白(polymerized human serum albumin，PHSA)结合，介导病毒吸附到肝细胞，最后经胞饮作用进入肝细胞内。C区基因包括前C(pre-C)基因和C基因，C基因有两个起始密码子ATG，第一个和第二个ATG之间的区域为前C区，第二个ATG之后的为C区，编码HBcAg的基因起始于第二个起始密码子，从第一个起始密码子开始翻译产生前C蛋白，即HBeAg的前体蛋白，它们的终止密码子相同。HBeAg的前体蛋白经宿主细胞蛋白酶切割加工后形成的HBeAg可分泌入血。P区是最长ORF，占基因组75%以上，主要编码病毒DNA多聚酶，该酶具有RNA和DNA依赖的DNA多聚酶(即逆转录酶)活性及RNase H活性。X区编码154个氨基酸的碱性多肽，具有抗原性，即HBxAg。HBxAg与原发性肝癌的发生、发展有密切关系。

根据HBV全基因组核苷酸序列差异≥8%的标准，目前将HBV分为A～H共8个基因型。不同基因型的病毒毒力、致病性等有所差异，HBV基因型与乙型肝炎病情的进展、临床表现、治疗与预后等有密切关系。HBV基因型的分布有一定的地域性，A型主要分布在欧洲西北部及北美洲和非洲中部；

NOTE

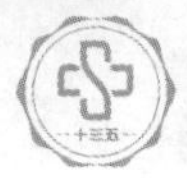

B型和C型主要分布在亚洲东部、东南部；D型主要分布在地中海地区和中东地区；E型主要分布在非洲西部；全世界最常见的基因型是B、C、D型；在我国北方以C型为主，南方以B型为主。

HBV的宿主范围窄，黑猩猩是对HBV最敏感的动物，故常用于进行HBV的致病机制研究和疫苗效价及安全性评价。HBV体外细胞分离培养尚未成功，目前采用的细胞培养系统是病毒DNA转染系统，即将病毒DNA导入肝癌等细胞后，病毒基因组与细胞DNA整合，在细胞中表达HBV抗原成分，有些细胞株还可产生Dane颗粒。

二、临床意义

HBV是乙型肝炎的病原体，乙型肝炎是一种全球性的常见的传染病，是公众健康的重要威胁之一。据WHO报道，全球约有20亿人曾感染过HBV，其中3.5亿人为慢性感染者，大多数发生在亚太地区，每年约有100万人死于HBV感染所致的肝衰竭、肝硬化和肝癌。我国是乙型肝炎的高流行区，2006年全国乙型肝炎流行病学调查表明，我国1～59岁一般人群HBsAg携带率为7.18%。传染源主要是患者或无症状HBsAg携带者，HBV可通过血液及血制品传播、密切接触传播、性接触传播、母婴垂直传播等多途径传播。HBV的致病机制尚未完全清楚，免疫病理反应以及病毒与宿主细胞间的相互作用是肝细胞损伤的主要原因。乙型肝炎的临床类型及表现复杂多样，有急性肝炎、慢性肝炎、重症肝炎、肝硬化、无症状携带者以及乙肝相关肝癌等。

三、微生物学检验

（一）标本采集

HBV抗原抗体检测采集血清或血浆标本，5天内检测，否则可将标本放于－20 ℃或－70 ℃保存。可用于HBV DNA检测的标本包括血清、血浆、活检组织、乳汁和羊水等，最常用的是血清和血浆，若采用血浆标本可使用枸橼酸钠或EDTA抗凝，勿用肝素。标本采集后尽快处理，24 h内检测，否则可将标本放于－70 ℃保存。

（二）检验方法

电子显微镜检查病毒颗粒难以在临床常规开展，HBV病毒分离培养困难，所以HBV感染的病原学诊断主要是检测HBV抗原抗体和HBV DNA。

1. 免疫学检测　免疫学方法检测HBV抗原抗体是临床上最常用的HBV感染的病原学诊断方法。HBV具有三个抗原抗体系统，即HBsAg与抗-HBs、HBeAg与抗-HBe、HBcAg与抗-HBc。由于HBcAg在血液中难以测出，故临床上进行的免疫学检测不包括HBcAg，只检测抗-HBc，抗-HBc分为抗-HBc IgM和抗-HBc IgG。临床常用的检测方法有ELISA、化学发光、微粒子酶免疫分析等。

(1) HBsAg和抗-HBs：HBsAg是HBV感染后第一个出现的血清学标志物，是HBV特异性抗原，不同基因型、血清型的HBV都表达该抗原。HBsAg通常在感染后6～12周出现，是HBV感染的重要标志，HBsAg阳性提示有HBV的感染，可见于各种类型的乙型肝炎。但HBsAg基因突变或低水平表达时常规方法难于检测，故阴性不能完全排除HBV感染。急性乙型肝炎恢复后，HBsAg一般在1～4个月内消失，若持续6个月以上则认为转为慢性肝炎。

HBsAg能刺激机体产生抗-HBs，是HBV的中和抗体，于急性感染恢复期出现。在急性感染患者中，HBsAg消失一段时间后发生抗-HBs转为阳性。抗-HBs具有免疫保护作用，是机体对HBV具有免疫力的标志，也是确认HBV疫苗接种成功的标志。

(2) HBcAg和抗-HBc：HBcAg存在于Dane颗粒的核心和受感染肝细胞核内，血清中不能直接检出HBcAg，需用去垢剂处理，使HBcAg释放于溶液中后测定，故不用于临床常规检测。血清中HBcAg阳性，是病毒存在的直接标志，说明有HBV复制，有传染性。

NOTE

抗-HBc是针对HBcAg的特异性抗体，HBcAg具有高度的免疫原性，几乎所有HBV感染者都产生抗-HBc，且感染早期即出现，效价迅速上升。抗-HBc有抗-HBc IgM与抗-HBc IgG两种类型。抗-HBc IgM是HBV感染后第一个检测到的抗体，乙型肝炎急性期呈高滴度，是急性乙肝的重要标志，在早期康复期达到峰值，之后不论是自限性还是发展成慢性，在3～12个月内会缓慢下降。慢性乙肝患者HBV处于复制活跃的情况下，抗-HBc IgM可呈低效价阳性反应，故抗-HBc IgM阳性可见于乙型肝炎急性期或慢性乙肝患者HBV处于复制状态时。抗-HBc IgG在血中持续时间长，为非保护性抗体，在急、慢性乙肝、携带者以及HBV感染病毒清除后多年均可测出抗-HBc，是HBV感染的辅助标志，但不能区分现症感染和既往感染，不直接反映病毒复制，也不具有免疫保护力。

(3) HBeAg和抗-HBe：HBeAg是一种可溶性抗原，合成后可分泌到血液中，HBeAg一般只出现在HBsAg阳性的血清中。在急性感染过程中，HBeAg在HBsAg后不久出现，HBeAg持续存在的时间一般不超过10周，如超过则提示感染转为慢性。HBeAg与DNA多聚酶在血液中的消长基本一致，故HBeAg是反映HBV活跃复制及传染性强弱的指标。

抗-HBe是针对HBeAg的特异性抗体，通常在HBeAg消失后出现，抗-HBe能与受感染肝细胞表面的HBeAg结合，通过补体介导破坏受感染的肝细胞，故对HBV感染有一定的免疫力。抗-HBe的出现是预后良好的征象，一般反映HBV感染进入低复制或非复制期，但并非绝对，如前C区变异时，可导致HBeAg不表达或表达量下降，HBeAg检测阴性，但病毒仍有复制甚至复制能力增强，故在HBV变异株感染的情况下，HBeAg阴性、抗-HBe阳性并不代表病毒复制停止或没有传染性。

2. 核酸检测 检测HBV DNA，定性可用核酸杂交法、PCR法，定量可用分支DNA(branched DNA，bDNA)技术、荧光定量PCR法检测。

HBV感染者血清中HBV DNA出现早，血清中存在HBV DNA是诊断HBV感染最直接的证据，可以反映病毒的存在，是HBV活动性复制以及具有传染性的标志，对于肯定HBV感染的诊断有重要价值，尤其HBeAg阴性的HBV变异株。定量检测能反映病毒复制情况或水平，是临床筛查抗病毒治疗对象，评估HBV抗病毒药物治疗效果的重要观察指标。

3. HBV基因分型 HBV基因分型方法有多种，其中以全基因测序为HBV基因分型的金标准，通过对HBV全基因组序列进化树图进行比较，证实S基因序列变化与全基因序列变化一致，因此，可使用S基因序列代替全基因序列进行分型。HBV基因分型常用的方法如下：①基因型特异性引物PCR法；②限制性片段长度多态性分析(RFLP)；③线性探针反向杂交法(INNO-LiPA)；④PCR微量板核酸杂交酶联免疫法；⑤基因序列测定法等。HBV基因型呈地理区域性分布，基因型检测可用于HBV感染者病情评估、抗病毒治疗方案的选择、疗程及治疗、应答的预测和预后判断等。

4. HBV耐药基因检测 目前广泛用于HBV抗病毒治疗的核苷类药物，作用靶点主要是HBV聚合酶(逆转录酶)，P基因中编码聚合酶的基因某些位点发生改变，致HBV DNA聚合酶催化区域内或附近的氨基酸替换，导致HBV对于该类抗病毒药物耐药。目前HBV耐药突变位点检测方法如下：①PCR产物直接测序法，检测已知和可能的未知耐药变异位点是最常用的基因型耐药检测方法之一，也是目前检测的金标准；②Real time-PCR溶解曲线法；③限制性片段长度多态性分析；④反向杂交法等。HBV耐药突变位点检测有助于预测和评估抗病毒治疗效果，制定个体化抗病毒治疗方案。

(三) 报告及解释

HBV感染后，机体组织细胞、血清或体液中可出现多种感染标志，目前临床上广泛应用的有HBV DNA、HBsAg与抗-HBs、HBeAg与抗-HBe、HBcAg、抗-HBc及抗HBc IgM，抗原抗体的免疫学标志与临床关系较为复杂，综合分析可预估感染的阶段与临床疾病的预后，常见HBV标志物检测结果的临床分析见表35-1。血清中存在HBV DNA是诊断HBV感染最直接的证据，HBV DNA定量在确定抗病毒治疗的适应证和疗效评估中有重要价值。HBsAg持续存在时间超过6个月定义为慢性乙肝，抗-HBs存在表示获得了对HBV的免疫力，HBeAg、HBV DNA、抗-HBc IgM阳性提示病毒复制，动态观察HBV标志物的变化有助于判断急性和慢性HBV感染。

表35-1 常见乙型肝炎病毒标志物检测结果的临床分析

HBsAg	抗-HBs	HBeAg	抗-HBe	抗-HBc IgM	抗-HBc	结果分析
+	—	—	—	—	—	HBV感染者或无症状携带者

NOTE

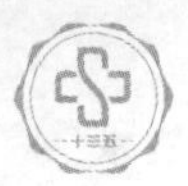

续表

HBsAg	抗-HBs	HBeAg	抗-HBe	抗-HBc IgM	抗-HBc	结果分析
+	—	+	—	+	—	急、慢性乙肝(俗称"大三阳")
+	—	—	+	—	+	急性感染趋向恢复(俗称"小三阳")
+	—	+	—	+	+	急性或慢性乙肝或无症状携带者
—	+	—	+	—	+	既往感染,有免疫力
—	—	—	—	—	+	既往感染,无免疫力
—	+	—	—	—	—	既往感染或接种疫苗,有免疫力

第三节　丙型肝炎病毒

丙型肝炎病毒(HCV)最初被称为非甲非乙型肝炎病毒,1989 年美国 Chiron 公司的 Choo 等应用分子克隆技术,从上百万个基因克隆中筛选得到一个阳性基因克隆,之后完成了 HCV 全基因组序列克隆及序列测定,从而确认了非甲非乙型肝炎的病原体,并将其命名为 HCV。由于 HCV 基因组在结构和表型特征上与人黄病毒和瘟病毒相类似,1991 年 ICTV 将其归于黄病毒科(*Flaviviridae*)、丙型肝炎病毒属(*hepacivirus*)。

一、生物学特性

HCV 呈球形,直径 55～65 nm,有包膜,包膜来源于宿主细胞膜,嵌有病毒包膜蛋白。核衣壳呈 20 面体立体对称结构,由核心蛋白和病毒 RNA 组成。HCV 为+ssRNA,长度约 9.5 kb,由 5′端非编码区(5′UTR)、编码区和 3′端非编码区(3′UTR)组成。5′端非编码区的核苷酸是基因组中最保守的序列,是分子检测首选靶位。编码区仅含一个长的 ORF,由 C、E1、E2/NS1、P7、NS2、NS3、NS4 和 NS5 基因区组成,C 区编码核衣壳蛋白,E1 区和 E2/NS1 区编码包膜蛋白,E1、E2/NS1 区基因容易发生变异而导致包膜蛋白的抗原性改变,使 HCV 能逃避宿主的免疫效应而在体内持续存在,是 HCV 感染易于慢性化和疫苗的研制困难的主要原因。NS2～NS5 编码非结构蛋白,NS3 编码螺旋酶和蛋白酶,NS5 编码依赖 RNA 的 RNA 多聚酶,是 HCV RNA 复制的关键酶,是 HCV 药物研究的理想靶位。编码区先翻译产生一个多聚蛋白前体,前体蛋白被宿主和病毒的蛋白酶共同切割成为 3 个结构蛋白(C、E1、E2)和 7 个非结构蛋白(p7、NS2、NS3、NS4A、NS4B、NS5A 和 NS5B)。3′端非编码区的功能目前还不清楚,可能在负链或正链 RNA 的合成中、病毒 RNA 的包装或者在蛋白翻译的调节中起着重要作用,是病毒复制所必需的。

HCV 基因组易于变异,根据基因序列的同源性,可将 HCV 分为不同的基因型,不同基因型核苷酸序列差异若达到 30%～35%,基因型可再进一步细分成基因亚型,不同基因亚型核苷酸序列差异为 20%～25%。目前常采用 Simmonds 分型系统将 HCV 分为 6 个基因型,约 80 个亚型。我国以 1 型和 2 型最多见。1、2、3 型在全世界广泛分布,其他型只在局部地理区域分布(4 型在北非和中东,5 型在南非,6 型在东南亚)。

HCV 的体外细胞培养困难,迄今仍没有满意的细胞培养系统。黑猩猩对 HCV 敏感,感染后病毒可在其体内连续传代,临床特征与人类相似,是理想的动物模型。

二、临床意义

HCV 感染引起丙型病毒性肝炎,简称为丙型肝炎,是引起慢性肝炎、肝硬化及原发性肝癌的主要病因之一,是输血后肝炎的主要病原。HCV 感染呈全球性分布,全球的感染率是大约 3%(1.7 亿人),我国一般人群抗-HCV 阳性率为 3.2%。HCV 主要通过血液传播,如经输血和血制品,经破损的皮肤和黏

NOTE

膜，也可经性传播、母婴传播。大多数 HCV 急性感染者没有症状或者症状不明显，但是体内病毒难以清除，70%～85%的病例将转为慢性 HCV 感染，慢性 HCV 感染者中有 15%～20%将发展为肝硬化，肝硬化者中有 1%～4%可能发展成肝细胞癌。

三、微生物学检查法

（一）标本采集

HCV 抗原抗体检测采集血清或血浆标本。HCV RNA 检测采用 EDTA 或 ACD 抗凝的血浆标本，采血后将全血保存在 2～25 ℃，3 h 内离心，离心后 1 h 内分离血浆，72 h 内检测可保存 2～28 ℃，1 个月内检测可保存在－20 ℃以下，长期保存应在－80 ℃。

（二）检验方法

HCV 及抗原在血液中含量极低，迄今还没有在电镜下直接和确切地观察到 HCV 病毒颗粒，病毒分离培养至今尚未成功，因此，HCV 感染的病原学诊断主要是检测抗-HCV 和 HCV RNA。

1. 免疫学检测

（1）HCV Ag 检测：采用 ELISA 双抗体夹心法、微粒子化学发光法、荧光酶免疫分析技术等检测。HCV Ag 是 HCV 感染的重要标志，阳性提示有 HCV 感染，有传染性。HCV Ag 出现早，几乎与 HCV RNA 同时出现，可作为 HCV 感染早期诊断指标，缩短 HCV 感染后检测的窗口期。HCV Ag 可作为衡量样品中病毒载量的标志物之一，用于抗病毒治疗过程中的疗效观察和监测。但 HCV Ag 血清中含量极微，且常与血浆中其他大蛋白结合，或与抗体结合形成免疫复合物或包裹在病毒颗粒内部，一般方法检出率不高。

（2）抗-HCV 检测：常用 ELISA 间接法，采用基因重组蛋白或人工合成多肽的组合物作为包被抗原。ELISA 试剂盒已开发至第三代，目前使用的是第三代试剂（EIA 3.0），采用的包被抗原组合物含 HCV 的核心蛋白，NS3、NS4 和 NS5 蛋白，检测血清中特异性抗-HCV，其敏感性和特异性都有所提高。HCV Ag 抗原性强，可刺激机体产生抗-HCV，抗-HCV 几乎存在于所有感染者血清中且持续时间长。抗-HCV 阳性代表现在或者过去有 HCV 感染，但不能区别急性感染和慢性感染以及治愈者。抗-HCV 不是中和抗体，故不是获得免疫力的标志。检测抗-HCV 对于 HCV 感染的诊断、献血员筛查等方面有重要作用。

ELISA 试验检测结果仍可能存在少量的假阳性或假阴性，故必要时需进行抗-HCV 确认检测，确认试验常采用重组免疫印迹法（RIBA）。该法将 HCV 不同编码区多种重组抗原成分以条带形式包被在硝酸纤维薄膜条上，分别与待检血清和酶标抗体温育，显色判断结果。

2. 核酸检测 HCV RNA 定性检测常应用 RT-PCR 法，定量检测方法有定量 PCR（qPCR）、支链 DNA 技术（branched DNA，bDNA）、实时荧光定量 PCR 及转录介导的扩增（transcription mediated amplification，TMA）等。检测 HCV RNA 一般用 HCV 基因组最保守的区域 5′ UTR 作为靶基因。

血浆中 HCV RNA 是判断 HCV 感染及传染性的可靠指标，阳性说明病毒处于活动性复制状态，有传染性。HCV RNA 一般于感染后 1～3 周就可以检测到，是早期诊断的最重要指标。定量检测 HCV RNA 可作为指导用药、预测抗病毒治疗的反应及抗病毒治疗效果监测的一个有价值指标。但检测结果为阴性并不能排除病毒血症水平低于检测极限的可能性，不能排除病毒感染处于活跃期。

3. HCV 基因分型 HCV 高度变异，有 6 个基因型和许多基因亚型，HCV 基因分型的方法有线性探针杂交技术、PCR-RFLP 法、测序法等。大多数基因分型技术是以高度保守的 5′ UTR 区核苷酸序列的作为靶基因。

HCV 不同基因型转归、病情的严重程度及对抗病毒治疗的应答等存在差异，基因分型有助于制定 HCV 抗病毒治疗的个体化方案、优化疗程、预测疗效，判断预后，同时 HCV 的基因分型是重要的流行病学标志，对于流行病学研究有重要作用。

NOTE

第四节　丁型肝炎病毒

1977年，意大利学者 Rizzetto 在乙型肝炎患者的肝细胞内检出一种新的抗原，当时以为是 HBV 的新抗原，称其为δ抗原，以后证实是一种可引起肝炎的新病原体。1983年正式命名为丁型肝炎病毒(hepatitis D virus，HDV)，归为δ病毒属，暂未归科。

一、生物学特性

HDV 为球形，直径 35～37 nm，有包膜，包膜由 HBV 的 HBsAg 和脂质组成，核心由 HDV RNA 及与之结合的 HDV 抗原(HDAg)构成。HDV 基因组为一单负链环状 RNA，长度为1.7 kb，是已知动物病毒中最小的基因组。HDV RNA 只包含一个功能性的开放读码框，编码 HDAg，HDAg 是唯一已知的 HDV RNA 编码的功能性蛋白，是 HDV 病毒颗粒的一种内部成分，通常存在于患者的血浆或肝脏中，有 27 kD 和 24 kD 两种分子质量形式。

HDV 是一种缺陷病毒，其复制、表达与装配均需要 HBV 或其他嗜肝 DNA 病毒辅助，故 HDV 只能感染 HBsAg 阳性者。

HDV 目前不能在培养细胞中传代，黑猩猩、旱獭及土拨鼠可作为 HDV 实验研究的动物模型。

二、临床意义

HDV 感染呈全球性分布，传播途径与 HBV 相似，主要经输血和血制品传播、性传播和母婴垂直传播。HDV 感染需要同时或先有 HBV 或其他嗜肝 DNA 病毒感染的基础。人感染 HDV 有两种形式，共同感染(coinfection)和重叠感染(superinfection)。HDV 与 HBV 同时感染称为共同感染，其临床表现与乙肝急性感染类似，疾病多呈自限性，很少(约5%)患者可转成慢性。在 HBV 感染的基础上发生的 HDV 感染称为重叠感染，通常表现为慢性肝炎，其病情突然加重、反复发作，最终发展成慢性活动性肝炎和肝硬化，少数可呈自限性经过而痊愈，还有少数病例转为重症肝炎，其临床表现与一般的重型肝炎相同，但病情发展更快。

三、微生物学检查法

(一) 标本采集

HDV 抗原抗体检测的标本是血清或血浆。HDV RNA 检测的标本最常用的是血清和血浆，血浆标本多采用枸橼酸钠或 EDTA 抗凝。

(二) 检验方法

1. 免疫学检测

(1) HDAg 检测：检测 HDAg 需用去垢剂处理、去除其 HBsAg，常用 ELISA 双抗体夹心法检测。HDAg 一般出现在 HDV 感染早期，并持续 5～25 天，多数急性 HDV 感染患者就医时 HDAg 已不能检出。慢性 HDV 感染时血清 HDAg 不易检出，可能和 HDAg 多与抗-HD 以免疫复合物形式存在有关。若 HDAg 为阳性，说明有 HDV 感染，有病毒血症，有助于急性 HDV 感染的早期诊断。

肝内 HDAg 可用免疫荧光法或免疫组化技术检测，HDAg 位于肝细胞核内或位于肝细胞浆中，阳性是诊断 HDV 感染最可靠的方法。

(2) 抗-HDV 检测：常用 ELISA 法检测。血清抗-HDV，包括抗-HDV IgG 和抗-HDV IgM。急性 HDV 感染后2周产生抗-HDV IgM，一个月达到高峰，随之迅速下降，抗-HDV IgM 是诊断急性 HDV 感染的重要血清学标志，可用于早期诊断。慢性 HDV 感染时，抗-HDV IgM 也可长期存在，慢性进行性丁型肝炎或病毒活跃复制时，抗-HDV IgM 持续高滴度。急性 HDV 感染者 3～8 周内绝大多数均可检出抗-HDV，通常以低滴度存在。慢性 HDV 感染或 HDV 重叠感染时抗-HDV 持续阳性，主要是抗-

NOTE

HDV IgG，其滴度高，持续高滴度抗-HDV IgG 是慢性丁型肝炎的主要血清学标志。低滴度抗-HDV IgG 则表示为 HDV 既往感染。

2. 核酸检测 检测血清 HDV RNA，可用 RT-PCR 法，HDV RNA 阳性是 HDV 感染和 HDV 活动性复制的直接证据，可作为急性感染早期诊断、HDV 活动性复制的指标，亦可作为抗病毒疗效观察指标。

第五节 戊型肝炎病毒

1983 年 Balayan 等采用免疫电镜技术从一名实验感染的志愿者粪便中检测到病毒颗粒，1989 年 Reyes 等应用分子克隆技术获得病毒的基因克隆，并正式命名为戊型肝炎病毒（HEV），过去曾归入杯状病毒科，现在被归入肝炎病毒科、肝炎病毒属。

一、生物学特性

HEV 病毒颗粒为球形，无包膜，直径为 32～34 nm，核衣壳呈 20 面体立体对称结构，表面结构有凸起和缺刻形，似杯状。HEV 电镜下可见两种颗粒形式：实心颗粒是完整的 HEV，有传染性；空心颗粒为有缺陷的含不完整 HEV 基因的病毒颗粒。HEV 基因组为＋ssRNA，全长 7.2～7.6 kb，具有 polyA 尾，共有 3 个 ORF，按 5′-ORF1-ORF3-ORF2-3′组成，其中 ORF2 与 ORF3 大部分重叠。ORF1 编码病毒复制所需的依赖 RNA 的 RNA 多聚酶等非结构蛋白，ORF2 编码病毒核衣壳蛋白，ORF3 编码产物和病毒与细胞结构支架结合及病毒特异性免疫反应有关。

目前 HEV 分为 8 个基因型（基因型Ⅰ～Ⅷ），基因型Ⅰ代表株为缅甸株，基因型Ⅱ代表株为墨西哥株，在中国流行的 HEV 基因型Ⅰ和基因Ⅳ。

HEV 体外细胞培养不易获得成功，近年来建立了 PLC/PRF/5、A549、PICM-19 及 HepaRG 等有效培养 HEV 的细胞系，病毒能有限地繁殖。多种非人灵长类动物可感染 HEV，且与人类感染的临床特点相似，黑猩猩、恒河猴和短尾猴被认为是目前最理想的 HEV 感染动物模型，目前尚无敏感小动物模型。

二、临床意义

HEV 是引起戊型肝炎的病原体。戊型肝炎常呈急性散发，在雨季或洪水暴发后可引起大规模暴发流行。HEV 主要经粪-口途径传播，可表现为显性感染（成人以显性感染多见）和隐性感染，显性感染分为急性肝炎（包括急性黄疸型和无黄疸型）、重症肝炎以及胆汁淤滞性肝炎。戊型肝炎是一种急性自限性肝炎，一般不发展为慢性肝炎和病毒携带者。在孕妇、慢性肝病、老年人等人群感染 HEV 后病情常较重，病死率高。

三、微生物学检查法

HEV 分离培养困难，不适用于 HEV 检查。采用免疫电镜技术检测患者粪便中的 HEV 病毒颗粒，可提供特异性诊断依据，但技术要求高，敏感性低，临床难以常规开展。检测 HEV Ag 的方法尚不成熟，未列入临床常规检查。因此，目前 HEV 感染的病原学诊断主要依据检测抗-HEV 和 HEV RNA。

（一）标本采集

HEV 核酸检测可采集潜伏期或急性期早期患者的粪便或血清，低温下尽快送样进行检测。抗体检查采集急性期和恢复期的血清或血浆。

（二）检验方法

1. 免疫学检测 目前临床病原学诊断常用的指标是检测感染者血清中的抗-HEV IgM 或 IgG，检测方法主要为 ELISA 法。抗-HEV IgM 出现较早，感染后 2～4 周血清中即可检出，但维持时间较短。

NOTE

抗-HEV IgM 阳性，可确诊近期有 HEV 感染，结合临床可诊断为急性 HEV 感染。抗-HEV IgG 紧随抗-HEV IgM 后出现，持续时间较长，在血中持续存在的时间可达数月至数年。单份血清抗-HEV IgG 阳性，可能为急性 HEV 感染恢复期或既往感染，血清中抗-HEV IgG 是保护性抗体，阳性说明对 HEV 具有免疫力。若采集双份血清，恢复期血清较急性期滴度有 4 倍或以上的升高，或抗 HEV 先阴性后转为阳性，结合临床可诊断为急性 HEV 感染。但这一指标检测需双份血清，不利于早期诊断，且 HEV 感染的潜伏期相对较长，患者就诊时血清中抗-HEV 已转为阳性且滴度可能已相当高，限制了该指标的诊断实用性。

2. 核酸检测 检测 HEV RNA，可采用 RT-PCR 法检测。在戊型肝炎临床症状开始的后 1～2 周内 70%～80%患者的粪便、血清中可检出 HEV RNA，随后阳性率显著下降。阳性说明有 HEV 感染，有传染性，可作为急性戊型肝炎特异性诊断的金标准，且有助于早期诊断。但 HEV 感染的潜伏期相对较长，20%～30%患者发病时体内 HEV 已基本被清除，且因某些方法检测不到血清反应的 HEV 变异株，以及样品稳定性问题等不适合作为常规检测。

第六节 其他肝炎病毒

一、庚型肝炎病毒

GBV-C/HGV 是 20 世纪 90 年代从输血后非甲～戊型肝炎患者血清中发现的新病毒，在第三届丙型肝炎及相关病毒会议上被建议暂称为庚型肝炎病毒(Hepatitis G Virus，HGV)。研究证明，GBV-C 与 HGV 的核苷酸与氨基酸同源性分别为 85%和 95%，提示是同一种病毒的两个不同分离株，故将其统称为庚型肝炎病毒(Hepatitis G Virus，HGV)。

HGV 现归于黄病毒科，有包膜，HGV RNA 为+ssRNA，全长约 9.4 kb，仅有一个完整的 ORF，编码一长约 2900 个氨基酸的前体蛋白。该前体蛋白经病毒和宿主细胞蛋白酶水解后可形成不同的结构蛋白和非结构蛋白。

HGV 感染呈全球性分布，传播途径与 HBV 和 HCV 相似，主要经血液等非肠道途径传播，也可通过日常生活接触传播和母婴传播等。研究发现，HGV 致病性很弱或没有致病性，感染后感染者多缺乏或仅有轻微的肝损害，对 HGV 的致病性目前尚有较大争议。HGV 感染主要采用分子生物学方法和免疫学检测。采用 RT-PCR 检测 HGV RNA 是诊断 HGV 感染最直接和可靠的方法，可用于早期诊断和监测病毒血症。亦可采用重组蛋白或合成肽作抗原建立 ELISA 检测血清中抗-HGV IgM 和抗-HGV IgG 以辅助诊断 HGV 感染。

二、输血传播病毒

输血传播病毒是 1997 年日本学者应用代表性差异分析技术从一例因输血后肝炎患者的血清中发现的一种新病毒，命名为输血传播病毒(transfusion transmitted virus，TTV)，2005 年将其命名为细环病毒(TorqueTenovirus，TTV)，目前归于环状病毒属，暂未归于任何科。

TTV 呈球形，直径为 30～32 nm，无包膜。基因组为单负链环状 DNA，长约 3.8 kb，含有 4～5 个 ORF，ORF1 编码产物可能形成核衣壳。

TTV 基因组核酸序列变异率高，目前根据核酸序列差异对 TTV 进行基因分型，但方法和命名尚不统一，TTV 基因型目前难以定论。利用 TTV ORF1 全序列(约 220 bp)进行分型可将 TTV 分为 5 个基因群 39 种基因型。

人群 TTV 感染率高，健康人群感染率为 13.8%，成年人感染率较儿童高，有年龄累积现象。TTV 主要通过输血或血制品传播，多次输血或使用血制品者、静脉注射毒品成瘾者、血液透析患者及器官移植者均为 TTV 感染高危人群，另外也可通过消化道、唾液、胎盘等多途径传播，多途径传播可能是导致

NOTE

TTV 在正常人群中大量存在的主要原因。TTV 感染者可表现为急性肝炎、慢性肝炎、无症状长期携带者等，但 TTV 是否为肝炎的致病因子到目前为止仍无定论，存在较大争议，其致病机制亦尚不明确。

TTV 在机体内含量较低而变异性高，采用 PCR 法直接检测血清中的 TTV DNA 是目前诊断 TTV 感染的主要手段。目前常用的靶基因是非编码区（UTR）及 ORF2 区的一些高度保守的序列。应用 ELISA 技术对血清中的抗-TTV 进行检测，其方法简便，结果的稳定性和重复性均优于 PCR 法。适用于大规模血清流行病学调查，还可分别检测抗-TTV IgG 和 IgM，用于区分 TTV 近期感染与既往感染。

本章小结

肝炎病毒是以肝细胞为主要感染细胞、引起病毒性肝炎的一组病原体。迄今为止发现的引起人类肝炎的肝炎病毒主要有甲、乙、丙、丁、戊型肝炎病毒。

HAV 属小 RNA 病毒科、嗜肝病毒属，无包膜，基因组为＋ssRNA。通过粪-口传播，显性感染多引起急性甲型肝炎，多数为自限性疾病，预后好。实验室检测以血清学检查为主，临床诊断常用的指标是抗-HAV IgM，抗-HAV IgG 常用于流行病学调查。

HBV 属嗜肝 DNA 病毒科、正肝病毒属，有大球形颗粒、小球形颗粒及管形颗粒三种形态。完整的有感染性 HBV 病毒称 Dane 颗粒，具有双层衣壳。HBV 基因组是不完全闭合环状 dsDNA，HBV DNA 长链含有 S、C、P、X 四个 ORF。HBV 主要通过血液途径传播，引起乙型肝炎。乙型肝炎临床表现呈多样性，可转为慢性肝炎、肝硬化，少数可发展为肝癌。临床上 HBV 感染的病原学诊断主要检测 HBV 抗原、抗体及 HBV DNA，检测的抗原、抗体指标有 HBsAg、抗-HBs、HBeAg、抗-HBe、抗-HBc、抗-HBc IgM。血清中存在 HBV DNA 是诊断 HBV 感染最直接的证据，HBeAg、HBV DNA 抗-HBc IgM、高滴度抗-HBc 是常用的提示病毒复制指标，动态观察 HBV 标志物的变化有助于判断急性和慢性 HBV 感染。

HCV 属黄病毒科、丙型肝炎病毒属，具有包膜，核酸为＋ssRNA 病毒，HCV 基因组变异率高，以 E1、E2 区基因最容易发生变异，5′端非编码区最保守，是分子检测首选靶位。编码区仅含一个长的开放读码框架。HCV 感染途径、致病机制与 HBV 相似，感染后易发展为慢性肝炎，慢性化率高，且和肝癌的发生有关。目前临床 HCV 感染的病原学诊断主要检测抗-HCV 及 HCV RNA。

HDV 属 δ 病毒属，是具有包膜的环状-ssRNA 病毒，包膜由 HBV 的 HBsAg 组成，核心由 HDV RNA 及 HDAg 构成。HDV 是一种缺陷病毒，须在 HBV 或其他嗜肝 DNA 病毒辅助下才能复制。人感染 HDV 有与 HBV 共同感染和重叠感染两种形式。临床 HDV 感染的病原学诊断主要检测 HDV RNA、HDAg、抗-HD 及抗-HD IgM。

HEV 属肝炎病毒科、肝炎病毒属，无包膜，基因组为＋ssRNA，通过粪-口传播，感染后引起急性戊型肝炎等，呈自限性，预后好，实验室病原学检测以血清学检查为主，临床诊断常用的指标是抗-HEV IgM，抗-HEV IgG。

思 考 题

1. 常见的肝炎病毒有哪些？各有哪些主要的生物学特性？
2. 常见的五种类型肝炎病毒的主要病原学标志物及其临床意义？
3. HBV 病毒相关颗粒有几种形态？
4. 常见乙型肝炎病毒标志物模式及其临床意义是什么？

（侯　珏）

NOTE

第三十六章　虫媒病毒检验

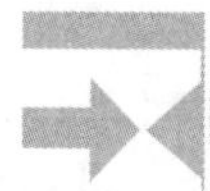

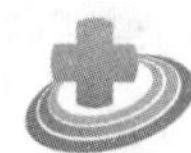

学习目标

1. 掌握　流行性乙型脑炎病毒、森林脑炎病毒、登革病毒的生物学特性。
2. 熟悉　上述三种病毒的微生物检验。
3. 了解　上述三种病毒的临床意义。

第一节　流行性乙型脑炎病毒

案例分析

夏季8月某日，一名7岁男性患儿，因高热、剧烈头痛、恶心来医院就诊，医生问诊发现，患儿约7天前有发热、畏寒、头痛病史，但当时以为是普通感冒，吃了一些板蓝根冲剂等中成药后感觉症状有好转，就没有看医生，直至发病。患儿家庭地处农村，蚊虫较多，经常被蚊子叮咬。体检发现：患儿精神萎靡、嗜睡，偶有抽搐，体温40 ℃、脑膜刺激征阳性。血常规显示：白细胞 15×10^9/L，中性粒细胞百分比为83%，有明显的核左移；脑脊液检查呈无菌性脑膜炎特征，尿常规未见异常。

思考题：

1. 该患儿的感染可能是哪种病原引起的？实验室如何进行检查？最简单易行的实验室诊断方法是什么？

2. 这种病原体引起的感染有何特点？如何预防？

流行性乙型脑炎病毒(epidemic type B encephalitis virus)属于黄病毒科、黄病毒属，简称乙脑病毒，1934年由日本学者首先从脑组织中分离出该病毒，因此，也称日本脑炎病毒(Japanese encephalitis virus)。

一、生物学特性

病毒颗粒为球形，核衣壳呈20面体立体对称结构，有包膜，包膜表面有糖蛋白刺突E(envelope,E)蛋白。E蛋白具有与宿主细胞表面受体结合和介导膜融合等活性，与病毒的吸附、穿入及致病等作用密切相关；该蛋白还具有血凝素作用，能凝集雏鸡、鸽和鹅的红细胞；E蛋白是病毒的主要抗原，同时含有型特异性抗原表位和中和抗原表位，能刺激机体产生中和抗体，还含有黄病毒属特异性和亚组特异性抗原表位，与其他黄病毒成员有广泛的交叉抗原。包膜内膜蛋白为M(membrane,M)蛋白，是与核衣壳紧密相连的蛋白质，主要参与病毒的装配。

病毒基因组为+ssRNA，只含有一个长的ORF。病毒基因组从5′端到3′端依次为5′端的非编码区、病毒结构蛋白编码区(主要编码病毒的衣壳蛋白C、膜蛋白M和包膜蛋白E)、病毒非结构蛋白编码区(编码NS1～NS5)和3′端非编码区。病毒在胞质中复制子代病毒RNA，在胞浆的粗面内质网装配成熟，以出芽或细胞溶解的方式释放出成熟的子代病毒。

NOTE

小白鼠乳鼠和金黄地鼠是乙脑病毒的易感动物，脑内接种后病毒可大量增殖，3～5天后动物发病，产生肢体痉挛、麻痹，最后导致死亡。病毒可在白蚊伊蚊 C6/36 细胞、Vero 细胞、地鼠肾等多种传代和原代细胞中增殖，产生明显的细胞病变效应(CPE)。

乙脑病毒抵抗力不强，对酸、乙醚和氯仿等脂溶剂敏感，不耐热，也易被苯酚等多种化学消毒剂灭活；蛋白酶处理可灭活病毒，使病毒表面血凝素活性消失。

二、临床意义

乙脑病毒可引起流行性乙型脑炎，病毒流行范围广，亚洲是世界主要流行地区，中国为乙型脑炎高发区。病毒流行在热带地区无明显的季节性，但在亚热带和温带地区有严格的季节性，疾病的流行与蚊子密度的高峰期一致，我国约有 90%的病例发生在 7、8、9 三个月。

病毒主要在蚊—动物—蚊之间循环传播，蚊感染后病毒在其体内复制，终生带毒并可经卵传代，因此，蚊是该病毒的储存宿主和传播媒介。流行期间家畜和家禽可隐性感染乙脑病毒，成为病毒的暂时储存宿主，经蚊叮咬传播，成为人类的传染源。人感染后发病形式呈现高度散发性，人被带病毒蚊叮咬后，大多数为隐性感染，仅少数发生乙型脑炎。

病毒随蚊的叮咬进入人体皮下，先在毛细血管内皮细胞及局部淋巴结中增殖，释放病毒进入血液，形成第一次病毒血症。患者表现为发热、寒冷、头痛等流感样症状。少数患者体内的病毒随血流播散到肝、脾等处细胞中继续增殖，经 4～7 天潜伏期后，体内增殖的大量病毒再次进入血流，形成第二次病毒血症，若不再继续发展，则表现为轻型全身感染，数日后可自愈。极少数患者，病毒可通过血脑屏障进入脑组织增殖，引起脑膜及脑组织炎症，临床表现为高热、剧烈头痛、频繁呕吐、惊厥或昏迷等中枢神经系统症状，死亡率(5%～35%)高，部分患者(30%～50%)恢复后会有后遗症。

机体免疫以体液免疫为主，病毒感染约 1 周后体内先后产生具有中和作用的 IgM、IgG 和血凝抑制抗体，具有保护作用，可阻止病毒血症的发生及病毒的进一步扩散。同时，机体也通过细胞免疫控制感染。乙脑病毒抗原性稳定，机体显性或隐性感染后均可获得牢固的免疫力，因此，免疫接种可有效保护易感人群。

三、微生物学检查

1. 病毒的分离培养 采集患者脑脊液或感染早期的血液，易感动物脑内接种，一般 36 h 陆续发病，多数乳鼠 3 日内死亡。也可接种于易感细胞系，病毒增殖后观察 CPE，利用红细胞吸附试验、免疫荧光试验或核酸检测等方法进行鉴定。但培养法阳性率不高。

2. 病毒抗体检测 采用 ELISA 法检测患者血清中乙脑病毒特异性 IgM 是目前早期诊断较为理想的方法。也可用乳胶凝集、血凝抑制试验等检测双份血清中 IgG 抗体的滴度，恢复期抗体效价较急性期有 4 倍或 4 倍以上升高时，有辅助诊断意义。

3. 病毒 RNA 检测 利用 RT-PCR 等技术检测病毒的核酸，有较好的特异性和敏感性。

第二节 森林脑炎病毒

森林脑炎病毒(forest encephalitis virus)又称俄国春夏型脑炎病毒(Russian spring-summer encephalitis virus)，首先发现于俄罗斯远东地区，属于黄病毒科、黄病毒属，主要通过蜱传播，是森林脑炎(蜱传脑炎)的病原体。世界上每年森林脑炎发病人数约有一半出现在俄罗斯，我国东北和西北林区也有发生，一般于春夏季流行。

一、生物学特性

该病毒的形态结构、基因组特征和培养特性等均与其他黄病毒属成员相似。病毒为球形颗粒，直径 20～30 nm，有包膜和包膜凸起，包膜凸起主要是血凝素糖蛋白，能凝集鹅和雏鸡的红细胞；核衣壳呈 20

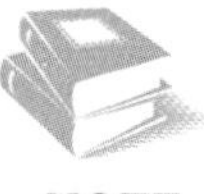
NOTE

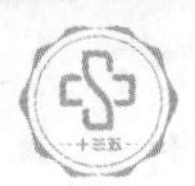

面体对称结构，核酸为＋ssRNA。病毒可分为三个亚型，分别是欧洲亚型、远东亚型和西伯利亚亚型；不同来源的病毒株毒力差异较大，但抗原性较一致。

病毒有较强的嗜神经性，能在鸡胚原代细胞和地鼠肾传代细胞中生长并引起 CPE。病毒动物感染范围广泛，以小白鼠最为敏感，接种成年小白鼠腹腔内、脑内，易发生脑炎致死。病毒可因热、蛋白酶、乙醚等作用而失活。

二、临床意义

森林脑炎是经硬蜱传播的自然疫源性疾病，病毒的储存宿主主要包括硬蜱、某些哺乳动物（蝙蝠、刺猬、松鼠、野兔等）和鸟类，硬蜱既是储存宿主又是传播媒介，在硬蜱生活周期的各个阶段（包括幼虫、成虫和卵）都能携带该病毒，并经卵传给子代。在自然疫源地，病毒通过硬蜱叮咬野生动物和野鸟而在自然界循环。人类对该病毒普遍易感，可通过进入自然疫源地被带毒硬蜱叮咬而受感染；实验室工作者和动物饲养者还可通过吸入气溶胶而感染。病毒的致病性与乙型脑炎病毒相似，大部分患者感染病毒后表现为隐性感染或轻型病例，仅有一小部分出现典型的症状，轻型病例表现为发热、头痛、不适，重型感染者可损伤中枢神经系统，表现为精神错乱、昏睡（昏迷）、肌肉麻痹、萎缩等脑炎症状，严重病例 1 周后死亡，病死率 20％～30％，恢复患者也多留有后遗症。一般感染后血中皆产生中和抗体，获得持久牢固免疫力。

三、微生物学检查

可采用血凝抑制试验、中和试验、补体结合试验、ELISA 法等检测血清中的抗体。如果检出 IgM 抗体或恢复期血清抗体效价较急性期升高 4 倍以上，可辅助诊断。病毒分离一般只用于死亡病例的确诊，可采用鸡胚细胞或直接接种于小鼠脑内。

第三节　登 革 病 毒

案例分析

2016 年 9 月某日，一名 9 岁男性患者因突然发热、眼眶痛、头痛进入广州某医院就诊，询问病史时发现，患者父母均在广州打工，居住环境蚊虫较多，两天前开始有发热、畏寒等临床表现，父母自行给他吃了一些感冒药，但发热症状无法缓解，遂到医院就诊。体检：体温 40.1 ℃，全身躯干、四肢和头面部有很多斑丘疹、浅表淋巴结肿大。血常规检查：白细胞为 $3.0\times10^9/L$，中性粒细胞百分比为 41％，血小板 $40\times10^9/L$。尿常规：少量蛋白，余阴性。患者血液标本送省疾控中心检测，于就诊后第三天检测出登革热 IgM 抗体阳性和登革病毒核酸 I 型阳性。

思考题：

1. 登革病毒的主要生物学特性和临床感染特点有哪些？
2. 登革病毒感染的快速实验室检查方法和检查内容主要有哪些？

登革病毒（dengue virus）属于黄病毒科、黄病毒属，根据病毒抗原性的不同分成 1、2、3、4 四个血清型，型间有交叉抗原，主要通过蚊子传播，引起人类登革热（dengue fever，DF）等多种不同临床类型的传染病。

一、生物学特性

登革病毒形态结构与乙型脑炎类似，核酸为＋ssRNA，编码病毒的 3 种结构蛋白和至少 7 种非结构蛋白。3 种结构蛋白分别是衣壳蛋白 C（非糖基化蛋白，具有特异的抗原表位，但一般不诱导机体产生中和抗体）、膜蛋白 M（非糖基化蛋白）和包膜蛋白 E。病毒 RNA 与衣壳蛋白 C 组成 20 面体立体对称

NOTE

的核衣壳，核衣壳外有包膜，内含两种蛋白(E 和 M)。E 蛋白在包膜表面形成刺突，化学本质为糖蛋白，是病毒参与分子识别的重要结构，在病毒的致病与免疫中起重要作用，同时能诱导机体产生中和抗体和血凝抑制抗体，具有保护作用；E 蛋白含有型特异性、亚群特异性、黄病毒亚组特异性、黄病毒组特异性等抗原表位，依据该抗原的不同，可将病毒分成四个血清型，部分血清型与其他黄病毒有交叉反应。

病毒在乳鼠肾细胞、猴肾细胞、伊蚊 C6/36 细胞中生长良好，产生明显的 CPE，其中传代细胞 C6/36 细胞是最常用细胞。1～3 日龄的小白鼠对登革病毒最敏感，脑内接种 1 周后可发病死亡。

病毒对低温抵抗力强，-70 ℃可长期保存。不耐热、酸、乙醚，对紫外线、0.05%甲醛、氯仿、胆汁、高锰酸钾等敏感。

二、临床意义

登革病毒感染人体后引起的疾病称登革热，是由蚊子传播的热带、亚热带传染病，广泛流行于世界 100 多个国家和地区，其中以东南亚和西太平洋地区的流行最为严重，是世界上分布最广、发病最多的虫媒病毒病。

病毒的靶细胞是具有 Fc 受体的单核巨噬细胞等，人是该病毒的主要自然宿主，患者和隐性感染者是主要的传染源，通过埃及伊蚊、白纹伊蚊叮咬进入人体，在单核巨噬细胞中增殖到一定数量后进入血液，引起病毒血症，可使叮咬的伊蚊受感染，再转染他人。病毒感染后可表现为登革热和登革出血热/登革休克综合征。典型的登革热是自限性疾病，病情较轻，临床特征为起病急，骤然发热，剧烈的头痛、肌肉痛、关节痛，极度疲乏，部分患者可有皮疹、淋巴结肿大等，持续 1 周左右。登革出血热/登革休克综合征病情较重，多发生于曾经感染过登革病毒的成人或儿童，开始为典型登革热，随后病情发展迅速，出血加重，伴周围循环衰竭，甚至出现休克，病情凶险，如抢救不及时可在 4～6 h 内死亡，病死率约为 5%。

患者之所以出现上述临床表现可能与抗体依赖增强作用(antibody dependent enhancement，ADE)有关，人体初次感染病毒后，体液中产生的抗登革病毒 IgG 抗体，该抗体可促进再感染的病毒在单核巨噬细胞中复制，并与病毒形成抗原抗体复合物，激活补体系统，增强病毒对细胞的损伤作用，导致血管通透性增强，同时抑制骨髓中白细胞和血小板系统，导致白细胞、血小板减少和出血倾向。此外，病毒还能活化特定的 T 细胞亚群(CD4、CD8)，产生各种细胞因子，导致机体出现免疫病理损伤。

三、微生物学检查

1. 病毒的分离培养 采集患者发病早期血清、白细胞等，小白鼠乳鼠脑内接种，饲养观察 21 天，观察乳鼠发病情况；或接种于 C6/36 细胞，出现 CPE(多为细胞融合病变)后用中和试验、间接免疫荧光试验等进行鉴定及分型。

2. 抗体检测 可用补体结合试验、血凝抑制试验和 ELISA 等方法检测血清抗体，单份血清补体结合试验效价超过 1∶32、血凝抑制试验效价超过 1∶1280 者有诊断意义。若 IgM 阳性则有助于病毒感染的早期诊断。双份血清中恢复期血清抗体效价比感染初期升高 4 倍及以上者基本可以确诊。

3. 核酸检测 PCR、RT-PCR 等分子生物学技术可用于病毒的快速诊断及病毒的分型。

本章小结

流行性乙型脑炎病毒的核酸为+ssRNA、核衣壳呈 20 面体立体对称结构，有包膜，是流行性乙型脑炎的病原体，主要通过蚊子叮咬传播，致病有明显的季节性。可通过小白鼠脑内接种、细胞培养等方式从标本中分离培养病毒。免疫荧光技术和 ELISA 法可检测发病初期患者血液及脑脊液中乙脑病毒抗原，RT-PCR 检测病毒核酸可用于早期快速诊断。

森林脑炎病毒的核酸为+ssRNA、核衣壳呈 20 面体立体对称结构，有包膜。病毒有嗜神经性，通过硬蜱传播，主要侵犯人和动物的中枢神经系统，引发森林脑炎。

登革病毒形态结构与乙型脑炎类似，有 4 个血清型，型间有交叉抗原。主要通过伊蚊传播，引起人

NOTE

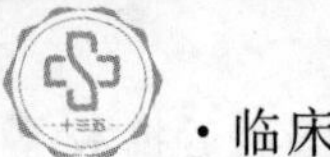

类登革热、登革出血热等疾病。

思考题

1. 流行性乙型脑炎病毒生物学特性是什么？传播途径及微生物学检测方法是什么？
2. 森林脑炎病毒传播途径有哪些？生物学特征有哪些？
3. 登革病毒传播途径有哪些？微生物学检验方法是什么？

（吴爱武）

NOTE

第三十七章 出血热病毒检验

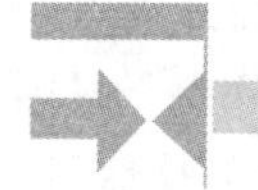

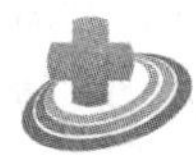

学习目标

1. 熟悉 汉坦病毒、新疆出血热病毒的生物学特性和临床意义。
2. 了解 上述病毒的微生物学检查。

出血热病毒(hemorrhagic fever virus)是由节肢动物或啮齿类动物传播而引起出血热(viral hemorrhagic fever)的一大类病毒的统称,在我国发现的主要有汉坦病毒、新疆出血热病毒和登革病毒等。出血热以高热、出血和低血压为主要共同特征,有较高死亡率。

第一节 汉坦病毒

汉坦病毒属于布尼亚病毒科汉坦病毒属(*Hantavirus*),1978 年从韩国汉坦河附近流行性出血热疫区捕获的黑线姬鼠肺组织中分离出该病毒,故命名,是汉坦病毒肾综合征出血热(hemorrhagic fever with renal syndrome,HFRS)和汉坦病毒肺综合征(hantavirus pulmonary syndrome,HPS)的病原体。WHO 曾将具有发热、出血和肾损伤为特征的病毒性感染统称为 HFRS,中国是世界上 HFRS 疫情最严重的国家,流行范围广、发病人数多;HPS 则是 1993 年首先发现于北美,是以肺组织的急性出血、坏死为特征,我国目前尚未见 HPS 的病例报道。

一、生物学特性

汉坦病毒多呈圆形或卵圆形。病毒核酸为分节段-ssRNA,核衣壳外有双层脂质包膜,镶嵌 G1 和 G2 两种糖蛋白,糖蛋白具有中和抗原位点和血凝活性位点,能凝集鹅红细胞。核心的 RNA 基因组具有大(L)、中(M)、小(S)3 个片段,L 片段编码 RNA 聚合酶,在病毒复制中起重要作用;M 片段主要编码 G1 和 G2 蛋白;S 片段编码核衣壳蛋白(NP),NP 抗原性强,可刺激机体产生体液免疫和细胞免疫。核衣壳由 L 蛋白和 NP 包绕 RNA 组成。

病毒增殖时,以负链 RNA 为模板,产生正链 RNA 和 mRNA,由正链 RNA 复制子代病毒基因组,由 mRNA 翻译病毒蛋白质。核衣壳通过出芽进入高尔基体获得包膜,由细胞溶解或胞吐释放子代病毒。根据抗原性及基因结构的不同,汉坦病毒可分为 20 多个不同的型别。

汉坦病毒的易感动物较多,包括黑线姬鼠、长爪沙鼠、大鼠、乳小鼠和金地鼠等,这些动物感染后均呈自限性隐性感染,除乳小鼠外无明显症状,在发病小鼠的肺、肾等组织中可检出大量病毒。该病毒能在多种原代、二倍体和传代细胞中增殖,病毒感染细胞后 CPE 不明显,需用免疫荧光法测定病毒抗原来证实是否有病毒增殖;部分毒株感染细胞后显微镜下可见病毒在感染细胞质中形成包涵体或出现细胞融合。实验室常用 Vero-E6 来分离培养该病毒。

病毒抵抗力弱,一般消毒剂或 56 ℃15~30 min 可灭活病毒。病毒对热、紫外线照射、脂溶剂等处理较敏感。

二、临床意义

我国是目前世界上 HFRS 疫情严重的国家,发病人数占世界报道病例数的 90%以上。HFRS 是一

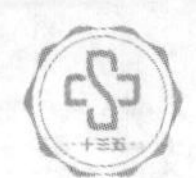

种自然疫源性疾病，主要宿主和传染源是啮齿类动物，包括黑线姬鼠、家鼠等，通过唾液、尿、粪便等排出物污染环境，经呼吸道、消化道和直接接触等途径感染人类，发病有明显的季节性和地区性，以10—12月份为多见，分布于我国20多个省市。

病毒侵入人体后可在血管内皮细胞等处增殖，引起毛细血管的通透性增高，一方面可直接造成所感染细胞和器官结构与功能的损害；另一方面可激发机体的免疫应答，进而导致免疫病理损伤。某些型别汉坦病毒感染后经过1～3周的潜伏期，可引起HFRS，突出表现为高热、出血、肾损害和免疫功能紊乱；另有部分型别的汉坦病毒感染后可引起双肺弥漫性浸润、间质水肿并迅速发展为以呼吸窘迫、衰竭为特征的HPS，病死率高。人感染后血清抗体出现较早，IgM抗体于发热第二天即可检出，第7～10天达到高峰；IgG抗体在发热第3～4天出现，可持续多年，因此，病后可获得稳定而持久的免疫力。

三、微生物学检查

1. 病毒的分离培养 采集患者急性期血液或疫区鼠肺标本，接种于人胚肺细胞、Vero-E6等进行培养，因病毒在细胞中增殖一般不引起可见的细胞病变效应，故需用免疫荧光、ELISA等方法检测病毒抗原以确认。

2. 免疫学检测 可采用ELISA、免疫荧光法测定病毒的抗原和抗体，如汉坦病毒IgM阳性，具有早期诊断价值，在疾病的早期和恢复期IgG抗体有4倍或以上增高，也具有诊断价值。

3. 病毒的RNA检测 采用核酸杂交或RT-PCR等方法检测早期血液标本中病毒核酸，可辅助诊断汉坦病毒感染。

第二节 新疆出血热病毒

新疆出血热病毒（Xinjiang hemorrhagic fever virus，XHFV）也称为刚果出血热病毒（Congo hemorrhagic fever virus），属于布尼亚病毒科、内罗病毒属（*Nairovirus*），是新疆出血热的病原体。因其最先从我国新疆塔里木盆地出血热患者的血液和当地捕捉的硬蜱中分离到而得名。

一、生物学特性

病毒呈球形或椭圆形，直径90～120 nm，核酸为+ssRNA，衣壳呈20面体立体对称结构，有包膜，表面有血凝素。该病毒的形态结构、培养特性和抵抗力与汉坦病毒相似，但抗原性和传播方式完全不同。小白鼠乳鼠对此病毒高度易感，可用于病毒分离和传代。

二、临床意义

病毒的储存宿主是羊、牛、马和骆驼等家畜以及塔里木鼠和塔里木兔等野生啮齿动物，硬蜱（尤其是亚洲玻璃眼蜱）既是该病毒的传播媒介也是储存宿主，病毒通过蜱叮咬动物或人的传播方式在疫区流行。新疆出血热发病有明显的地区性和季节性，该病毒一般多流行于牧区，每年的4—5月为流行高峰，潜伏期约7天，人被蜱叮咬或通过皮肤破损的伤口而感染，病毒进入人体后可在血管内皮细胞增殖，通过血液播散至全身。毛细血管损伤引起血浆和红细胞渗出，患者出现发热、皮肤和黏膜出血点，严重者有便血、尿血和低血压休克等临床表现。

病后第6天血清中可出现中和抗体，第14天达高峰，并可维持5年以上，病后免疫力持久。

三、微生物学检查

实验室一般检查中，血小板减少是一个重要特征，可采用血凝抑制试验和ELISA法检测血清中特异性抗体。

NOTE

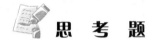

本章小结

出血热病毒是由节肢动物或啮齿类动物传播而引起出血热的一大类病毒的统称，我国发现的主要有汉坦病毒、新疆出血热病毒和登革病毒等。

汉坦病毒核酸为分节段-ssRNA，核衣壳外有双层脂质包膜，镶嵌 G1 和 G2 两种糖蛋白；是肾综合征出血热和汉坦病毒肺综合征的病原体，发病有明显的季节性和地区性，感染后可获得牢固免疫力。特异性 IgM 或 IgG 抗体的检测是最常用的检验方法，病毒核酸检测可作为早期诊断的辅助方法。

新疆出血热病毒的形态结构、培养特性和抵抗力与汉坦病毒相似，但抗原性和传播方式完全不同。小白鼠乳鼠对此病毒高度易感，可用于病毒分离和传代。发病有明显的地区性和季节性，病毒通过蜱叮咬动物或人-人传播方式在疫区流行。

思考题

1. 汉坦病毒的主要生物学特性和致病特点是什么？
2. 新疆出血热病毒的致病性和免疫性特点是什么？
3. 我国常见的出血热病毒有哪些？

（吴爱武）

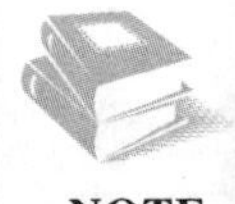

NOTE

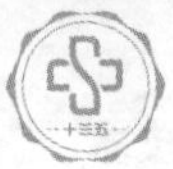

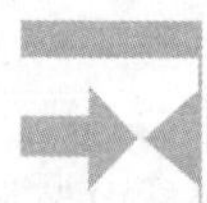

第三十八章　疱疹病毒检验

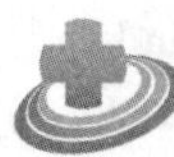

学习目标

1. 掌握　单纯疱疹病毒、水痘-带状疱疹病毒、EB病毒、巨细胞病毒的生物学特性和临床意义。

2. 熟悉　上述病毒的微生物学检查。

3. 了解　人疱疹病毒6型、7型、8型的一般特性与临床意义。

疱疹病毒(herpes virus)是一群中等大小、有包膜、可对人和动物致病的DNA病毒。其核酸为线性dsDNA，衣壳呈20面体立体对称结构，衣壳外具有脂质包膜。生物学分类属于疱疹病毒科(*Herpesviridae*)，已经鉴定的有100余种。根据生物学特性和DNA序列，疱疹病毒分为α、β和γ疱疹病毒三个亚科，目前发现的导致人类疾病的疱疹病毒——人疱疹病毒(human herpes virus，HHV)有八种，分别是α疱疹病毒亚科单纯疱疹病毒1型(herpes simplex virus type 1，HSV-1)、单纯疱疹病毒2型(herpes simplex virus type 2，HSV-2)、水痘-带状疱疹病毒(varicella-zoster virus，VZV)、β疱疹病毒亚科的巨细胞病毒(cytomegalovirus，HCMV)、人疱疹病毒6型(human herpes virus 6，HHV-6)、人疱疹病毒7型(human herpes virus 7，HHV-7)、γ疱疹病毒亚科的EB病毒(Epstein-Barr virus，EBV)和人疱疹病毒8型(human herpes virus 8，HHV-8)。HHV可引起多种多样的人类疾病(表38-1)。

表38-1　人类疱疹病毒的种类及其所致疾病

亚科	正式命名	常用名	所致疾病
α疱疹病毒	人疱疹病毒1型(HHV-1)	单纯疱疹病毒1型(HSV-1)	唇泡炎、齿龈炎、角膜炎、结膜炎、脑炎、脑膜炎
	人疱疹病毒2型(HHV-2)	单纯疱疹病毒2型(HSV-2)	生殖道疱疹、新生儿疱疹
	人疱疹病毒3型(HHV-3)	水痘-带状疱疹病毒(VZV)	水痘、带状疱疹
β疱疹病毒	人疱疹病毒5型(HHV-5)	巨细胞病毒(CMV)	巨细胞包涵体病、先天性畸形、间质性肺炎
	人疱疹病毒6型(HHV-6)	人疱疹病毒6型	急性玫瑰疹
	人疱疹病毒7型(HHV-7)	人疱疹病毒7型	急性玫瑰疹
γ疱疹病毒	人疱疹病毒4型(HHV-4)	EB病毒(EBV)	传染性单核细胞增多症、Burkitt淋巴瘤、鼻咽癌
	人疱疹病毒8型(HHV-8)	人疱疹病毒8型	卡波西肉瘤

第一节　单纯疱疹病毒

案例分析

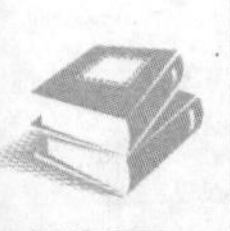

NOTE

李某，男，35岁，货柜车司机，近年来，经常开着货柜车出差，有紊乱性生活史，在一次不洁性生活1个月后，出现发热、全身不适，同时包皮上出现10余个瘙痒的红丘疹，并很快变成小水疱，有烧灼样疼痛，伴尿道刺痛、尿急尿频、淋漓不尽，睾丸隐痛，体检发现腹股沟淋巴结肿大，在某医院诊断为生殖器疱疹，伴附睾炎。

思考题：

1. 引起生殖器疱疹的病原体主要是什么？该病原体的感染特点与生物学特性是什么？
2. 实验室多采用何种方法进行该病原体的快速检测？

单纯疱疹病毒(herpes simplex virus type，HSV)根据抗原性不同分为单纯疱疹病毒1型(HSV-1)和单纯疱疹病毒2型(HSV-2)两种血清型。

一、生物学特性

HSV病毒颗粒直径为120～300 nm，呈球形，基因组是线性dsDNA，衣壳由162个壳粒组成对称的20面体，最外层是包膜，有糖蛋白刺突。HSV基因组比较复杂，由长片段L和短片段S组成，L包含单一长片段U_L及其两端的对称长重复序列TR_L和IR_L，S包含单一短片段Us及其两端的对称短重复序列TR_S和IR_S。病毒基因组编码的糖蛋白，具有促进病毒吸附、穿透和免疫逃逸等作用。目前已命名11种特异性抗原糖蛋白，其中型特异性抗原糖蛋白gG能区别HSV-1(gG-1)和HSV-2(gG-2)。gD诱导产生中和抗体的能力最强。

由于包膜富含脂质，故75%乙醇、漂白剂、酚类消毒剂等脂溶剂均能灭活HSV，此外，在pH小于5或大于10、温度大于56 ℃环境中30 min，HSV可失去感染性。

二、临床意义

HSV感染一般分为原发感染、复发感染与潜伏感染。HSV-1通过密切接触传播，包括亲吻、共用餐具等，原发性感染主要发生于5岁以内，70%～90%的成人曾感染HSV-1。HSV-2通过性传播，感染危害性女性大于男性，多性伴侣者HSV-2抗体阳性率较高。HSV-1和HSV-2均可经分娩由母亲感染新生儿。

HSV初次经破损的皮肤或黏膜引起原发感染时，如机体不能彻底清除病毒，HSV会以非活化的状态长期潜伏于三叉神经节、骶神经节等感觉神经节。当感染者免疫力低下或经物理性、化学性刺激时，HSV可被激活，病毒复制，沿感觉神经轴突下行至末梢，在皮肤、黏膜引起复发性感染。除脑膜炎外，多为局部症状。HSV-1感染主要表现为口腔黏膜及唇周疱疹，咽喉痛、发热、口鼻麻木感或灼烧感，颈部淋巴结肿大等。HSV-2感染主要表现为生殖器疱疹，男性出现阴茎或大腿内侧水疱、溃疡，女性表现为外阴、阴道或子宫颈水疱、溃疡，有时伴异常分泌物。

三、微生物学检验

(一) 检验程序

HSV检验程序见图38-1。

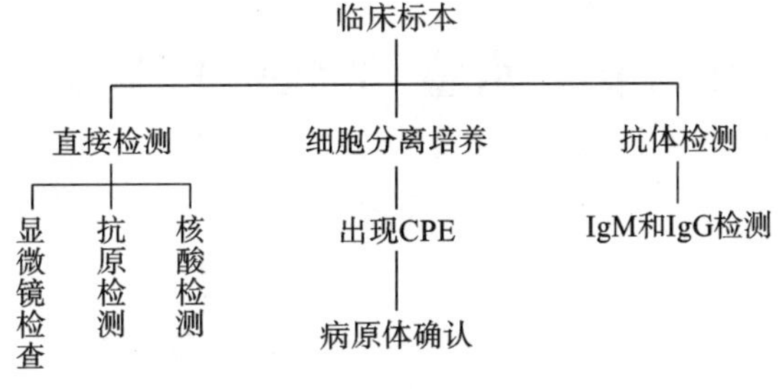

图38-1 HSV检验程序

(二) 标本的采集

病毒培养采集角膜、口腔、生殖道等部位拭子置病毒运输培养基低温冷藏运输，但不宜－20 ℃保

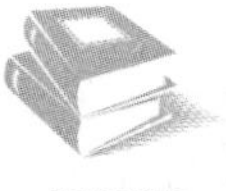

存,48 h 以后检测的标本置－70 ℃保存。病毒运输培养基主要由 pH 中性的平衡盐溶液组成。组织标本亦应置病毒运输培养基,如需长期保存,应置含 50%甘油的中性盐溶液或含 5%胎牛血清的细胞培养液。气管抽吸液、脑脊液、清洁尿可直接检测,不需置病毒运输培养基。用于 PCR 检测的外周血以 EDTA 而非肝素抗凝。因为肝素会抑制 PCR 反应中 Taq 酶的活性。PCR 法检测的标本 4 ℃可存放 72 h,否则置－20 ℃保存。

(三) 直接检查

1. 显微镜检查 病损部位采集的细胞或组织制备涂片,经固定、染色后镜检。可见多核巨细胞、染色质边集、细胞质呈毛玻璃样、核内出现包涵体等细胞特征性改变。这些细胞改变有助于诊断 HSV 感染,但敏感性和特异性较低,需要与 HSV 病毒特异性检验方法联合使用。

2. 抗原检测 常用荧光素或酶标记 McAb 对组织进行免疫荧光染色或免疫组化染色。但荧光抗体法检测敏感性远低于 PCR 法,为病毒培养法的 10%～87%,当采用水疱性病变组织标本检测时敏感性较高,而愈合性组织标本检测敏感性偏低。

3. 核酸检测 主要有 PCR 法和原位探针杂交法。PCR 法是敏感性最高的直接检测技术。根据引物和检测程序,可以同时检测和特异性区分 HSV-1 和 HSV-2。原位杂交法是运用特异性的 DNA 或 RNA 片段作为探针,探针上标记的分子基团作为检测信号。探针杂交法的敏感性有限,基本上被 PCR 法取代。

(四) 分离培养和鉴定

病毒的分离培养是实验室诊断 HSV 感染最可靠的方法。可对 HSV 分离株进行分型。用于诊断黏膜、生殖道和眼部的 HSV 感染。HSV 敏感性细胞主要有人二倍体成纤维细胞、人表皮样癌细胞以及水貂肺细胞和横纹肌肉瘤细胞等。将无菌标本接种细胞后,95% HSV 5 天内出现 CPE,5% HSV 需要 5～14 天才会出现 CPE,表现为细胞内点状颗粒,随后细胞变圆、变大、聚集成团,最终细胞裂解,从细胞培养瓶或培养板表层脱离。如在细胞培养液中添加地塞米松,可加快 CPE 的出现或增加病变细胞数量。

其他病毒或毒力因子可能引起与 HSV 相似的 CPE,需要采用抗原检测法或核酸检测法对 CPE 阳性培养物进行病毒鉴定。

(五) 血清学检测

血清学检测包括免疫蛋白印迹法和 ELISA 法。HSV 血清学主要检测抗 HSV IgG 和 IgM 两种抗体。HSV-1 和 HSV-2 的病毒结构蛋白几乎都有很强的抗原交叉反应性,仅单纯疱疹病毒 1 型糖蛋白 G (gGl)和单纯疱疹病毒 2 型糖蛋白 G (gG2)的氨基酸同源性较低,约为 50%,且两者的 McAb 无交叉反应性,故 gG 作为理想的抗原应用于 HSV 型特异性血清学检测。目前仅有 gG1 特异性 IgG 检测和 gG2 特异性 IgG 检测能区分 HSV-1 和 HSV-2 感染,尚无 HSV-1 和 HSV-2 型特异性 IgM 抗体检测,IgM 抗体检测法用于检测 HSV 原发感染的血清转变。

第二节 水痘-带状疱疹病毒

案例分析

患者,女,60 岁,春节期间,因在外地的儿女均回家过年,老人忙里忙外,很劳累。春节过后感觉胸口有点痛,并逐渐加重,痛感呈针刺样,难以忍受,三四天后,左侧胁肋部开始出现数个红丘疹,随着时间推移丘疹越来越多,融合成片,刺痛未能缓解,遂至医院就诊,皮肤科医生诊断为带状疱疹。

NOTE

思考题：

1. 引起带状疱疹发病的条件主要有哪些？带状疱疹病毒的生物学特性和临床感染特点是什么？

2. 一般情况下，临床医生诊断带状疱疹需要根据实验室检查结果才能进行吗？为什么？

水痘-带状疱疹病毒(varicella-zoster virus，VZV)又被称为人类疱疹病毒3型(human herpes virus 3，HHV-3)，是一种能引起水痘和带状疱疹的病原体，属于α疱疹病毒亚科、水痘病毒属，只有一种血清型。VZV只感染人，而且人对VZV普遍易感，世界各地均有流行。水痘为VZV原发感染时的临床表现，而后病毒可在脊髓后根神经节中长期潜伏，当受到某些因素刺激时潜伏的VZV被激活，引起带状疱疹。

一、生物学特性

VZV是球形的包膜病毒，具有疱疹病毒典型的正20面体结构，直径为180～200 nm。基因组为dsDNA，长约125 kb，是人疱疹病毒中基因组碱基数最少的病毒，基因组编码至少70个病毒基因。VZV基因组较稳定，多样性较低，变异率是其他人疱疹病毒的$\frac{1}{50}$～$\frac{1}{5}$。与HSV一样，VZV基因组由长片段L和短片段S连接而成，长片段L由中间的Uv和两端对称长重复序列TR_L和IR_L组成，短片段S由中间Us和两端对称短重复序列TR_S和IR_S组成。但TR_L、IR_L、TR_S和IR_S均远比对应的HSV中的重复序列短。VZV DNA上的70个基因均匀地分布在两条链上，按立即早期基因IE、早期基因E和晚期基因L的次序表达。晚期基因L编码衣壳蛋白、糖蛋白等结构蛋白。其中糖蛋白gB、gE、gH、gI、gC、gL与HSV的糖蛋白部分相似，因此，与HSV抗原有部分交叉。糖蛋白与VZV吸附和穿入宿主细胞有关。

VZV在pH 6.2～7.8范围外性质极不稳定，水疱液中和游离的病毒体容易失活。对乙醚、氯仿等脂溶剂及蛋白酶极为敏感。但在－70 ℃环境中病毒的感染性可维持18个月以上，在液氮中保存效果更好。

二、临床意义

可通过接触感染者皮肤水疱液或黏膜分泌物传播，与其他人疱疹病毒不同的是，VZV还可通过气溶胶传播。VZV感染可引起水痘和带状疱疹两种不同的临床表现。

1. 水痘 由VZV的原发感染引起，以全身性疱疹、发热为特征，主要见于儿童。水痘的潜伏期为10～21天，平均14天。VZV通过上呼吸道、口咽黏膜、结膜或皮肤进入机体，在扁桃体淋巴组织复制后，随淋巴细胞播散全身，引起第一次病毒血症。此后，VZV进入网状内皮系统并大量复制，导致第二次病毒血症，随后扩散，感染皮肤上皮细胞，在上皮细胞中大量复制，引起疱疹，伴发热、乏力、腹部疼痛等症状，病程1周左右，较少发生严重并发症。

2. 带状疱疹 原发感染后，VZV可经逆向轴突和血源播散至感觉神经节，潜伏于脑神经感觉神经节和脊髓后根神经节。当机体受到某些刺激，如外伤、发热、X线照射或免疫抑制等因素影响，VZV活化引起继发感染。当VZV沿神经轴突传播至皮肤细胞并开始增殖时，引起周围神经炎和相应皮肤炎症，临床表现为在神经支配的皮肤区域出现带状疱疹，免疫功能受抑制的宿主可能出现面瘫和病毒性脑炎、脑膜炎等表现。

三、微生物学检验

临床症状典型的水痘或带状疱疹，根据临床表现即可做出临床诊断，一般不需要实验室检测。但对症状不典型的患者，可用电镜快速检查疱疹液，或取疱疹基底部材料进行涂片，用瑞特-姬姆萨(Wright-Giemsa)染色。镜检可见多核巨细胞、多个嗜酸性核内包涵体。应用荧光标记的VZV特异性McAb检测VZV抗原。或应用PCR扩增标本中VZV DNA。这些方法都有助于明确诊断，由于HSV、VZV感染均可以观察到类似形态的病变细胞，故抗原检测和核酸检测的特异性要优于显微镜检查。此外，也可

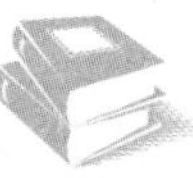
NOTE

用细胞培养来分离病毒，常用人成纤维细胞、二倍体人细胞系以及原代猴肾细胞，3～14 天出现典型的 CPE，如出现多核巨细胞及细胞核内产生嗜酸性包涵体等。

由于 VZV 只有一个血清型。VZV 抗体水平是临床诊断、鉴别诊断 VZV 感染的重要依据。抗-VZV IgM 和 IgG 可用于诊断 VZV 原发感染和机体对 VZV 的免疫力。WHO 建立了抗-VZV IgG 国际标准参考血清。

第三节　EB 病毒

EB 病毒(Epstein-Barr virus，EBV)又称为人疱疹病毒 4 型(human herpes virus 4，HHV-4)，EBV 是 γ 疱疹病毒亚科、淋巴滤泡病毒属(*Lymphocryptovirus*)中唯一能感染人的病毒，是 1964 年加拿大科学家 Epstein 和 Barr 在研究非洲儿童的恶性淋巴瘤病因时，从瘤细胞培养中首先发现的一种病毒。

一、生物学特性

EBV 病毒颗粒呈圆形，直径约 180 nm。病毒基因组为长约 172 kb 的 dsDNA，衣壳呈 20 面体对称结构。通过核膜出芽获得包膜，包膜表面有糖蛋白刺突 gp350、gp220 及 gp85 等，具有识别淋巴细胞上的 EBV 受体及与细胞融合等功能。EBV 只能在人类和某些灵长类动物的 B 细胞和鼻咽部上皮细胞中增殖，因上述细胞表面有 C3 d 补体受体，亦是 EBV 受体，病毒包膜刺突糖蛋白可与该受体结合，诱发细胞感染 EBV。被感染的 B 细胞带有 EBV 的基因组，并引起该细胞的“转化”(transformation)或“永生化”(immortalization)。根据病毒抗原表达时所处的病毒增值周期的不同阶段，将 EBV 抗原分为两类。

1. 增殖感染表达的抗原　主要包括 EBV 的早期抗原(early antigen，EA)、病毒衣壳抗原(viral capsid antigen，VCA)和膜抗原(membrane antigen，MA)。

EA 是病毒的非结构蛋白，具有 DNA 聚合酶活性，EA 抗体出现于感染早期，出现 EA 表示 EBV 增殖活跃，是细胞进入溶解周期的信号。

VCA 为病毒晚期合成的结构蛋白，存在于被感染细胞的细胞质和细胞核中，VCA IgM 出现早，消失快，VCA IgG 出现晚，持续时间长。

MA 存在于被感染细胞表面，属包膜糖蛋白，MA IgM 可用于做早期诊断，MA IgG 可持续存在。

2. 潜伏感染表达的抗原　包括 EBV 核抗原(EB nuclear antigen，EBNA)和潜伏感染膜蛋白(latent membrane protein，LMP)。

EBNA 与被感染细胞的“永生化”有关，存在于被感染的 B 细胞核内，为 DNA 结合蛋白，EBNA 具有抑制细胞处理和递呈抗原的功能，使被感染细胞逃避细胞毒 T 细胞的杀伤作用，以维持 EBV 基因组存在于感染细胞中。EBNA 抗体出现在感染的晚期。

LMP 存在于被感染 B 细胞表面，也是一组蛋白质，LMP 具有阻止潜伏病毒激活的功能；有些 LMP 是一种致癌蛋白，其作用类似活化的生长因子受体，能与细胞的抑癌蛋白(即肿瘤坏死因子受体)相关因子相互作用，改变细胞功能，抑制细胞凋亡，引起 B 细胞的转化。

二、临床意义

EBV 在人群中普遍易感。血清抗-EBV 阳性率 20 岁者约 90%，40 岁者几乎为 100%。EBV 主要通过唾液和性接触传播，也可通过器官移植和输血途径感染。EBV 在咽部上皮细胞中复制增殖释放后主要感染 B 细胞，EBV 也是 B 细胞有丝分裂原，可刺激 B 细胞产生异嗜性抗体。被感染的 B 细胞能刺激 T 细胞增殖，形成非典型的淋巴细胞，主要是细胞毒性 T 细胞和 NK 细胞。

婴幼儿及儿童时期，EBV 原发感染后潜伏于体内，几乎没有临床表现。青年期约 50% EBV 感染者出现临床表现，以传染性单核细胞增多症(infectious mononucleosis，IM)为主。IM 是由 EBV 感染引起的单核巨噬细胞系统急性增生性疾病，呈自限性，大多数预后良好。临床恢复后，病毒大量存在于唾液

NOTE

腺及唾液中，可持续18个月左右。B细胞的连续增殖和其他协同因子的共同作用，可诱发淋巴瘤。

在中非、新几内亚、南美洲等温热带地区呈地方性流行，多见于儿童，在儿童恶性淋巴瘤(Burkitt lymphoma)患者血清中均含有EBV抗体，80%以上的感染者的抗体效价均高于正常人，在肿瘤组织中发现有EBV基因存在，故多数学者认为EBV感染与非洲儿童恶性淋巴瘤密切相关。

EBV感染还与鼻咽癌(nasopharyngeal carcinoma，NPC)的发生密切相关，主要发生在东南亚、北非和爱斯基摩地区，我国的广东、广西、福建、江西、湖南、浙江和台湾等地为高发区。主要表现如下：①所有NPC的癌组织中都检出EBNA和LMP及EBV基因组；②患者血清中有高效价的VCA和EA的IgG和IgM，且抗体的升高常在肿瘤出现之前；③NPC经治疗好转后，EBV抗体效价亦逐渐下降。

进行器官或骨髓移植的患者，有时会发生淋巴组织增生性疾病，其瘤细胞100%与EBV有关，并含有EBNA和LMP。

EBV也可长期潜伏在人体淋巴组织中，当机体免疫功能低下时，潜伏的EB病毒活化导致复发感染。

机体原发感染EBV后能产生特异性中，建立抗体和细胞免疫，中和抗体的产生有一定的时间顺序，首先出现VCA抗体和MA抗体，随后是EA抗体，随着感染细胞的溶解和疾病的恢复才能产生EBNA抗体。因此，EBNA抗体的出现表示机体已建立细胞免疫，通过细胞免疫控制了活动性疾病。上述中和抗体能阻止外源性EBV感染，却不能消灭潜伏的EBV。细胞免疫对病毒活化的“监视”和清除转化的B细胞起关键性作用。在体内潜伏的EBV可与宿主保持相对平衡状态，并维持终生。

三、微生物学检验

由于EBV呈常态性潜伏，组织中的病毒颗粒数量少，难以达到显微镜检测要求，EBV的分离培养较为困难，耗时长而且需要特殊的培养细胞，因此，检测EBV一般常用血清学方法检测相应抗体和抗原，也可采用核酸检测病变组织中的EBV基因。

1. 抗原检测 应用免疫荧光技术在病变组织中检测EBV抗原是EBV感染诊断的重要方法。目前已知大部分EBV相关的病变组织中存在EBV的核蛋白和膜蛋白等病毒产物，很多小鼠McAb可用来检测EBV特异的潜伏期和裂解期抗原。例如，在传染性单核细胞增多症患者的外周血淋巴细胞，EBNA的检出率在第一周可达到20%左右，而鼻咽癌活检组织中EBNA1的阳性检出率超过50%。

2. 抗体检测 采用免疫酶染色法和免疫荧光法等检测中和抗体。常用EBV感染血清学标志物包括抗-VCA IgM及抗-VCA IgG，抗-EA IgG、抗-EBNA1 IgG和抗-EBNA2 IgG。原发感染急性期抗-VCA IgM及抗-VCA IgG同时迅速升高，随后抗-VCA IgM逐渐减少，约4周后消失，抗-VCA IgG抗体终生存在。抗-EA IgG在急性感染后3～4周出现并升高，随后逐渐减少，3～6个月后消失。抗-EBNA1 IgG约在原发感染3个月后出现，一般终生存在，抗-EBNA2 IgG在抗-EBNA1 IgG之前出现并升高，随后逐渐减少，3～6个月后消失。对于抗-VCA-IgA或抗-EA IgA，效价为1∶(5～10)或效价持续上升对鼻咽癌有辅助诊断意义。

3. 核酸检测 诊断EBV感染的重要技术，检验方法有多种，包括原位杂交、斑点印迹杂交、Southern blot杂交和核酸扩增等。

第四节 巨细胞病毒

巨细胞病毒(cytomegalovirus，CMV)在自然界普遍存在，具有严格种属特异性，是一种可引起感染细胞肿大并出现巨大核内包涵体的病原体。感染人的巨细胞病毒称为人巨细胞病毒(human cytomegalovirus，HCMV)，也称为人疱疹病毒5型(human herpes virus 5，HHV-5)。

一、生物学特性

HCMV病毒颗粒直径为120～200 nm，有典型的疱疹病毒结构。基因组为长度为220～240 kb的

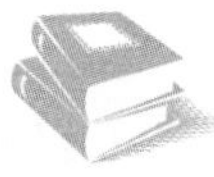

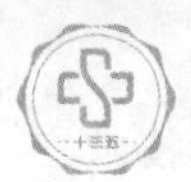

线性 dsDNA。病毒壳体直径约 100 nm，是由 162 个壳粒亚单位组成的对称 20 面体。衣壳外为被膜，厚约 50 nm，含有至少 14 种病毒蛋白。最外层为病毒的脂质双层包膜，厚约 10 nm，现已知包膜含有至少 10 种病毒糖蛋白。电镜下可见 HCMV 病毒颗粒呈高比率的破损和球型致密体等形态特征。

病毒感染宿主的范围具有种属特异性，HCMV 仅能在人成纤维细胞中增殖，其生长慢，复制周期长，出现 CPE 需要 2～6 周，表现为细胞肿大、核增大，形成巨大细胞，细胞核内和细胞质中均可形成嗜酸性包涵体。其特征性为细胞核内可出现周围绕有一圈空晕的大型包涵体，如猫头鹰眼状。

HCMV 对外界抵抗力差，56 ℃ 30 min、紫外线 5 min、脂溶剂、强酸和反复冻融均能灭活。4 ℃只能保存数日，－190 ℃可长期保存。

二、临床意义

HCMV 在全球普遍流行，各年龄均易感，感染率随年龄增长而升高，流行无季节性。60%～90%成人已有 HCMV 抗体，但不管是否有抗体存在，多数正常个体可长期带毒。传染源主要是患者或隐性感染者的唾液、尿液、乳汁、泪液、粪便、阴道分泌物、血液及精液。主要传播方式是人与人之间的密切接触传播、垂直传播、母婴传播、性接触传播等。HCMV 引起的感染主要表现为以下几点。

1. 先天性和围产期感染 先天性感染是指母体 HCMV 通过血液经胎盘感染胎儿，围产期感染是指母体 HCMV 通过产道或乳汁感染新生儿。HCMV 先天性感染胎儿在妊娠期出现宫内生长迟缓、黄疸、肝脾肿大、皮疹、心肌炎、肺炎、中枢神经系统病变、耳聋及脉络膜视网膜炎等表现。围产期感染者出生 3～12 周开始分泌或者排泄病毒，通常无临床表现。

2. 儿童及成人原发性感染 通过密切接触（如吸乳、接吻、性接触等）和输血等途径感染。大多数免疫功能正常者感染 HCMV 后无明显临床表现，少数出现传染性单核细胞增多症的类似表现，包括持续的发热、乏力、淋巴细胞增多和轻症肝炎等。原发感染后 HCMV 会在宿主体内潜伏于内皮细胞、淋巴细胞以及多种组织细胞中，当受到外界刺激，特别是免疫功能抑制时，潜伏的 HCMV 被激活开始复制。

3. 免疫功能低下者感染 在艾滋病、器官移植、恶性肿瘤、白血病等患者中，由于机体免疫功能低下或长期使用免疫抑制剂，除易引起原发感染外，还可激活潜伏在体内的 HCMV，引起肝炎、结肠炎、间质性肺炎、脑膜炎等严重感染。

HCMV 的抗感染免疫主要为细胞免疫，细胞免疫可以限制病毒扩散和潜伏病毒激活、限制病毒感染的发生和发展。在细胞免疫缺陷者可导致严重、长期的 HCMV 感染，并使机体的细胞免疫功能进一步受到抑制。HCMV 感染虽可刺激机体产生 IgG、IgM、IgA 抗体，但抗体不能阻止潜伏病毒的激活，因此，体液免疫对防御 HCMV 感染的保护作用不强，不能降低宫内或围产期感染和阻断感染通过母乳途径的传播，但可使病情减轻。由于 IgG 抗体可终生持续存在，IgM 抗体与急性感染有关，所以抗体的检测对于 HCMV 近期感染的诊断和流行病学调查有一定的意义。

三、微生物学检验

全血、血浆及血清标本均可用于 HCMV 感染的诊断。HCMV 抗原检测用纯化分离的血液白细胞，免疫受损患者 HCMV 感染诊断和监测最好采集血液。HCMV DNA 检测用全血、血浆、血清和纯化分离的外周血白细胞。

1. 显微镜检查 采集唾液、咽喉洗液、脑脊液、尿液、肺泡灌洗液等标本，离心取沉淀物涂片、经瑞特-姬姆萨或苏木精-伊红（HE）等染色后，显微镜观察可见细胞及核巨大化，核内出现包涵体。含包涵体的核被清晰亮圈环绕，形似猫头鹰眼睛。这些特征性细胞形态学改变提示 HCMV 感染，与活动性感染相关。但并非所有 HCMV 感染细胞均发生形态学改变，此方法的敏感性较低，阴性结果不能排除 HCMV 感染。

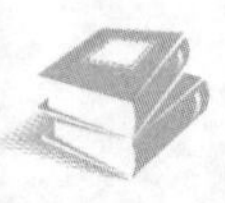

NOTE

2. 免疫学检测 ①抗原检测：主要是应用特异性 McAb 和多克隆抗体直接检测标本 HCMV 抗原 pp65。在外周血白细胞中检测到 HCMV pp65 抗原称为 HCMV 抗原血症，抗原血症检测速度快、敏感性好、特异性高、操作简单，能在感染出现症状前几天检测到，适用于 HCMV 感染的早期诊断。该方法结合病毒载量，可预测和区分 HCMV 活动性感染和潜伏性感染，适用于高风险重症患者、艾滋病患者、器官移植受者、造血干细胞移植受者、先天性 HCMV 感染检测，评估抗病毒疗效等。②抗体检测：抗-HCMV IgM、抗-HCMV IgG 以及抗-HCMV IgG 的亲和力是 HCMV 感染的主要血清学指标。如果血清抗-HCMV IgM 阳性，提示患者近期发生了原发性 HCMV 感染或活动性 HCMV 感染。新生儿血清中查出抗-HCMV IgM，表明有宫内感染。继发感染时，IgG 抗体滴度可显著升高，而 IgM 抗体为阴性。抗-HCMV IgG 阳性，未见抗体滴度动态升高，提示患者曾经感染，不一定发病。抗-HCMV IgG 的亲和力随免疫反应时间的推移会逐渐升高，检测 IgG 亲和力可用于区分原发感染和非原发感染。

3. 核酸检测 PCR、荧光定量 PCR 检验方法敏感性较高，可检出潜伏感染时的低水平 CMV DNA，已用于巨细胞病毒感染的早期检测。定性 PCR 阴性结果一般可排除 CMV 感染。定量 PCR 通过检测标本中 HCMV DNA 载量水平，监测病毒复制的活跃程度，对 HCMV 早期感染的诊断、预测发病危险性和病情严重性、指导抗病毒治疗以及评价治疗效果更有价值。

4. 分离培养和鉴定 病毒分离培养以唾液、尿液、生殖道分泌物、乳汁和白细胞为佳。人成纤维细胞是分离 HCMV 最敏感的细胞。2～6 周细胞会出现 CPE。CPE 一般表现为初期呈单个或多个局灶性病变，细胞肿大、变圆、折光性变强，含有黄褐色颗粒，姬姆萨染色核内或细胞质内可见嗜酸性包涵体，之后病灶逐渐扩大，形成明显蚀斑，最后整个单层贴壁细胞被破坏。HCMV 产生的 CPE 与腺病毒、水痘-带状疱疹病毒等类似，需通过抗原检测或核酸检测等对培养物进行鉴定。

第五节　其他疱疹病毒

一、人疱疹病毒 6 型

人疱疹病毒 6 型(human herpes virus 6，HHV-6)是 1986 年从艾滋病合并淋巴细胞增生性疾病患者外周血单核细胞中分离的病毒，是迄今发现的唯一可将其 DNA 整合至宿主染色体的疱疹病毒。HHV-6 分为 HHV-6A 和 HHV-6B 两种类型。其形态结构与疱疹病毒科其他成员病毒相似，HHV-6 基因组 DNA 为 160～170 kb。对脂溶剂敏感，56 ℃ 1 h 或紫外照射 10 min 均能将其灭活。

HHV-6 在人群中感染普遍，90％以上人群血清抗体呈阳性。感染无明显季节性，全年均可发生。原发性 HHV-6 感染多发生在 3 岁以内，随年龄增长，感染率呈增高趋势。可通过唾液、密切接触、输血及母婴传播等途径传播。约 25％婴幼儿 HHV-6 原发感染表现为丘疹或玫瑰疹。特点为持续数日高热，随着发热减退，面部、躯干出现红疹，蔓延到肢体远端。成人原发感染较罕见，可出现传染性单核细胞增多症，极少数表现为淋巴结病和急性重症肝炎等。

淋巴细胞增殖性疾病、器官移植、艾滋病等免疫力低下或免疫抑制患者，可激活 HHV-6 而引起急性感染。细胞免疫能限制疾病的发展，促进机体的恢复，但 HHV-6 可引起 T 细胞的持续感染。

对于 HHV-6 病原体的实验室诊断，早期可采集患儿唾液或外周血单核细胞，处理后接种于人脐血或外周血淋巴细胞进行培养以分离病毒；亦可采用 ELISA、中和抗体试验和 IFA 检测抗-HHV-6 IgM 和 IgG，以确定近期感染与既往感染；或采用原位杂交和 PCR 技术检测受感染细胞中的病毒 DNA。

二、人疱疹病毒 7 型

人疱疹病毒 7 型(human herpes virus 7，HHV-7)是 1990 年在健康人体外周血 T 细胞中分离的病毒。HHV-6 和 HHV-7 是 β 疱疹病毒亚科、玫瑰疹病毒属仅有的两个成员。HHV-7 病毒颗粒直径为 170 nm 左右，基因组为全长 145 kb 线性 dsDNA，病毒体呈 20 面体对称结构。HHV-7 的蛋白水解酶与 HHV-6 和 HCMV 蛋白酶在氨基酸水平上分别有 60％ 和 38％ 的同源性。

HHV-7 在全球广泛分布。在欧洲、美国和日本，60％～90％人群 HHV-7 血清抗体呈阳性。唾液

NOTE

传播是最主要的途径，75%血清抗体阳性者唾液检出 HHV-7 DNA，50%的 2～4 岁儿童 HHV-7 抗体阳性。HHV-7 也可在乳汁、尿液和阴道分泌物中检出，但无确凿证据表明 HHV-7 通过这些途径传播。与 HHV-6 不同，尚未发现 HHV-7 先天性感染。

HHV-7 分离培养条件与 HHV-6 相似。在体外对 $CD4^{+}$ T 细胞具有亲和性，可以在 PHA 刺激的人脐带血淋巴细胞中增殖。CD4 分子是 HHV-7 的受体，抗-CD4 McAb 可抑制 HHV-7 在 $CD4^{+}$ T 细胞中增殖。常用的检测方法有中和抗体试验、免疫印迹试验、免疫沉淀试验、ELISA 和 IFA 等。ELISA 敏感性较高，免疫印迹试验特异性较高。HHV-7 IgG 抗体亲和力试验同样可以区分 HHV-7 原发性感染和既往感染。临床上亦可采用 PCR、DNA 分析等分子生物学方法鉴定病毒。

三、人疱疹病毒 8 型

人疱疹病毒 8 型（human herpes virus 8，HHV-8）又称为卡波西肉瘤相关性疱疹病毒（Kaposi sarcoma associated herpes virus，KSHV），是 1994 年在艾滋病相关的卡波西肉瘤（Kaposi sarcoma，KS）中发现的疱疹病毒。HHV-8 是 γ-疱疹病毒亚科、棒状病毒属（*Rhadinovirus*）成员，HHV-8 和 EBV 共同特性是能在类淋巴细胞中复制和潜伏。HHV-8 具有典型的疱疹病毒形态，直径为 120～150 nm。基因组 DNA 长 165 kb。

HHV-8 感染流行病学差异较大。非洲感染率较欧洲、美国和日本感染率高。各地传播途径有所不同，感染率较高的国家，以唾液传播为主，感染率低的国家，主要通过同性性行为、毒品注射、输血及器官移植等途径传播。HHV-8 原发感染临床表现因年龄、免疫功能而异，儿童常发热、出疹。免疫功能正常者表现为腹泻、疲劳、局部皮疹、淋巴结肿大等。免疫功能低下者出现卡波西肉瘤、发热、关节痛、淋巴结病、脾大及血细胞减少等表现。

HHV-8 的检测主要依靠 PCR 和原位杂交技术，近年来已有报道采用 IFA、ELISA、免疫印迹等方法检测血清抗原或抗体。

本章小结

人类疱疹病毒目前发现有 8 种，分别为 HSV-1、HSV-2、VZV、EBV、HCMV、HHV-6、HHV-7 和 HHV-8。其中 HSV、VZV 和 HCMV 能够在人二倍体细胞中增殖，并产生明显的细胞病变，形成多核巨细胞。EBV、HHV-6、HHV-7 和 HHV-8 只能在淋巴细胞中增殖。人类疱疹病毒感染的特征是初次感染后会建立潜伏感染，病毒在宿主体内长期持续存在，潜伏感染者一旦机体免疫力减弱，病毒就可能再度复制引起复发感染。

人疱疹病毒检验方法较多，各病毒检验方法不尽相同。显微镜形态学检查操作简单但特异性低，仅作为辅助性诊断。抗原检测法敏感性和特异性较高，应用比较广泛。PCR 方法特别是荧光定量 PCR 法速度快、敏感性和特异性高，在疱疹病毒检测中应用最多，广泛应用于早期诊断和监测患者预后。病毒培养分离法虽然是病毒检测的金标准，但耗时，对硬件和技术水平要求较高，在临床检测中很少采用。

思考题

1. 疱疹病毒中可感染人的病毒有哪几种？分别属于哪些亚科？
2. HCMV 抗原血症检测的原理是什么？有何诊断价值？
3. EBV 与哪些疾病有密切关系？
4. 哪种人疱疹病毒的基因组可整合到人基因组上？对诊断有何影响？

（费　嫦）

NOTE

第三十九章　逆转录病毒检验

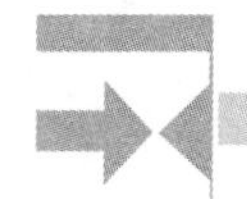

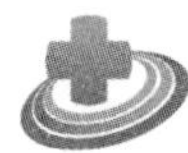

学习目标

1. 掌握　人类免疫缺陷病毒的生物学特性及微生物学检验方法。
2. 熟悉　人类免疫缺陷病毒临床意义。
3. 了解　人类嗜T细胞病毒临床意义与检验方法。

逆转录病毒科(*Retroviridae*)是一类含有逆转录酶(reverse transcriptase,RT)的RNA病毒。按致病作用分为2个亚科、7个病毒属。正逆转录病毒亚科包括α、β、γ、δ、ε逆转录病毒属和慢病毒属，泡沫逆转录病毒亚科只有1个泡沫病毒属。重要的逆转录病毒包括：慢病毒属中的人类免疫缺陷病毒(human immunodeficiency virus,HIV)是引起人类获得性免疫缺陷综合征(aquired immunodeficiency syndrome,AIDS)的病原体；δ逆转录病毒属中的人类嗜T细胞病毒-1型(HTLV-1)是成人T细胞白血病(ATL)的病原体。

第一节　人类免疫缺陷病毒

案例分析

德籍同性恋者，男，36岁，有近20年同性性乱史，起病初期，患者体重减轻，全身乏力，食欲降低，伴发面部疱疹、鹅口疮，几个月后，病情急剧恶化，持续高热，反复腹泻，X线检查为双侧肺炎，痰液中检测到铜绿假单胞菌。2个月后，身体多处出现卡波西肉瘤，肛门出现疱疹。半年后，因全身巨细胞病毒感染，最终死于肺炎。

思考题：

1. 结合性乱史、艾滋病相关综合征症状、机会感染、卡波西肉瘤等临床特征，该患者应考虑何种疾病？
2. 为明确病因，患者应做哪些微生物学检查？

一、生物学特性

(一) 形态与结构

病毒呈球形，直径为100～120 nm，核心为致密圆锥或圆柱状，内有病毒RNA分子和酶类(逆转录酶、整合酶和蛋白酶)，核酸外包被着双层壳膜，内层壳膜为p24衣壳蛋白构成，呈不典型20面体立体对称结构，包裹RNA；外层壳膜为脂质蛋白包膜，嵌有gp120和gp41两种特异性糖蛋白，前者为包膜刺突，后者为跨膜蛋白。双层壳膜之间为内膜蛋白p17(图39-1)。

(二) 基因组结构及编码蛋白

HIV基因组由两条+ssRNA在5′端通过氢键结合成二聚体，长约9.7 kb，含*gag*、*pol*、*env* 3个结构基因，以及*tat*、*rev*、*nef*、*vif*、*vpr*、*vpu* 6个调控基因，并在基因组的5′端和3′端各含长末端重复序列(long terminal repeat,LTR)。HIV的LTR含顺式调控序列，它们控制前病毒基因的表达。在LTR区有启动子、增强子及负调控区。

NOTE

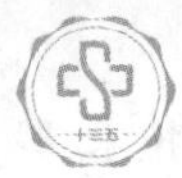

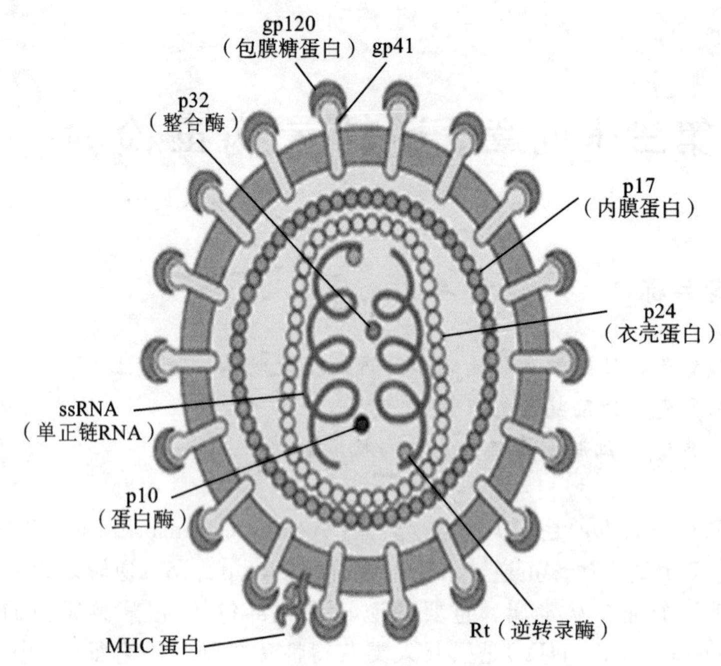

图 39-1　HIV 的结构模式图

1. 结构基因及编码蛋白

（1）*gag* 基因：编码核心蛋白（Gag 蛋白），先形成前体 p55，经酶解后形成三种蛋白 p17、p24 和 p15。p17 构成内膜蛋白，p24 构成衣壳蛋白。p24 的特异性最强。p15 可进一步分解成 p7 和 p9，p7 为核衣壳蛋白，当病毒从宿主细胞出芽释放时，它与病毒 RNA 结合进入病毒颗粒中。

（2）*pol* 基因：编码 Pol 蛋白，为 HIV 复制所需的酶类，包括逆转录酶（p66/p51）、蛋白酶（p10）和整合酶（p32）。

（3）*env* 基因：编码包膜糖蛋白前体 gp160。该前体蛋白在蛋白酶作用下分解为 gp120 和 gp41，gp120 与易感细胞表面 CD4 受体蛋白结合，使其构象改变与 gp41 分离，暴露后的 gp41 插入细胞膜，促使膜融合，病毒核心导入细胞内。

2. 调节基因及编码蛋白

（1）*tat* 基因：编码的产物（p14）能与 LTR 结合，启动并促进病毒基因的 mRNA 转录，为反式激活转录因子。

（2）*rev* 基因：编码的产物（p19）也是 HIV 复制所必需的。能将完整的病毒转录子从细胞核向外运输，增加 gag、pol、env 等编码的结构蛋白的表达。

（3）*nef*、*vif*、*vpr*、*vpu* 基因：该基因的编码产物在体外证实不是病毒复制所必需的，在体内可影响病毒毒力。

结构基因、调节基因编码的蛋白及其功能见表 39-1。

表 39-1　HIV 基因及编码蛋白的功能

分类	基因	编码蛋白	编码蛋白功能
结构基因	*gag*	p24、p7	衣壳蛋白和核衣壳蛋白
		p17	内膜蛋白
	pol	逆转录酶	逆转录酶活性与 DNA 聚合酶活性
		RNA 酶 H	水解 RNA:DNA 中间体的 RNA 链
		蛋白酶（P10）	切割前体蛋白
		整合酶（P32）	使病毒 DNA 与细胞 DNA 整合
	env	gp120	与细胞表面 CD4 分子受体结合
		gp41	介导病毒包膜与宿主细胞膜融合

NOTE

续表

分类	基因	编码蛋白	编码蛋白功能
调节基因	*tat*	p14	反式激活转录因子，促进病毒转录
	rev	p19	促进完整病毒 mRNA 由核向外运输
	nef	p24	增强 HIV 复制能力与感染力
	vif	p23	促进病毒装配与成熟
	vpu	p16	促进病毒释放
	vpr	p15	与 HIV 在巨噬细胞增殖有关

（三）病毒的复制

HIV 包膜糖蛋白 gp120 首先与易感细胞表面的 CD4 分子结合，启动 HIV 感染，经吸附、穿入、脱壳后，释放 HIV RNA，在逆转录酶作用下，以病毒 RNA 为模板，形成互补 DNA，进一步形成 dsDNA，在整合酶的作用下，病毒基因组插入宿主染色体中，形成前病毒(provirus)。前病毒在宿主细胞的 RNA 聚合酶作用下，转录形成 RNA，部分 RNA 作为病毒子代 RNA，部分 RNA 拼接成 mRNA 后翻译成各种结构蛋白和调节蛋白。病毒子代 RNA 与结构蛋白装配成核衣壳，并在出芽的过程中获取宿主胞膜而组成有感染性的病毒。

整合的前病毒以非活化形式潜伏在宿主细胞内，随细胞分裂进入子代细胞，在一定条件下被激活后开始复制。

（四）型别

主要有 HIV-1、HIV-2 两型，世界上大部分地区流行的是 HIV-1 型，HIV-2 多局限于西非区域性流行。HIV-1 与 HIV-2 的核苷酸序列约 40%相同。

（五）变异

HIV 是一种高度变异的病毒。逆转录酶无校正功能、错配率高是导致 HIV 基因组变异频繁的重要因素。*env* 基因最易发生变异，每年每个位点变异率约 0.1%，导致其编码蛋白 gp120 抗原变异，使病毒逃避宿主的免疫清除，也给疫苗研制带来困难。

（六）培养特性

HIV 仅感染表面有 CD4 分子的细胞，因此，感染的宿主范围和细胞范围较窄。实验室多取新鲜分离的正常人或患者自身分离的 T 细胞并经有丝分裂原(如 PHA)转化后培养 HIV。HIV 也可在某些 T 细胞株(如 H9、CEM)中增殖。感染细胞可出现 CPE，亦可在细胞中检测到 HIV 抗原，或在培养液中检测逆转录酶活性。HIV-1 和 HIV-2 都有严格的宿主范围，黑猩猩和恒河猴虽作为 HIV 感染的动物模型，但其感染过程与表现的症状与人类有所不同。

（七）抵抗力

HIV 对理化因素的抵抗力较弱。0.5%次氯酸钠、5%甲醛、2%戊二醛、70%乙醇作用 10～30 min 可灭活 HIV。HIV 在 20～22 ℃液体环境下存活 15 天，在 37 ℃存活 10～15 天。HIV 对紫外线不敏感。尽管 HIV 抵抗力不强，WHO 要求应采用 100 ℃ 20 min 灭活 HIV，最好采用高压蒸汽灭菌。

二、临床意义

（一）传染源

传染源为艾滋病患者或 HIV 无症状携带者，其血液、精液、阴道分泌物、乳汁、唾液、脑脊液、骨髓及中枢神经组织中均可有 HIV 存在。

（二）传播途径

1. 性接触传播 最为常见，包括同性或异性间的性行为。

NOTE

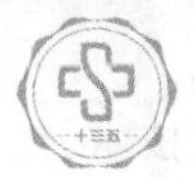

2. 血液传播 通过输入 HIV 污染的血液及其制品，或应用未彻底消毒的 HIV 污染注射器、手术器械等，或移植被 HIV 污染的组织器官。静脉药瘾者共用不经消毒的注射器和针头也极易感染。

3. 母婴传播 在胎儿期和围生期通过胎盘、产道或哺乳等方式传播。

病毒含量的多少是决定该体液传染性强弱的关键因素。并非体液中的每一个病毒颗粒都具有传染性，绝大多数为缺陷颗粒(defective particles)。

(三) 高危人群

同性或异性性乱者、血友病患者、器官移植受者、静脉吸毒者、母亲是患者或 HIV 携带者的新生儿或婴幼儿、医护人员等。

(四) 临床分期

HIV 主要侵犯 $CD4^{+}$ T 细胞，造成细胞免疫功能缺陷，并继发体液免疫功能受损，在临床上分为四期。

1. 急性期 HIV 初次感染后，病毒即在 $CD4^{+}$ T 细胞和单核-巨噬细胞中大量繁殖扩散。半数以上感染者在 2～3 周内出现发热、头痛、咽炎、淋巴结肿大、斑丘疹、黏膜溃疡、腹泻等症状。病毒的复制可引起机体的体液免疫和细胞免疫应答，从而使病毒血症减轻，各种症状也逐渐减轻或消失。急性期(一般感染两周后)血中可检测到 HIV 抗原 p24，但 HIV 抗体尚未转为阳性，一般在感染 4～8 周后 HIV 抗体阳性。

2. 无症状感染期 该病期可长达半年到 10 年，无临床症状，外周血病毒数量很低，常规方法甚至测不出，但体内淋巴样组织中仍有病毒存在且处于一定的增殖状态。HIV 抗体持续阳性。

3. 艾滋病相关综合征期(AIDS-related complex，ARC) 随着 $CD4^{+}$ T 细胞不断减少，免疫系统的损伤则进行性加重，而 HIV 的复制速度在逐渐加快，即进入艾滋病相关综合征期，各种症状开始出现，如低热、盗汗、倦怠、慢性腹泻、体重减轻、全身淋巴结持续性肿大等。

4. 典型 AIDS 期 此期感染者血中能检测到高水平 HIV，且 $CD4^{+}$ T 细胞数量明显下降(小于 200 个/μL)，导致严重免疫缺陷，易并发各种机会感染和恶性肿瘤，发展为典型艾滋病，通常在临床症状出现 2 年后死亡。常见的机会感染包括一些对正常人无明显致病作用的病毒(如巨细胞病毒)、细菌(如鸟胞内分枝杆菌)、真菌(白色念珠菌)等，常可造成致死性感染。艾滋病易并发肿瘤为卡波西肉瘤和恶性淋巴瘤。另外，也可出现神经系统的症状，如无菌性脑膜炎、肌肉萎缩与失调、艾滋病痴呆综合征等。

(五) 免疫性

HIV gp120 抗体为中和抗体，在急性期降可降低血清中的病毒抗原数量，但不能完全清除病毒。HIV 感染也可引起细胞免疫应答，能限制病毒感染，但不能彻底清除病毒。

三、微生物学检验

HIV 感染的微生物学检验主要包括病毒分离、HIV 抗体检测、HIV 抗原或核酸检测、$CD4^{+}$ T 细胞计数等。

(一) 病毒分离

从感染者标本中分离 HIV 需 4～6 周，多用于研究。取新鲜分离的正常人淋巴细胞或脐血淋巴细胞，用 PHA 刺激并培养 3～4 天后，接种感染者血液单核细胞、骨髓细胞、血浆或脑脊液等标本进行培养。培养过程中需定期换液，补加经 PHA 处理的新鲜正常人淋巴细胞以及 T 细胞生长因子，以维持培养物的持续生长。培养 2～4 周后，如出现 CPE，尤其是出现融合的多核巨细胞，则说明有病毒生长，进一步检测可用 IFA 法检测培养细胞中的 HIV 抗原，或用生化方法检测培养液中的逆转录酶活性，如出现阳性反应，还需经 Western blot 证实，并确定其型别。也可用电镜观察培养细胞中病毒颗粒的存在。

(二) HIV 抗体检测

NOTE

因为 HIV 抗体是人体感染后持续时间最长的血清学标志，检测方法具有特异、简便、经济等优点，因此，检测 HIV 抗体为艾滋病的主要检测手段。

抗体出现和持续时间因人而异，多数感染者在6～12周内开始出现抗体，6个月后所有感染者均抗体转阳。检测的抗体主要有抗-p24及其前体p55、抗-gp41、抗-gp120/gp160等。抗-p24、抗-p55在血清中出现最早，随后出现抗-gp120/gp160的抗体。这些抗体被认为是初期感染最稳定的指标。抗-gp41常在抗-p24出现后数周才出现。在艾滋病晚期仍持续存在的抗体是抗-gp120、gp41。

检测HIV抗体包括初筛试验和确证试验，原则上是先用敏感性高的方法初筛，阳性标本再用特异性高的试验确证。

1. 初筛试验 阳性结果需做重复试验，重复阳性结果需再做确证试验。

(1) EIA法：最常用的初筛试验，将HIV抗原包被在固相载体上，加入待检血清与之反应，洗涤后加酶标记抗人IgG。洗去多余的酶后，再加底物显色。若血清中含有HIV抗体，被固定的酶使底物反应、颜色变深，经测定得到很高的吸光度，为阳性反应，反之为阴性。除上述间接夹心法EIA外，还有竞争抑制法EIA、夹心抑制法EIA等。现在包被在固相载体上的HIV抗原是重组或人工合成的HIV多肽，代替了传统提纯病毒抗原的形式。

(2) IFA：将HIV感染的细胞作为抗原固定于玻片上，在其上滴加待检血清的方法。若血清中含有抗HIV抗体，则与细胞膜上的病毒抗原结合。当再加入荧光标记的抗人IgG后，可将细胞膜染成翠绿色。细胞与非HIV感染的人血清无此反应，仍为暗红色。IFA方法操作简便、敏感性高，特异性也比EIA法高，但因结果判断指标单一及非特异性荧光较难去除等缺点，仅用于HIV抗体检测的初筛。

(3) 凝集试验：凝集试验是将提纯后的HIV抗原连接到红细胞或有色明胶颗粒上，制成致敏颗粒。当加入的检测标本中有HIV抗体存在时，即可使致敏颗粒凝集，出现肉眼可见的浅色凝集环(斑)；若标本中无HIV抗体，致敏颗粒即在重力作用下沉降，形成一个深色红点。凝集试验简便、快速，且不需任何仪器。

2. 确证试验

(1) 免疫印迹试验(western blot，WB)：其敏感性和特异性均很高，且可同时测得各类HIV抗体，是HIV血清学检测中最常用的确证试验。将提纯的HIV处理后进行聚丙烯酰胺凝胶电泳(PAGE)，不同蛋白质则按分子大小和电荷不同而分开，然后在电场作用下转移到硝酸纤维膜(NC)上。进行测定时膜条需先用含动物血清蛋白的封闭液封闭膜上无蛋白部位，然后将待测血清与带有HIV蛋白的膜条反应。标本中的HIV抗体即可结合到相应的蛋白质部位，洗涤后滴加酶标抗人IgG，反应后加入酶作用底物进行显色，若在相应的蛋白质部位出现色带，表示为阳性，提示待检血清中含有抗该种蛋白的抗体。WB试剂制备复杂，成本高，被用来对ELISA法、IFA法、凝集试验的阳性结果进行确定，以排除假阳性。

(2) 条带/线性免疫试验(RIBA/LIA)：采用间接法检测样品中的抗HIV-1/HIV-2特异性抗体。试剂盒膜条上包被有HIV-1/HIV-2不同的重组抗原片段，加入待测样品后，其中的相应抗体与抗原可发生特异性的免疫反应；随后加入抗人IgG(碱性磷酸酶标记)，使其与HIV特异性IgG抗体相结合；加入显色底物后，在碱性磷酸酶的催化下，特异性抗体的结合部位出现肉眼可见的条带，为阳性结果。

(三) HIV抗原检测

HIV感染急性期出现病毒血症，可检测HIV抗原。抗体产生后，HIV抗原在较长时间内检测不到，这种现象称为血清转换(seroconversion)，平均持续3～4周。常用ELISA法检测HIV的衣壳蛋白p24，将抗-p24McAb包被到反应板上，标本中若有p24则能与之结合，然后加入酶标记的p24抗体，使其与底物结合后显色。p24抗原通常出现于急性感染期，抗体产生后(此时处于潜伏期中)常为阴性，而艾滋病症状出现时，p24又可重新上升，因此，检测p24除用于早期诊断HIV感染外，还常用于抗HIV药物疗效的监测及HIV感染者发展为艾滋病的动态观察，有时也可检测培养细胞中的p24测定HIV感染。

(四) HIV核酸定性检测

1. 原位杂交(in site hybridization) HIV感染者的体内组织和细胞中含有HIV的RNA或整合入细胞基因组中的前病毒，用放射性核素标记核酸探针(即HIV cDNA片段)与患者血细胞或组织切片进

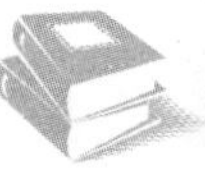
NOTE

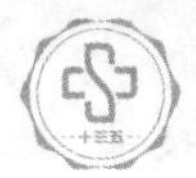

行核酸杂交,经放射性自显影,即可显示出病毒感染细胞的原始部位。

2. 多聚酶链反应(PCR)

(1) PCR-DNA:用于扩增前病毒 DNA,以诊断 HIV 感染。取外周血单核细胞,溶解后用 *gag* 和 LTR 区段的引物进行扩增,然后用核酸探针杂交证实。在设立对照和避免污染情况下,可在 10000 个细胞中检测到 1 拷贝的 HIV 前病毒 DNA。还可以扩增病毒 DNA 的指定区段,研究序列变异和抗反转录病毒药物的耐药性。

(2) PCR-RNA:RT-PCR 法可检出血清或血浆中 HIV 基因组的存在。当有临床表现而抗体检测阴性时,或感染者由于低丙种球蛋白血症而导致血清检查结果不可靠时,PCR-RNA 对 HIV 诊断有重要意义,尤其适用于新生儿的 HIV 感染早期诊断,因为母体的 HIV 抗体可以通过胎盘传给胎儿,血清学检测结果具有很大的不确定性。

(五) HIV 核酸定量检测

常用定量 PCR 技术检测感染者体内游离病毒的 RNA 拷贝数,亦称病毒载量,以对数值 log/mL 来表示。通常采集血浆、体液及组织作为检测样品。目前使用的方法主要有三种,即 RT-PCR、分支链 DNA 信号放大技术(bDNA)及核酸依赖性扩增检测技术(nucleic acid sequence based amplification, NASBA)。

1. RT-PCR 技术 比较常用。该技术基于 RNA 逆转录酶的作用,使病毒 RNA 反转录为 cDNA,通过聚合酶链反应,扩增反转录的 cDNA 片段,使其达到可检测的含量。

2. bDNA bDNA 是指人工合成的带有侧链的 DNA 片段,在每条侧链上都可以标记可被激发的标记物。分支链 DNA 可以与病毒核酸结合,加入激发物后在专用读数仪上读数,计算机程序可自动计算标本中病毒 RNA 含量。

3. NASBA 该技术基于一个扩增的酶系统,包括逆转录酶(RT 酶)、RNA 酶 H 和 T7 RNA 聚合酶,模拟病毒 RNA 在细胞内复制过程而产生大量拷贝的 RNA 片段。基本方法:将引物、标本加入扩增反应液,65 ℃ 1 min 使 RNA 分子二级结构打开,降温至 37 ℃加入逆转录酶,T7 RNA 聚合酶和 RNA 酶 H,并在 37 ℃反应 1～1.5 h,其产物经琼脂糖电泳,溴化乙锭染色即可在紫外仪下看到条带。NASBA 简便,不需要特殊仪器,不需要温度循环。整个过程由三种酶控制,循环次数少,扩增效率高于 PCR。

(六) $CD4^+$ T 细胞计数

流式细胞仪(FCM)进行 $CD4^+$ T 细胞计数是判定 HIV 感染及治疗效果的指标。如有 HIV 感染,当 $CD4^+$ T 细胞计数＜500 个/μL 时为抗逆转录病毒药物治疗的指征;$CD4^+$ T 细胞计数＜200 个/μL 时容易感染卡氏肺孢子菌,应立刻进行卡氏肺孢子菌的预防与治疗;$CD4^+$ T 细胞计数＜100 个/μL 时易感染巨细胞病毒或结核分枝杆菌。凡是疑为 HIV 感染者,都应每 6 个月做 $CD4^+$ T 细胞计数 1 次,若有减少趋势,检查间隔时间要缩短。若 $CD4^+$ T 细胞数量持续下降是更换治疗方案的指征。任何抗逆转录病毒药物的疗效至少应包括 $CD4^+$ T 细胞数的提高。

(七) HIV 诊断中应注意的问题

1. 明确各种试验方法的适应范围 HIV 血清学检测方法分为初筛和确证两类。若初筛试验抗体阳性,需做重复试验,若仍为阳性,再做确证试验,且用新鲜采集的第二份标本来做,经国家卫生健康委员会授权的国家或省艾滋病检测中心复核后方可报告。

2. 根据 HIV 感染的不同时期选择不同的检测手段 HIV 原发感染两周内任何方法均无法检测到病毒,2 周后出现病毒血症时,可检测 HIV 抗原或 HIV 逆转录酶活性。感染 6～8 周后选择检测 HIV 抗体。

3. HIV 抗体测定的预示值 测定的预示值决定着测定结果的正确性。在实际检测中,普通公民初筛试验阴性,排除 HIV 感染可能;但对有性乱接触史、吸毒、来自高发区的外国人或在疫区长期居住的归国人员等高危人群的阴性结果,需进一步确证或追踪调查,避免因感染"窗口期"而漏检。对抗体阳性

NOTE

结果的报告要慎而又慎，要严格经确证试验证实和相关授权部门复核后方可报告。

4. 检测结果的处理 发现阳性结果，一方面按照国家传染病防治法的相关规定及时上报，同时严格按照新颁布的 HIV 感染者管理规定妥善处理。对已成年患者应通知本人，并向其解释阳性结果的意义及 HIV 与艾滋病的关系，使其明确 HIV 感染途径和预防措施，忠告 HIV 感染者有义务不从事可将病毒传给他人的活动。另一方面，检验单位有责任向感染者承诺为其保密，以避免发生对艾滋病患者歧视的不良社会现象，这也是有效控制艾滋病蔓延的重要保证。

第二节 人类嗜 T 细胞病毒

一、分类

人类嗜 T 细胞病毒分为Ⅰ型（HTLV-Ⅰ）和Ⅱ型（HTLV-Ⅱ），分别分离于 T 细胞白血病（ATL）和毛细胞白血病患者的外周血淋巴细胞中。两型间基因组同源性近 50%。

二、生物学特性

1. 形态结构 HTLV 呈球形，直径约 100 nm。核心含 RNA、逆转录酶和 Gag 蛋白，衣壳呈 20 面体对称结构，核衣壳外面是病毒的包膜，包膜表面有糖蛋白刺突 gp46，能与细胞表面的 CD4 分子结合，与病毒的感染、侵入细胞有关。

2. 基因组结构及其编码蛋白 病毒基因组的两端均为 LTR，有 *gag*、*pol*、*env* 三个结构基因和 *tax*、*rex* 两个调节基因。结构基因的功能与 HIV 基本一致，*tax* 基因的编码产物是一种反式激活因子，除有激活 LTR、增加病毒基因的转录外，尚能激活细胞的 IL-2 基因和 IL-2 受体基因，使它们异常表达而促进细胞大量增长。*rex* 基因编码的两种蛋白对病毒的结构蛋白和调节蛋白的表达有调节作用。

三、临床意义

1. 传播途径 HTLV-Ⅰ可通过输血、注射或性交等方式水平传播；亦可经胎盘、产道或哺乳等途径在母婴间传播。

2. 感染特征 HTLV-Ⅰ和 HTLV-Ⅱ仅感染 $CD4^+$ T 细胞，致使受染的 T 细胞发生转化，最后发展为 T 细胞性白血病。T 细胞性白血病主要表现为 T 细胞大量增生、转化、癌变，淋巴结及肝、脾肿大，并发高钙血症、皮肤红斑、皮疹、结节等，预后不良。

HTLV-Ⅰ还可引起 HTLV-Ⅰ型相关脊椎病（HAM）及热带痉挛性下肢轻瘫（TSP），因两者相似，故总称 HAM/TSP。HAM 以女性居多，主要症状为慢性进行性步行障碍和排尿困难，有时伴有感觉障碍。

知识链接

HTLV 引起细胞恶变的机制还不完全清楚。病毒首先吸附 $CD4^+$ T 细胞并使其激活，细胞膜上出现 IL-2 受体，继而病毒基因组经逆转录并以前病毒形式整合于细胞 DNA 上。在病毒复制过程中，通过 *tax* 基因产物的反式激活作用，$CD4^+$ T 细胞的 *IL-2* 基因与 *IL-2* 受体基因异常表达，使感染病毒的 $CD4^+$ T 细胞大量增生，但并不引起细胞破坏。由于 HTLV 前病毒 DNA 在 T 细胞染色体上的整合并无特定细胞基因的限制，可以整合于不同的细胞 DNA 上，并使细胞转化成不同的克隆。当这些细胞继续增殖时，某一克隆中个别细胞的 DNA 如果发生突变，突变细胞就会演变成白血病细胞，随后由其不断增殖形成 T 细胞白血病的细胞克隆。从 HTLV 感染 $CD4^+$ T 细胞到形成白血病细胞克隆，一般需 3～6 周时间。

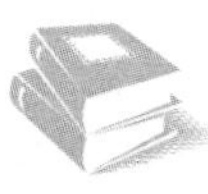

NOTE

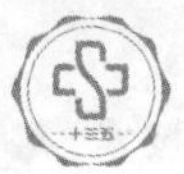

四、微生物学检验

(一) 病毒分离与鉴定

采取感染者外周血分离淋巴细胞，经 PHA 处理后，加入含有 *IL*-2 的营养液继续培养 3～6 周，电镜观察病毒颗粒，并检测上清液逆转录酶活性，最后用免疫血清或 McAb 进行病毒鉴定。

(二) 抗体检测

1. ELISA 法 用 HTLV-Ⅰ/Ⅱ病毒作为抗原，加入患者血清孵育后再加酶标的抗人 IgG 抗体，然后加酶作用底物。根据其颜色变化检测 HTLV-Ⅰ/Ⅱ抗体。

2. IFA 以 HTLV-Ⅰ/Ⅱ感染的细胞株作为靶细胞抗原制成细胞涂片，加入患者血清孵育后再加荧光素标记的抗人 IgG 抗体，在荧光显微镜下测患者血清中 HTLV-Ⅰ/Ⅱ抗体。

此外，还可用胶乳凝集法(PA 法)、WB 法、PCR 法等进行检测检测抗原或核酸。

本章小结

人类免疫缺陷病毒是获得性免疫缺陷综合征的病原体，属于逆转录病毒。HIV 靶向性侵袭 $CD4^+$ T 细胞，造成机体免疫系统功能紊乱而导致难治性机会感染和恶性肿瘤。传播途径主要为性传播、血液传播和母婴传播。特异性抗体检测是常用确定 HIV 感染的指标，初筛试验阳性者做确证试验得以确诊。$CD4^+$ T 细胞计数作为判断病情、评估疗效的重要指标。

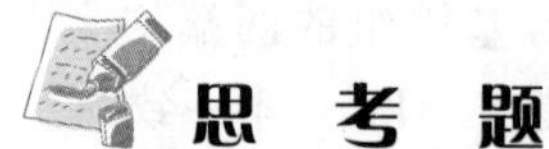

思考题

1. 检验人员处理疑似 HIV 感染者血液标本时，需要注意什么或采取什么必要防护措施？
2. 阐述检测 HIV 特异性抗体的初筛试验和确证试验的意义。

(李秀真)

NOTE

第四十章　其他病毒与朊粒检验

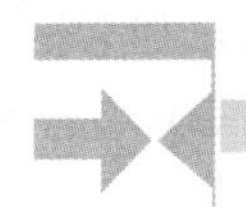

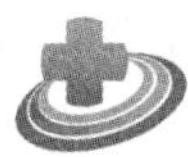

学习目标

1. 掌握　狂犬病病毒、人乳头瘤病毒及朊粒的生物学特征。
2. 熟悉　狂犬病病毒、人乳头瘤病毒的微生物学检验和临床意义。
3. 了解　传染性海绵状脑病的种类及特点。

第一节　狂犬病病毒

案例分析

患者，男，65岁，2011年7月1日被犬袭击，咬伤左手掌侧腕关节附近，立即自行用肥皂水冲洗伤口并消毒。7月18日，患者感觉左手掌侧数处伤口疼痛剧烈，且有放射痛至前臂，立即到某市医院入院治疗。查体：左手掌远横纹以近见六个犬齿痕，伤口干燥，无红肿，左手2～5指感觉稍麻木，余处未见异常。7月20日出现呼吸困难，并阵发性加重，进水困难，极度烦躁，易激惹，四肢麻木等症状。血常规提示白细胞正常，中性粒细胞76.2%，淋巴细胞15.5%，C-反应蛋白10 mg/L。1天后死亡。

思考题：

1. 该患者最可能感染了何种病毒？如何通过实验室检验进一步确诊？
2. 一旦被犬咬伤，除了立即清理伤口外，还应采取哪些紧急处理措施？

狂犬病病毒(rabies virus)属于弹状病毒科(*Rhabdoviridae*)、狂犬病病毒属(*Lyssavirus*)，该病毒是一种嗜神经性病毒，在多种野生动物和家畜中可发生自然感染与传播，并且可以通过咬伤、抓伤或密切接触等形式感染人类而引起狂犬病(rabies)。狂犬病俗称恐水症(hydrophobia)，是人畜共患的自然疫源性传染病，据估计全世界每年有5万多人感染，一旦发病，其死亡率几乎为100%。因此，正确处理伤口、及时注射疫苗对预防狂犬病的发生尤其重要。

一、生物学特性

1. 形态结构　病毒颗粒呈子弹状，平均大小为(100～300)nm×(60～85)nm。外有包膜，核衣壳呈螺旋对称，内含不分节段的-ssRNA基因组，全长约为12 kb，从3′端到5′端依次为编码N、M1、M2、G、L共5个基因，分别编码病毒的核蛋白(nucleoprotein，N)、衣壳基质蛋白(matrix protein 1，M1)、包膜基质蛋白(matrix protein 2，M2)、糖蛋白(glycoprotein，G)和大蛋白(large protein，L)这5个主要结构蛋白。M1、M2蛋白分别构成衣壳和囊膜的基质；L蛋白位于核衣壳内，是依赖RNA的RNA多聚酶；G蛋白在包膜上构成病毒刺突，介导病毒与细胞膜的融合、受体结合以及诱导宿主中和抗体的产生，此外它还与病毒的致病性有关；N蛋白为核蛋白，有保护RNA的功能。

2. 分型　应用McAb技术可将狂犬病病毒及相关病毒分为6个血清型，血清1型(典型标准病毒株)是经典狂犬病病毒，主要包括野毒株和疫苗毒株，以及新鉴定的中欧啮齿动物分离株；其余五型为狂犬病相关病毒：血清2型(标准拉各斯蝙蝠病毒，Lagos-bat virus)、血清3型(莫克拉病毒，Mokola

NOTE

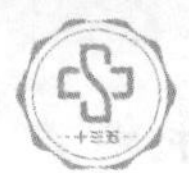

virus)、血清 4 型（杜文海洛病毒，Duvenhage virus）、血清 5 型（Obodhiang 病毒原型株）和血清 6 型（Kotonkan 病毒原型株）。

根据狂犬病病毒的 N 基因核苷酸序列的差异，又分为 7 个基因型：其中基因 1～4 型与血清型 1～4 相对应，基因 5 型为欧洲蝙蝠狂犬病病毒 1（EBL1 病毒株），基因 6 型为欧洲蝙蝠狂犬病病毒 2（EBL2 病毒株），基因 7 型为澳大利亚蝙蝠狂犬病病毒（ABL 病毒株）。

3. 变异性　根据狂犬病病毒的感染性强弱将其分为野毒株（wild strain）和固定毒株（fixed strain）。①野毒株：从自然感染的人或动物体内分离出的病毒株，其毒力较强，称为野毒株，又称街毒株（street strain）。②固定毒株：将野毒株在家兔脑内连续传代后，病毒对家兔致病的潜伏期可以随传代次数的增加而逐渐缩短，传至 50 代左右时，潜伏期可由原来的 4 周左右缩短为 4～6 天，若继续进行传代，潜伏期不再缩短，这种变异的狂犬病病毒被称为固定毒株。其重要特点为致病性明显减弱，脑外途径接种时不能侵入脑神经组织，不引起狂犬病。从街毒株到固定毒株的过程实际上反映了病毒的变异。

4. 抗原性　狂犬病病毒的主要抗原如下。①糖蛋白 G：位于病毒体表面，是有效的保护性抗原，它能够诱导机体产生中和性抗体和建立细胞免疫，G 蛋白的抗原性易发生变异。②核蛋白 N：存在于病毒核心，抗原性比较稳定和保守，为属特异性抗原，能够诱导机体产生保护性的细胞免疫应答，并且对中和抗体的产生有促进作用，但不能刺激机体产生保护性抗体。

5. 免疫性　狂犬病病毒感染后能诱导机体产生免疫反应。①体液免疫：感染后机体产生中和抗体，有中和游离状态的病毒、阻断病毒进入神经细胞内的作用。接种疫苗所获得的防止发病效果可能与此有关。但抗体对已进入神经细胞内的病毒难以发挥作用。②细胞免疫：杀伤性 T 细胞特异性作用于病毒蛋白抗原，可引起病毒溶解；单核细胞产生的 IFN 和 IL-2 具有抑制病毒复制和抵抗病毒攻击的作用。

6. 培养特性　狂犬病病毒的动物感染范围较广，主要在野生哺乳动物及家畜中自然感染与传播。在易感动物或人的中枢神经细胞中增殖时，以大脑海马回的锥体细胞多见，在胞质内形成一个或多个圆形或椭圆形、直径为 20～30 nm 的嗜酸性包涵体，称为内基小体（Negri body），具有诊断价值。常用的实验动物有小鼠、大鼠、地鼠、豚鼠、家兔、猫、狗等，其中以小鼠最敏感。病毒在鸡胚、地鼠肾细胞、BSC-1（猴肾细胞）、BHK-21（幼年金色地鼠肾细胞）、Vero 等中能够增殖，大多数毒株不引起细胞病变。

7. 抵抗力　病毒抵抗力不强，对热敏感，60 ℃ 30 min 或 100 ℃ 2 min 即可被灭活。对脂溶剂（肥皂水、氯仿、丙酮等）、酸（pH 4 以下）、碱（pH 10 以上）、乙醚、75%乙醇、甲醛、碘制剂及季铵盐类化合物敏感。不易被酚或来苏儿溶液杀灭。病毒于－70 ℃或冻干后置 0～4 ℃中可保持活力数年。

二、临床意义

狂犬病是一种由狂犬病病毒引起的以侵犯中枢神经系统为主的急性人兽共患传染病，主要由病犬咬伤所致，也可由病猫、狼等野生动物等咬伤、抓伤皮肤黏膜或其唾液污染未愈合的伤口而感染，动物发病前几天，唾液中已带有大量病毒。病毒经伤口进入机体，在局部横纹肌细胞内缓慢增殖 4～6 天后，沿传入神经上行，扩散至中枢神经系统，大量繁殖而导致脑干和小脑为主的中枢神经系统损伤，然后再沿传出神经扩散到唾液腺、嗅神经、眼、舌部味蕾等处，尤以迷走神经核、舌咽神经核及舌下神经核的损伤严重，可导致呼吸肌、舌咽肌痉挛，出现呼吸困难、吞咽困难。延髓和脊髓的损伤可引起各种瘫痪，脑实质的损伤可导致呼吸循环衰竭而死亡。

本病潜伏期较长，一般为 2～8 周，亦有短至 1 周或长达 1 年以上的，潜伏期长短与伤口和头部间的距离、伤口内病毒的数量与毒力、伤者的年龄与免疫力等因素有关。狂犬病的发病高峰季节为 7～9 月份，感染者以儿童多见。

根据狂犬病的临床表现特点，狂犬病分为狂躁型和麻痹型两种。其中狂躁型是最常见的临床类型，病程短，为 4～6 天，临床上分为 3 个时期。

1. 前驱期　有全身不适、发热、头痛等一般症状，伤口部位感觉异常，如麻木、疼痛、痒、蚁行感等，症状可持续数小时至数天。

NOTE

2. 兴奋期 患者狂躁不安、大量流涎、流汗、心率增快。恐水是狂躁型狂犬病特有症状之一，患者饮水、见水或闻及水声均可致咽喉肌痉挛。风、光等轻微刺激也可诱发痉挛。患者吞咽困难，无法饮水、进食，异常恐惧，故又叫恐水病。本期一般持续1～2天。

3. 麻痹期 患者趋于安静，主要临床表现是出现各种迟缓性瘫痪症状，患者可出现眼球运动失调、昏迷，很快因呼吸、循环衰竭而死亡。本期一般不超过24 h。病死率达100%。

麻痹型狂犬病少见，我国仅有零星报道。前驱期表现与狂躁型狂犬病的前驱期表现无明显区别，无兴奋期和恐水症状，前驱期过后即出现四肢无力、麻痹症状。因喉肌、声带麻痹导致失音、讲不出话，故称"哑狂犬病"。病程可达10～20天或更长。

对于狂犬病目前尚无有效的治疗方法。感染后及时进行伤口处理、注射高效价抗病毒血清、接种疫苗是预防狂犬病的关键。

三、微生物学检验

狂犬病临床症状不能作为确诊此病的唯一依据，要结合患者的流行病学史和实验室检验结果进行综合判断，病例确诊需要实验室证据。

1. 标本的采集 通常采集唾液、泪液、尿液、脑脊液、角膜印片、死亡患者的脑组织等标本。由于狂犬病传染性极高，采集标本时应注意自我防护。

2. 抗原检测 可采用IFA、ELISA直接检测标本中狂犬病病毒抗原，尤其是IFA快速、敏感且特异性高，是诊断狂犬病病毒感染的首选方法。

3. 核酸检测 运用RT-PCR法检测标本中狂犬病病毒RNA，该方法敏感性高，存在一定的假阳性，操作时要注意防止污染。扩增产物还可经核酸测序加以确诊。

4. 病毒分离培养 取患者的唾液、脑脊液、皮肤组织或死后脑组织接种动物或鼠神经瘤细胞、BHK21、Vero等细胞进行病毒的分离培养，狂犬病病毒增殖后一般不破坏细胞，也不出现细胞病变，可采用IFA检测病毒抗原。该方法耗时长，阳性率较低。

5. 内基小体的检查 对于死亡患者可取其脑组织制备切片或压片，用姬姆萨染色或直接荧光抗体检查内基小体，阳性率为70%～80%。

6. 抗体检测 在病毒感染早期血清中的特异性中和抗体一般查不到或滴度很低，1周后才开始上升。可选用的方法很多，有中和试验、血凝抑制试验、ELISA、快速荧光灶抑制试验等，接种过狂犬病疫苗的患者抗体滴度大于0.5 IU/mL，表明已获得保护；未接种过疫苗的患者的抗体滴度大于1 IU/mL，且近期有4倍增高，可考虑狂犬病。

7. 隔离、观察动物 人被犬或其他动物咬伤后，确定动物是否患病或带毒对采取防治措施极为重要。捕获可疑动物隔离观察7～10天，若动物不发病，一般认为动物在咬人时其唾液中尚无狂犬病病毒；若7～10天内发病，应将其处死，取动物脑组织制成切片或印片，用IFA检查病毒抗原，同时检查脑组织内的内基小体。

第二节　人乳头瘤病毒

案例分析

患者，男，44岁。因肛周丘疹伴瘙痒1个月就诊。患者于就诊前4个月有婚外性接触史，后自觉肛门皮肤瘙痒，可触及少量米粒大小的丘疹，后来皮疹逐渐增大。既往无其他病史。皮肤科检查：肛周可见泛发淡红色或皮色丘疹，粟粒至黄豆大小，呈乳头状，部分融合呈菜花状。实验室检查：尿道口分泌物淋球菌、衣原体、支原体检查均为阴性；梅毒血清学试验及人类免疫缺陷病毒抗体试验均为阴性。组织病理检查示：角化过度伴角化不全、棘层肥厚；角质层、颗粒

NOTE

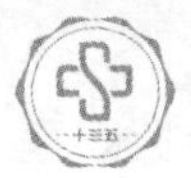

层和棘细胞层有空泡细胞。

思考题：

1. 根据已有信息，患者可能患什么疾病？由什么病原体引起？

2. 如何通过实验室检查进行确诊？

乳头状瘤病毒属于乳头瘤病毒科(*Papovaviridae*)、乳头瘤病毒属(*Papillomavirus*)，在人和动物中分布广泛。对人致病的称人乳头瘤病毒(human papillomavirus，HPV)，目前发现的HPV超过120个型，大多数类型的HPV对人类不引起明细症状，为一过性感染，但其中约35个型涉及生殖道感染，部分型别与肿瘤相关。HPV对皮肤和黏膜上皮细胞有高度亲嗜性，引起皮肤黏膜异常增生，使组织发生疣状或乳头状瘤变物。

一、生物学特性

HPV呈球形，直径为52～55 nm，无包膜，衣壳呈20面体立体对称结构，含72个壳粒，壳粒含2种结构蛋白：主要衣壳蛋白和次要衣壳蛋白。HPV基因组是一闭环dsDNA，全长约8 kb，编码9～10个开放阅读框，按其功能分为三个编码区，即早期转录区(E区)、晚期转录区(L区)和非编码区(non coding region，NCR)，NCR也称长控制区(long control region，LCR)或上游调节区(upstream regulatory region，URR)。E区由约4500个碱基对组成，占基因组的50%，分别编码E1～E8等早期蛋白，其中E3和E8的功能尚不明确，E1在病毒起始复制中起关键作用；E2涉及病毒DNA转录的反式激活；E4与病毒成熟胞浆蛋白有关；E5主要生物学功能是通过细胞生长因子受体激活上游调控；E6是一种位于核内的DNA结合蛋白；E7是一种核蛋白，E6和E7共同影响病毒复制的调控及恶性转化。L区分L1和L2，分别编码主要衣壳蛋白和次要衣壳蛋白。NCR位于L1区与E6区之间，与病毒复制、转录的调控有关。

HPV不能用常规方法培养，尚不能进行血清学分型。目前HPV分型主要依据DNA的同源性，同源性小于50%则被认为是一个单独的型，迄今已发现超过120个型。HPV具有宿主和组织的特异性，只能感染人的皮肤和黏膜。HPV各型之间有共同抗原，即属特异性抗原，也有型特异性抗原。HPV感染后机体可以产生特异性抗体，但该抗体没有中和病毒的作用。

二、临床意义

人类是HPV的唯一宿主，普遍易感，传染源为患者和带毒者，主要通过接触感染部位或污染的物品传播，生殖器感染主要由性接触传播，新生儿可经产道感染。病毒通常在感染局部增殖，一般不经血流扩散。不同型的HPV可引起不同部位的乳头瘤。皮肤疣一般是良性的，如跖疣、寻常疣和扁平疣等，有些疣能自行消退。危害最大的是尖锐湿疣和宫颈癌。尖锐湿疣是一种皮肤黏膜良性增生性性传播疾病，主要侵犯生殖器、会阴和肛门等部位，病损突出于皮肤表面，粗糙有肉质的蒂柄，常融合成大团块。尖锐湿疣主要由HPV6、11型感染引起。

目前已证实宫颈癌与HPV感染密切相关，根据与宫颈癌的关系分为高危型和低危型，高危型HPV的DNA可整合于宿主细胞的染色体上，与生殖道癌前病变及恶性肿瘤密切相关，如HPV16、18、31、33、35、39、45、51、52、56、58、68、70等型与宫颈癌、外阴癌、肛门癌等恶性肿瘤相关。低危型HPV如HPV1、6、11、42和43等型常引起生殖道疣等良性病变，低危型很少存在于宫颈癌中。

三、微生物学检验

根据病史及临床表现、流行病学史及实验室检测进行综合分析，做出诊断。

1. 标本的采集 一般手术切取患者局部皮肤黏膜病变组织或者血清标本。

2. 染色镜检 将疣状物制成组织切片或进行生殖道局部黏液涂片，用帕尼科拉染剂染色，光镜下如观察到特征性空泡细胞或角化不良细胞和角化过度细胞，可初步诊断为HPV感染。

NOTE

3. 核酸检测 检测病毒DNA是目前诊断HPV感染的主要方法。核酸杂交可进行HPV的分型与感染诊断，常用的技术有原位杂交法、Southern 印迹、斑点杂交等；也可采用 PCR 技术进行 HPV DNA 的检测，再选择不同型别的引物扩增后进行分型，或通过核酸杂交技术确定感染的型别。

4. 抗原检测 采用免疫组化技术检测病变组织中的 HPV 抗原。

5. 抗体检测 从病变组织中提取 HPV 抗原或用基因工程表达制备病毒抗原以检测患者血清中的抗体。

第三节 细小病毒

细小病毒(parvovirus)属于细小病毒科(*Parvoviridae*)、细小病毒属(*Parvozrirus*)，是目前已知形态最小的 DNA 病毒。已经发现可以感染人的细小病毒共有 5 种：人细小病毒 B19(human parvovirus B19，B19 病毒)、人细小病毒 4(human parvovirus 4，PARV4)，腺相关病毒(adeno-associated virus，AAVs)、人博卡病毒(human bocavirus，HBoV)和 Bufa 病毒(Bufavirus，BuV)。但目前只有 B19 病毒被确认能对人类致病，其余 4 种病毒与特定疾病的关联性迄今尚在研究或尚无定论。

一、生物学特性

细小病毒直径为 18～26 nm，衣壳呈 20 面体对称结构，无包膜。病毒基因组为线状 dsDNA，5.1～5.5 kb。病毒主要在细胞核中复制，根据病毒在细胞中独立复制的能力，可分为自主复制型(如 B19 病毒)和复制缺陷型(如 AAVs)两个类型。其中，自主复制型病毒必须在分裂旺盛的细胞中进行复制，AAVs 则需要腺病毒的存在才能复制。B19 病毒由于具有很强的嗜红系前体细胞的特性，很难在常规细胞培养或接种动物体内生长，只能在人骨髓瘤细胞中增殖。病毒抵抗力较强，对热不敏感，60 ℃可存活 1 h，对冻融、干燥、脂溶剂稳定。

二、临床意义

细小 DNA 病毒主要通过呼吸道、密切接触传播，输入被该病毒污染的血制品和垂直传播也是其感染的传播方式。B19 病毒对骨髓中分裂旺盛的红系前体细胞具有高度亲嗜性，通过直接杀细胞作用和免疫病理损伤而致病。B19 病毒感染不同年龄阶段或免疫状态的人群，临床表现差异很大。儿童感染后常引起急性传染性红斑(erythema infectiosum，EI)，是一种轻度接触性传染性皮疹，也是 B19 病毒引起的最常见的疾病；中年妇女感染后可能会引起一些急性或慢性关节疾病；免疫力正常成人感染 B19 病毒之后通常出现一些轻型自限性、似感冒发热的症状；镰状细胞贫血、地中海贫血等血液病患者感染后常出现一过性再生障碍危象(transient aplastic crisis，TAC)；艾滋病患者、先天免疫缺陷人群、接受器官移植手术后进行化疗的患者感染会导致慢性贫血症；B19 病毒感染孕妇后可以通过胎盘侵袭胎儿，杀伤红细胞前体细胞，并引起胎儿严重贫血、流产甚至死亡。

三、微生物学检验

1. 抗体检测 抗体检测是目前进行 B19 病毒感染临床诊断和流行病学调查的主要方法。通常使用 ELISA、Western Blot 或 IFA 检测 B19 病毒特异性 IgM、IgG 抗体。以 IgM 抗体作为近期感染的依据，在 EI 和 TAC 症状开始后 3 日内，约 90%患者的血清 B19 IgM 抗体阳性，直至病后 2～3 个月。IgG 抗体作为既往感染的依据，在急性感染第 2 周即可获得阳性结果，并持续数年。但儿童和免疫缺陷患者感染 B19 病毒后，抗体反应弱，往往难以检出 B19 抗体。

2. 抗原检测 目前常采用化学发光酶免疫、免疫印迹、IFA 或 ELISA 等技术检测血清中的病毒抗原，但灵敏度较低。

3. 病毒 DNA 检测 主要包括核酸分子杂交和核酸扩增检测技术两大类。核酸分子杂交技术主要有斑点印迹杂交、原位杂交和微孔杂交等；核酸扩增检测技术主要包括普通 PCR、巢式 PCR、实时 PCR

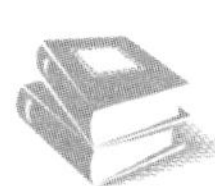
NOTE

等。核酸检测技术特异性好，灵敏度高，但需注意，B19 病毒核酸清除非常缓慢，感染数月甚至数年后都能检测到 B19 病毒 DNA 的存在，只根据核酸检测的结果无法准确鉴别 B19 病毒的新近感染或慢性既往感染，再加上 PCR 技术容易出现交叉污染，因此，核酸检测技术最好与抗体或抗原检测结合使用。

第四节　朊　　粒

朊粒(prion)的名称源自蛋白性感染颗粒(proteinaceous infectious particle)，又称羊瘙痒病朊蛋白(scrapie protein，PrP^{Sc})。1982 年美国学者 Prusiner 首先报道朊粒是引起羊瘙痒病的病原体，并证实朊粒是一种传染性蛋白颗粒，且传染过程中没有核酸参与，是一种全新的生物感染机制。这一发现刷新了人们对传统病原微生物的认知，基于在朊粒研究中的卓越贡献，Prusiner 荣获 1997 年诺贝尔生理学或医学奖。这是继 1976 年 Daniel C. Gajdusek 因研究库鲁病，在朊粒研究领域的又一项诺贝尔生理学或医学奖。

朊粒是一种不含核酸的感染性蛋白粒子，由细胞表面的正常朊蛋白(cellular prion protein，PrP^{C})转变而成的异常形式，具有感染性，可抵抗蛋白酶的水解作用。可引起多种哺乳动物发生传染性海绵状脑病(transmissible spongiform encephalopathy，TSE)，如羊瘙痒病、疯牛病、库鲁病、克雅病等。TSE 是一种特征性致死性的中枢神经系统慢性退化性疾病，临床上表现为痴呆、共济失调、震颤等症状。

一、生物学特性

朊粒个体微小，不含核酸，其主要成分是一种不含脂类的疏水性糖蛋白，分子质量为 27～30 kD。朊粒具有传染性，可致中枢神经系统退化性病变，弥漫性神经元缺失，并有星状角质细胞增生，出现海绵状改变，病变部位无炎症反应，朊粒大量堆积在神经细胞组织里，因此，朊粒感染的脑组织淀粉样病变区可见纤维样蛋白，成簇交叉排列，这种纤维是朊粒的聚积，最早是在羊瘙痒病的羊脑组织中观察到的，称为瘙痒病相关纤维(PrP^{Sc})。

正常人和动物神经细胞能够表达 PrP^{C}，被称作 PrP 前体或朊粒前体分子，即 PrP^{C} 或 PrP33-35(分子质量为 33～35 kD)。PrP^{C} 主要在中枢神经系统(脑和脊髓组织)的神经元细胞以及胶质细胞中表达，在机体其他组织包括外周组织、淋巴组织等细胞中也有表达，分布于正常细胞表面，对蛋白酶敏感，没有致病性。氨基酸序列分析显示 PrP^{C} 与 PrP^{Sc} 的氨基酸序列相同，二级结构却存在明显差异，PrP^{Sc} 富含 β 折叠结构，PrP^{C} 富含 α 螺旋结构。PrP^{C} 与 PrP^{Sc} 生物学性状的比较见表 40-1。

表 40-1　PrP^{C} 与 PrP^{Sc} 生物学性状的比较

性状	PrP^{C}	PrP^{Sc}
分子构型	α 螺旋 42%，β 折叠 3%	α 螺旋 30%，β 折叠 43%
分子质量	33～35 kD	27～30 kD
来源	20 号染色体的短臂 *PRNP* 基因表达	外来传染或 *PRNP* 基因突变
存在部位	主要分布于神经元表面和淋巴细胞浆内	存在于细胞内二级溶酶体内
对蛋白酶 K 的抵抗力	易被降解	有较强抵抗力
对去污剂(SDS)的溶解性	不聚合，易溶解	大量聚合，不易溶解
糖基化比率	高	低
存在形式	以单体或二聚体存在	易形成聚合体
感染性	无	有
致病性	不致病	致病

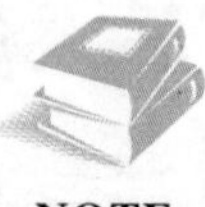
NOTE

人 PrP^{C} 由位于第 20 号染色体的短臂上的 *PRNP* 基因编码，基因全长 20 kb，包括 2 个外显子和 1 个内含子，正常情况下编码一个含 253 个氨基酸的前体蛋白，经修饰后产生一个糖基化膜蛋白，即

PrP^{C}。人 *PRNP* 基因某些位点可发生突变，如目前已发现第 102、105、117、129、148、178、180、198、200、217 位等的点突变，第 51～91 位的插入突变，这些基因突变可能会促使 PrP^{C} 转变为 PrP^{Sc}，与遗传性朊粒病的发生密切相关。

朊粒分子量小，免疫系统不能识别氨基酸序列一致但构象不同的 PrP^{C} 和 PrP^{Sc}，因此，PrP^{Sc} 不能刺激机体产生相应的免疫反应，被感染的人或动物不产生特异性抗体和细胞免疫反应。

朊粒对蛋白酶 K 有抗性，对其他理化因素如对干热、煮沸、甲醛、乙醇、戊二醛、电离辐射和紫外线等有很强的抵抗力，但可被 90%苯酚、5.25%次氯酸钠、2 mol/L NaOH 及高压蒸汽灭菌（134 ℃，2 h 以上或 134～138 ℃，1 h）等灭活。

朊粒曾被称为朊病毒，但由于其不含核酸，与病毒或亚病毒的概念不符，故其分类定位有待确定。

二、临床意义

朊粒是引起 TSE 的病原，TSE 是人和动物中枢神经系统慢性退化性疾病。目前公认的人和动物的朊粒病有 10 余种，其中动物常见的朊粒病有羊瘙痒病、疯牛病、大耳鹿慢性消耗病、传染性猫海绵状脑病、传染性水貂脑病等。人类常见的朊粒病有库鲁病（Kuru 病）、克-雅病（Creutzfeldt-Jakob disease，CJD）、格斯特曼综合征（Gerstmann's syndrome，GSS）和致死性家族性失眠症（fatal familial insomnia，FFI）等。这类疾病的共同的临床特征是潜伏期长，可达数年至数十年之久，一旦发病即呈慢性进行性发展，最终死亡，死亡率几乎为 100%。

（一）克-雅病

CJD 是人类最常见的海绵状脑病，1920 年首次由德国神经学家 Creutzfeldt 报道，次年神经学家 Jakob 报道了另一病例，1922 年该类疾病首次使用了“克雅氏病（CJD）”命名。根据病因不同，可将 CJD 分为散发型、遗传型和医源型。①散发型 CJD：在三型中最常见，约占 85%。该病平均发病年龄高，为 60～65 岁，潜伏期长，15～40 年不等，病程短，从发病到死亡时间不到两年，发病率为 1～2 人/百万，病死率高，几乎 100%。②遗传型 CJD：占 10%～15%，由于基因突变导致，其临床表现与散发型较为相似。③医源型 CJD：约占 1%，由于一般的消毒灭菌方法对 PrP^{Sc} 无效，所以，与患者共用医疗器械、接受患者的器官移植、输入患者的血液制品或者使用患者来源的生长激素等，都有机会感染上医源型 CJD。CJD 发病开始出现精神和感觉方面的症状，随后出现运动失调，晚期出现肌肉痉挛并伴有痴呆，近 90% 患者在 1 年内死亡。CJD 的神经病理特点是海绵样病变，类似于羊瘙痒病的羊脑改变。PrP^{Sc} 大量沉积在神经组织里，形成淀粉样斑块，引起致死性中枢神经系统慢性退化性疾病。

（二）库鲁病

Kuru 病（Kuru disease）是第一个被认为由朊粒引起人的传染性海绵状脑病，发生于巴布亚新几内亚高原上 Fore 部落的土著人。患者多为妇女和儿童，潜伏期长短变化很大，为 4～30 年，临床表现为进行性小脑综合征伴随痴呆，产生共济失调和震颤，一旦发病，其病程一般不超过 1 年，大多在 6～9 个月死亡。该病最初由美国学者 Gajdusek 等在 20 世纪 50 年代初发现，并于 1957 年正式报道，研究证实 Kuru 病的发生与分食人尸有关，通过动物实验证明其病因与羊瘙痒病及人克-雅病相同，但随着食人风俗的终止，发病率逐年递减。

（三）格斯特曼综合征

GSS 是一种罕见的人类传染性海绵状脑病，为常染色体显性遗传性疾病，主要与 *PRNP* 基因 102 位密码子突变（脯氨酸突变为亮氨酸）有关。临床表现为脊髓、小脑性共济失调和痴呆，病理特征为脊髓小脑束和皮质脊髓束变性，广泛淀粉样沉淀和海绵样变。

（四）致死性家族性失眠症

FFI 是一种罕见的常染色体显性遗传病，主要为 PrP 蛋白的编码基因 *PRNP* 在 178 位氨基酸由天冬氨酸突变为天冬酰胺（D178N）造成。临床主要表现为睡眠节律失调、自主神经功能异常、共济失调及肌阵挛，痴呆少见。病理表现主要为丘脑的损害。

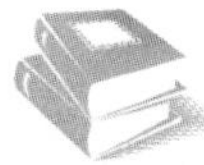

NOTE

三、微生物学检验

(一) 标本采集与处理

目前对人 TSE 诊断以检测蛋白酶抗性的 PrP^{Sc} 为诊断标志，检测朊粒的标本主要取自尸体病变脑组织。亦可采集脑脊液、活检组织、血液、尿液等标本检测朊粒生物标记物以及进行基因检测。取材应注意脑的不同区域，另外，在处理可疑 CJD 等组织材料时，应在 2 级或 3 级生物安全柜中进行，注意安全，避免意外传播。

(二) 检测方法

1. 电子显微镜检查 电镜检查羊瘙痒病相关纤维(SAF)是朊粒感染的一种较准确的辅助诊断手段。该方法通过负染色法处理病变标本后，在电镜下观察，可见大量纤维状物质，即 SAF。

2. 病理学检查 病理学检查是目前诊断朊粒感染的主要依据。将脑组织处理后制片，经 HE 染色后镜下观察：CJD 一般可见大脑、小脑皮质、皮质下灰质中出现海绵状病变；GSS 很少或几乎没有海绵状病变；FFI 有显著的丘脑神经元丢失和胶质增生，很少或几乎没有海绵状病变。

3. PrP^{Sc} 检测 脑组织或淋巴细胞组织切片中检测出 PrP^{Sc} 是目前确诊 TSE 的有效手段。主要包括免疫组织化学法、免疫印迹和 ELISA 等方法。其中免疫组织化学法不仅可以检测出 PrP^{Sc}，而且还可以体现 PrP^{Sc} 在组织中的分布特点，其原理为组织切片上的抗原抗体反应。蛋白质免疫印迹技术检查结果准确、可靠，是目前确诊朊粒病的常用方法，一般先用蛋白酶 K 处理脑组织，电泳转膜后用抗体杂交、染色检查。ELISA 主要用于脑组织和脑脊液中 PrP^{Sc} 的筛查。

4. *PRNP* 基因检测 *PRNP* 基因的检测是朊粒病实验室检测技术的重要组成部分，同时也是遗传型朊粒病的确诊依据。一般取外周血全血或白细胞提取基因组 DNA，然后用 *PRNP* 基因特异性引物进行 PCR 扩增、测序，并与 *PRNP* 基因标准序列进行比对，确定 *PRNP* 是否存在插入、缺失或点突变。

5. 生物标志物检测 目前最常用的免疫印迹技术检测脑脊液中 14-3-3 蛋白。该蛋白质是一组真核细胞内高度保守的具有调节作用的蛋白质，在正常的脑脊液中检测不到，但当一些神经系统疾病发生时，14-3-3 蛋白可在脑脊液中检出，因此，14-3-3 蛋白可作为标志分子辅助诊断朊粒病。

本章小结

狂犬病病毒属于-ssRNA 病毒，有包膜。该病毒感染引起狂犬病，又称恐水病，为人畜共患的自然疫源性疾病。狂犬病的临床诊断要根据患者的流行病学史、临床表现和实验室检验结果进行综合判断，抗原的检测是实验诊断的首选方法，亦可运用 RT-PCR 检测标本中狂犬病病毒 RNA，或取病犬或死亡患者大脑海马回部组织做病理切片，检查内基小体。

人乳头瘤病毒(HPV)是一类 DNA 病毒，无包膜。主要侵犯人的皮肤和黏膜，导致不同程度的增生性病变，其中以宫颈癌等恶性肿瘤和生殖器尖锐湿疣危害最大。根据病史及典型的临床表现即可做出诊断，检测病毒 DNA 是目前诊断 HPV 感染的主要方法。

人细小病毒 B19 是形态最小的 DNA 病毒，基因组为 ssDNA 分子。可引起镰状细胞贫血，患者发生一过性再生障碍危象，并引起儿童传染性红斑，先天感染可导致自发性流产和胎儿畸形等。抗体检测是目前进行 B19 病毒感染临床诊断和流行病学调查的主要方法。

朊粒(prion)又称传染性蛋白颗粒，不含核酸，是引起人和动物传染性海绵状脑病(TSE)的病原体。海绵状病变及淀粉斑块为 TSE 特征性的病理改变。人类 TSE 包括库鲁病和 CJD 等，临床上出现痴呆、共济失调、震颤等，最后昏迷死亡。目前朊粒感染的实验诊断以检测蛋白酶抗性的 PrP^{Sc} 为诊断标志。

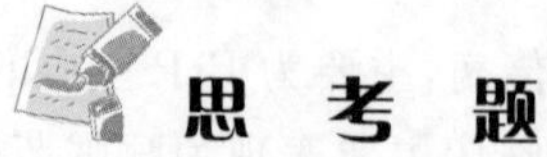

思考题

NOTE

1. 狂犬病病毒感染的特征是什么？常用的实验室检测方法有哪些？

2. 人乳头瘤病毒主要引起何种疾病？如何进行 HPV 的检测与分型？
3. 朊粒与其他的病原体有什么不同？
4. 目前实验室对 PrP^{Sc} 的检测方法有哪些？

（杨晶艳）

NOTE

第四篇

微生物实验室质量保证与生物安全

第四十一章 微生物实验室质量保证

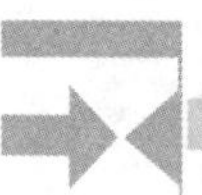

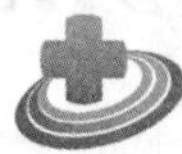

学习目标

1. 掌握 检验前、检验中质量保证。
2. 熟悉 检验后质量保证。

质量保证(quality assurance,QA)是指有计划、系统地评估和监测整个实验过程的质量,以便及时发现问题,采取有效措施,提高服务质量。临床微生物实验室是以提供人类疾病诊断、管理、预防、疗效评估等相关内容为目的,对来自人体的样品进行微生物培养及药物敏感性检测的实验室,也可为微生物检查提供咨询服务,包括结果解释及进一步检查建议。由于临床微生物的检测对象是活的微生物,这方面的质量管理,既有与其他检验的相通性,又与其他检验的质量管理不同的特性。因此,从样本的采集、运送、保管、监测分析、结论判断与临床的沟通等都有其特殊的要求。

微生物检测及药敏试验的准确性,不仅关系到疾病的诊断与治疗,同时与感染的控制及公共卫生密切相关。不准确的诊断和治疗,不仅会延误病情,增加患者的痛苦和经济开支,也导致耐药性微生物的出现及传播。因此,微生物检测的质量和技术的改进是本章的主要内容。本章以标本和报告为主线,重点讲解微生物实验前、中、后三个阶段的质量保障。

第一节 检验前质量保证

检验前过程,也称分析前阶段,是从医师开始检验申请至分析启动前的过程,包括开检验申请单、患者准备、采集原始样本、运送和实验室内的接收等。

一、检验申请

微生物检验的申请单,不论是纸质的还是电子的,都应按照主管部门的相关规定,含有足够的信息,以识别患者、申请医师以及相关的临床信息。检验申请单应该包括的信息如下。①患者信息:姓名、性别、出生日期、科室、床号及唯一标记(住院号或登记号)。②样本信息:标本名称、部位和临床诊断。③检验项目:显微镜镜检目的菌、培养或药敏。④与诊断相关的信息,如旅行史和接触史。⑤感染类型和相关微生物,以及抗生素的使用情况。⑥样本采集时间、运送及接收的时间。⑦申请者的信息。

二、标本采集与运送

正确采集、转运和保存标本是保证微生物学鉴定、药敏结果准确的先决条件。标本因类型及要求不同,可由医师、护士、患者或其他工作人员采集,实验室无法全程控制,这是微生物检验质量管理最薄弱的环节。所以,实验室应制定标本采集手册、标本运送监控办法及不合格标本拒收标准等。护士或医师应指导患者正确采集样本,以保证标本质量。

(一) 制定标本采集手册

标本采集手册应包括:①患者准备;②检测项目名称,如血液、尿液、脓液和脑脊液培养或厌氧培养等;③不同部位标本的具体采集方法;④培养瓶或其他容器的准备;⑤最佳采集时间;⑥标本采集量和采集最有价值样本;⑦标本运送温度、时间要求;⑧延迟标本的暂存方法;⑨安全运送标本的方法,如密封

NOTE

容器、无标本外漏等。标本采集手册除了对院内相关工作人员进行培训外，还应方便标本采集和运送者取阅。有条件的医院应在局域网方便检索。

（二）患者准备

患者准备主要包括三个方面。①做好采样部位的清洁或消毒工作，防止正常菌群污染，如无菌中段尿的采集要做好外阴的清洗和消毒；痰标本的采集要用凉开水漱口以除去口腔食物残渣。脓液和血液标本的采集要做好皮肤或黏膜的消毒等。②患者应严格遵守医嘱，以便采集到有价值的标本，如咳痰时用力深咳嗽，以咳出深部痰液。③注意留取标本的时间，如痰液可以是晨痰或随机痰，尿液也如此。但是最好取晨痰或晨尿。

（三）标本采集

微生物检验标本采集原则包括如下几点。①最佳时机：病程早期、急性期或症状典型时，在未使用抗生素或下次使用抗生素之前等都是理想时机。②确保没有外源性污染：在采集血液、脑脊液、胸腹水和关节液等无菌标本时，应注意对局部及周围皮肤消毒，严格进行无菌操作。③容器应经高压灭菌、煮沸、干热等物理方法灭菌，或者采用环氧乙烷或辐射灭菌而不能用消毒剂或酸类处理。④标本量应适宜：过少则假阴性结果机会增加。⑤方法恰当：根据目标菌的特性，采用相应的采集方法，如尿液标本，疑为厌氧菌感染时，应以无菌注射器行膀胱穿刺术抽取，若怀疑是需氧或兼性厌氧菌的感染，则直接采集中段尿。⑥因时而异：一些病原菌还要注意采集样本时间，如疑似伤寒沙门菌感染，在发病的第 1～2 周采集血液，在第 3～4 周采集大便和尿液，可以提高阳性率。

（四）标本运送

标本运送时应注意以下几点。①防止污染与被污染：所有采集的标本均含有潜在的生物危害，应置于防渗且相对密封的容器中保存和转运，防止送检途中标本溢洒，同时防止标本被污染，造成假阳性。②尽早送检：常规微生物培养从标本采集到送达实验室的时间规定在 2 h 以内。③即采即运：一些特殊的标本，如用于厌氧培养的标本，其检验结果与运送时间有关，采集后应在 15～30 min 内送至实验室，如条件允许时在床旁接种效果最好。③保温送检：疑似对温度敏感的苛养菌如淋病奈瑟菌、脑膜炎奈瑟菌和流感嗜血杆菌等感染的标本应保温送检。④不可冷藏：血液、脑脊液、生殖道、眼睛和内耳分泌物等用于微生物分离培养的标本不可冷藏，采样后置室温并尽快送检。

（五）不合格标本的标准及拒收

实验室应制定并执行不合格标本拒收标准，具体如下：①标注错误的标本；②明显被污染的标本；③送检容器（非无菌容器）不合格的标本；④同一天申请做同一实验的重复送检标本（血培养除外）等，但如果是比较珍贵、无法再次采集的标本，则应与申请医师联系说明情况，先进行标本处理，但需要对结果进行说明和记录；⑤样本量不足，如用一拭子申请普通细菌、抗酸菌和其他细菌等多项检测；⑥送检超时，或运送温度不适合标本；⑦痰液标本镜检不合格的标本；⑧痰液、中段尿、环境标本、支气管灌洗液做厌氧培养时；⑨痰、脓液、尿混有甲醛等防腐剂的标本。

第二节　检验中质量保证

微生物鉴定与药敏试验准确性除了与标本质量、相关的临床资料密切相关外，还与操作者、设备、试剂及检验过程等因素相关。实验室应该制定相应 SOP 文件，监控这些因素，使这些叠加因素的作用降到最低，及时发现错误并采取纠正措施，以确保检验准确。

一、人员

微生物检验是一项连续而复杂的工作，工作人员应具备以下素质：①医学检验专业或相关专业的教育背景，且已取得相应的资质；②适当的理论和实践背景；③接受过实验室操作规程、消毒灭菌及生物安

NOTE

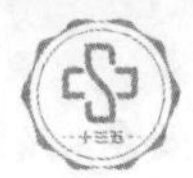

全等相关知识的培训。

实验室每年应对所有工作人员进行培训，培训内容包括临床微生物学理论和技术进展及检验技能、新引进设备和项目的使用、维护质量管理体系、医疗咨询及生物安全等。当工作人员职责变更或离岗6个月以上再上岗时应进行再培训和再考核，并记录存档。依照微生物学检验人员能力评估的内容和方法，评估并记录工作人员岗位能力，评估合格后方可上岗。实验室应每年进行工作人员的能力比对，比对项目至少应包括显微镜检查、培养结果判读、药敏试验抑菌圈测量和结果报告等，要确保试验结果判读和报告的一致性。对新进员工在最初6个月内应进行2次能力评估，并保存评估记录。

二、设备

微生物检验的基础设备和常用设备均应依据质量手册制定SOP，定期维护保养、监测并记录。新进设备或经搬运、维修后的设备应进行评估和性能验证，以确保实验结果的准确性。不同类型设备需要定期监测的性能不同，如：①培养箱、水浴箱等温度依赖性设备，除日常进行温度记录外，设定温度应与监测温度一致，有条件的综合医院应有定时温度监控，并与检查人手机联网；②用于定量的移液管、移液器、微量滴定管或自动分配器应检查并记录其在使用区间内的准确性和可重复性；③CO_2培养箱应监测箱内CO_2浓度；④厌氧系统（厌氧缸、罐、袋）应放置监测厌氧条；⑤生物安全柜应监测柜内气流和过滤器；⑥高压灭菌器应采用指示剂监测温度及灭菌效果等。实验室常用仪器设备的质量保证见表41-1。

表41-1　实验室常用仪器的质量要求和监控方法

仪器设备名称	控制标准	允许范围	监控方法和频率
水浴箱	37 ℃	±1 ℃	每天观察记录温度
培养箱	35 ℃	±1 ℃	每天观察记录温度
二氧化碳培养箱			每天观察记录温度和二氧化碳浓度
温度	35 ℃	±1 ℃	
气体	5%～10%	<1%	
冰箱			每天观察记录温度
冷藏	4 ℃	±2 ℃	
冷冻	−20 ℃	±5 ℃	
压力灭菌器	121 ℃	≥121 ℃	使用时观察并记录温度、压力，每月用嗜热芽胞杆菌或每次用化学方法测试灭菌效果一次

血培养系统及药敏鉴定系统在二级及二级以上医院已成为日常设备，除了日常保养维护更细致外，用质控菌株对仪器及配套试剂根据SOP进行质量监控。方法见表41-2。

表41-2　血培养及鉴定系统的监测内容、方法及频率

仪器设备名称	质控菌株		监控方法	监控频率
血培养系统	金黄色葡萄球菌	ATCC25923	选用相应质控菌株，用需氧和厌氧培养进行验证	①仪器性能验证一年一次。②培养瓶每批次监控
	肺炎链球菌	ATCC49619		
	大肠埃希菌	ACTT25922		
	流感嗜血杆菌	ATCC49766		
	白色假丝酵母菌	ATCC10231		
	产气荚膜杆菌	ATCC13124		
鉴定药敏系统	肺炎链球菌	ATCC49619	选用相应质控菌株，用各种鉴定卡药进行验证	①仪器性能验证一年一次。②卡片每批次质控
	腐生葡萄球菌	ATCC-HAA730		

NOTE

续表

仪器设备名称	质控菌株	监控方法	监控频率
嗜麦芽窄食单胞菌	ATCC17666		
流感嗜血杆菌	ATCC9007		
白色假丝酵母菌	ATCC14053		

三、试剂和耗材

实验室应制定试剂和耗材的性能评价储存、验收和管理的程序和SOP文件。实验室不是接收单位时还应核实接收点是否具备充分的储存和处理能力以保证试剂及耗材不会损坏或变质。实验室应按制造商的说明储存收到的培养基等试剂和耗材。

(一) 培养基

培养基是细菌分离及药敏试验必需的材料,目前绝大多数实验室采购商品培养基,少数实验室使用自制的培养基。

用于临床的培养基应具有以下特点:①外观良好,即表面平滑、水分适宜、无污染、颜色和厚度适当;②标识明确,包括生产日期(批号)、保质期、配方和储存条件等信息;③性能达标,每批号产品应进行无菌试验和性能验证,如生长试验、生长抑制试验和生化反应等。

1. 无菌试验 新配制的培养基要按批号抽取一定数量的样品做无菌试验。对于灭菌后倾注的固体培养基,抽样后放培养箱培养24～48 h,灭菌后经无菌操作分装的液体培养基要全部放入培养箱内培养24 h;对于有些不需高压灭菌、只需煮沸消毒的选择性培养基要取部分琼脂,放入无菌肉汤管培养24 h。经上述试验证实无细菌生长时才算合格。若有细菌生长,说明培养基制备过程中已受杂菌污染,要从具体操作、环境及灭菌等关键环节寻找原因,并重新试验,同时做好记录。

2. 细菌生长试验 所有的培养基在使用前除了做无菌试验外还必须做细菌生长试验,以确定培养基性能是否符合要求,用已知的标准菌株按照CLSI推荐的方法做质控,质控所需的标准菌株分两种:一种是已知的可在某种培养基上生长并产生阳性反应的菌株;另一种是用已知的不能在某种培养基上生长或产生阴性生化反应的菌株。实验室常用培养基、生化反应培养基及试验所用的质控菌株和预期结果见表41-3和表41-4。

表41-3 常用培养基的质量监测方法

培养基	培养条件	质控菌株	预期结果
血琼脂平板	有氧环境24 h	化脓链球菌(ATCC19615)	生长,β-溶血
		肺炎链球菌(ATCC49619)	生长,α-溶血
		金黄色葡萄球菌(ATCC25923)	生长
		大肠埃希菌(ATCC15922)	生长
巧克力色琼脂平板	CO_2 24 h	流感嗜血杆菌(ATCC9007)	生长
麦康凯平板	有氧环境24 h	大肠埃希菌(ATCC25922)	生长,红色菌落
		鼠伤寒沙门菌(ATCC14028)	生长,无色菌落
中国蓝平板	有氧环境24 h	大肠埃希菌(ATCC25922)	生长,蓝色菌落
		宋内志贺菌 (ATCC25931)	生长,无色菌落
XLD	有氧环境24 h	鼠伤寒沙门菌(ATCC14028)	生长,菌落中央黑色,周围粉红色
		大肠埃希菌(ATCC25922)	生长,黄色菌落
SS琼脂平板	有氧环境24 h	鼠伤寒沙门菌(ATCC14028)	生长,无色菌落,中心黑色
		粪肠球菌(ATCC29212)	生长被抑制
沙氏培养基	有氧环境24 h	白色假丝酵母菌(ATCC10231)	生长
		大肠埃希菌(ATCC25922)	部分或完全抑制

表 41-4　生化试验培养基的质量监控

培养基	质控菌株	预期结果
赖氨酸脱羧酶	鼠伤寒沙门菌	阳性(深紫色浑浊)
	福氏志贺菌	阳性(黄色)
鸟氨酸脱羧酶	黏质沙雷菌	阳性(深紫色浑浊)
	肺炎克雷伯菌	阴性(黄色)
精氨酸双水解酶	阴沟肠杆菌	阳性(深紫色浑浊)
	奇异变形杆菌	阴性(黄色)
吲哚	大肠埃希菌	阳性(加试剂后呈红色)
	肺炎克雷伯菌	阴性
V-P 试验	肺炎克雷伯菌	阳性加试剂后呈红色
	大肠埃希菌	阴性
苯丙氨酸脱氨酶	奇异变形杆菌	阳性(加试剂后呈红色)
	大肠埃希菌	阴性
O-F 试验	铜绿假单胞菌(氧化性)	阳性(黄色)
	不动杆菌属(不利用)	阴性
硝酸盐还原	大肠埃希菌	阳性(加试剂后呈红色)
	不动杆菌属	阴性
胆汁七叶苷	肠球菌属	阳性(黑色)
	非 D 群 α 链球菌	阴性
脱氧核糖核酸琼脂	黏质沙雷菌	阳性(粉红色)
	肠杆菌属	阴性(蓝色)
丙二酸盐	肺炎克雷伯菌	阳性(生长,蓝色)
	大肠埃希菌	阴性
半固体(动力)	奇异变形杆菌	阳性(穿刺线周围生长)
	肺炎克雷伯菌	阴性
β-半乳糖苷酶试验	黏质沙雷菌	阳性(黄色)
	鼠伤寒沙门菌	阴性
三糖铁琼脂	弗劳地枸橼酸菌	产酸/产酸 H_2S
	福氏志贺菌	产碱/产酸
	铜绿假单胞菌	产碱/不反应

(二)其他试剂

实验室购置的商品生化试剂、染色液和抗血清等名称、浓度、储存条件、制备日期和有效期应清晰。若试剂启封则改储存条件,必须记录启用时间,并尽快用完。新批号和每批次的试剂都应进行品质验证,以确保试剂的质量。

1. 质控要求　每购入一批次试剂,应进行如下工作:①使用参考菌株和参考物质、新旧批号平行实验或常规质控等方法进行验证并记录;②生化试剂,如吲哚试剂、杆菌肽、Optochin、X、V 及 V+X 因子纸片等应使用阴性对照和阳性对照进行验证;③药敏试验纸片或药敏测定板使用前应使用标准菌株进行验证;④革兰染液和抗酸染液等染色液,应使用已知质控菌株进行验证;⑤直接抗原检测试剂无论是否含内质控,均应用阴性和阳性外质控进行验证。见表 41-5、表 41-6。

NOTE

表 41-5　生化反应试剂的质量监控

试剂名称	质控菌种	预期结果
血浆凝固酶	金黄色葡萄球菌(ATCC25923)	阳性,凝集
	表皮葡萄球菌(ATCC12228)	阴性,不凝集
触酶	金黄色葡萄球菌(ATCC25923)	阳性,立即产生气泡
	粪肠球菌(ATCC29212)	阴性,无气泡
氧化酶	铜假绿单胞菌(ATCC27853)	阳性,10~30 s 变紫
	大肠埃希菌(ATCC25923)	阴性,不变色
β-内酰胺酶	金黄色葡萄球菌(ATCC25913)	阳性,变红
	金黄色葡萄球菌(ATCC25923)	阴性,1 h 不变色
奥普托辛	肺炎链球菌(ATCC49619)	阳性,有生长抑制环
	粪肠球菌(ATCC29212)	阴性,无生长抑制环
杆菌肽	化脓链球菌(ATCC19615)	阳性,有生长抑制环
	粪肠球菌(ATCC29212)	阴性,无生长抑制环
沙门菌属多价血清	鼠伤寒沙门菌(ATCC14028)	阳性,凝集
	大肠埃希菌(ATCC25922)	阴性,不凝集
志贺菌属多价血清	宋内志贺菌(ATCC25931)	阳性,凝集
	大肠埃希菌(ATCC25922)	阴性,不凝集
生长因子 V、X 和 V+X	流感嗜血杆菌(ATCC10211)	阳性,V+X 因子周围生长

表 41-6　革兰染液和抗酸染液质量监控

染色	质控菌株	预期结果
革兰染色	金黄色葡萄球菌(ATCC25923)	阳性,紫色
	大肠埃希菌(ATCC25922)	阴性,红色
抗酸染色	堪萨斯分枝杆菌(ATCC12478)	阳性,红色
	大肠埃希菌(ATCC25922)	阴性,蓝色

2. 质控物质　三级甲等医院微生物实验室应储存与诊断相配套的质控菌株、质控血清和其他质控物质,以供染色、鉴定、药敏试验、试剂和培养基质控使用。临床微生物学实验室的室内质控绝大部分需要标准菌株来进行,这类菌株的特点是药敏反应稳定,且药敏结果处于众多流行菌株的中间位置。国内、外均有提供标准菌株的机构,如美国国家典型菌种保藏中心(ATCC)、英国国家典型菌种保藏中心(NCTC)和中国医学细菌保藏管理中心(CMCC)等,如无来源于上述机构的菌株,也可使用上级业务部门保存的可溯源的质控菌株。

(三) 耗材

微生物学实验室最常用的耗材,如一次性无菌滤杯、咽拭子管、吸痰器、离心管、棉签、悬浮管和培养皿等。这些影响检验质量的耗材应在使用前进行质控检查。

质控检查内容主要包括如下几点。①外观评估:表面光洁,无明显变形、擦痕、穿孔、杂质等缺陷。②防渗漏测试:按使用量加入蒸馏水颠倒,观察有无渗漏。③无菌试验:加入无菌肉汤培养 18~24 h,观察肉汤是否清亮、有无沉淀或絮状。④耐热试验:在培养皿中加入较高温度的水(80 ℃)不变形。以上检查全部合格后方可使用。

四、检验过程

检验过程包括检验方法的选择、制备 SOP 程序文件和质量保证等。

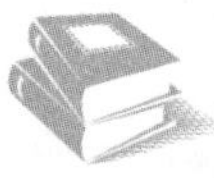

NOTE

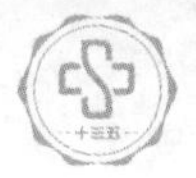

（一）检验方法的选择

实验室应优先选用现行有效的国家、行业、地方和企业标准中规定的检验方法。如无标准方法，可从知名的相关技术组织或文献中选择合适的方法，并按本单位制定的相关程序对该方法进行验证、鉴定和审批，从而保证得到可接受的检测结果。所选择的检验方法和程序还应与所提供的服务相适应，并且方便操作。例如涂片、染片、镜检可以检出临床常见的淋病奈瑟菌、抗酸菌、新型隐球菌等。培养方法应达到可培养分离苛养菌、厌氧菌、细菌L型等，从而保证检验质量和专业服务能力。

（二）制定SOP文件

每个实验室应制定切合自身实际的SOP规程。内容应涉及实验的所有方面，包括样本的采集及管理、试剂的准备、操作方法、质量控制和生物安全等方面，均应以国家卫生健康委员会、CLSI或其他权威机构的标准和操作步骤为准则。所有工作人员都应遵守操作规程的规定，新规程的制定和对现有规程的任何修改都必须符合临床和实验室工作的需要，并遵守SOP修改的程序。

SOP包括：①检验目的；②检验程序的原理和方法；③性能特征；④样品类型（如血浆、血清、尿液）；⑤患者准备；⑥容器和添加剂类型；⑦所需的仪器和试剂；⑧程序性步骤；⑨质量控制程序；⑩干扰因素（如溶血、黄疸、药物）和交叉反应；⑪生物参考区间；⑫警示或危急值；⑬实验室临床解释；⑭参考文献等。每个标准化操作程序可包括以上全部内容，也可包括部分内容，视具体情况而定。

（三）检验结果的质量保证

实施室内质量控制程序以保证检测结果的准确性和可靠性，同时参加室间质量控制评价，对实验室检验能力进行质量评价和能力验证。

1. 室内质量控制 微生物实验室的室内质控有其特殊性。对于分离培养基、染液、生化鉴定培养基、定型血清及药敏纸片或鉴定板等均应按上述要求，在入库或制备后进行无菌试验、抑菌试验、显色反应等方面的评价，使用时应及时观察冰箱、培养箱、血培养仪及药敏鉴定仪的温度及状态。

内部质量控制程序应包括整个实验操作过程，质量控制应满足如下要求：①使用中的染色剂至少每周用已知阴性、阳性质控菌株检测染色程序；②触酶、凝固酶、氧化酶和β内酰胺酶等实验当日应做阴性和阳性质控；③诊断性抗血清试剂实验当日至少应做多价血清阴性和阳性质控；④抗菌药物敏感试验应采用标准菌株与测试菌在同一条件下做药敏试验，标准菌株的抑菌圈应落在预期范围内，如果超出该范围则不应发出报告，及时检查原因并予以纠正；⑤采用自动、半自动系统检测MIC时，应按照制造商的要求进行质控。

室内质控物质的检验方法、检测次数、操作者必须与患者标本一致。质控频率应遵循相关文件规定或根据系统制造商的要求，并规范实施，缺乏合格的校准和质控物质的项目，应有程序验证患者结果的准性。出现室内质控失控时应及时采取纠正措施，室内结果在可接受范围时才可向临床发送检测报告。

2. 实验室间质量评价 实验室应按要求参加相应的能力验证或室间质评，并制定相关文件以确保其有效实施，包括职责规定、参加说明，以及任何不同能力验证或室间质评活动的评价标准，值得注意的是应将所有能力验证或室间质评的标本纳入常规操作，由从事常规检验工作的人员采用与患者标本相同的方法、检测次数进行检测，鉴定水平亦与患者标本一致。只有这样能力验证室间质评才能作为评价实验室质量的依据。满意的能力验证或室间质评结果提示实验室的人员、试剂、培养基、设备状态良好。

缺乏能力验证或室间质评的检验项目应定期进行性能评估，方法如下：①与参考实验室或其他实验室分割标本检测；②与本实验室建立的已获得证实的方法分割标本检测；③分析纯物质、地方数据库或临床证实资料等，定期进行性能评估，当出现“不可接受”的结果时应尽快采取纠正措施并记录。

第三节 检验后质量保证

NOTE

检验后过程（Post-examination processes）也称分析后阶段（Post-analytical phase），是指结果复检、

临床材料保留和储存样品、废物处置以及检验结果的核实、报告及记录存档等。

一、检验结果的审核与报告

微生物检验结果的质量和医学价值取决于报告的准确性和及时性，应经常与临床沟通，包括检测(如体液涂片、抗酸杆菌涂片、培养)重要指标及其“警告或危急”范围、标本周转时间(turn around time，TAT)等。标本周转时间尽可能从标本采集开始到结果用于患者诊疗。必要时可及时发送分级报告，如标本直接涂片或湿片直接镜检、培养结果判读等。

发送患者结果前评估室内质控结果应在可接受范围内，最好在对检验结果进行系统性评审，评价其与已获得的患者相关临床信息的符合性。

当某些对患者处理具有重要意义的实验结果达到危急值时应立即通知临床医师或相关人员。操作者应熟悉其工作范围内的危急值项目、判断标准及处理程序。危急值报告记录包括日期、时间、报告者、报告接收者及检测结果。未及时通知相关人员的危急值应记录原因。

检验结果报告应清晰易懂，表述正确，内容包括：①清晰明确的检验标识；②实验室的名称；③患者的唯一性标识；④检验申请者姓名或其他唯一性标识；⑤标本采集日期和时间；⑥实验室接收标本时间；⑦报告日期和时间；⑧生物参考区间；⑨结果的解释；⑩检验者姓名或工号等。当发现已发送检验报告存在错误时应及时进行更改，记录修改日期、时间及责任人。经改动后原内容应清晰可辨，或在检验信息化管理系统(LIS)中保留原始记录。已用于临床决策的检验结果的修改应与原报告一同保存，并清楚标明其被修改。

检验申请单及标本检验过程应记录应保存至少 2 年。记录内容包括：①患者姓名或唯一标识；②标本采集的日期和时间；③实验室接收到标本的日期和时间；④检验项目；⑤申请者；⑥标本的处理过程；⑦检验者；⑧与临床的沟通内容；⑨结果等。

二、检验后标本的处理

微生物学检验完成后，标本和培养物应视实验室的职能不同，而采取短期或长期保存办法。短期保存应密封保存在 2～8 ℃冰箱内，要有明确的标识，并做好记录。保存期过后的标本和培养物高压灭菌后按感染性废弃物处理。对于罕见、首次发现或者性质特殊的菌种或菌株，因示教、科研需长期保存的样本，除了满足上述要求后，应扩繁、分装并放－80 ℃冰箱冻存。

本章小结

实验室质量保证是微生物学实验室准确、及时地为感染性疾病的诊断、治疗和预防提供科学依据的根本保障，涉及检验前、检验中和检验后全部过程，以及影响检测结果的所有因素。实验室应将影响临床微生物学检测结果的所有环节以文件的形式明确规定，内容应符合相关标准，并需定期评审、及时更新，以保证其持续满足服务对象的要求。

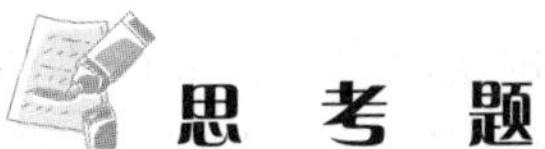

思考题

1. 微生物室内质量控制主要内容是什么？
2. 微生物学检验结果审核需要注意哪些方面？

(朱中元)

NOTE

第四十二章　微生物实验室生物安全

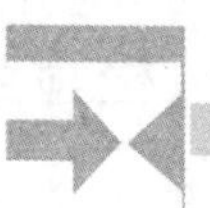

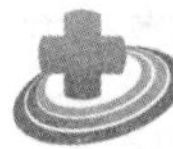

学习目标

1. 掌握　实验室生物安全基本概念、病原微生物危害程度分类、生物安全防护水平分级。
2. 熟悉　生物安全规范操作技术、常用生物安全防护设备。
3. 了解　《人间传染的病原微生物名录》以及生物安全实验室的建筑要求。

人们对于由动物、植物、微生物等生物体给人类健康和自然环境可能造成的不安全的防范，称为生物安全(biosafety)。广义而言，外来物种迁入导致对生态系统不良改变和破坏、人为环境的剧烈变化及生物的多态性以及在科学研发和应用中经遗传修饰的生物体和危险的病原体等可能对人类健康、生存环境造成的危害等，都属于生物安全的范畴。而实验室生物安全(laboratory biosafety)是指在实验室从事病原微生物实验活动中，为了避免病原微生物对工作人员及相关人员造成危害、对环境造成污染和对公众造成伤害所采取的防范措施，用以保证实验研究的科学性并保护实验对象免受污染，实验室生物安全贯穿于实验的整个过程，从取样开始到对有潜在危险性材料的处理结束。

与生物安全有关的概念如下。

1. 病原体　能使人、动物和植物致病的各种生物因子的统称，包括细菌、病毒、立克次体、支原体、真菌、寄生虫等。

2. 生物因子　可能引起生物体感染、过敏或中毒的所有微小生物体，包括经基因修饰、细胞培养和寄生于人体的一切微生物及其他相关的生物活性物质。

3. 气溶胶　由固体或液体小质点(一般直径为 0.001～100 μm)分散并悬浮于气体介质中形成的相对稳定分散体系，其分散相为固体或液体小质点，分散介质为气体。该分散体系中可能含有生物因子。

4. 实验活动　指实验室从事与病原微生物菌(毒)种、样本有关的研究、教学、检测、诊断等活动。

5. 高效空气过滤器(high efficiency particulate air filter，HEPA 过滤器)　通常以 0.3 μm 微粒为测试物，在规定的条件下滤除效率高于 99.97%的空气过滤器。对于更大的颗粒可以截留 99.99%，对直径为 23～25 nm 的病毒颗粒也可完全拦截。

6. 生物危害　由生物因子对环境及生物体健康所造成的危害。

7. 生物危险　生物因子将要或可能形成的危害，是伤害概率和严重性的综合，又称为风险。研究病原微生物具有一定风险，生物安全实验室能够降低这种风险。

为了保证从事各种实验活动过程中的实验室工作人员的自身安全，防止病原微生物污染环境和避免实验室意外事故的发生，在进行各种实验活动时，应该在各级微生物实验室内建立系统的生物安全管理体系，以保证各项实验活动的正常进行。其主要内容包括：建立生物安全委员会，实验室配置必要设备、设施和个人防护装备，对所从事的病原微生物进行危害评估，制定进行病原微生物分离、培养及鉴定的标准操作程序，建立实验室废弃物处理和消毒规程，进行实验室工作人员培训及健康监测，制定各种应急预案等内容。

NOTE

第一节 微生物危害程度分类

一、病原微生物危害程度分类

危害程度分类是病原微生物危险评价的主要依据之一。针对某种微生物和相应实验活动采取生物防范时，首先应了解该微生物对人、动物或环境等的危害程度。在我国《病原微生物实验室生物安全管理条例》(2018 年修订版)中，根据病原微生物的传染性、感染后对个体或者群体的危害程度，将病原微生物分为四类，见表 42-1。

表 42-1 《病原微生物实验室生物安全管理条例》(2018)病原微生物危害程度分类

类别	危害程度	常见病原微生物
一	能够引起人类或者动物非常严重疾病的微生物，以及我国尚未发现或者已经宣布消灭的微生物	类天花病毒、新疆出血热病毒、埃博拉病毒、黄热病病毒、天花病毒、尼巴病毒、猴痘病毒等
二	能够引起人类或者动物严重疾病，比较容易直接或者间接在人与人、动物与人、动物与动物间传播的微生物	HIV(Ⅰ和Ⅱ型)、高致病性 AIV、口蹄疫病毒、乙型脑炎病毒、新城疫病毒、脊髓灰质炎病毒、狂犬病病毒(街毒)、SARS 冠状病毒等
三	能够引起人类或者动物疾病，但一般情况下对人、动物或者环境不构成严重危害，传播风险有限，实验室感染后很少引起严重疾病，并且具备有效治疗和预防措施的微生物	甲、乙、丙、丁、戊型肝炎病毒，麻疹病毒，副流感病毒，轮状病毒，风疹病毒等
四	通常情况下不会引起人类或者动物疾病的微生物	豚鼠疹病毒、金黄地鼠白血病病毒、小鼠白血病病毒等

注：第一类、第二类病原微生物统称为高致病性病原微生物。

在 WHO《实验室生物安全手册》(第 3 版，2004)中，根据生物因子对个体和群体的危害程度又将其分为 4 个风险等级，见表 42-2。

表 42-2 《实验室生物安全手册》(第 3 版)生物因子风险程度分级

级别	风险程度	《病原微生物实验室生物安全管理条例》(2018)危害程度分类
Ⅰ级	无或极低的个体和群体风险	第四类
Ⅱ级	中等个体风险，有限群体风险	第三类
Ⅲ级	个体风险高，群体低风险	第二类
Ⅳ级	高度的个体和群体风险	第一类

二、人间传染的病原微生物名录

原卫生部于 2006 年 1 月 11 日下发《人间传染的病原微生物名录》(简称《名录》)。《名录》的编制主要依据我国《病原微生物实验室生物安全管理条例》有关病原微生物的分级标准对微生物进行危害程度划分，尽可能全面地收集病原微生物种类，尽可能多地体现实验活动类型，以满足医疗、疾控、科研、教学、生产等不同需要。名录中包括病毒 160 类，细菌、放线菌、衣原体、支原体、立克次体、螺旋体 155 类，真菌 59 类，朊粒 6 种。

(一) 关于病毒的说明

1. 病毒培养 病毒的分离、培养、滴定、中和试验、活病毒及其蛋白纯化、病毒冻干以及产生活病毒的重组试验等操作。利用活病毒或其感染细胞(或细胞提取物)，不经灭活进行的生化分析、血清学检

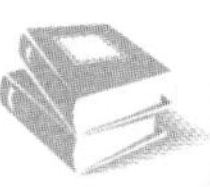

测、免疫学检测等操作视同病毒培养。使用病毒培养物提取核酸，裂解剂或灭活剂的加入必须在与病毒培养等同级别的实验室和防护条件下进行，裂解剂或灭活剂加入后可参照未经培养的感染性材料的防护等级进行操作。

2. 动物感染实验 以活病毒感染动物的实验。

3. 未经培养的感染性材料的操作 未经培养的感染性材料在采用可靠的方法灭活前进行的病毒抗原检测、血清学检测、核酸检测、生化分析等操作。未经可靠灭活或固定的人和动物组织标本因含病毒量较高，其操作的防护级别应参照病毒培养。

4. 灭活材料的操作 感染性材料或活病毒在采用可靠的方法灭活后进行的病毒抗原检测、血清学检测、核酸检测、生化分析、分子生物学实验等不含致病性活病毒的操作。

5. 无感染性材料的操作 针对确认无感染性的材料的各种操作，包括但不限于无感染性的病毒DNA或cDNA操作。

6. 未知样本检测操作 在保证安全的前提下，对临床和现场的未知样本检测操作可在生物安全二级或以上防护级别的实验室进行，涉及病毒分离培养的操作，应加强个体防护和环境保护。要密切注意流行病学动态和临床表现，判断是否存在高致病性病原体，若判定为疑似高致病性病原体，应在相应生物安全级别的实验室开展工作。

7. 名录未列出的病毒和实验活动 由各单位的生物安全委员会负责危害程度评估，确定相应的生物安全防护级别。如果涉及高致病性病毒及其相关实验的，应经国家病原微生物实验室生物安全专家委员会论证。

（二）关于细菌、放线菌、衣原体、支原体、立克次体、螺旋体、真菌的说明

1. 大量活菌操作 实验操作涉及"大量"病原菌的制备，或易产生气溶胶的实验操作（如病原菌离心、冻干等）。

2. 动物感染实验 特指以活菌感染的动物实验。

3. 样本检测 包括样本的病原菌分离纯化、药物敏感试验、生化鉴定、免疫学试验、PCR核酸提取、涂片、显微观察等初步检测活动。

4. 非感染性材料的实验 如不含致病性活菌材料的分子生物学、免疫学等实验。

5. 未知样本的检测 在保证安全的前提下，对临床和现场的未知样本的检测可在生物安全二级或以上防护级别的实验室进行。涉及病原菌分离培养的操作，应加强个体防护和环境保护。但此项工作仅限于对样本中病原菌的初步分离鉴定。一旦病原菌初步明确，应按病原微生物的危害类别将其转移至相应生物安全级别的实验室开展工作。

6. "大量"的病原菌制备 病原菌的体积或浓度，大大超过了常规检测所需要的量。比如在大规模发酵、抗原（和疫苗）生产、病原菌进一步鉴定以及科研活动中，病原菌增殖和浓缩所需要处理的剂量。

7. 本表未列之病原微生物和实验活动 由单位生物安全委员会负责危害程度评估，确定相应的生物安全防护级别。涉及高致病性病原微生物及其相关实验的，应经国家病原微生物实验室生物安全专家委员会论证。

8. 国家正式批准的生物制品 如疫苗生产用减毒、弱毒菌种的分类地位另行规定。

第二节 微生物实验室生物安全水平

实验室生物安全防护（biosafety containment of laboratories）是指在实验室环境下处理和保存生物危险因子的过程中采用的一系列防护措施。生物安全防护的要素包括实验室设计和设施、安全设备（个人安全防护用具）和实验室操作技术三要素。所操作的生物因子危害程度和相应防护措施不同，安全设备和设施配备也有所不同，依照实验室生物安全国家标准，将实验室生物安全防护水平（biosafety level，BSL）分为四级，以BSL-1、BSL-2、BSL-3、BSL-4表示从事体外操作的实验室的相应生物安全防护

NOTE

水平，以 ABSL-1、ABSL-2、ABSL-3、ABSL-4(animal bio-safety level，ABSL)表示包括从事动物活体操作的实验室的相应生物安全防护水平。一级防护水平最低，四级防护水平最高。见表 42-3。

表 42-3 生物安全实验室的生物安全水平、操作和设备选择

分级	实验室类型	所操作生物因子风险等级	实验室操作	安全设施设备
BSL-1	基础教学、研究	Ⅰ	微生物学操作技术规程	不需要，开放实验台
BSL-2	临床实验室	Ⅱ	微生物学操作技术规程、防护服、生物危害标志	开放实验台，同时对可能生成的气溶胶需要使用 BSC
BSL-3	特殊诊断、研究	Ⅲ	在 BSL-2 水平上增加特殊防护服、准入制度、定向气流	Ⅱ级 BSC 和(或)其他所有实验室工作所需的基本设备
BSL-4	危险病原体研究	Ⅳ	在 BSL-3 上增加气锁、入出口淋浴、污染物品的特殊处理	Ⅲ级 BSC，着正压服，双扉高压灭菌器(穿过墙体)，空气过滤

应依据国家相关主管部门发布的病原微生物分类名录，在风险评估的基础上，确定实验室的生物安全防护水平。BSL-1、BSL-2 不得从事高致病性病原微生物的实验活动，BSL-3、BSL-4 可以从事高致病性病原微生物的实验活动，但必须具备相应的条件。

一、BSL-1 实验室

(一) 适用范围

适用于操作在通常情况下不会导致人类或动物致病的生物因子，并且对实验室工作人员及环境的潜在危害性最小。如用于教学的普通微生物实验室。

(二) 实验室设计和设施

根据《生物安全实验室建筑技术规范》(GB 50346-2011)，一级生物安全实验室没有必要和建筑物中的一般活动区分开。其设施和设计最基本要求主要有如下几点：实验室应该有控制进入的门，可开启的窗户应设置纱窗；实验室墙壁、天花板和地面应光滑、易清洁、防渗漏并耐化学品和消毒剂的腐蚀，地面应防滑；实验台面应防水、耐热、耐酸碱、耐有机溶剂及其他使用的消毒药品，并且易于清洁；实验室配备洗手池，并靠近出口处；实验室中的设备(如实验台等)应固定，设备间应保持一定空间，以便清洁。

(三) 生物安全设备和个体防护

操作风险程度Ⅰ级的生物因子，一般不需要生物安全柜等特殊防护装置和设备；穿戴工作服，防止自身衣服被污染或弄脏；若手部皮肤有破损或皮疹应戴上手套；操作中可能遇到微生物或其他有毒害物质溅出时，应戴保护眼镜。

二、BSL-2 实验室

(一) 适用范围

BSL-2 实验室适用于操作能够引起人类或者动物疾病，但一般情况下对人、动物或者环境不构成严重危害，其传播风险有限，实验室感染后很少引起严重疾病，并且具备有效治疗和预防措施的微生物。

(二) 实验室设计和设施

新建实验室选址应远离公共场所，如为共用建筑物，实验室与建筑物其他部分可相通，但应设可自动关闭的带锁的门；应配备各种消毒设施，如高压灭菌装置、化学消毒装置等；生物安全柜要放在远离门、开放的窗户、走动比较频繁的实验区域以及其他具有潜在破坏性的设备处，以维持生物安全柜的气流参数；应有眼部冲洗装置；其他同 BSL-1 设施要求。

(三) 生物安全设备和个体防护

下列操作需在二级生物安全柜或其他相应个人防护装备或物理防护设施中进行。

NOTE

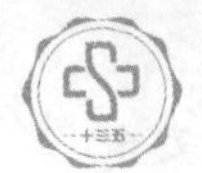

(1) 可能产生感染性气溶胶或飞溅物的实验过程，包括离心、研磨、混合、匀浆、剧烈振荡或混匀、超声破碎、开启装有感染性物质的容器等，均应在生物安全柜中操作。

(2) 处理高浓度或大体积的感染性生物：如果使用密封的转头或离心管，可以在开放的实验室离心；当必须在生物安全柜外操作感染性微生物时，要佩戴面防护装置（面罩、护目镜或其他防止飞溅的防护装置）；在实验室内要穿着专用的工作服等防护服，在离开实验室时必须脱下工作服并留在实验室里；当手可能接触到有潜在感染性的物质、污染的表面或设备时，必须戴手套；如手套破损或被污染时要及时更换，一次性使用、不能重复使用、不接触“干净”的表面（键盘、电话等）；脱下手套后立即进行手卫生清洁。

三、BSL-3 实验室

（一）适用范围

BSL-3 实验室适用于操作能够引起人类或者动物严重疾病，比较容易直接或者间接在人与人、动物与人、动物与动物间传播的微生物。

（二）实验室设计和设施

在 BSL-2 实验室的设计和设施基础上。实验室宜设在建筑物一端或一侧，与其他部分以密闭门分开，距离公共场所和居住建筑至少 20 m；实验室应与大楼内活动区分开，成为单独隔离区域，禁止随便进入实验室；进入过道后、进入实验室前，至少需经过两道自动门；所有门均自动开关，在过道中设更衣室；实验室门口附近的洗手池应为手免接触式；应设置缓冲区；实验室应密闭，所有门窗需关闭和密闭；实验室墙面、地面、天花板均应无缝隙、表面应光滑防水，耐腐蚀，且易清洗与消毒；在实验室内应备有对实验废弃物进行消毒处理的措施，如废物要运出实验室，必须先妥善封闭并避免通过公共走廊，应安装管道式废气排放系统，下水道排水必须经过消毒处理；应确保在实验室运行时气流由低风险区向高风险区流动，同时确保实验室空气只能通过 HEPA 过滤器过滤后经专用的排风管道排出；不得循环使用实验室防护区排出的空气。

（三）生物安全设备和个体防护

实验人员在进入实验室时应穿防护服，操作完毕必须脱下工作服，非一次性的工作服必须先消毒后清洗；涉及感染性材料的操作均应在Ⅱ级或Ⅲ级生物安全柜中进行；如需在生物安全柜外进行时，必须采用适当的个体综合防护装置（如口罩、面罩等）和物理防扩散设备（带盖安全离心机或密封转头的离心机等）；在进行感染性实验操作时，必须使用面部防护设备和呼吸保护装置（如防毒面具）；在实验室中必须配备有效的消毒剂、眼部清洗剂或生理盐水，且易于取用；可配备应急药品。

四、BSL-4 实验室

BSL-4 实验室适用于操作能够引起人类或者动物非常严重疾病的微生物，以及我国尚未发现或者已经宣布消灭的微生物。在 BSL-3 实验室的基础上，BSL-4 实验室对操作规程、生物安全、设计与设施的要求更为严格。实验人员和实验材料进出实验室有特殊的要求，如实验室入口应安装上锁的安全门，所有进入实验室的人员都要签名登记，而且都有电脑记录进出的日期和时间；实验人员进入前应更换衣服，并只能经淋浴间和更衣室进出实验室，每次离开实验室前都应进行消毒性淋浴；实验材料和用品应通过双层门的高压灭菌仓、熏蒸消毒仓或气体闸门送入，所有操作都必须在Ⅲ级生物安全柜中进行；任何未经高压或熏蒸消毒的物质不得转移出实验室。相关配套安全保障设施有更高的保障要求。

第三节　生物安全技术

NOTE

临床实验室生物安全中的管理、人员、环境、设施、设备、供应品、操作方法等要素构成了生物安全体系。针对这些要素制定安全手册、程序文件、管理制度和SOP的体系文件。在进行病原微生物的分离、鉴定、保存及处理时均应采用SOP文件来指导相关活动的实验操作标准化、规范化，这些程序文件的编写主要依据国家或行业标准、教科书、资料及文献的方法，同时要按照所使用仪器设备的说明书来编写仪器操作规程。在编写过程中，应该充分考虑到每一步实验过程中可能出现的操作失误或意外，并增加相应的防范及处理措施，尽量用客观指标表示各种操作的安全性。

一、实验室准入

在处理危险度Ⅱ级或更高危险度级别的微生物时，在实验室门上应标有国际通用的生物危害警告标志。实验室的门应保持关闭。应制定准入制度，明确实验室人员的资格要求，只有经批准的人员方可进入实验室工作区域。主动告知所有员工、来访者可能面临的风险，避免不符合要求的人员进出实验室或承担相关工作造成生物安全事故。

外单位来微生物实验室参观、学习、工作的人员进入实验室控制区域，应有相关领导批准并遵守实验室生物安全相关规章制度。进入实验室的一般申请由实验室负责人批准。儿童不应被批准或允许进入实验室工作区域。

二、人员防护

在实验室工作时，任何时候都必须穿着工作服、连体衣或隔离服；在进行可能直接或意外接触到血液、体液以及其他具有潜在感染性的材料或感染性动物的操作时，应戴上合适的手套。手套用完后应先消毒再摘除，随后必须洗手；在处理完感染性实验材料和动物后，以及在离开实验室工作区域前都必须洗手；为了防止眼睛或面部受到泼溅物、碰撞物或人工紫外线辐射的伤害，必须戴安全眼镜、面罩（面具）或其他防护设备；严禁穿着实验室防护服离开实验室，如去餐厅、咖啡厅、办公室、图书馆、员工休息室和卫生间等；不得在实验室内穿拖鞋或凉鞋等露脚趾的鞋子；操作时不得佩戴戒指、手镯、腕表等，长发必须扎束于脑后；禁止在实验室工作区域进食、饮水、吸烟、化妆、处理隐形眼镜、随意用手抚摸头面部，不可将任何东西放入口中；禁止在实验室工作区域储存食品和饮料；在实验室内用过的防护服不得和日常服装放在同一柜子内。

实验室人员必须进行上岗前体检，在出现下列情况时，进入实验室需经实验室负责人同意：身体出现开放性损伤、患发热性疾病、呼吸道感染或其他导致抵抗力下降的情况、正在使用免疫抑制剂或免疫耐受、妊娠。

实验室辅助人员（废弃物处理人员、洗涤人员等）应掌握责任区内生物安全基本情况，了解所从事工作的生物安全风险，接受与所承担职责有关的生物安全知识和技术、个人防护方法等知识的培训，熟悉岗位所需消毒知识和技术，了解意外事件和生物安全事故的应急处置原则和上报程序。

三、实验室工作区消毒处理

微生物实验室一般分清洁区、半污染区、污染区。目前实验室常用含氯消毒剂进行消毒。实验室不同区域的消毒需要相应的有效氯浓度。

1. 清洁区 包括办公室、盥洗室、休息室、培养基室等。每天开窗通风换气，擦拭桌面、地面。每周用含500 mg/L有效氯的消毒液擦拭。

2. 半污染区 包括缓冲间、更衣室及卫生通道等区域，可能存在致病菌污染。空气消毒常采用紫外灯照射消毒、空气净化器消毒；门窗、桌面等物体表面用含500 mg/L有效氯的消毒液擦拭；工作用鞋用500 mg/L有效氯消毒液擦拭，作用30 min；工作衣、隔离衣通常由医院洗衣房统一消毒处理。

3. 污染区 包括实验室样本收集区、处理区、培养区、鉴定药敏区和废弃物处理区域等。空气消毒常采用紫外灯照射消毒、空气净化器消毒。手消毒通常用250 mg/L有效氯消毒液或专用洗手液消毒。门窗、桌面、贵重仪器设备等物体表面消毒需用500 mg/L有效氯消毒液擦拭。被样品污染的表面消毒用1000 mg/L有效氯消毒液消毒30～60 min。被病毒和结核分枝杆菌污染表面消毒要用2000 mg/L

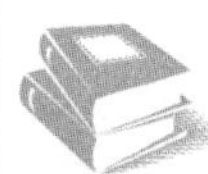
NOTE

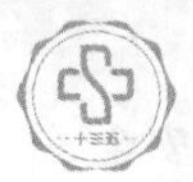

有效氯消毒液消毒 30 min。

当发生感染性或潜在感染性物质溢出到工作台面或地面时：①应当立即用布或纸巾覆盖受感染性物质污染或受感染物质溢洒的破碎物品，在上面倒上 1000 mg/L 有效氯消毒液，并使其作用适当时间。被样品污染的表面消毒用 1000 mg/L 有效氯消毒 30～60 min。被病毒和结核分枝杆菌污染表面消毒要用 2000 mg/L 有效氯消毒 30 min。②然后将布、纸巾以及破碎物品进行清理，玻璃碎片应使用镊子捡起。③用消毒剂擦拭污染区域。如果用器具清理破碎物，应当对其进行高压灭菌或放在有效的消毒液内浸泡。用于清理的布、纸巾和抹布等应当放在盛放污染性废弃物的容器内。④所有这些操作过程中都应戴手套。

实验室可以根据所操作的病原微生物适当选择各类化学消毒剂，并根据化学消毒剂的性质、浓度进行配制。

四、微生物技术操作规范

气溶胶是引起实验室感染的重要危险因素，肉眼无法看见直径小于 5 μm 的气溶胶颗粒及直径为 5～100 μm 的微小液滴，实验人员常意识不到在实验过程中可能产生这样的颗粒，并将它们吸入。实验室基本操作规范应将气溶胶作为考虑的重点因素加强控制和防范。实验过程中最容易产生气溶胶的操作有如下几种：①对感染性液体进行离心；②对感染性物质进行匀浆及涡旋振荡；③操作液体或半流体，如混匀、摇动、搅拌或倾注，或将液体滴加到固体表面上或另一种液体中；④在对琼脂板划线接种、用吸管接种细胞培养瓶、采用多道加样器将感染性混悬液转移到微量培养板中；⑤进行动物操作等。

所有的技术操作要按尽量减少气溶胶和微小液滴形成的方式来进行：感染性材料离心应使用安全的离心杯或密封的离心机转子；可能产生感染性气溶胶或飞溅物的实验过程，包括研磨、混合、匀浆、剧烈振荡或混匀、超声破碎、开启装有感染性物质的容器等，应在生物安全柜中进行；使用接种环刮取平板上的菌落、吸取带菌液体、制作细菌涂片、打开培养物等操作时应尽量降低气溶胶或泡沫的生成。

实验过程中严禁用口吸移液管；应限制使用皮下注射针头和注射器，除了进行肠道外注射或抽取实验动物体液，皮下注射针头和注射器不能用于替代移液管或用作其他用途；出现溢出、事故以及明显或可能暴露于感染性物质时，必须向实验室主管报告，实验室应保存这些事件或事故的书面报告；必须制定关于如何处理溢出物的书面操作程序，并予以遵照执行。

BSL-3 实验室内的技术操作，除采用上述一级和二级生物安全水平的基础实验室操作规范外，还应注意以下几点。①张贴在实验室入口门上的国际生物危害警告标志，应注明生物安全级别以及管理实验室出入的负责人姓名，并说明进入该区域的所有特殊条件，如免疫接种状况。②实验室防护服必须是正面不开口的或反背式的隔离衣、清洁服、连体服、带帽的隔离衣，必要时穿着鞋套或专用鞋。前系扣式的标准实验服不适用，因为不能完全罩住前臂。实验室防护服不能在实验室外穿着，且必须在清除污染后再清洗。当操作某些生物因子时(如农作物或动物感染性因子)，可以允许脱下日常服装换上专用的实验服。③开启各种潜在感染性物质容器的操作均必须在生物安全柜或其他基本防护设施中进行。④有些实验室操作或在进行感染了某些病原体的动物操作时，必须配备呼吸防护装备。

BSL-4 实验室内的技术操作，除应采用三级生物安全水平的操作规范外，还应注意：①实行双人工作制，任何情况下严禁任何人单独在实验室内工作。这一点在防护服型四级生物安全水平实验室中工作时尤其重要。②在进入实验室之前以及离开实验室时，要求更换全部衣服和鞋子。③工作人员要接受人员受伤或疾病状态下紧急撤离程序的培训。④在四级生物安全水平的最高防护实验室中的工作人员与实验室外面的支持人员之间，必须建立常规情况和紧急情况下的联系方法。

五、实验室废弃物处理

废弃物处理原则是灭菌、灭活，达到无害化，所有的微生物实验室废弃物必须通过高压蒸汽灭菌或进行化学消毒之后才准许离开实验室，消毒后物品必须尽快洗刷处理，消毒后的废弃物集中处理。应严格按《医疗废物管理条例》《医疗卫生机构医疗废物管理办法》《医院器械监督管理条例》《医疗废物分类

NOTE

目录》《一次性使用无菌医疗器械监督管理办法》《临床实验室废物处理原则》等法律法规严格处理，防止二次污染。所有废弃物容器的颜色和危害标志均应符合通用标准。生活垃圾应放在黑色专用袋内；感染性废物应弃置有“生物危害”标识的垃圾桶或黄色专用袋内存放；废弃物应置于适当的密封且防漏容器中安全运出实验室。每天按规定的时间将废弃物交专门部门统一处理，严格做好交接登记记录。有害气体、气溶胶、污水、废液应经适当的无害化处理后再排放，动物尸体和组织的处置焚化应符合国家相关要求。

微生物实验室废弃物可以分成以下几类：

(1) 可重复或再使用，或按普通“家庭”废弃物丢弃的非污染(非感染性)废弃物；

(2) 污染(感染性)锐器，如皮下注射用针头、手术刀、刀子及破碎玻璃等，应收集在带盖的不易刺破的容器内，并按感染性物质处理；

(3) 通过高压灭菌和清洗来清除污染后可重复或再使用的污染材料；

(4) 高压灭菌后丢弃的污染材料；

(5) 直接焚烧的污染材料。

(一) 锐器存放和处理

注射针头用过后不应再重复使用，包括不能从注射器上取下、回套针头护套、截断等。利器(针头、手术刀、刀片、玻璃等)应直接弃置于防渗漏、耐刺的一次性锐器收集容器内然后高压灭菌。盛放锐器的一次性容器必须是不易刺破的，而且不能将容器装得过满，达到容量的四分之三时即应更换。盛放锐器的一次性容器绝对不能丢弃于垃圾场。

(二) 试管存放与处理

可再次使用的污染玻璃试管，可煮沸 15 min，也可用含有效氯 1000 mg/L 的消毒剂浸泡消毒 2～6 h 后再用洗涤剂及流水刷洗、沥干，消毒液应每日更换。用于微生物培养采样的试管可高压蒸汽灭菌后洗涤备用。任何高压蒸汽灭菌后重复使用的污染(有潜在感染性)材料不应事先清洗，任何必要的清洗、修复必须在高压灭菌或消毒后进行。

检验后废弃的血标本管应由专人负责处理，根据《医疗废物管理条例》用专用密闭不漏水的污物袋(箱)存放包装，由专人送到指定的消毒地点集中，一般由专门机构采用焚烧的办法处理。

(三) 玻片存放与处理

工作台上放置盛放废弃物的容器、盘子或广口瓶，最好是不易破碎的容器(如塑料制品)，用镊子拿取使用后的污染玻片弃于其中。妥善储存，并经高压蒸汽灭菌后再丢弃。当使用消毒剂浸泡消毒时，应使废弃物充分接触消毒剂，不能有气泡阻隔，并保持适当接触时间。盛放废弃物的容器在重新使用前应高压灭菌并清洗。

(四) 尿液、粪便和体液标本存放与处理

废弃标本如尿液、胸水、腹水、脑脊液、唾液、胃液、肠液、关节腔液等每 100 mL 加漂白粉 5 g 或二氯异氰尿酸钠 2 g，搅匀后作用 2～4 h；痰、脓、血、粪(包括动物粪便)及其他固形标本，焚烧或加 2 倍量 25000～50000 mg/L 有效氯的漂白粉溶液或二氯异氰脲酸钠溶液，拌匀后作用 2～4 h；若疑为肝炎或结核病者则作用时间应延长至 6 h。经过上述处理达到国家规定的排放标准后，方可排入污水处理系统。

(五) 废水存放与处理

临床实验室产生的废水应采用管道直接排入医疗卫生机构内的医疗废水消毒、处理系统，禁止将产生的废水直接排入外环境或市政污水管网。源自 BSL-3 及以上生物安全防护级别的实验室污水，在最终排往下水道之前，必须经过净化消毒处理。首选加热消毒法(高压蒸汽灭菌)。污水在排出前，还需将 pH 值调至中性。个人淋浴室和卫生间的污水可以不经任何处理直接排到下水道中。

(六) 其他感染性试验废物存放与处理

用以处理潜在感染性微生物或动物组织的所有实验室物品，在被丢弃前应考虑的主要问题：是否已

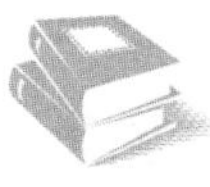

NOTE

按规定程序对它们进行了有效的消毒？如果没有，是否以规定的方式包裹，以便就地焚烧或运送到其他有焚烧设施的地方进行处理？丢弃已清除污染的物品时，是否会对直接参与丢弃的人员，或在设施外可能接触到丢弃物的人员造成任何潜在的生物学或其他方面的危害？

高压蒸汽灭菌是清除污染的首选方法。所有其他污染(有潜在感染性)材料在丢弃前应放置在防渗漏的容器(如有颜色标志的可高压灭菌塑料袋)中高压灭菌(也可采用其他可以除去和(或)杀灭微生物的替代方法)。高压灭菌后，物品可以放在运输容器中运送至焚烧炉。要对感染性物质及其包装物进行鉴别并分别进行处理，相关工作要遵守国家和国际规定。

第四节　微生物实验室常用生物安全设备

实验室安全防护设备是保护临床实验室工作人员不与致病性微生物及毒素直接接触的第一道屏障。但应该强调，规范的操作技术是实验室安全的基础，专门的安全防护设备仅仅是一种补充，绝不能替代正确的操作规范。

一、实验室生物安全防护设备

(一) 生物安全柜

生物安全柜(biological safety cabinets，BSC)是操作感染性实验材料时，用来保护操作者本人、实验室内外环境以及实验材料，使其避免暴露于操作过程中可能产生的感染性气溶胶和溅出物而设计的一种实验室安全防护设备。其工作原理主要是将柜内空气向外抽吸，使柜内保持负压状态，生物安全柜可以有效减少由于气溶胶暴露所造成的实验室感染以及培养物交叉污染，同时也能保护环境。生物安全柜中最主要的结构是空气过滤系统，空气过滤系统最主要的防护结构是高效空气过滤器(HEPA)。

根据气流及隔离屏障设计结构，将生物安全柜分为Ⅰ、Ⅱ、Ⅲ级，Ⅱ级生物安全柜根据结构、气流速度、气流形式和排气系统的不同，将其分为 A1、A2、B1 和 B2 四个型号。

Ⅰ级生物安全柜是临床实验室最常用的生物安全柜之一，其工作原理是室内空气从生物安全柜前窗操作口以 0.38 m/s 的低速率吸入柜内(保护操作者安全)，流过工作台面后经 HEPA 过滤后排出(保护环境不受污染)。Ⅰ型生物安全柜可以保护操作人员、环境，但不能保护实验对象。

Ⅱ级生物安全柜也为临床实验室广泛应用，其工作原理是空气经前窗操作口向内吸入进风格栅，通过 HEPA 过滤后向下流动通过工作台面(保护实验对象安全)，再通过排风格栅经 HEPA 过滤后排出，所有在工作台面形成的气溶胶立刻被气流带走。Ⅱ级生物安全柜可以保护操作人员、环境、实验对象的安全。

Ⅲ级生物安全柜是具有完全封闭、不漏气结构的通风安全柜，其送风经 HEPA 过滤，排风则经过两个 HEPA 过滤。

(二) 超净工作台

超净工作台(superclean bench)与生物安全柜的区别在于气流模式截然不同，超净工作台的气流是由外部经 HEPA 过滤后进入操作区，并通过操作区后由超净工作台的前面、侧开口区流向操作者一侧进入实验室。超净工作台只能保护实验材料，不能保护操作人员及环境。只适用于无毒、无味、无刺激性挥发气体以及无感染性的实验材料操作。

(三) 通风柜

通风柜(ventilated case)在实验操作时往往会产生各种有害气体、臭气、蒸汽以及易燃、易爆或腐蚀性物质，为了保护使用者安全，防止实验中的污染物质向实验室扩散，可在通风柜中操作。尤其是当试验过程中出现操作失误，蒸汽和灰尘大量泄出时，通风柜可起到安全保障作用。

NOTE

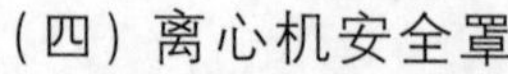

(四) 离心机安全罩

离心机运转时可产生有害气溶胶在离心机上口处呈螺旋形向四周扩散，在离心机上方排风口的一侧安装安全罩，依靠罩口的抽吸作用，控制污染气体的流动，防止有害物向室内空气扩散。对于负压离心机则不需安装安全罩。

（五）洗眼器和紧急喷淋装置

洗眼器和紧急喷淋装置是实验室安全和劳动保护必备的设备。当实验室人员眼睛或者身体接触有毒有害或感染性物质时，洗眼器和紧急喷淋装置可用于对眼睛和身体紧急冲洗，避免对人体造成伤害。应定期测试洗眼器及喷淋装置功能是否正常，地面排水通常设在紧急喷淋装置附近。

（六）消毒灭菌系统

高压蒸汽灭菌是对实验材料进行灭菌的最有效和最可靠的方法，应在实验室防护区内设置生物安全型高压蒸汽灭菌器。宜安装专用的双扉高压灭菌器，其主体应安装在易维护的位置，与围护结构的连接之处应可靠密封。实验室灭菌用高压蒸汽灭菌器，其放气阀上应有过滤膜。高压蒸汽灭菌器的安装位置不应影响生物安全柜等安全隔离装置的气流。

对于大多数实验材料灭菌，可采用一定的温度和时间组合以确保高压灭菌效果：134 ℃，3 min；126 ℃，10 min；121 ℃，15 min；115 ℃，25 min。

按照国家相关规定，应由有资质的部门每年进行一次压力容器的安全和质量检测、仪表的校对，以及对操作人员进行有关操作程序的培训。

可以在实验室内安装紫外线消毒灯或其他适用的消毒灭菌装置。

应在实验室防护区内的关键部位配备便携的局部消毒灭菌装置（如消毒喷雾器等），并备有足够的适用消毒灭菌剂。

二、个人安全防护用具及安全防护着装标准

（一）个人安全防护用具

1. 实验服和防护服 外套工作服最好应该能完全扣住，长袖、背面开口的隔离衣，连体衣的防护效果要比实验服好，更适合于在微生物学实验室以及生物安全柜中的工作。正压式生物防护服由多次性生物防护服和正压式生物防护头罩构成，应具有良好的透湿性和阻隔性，能有效抵抗酒精、血液、体液、空气粉尘微粒及细菌的渗透，使用安全方便，能有效保护穿着者免受感染威胁。在实验室中工作时必须穿着防护服。在离开实验室前要脱下防护服并洗手。

2. 护目镜、安全眼镜和面罩 佩戴护目镜、安全眼镜和面罩，可避免因实验物品飞溅对眼睛和面部造成的危害。护目镜镜框、面罩采用防碎塑料制成，形状与脸型相配，通过头带或帽子佩戴。

3. 手套和防护鞋 进行实验室一般性工作以及在处理感染性物质、血液和体液时，应广泛地使用一次性乳胶、乙烯树脂或聚腈类材料的手术用手套。用过的一次性手套应该与实验室的感染性废弃物一起丢弃。进入实验室应穿不露脚趾的防护鞋或鞋套。

（二）个人安全防护着装标准

进入微生物实验室的工作人员，根据相应的更衣程序在指定的区域内更换个人防护装备，避免操作人员暴露于气溶胶、喷溅物以及意外接触等危险。各级实验室应配备足够的各种个人防护装备，包括防护服、防护帽、专用护目镜、口罩、面罩、手套、专用鞋、鞋套等，可根据所进行工作的性质来选择着装和装备。

1. 一级防护着装标准 工作帽、16 层纱布口罩、工作服、隔离裤（或连体防护服）、工作鞋、乳胶手套。适用范围：BSL-1（可适当简化）、BSL-2。

2. 二级防护着装标准 一次性防护帽、N95 拱形防护口罩、护目镜、二层防护服、外层一次性防水隔离衣、二层乳胶手套、长筒袜和防护鞋加鞋套。适用范围：BSL-3 实验室、发热门诊医护人员、医院检验和接触样品的人员、传染病人和尸体护送人员、污物处理人员、实验室维修人员。

3. 三级防护着装标准 在二级防护基础上加防护面罩或正压头盔或正压服。适用范围：BSL-4 和 ABSL-4 操作；SARS 患者的气管切开、气管插管、吸痰、尸体解剖等。

NOTE

本章小结

实验室生物安全指在实验室从事病原微生物实验活动中，为了避免病原微生物对工作人员及相关人员造成危害、对环境造成污染和对公众造成伤害所采取的防范措施。包括树立生物安全意识，建立规范化和制度化的管理体系，加强人员培训，配备必要的生物防护设施、设备，掌握规范的微生物操作技术和方法等。在我国《病原微生物实验室生物安全管理条例》中，根据病原微生物的传染性、感染后对个体或者群体的危害程度，将病原微生物分为四类，第一类、第二类病原微生物统称为高致病性病原微生物。依照实验室生物安全国家标准，将实验室生物安全防护水平（biosafety level，BSL）分为四级，以 BSL-1、BSL-2、BSL-3、BSL-4 表示，一级防护水平最低，四级防护水平最高。大多数临床实验室所检测的标本中均可能存在第二类至第四类的病原微生物，因此，至少应该按 BSL-2 要求建设。

生物安全柜是操作感染性实验材料时，用来保护操作者本人、实验室内外环境以及实验材料，使其避免暴露于操作过程中可能产生的感染性气溶胶和溅出物而设计的一种实验室安全防护设备。高压蒸汽灭菌是对实验材料进行灭菌的最有效和最可靠的方法，应在实验室防护区内设置生物安全型高压蒸汽灭菌器。实验室应配备足够的各种个人防护装备，包括防护服、防护帽、专用护目镜、口罩、面罩、手套、专用鞋、鞋套等，可根据所进行工作的性质来选择着装和装备。

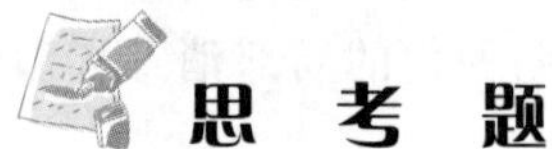

思考题

1. 病原微生物危害程度是如何分类的？举例说明。
2. 怎样合理选用生物安全柜？
3. 试述实验室废弃物处理的基本原则。
4. 如何认识实验室安全防护设施设备硬件、实验室管理及实验室工作人员的操作在实验室生物安全防护中的重要性？

（蒋红梅）

NOTE

参考文献

CANKAOWENXIAN

[1] 吕厚东,赵玉玲.临床微生物学与检验[M].武汉:华中科技大学出版社,2013.

[2] 刘运德,楼永良.临床微生物检验学检验技术[M].北京:人民卫生出版社,2015.

[3] 倪语星,尚红.临床微生物学与检验[M].5版.北京:人民卫生出版社,2012.

[4] 赵乃昕,张明.医学细菌名称及分类鉴定[M].2版.济南:山东大学出版社,2006.

[5] 李凡,徐志凯.医学微生物学[M].9版.北京:人民卫生出版社,2018.

[6] 洪秀华,刘运德.临床微生物学检验[M].2版.北京:中国医药科技出版社,2010.

[7] 吕厚东,于爱莲.医学微生物学[M].2版.南京:江苏凤凰科学技术出版社,2017.

[8] 徐秀华.临床医院感染学[M].修订版.长沙:湖南科学技术出版社,2005.

[9] 叶应妩,王毓三,申子瑜.全国临床检验操作规程[M].3版.南京:东南大学出版社,2006.

[10] 周庭银.临床微生物学诊断与图解[M].3版.上海:上海科学技术出版社,2012.

[11] 陈东科,孙长贵.实用临床微生物学检验与图谱[M].北京:人民卫生出版社,2011.

[12] 黄敏.微生物学和微生物学检验[M].北京:人民军医出版社,2006.

[13] 童明庆.临床检验病原生物学[M].北京:高等教育出版社,2006.

[14] 刘荣臻.微生物学检验[M].北京:高等教育出版社,2007.

[15] 甘晓玲.微生物学检验[M].3版.北京:人民卫生出版社,2011.

[16] 刘运德.微生物学检验[M].2版.北京:人民卫生出版社,2005.

[17] 唐珊熙.微生物学及微生物学检验[M].北京:人民卫生出版社,2001.

[18] 陈敬贤.诊断病毒学[M].北京:人民卫生出版社,2008.

[19] 钱利生.医学微生物学[M].2版.上海:复旦大学出版社,2007.

[20] 黄汉菊.医学微生物学[M].北京:高等教育出版社,2004.

[21] Patrick R. Murray, Ken S. Rosenthal, Michael A. Pfaller. Medical Microbiology[M]. Fifth Edition. Elsevier Mosby, 2005.

[22] Forbes B A, Sahm D F, Weissfeld AS, *et al*. Bailey & Scott's Diagnostic Microbiology[M]. 12th ed. St. Louis: Mosby, Elsevier Inc, 2007.

[23] Clinical and laboratory standards institute. Performance standards for antimicrobial susceptibility testing; twenty-second informational supplement, M100-S22[M]. CLSI, 2012.

[24] Clinical and laboratory standards institute. Performance standards for antimicrobial disk susceptibility tests; approved standard-eleventh edition, M02-A11[M]. CLSI, 2012.

[25] Clinical and laboratory standards institute. Methods for dilution antimicrobial susceptibility tests for bacteria that grow aerobically; approved standard-ninth edition, M07-A9[M]. CLSI, 2012.

[26] Clinical and laboratory standards institute. Methods for antimicrobial susceptibility testing of anaerobic bacteria; approved standard-seventh edition, M11-A7[M]. CLSI, 2012.

[27] Patrick R Murray. Manual of clinical microbiology[M]. 8th ed. Washington: American Society for Microbiology, 2003.

[28] George M. Garrity. Bergey's Manual of Systematic Bacteriology[M]. 2ed edition. New York: Springer, 2005.